양안시 처치 및 관리

Clinical Management of Binocular Vision

역자 마기중 · 장만호 · 김재도
저자 Mitchell Scheiman · Bruce Wick

도서출판 대학서림

Contents 차 례

Part I 진단 및 일반적인 처치방법
Diagnosis and General Treatment Approach

Part II 시기능훈련 방법 및 관련기기
Vision Therapy Procedures and Instrumentation

Part III 처치
Management

역자 머리말

선진 외국들에서 옵토메트리(Optometry)는 여러 형태와 제도를 가지고 연구, 발전되어 학문적 영역을 넓혀 가고 있다. 우리나라에 옵토메트리라는 새로운 학문으로 소개된 것은 대학에 안경광학과가 개설된 이후라고 할 수 있다. 우리에게 있어 옵토메트리는 아직 역사도 짧고 주변 여건이나 사회적 지원 제도 등이 미흡함을 실감하지만, 지금까지의 짧은 기간에서의 성과를 위안으로 하고 앞으로의 발전을 기대하고 있다.

옵토메트리를 구성하는 핵심과목 중에 조제가공과 함께 중요한 위치를 차지하고 있으며, 먼저 선행되어야 할 과목은 당연히 안경처방검사기술이라 할 수 있다. 이에 대해 중요함을 더 강조할 필요가 없을 정도이지만 최근 건강에 대한 관심과 환경 요인 등에 의한 양안시이상자의 증가라던가, 누진렌즈와 같은 특수하고 다양한 렌즈의 출현으로 보다 과학적이고 편한 안경처방이 요구되고 있다.

이 교재가 기본적인 굴절이상 등에 관한 공부가 쌓이고 실무에 대한 지식 향상과 학습 수준의 진일보를 향한 관심이 있는 분들에게 좋은 안내가 되고 앞으로의 연구 방향을 제시할 수 있는 지침서가 될 것으로 기대한다.

본 교재는 옵토메트리 전공 학생이나 실무에 접하고 있는 안경사들에게 조절이상, 안구운동 이상 및 비사시성 양안시 이상에 관한 포괄적인 지식과 기술을 소개하고자 한다. 이러한 상태를 갖는 사람은 굴절이상을 제외한 다른 상태보다 발생빈도가 아주 높은 편이다.

본 교재는 5부로 구성하였다. 제 1 부는 조절이상, 안구운동이상 및 양안시이상의 기초 개념과 진단을 위한 일반적인 원리, 사례 분석 및 처치방법 등을 다루었다. 제 1 장은 여러 가지 검사방법의 기본적인 지식을 갖추고 있다는 전제하에 진단을 위한 검사법을 간략하게 소개하였다. 이 장에서 검사방법보다는 여러 가지 검사에서 중요하게 고려할 사항을 강조하였다. 제 2 장은 통합분석법이라고 하는 체계적인 사례분석을 위한 접근방법을 소개하였다. 이 접근법은 요인분석법, 그래프분석법 및 정상치 분석법 등의 기존 접근법을 보강시킨 것이며, 각 검사법의 생리학적 기초개념의 이해와 동일한 기능을 측정하는 검사법의 연계 및 군집화가 중요함을 강조하였다. 제 3 장은 체계적이고 연속적인 처치방법을 설명하였으며, 모든 조절이상, 안구운동이상 및 양안시이상에 대하여 모든 처치방법을 고려하는 것이 중요함을 강조하였다.

제 2 부는 다양한 부류의 시기능 훈련법을 자세하게 소개하였다. 제 4 장은 모든 시기능 훈련법에 적용되는 기본적인 이론과 원리를 다루었다. 시기능 훈련의 주제를 단순화하고, 간단한 과정을 적용하여 모든 시각 관련 문제점을 성공적으로 처치할 수 있는 지식과 임상 적용능력을 입증하고자 하였다. 제 5 장에서 제 8 장까지는 다양한 종류의 시기능 훈련법을 자세하게 소개하였다.

제 3 부는 본 교재에서 구분한 조절이상, 안구운동이상 및 양안시 이상의 유형별 진단 및 처치법을 자세하게 다루었다.

제 4 부는 조절과 폭주의 상호작용, 부동시성 약시 및 부등상시에 대하여 소개하였다.

제 5 부는 피검자의 시기능훈련을 실시할 때 실무적인 관리에 관한 사항을 다루었다.

끝으로 원어를 번역하는 과정에서 역자 나름대로 적합하다고 생각되는 용어들을 사용하였으나 앞으로 통일된 용어로 다시 정리되어야 할 것으로 생각하며, 본 교재가 조절이상, 안구운동이상 및 양안시이상과 관련된 주제를 처음 접하는 학생이나 실무에서 실용적이고 쉽게 적용할 수 있는 참고 자료를 찾는 안경사들에게 유익하게 활용되기를 기대한다.

저자의 글

이 책을 처음 발간한지 8년이라는 세월이 지나는 동안 동료와 학생들로부터 아주 긍정적인 피드백을 받았다. 많은 독자들로부터 이 책을 쉽게 읽고 이해할 수 있으며 양안시의 진단과 처치에 관하여 귀중한 정보를 제공한다는 의견을 들었다. 아울러 몇 가지 건설적인 비평과 제안을 받기도 했다.

두 가지 아주 중요한 제안은 몇 가지 주제를 추가하고 초판에서 시기능훈련법을 제시하는데 사용했던 방법을 수정하는 것이 좋겠다는 것이었다. 개정판에 추가시키도록 제안한 주제는 다음과 같은 세 가지였다:

1. 컴퓨터 사용과 관련된 양안시, 조절 및 안구운동 장애
2. 후천성 뇌손상과 관련된 양안시, 조절 및 안구운동 장애
3. 독서와 관련된 양안시, 조절 및 안구운동 장애

이와 같은 요구에 부응하기 위해 3장을 집필하였다. 이들 장의 구성은 다른 장에서 사용된 구조와 비슷하다. 각 주제에 관하여 이들 상태와 연관된 가장 일반적인 비사시성 양안시, 조절 및 안구운동 장애의 진단과 처치법을 다시 검토하였다. 아울러 이들 상태를 체계적으로 처치할 수 있는 순차적인 처치법을 제시하였다. 마지막으로 일련의 사례를 활용하여 각 장에서 논의된 몇 가지 중요한 사항을 입증하였다.

초판과 크게 달라진 사항은 여러 가지 시기능훈련법을 제시한 장을 다시 배열시킨 것이다. 초판의 제 2부에서 사용되는 장비의 유형을 다음과 같이 분류했었다:

1. Anaglyph와 편광필터
2. 렌즈, 프리즘 및 거울
3. 격벽과 구경
4. 종이, 연필 및 기타 도구
5. 입체경
6. 잔상, 눈 내부 현상 및 전기생리학적 방법

운동훈련법으로 구분하는 것이 자신들의 교과과정과 더욱 일치한다고 제안하였다. 이에 따라 제 2부를 다시 구성하였다.

또한 초판의 사진이나 그림의 질이 좋지 못하다는 비판을 받아서 새롭게 바꾸었다. 제 2판의 거의 모든 그림은 디자인에 일가견이 있는 Steinman 박사가 다시 디자인하였으며, 이 책에서 그림의 질을 향상시키는데 커다란 공헌을 하였다.

물론 8년이라는 세월이 지나는 동안 이 책에서 다루고 있는 주제와 관련한 새로운 연구와 문헌이 소개되었다. 이러한 문헌을 세심하게 검토하여 적절한 부분에 이들 연구결과를 삽입하였다.

우리는 교육과정을 설계하는 교수진, 이들 주제를 처음으로 접하는 학생들 그리고 조절, 안구운동 및 비사시성 양안시이상에 관한 실용적이고 쉽게 활용할 수 있는 참고서를 찾고 있는 기존 전문가들에게 제 2판에 새로 수록된 장, 새로운 체계 그리고 새로운 그림 등이 초판보다 더욱 유용하게 활용될 수 있는 계기가 되었기를 희망한다.

초판 저자의 글

본 교재를 저술한 목적은 많은 학생과 임상전문가들에게 조절, 안구운동 및 비사시성 양안시이상에 관한 포괄적인 내용을 전달하려는 것이었다. 클리닉을 방문하는 사람 가운데 이러한 상태의 발생빈도는 굴절이상을 제외하고 어느 다른 상태보다도 더 많다. 이처럼 발생빈도가 높기 때문에, 본 교재는 이러한 상태에 대하여 더욱 많은 관심을 갖도록 하는 계기가 될 것으로 생각했다.

본 교재는 5부로 구성하였다. 제 1부의 처음 3장은 조절성, 안구운동성 및 양안시 관련 이상의 진단, 사례분석 및 관리에 대한 기본적이고 일반적인 원리를 제공한다. 제 1장에서는 진단검사법을 다루었지만 그 자체를 강조하려는 것은 아니다. 검사방법의 기본적인 지식은 충분하게 이해했으리라 믿고, 제 1장에서는 검사방법이 아닌 여러 가지 검사와 관련하여 중요하게 고려할 사항을 강조하였다.

제 2장에서는 저자가 통합분석법이라고 이름을 붙인 체계적인 사례분석법을 설명하였다. 이 방법은 분석적 분석법, 그래프 분석법 및 정상값 분석법과 같이 이미 소개된 진단법을 보강한 것으로 생각된다. 우리가 강조하려는 것은 똑같은 기능을 측정하는 각각의 검사와 서로 연관되거나 그룹을 이루는 검사에 관한 생리적인 바탕을 이해해야 한다는 것이다. 이 장에서 또한 조절성, 안구운동성 및 양안시 관련 문제점을 모두 포함시킨 최신 분류법을 제시하였다. 제 3장에서는 체계적이고 순차적인 관리법을 설명하였다. 중요한 목적의 한 가지는 조절성, 안구운동성 및 양안시 이상이 있는 사람을 만날 때마다 모든 처치방법을 고려하는 것이 중요하다는 점을 강조하는 것이다.

제 2부는 시기능훈련법을 자세하게 다루었다. 제 4장은 모든 시기능훈련법에 적용되는 기본적인 이론과 원리를 다루었다. 시기능 훈련을 단순화하고 단지 몇 가지의 훈련만 실시하여 본 교재에서 논의된 모든 시각적인 문제점을 성공적으로 처치할 수 있다는 점을 입증하고자 하였다. 제 5장에서 8장까지는 여러 가지 시기능훈련법을 자세하게 설명하였다. 이러한 지식을 터득하여 새로운 방법에 적용하고 임상기술을 지속적으로 넓혀나갈 수 있기 바란다.

제 3부인 9장에서 15장까지는 통합분석법에서 설명한 조절성, 안구운동성 및 비사시성 양안시 이상의 진단과 관리법을 자세하게 다루었다. 각 장은 똑같은 순서로 정리하였다: 관리의 개요, 예후, 기본적인 정보, 증상, 징후, 정밀감별, 처치 및 사례연구. 설명하는 상태

에 대하여 시기능훈련이 필요한 경우, 자세한 시기능 훈련 프로그램을 소개하였다. 또한 각 상태에 대하여 중요한 개념을 강조하고 요약할 수 있는 사례연구를 제공하였다. 이들 장은 특히 해당 상태를 독립적으로 다루도록 시도하였다. 예를 들어 제 9장은 폭주부족에 대한 내용을 다루었고, 이 상태의 진단과 처치를 하기 위해 필요한 정보를 얻고자 하는 학생이나 전문가는 이 장에서 모든 정보를 얻을 수 있다. 이러한 형식은 가끔 반복적이기는 하지만 사용하기 쉬운 참고서가 되도록 의도적으로 선택한 것이다.

제 4부인 16장에서 19장까지는 추가적으로 관리할 사항이라고 고려되는 주제를 다루었다. 이들 장에서 소개한 몇 가지 주제는 일상적인 임상실무에 포함되지 않거나 흔히 발견되지 않는 발생빈도가 낮은 내용이다. 조절과 폭주의 상호작용, 부등시성 약시, 안진 및 부등상시 등의 특이한 주제를 다루었다.

마지막으로 제 5부인 20장은 본 교재에서 소개된 상태와 관련하여 피검자의 관리와 실무관리에 관한 사항을 다루었다. 주로 실무에서 시기능훈련을 실시할 때 관련된 사항이 포함되었다. 부록에서는 시기능훈련을 실시하는 클리닉에서 사용되는 각종 서식, 브로셔 및 공문의 견본과 집에서 시기능훈련을 실시할 수 있는 매뉴얼을 소개하였다.

본 교재가 조절성, 안구운동성 및 비사시성 양안시 이상에 대하여 처음 접하는 학생이나 실용적이고 쉽게 적용할 수 있는 참고서를 원하는 경험이 있는 실무자에게 도움이 되었으면 하는 바램이다.

Mitchell Scheiman, OD

Bruce Wick, OD, PhD

감사의 글

본인(Mitchell Scheiman)은 지금까지 전문적인 지식을 습득하는데 많은 영향을 준 여러 분들에게 진심으로 감사한 마음을 갖고 있다 :

Jerome Rosner 박사님은 초년 시절 교수법을 지도하시고 학생들을 지도하는데 많은 교훈을 주셨다.

Nathan Flax, Irwin Suchoff, Jack Richman, Martin Birnbaum 및 Arnold Sherman 박사님은 시기능훈련, 소아시력 및 양안시 분야에 관심을 갖고 경력을 쌓도록 많은 감명을 주셨다.

Michael Gallaway 박사님은 20여년 동안 사적 및 공적으로 지지해주셨고 본 교재의 원고를 교정해주셨다.

Andy Gurwood 박사님은 본 교재의 초판에 사용된 많은 그림을 제작해주셨다.

Barbara Steinman 박사님은 본 교재의 2판을 위해 많은 그림을 제작해주셨다.

나의 가족은 본 교재를 집필하는 많은 시간 동안 인내심을 갖고 옆에서 많은 격려를 해주었다.

Part I

진단 및 일반적인 처치방법

Diagnosis and General Treatment Approach

01 진단검사법

문진을 실시하여 과거력을 분석하고 굴절검사를 마친 다음, 조절성, 안구운동성 및 비사시성으로 양안시 기능에 문제점이 있는 사람에게 첫 번째 시행할 중요한 과정은 진단을 내리기 위한 검사이다. 이 장에서는 조절, 양안시 및 안구운동 능력을 평가하기 위한 검사방법에 대하여 살펴보겠다. 여러 가지 검사법에 대한 중요한 사항, 고려사항 및 예상값을 설명하는데 중점을 둘 것이다. 이러한 검사법의 실무 내용은 다른 교과서에 자세하게 소개되었으며[1-5], 이번 장의 부록에 간략하게 요약하였다.

굴절이상도의 측정

안위 및 조절에 관한 모든 검사는 최대 플러스 도수의 완전 교정도수를 가입시키고 양안균형검사를 마친 상태에서 실시해야 한다. 플러스 쪽으로 최대 교정도수를 제공하는 양안시 굴절검사법을 실시하는 것이 유용하다. 그러한 검사를 실시하려면 우선 타각식으로 굴절이상도를 측정해야 한다. 정적검영법이나 자동굴절검사 결과 또는 피검자의 현재 교정도수로부터 자각식 굴절검사를 시작할 수 있다. 양안시 굴절검사를 실시하는데 다음과 같은 수정된 방법이 추천된다 :

- 20/30선의 시표나 읽을 수 있는 가장 작은 시표보다 2줄 정도 더 큰 시표를 사용한다.
- 좌안을 가리고, 우안으로 20/30선의 시표를 가까스로 읽을 수 있을 때까지, 타각식 굴절검사값에 0.25D 단계로 플러스 도수를 가입시킨다. 플러스 도수가 너무 많이 가입되면, 다음 단계가 어려워지기 때문에, 마지막으로 -0.25D 정도를 가입시킬 수 있다.
- 잭슨 크로스실린더 검사를 실시한다. 피검자는 위의 단계에서 플러스 도수가 가입된 상태에서 크로스실린더 검사에 더 정확하게 반응할 수 있다.
- 우안을 가리고, 좌안에 대해서도 동일한 방법을 실시한다.
- 프리즘을 가입시키고(우안에 3△ BU, 좌안에 3△ BD), 각 눈에 +0.75D를 가입한다.
- 양안 주시분리 상태에서 시표가 더 선명하게 보이는 눈에 플러스 도수를 가입시켜 똑같이 흐려 보이는 상태를 얻는다.

- 주시분리 프리즘을 제거하고 서서히 마이너스 도수를 가입시켜 20/20선의 시표를 처음으로 읽을 수 있는 상태를 만든다. 절대로 마이너스 도수를 임의적으로 가입시키지 말아야 한다.
- 투영기에 Vectographic slide를 설치하고 포롭터에 편광필터를 가입한다. 피검자에게 양쪽에 문자가 있는 "I" 타게트를 보도록 하고, 양쪽이 똑같이 선명하게 보이는지 묻는다. 양쪽의 선명도가 다르다고 하면 더 선명하게 보이는 쪽에 +0.25D를 가입한다. 이것이 양안시 균형검사이며 실제 양안시 굴절검사는 아니며, 이 상태에서 잭슨 크로스실린더 검사를 실시한다. 피검자의 난시도가 1.00D 이상이며 회선사위가 의심되는 경우를 제외하고 이 상태에서 잭슨 크로스실린더 검사를 실시하지 않는다.
- 일부 융합제거 사위도(Associated phoria)를 측정하고 입체시 검사를 실시한다.
- 표준 슬라이드 시표를 사용하여 시력을 확인한다. 피검자가 20/15 시표를 읽을 수 없다면, 양쪽 눈에 −0.25D를 가입시키고 시력이 개선되는지 확인한다. 실제로 양안에 전체적으로 −0.50D 이상 가입시킬 필요는 없다. 임의로 일정한 양의 마이너스 도수를 가입시키지 말아야 한다.

예를 들어 약시처럼 양안에서 시력 차이가 클 때에는 최대 플러스도수 가입 굴절검사법(maximum plus refraction technique)이 적합하지 않다. 흔히 굴절검사를 실시하기 곤란한 경우라면, 양호한 눈에 최대 플러스 도수를 가입시킨 후 검영법을 사용하여 양안균형상태(양쪽 눈에서 검영반사가 똑같은 상태로 보이는)를 결정한다.

비사시성 양안시 이상의 평가

일반적인 고려사항

양안시 상태를 평가하는데 몇 가지 분명한 단계가 필요하다(표 1.1). 첫 번째 단계는 원거리와 근거리에서 사위의 방향과 정도 및 AC/A 비를 측정하는 것이다. 일반적으로 실시하는 검사는 가림검사, von Graefe 사위검사 및 수정된 Thorington 검사법 등이다. 주시시차 검사는 최근에 소개된 양안시 상태를 평가하는 방법이며, 양안시 상태를 평가할 때 고려해야 하는 부가적인 정보를 제공한다. 주시시차 검사의 주된 장점은 완전 융합제거 상태(dissociated condition)에서 실시하는 다른 검사법과는 달리 양안시 또는 일부 융합제거 상태(associated condition)에서 검사를 실시한다는 점이다.

표 1.1. *양안시를 평가하는데 중요한 단계*

사위도, AC/A 비 및 CA/C 비의 측정	가림검사 von Graefe 법 수정된 Thorington 법 주시시차
양성 및 음성 융합버전스 측정	
직접 측정	Smooth vergence 검사 Step vergence 검사 버전스 용이성 검사
간접 측정	음성상대조절력(NRA) 측정 양성상대조절력(PRA) 측정 양안시 크로스실린더 검사 양안 조절용이성 검사 MEM 검영법
폭주력	폭주 근점
감각 상태	Worth four-dot 검사 입체시 검사

두 번째 단계는 양성 및 음성 융합버전스를 직접 또는 간접적인 방법으로 평가하는 것이다. 직접 측정하는 방법은 smooth vergence와 step vergence를 측정하는 것이며, 주된 목적은 융합버전스를 평가하는 것이다. 간접 측정법은 음성상대조절력(NRA), 양성상대조절력(PRA), 양안시 크로스실린더검사(fused cross-cylinder), 양안 조절용이성 검사(binocular accommodative facility ; BAF) 및 단안평가 검영법(MEM retinoscopy) 등이며, 일반적으로 조절기능을 평가하는 검사에 해당한다. 이러한 검사법은 양안시 상태에서 실시되지만, 양안시 기능을 간접적으로 평가할 수 있다. 따라서 이러한 검사 결과는 양안시이상에 대한 임상적인 가설을 확인하거나 기각하는데 적용될 수 있다. 제 2장에서 이러한 간접적인 평가법을 자세하게 다루겠다.

융합버전스의 전통적인 평가법은 포롭터에 있는 Risley 프리즘을 사용하여 매끄러운 이향운동(smooth vergence)의 범위(또는 이향운동의 폭)를 측정하는 것만 포함되었다. 그러나 최근에 융합버전스를 평가할 수 있는 부가적인 방법이 제시되었다. 한 가지 방법은 계단식 이향운동(step vergence) 검사법으로, 포롭터 바깥쪽에서 프리즘바를 사용하여 측정하는 방법이다[6,7]. 융합버전스를 전통적으로 평가하는 방법에 추가된 또 다른 방법은 융합 용이성(fusional facility) 또는 도약 이향운동(jump vergence) 검사이다[8-14]. 이 방법 역시 포롭터를 사용하지 않고 실시하며, 이향운동 용이성을 측정할 수 있도록 특수하게 고안된 프리즘을 사용한다(그림 1.1). 이 방법으로 일정 시간동안 융합버전스를 신속하고 크게 변화시킬 수 있는 능력을 측정한다.

융합 이향운동을 평가하는 여러 가지 방법 가운데 중요하게 구분되는 사항은 이향운동의 범위와 이향운동의 용이성이다. Smooth 및 step vergence 검사는 피검자의 이향운동 범위를 평가할 수 있도록 고안된 반면, jump vergence(또는 융합운동 용이성) 검사는 이향운동의 동적인 변화 능력을 평가한다. Grisham[11]은 자신의 연구대상에서 이향운동의 동적 변화능력과 불편한 증상 사이의 관계를 조사한 결과, 이향운동의 잠복시간(vergence latency)과 이향운동의 속도(vergence velocity)가 양안시 상태를 평가하는데 진단적인 측면에서 중요한 것으로 나타났다. 융합버전스의 양은 정상이지만 이향운동의 동적 변화능력(vergence

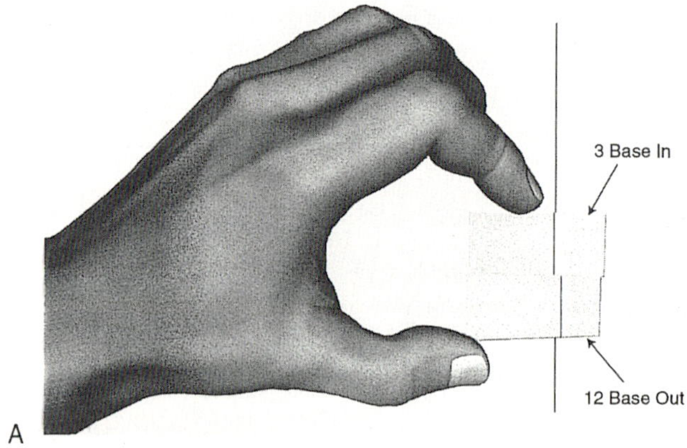

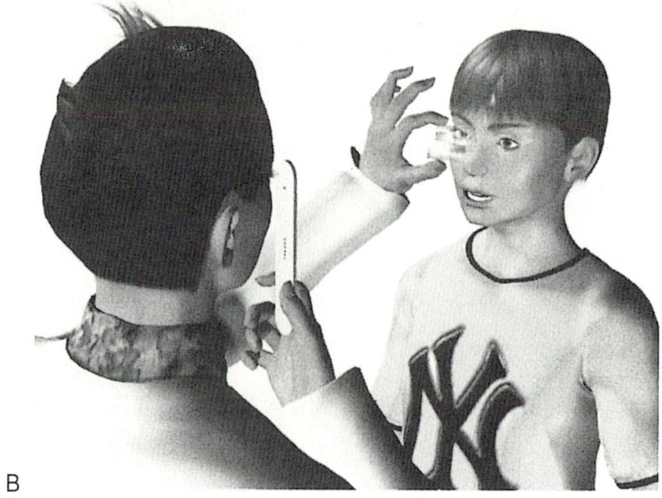

그림 1.1. A: 이향운동 용이성 측정용 프리즘(3△ BI/12△ BO). **B:** 프리즘을 사용하여 이향운동 용이성을 측정하는 모습.

dynamics)이나 이향운동 용이성(vergence facility)에 문제가 있을 가능성이 있다. 전통적인 평가방법인 smooth vergence 검사만 실시하면 이러한 문제점을 발견하지 못할 수 있다. Gall 등[12]이 최근에 실시한 연구에서, 3△ BI과 12△ BO 프리즘으로 이향운동 용이성을 측정하여 불편한 증상이 없는 사람과 불편한 증상이 있는 사람을 구별할 수 있다고 했다.

융합 이향운동의 양이나 용이성을 검사할 때 또 다른 고려사항은 전체 시간에 걸친 수행능력에 관한 것이다[8]. 피검자가 연속적으로 주어진 시간동안 주어진 양의 프리즘을 보정할 수 있는지 여부에 대하여 기본적으로 의문을 가져야 한다. 전통적으로 융합 이향운동의 양은 한 번만 측정하지만, 최근의 연구에서 이것은 충분하지 못할 수 있다고 제시되었다[11,12]. 이러한 검사는 여러 번 반복해서 측정하고, 최종적으로 평가할 때 전체 시간에 걸쳐 용이성과 반응능력을 입증하는 검사 결과를 포함시켜야 한다.

세 번째 평가되어야 하는 사항은 폭주량이다. 일반적으로 폭주근점(near point of convergence)을 측정하며, 폭주근점은 양안시이상의 가장 흔한 한 가지 부류에 속하는 폭주부족(convergence insufficiency)을 진단하는데 특히 중요하다. 이 검사에서 사용된 시표의 종류와 전반적인 검사과정을 중요하게 고려해야 한다[15,16].

양안시를 평가하는데 마지막 항목은 감각상태(sensory status)에 관한 것이다. 억제 및 입체시의 평가가 주 항목이다. 감각상태에 관한 정보는 위에서 언급한 여러 가지 다른 검사를 통해서도 얻을 수 있다. 이러한 몇 가지 검사를 실시할 때 억제 여부를 확인할 수 있다. 억제상태를 평가하는데 사용될 수 있도록 특수하게 고안된 것이 Worth four-dot 검사이다. 일반적으로 비사시성 양안시이상에서 입체시의 임상적인 측정결과는 영향을 받지 않거나 최소한의 영향을 받는다. 그러나 약한 정도의 억제상태도 흔히 발견된다.

양안시 상태를 완전하게 평가하려면 위에서 언급한 4가지 항목을 모두 포함해야 한다. 제시된 최소 검사항목은 폭주근점, 원거리와 근거리에서 가림검사, 원거리와 근거리에서 step vergence의 범위 및 입체시 검사 등이다. 피검자가 불편한 증상을 갖고 있는 데에도 최소 검사항목의 측정결과가 결정적인 정보를 제공하지 못한다면, 용이성 검사 및 주시시차 측정과 함께 양안시 기능을 간접적으로 측정할 수 있는 부가적인 검사를 실시해야 한다.

사위 또는 주시시차의 방향 및 정도의 측정

가림 검사(사시가 없는 경우)

1. 목적

가림검사는 사위의 존재와 방향 및 양을 타각적으로 측정하는 방법이다.

2. 중요 사항

(1) 조절상태의 조정(Controlling accommodation)

가림검사나 다른 안위검사법을 실시하는 동안 가장 중요한 요소는 조절이 일정한 상태로 유지되도록 조정하는 것이다. Howarth와 Heron[17]은 최근 연구에서 임상적 사위 측정값의 가변성에 대한 잠재적인 원인으로 조절계의 중요성을 재차 확인하였다. 조절이 너무 낮게 작용되면 외사위도가 너무 높게 나타나거나 내사위도가 너무 낮게 나타날 수 있다. 조절이 과다하게 작용되면 위와 반대가 된다. 가림검사를 하는 동안 조절수준을 제대로 조정하는데 사용될 수 있는 방법은 두 가지가 있다. 기본적인 검사과정에 이러한 방법을 적용하면

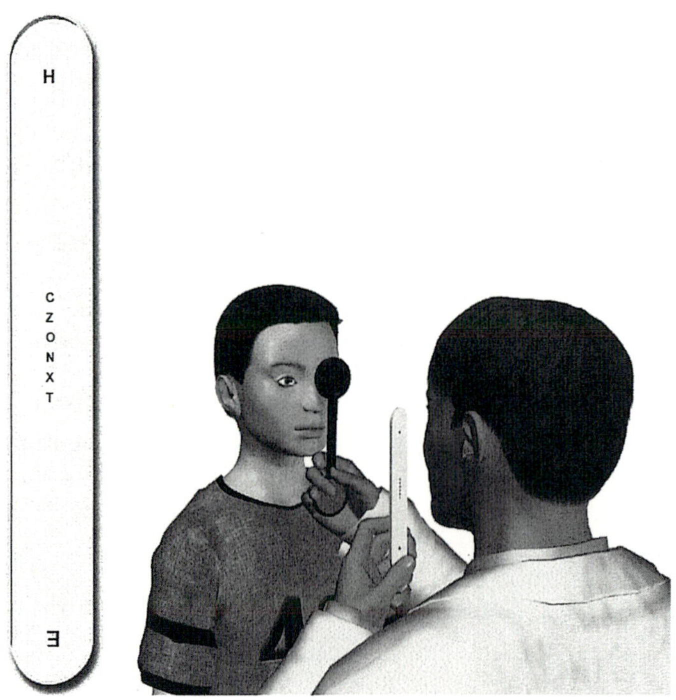

A B

그림 1.2. **A:** Gulden 주시용 막대. **B:** 주시용 타게트로 사용하는 작은 시표가 있는 Gulden 주시용 막대.

검사하는 동안 주의력을 증가시킬 수 있다. 검사자가 여러 개의 주시 타게트를 사용하여 검사하는 동안 피검자의 주의력과 조절상태를 일정하게 유지시킬 수 있다. 이것은 막대의 양쪽 면에 20/30 시표가 있는 Gulden 주시용 막대를 사용하여 간단히 해결할 수 있다(그림 1.2). 주기적으로 주시용 막대를 앞뒤로 돌리면서 시표가 바뀌도록 하고, 가림검사를 하는 동안 피검자에게 시표를 읽도록 한다.

또 다른 유용한 방법은 가림판을 이동시키는 중간에 타게트를 좌측에서 우측으로 약간(1~3 cm 정도) 움직이면서, 가려지지 않은 눈에서 추적운동이 일어나는지 관찰하는 것이다. 타게트를 좌측에서 우측으로 이동시킬 때 추적운동이 일어나면, 피검자가 타게트에 주의를 집중하고 있다는 증거이다. 타게트에 주의를 집중하면 조절이 자극되는 경향이 있다.

(2) 가림검사는 타각적 검사이다

가림검사는 타각적인 방법이기 때문에 양안시의 운동상태를 평가하는데 가장 유용한 한 가지 방법이다. 이 검사는 어린 아이를 검사할 때 특히 유용하다.

3. 예상값

가림검사의 예상값이 특별히 연구되지 않았지만, 사위검사 결과와 비슷한 것으로 예측된다. 원거리에서 예상값은 외사위 1△ ± 1△이다. 근거리에서 평균 예상값은 외사위 3△ ± 3△이다[18].

본 그래페법을 사용한 사위도 측정

1. 목적

이 방법은 사위도의 존재와 방향 및 양을 자각적으로 측정하는 것이다.

2. 중요 사항

(1) 조절상태의 조정

본 그래페법으로 사위를 측정할 때에도 조절을 일정한 수준으로 유지시키는 것이 중요하다. 피검자에게 검사요령을 설명할 때 이 사항을 특별히 강조해야 한다. 흔히 검사자는 피검자에게 단순히 하나의 상을 바라보고 다른 상이 우측 위나 아래에서 일직선으로 일치하면 알려 달라고 한다. 그러나 조절상태를 정확하게 유지시키려면 다음과 같이 설명해야 한다:

> "아래쪽의 타게트를 바라보아야 하며 타게트가 항상 선명하게 보이도록 유지하는 것이 중요합니다. 타게트가 선명하게 보이도록 유지하면서, 위쪽의 상이 아래쪽 상과 일직선을 이룰 때 이야기하세요."

사위검사를 할 때 타게트가 선명하게 보이는 상태를 유지하라는 설명이 항상 포함되지는 않지만, 이에 대하여 주의를 기울이지 않으면 측정 결과의 편차가 심하고 신뢰도가 떨어진다. 또 다른 고려사항은 특히 어린 아이를 검사할 때, 피검자가 검사방법을 정확하게 이해하고 있는지 여부이다. 검사자는 흔히 다음과 같이 검사목적을 설명해야 한다.

> "아래쪽 줄을 바라보면서 위쪽의 줄이 셔츠의 단추처럼 수직으로 일직선으로 정렬된 상태가 되면 대답하세요."

이 방법이 나이가 많은 어린이나 성인에서는 도움이 되지만, 7세나 그 이하의 어린이는 이 방법을 잘 이해하지 못하는 경향이다. 어린 아이가 검사방법을 이해하는데 도움이 되도록, 포롭터 바깥쪽에서 손가락을 이용하여 설명하는 것이 좋다. 어린 아이에게 검사자의 손가락을 바라보도록 하고 한 손가락을 다른 손가락 바로 위쪽에서 수직으로 일치된 상태를 보여 준다. 다음과 같이 설명하는 것이 유용하다.

> "나의 아래쪽 손가락을 바라보면서 위쪽 손가락이 아래쪽 손가락의 바로 위쪽으로 이동되면 보고하세요. 처음에 손가락이 일치되지 않은 상태에서 시작하여 정확하게 일치된 상태로 움직입니다. 자 이제 시작하겠습니다. 시표의 움직임을 멈추어야 할 때를 나에게 이야기하세요."

이 방법을 사용하여 어린 아이가 예상되는 상황을 충분히 이해하였는지 여부를 확인할 수 있다.

본 그래페법이 임상에서 흔하게 사용되지만, Rainey 등[19]의 최근 연구에 의하면, 이 방법은 사위측정에 사용되는 여러 가지 방법 가운데 반복능력이 가장 낮은 것으로 나타났다.

3. 예상값(표 1.2)

원거리에서 예상값은 1±1△ 외사위이다. 근거리에서 평균 예상값은 어린이와 청소년에서 외사위 3±3△이다[18]. 노안에서 예상값은 원거리에서 1±1△ 내사위이며, 근거리에서는 8±3△ 외사위이다.

표 1.2. *여러 가지 양안시 검사결과의 예상값*

검사항목		예상값	표준편차
가림 검사			
원거리		1△ 외사위	±2△
근거리		3△ 외사위	±3△
원거리 수평사위		1△ 외사위	±2△
근거리 수평사위		3△ 외사위	±3△
AC/A 비		4/1	±2△
Smooth vergence 검사			
Base-out(원거리)	흐림(blur)	9	±4
	분리(break)	19	±8
	회복(recovery)	10	±4
Base-in(원거리)	분리(break)	7	±3
	회복(recovery)	4	±2
Base-out(근거리)	흐림(blur)	17	±5
	분리(break)	21	±6
	회복(recovery)	11	±7
Base-in(근거리)	흐림(blur)	13	±4
	분리(break)	21	±4
	회복(recovery)	13	±5
Step vergence 검사(7 – 12세 사이)			
Base-out(근거리)	분리(break)	23	±8
	회복(recovery)	16	±6
Base-in(근거리)	분리(break)	12	±5
	회복(recovery)	7	±4
Step vergence 검사(성인)			
Base-out(원거리)	분리(break)	11	±7
	회복(recovery)	7	±2
Base-in(원거리)	분리(break)	7	±3
	회복(recovery)	4	±2
Base-out(근거리)	분리(break)	19	±9
	회복(recovery)	14	±7
Base-in(근거리)	분리(break)	13	±6
	회복(recovery)	10	±5
이향운동 용이성 검사(12△ BO, 3△ BI)		15회/분	±3.0
폭주 근점			
조절자극용 타게트	분리(break)	5 cm	±2.5
	회복(recovery)	7 cm	±3.0
펜라이트/적녹 안경	분리(break)	7 cm	±4.0
	회복(recovery)	10 cm	±5.0

수정된 Thorington 법을 이용한 사위도 측정

1. 목적

이들 검사법은 모두 사위의 존재와 방향 및 양을 자각적으로 측정하는 것이다.

2. 중요 사항

(1) 조절상태의 조정

수정된 토링톤 검사법에서 피검자에게 검사를 하는 동안 시표가 선명하게 보이는 상태를 유지하도록 강조하는 것이 중요하다. 최근 연구에서 7가지 사위측정법의 측정결과를 비교하여 임상검사의 반복능력을 평가하였다[19]. 즉, 가림검사, 프리즘 중화법을 사용한 타각적 가림검사, 프리즘 중화법을 사용한 자각적 가림검사, 본 그래페법-연속적 시표 출현법, 본 그래페법-일시 가림 시표 출현법, 토링톤 검사법 및 수정된 토링톤 검사법의 측정결과를 비교하였다. 결과는 수정된 토링톤 검사법의 반복능력이 가장 높았으며, 본 그래페법의 반복능력이 가장 낮았다.

(2) 포롭터 바깥쪽에서 검사

이들 검사법의 가장 큰 장점은 포롭터로 검사하기 어려운 피검자에게 적용할 수 있다는 점이다. 이러한 이유로 수정된 토링톤 검사법이 7~8세 이하의 어린 아이에게 유용하다. 앞에서 언급한 것처럼 사위측정법 가운데 신뢰도가 가장 높은 것으로 나타났다.

3. **예상값**(표 1.2)

원거리에서 예상값은 외사위 1 ± 1△이며, 근거리에서 평균 예상값은 3 ± 3△이다[18].

주시시차(Fixation Disparity)의 평가

1. 목적

주시시차검사는 일부 융합제거 상태에서 양안시를 평가하기 위하여 고안된 것이다. 이 검사는 어느 한쪽 눈이 가려지거나 완전 융합제거 상태에서 실시되는 가림검사, 본그래페 사위검사법 및 수정된 Thorington 검사법과는 대조적인 방법이다.

2. 중요 사항

(1) 양안시 상태에서 실시하는 주시시차 검사

전형적인 사위검사법의 주요한 결함은 완전 융합제거 상태에서 사위를 측정한다는 점이다. Wick[20]은 양안시 상태에서 나타나는 이향운동의 오차(vergence error)는 흔히 단안시 상태에서 발생하는 것과 동일하지 않다고 주장했다. 결과적으로 피검자가 불편한 증상을 갖고 있지만 일상적인 사위/이향운동 검사결과의 분석으로는 피검자의 불편한 증상에 대한 원인을 명확하게 이해하지 못하는 상황이 발생할 수 있다. 일부 검사자는 주시시차 검사를 일상적으로 실시해야 한다고 주장하지만, 대부분의 경우는 사위/이향운동 검사만으로도 잠정적인 진단 및 처치 계획을 세울 수 있다. 진단이 명확하지 못하거나 프리즘처방이 고려되는 상황에서 주시시차 검사를 추가로 실시하는 것이 유용하다.

(2) 일부융합제거사위(associated phoria) 대 강제이향운동 주시시차 검사(forced vergence fixation disparity assessment)

여러 가지 기기를 이용하여 주시시차를 측정할 수 있다. 일부융합제거사위(associated phoria)를 측정하는데 Mallett 검사장치, American Optical Vectographic slide, Borish Card 또는 Bernell Lantern 등과 같은 오래된 기기가 사용된다. 일부융합제거사위는 선이 일치되지 않은 것으로 지각되었을 때 선을 일직선으로 일치시키는데 필요한 프리즘의 양을 말한다.

최근 연구에서 강제이향운동 주시시차(forced vergence fixation disparity) 검사를 사용하여 피검자가 불편한 증상을 갖는지 평가하는데 유용한 자료를 얻을 수 있다고 제시하였다 [21, 22]. 최근의 정보를 바탕으로 하면, 수평방향의 편위를 평가할 때 강제이향운동 주시시차검사를 실시해야 한다. 수직방향의 편위에 대해서는 일부융합제거사위 검사만으로도 충분하다.

(3) 프리즘 보정도수의 결정

최근 양안시이상을 처방하기 위한 프리즘 도수를 결정하기 위하여 선택할 수 있는 방법으로 주시시차 검사가 고려되고 있다. 다른 방법을 기초로 하면 주시시차 결과를 분석했을 때보다 더 많은 양의 프리즘이 처방되는 경향이다.

3. 예상값(제 14 장 참고)

조절성폭주 대 조절 비(AC/A Ratio)

1. 목적

피검자가 주어진 양의 조절을 하거나 조절을 이완시킬 때 나타나는 조절성폭주의 변화량을 검사하기 위한 것이다.

2. 중요 사항

(1) 진단 및 처치에서 중요성

옵토메트리 검사결과를 분석할 때 AC/A 비를 결정하는 것이 매우 중요하다. 마지막으로 진단을 내릴 때 AC/A 비가 중요한 역할을 하며, 또한 주어진 상황에서 적절한 처치순서를 결정하는데 적용되는 가장 중요한 항목의 한 가지이다. 예를 들어 AC/A 비가 높고 근거리에서 내사위를 갖는 경우 일반적으로 플러스 렌즈에 대한 반응이 양호하다. AC/A 비가 정상이거나 낮으면서 동일한 정도의 내사위를 갖는다면 처치방법으로 프리즘보정이나 시기능 훈련이 추천된다.

(2) 계산 AC/A 비와 경사 AC/A 비의 비교

AC/A 비를 결정하는 방법은 두 가지가 있다. 첫째, 계산 AC/A 비는 다음 공식으로 구한다:

AC/A = IPD(cm) + NFD(m)(Hn − Hf)

IPD : 동공간거리(cm)

NFD = 근거리 주시거리(m)

Hn = 근거리 사위도(내사위는 〈+〉 값, 외사위는 〈−〉 값)

Hf = 원거리 사위도(내사위는 〈+〉 값, 외사위는 〈−〉 값)

예) 동공간거리가 60 mm, 원거리에서 2△ 외사위, 근거리(40 cm)에서 10△ 외사위인 경우,

$$\text{AC/A 비} = 6 + 0.4(-10 + 2) = 2.8$$

이 공식을 사용할 때 특히 주의할 사항은 사위의 종류에 따라 부호를 정확하게 적용하는 것이다. 대체적으로 AC/A 비가 높으면 근거리에서 내사위가 높거나 외사위가 낮으며, AC/A 비가 낮으면 근거리에서 내사위가 낮거나 외사위가 높은 경향이다.

두 번째 방법인 경사 AC/A 비는 −1.00D나 −2.00D 렌즈를 사용하여 사위도를 두 번 측정하여 결정한다. 부가적으로 마이너스 렌즈를 가입시켰을 때 사위도의 변화량이 AC/A 비이다. 예를 들어 자각식 굴절검사값을 가입시키고 측정한 근거리 사위도가 2△ 내사위이고 −1.00D 렌즈를 가입시켰을 때 측정한 사위도가 7△ 내사위라면 AC/A 비는 5/1이다.

두 가지 방법으로 결정한 AC/A 비가 크게 차이날 수 있다. 예를 들어 개산과다(divergence excess) 및 폭주과다(convergence excess) 모두 계산 AC/A 비가 높지만, 대부분 경사 AC/A 비는 거의 정상이다[20]. 폭주부족(convergence insufficiency)에서도 이와 동일한 현상이 나타날 수 있다. 계산 AC/A 비는 낮지만 경사 AC/A 비는 정상 범위일 수 있다[20]. 이러한 차이가 나타나는 이유는 근접성폭주와 조절력의 영향 때문이다. 계산 AC/A 비는 보통 경사 AC/A 비보다 더 높은데, 그 이유는 근거리 사위를 측정할 때 영향을 주는 근접성폭주가 영향을 주기 때문이다. 경사 AC/A 비는 고정된 주시거리에서 근거리 사위를 두 번 측정하여 결정하기 때문에, 근접성폭주가 일정한 상태로 유지되며 이론적으로 최종적인 측정결과에

영향을 주지 않는다. 조절래 또한 계산 AC/A 비와 경사 AC/A 비가 차이나는 것과 관련이 있다. 근거리에서 조절자극이 2.50D이지만 일반적으로 조절반응량은 자극값보다 낮다. 이처럼 조절계에 대한 자극값과 반응값 사이의 차이를 조절래(lag of accommodation)이라 한다. 일반적으로 조절래은 +0.25 ~ +0.75D 정도이다. 보통 피검자는 주어진 조절자극값보다 조절을 적게 하므로, 경사 AC/A 비가 계산 AC/A 비보다 낮은 경향이다.

(3) 조절상태의 조정

AC/A 비를 결정할 때 측정오차의 원인은 조절상태가 적절하게 조정되지 못하는 것이다. 피검자에게 검사과정에서 타게트가 선명하게 보이는 상태를 유지하는 것이 필수적으로 요구된다는 점을 강조해야 한다. 한 번 측정하고 그 다음 측정할 때 조절반응이 변하면 측정결과가 잘못 해석될 수 있다는 점을 쉽게 이해할 수 있다. 경사 AC/A 비는 근거리에서 사위도를 두 번 즉, 먼저 자각식 굴절검사값을 가입시킨 상태에서 측정하고, 자각식 굴절검사값에 −1.00D를 가입시킨 상태에서 다시 측정해야 한다. 처음 측정할 때 피검자가 정확하게 조절했으나 두 번째 측정할 때에는 조절을 적게 하였다면 AC/A 비가 실제보다 낮게 평가될 것이다. 그러므로 피검자에게 시표가 선명하게 보이는 상태를 유지하도록 강조하고 주기적으로 시표를 큰 소리로 읽도록 하는 것이 바람직하다.

(4) 반응 AC/A 비와 자극 AC/A 비

조절 시스템이나 양안시 시스템을 평가할 때 보통 40 cm 거리에서 조절자극을 가한다. 이 때 조절요구량은 2.50D가 된다. 이것을 조절자극값이라 한다. 비록 조절자극값이 2.50D이지만 조절반응량은 자극량보다 10% 정도 더 낮을 것으로 예상된다[23]. 예를 들어 조절반응량을 평가하는 단안 검영법(MEM〈monocular estimated method〉 retinoscopy)으로 측정되는 조절래의 예상값은 +0.25 ~ +0.50D 정도이다. 대다수의 피검자는 10% 정도 조절을 적게 하므로 조절 반응값과 자극값이 차이가 있다는 점을 알아야 한다. 계산 AC/A 비와 경사 AC/A 비를 비교할 때 이러한 점이 중요하게 작용한다. 경사 AC/A 비는 AC/A 비가 낮게 평가되는 경향이다. 예를 들어 사위도가 근거리에서 10△ 외사위로 측정되고, −1.00D 렌즈를 가입시켰을 때 6△ 외사위로 측정되었다. 이로부터 경사 AC/A 비를 구하면 4/1이다. 그러나 피검자가 10% 정도 조절을 덜 한다는 점을 감안하면 조절력이 0.75D 정도 변했을 때 사위도가 4△ 변한 상태이다. 따라서 AC/A 비는 4.45/1 정도이다.

3. 예상값

일반적으로 예상되는 AC/A 비는 4/1 ± 2/1이다.

폭주성조절 대 폭주(CA/C; convergence - accommodation / convergence) 비

1. 목적

피검자가 주어진 양의 폭주를 하거나 폭주상태를 이완시킬 때 나타나는 조절변화도를 측정하는 것이다.

2. 중요 사항

(1) 진단 및 처치에서 중요성

현재까지 CA/C 비가 임상에서 일상적으로 측정되지는 않는다. 옵토메트리 검사결과를 분석하는데 CA/C 비를 측정하는 것이 중요하다. CA/C 비는 가끔 최종적으로 진단을 내리는데 중요하게 고려되는 사항이다. 또한 적절한 처치방법을 결정할 때에도 중요한 역할을 한다. 예를 들어, 원거리에서 외사위도가 높은 개산과다 및 다른 부류에서는 마이너스 구면렌즈를 가입시키는 처치가 유익할 수 있으며, 이러한 결정을 할 때 CA/C 비를 분석하는 것이 유용하다.

(2) CA/C 비의 임상적인 측정

CA/C 비를 임상적으로 측정하기 위해서는 자극으로 흐려 보이지 않는 시표(blur-free target)를 사용하거나 흐린 상태를 제거시키기 위하여 핀홀을 사용해야 한다. 아직까지 CA/C 비를 측정하는데 널리 사용되는 방법은 없다. 한 가지 가능한 방법은 Wesson "DOG" 카드(DOG ; difference of gaussian)라 불리는 타게트를 사용하는 것이다[24]. 이 방법을 사용하기 위해서는 피검자에게 시표를 4가지 다른 거리에서 주시하도록 하고 검영법을 실시하는 것이다. 따라서 이향운동의 수준이 각기 다른 상태에서 조절량을 측정할 수 있다.

(3) 자극 CA/C 비와 반응 CA/C 비

조절계는 자극값과 반응값 사이에 상당한 차이가 있지만, 이향운동은 자극값과 반응값이 일반적으로 동일하다. 따라서 CA/C 비는 자극값과 반응값을 구분할 필요가 없다[25].

3. 예상값

젊은 성인(young adult)에서 CA/C 비의 예상값은 0.50D/MA이다. 시각에 관한 연구에서 1 미터각(MA)은 원거리를 주시할 때 동공간거리(mm)의 10%와 같다고 간주한다. 따라서 원거리를 주시할 때 동공간거리가 50 mm이면 1 미터각은 5△이고, 원거리 물체를 주시할 때 동공간거리가 69 mm이면 1 미터각은 6.9△이다. 그러나 임상적인 목적으로는 1 미터각을 6△로 고려해도 무방하다. 이향운동의 자극값과 반응값은 거의 차이가 없기 때문에, 자극 CA/C 비와 반응 CA/C 비도 거의 차이가 없다. CA/C 비는 나이에 반비례한다.

양성 및 음성 융합 이향운동의 직접 평가

매끄러운 이향운동(Smooth Vergence) 검사

1. 목적

이 검사는 원거리와 근거리에서 융합 이향운동의 범위와 회복 값을 평가하기 위한 검사이며, 융합 이향운동의 직접적인 측정 방법으로 고려된다.

2. 중요 사항

(1) 융합 이향운동의 범위와 용이성

매끄러운 이향운동(smooth vergence) 검사는 양성 및 음성 융합 이향운동에 대하여 융합 이향운동의 반응량을 평가하는데 가장 일반적으로 사용되는 방법이다. 흐림(blur) 값은 조절이 관여되지 않은 상태에서 융합 이향운동의 양을 측정한 것이다. 분리(break) 값은 융합 이향운동과 조절 이향운동의 양을 나타낸다. 회복(recovery) 값은 복시가 발생한 후 다시 양안 단일시를 얻을 수 있는 능력에 관한 정보를 제공한다. 매끄러운 이향운동 검사가 융합 이향운동의 양에 관한 중요한 정보를 제공하지만, 연구 결과[11]에 따르면 융합 이향운동의 양이 정상이더라도 융합 이향운동 기능이상(fusional vergence dysfunction)으로 구분되는 문제점을 가질 수 있는 것으로 나타났다. 따라서 융합운동 용이성(fusional facility)을 평가하기 위한 부가적인 검사가 실시되어야 한다.

(2) 매끄러운 이향운동(smooth vergence)과 계단 이향운동(step vergence)

Smooth vergence 및 step vergence 검사는 모두 융합 이향운동의 양을 평가하기 위하여 고안된 것이다. Step vergence 검사의 주요 가치는 포롭터를 사용하지 않고 실시된다는 점이다. 이것은 어린 아이를 검사할 때 유익하다. 8~9세 이하의 어린이는 빨리 피로를 느끼며 주위가 산만하기 때문에 포롭터로 검사하기가 어렵다. 포롭터 뒤에 있는 어린 아이의 눈을 관찰할 수 없기 때문에, 피검자가 적절하게 반응하는지 여부를 알 수 없다. 최근 연구에서 smooth vergence 및 step vergence 검사의 예상값이 서로 다른 것으로 입증되었다[6,7].

3. 예상값

Smooth vergence로 측정한 양성 및 음성 융합 이향운동의 흐림값, 분리값 및 회복값에 대한 예상값은 표 1.2와 같다.

Step Vergence 검사

1. 목적

Step vergence는 포롭터를 사용하지 않고 융합 이향운동의 양을 측정하는 방법이다.

2. 중요 사항

(1) 포롭터를 사용하지 않는 검사

주의가 산만하거나 반응을 신뢰할 수 없다고 판단되는 어린 아이를 검사할 때, 유용하게 대체할 수 있는 방법이 step vergence 검사법이다. 프리즘바를 이용하여 검사하기 때문에 어린 아이의 눈을 관찰할 수 있어서 보다 객관적인 검사를 실시할 수 있다. 피검자의 반응에 의존하지 않고 어린이가 양안시 상태를 놓쳤을 때 관찰할 수 있다.

3. 예상값

예상값은 성인과 어린이에서 각기 다르게 나타날 수 있다[6,7]. 성인과 어린이에 대하여 양성 및 음성 융합버전스 검사의 분리값과 회복값은 표 1.2와 같다.

이향운동 용이성(Vergence facility) 검사

1. 목적

이향운동 용이성 검사는 주어진 시간 동안 융합 이향운동 시스템의 동적상태와 반응능력을 평가할 수 있도록 고안한 것이다. 일정한 시간 동안 연속해서 신속하고 반복적으로 이향운동을 변화시킬 수 있는 능력을 측정한다. 이향운동 용이성 검사를 실시하여 간접적으로 측정하게 되는 또 다른 특성은 이향운동을 지속시킬 수 있는 능력이다. 이것은 일정한 시간 동안 이향운동의 수준을 신속하게 변화시키는 것이 아니라, 이향운동을 특정한 수준으로 유지할 수 있는 능력으로 간주한다.

2. 중요 사항

(1) 범위와 용이성

융합 이향운동의 양이 정상범위이면서 융합능력의 문제점을 가질 가능성이 있기 때문에 불편한 증상이 있는 사람은 두 가지 모두 평가해야 한다. 피검자가 양안시이상과 관련이 있다고 판단되는 불편한 증상을 갖고 있으면서 다른 검사 결과에서 특이한 문제점이 발견되지 않을 때 이향운동 용이성을 검사할 필요가 있다. 그러한 경우 융합버전스의 양은 정상이지만 이향운동 용이성이 저하된 상태일 수 있다.

(2) 사용되는 프리즘의 양 및 타게트

최근까지 이 검사에서 사용해야 할 프리즘 굴절력에 대한 통일된 의견이 없으며 체계적으로 수집된 정상 값이 없는 실정이다. Buzzelli[9]는 16△ BO과 4△ BI의 사용을 추천하였다. 또 다른 일반적으로 추천되는 양은 8△ BO과 8△ BI이었다[8]. Gall 등[12]은 이향운동 용이성에 대하여 처음으로 체계적인 연구를 실시하였으며, 3△ BI과 12△ BO을 선택할 수 있다고 밝혔다. 이 프리즘의 조합이 불편한 증상을 갖는 사람과 불편한 증상을 갖지 않는 사람을 구분하는데 유의성이 가장 높은 결과를 보였다. 또한 이 프리즘을 조합하여 근거리 이향운동 용이성을 측정했을 때 신뢰할만한 결과(R = 0.85)를 얻었다고 밝혔다.

또 다른 연구에서 Gall 등[13]은 수직방향으로 배열된 3가지 다른 타게트를 사용하여 이향운동 용이성을 측정하고 그 결과를 비교하였다. 이 때 사용된 시표는 수직방향으로 배열된 20/30 시표, 뒤에서 조명되는 적녹시표(anaglyphic target) 및 원 시표(Wirt circles)였다. 연구의 목적은 이향운동 용이성을 측정할 때 억제를 조절할 수 있는 타게트가 유용한지 여부를 결정하는 것이었다. 이향운동 용이성은 타게트의 종류와 거의 무관하며 한 줄로 수직방향으로 배열된 20/30 시표가 가장 적합한 것으로 나타났다.

3. 예상값

Gall 등[12]의 결과를 기초로 하면, 3△ BI/12△ BO을 사용하여 얻은 이향운동 용이성의 예상값은 근거리서 15 cpm이었다(표 1.2).

양성 및 음성 융합 이향운동의 간접 평가

폭주 근점

1. 목적

폭주근점(near point of convergence)을 측정하는 목적은 폭주량(convergence amplitude)을 평가하기 위한 것이다. 검사자가 폭주부족(convergence insufficiency)으로 진단할 때 가장 자주 적용하는 기준은 폭주근점이 먼 상태라는 점이 최근에 밝혀졌다[26].

2. 중요 사항

(1) 사용할 타게트

폭주근점을 측정하는데 여러 가지 다른 타게트가 제시된다. 조절자극용 타게트, 펜라이트, 한쪽 눈앞에 적색필터를 가입시킨 상태에서 펜라이트를 사용하는 것 및 적녹필터를 가입시키고 펜라이트를 사용하는 것 등처럼 다양한 시표가 추천된다. 일부에서는 여러 가지 타게트로 측정한 폭주근점이 차이가 있는지 확인하기 위하여 여러 가지 타게트로 폭주근점을 측정해야 한다고 주장한다. 본 교재에서는 폭주근점을 2회 반복 측정할 것을 제시한다. 즉, 먼저 조절자극용 타게트로 측정하고 다음 적녹필터와 함께 투과조명장치(transilluminator)나 펜라이트를 사용하여 측정할 것을 제시한다.

(2) 폭주근점을 반복적으로 측정하여 부가적으로 유용한 임상 자료를 얻을 수 있는가?

폭주근점 검사는 전통적으로 피검자가 복시를 느끼거나 검사자가 피검자의 융합이 파괴된 상태를 관찰할 때까지 피검자의 눈을 향해 타게트를 서서히 접근시킨다[3]. 이 상태를 분리점(break point)으로 기록한다. 그런 다음 피검자가 융합상태를 보고하거나 검사자가 피검자의 융합이 다시 회복된 상태를 관찰할 때까지 타게트를 피검자의 눈으로부터 멀어지도록 서서히 이동시킨다.

이 검사를 보다 정확하게 실시하기 위하여 전통적인 방법에 몇 가지 수정된 내용이 추천되었다. Wick[27] 및 Mohindra와 Molinari[28]는 폭주근점을 4~5회 반복해서 측정해야 한다고 제시하였다. 이들의 제안은 Davis의 주장[29]을 기초로 한 것이며, 불편한 증상이 없는 사람은 여러 번 반복 측정하더라도 폭주근점 측정값의 변화가 거의 없지만 불편한 증상이 있는 사람은 반복해서 측정할수록 폭주근점이 상당히 멀어진다는 것이다. 따라서 이러한 추천내용은 폭주근점 분리값의 진단적인 가치를 개선시키기 위한 것이다. Scheiman 등[16]은 정상인 사람과 폭주부족인 사람 모두 반복 측정할 때 폭주근점이 멀어짐을 발견하였다. 그러나 양안시가 정상인 사람은 폭주근점의 후퇴량이 1 cm 이하로 적었지만, 폭주부족군에서는 후퇴량이 5회 반복 측정한 후 1.5 cm, 10회 반복 측정한 후 4 cm 정도였다[16]. 이러한 점으로 미루어 볼 때 임상적으로 유용한 정보를 얻기 위해서는 폭주근점을 10회 정도 반복 측정해야 할 것이다.

(3) 폭주근점을 측정할 때 적색필터나 적녹필터를 사용하면 부가적으로 유용한 임상 데이터를 얻을 수 있는가?

폭주능력(convergence ability)을 평가하는데 적용되는 또 다른 기준은 푸쉬업 방법을 이용하여 폭주근점을 측정하는 동안 융합상태를 잃은 후 다시 융합상태를 얻는 회복점이다. Capobianco[30]는 회복점이 파괴점과 차이가 클수록 폭주와 관련된 문제점이 더 크다고 했으며, 또한 한쪽 눈앞에 적색필터를 가입시키고 반복 측정할 것을 제시하였다. 적색필터를 가입시켰을 때 폭주근점의 후퇴량이 더 크면 폭주관련 문제점이 더욱 심각하다고 하였다. 여러 연구자들은 이러한 방법이 폭주량을 평가하는 표준방법의 일부가 되어야 한다고 제시하였다[27,28,31,32].

Scheiman 등[16]은 폭주부족에서 조절자극 타게트 및 적색필터와 펜라이트를 사용하여 측정한 분리점과 회복점이 통계적으로 유의한 차이를 보였다고 밝혔다. 폭주부족인 사람에서 조절타게트를 사용했을 때 분리점의 평균은 9.3 cm였고, 적색필터와 펜라이트를 사용했을 때 분리점은 14.8 cm였다. 또한 조절타게트를 사용했을 때 회복점의 평균은 12.2 cm였고 적색필터와 펜라이트를 사용했을 때 분리점은 17.6 cm였다. 따라서 분리점과 회복점 모두 조절자극 타게트 및 적색필터와 펜라이트를 사용했을 때 5.5 cm 정도의 차이가 있었다. 조절자극 타게트와 펜라이트를 이용한 측정값 사이와, 펜라이트 및 적색필터와 펜라이트를 결합시킨 상태에서 측정한 값 사이에서는 통계적으로 유의한 차이가 없었다.

양안시가 정상인 그룹에서는 위에서 언급한 여러 가지 타게트로 측정한 값이 유의한 차이를 보이지 않았다. 분리점의 평균값은 2.4 cm와 2.9 cm였고, 회복점의 평균값은 4.2 cm와 5 cm였다.

(4) jump convergence 측정법을 이용한 폭주능력 평가 방법의 가치

Pickwell 등[33]은 "jump convergence" 라고 하는 폭주능력을 평가할 수 있는 새로운 방법을 소개하였다. 피검자에게 먼저 6 m 거리에 있는 타게트를 주시하도록 하고 그 다음 15 cm 거리에 있는 타게트를 주시하도록 한다. Pickwell 등[33,34]은 jump convergence 검사가 임상적으로 더 중요한 의미를 가지며, 폭주근점 검사보다 폭주로 인한 문제점이 존재하는지 판단하는데 더 예민한 방법이라고 했다. 그는 폭주상태가 부적절한 74명을 대상으로 표준 폭주근점 검사법(pursuit convergence)과 jump convergence 검사를 실시하고 유효성을 비교하였다[33]. 74명 중에서 50명은 따라보기 폭주(pursuit convergence)가 정상이지만 jump convergence는 감소된 상태를 보였다. Jump convergence 검사를 통과한 대상 중에서 5명만 따라보기 폭주가 부적절한 것으로 나타났다. 이러한 증거로부터 분명히 jump convergence 검사가 표준 폭주근점 검사보다 폭주상태가 부적절한지 여부를 발견하기 쉽다고 판단할 수 있다. Pickwell 등[34]은 또한 폭주상태가 부적절한 110명의 대상에서, 양호하지 못한 jump convergence가 양호하지 못한 pursuit convergence보다 불편한 증상과 더욱 빈번하게 연관되는 것을 발견하였다. Jump convergence 측정법의 한 가지 문제점은 이 검사결과에 대한 예상값이 없다는 점이다. Scheiman 등[16]은 최근 jump convergence 검사를 실시한 결과 정상 양안시를 갖는 대상은 평균 30 ± 10 cpm이고 폭주부족인 사람은 평균 23 ± 11 cpm 이었다고 보고하였다.

3. 예상값

이 검사가 폭주부족을 진단하는데 흔하게 사용되지만, 최근까지 어린이나 성인에 대한 예상값이 제시되지 않았다. Hayes 등[35]은 297명의 학생을 대상으로 연구한 결과 임상적으로 판단을 내리는데 6 cm를 적용하도록 추천했다. Scheiman 등[16]은 성인을 대상으로 연구한 결과, 조절타게트를 사용하여 측정했을 때 분리값은 5 cm이며 회복값은 7 cm를 각각 기준으로 적용해야 한다고 제시하였다. 펜라이트와 적녹필터를 사용했을 때에는 분리값은 7 cm, 회복값은 10 cm를 각각 기준으로 적용해야 한다.

음성상대조절과 양성상대조절

1. 목적

음성상대조절과 양성상대조절은 근거리에서 조절과 양안시를 평가하는 일부 항목으로 사용되도록 고안되었다. 이들 검사의 주된 목적은 피검자가 근거리 작업을 하는데 가입도를 필요로 하는지 여부를 결정하기 위한 것이다. 노안 이전의 피검자에서는 두 가지 측정값이 거의 균형을 이루어야 한다(NRA = +2.50, PRA = −2.50). 음성상대조절력보다 양성상대조절력이 더 낮으면 가입도가 유익할 것임을 제시한다(제 9 장 높은 AC/A 비 참고). 이 검사는 또한 노안에서 가입도가 필요한지 여부와 요구되는 가입도를 최종적으로 결정하기 위해 똑같은 방법으로 사용된다. 음성상대조절력은 또한 피검자가 자각식 굴절검사를 하는 동안 마이너스 쪽으로 도수가 너무 강하게 가입되었는지 여부를 결정하기 위해 실시할 수 있다. 음성상대조절력은 원거리에서 조절이 완전하게 이완된 상태를 제공하는 자각식 굴절검사 결과를 가입시키고 측정한다. 검사거리가 40 cm이므로, 피검자가 타게트를 선명하게 보려면 대략 2.50D의 조절을 할 것이다. 그러므로 조절을 최대로 이완시킬 수 있는 양은 2.50D이다. 따라서 음성상대조절력이 +2.50D보다 더 크면 마이너스 쪽으로 도수가 과다하게 가입된 상태를 의미한다.

본 교재에서 NRA/PRA 측정의 또 다른 용도가 강조되었다. 이들 검사는 조절 및 이향운동을 간접적으로 분석하는데 사용될 수 있다. 이에 대한 자세한 내용은 2장에서 언급하겠다.

2. 중요 사항

(1) 지침

이 검사를 실시하는 동안 피검자에게 시표가 하나로 선명하게 보이는 상태를 유지하도록 강조하는 것이 중요하다. 전통적으로 다음과 같이 설명한다 :

"당신의 눈에 렌즈를 가입시키면 가능한 오랫동안 시표가 선명하게 보이는 상태를 유지시키세요. 그리고 글씨가 흐려 보일 때 대답하세요."

이들 검사는 양성 및 음성 융합 이향운동을 사용하여 융합상태를 유지할 수 있는 능력을 간접적으로 입증하는 것이기 때문에, 피검자에게 복시가 나타나면 알려달라고 일러주는 것도 중요하다.

(2) 음성상대조절력이 높은 경우

음성상대조절력이 높으면 자각식 굴절검사 과정에서 마이너스 쪽으로 도수가 너무 높게 가입된 상태를 암시한다.

(3) 양성상대조절력이 중지되는 수준

음성상대조절력의 최대 예상값은 위에서 설명한 것처럼 +2.50D이다. 그러나 양성상대조절력은 일관된 종료점이 없으며, 피검자의 조절력이나 AC/A 비 및 음성 융합 이향운동 등에 따라 개인마다 다를 수 있다. 다음 예에서 양성상대조절력의 종료점을 결정하는데 편차가 있음을 보여준다.

검사 항목	피검자 1	피검자 2	피검자 3
조절력	12D	12D	12D
AC/A 비	2 : 1	4 : 1	8 : 1
근거리 BI 이향운동	12/20/12	10/20/10	8/12/8
예상 양성상대조절력	−6.00D	−2.50D	−1.00D

피검자 1은 −6.00D가 가입될 때까지 시표를 하나로 선명하게 보는 상태를 유지할 수 있다고 예상된다. 마이너스 렌즈가 양안에 가입되므로 시표가 선명하게 보이는 상태를 유지하려면 조절해야 한다. 조절력이 12D이기 때문에 이것은 문제가 되지 않는다. 동시에 양안단일시를 유지해야 한다. 피검자가 조절하면 AC/A 비에 따라 음성 융합 이향운동으로 보정해야 하는 폭주를 유발시킨다. 1D 조절할 때마다 2△의 음성 융합 이향운동을 사용해야 한다. 피검자 1은 조절력이 12D이고 음성융합 이향운동이 12△이기 때문에, −6.00D가 가입될 때까지는 선명한 양안단일시를 유지할 수 있을 것이다. 똑같은 이유를 적용하면, AC/A 비가 더 높고 음성 융합 이향운동 범위가 더 낮은 피검자 2와 3에 대하여 위에서 입증된 것처럼, AC/A 비가 증가할수록 양성상대조절력의 종료점이 감소한다.

최대 예상값이 +2.50D인 음성상대조절력과 대조적으로, 양성상대조절력의 최대 예상값은 여러 가지 요인으로 각기 다르다. NRA/PRA 검사의 주된 목적은 두 값이 균형을 이루는지 확인하는 것이기 때문에, 양성상대조절력이 −2.50D에 도달하면 검사를 마쳐도 무방하다.

2. 예상값

음성상대조절력의 예상값은 +2.00 ± 0.50D이고, 양성상대조절력의 예상값은 −2.37 ± 1.00D이다.

감각 상태의 평가

일반적인 고려사항

사시는 감각융합 이상(sensory fusion anomaly)이 매우 심한 상태일 수 있지만, 비사시성 양안시이상의 경우 감각이상(sensory anomaly)은 훨씬 덜 심한 편이다. 비사시성 양안시이상의 대다수는 입체시가 정상이거나 약간만 감소된 상태이다. 억제는 사위에서도 흔하게 나타나지만 정도가 약하며 억제암점의 크기도 사시보다 더 작다.

비록 감각상태가 사위에서는 중요한 사항이 아니지만, 억제가 존재하거나 입체시가 손실된 경우 예후 및 처치순서를 결정하는데 중요하다. 많은 경우 위에서 언급한 양안시검사를 실시하여 억제가 존재하는지 여부를 판별할 수 있다. 폭주근점과 근거리 수평사위 및 융합이향운동을 측정하는 과정에서, 시축이 정렬되지 않았음에도 불구하고 피검자가 복시를 인식하지 못하면 억제가 존재하는 상태를 암시한다.

억제의 평가

Worth Four-Dot 검사

1. 목적

Worth Four-Dot 검사는 억제 암점의 존재와 크기를 결정할 수 있는 자각식 검사법이다. 억제를 평가할 수 있는 가장 정확한 방법의 한 가지로 고려된다[36].

2. 중요 사항

(1) 억제 암점의 크기 결정

Worth Four-Dot 시표를 피검자로부터 멀어지도록 이동시키면서 억제 암점의 크기를 측정할 수 있다. 플래시 불빛을 피검자로부터 멀어지도록 이동시키면 타게트가 이루는 각이 작아진다. 예를 들어 33 cm 거리에서 타게트는 대략 4.5° 를 이루며, 90 cm 거리에서는 대략 1.5° 를 이룬다. Worth Four-Dot 검사를 실시할 때 처음에 타게트를 33 cm 거리에 위치시키고 피검자에게 적녹 필터를 착용시킨 상태에서 점이 몇 개로 보이는지 보고하도록 한다. 피검자가 4개의 점이 보인다고 하면 타게트를 33 cm로부터 천천히 90 cm까지 멀어지도록 이동시킨다. 33 cm 거리에서는 4개의 점이 보이지만 90 cm 거리에서는 두 개나 세 개의 점이 보인다면 작은 억제암점이 존재한다. 33 cm 거리에서도 두 개나 세 개의 점이 보인다고 하면 큰 억제암점이 존재한다. 억제 암점의 크기와 입체시의 정도는 밀접한 관계가 있기 때문에 억제 암점의 크기가 중요하다. 억제 암점이 클수록 입체시가 저하된다[8].

(2) 억제의 깊이 또는 정도의 결정

억제 암점의 정도를 평가하는 것이 중요하다. 억제 암점의 크기가 작으면서 정도가 심할 수 있으며, 이러한 경우 억제 암점이 더 크고 정도가 약할 때보다 치료가 더 어렵다. 억제의 깊이를 측정하기 위해서는 정상 실내조명에서 Worth Four-Dot 검사를 실시하고 실내조명을 끈 상태에서 다시 측정한다. 정상 실내조명은 피검자의 정상적인 시각상태를 자극하여 억제반응이 더 잘 나타날 수 있다. 조명을 인위적인 상태로 바꾸면 피검자가 억제상태를 유지하는데 더 어려움을 갖는다. 따라서 조명을 끈 상태에서도 억제가 존재한다면 억제가 더 심한 상태이다.

3. 예상값

Worth Four-Dot 검사에서 예상되는 반응은 33 cm 거리와 90 cm 거리에서 모두 4개의 점이 보여야 한다.

기타 억제검사

억제검사법은 자각식 및 타각식 방법을 포함하여 여러 가지가 있다. 가장 일반적으로 실시하는 자각식 방법은 AO Vectographic Chart, 근용 Mallett unit, Bagolini striated lens 및 Cheiroscopic tracing 등이 있다. 4△ 기저외방 프리즘 검사법은 타각식 억제검사법이다. Worth Four-Dot 검사법은 이용하기 쉽고 가격이 저렴하며 관리하기 용이하고 억제발견의 정확도가 높기 때문에 이 방법을 추천한다. 기기의 설치와 검사방법에 대해서는 다른 참고서적을 참고하기 바란다[1,37].

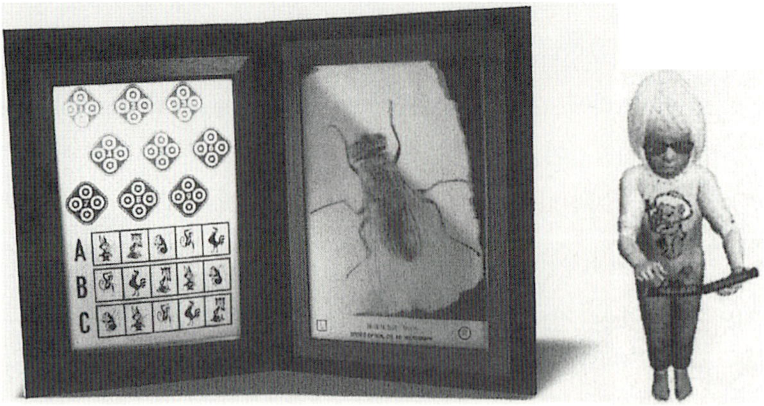

그림 1.3. A: 윤곽입체시표인 Titmus stereofly. B: 어린 아이가 종이 앞으로 튀어나와 보이는 파리를 손가락으로 잡으려는 모습.

입체시 평가

랜도트 입체시표(Randot Stereotest)

1. 목적

Randot Stereotest는 전체(global) 및 윤곽(contour) 입체시가 가능한 타게트를 사용하여 입체시의 유무와 정도를 평가할 수 있도록 고안된 자각식 검사법이다.

2. 중요 사항

(1) 전체 대 부분 입체시 타게트

입체시 상태를 평가하는데 일반적으로 두 가지 유형의 타게트를 이용할 수 있다. 첫째, 윤곽 또는 국소 입체시(contour 또는 local stereopsis) 타게트는 두 개의 비슷한 타게트가 수평방향으로 분리된 것이다. Titmus Stereofly, Wirt Rings 및 animals 타게트(그림 1.3)가 이러한 유형에 해당한다. 이러한 유형의 입체시표가 갖는 단점은 입체시가 결여된 사람이라도 단안단서를 이용하여 추측으로 정확한 답을 할 수 있다는 점이다. Cooper와 Warshowsky[38]는 처음 4개의 Wirt Rings에 대하여 정확하게 반응하는지 여부는 원의 하나가 한쪽 눈 쪽으로 변위되었는지 여부를 조사하여 결정할 수 있다고 하였다. 임상적으로 이것은 검사자를 만족시키기 위하여 "정확한 답"을 하려고 노력하는 어린 아이를 검사할 때 중요한 요인이 될 수 있다. 물론 이 검사법은 정확한 반응을 보이면서 검사자를 속이려고 하지 않는 피검자에게는 좋은 방법이다.

두 번째 유형의 시표인 전체 입체시 타게트는 이러한 문제점을 없앨 수 있다. 전체 입체

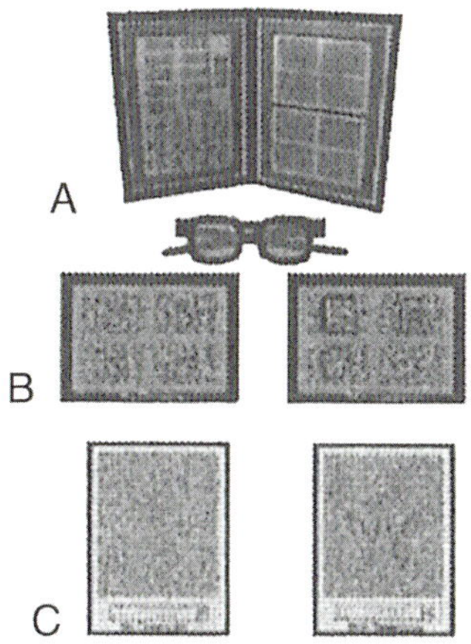

그림 1.4. 무작위점으로 구성된 입체시 타게트의 예.
A : Randot Stereotest 타게트.
B : The Synthetic Optics Circle, Square 타게트.
C : The Synthetic Optics Butterfly 타게트.

시 타게트는 불규칙하게 배열된 점으로 구성된 입체시 타게트이며 단안단서를 갖지 않는다. 결과적으로 전체 입체시 타게트를 사용하면 윤곽 입체시 타게트를 사용할 때 나타날 수 있는 추측에 의한 응답이 불가능하다.

윤곽 입체시 타게트와 전체 입체시 타게트의 또 다른 중요한 차이점은 항상 사시(constant strabismus)의 존재를 발견할 수 있는 능력과 관련된다. Cooper와 Feldman[39]은 입체시표를 사용하여 사시를 발견할 수 있는 능력을 조사한 결과 분리도가 660 초를 이루는 랜도트 입체시표를 사용했을 때 항상 사시인 사람은 아무도 이 검사를 통과하지 못했다. 따라서 전체 랜도트 입체시표가 항상 사시의 존재를 발견하는데 효과적이었다. 윤곽 입체시 타게트를 사용했을 때에는 항상 사시자가 70초의 분리도까지 인식하는 경우가 있었다.[36] 랜도트 입체시표는 항상 사시가 존재하는지 판정하는데 사용될 수 있는 반면, 윤곽 입체시표는 주변부 입체시가 존재하는지 여부를 결정하는데 사용될 수 있다. 주변부 입체시는 60초각보다 더 큰 값을 갖는 것으로 고려된다. 따라서 두 가지 입체시표 모두 가치가 있으며 임상적으로 입체시를 평가하는데 두 가지를 모두 사용하는 것이 좋다. 이러한 검사는 Randot Stereotest(그림 1.4A)처럼 한 가지 시표나, Synthetic Optics Circle, Square and E 시표(그림 1.4B) 또는 Butterfly(그림 1.4C) 및 Titmus 입체시표나 Synthetic Optics Animals & Circles 입체시표와 같이 두 가지 시표를 사용하여 실시할 수 있다.

3. 예상값

양안시기능이 정상인 사람은 윤곽 입체시 자극 및 전체 랜도트 입체시 타게트로 구성된 적절한 입체시표로 측정했을 때 입체시가 20초각 이상이어야 한다.

표 1.3. *조절검사의 중요한 항목*

조절력(Accommodative amplitude)	푸쉬업 검사 마이너스 렌즈 검사
조절 용이성(Accommodative facility)	±2.00D 렌즈를 이용한 조절 용이성 검사
조절반응(Accommodative response)	MEM 검영법

조절이상의 평가

일반적인 고려사항

조절기능의 전통적인 평가방법(표 1.3)은 Donder의 푸쉬업 검사법이나 Optometric Extension Program(OEP)의 마이너스 렌즈법을 이용하여 조절력을 측정하는 것이다. 그러나 이러한 방법은 단점이 있다. 최근 조절력뿐 아니라 조절반응 및 조절 용이성을 측정하는 것이 임상적으로 중요하다고 보고되었다[27,40-45]. 중요한 개념은 조절력이 정상이더라도 안정피로를 경험할 수 있고 조절이상 상태일 수 있다는 점이다[42,44]. 조절 용이성과 불편한 증상의 존재에 대한 연관성이 여러 연구에서 조사되었다. Hennessey 등[44] 및 Levine 등[45] 모두 불편한 증상을 갖는 사람은 불편한 증상이 없는 사람보다 단안 및 양안 조절 용이성 검사결과가 더 불량했다고 보고하였다.

Lui 등[42]은 시기능치료를 실시하기 전과 후에 조절반응의 속도와 잠재능력의 변화상태를 타각적으로 측정한 결과, 시기능치료 후에 조절능력이 상당히 개선되었음을 발견하였다. 조절 용이성이 불편한 증상과 관련이 있으며 시기능훈련 후에 변화가 있다는 사실로부터 이 평가방법의 가치가 입증된다. 따라서 조절기능을 검사하기 위한 일부 항목으로 조절 용이성 검사가 포함되어야 한다.

조절과 관련된 세 번째 항목인 조절반응에 대한 연구가 진행되어 왔다[46-49]. 조절반응은 일반적으로 조절자극과 같지 않은 것으로 밝혀졌다. 대다수의 옵토메트리 검사는 자극값의 측정을 기초로 하며 자극값과 반응값이 같다고 간주하기 때문에, 양안시이상이나 조절이상인 사람을 처치할 때 실수할 가능성이 있다. 따라서 실제로 조절반응값을 측정하는 것이 중요하다. 이 검사를 위해 MEM 검영법이 널리 사용되고 있다. Rouse 등[48,49]은 MEM 검영법의 타당성을 입증하고 정상적인 예상값을 제시하였다.

Wick와 Hall[50]은 조절과 관련하여 일반적으로 검사되는 3가지 항목(조절력, 용이성 및 반응) 사이의 관계를 연구하였다. 200명의 어린이에서 사시나 상당한 정도의 미교정 굴절이상이 있는 어린이를 제외시켰을 때 4%만이 조절기능과 관련된 3가지 항목 모두에서 결함이 있었다. 그들의 연구결과로부터 한 가지 검사 결과를 기초로 다른 검사 결과를 예측하는 것이 불가능한 것으로 제시되었다. 따라서 조절기능의 이상이 의심될 때에는 조절기능과 관련된 3가지 항목을 모두 고려해야 한다.

조절기능의 완전한 평가는 위에서 언급한 3가지 항목을 모두 포함시켜야 하며, 최소한 조절력과 조절 용이성 및 MEM 검영법 결과가 포함되어야 한다. 표 1.4는 조절기능과 관련된 모든 검사항목의 예상값을 나타낸 것이다.

표 1.4. *조절기능 검사의 예상값*

검사항목	예상값	표준편차
조절력		
푸쉬업 검사	18 - 1/3세	±2D
마이너스 렌즈 검사	푸쉬업 값보다 2D 낮음	
단안 조절 용이성		
어린이(±2.00 flipper, 조절고정용 카드에 있는 숫자나 문자를 크게 읽도록 함)		
6세	5.5 cpm	±2.5 cpm
7세	6.5 cpm	±2.0 cpm
8 - 12세	7.0 cpm	±2.5 cpm
성인(±2.00 flipper, 선명하게 보일 때 응답하도록 함)		
13 - 30세	11.0 cpm	±5.0 cpm
30 - 40세	이용할 수 있는 자료 없음	
양안 조절 용이성		
어린이(±2.00 flipper, 조절고정용 카드에 있는 숫자나 문자를 크게 읽도록 함)		
6세	3.0 cpm	±2.5 cpm
7세	3.5 cpm	±2.5 cpm
8 - 12세	5.0 cpm	±2.5 cpm
성인(조절력 환산표를 기초로 렌즈도수 결정 - 표 1.5 참고)		
	10.0 cpm	±5.0 cpm
MEM 검영법	+0.50D	±0.25D
양안시 크로스실린더 검사	+0.50D	±0.50D
NRA	+2.00D	±0.50D
PRA	−2.37D	±1.00D

조절력 측정

푸쉬업 검사

1. 목적

단안시 상태에서 자각적으로 조절력을 측정하는 것이다.

2. 중요 사항

(1) 거리의 정확한 측정

피검자가 흐려 보인다는 거리를 정확하게 측정하는 것이 중요하다. 거리를 측정할 때 약간의 오차가 있으면 결과가 크게 차이날 수 있다. 예를 들어 5 cm 거리에서 흐린 점을 보고했으면 20D이며 6.2 cm 거리에서 흐린 점을 보고했으면 16D에 해당한다. 이러한 문제점을 없애기 위하여 −4.00D 렌즈를 가입시키고 푸쉬업 검사를 실시할 수 있다. 이와 같이 수정하면 흐린 점이 피검자로부터 더욱 멀어져서 흐린 점의 위치를 더욱 정확하게 측정할 수 있다.

(2) 피검자의 반응상태 조정

나이가 어린 경우 글씨가 흐려 보이는지 확인하기 위하여 주기적으로 글씨를 큰 소리로 읽도록 하는 것이 중요하다. 이 때 적용할 수 있는 한 가지 수정된 방법은 시표를 어린이의 눈 바로 앞에 놓고 검사를 시작하는 것이다. 글씨가 흐려 보이는지 묻는 대신에 처음으로 시표를 읽을 수 있을 때까지 눈으로부터 멀어지도록 이동시킨다. 전통적인 조절력 측정법인 푸쉬업 방법과 후퇴법(pull−away)으로 측정한 결과를 비교한 최근의 연구에서 두 가지 방법은 유의한 차이가 없는 것으로 나타났다[51].

(3) 거리에 따른 배율 변화

푸쉬업 방법과 연관된 문제점은 거리에 따라 배율이 달라지기 때문에 20/30 시표가 이루는 각이 일정하게 유지되지 못하는 점이다. 40 cm 거리에서 20/30 시표가 이루는 각은, 20/30 시표가 20 cm에 있을 때에는 20/60 시표가 40 cm에서 이루는 각과 같으며 10 cm에서는 20/120 시표가 40 cm 거리에서 이루는 각과 같아진다. 따라서 푸쉬업 방법은 조절력이 실제보다 높게 측정될 수 있다. Hamasaki 등[52]은 2D 정도 더 높게 측정될 수 있다고 하였다. 이러한 문제점을 해결할 수 있는 방법은 20 cm 거리에서 시표의 크기를 변화시키고 10 cm 거리에서 다시 시표의 크기를 변화시키는 것이다.

3. 예상값

단안조절력에 대한 예상값이 다양하게 적용될 수 있다. Duane과 Donders는 나이에 따른 예상값을 표로 작성하였다[3]. Duane의 그래프[3]를 기초로 Hofstetter가 개발한 공식이 일반적으로 사용된다. "18.5 – $\frac{1}{3}$ × 나이"를 적용하여 나이에 따른 평균 조절력을 구할 수 있다. 나이에 따른 최소 조절력을 구하는 공식은 "15 – $\frac{1}{4}$ × 나이"이다.

마이너스 렌즈법

1. 목적

단안시 상태에서 조절력을 자각적으로 측정하는 방법이다.

2. 중요 사항

(1) 푸쉬업 검사결과에 영향을 주는 배율 변화의 제거

푸쉬업 방법으로 측정된 조절력은 시표가 피검자의 눈을 향해 접근할수록 상대적으로 배율이 달라지기 때문에 조절력이 실제보다 더 높게 측정될 수 있는 것으로 고려된다. 마이너스 렌즈법에서는 검사거리를 고정시키고 마이너스 도수를 0.25D 단계로 증가시키면서 측정한다.

(2) 축소 배율에 대한 고려사항

푸쉬업 검사법은 시표의 확대 배율로 인해 조절력이 실제보다 높게 측정될 수 있는 반면, 마이너스 렌즈법에서는 시표의 축소 배율로 인해 조절력이 실제보다 낮게 측정될 수 있다. 피검자가 마이너스 굴절력이 점차적으로 증가하는 상황에서 시표를 바라볼 때 축소 배율이 나타난다. 이러한 점을 보정하기 위하여 시표의 거리는 33 cm이지만 검사거리를 보정할 때 2.50D를 적용한다.

3. 예상값

마이너스 렌즈법에서 예상값은 푸쉬업 방법으로 측정한 값보다 2D 정도 더 낮다[1].

조절 용이성의 평가

조절 용이성의 측정

1. 목적

조절반응의 지속능력과 변화능력(dynamics)을 평가하는 것이다. 이 검사의 목적은 융합 용이성(fusional facility) 검사와 관련하여 언급된 사항과 비슷하다.

2. 중요 사항

(1) 나이

이 검사에 대한 예상값은 처음에 젊은 성인을 대상으로 개발되었다. 최근 이 예상값을 초등학생이나 30~40세 사이의 성인처럼 다른 연령의 피검자에 적용할 때 타당성과 관련하여 의문점이 제기되었다. 자각적으로 검사를 하기 때문에 어린이를 대상으로 한 결과를 항상 신뢰하지는 못할 것이다. Scheiman 등[40]은 8세 이하의 어린이를 대상으로 한 조절 용이성 검사는 가치가 의심된다고 지적하였고, 조절 용이성 검사의 예상값이 초등학생에서는 다른 것으로 확인되었다.

표 1.5. *조절력에 따른 조절 용이성 검사(Amplitude scaled facility)*

검사거리 = 조절력의 45%*
렌즈 도수 범위 = 조절력의 30%#

조절력	코로부터 거리(cm)	검사거리(cm)	플리퍼 렌즈 도수$
22.25	4.5	10.0	±3.25
20.00	5.0	11.0	±3.00
18.25	5.5	12.0	±2.75
16.75	6.0	13.5	±2.50
15.50	6.5	14.5	±2.25
14.25	7.0	15.5	±2.25
13.25	7.5	16.5	±2.00
12.50	8.0	18.0	±2.00
11.75	8.5	19.0	±1.75
11.00	9.0	20.0	±1.75
10.50	9.5	21.0	±1.50
10.00	10.0	22.0	±1.50
9.50	10.5	23.5	±1.50
9.00	11.0	24.5	±1.50
8.75	11.5	25.5	±1.25
8.25	12.0	26.5	±1.25
8.00	12.5	28.0	±1.25
7.75	13.0	29.0	±1.25
7.50	13.5	30.0	±1.00
7.25	14.0	31.0	±1.00
7.00	14.5	32.0	±1.00
6.75	15.0	33.5	±1.00
6.50	15.5	34.0	±1.00
6.25	16.0	35.5	±1.00
6.00	16.5	37.0	±1.00
5.75	17.5	38.5	±1.00
5.50	18.0	40.5	±0.75
5.25	19.0	42.5	±0.75
5.00	20.0	44.5	±0.75
4.75	21.0	47.0	±0.75
4.50	22.0	49.5	±0.75

득점 기준: 10 cpm 이하인 사람은 불편한 증상을 가질 가능성이 있다.
* 0.5 cm 단위로 반올림, # 0.25D 단위로 반올림, $ 범위를 2로 나눔

최근에 Siderov와 DiGuglielmo[53]는 30~42세 사이의 성인을 대상으로 조절 용이성을 측정하였다. 이 연령층의 예상값은 젊은이의 예상값보다 상당히 낮은 것으로 나타났다. Yothers 등[54]은 학교 어린이와 성인의 반응값 차이는 나이에 따른 조절력 감소와 연관이 있다고 생각했다. 양안 조절력이 12D인 10세 피검자[검사거리 40 cm는 양안조절력의 16%이며 ±2.00D는 양안조절력의 33%임]와 양안 조절력이 5D인 30세 피검자[검사거리 40 cm는 양안조절력의 50%이며 +2.00D는 양안조절력의 80%임] 사이에서 표준 조절 용이성 검사값이 크게 다르다는 점을 지적하였다. 이러한 점으로부터 푸쉬업 방법으로 측정한 조절력에 따라 양안 조절 용이성(BAF)의 검사조건을 바꾸도록 제안하였다(표 1.5).

Yothers 등[54]은 전통적으로 40 cm 거리에서 ±2.00D 렌즈를 사용하는 양안 조절 용이

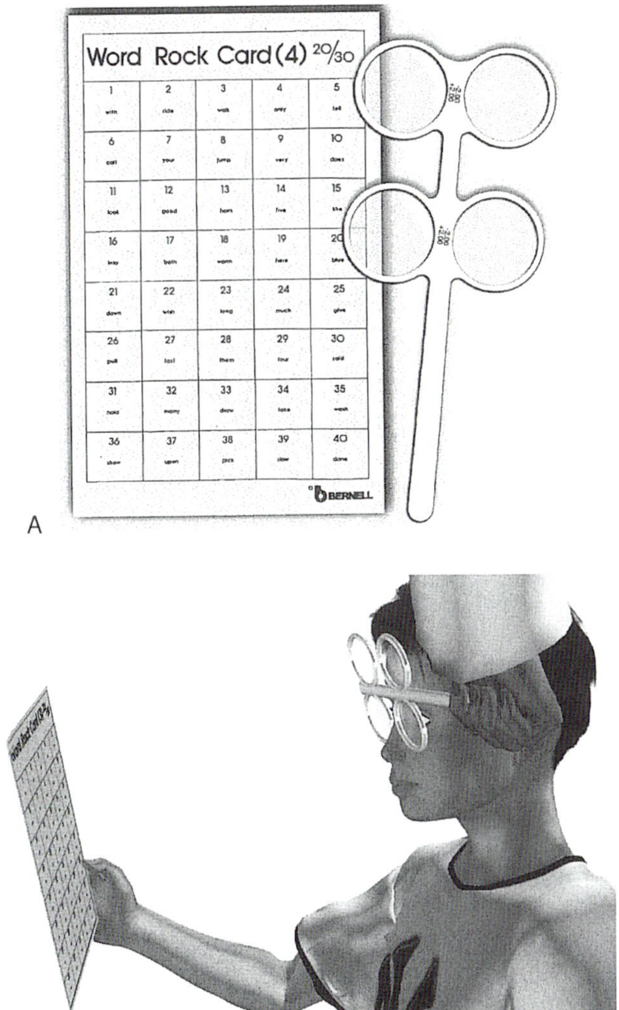

A

B

그림 1.5. A: 조절변동카드. B: 조절변동카드를 사용하여 조절 용이성을 검사하는 모습.

성 검사보다 조절력을 기초로 환산한 용이성 검사로 불편한 증상을 갖는 어린이와 성인 및 불편한 증상이 없는 어린이와 성인 사이를 더 잘 구별할 수 있었다.

(2) 검사지침

성인을 대상으로 검사할 때 간단히 시표가 선명하게 보이면 응답하도록 지시할 수 있다. 그러나 초등학생을 대상으로 검사할 때에는 이 방법을 신뢰하지 못할 수 있다. 어린 아이를 대상으로 검사할 때에는 조절 변동 시표(Accommodative Rock Card)와 같은 타게트를 사용해야 한다(그림 1.5A, B). 이 타게트를 사용할 때 렌즈를 뒤집고 나서 어린아이에게 숫자나 그림 또는 문자를 큰 소리로 읽도록 해야 한다. 어린이가 숫자를 정확하게 읽으면 조절상태가 정확하다는 증거이다. 이 지침을 사용할 때에는 다른 예상값을 적용해야 한다.

(3) 단안 검사와 양안 검사

이 검사를 단안시 및 양안시 상태에서 모두 실시해야 하는가? 이 검사는 3회 반복측정이 요구되므로 일반적인 검사 과정에서 시간이 많이 소요될 수 있다. 양안시 상태에서 검사는 조절과 버전스의 상호작용을 평가하는 것이며 순수한 조절 용이성을 측정하는 것이 아니다. 예를 들어 양안시 상태에서 마이너스 렌즈를 가입시키면 선명한 상태를 유지하기 위해 조절자극이 가해질 것이다. 이 때 피검자가 조절하면 조절성 폭주가 자극되고 이에 대한 보정반응이 수반되지 않으면 양안시 상태가 사라진다. 양안시 상태의 손실을 방지하려면 조절성폭주를 보정하기 위해 음성융합이향운동을 사용해야 한다. 이처럼 마이너스 렌즈를 가입시켜서 조절 및 음성융합이향운동의 자극능력을 모두 평가할 수 있다. 어느 한 가지 기능에 문제가 있으면 수행능력이 불량할 것이다.

일반적으로 양안시 상태에서 조절 용이성을 검사하도록 추천한다. 양안 조절 용이성 검사에 대한 정상적인 반응은 두 가지 요인이 정상적인 기능을 갖고 있음을 제시한다. 피검자가 양안시 상태에서 검사에 어려움을 가지면 단안시 상태에서 검사할 수 있다. 이 때 단안시 상태에서 검사는 진단을 위한 것이다. 피검자가 양안시나 단안시 상태에서 마이너스 렌즈를 가입시켰을 때 선명한 상태를 얻을 수 없다면 조절과 관련된 문제점이 존재한다. 그러나 양안시 상태에서는 선명하게 볼 수 없지만 단안시 상태에서는 선명하게 볼 수 있다면 양안시와 관련된 문제점이 있을 것이다.

(4) 양안시 상태에서 검사하기 위한 시표

양안 조절용이성을 측정할 때 억제 상태를 조정할 수 있는 시표를 사용해야 한다[40, 43-45]. 일반적으로 사용되는 타게트는 Bernell #9 Vectogram이다. 이것은 우안에만 보이는 하나의 선, 좌안에만 보이는 하나의 선 및 양안에 보이는 선으로 구성된 편광시표이다

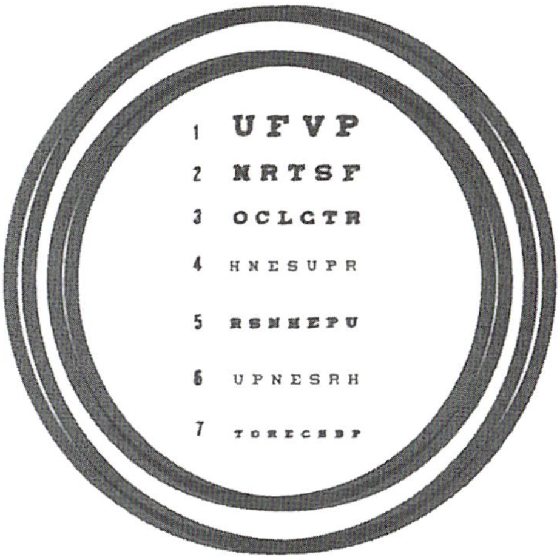

그림 1.6. 양안 조절 용이성 검사에 사용되는 Bernell #9 Vectogram.

(그림 1.6). 이 타게트는 또한 성인에 대한 예상값을 개발하기 위한 연구에 사용될 수 있다. 결과적으로 #9 Vectogram은 선택할 수 있는 한 가지 타게트이다. 억제를 조절할 수 있는 다른 양안시 타게트를 사용할 수 있지만 이 검사에 대한 예상값은 #9 Vectogram을 사용하여 개발한 것임을 기억하는 것이 중요하다.

3. 예상값

표 1.4에 초등학생에 대한 예상값이 제시되었다. 성인에 대해서는 조절력 환산 검사 및 표 1.5를 사용하도록 제안한다. 이 교재의 나머지 부분에서는 40 cm 거리에서 ±2.00D 렌즈를 사용하여 진단하는 내용을 다루겠다.

조절반응의 측정

단안평가 검영법(MEM Retinoscopy)

1. 목적

조절반응의 정확성을 타각적으로 평가하는 방법이다.

2. 중요 사항

(1) 검사는 자각식으로 실시되어야 한다.

MEM 검영법은 일종의 근거리 검영법이다. 클립이나 테이프를 사용하여 검영기에 MEM card(그림 1.7)를 웰치알린 검영기의 머리부분에 자석으로 부착시킬 수 있다. 성인은 검사

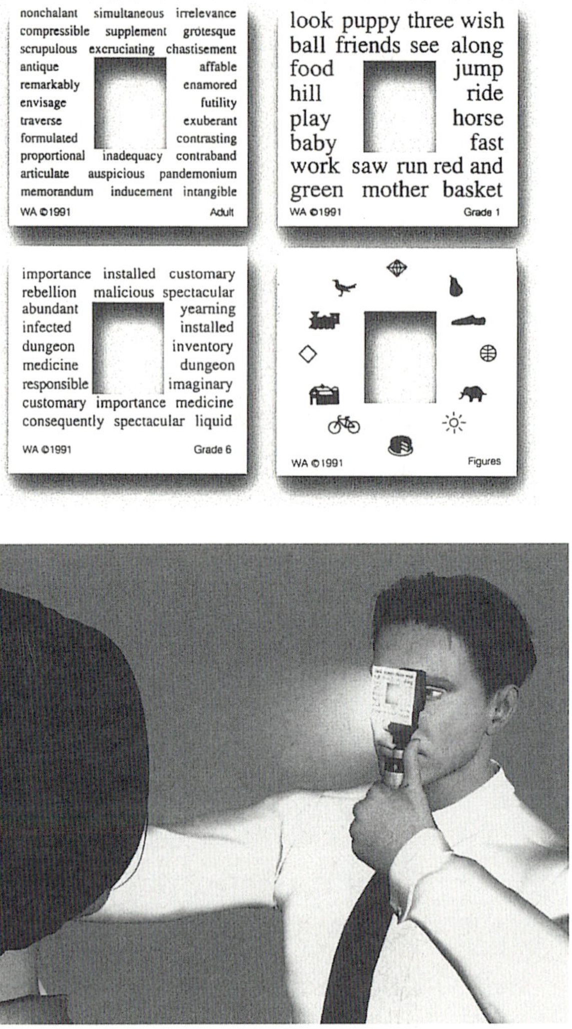

A

B

그림 1.7. A : MEM 검영법에 사용되는 MEM card. **B :** MEM 검영법을 실시하는 모습.

거리를 40 cm, 어린이라면 Harmon 거리(피검자의 팔꿈치로부터 주먹의 중간까지 거리)를 유지해야 한다. 피검자의 연령과 지식수준에 맞는 MEM card를 선택한다. 피검자에게 카드에 인쇄된 단어를 읽도록 하면서 수평축을 따라 검영법을 실시하고 관찰된 반사빔을 중화시키는데 필요한 플러스 또는 마이너스 도수를 측정한다. 중화점을 찾을 때 피검자의 눈앞에 렌즈를 신속하게 가입시켜야 한다. 피검자의 눈앞에 렌즈를 너무 오랫동안 가입시키면 조절반응이 변할 수 있기 때문에 렌즈를 신속하게 가입시키고 중화상태를 평가해야 한다.

MEM 검사 결과의 해석은 원거리에서 조절자극이 0으로 감소된다는 가정을 전제로 한 것이다. 피검자가 원용 교정도수를 착용하지 않았거나 과교정이나 저교정 안경을 착용하고 있었다면 MEM 검사 결과의 해석에 영향을 줄 것이다. 예를 들어 MEM 검사 결과가 +1.25D였다면 저조절 상태를 나타내는 것으로 생각된다. 그러나 피검자가 원시이고 안경을 쓰지 않았다면, MEM 검사 결과는 미교정 원시가 존재하는 것이 반영된 것이다. 이와 비슷하게 미교정 근시는 MEM 검사에서 예상되는 결과보다 플러스 쪽으로 더 낮게 나타날 것이다.

(2) MEM 검사결과는 조절기능과 양안시기능을 반영한다.

양안시 상태에서 실시된 검사는 조절기능과 양안시기능의 영향을 받는다. 비록 MEM 검사법이 조절기능을 검사하기 위한 것이지만 양안시 상태까지 평가할 수 있다. 예를 들어 예상값보다 플러스 쪽으로 도수가 낮게 나타나면 조절과다 상태나 고도 외사위 및 양성 융합이향운동의 부족으로 인해 과조절 상태가 초래된 것을 반영할 수 있다.

외사위가 높고 양성융합이향운동이 부적합한 사람은 부적절한 융합이향운동을 보충하기 위하여 조절성폭주를 사용할 것이다. 이것은 과다조절로 인해 시력이 흐려질 수 있지만 양안시 상태를 유지할 수 있도록 해준다.

MEM 검영법 결과가 예상값보다 플러스 쪽으로 높은 경우에도 이와 동일한 이유가 적용된다. 이것은 조절부족이나 고도 내사위 및 음성 융합이향운동의 부족으로 인한 저조절 상태를 제시할 수 있다.

(3) 조명

MEM 검영법을 실시할 때 정상적인 조명상태를 유지하는 것이 중요하다. 조절은 조명에 의해 영향을 받으며(예, dark focus), 조명이 어두우면 조절반응에 영향을 줄 것이다. 따라서 조절은 피검자가 주로 사용하는 조명 상태에서 측정해야 한다.

3. 예상값

MEM 검영법의 예상값은 +0.25 ~ +0.50D(sd = +0.25D)이다. 측정값이 0보다 낮은 마이너스이거나 +0.75D 이상이면 의심해야 한다.

양안시 크로스실린더 검사(Fused Cross-Cylinder Test)

1. 목적

조절반응의 정확도를 자각적으로 평가하는 방법이다.

2. 중요 사항

(1) 어린이에서 검사의 용이성

양안시 크로스실린더(Fused Cross-Cylinder) 검사는 자각적인 방법이기 때문에 8~9세 이하의 어린이를 대상으로 실시하기가 어렵다. 일반적으로 MEM 검영법을 실시하는 것이 더 쉽고 빠른 결과를 얻을 수 있다. 이 검사는 또한 MEM 검영법과 달리 반복적으로 측정할 때 결과에 일관성이 없다.

3. 예상값

양안시 크로스실린더 검사의 예상값은 +0.50 ± 0.50D이다[18].

안구운동 상태의 측정

일반적 고려사항

안구운동 검사는 3 가지 항목 즉, 주시상태의 안정성과 홱보기 능력 및 따라보기 능력을 평가한다(표 1.6). 안구운동 기능이상은 심한 정도의 중추신경계의 질환이나 기능적/발육적 문제점이 원인일 수 있다. 주시 안정성이나 홱보기 또는 따라보기 능력이 비정상적이면 신경계통의 정밀검진을 고려해야 한다. 이와 관련된 사항은 12장에서 자세하게 다루겠다.

표 1.6. *안구운동 검사에서 중요한 항목*

주시 능력(Fixation ability)	10초 동안 주시상태를 관찰
홱보기(Saccadic eye movements)	발육성안구운동(DEM) Visagraph Ⅱ NSUCO 안구운동검사
따라보기(Pursuit eye movements)	NSUCO 안구운동검사

NSUCO : Northeastern State University College of Optometry

안구운동 상태를 임상적으로 평가하는 주된 이유는 독서가 연속적은 홱보기와 주시운동으로 이루어지기 때문이다. 연구 결과 독서능력이 떨어지는 사람은 독서속도가 더 느리며 더 작고 더 잦은 주시와 재주시 상태를 보이는 것으로 입증되었다. 안구운동능력과 독서 사이의 관계를 명백하게 밝히기 위해서는 더욱 많은 연구가 필요하지만 독서능력이 떨어지는 사람은 그렇지 않은 사람과 비교할 때 다른 양상을 보인다는 사실로부터 이러한 능력을 평가하는데 더 많은 관심을 유발시킨다.

표 1.7. *안구운동 이상과 관련된 병리적 상태*

주시능력의 이상	
주변부 미세눈떨림(Peripheral micronystagmus)	선천성안진(Congenital nystagmus)
눈 된떨림(Ocular flutter)	잠복안진(Latent nystagmus)
옵소클로너스(Opsoclonus)	후천안진(Acuired nystagmus)
사각파 격동(Square wave jerks)	끄덕임연축(Spasmus nutans)
간대성근경련증(Ocular myoclonus)	안구상하운동(Ocular bobbing)
상사근잔떨림(Superior oblique myokymia)	
핵보기 능력의 이상	
선천성 안구운동 행위상실증(apraxia)	진행 신경핵위 마비
후천성 안구운동 행위상실증(apraxia)	운동거리조절이상(Dysmetria)
Huntington 무도병(chorea)	이향운동성 핵보기(신경핵사이 눈근육마비)
따라보기 능력의 이상	
편안 따라보기 불완전마비	진행 신경핵위 마비
톱니바퀴 눈운동(Cogwheeling)	

주시 안정성(Fixation Stability)의 평가

1. 목적

주시물체를 지속적으로 주시할 수 있는 능력을 측정하기 위한 것이다.

2. 중요 사항

명심해야 할 가장 중요한 사항은 일상적인 검사과정에서 흔히 주시상태에 대한 평가가 소홀히 다루어진다는 점이다. 초기에 외안부를 검사하거나 가림검사를 하는 동안 타게트를 주시하도록 하고 주시상태를 충분히 평가할 수 있다. 여러 가지 유형의 주시이상 상태가 발생할 수 있으며 전신계통이나 기능적으로 비정상상태를 보일 수 있다(표 1.7).

3. 예상값

아주 어리거나, 부산스럽거나, 주의력이 산만하거나 과잉행동을 보이는 경우를 제외한 모든 피검자는 10초 정도 눈의 움직임이 관찰되지 않을 정도로 정확하게 주시상태를 지속할 수 있어야 한다[55,56].

핵보기(Saccades)

1. 목적

핵보기 상태의 평가는 핵보기 기능의 정확도와 질을 평가하기 위한 것이다.

2. 중요 사항

(1) 검사 모형

홱보기 능력을 평가하기 위하여 여러 가지 검사법이 개발되었다. 검사내용은 검사자의 직접 관찰법, 시각-언어(visual – verbal) 모형을 포함하며 일정한 시간이 정해져 있는 표준화된 검사법 및 눈움직임 추적장치(electrooculographic)를 사용한 타각적 안구운동 기록법 등이 있다. 그러나 이러한 3가지 방법 모두 장단점이 있다. Visagraph Ⅱ처럼 적외선감지(Infrared limbal sensing) 검사법은 비싸고 어린 초등학생을 대상으로 검사하기가 어렵다. 피검자의 안구운동을 관찰할 수 있는 자각적인 방법이 평가지표와 함께 개발되었다. 이러한 평가척도는 주관적이기 때문에 경험이 부족한 검사자는 효과적으로 사용하는 방법을 터득하기가 어렵다. 이 방법과 관련된 또 다른 문제점은 이 방법으로 관찰된 전반적인 안구운동 상태가 독서할 때 사용되는 안구운동과 잘 일치하지 않을 수 있다는 점이다. 자각적 평가지표에 대한 신뢰도 및 정확도와 관련하여 과거에 몇 가지 의문점이 제기되었지만, Maples와 Ficklin의 최근 연구에서 NSUCO 안구운동 측정법에 적용되는 평가지표의 신뢰도와 정확도

표 1.8. *NSUCO 채점기준 : 홱보기의 직접관찰*

능력

점수	관찰사항
1	2회 이하 왕복 주시
2	2회 왕복 주시
3	3회 왕복 주시
4	4회 왕복 주시
5	5회 왕복 주시

정확도(주목할만한 보정이 필요 없을 정도로 정확하고 일관되게 주시할 수 있는가?)

점수	관찰사항
1	1회 이상 주시물체를 크게 지나치거나 미치지 못함
2	1회 이상 주시물체를 적당하게 지나치거나 미치지 못함
3	일관되게 약한 정도 주시물체를 지나치거나 미치지 못함(50% 이상)
4	간헐적으로 약한 정도 주시물체를 지나치거나 미치지 못함(50% 이상)
5	주시물체를 지나치거나 미치지 못하는 상태가 없음

머리 및 신체 움직임(머리를 움직이지 않고 홱보기를 수행할 수 있는가?)

점수	관찰사항
1	항상 머리나 신체를 크게 움직임
2	항상 머리나 신체를 적당하게 움직임
3	머리나 신체를 약간 움직임(50% 이상)
4	머리나 신체를 약간 움직임(50% 이하)
5	머리나 신체의 움직임이 없음

표 1.9. *NSUCO 홱보기검사의 나이 및 성별에 따른 최소 허용점수(평균+표준편차 이상일 것)*

나이	능력		정확도		머리 움직임		신체 움직임	
	남	여	남	여	남	여	남	여
5	5	5	3	3	2	2	3	4
6	5	5	3	3	2	3	3	4
7	5	5	3	3	3	3	3	4
8	5	5	3	3	3	3	4	4
9	5	5	3	3	3	3	4	4
10	5	5	3	3	3	4	4	4
11	5	5	3	3	3	4	4	5
12	5	5	3	3	3	4	4	5
13	5	5	3	3	3	4	5	5
14세 이상	5	5	4	3	3	4	5	5

가 매우 높은 것으로 나타났다[57].

① 직접 관찰법

이 범주에서 추천되는 방법은 NSUCO 안구운동검사법이며, 이 방법은 표준화된 직접관찰법으로 처음 개발된 것이다. 이 검사법은 표준화된 검사지침서, 적합한 타게트의 세부규격, 타게트 위치에 관한 설명, 표준화된 채점방법 및 예상값이 포함되어 있다. 직접관찰법은 피검자에게 한 물체를 보다가 다른 물체를 보도록 하고 피검자의 홱보기 상태를 관찰한다.

NSUCO 안구운동검사법에서 홱보기를 측정하는 부분은 피검자를 검사자의 정면에 똑바로 세우고 마주 본 상태에서 실시한다. 두 개의 타게트를 사용하며, 타게트를 피검자로부터 40 cm 거리나 Harmon 거리에 유지시킨다. 검사자가 타게트를 잡고 피검자의 정중앙으로부터 10 cm 정도 떨어뜨리고, 피검자에게 한 타게트를 보다가 지시에 따라 다른 타게트를 바라보도록 한다. 피검자가 타게트를 5회 왕복 주시(한 타게트로부터 다른 타게트로 1회 주시운동)할 때까지 반복한다. 피검자에게 머리를 움직이거나 움직이지 말라는 주의는 하지 않는다.

검사자가 홱보기 움직임을 관찰하면서 머리 움직임, 신체 움직임, 주시 능력 및 정확도에 관한 4가지 항목의 점수를 결정한다(표 1.8). 보다 일관된 관찰결과를 얻을 수 있도록 여러 가지 평가지표가 개발되었지만[4,8,57], NSUCO 안구운동검사법만 신뢰도와 정확도가 높은 것으로 나타났으며, 이 검사법에 대한 예상값은 표 1.9와 같다[57].

직접관찰법은 홱보기 상태를 평가하는데 유용한 출발점이다. Maples[58]는 피검자가 이 검사를 통과하지 못하면 안구운동 기능이상을 의심할 수 있다고 제시하였다. 그러나 피검자가 이 검사를 통과했을 때 안구운동 기능이상이 아니라고 단정할 수는 없다. 과거력으로부터 안구운동 이상이 제시된다면, 시각-언어 검사법이나 타각적 안구운동검사법과 같은 부가적인 검사를 실시해야 한다.

② 시각-언어검사법(Visual-Verbal Format)

또 다른 방법은 시각-언어 모형을 사용한 검사법이다. 이 검사는 저렴하고 사용하기가 쉬우며 가상적인 독서 조건에서 안구운동 상태를 정량적으로 평가할 수 있다[59]. 일련의 숫자를 정확하게 바라보고 인식한 다음 구두로 답변할 수 있는 속도를 기초로 안구운동의 기능을 평가한다. Richman 등[59]은 자동으로 숫자를 읽을 수 있는 점을 고려하지 않았기 때문에 이러한 평가법의 신뢰도가 의심스럽다고 제기하고, 이러한 변수를 고려하여 발달성 안구운동(Developmental Eye Movement ; DEM) 검사법이라는 새로운 방법을 고안하였다[60].

두 번째 방법은 시간이 정해진 표준화 검사법을 사용하는 것이다. Pierce 홱보기 검사법과 King-Devick 검사법 및 DEM 검사법을 이용할 수 있다. 이 3가지 검사법은 모두 동일한 원리에 의해 고안되었다. 피검자에게 손가락이나 지시봉을 사용하지 않고 가능한 빨리 숫자를 큰 소리로 읽도록 한다. 반응 시간과 실수한 횟수를 예상값이 명시된 표와 비교한다.

이 방법과 관련된 잠재적인 문제점은 나이가 어린 아이는 숫자를 큰 소리로 빠르게 읽기가 어렵기 때문에 숫자를 느린 속도로 읽는다는 점이다. Pierce 검사법과 King-Devick 검사법 모두 홱보기 상태의 문제점과 숫자를 자동으로 읽기 어려운 상태를 구별하지 못한다. DEM 검사법은 이러한 점을 고려하였기 때문에 대체할 수 있는 검사법이다(그림 1.8).

시각-언어 모형을 이용한 검사법과 관련된 또 다른 문제점은 신뢰도이다. 특히 관심사항은 학습효과(learning effect)로 인한 편차 및 개선도와 관련된 것이다. Oride 등[61]은 Pierce 홱보기 검사법과 King-Devick 검사법은 학습효과가 크게 작용한다고 밝혔다. Garzia 등[60]은 DEM 검사법의 신뢰도와 반복능력이 양호하다고 하였으나, Rouse 등[62]은 최근 연구에서 상반된 결과를 발견하였다. Rouse 등[62]은 30명의 초등학교 3학년 학생을 대상으로 DEM 검사법을 실시하고 2주 후에 다시 검사를 실시하였다. 진단할 때 중요한 사항인 DEM 비율점수의 상관성이 아주 낮음을 발견하였다. 신뢰도와 관련한 이러한 의문점이 홱보기와 관련된 문제점을 진단하거나, 안구운동 치료를 받고 있는 사람의 진행상태를 조정하기 위해 DEM법 및 King-Devick법을 사용할 때 유용성을 저하시킨다.

③ 타각적 안구운동 기록법

홱보기 상태를 평가할 수 있는 세 번째 방법은 눈의 움직임 상태를 타각적으로 기록하는 것이다. 최근 이러한 목적으로 이용할 수 있는 임상장치는 Visagraph Ⅱ가 있다. 이 장치는 적외

TEST A

3 4
7 5
5 2
9 1
8 7
2 5
5 3
7 7
4 4
6 8
1 7
4 4
7 6
6 5
3 2
7 9
9 2
3 3
9 6
2 4

TEST C

3 7 5 9 8
2 5 7 4 6
1 4 7 6 3
7 9 3 9 2
4 5 2 1 7
5 3 7 4 8
7 4 6 5 2
9 2 3 6 4
6 3 2 9 1
7 4 6 5 2
5 3 7 4 8
4 5 2 1 7
7 9 3 9 2
1 4 7 6 3
2 5 7 4 6
3 7 5 9 8

그림 1.8. 발달성 안구운동 검사장치.

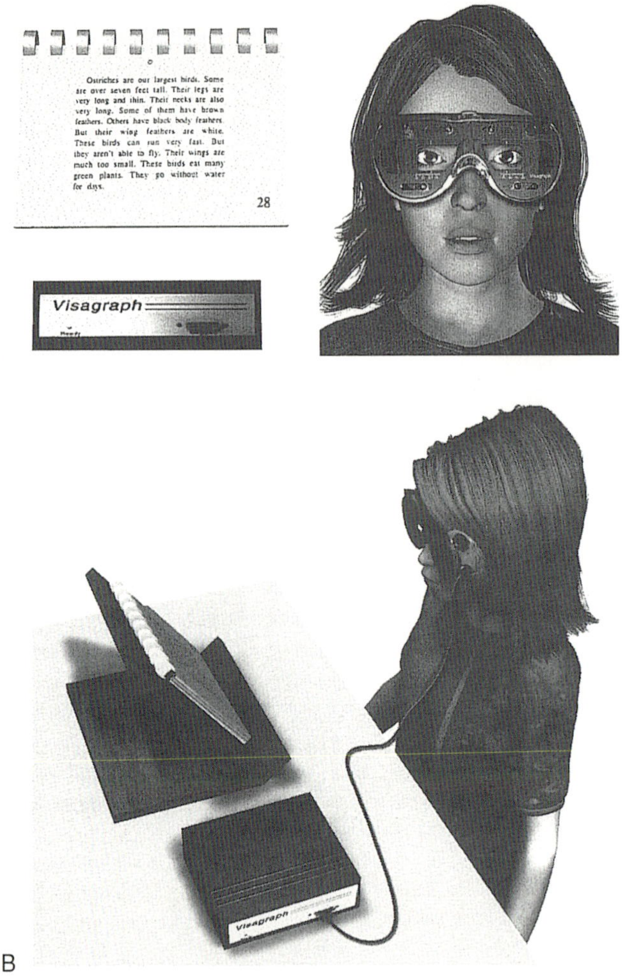

그림 1.9. A: Visagraph 장치, 고글 및 독서매체의 예. **B:** Visagraph를 사용하여 안구운동을 평가하는 모습.

선을 탐지할 수 있는 안경과 기록장치로 구성되며(그림 1.9), 이 장치가 PC 호환 컴퓨터에 연결된다. 타각적 안구운동 기록법은 직접 관찰법이나 시간이 정해진 표준화 검사(timed/standardized test)보다 몇 가지 장점을 갖는다. Visagraph Ⅱ는 검사결과를 영구적으로 기록할 수 있으며, 타각적 검사법이므로 검사자의 기술에 좌우되지 않는다. 타각적 검사기록으로부터 얻은 정보는 더욱 정교하다. 주시횟수, 역행횟수, 주시상태의 지속기간, 독서속도, 상대효율 및 수준 등에 관한 정보를 제공한다. 이러한 모든 정보는 초등학생부터 성인에 이르기까지 정해진 예상값과 비교할 수 있다.

Visagraph Ⅱ의 단점은 기기가 너무 비싸다는 점이다. 또한 주의력이 낮거나 과잉행동을 보이거나 주시상태가 불량한 사람은 검사하기가 어렵다. Colby 등[63]은 최근에 Visagraph Ⅱ가 젊은이에게 유용하며, 독서능력과 관련하여 신뢰할만한 지표로 생각되는 자료를 제공한다고 입증하였다. 검사방법과 결과의 해석에 대한 사항은 다른 참고서적[64]을 활용하기 바란다.

제 1차 진료에서는 DEM 검사와 함께 표 1.8과 1.9에 제시된 평가지표와 예상값을 사용하는 직접관찰법을 결합하여 적용할 것을 제안한다. 이로부터 진단 및 처치사항을 결정하는데 충분한 정보를 얻을 수 있다. 안구운동의 문제점을 다루는데 상당한 비중을 갖고자 하는 검사자는 치료하는 동안 진행과정을 타각적으로 기록할 수 있는 Visagraph Ⅱ의 사용을 적극적으로 검토할 필요가 있다.

3. 예상값

NSUCO 안구운동 검사법에 대한 예상값은 표 1.9를 참고하기 바란다. DEM 검사법의 예상값은 15% 이하의 점수를 유의한 것으로 간주한다.

따라보기

1. 목적

따라보기 검사는 따라보기 능력의 정확도와 질을 평가하기 위한 것이다.

2. 중요 사항

(1) 검사 모형

훽보기 검사법과 달리 따라보기 검사법은 대체할 수 있는 방법이 많지 않다. 피검자가 움직이는 물체를 따라보는 상태를 직접 관찰하는 것이 임상에서 가장 흔하게 사용된다. 따라보기 운동을 직접 관찰하기 위하여 몇 가지 평가지표가 개발되었다. 앞에서 설명한 이유로 NSUCO 안구운동 검사법을 사용하도록 추천한다. NSUCO 안구운동 검사법에서 따라보기를 검사하는 부분은 피검자와 검사자가 마주 선 상태에서 실시한다. 하나의 타게트를 사용하며, 타게트를 피검자로부터 40 cm 거리나 Harmon 거리에 유지시킨다. 검사자가 타게트를 잡고 피검자의 정중앙으로부터 20 cm 정도 원을 그리면서 이동시킨다. 피검자에게 움직이는 타게트를 계속 추적하도록 지시한다. 두 번 시계방향으로 타게트를 회전시켰다가, 다음에는 두 번 시계 반대방향으로 회전시킨다. 타게트의 회전 방향을 시계방향에서 시계 반대방향으로 바꿀 때, 피검자 신체의 정중선에서 수평방향으로 신속하게 변화시킨다. 피검자에게 머리를 움직이거나 움직이지 말라는 주의는 하지 않는다.

표 1.10. NSUCO 채점기준: 따라보기의 직접관찰

능력	
점수	관찰사항
1	시계방향이나 시계반대방향으로 1/2 회전을 따라볼 수 없다
2	어느 한쪽 방향으로 1/2 회전을 따라볼 수 있다
3	어느 한쪽 방향으로만 1 회전을 따라볼 수 있다
4	어느 한쪽 방향만 2 회전, 다른쪽 방향은 2회 이하 따라볼 수 있다
5	양쪽 방향으로 2 회전 따라볼 수 있다
정확도(주목할만한 재주시가 없을 정도로 정확하고 일관되게 따라볼 수 있는가?)	
점수	관찰사항
1	타게트를 따라보지 않거나 10회 이상 재주시가 요구됨
2	5 - 10회 재주시가 요구됨
3	3 - 4회 재주시가 요구됨
4	2회 이하 재주시가 요구됨
5	재주시가 없음
머리 및 신체 움직임(머리를 움직이지 않고 홱보기를 수행할 수 있는가?)	
점수	관찰사항
1	항상 머리나 신체를 크게 움직임
2	항상 머리나 신체를 적당하게 움직임
3	머리나 신체를 약간 움직임(50% 이상)
4	머리나 신체를 약간 움직임(50% 이하)
5	머리나 신체의 움직임이 없음

표 1.11. NSUCO 따라보기 검사법의 나이 및 성별에 따른 최소 허용점수(평균+표준편차 이상)

나이	능력		정확도		머리 움직임		신체 움직임	
	남	여	남	여	남	여	남	여
5	4	5	2	3	2	3	3	4
6	4	5	2	3	2	3	3	4
7	5	5	3	3	3	3	3	4
8	5	5	3	3	3	3	4	4
9	5	5	3	4	3	3	4	4
10	5	5	4	4	4	4	4	5
11	5	5	4	4	4	4	4	5
12	5	5	4	4	4	4	5	5
13	5	5	4	4	4	4	5	5
14세 이상	5	5	5	4	4	4	5	5

검사자가 따라보기 움직임을 관찰하면서 머리 움직임, 신체 움직임, 주시 능력 및 정확도에 관한 4가지 항목의 점수를 결정한다(표 1.10). 더욱 일관되게 관찰할 수 있도록 여러 가지 평가지표가 개발되었지만[4,8,57], NSUCO 안구운동검사법만 신뢰도와 정확도가 높은 것으로 나타났으며[57,58], 이 검사법에 대한 예상값은 표 1.11과 같다.

따라보기 능력을 평가하기 위한 직접관찰법은 핵보기의 직접관찰법과 동일한 단점을 갖는다. 검사방법을 배우기가 쉽지만 관찰하는 방법을 터득하기가 어렵다.

전에는 Groffman Tracings 검사법을 이용할 수 있었으나[65], 신뢰도와 타당성에 관한 연구가 없었다.

3. 예상값

예상값은 표 1.11을 참고하기 바란다.

요 약

조절능력, 안구운동성 및 양안시능력을 평가할 때 고려해야 할 중요한 일반적인 사항을 강조하였다. 또한 이 3가지 부류에 관해 추천된 검사순서와 예상값을 소개하였다. 아주 간단한 장치를 이용하여 짧은 시간에 이들 영역을 포괄적으로 평가할 수 있다. 일반 대중에서 조절, 안구운동성 및 양안시이상의 발생빈도가 높은 편이므로, 이들 영역을 적절하게 평가할 수 있는 검사법을 적용하는 것이 매우 중요하다.

부록 : 양안시 및 조절기능 검사법

1. 가림검사

1-1 필요한 장치

1. Gulden 주시용 막대
2. 원거리용 20/30 시표(또는 시력이 20/30 이하인 경우 역치보다 2줄 더 큰 시표)
3. 가림판

1-2 장치 구성

1. 피검자가 근용안경을 사용한다면, 근용 안경을 착용해야 한다.
2. 원거리 검사를 위해서는 원거리 시시력표에서 하나의 20/30선의 시표를 하나만 고립된 상태로 출현시킨다.
3. 근거리에서는 Gulden 주시용 막대를 피검자의 얼굴과 40 cm 거리에 유지시키고 20/30 시표에 피검자의 주의를 집중시킨다.

1-3 검사과정 : 단안가림검사와 교대가림검사

1. 피검자에게 시표를 주시하고 검사를 마칠 때까지 항상 시표가 선명하게 보이는 상태를 유지하도록 주지시킨다.
2. 피검자의 우안을 가리면서 우안이 가려질 때 좌안을 관찰한다.
3. 피검자의 좌안을 가리면서 좌안이 가려질 때 우안을 관찰한다.
4. 피검자가 시표를 다시 주시할 수 있도록 충분한 시간을 준다.
5. 다음 순서를 따라 교대가림검사를 실시하면서 편위도를 측정한다. ;
   a. 추정된 편위도와 근접한 도수의 낱개 프리즘을 선택한다.
   b. 가림판으로 한쪽 눈을 가리고 가림판과 눈 사이에 프리즘을 위치시킨다. 가려지지 않은 눈으로 시표를 주시한다.
   c. 가림판을 다른 눈으로 이동시키면서 프리즘 뒤에 있는 눈의 움직임을 관찰한다. 교대가림검사에서는 프리즘 뒤에 있는 눈만 관찰한다.
   d. 눈의 움직임이 없을 때까지 프리즘 도수를 변화시킨다.
   e. 프리즘 기저방향과 도수를 기록한다.
   f. Gulden 주시용 막대에 있는 하나의 20/30 시표를 사용하여 40 cm 거리에서 측정을 반복한다.

1-4 중요한 사항

1. 조절상태의 조정
   a. 20/30 시표를 사용
   b. 가끔 타게트를 움직임
2. 가림검사는 타각적 방법이기 때문에 어린 아이에게 적용할 수 있다.
3. 수직사위가 의심된다면 수직방향의 작은 움직임과 윗 눈꺼풀의 작은 움직임을 주의해서 관찰한다. 많은 실습을 통해 가림검사에서 1△ 이하의 사위를 발견할 수 있다.

2. 수평사위의 측정 - 본 그래페법

2-1 필요한 장치

1. 포롭터
2. 고립된 20/30 시표

2-2 장치 구성

1. 피검자를 포롭터 뒤에 편안하게 앉히고 원용 교정도수를 가입시킨다.
2. 원거리 시시력표에 있는 하나의 20/30 시표를 사용한다.
3. 양쪽 눈앞에 리슬리 프리즘을 가입시키고 좌안 앞의 프리즘을 10 - 12△ BI으로 가입시킨다. 우안 앞의 프리즘은 6△ BD을 가입시킨다.

2-3 검사과정

1. 피검자에게 양안을 뜨고 몇 개의 타게트를 볼 수 있는지 묻는다.
2. 피검자에게 우안으로 보이는 아래쪽 시표를 바라보도록 하고 계속 선명하게 보이는 상태를 유지하도록 한다.
3. 상황 설명 : 위쪽 시표를 옆으로 이동시켜서 아래쪽 시표의 위쪽에 놓이도록 하겠다. 아래쪽 시표를 바라보면서 선명한 상태를 유지하고, 위쪽 타게트가 아래쪽 타게트의 위쪽에 정확하게 일치하면 보고하도록 한다.
4. 리슬리 프리즘을 초당 2△ 정도로 변화시킨다.
5. 피검자가 일치하였다고 보고할 때 가입된 프리즘의 기저방향과 도수를 기록한다.
6. 40 cm 거리에서 고립된 20/30 시표나 수직으로 배열된 20/30 시표를 사용하여 검사를 반복한다.

2-4 중요한 사항

1. 타게트가 선명하게 보이는 상태를 유지하는 것이 중요하다고 강조하여 조절상태를

정확하게 조정하도록 한다.

2. 이 검사는 안위의 정렬상태를 평가하는 여러 가지 방법 가운데 반복능력이 가장 떨어진다.

3. 수직사위의 측정 – 본 그래페법

3-1 필요한 장치

1. 포롭터
2. 고립된 20/30 시표

3-2 장치 구성

1. 피검자를 포롭터 뒤에 편안하게 앉히고 원용 교정도수를 가입시킨다.
2. 원거리 시시력표에 있는 하나의 20/30 시표를 사용한다.
3. 양쪽 눈앞에 리슬리 프리즘을 가입시키고 좌안 앞의 프리즘을 10 – 12△ BI으로 가입시킨다. 우안 앞의 프리즘은 6△ BD을 가입시킨다.

3-3 검사과정

1. 피검자에게 양안을 뜨고 몇 개의 타게트를 볼 수 있는지 묻는다.
2. 피검자에게 좌안으로 보이는 위쪽 시표를 바라보도록 하고 계속 선명하게 보이는 상태를 유지하도록 한다.
3. 상황 설명 : 아래쪽 시표를 위쪽으로 이동시켜서 위쪽 시표의 옆에 놓이도록 할 것이다. 위쪽 시표를 바라보면서 선명한 상태를 유지하고, 아래쪽 타게트가 위쪽 타게트의 옆에 정확하게 일치하면 보고하도록 한다.
4. 리슬리 프리즘을 초당 2△ 정도로 변화시킨다.
5. 피검자가 일치하였다고 보고할 때 가입된 프리즘의 기저방향과 도수를 기록한다.
6. 40 cm 거리에서 고립된 20/30 시표나 수평으로 배열된 20/30 시표를 사용하여 검사를 반복한다.

3-4 중요한 사항

1. 피검자가 검사내용을 정확하게 이해하지 못하면 손가락이나 그림을 사용하여 정확하게 일치된 상태를 보여준다.

4. 수정된 토링톤 검사법 – 근거리 수평 및 수직 사위 측정

4-1 필요한 장치

1. 펜라이트
2. 마독스봉
3. 토링톤 카드

4-2 장치 구성

1. 피검자에게 원용 교정안경을 착용시킨다.
2. 피검자의 우안앞에 마독스봉의 축이 수평방향에 위치하도록 가입시킨다(피검자는 적색의 수직 선조를 본다).
3. 토링톤 카드를 40 cm 거리에 놓고 카드의 중앙에 있는 구멍으로 펜라이트를 비춘다.

4-3 검사과정

1. 피검자에게 카드의 중앙에 있는 구멍을 바라보도록 한다.
2. 피검자는 적색 수직 선조를 보아야 한다.
3. 피검자에게 0을 기준으로 적색 수직선조가 놓여 있는 숫자와 방향을 보고하도록 한다.
4. 수직사위를 측정하려면 마독스봉의 축이 수직으로 놓이도록 조정한다(수평선조가 보일 것이다).
5. 피검자에게 0을 기준으로 적색 수평선조가 놓여 있는 숫자와 방향을 보고하도록 한다.

4-4 중요한 사항

1. 타게트가 선명하게 보이는 상태를 유지하는 것이 중요하다고 강조하여 조절상태를 정확하게 조정한다.
2. 이 검사는 안위의 정렬상태를 평가하는 여러 가지 방법 가운데 반복능력이 가장 좋다.
3. 이 검사는 포롭터로 검사가 불가능한 피검자에게 가치가 있다.

5. 본 그래페법을 이용한 AC/A 비의 측정

5-1 필요한 장치

1. 포롭터
2. 고립된 20/30 시표

5-2 장치 구성

1. 피검자를 포롭터 뒤에 편안하게 앉히고 원용 교정도수를 가입시킨다.

2. 40 cm 거리에 놓여 있는 하나의 20/30 시표나 수직방향으로 배열된 20/30 시표를 사용한다.
3. 양쪽 눈앞에 리슬리 프리즘을 가입시키고 좌안 앞의 프리즘을 10 - 12△ BI으로 가입시킨다. 우안 앞의 프리즘은 6△ BD을 가입시킨다.

5-3 검사과정

1. 피검자에게 양안을 뜨고 몇 개의 타게트가 보이는지 묻는다.
2. 피검자에게 우안에 보이는 아래쪽 시표를 바라보도록 하고 계속 선명하게 보이는 상태를 유지하도록 한다.
3. 상황 설명 : 위쪽 시표를 옆으로 이동시켜서 아래쪽 시표의 위쪽에 놓이도록 할 것이다. 아래쪽 시표를 바라보면서 선명한 상태를 유지하고, 위쪽 타게트가 아래쪽 타게트의 위쪽에 정확하게 일치하면 보고하도록 한다.
4. 리슬리 프리즘을 초당 2△ 정도로 변화시킨다.
5. 피검자가 일치하였다고 보고할 때 가입된 프리즘의 기저방향과 도수를 기록한다.
6. 원용 교정도수에 양안 -1.00D 렌즈를 가입시키고 검사를 반복한다.

5-4 중요한 사항

1. 타게트가 선명하게 보이는 상태를 유지하는 것이 중요하다는 점을 강조하고 두 번 측정하는 동안 조절상태를 정확하게 조정하도록 한다.

6. 수정된 토링톤 검사법을 이용한 AC/A 비의 측정

6-1 필요한 장치

1. 펜라이트
2. 마독스봉
3. 토링톤 카드

6-2 장치 구성

1. 피검자에게 원용안경을 착용시킨다.
2. 피검자에게 우안 앞에 마독스봉의 축을 수평방향으로 가입시켜서 적색 수직선조가 보이도록 한다.
3. 40 cm 거리에 토링톤 카드를 위치시키고 카드의 중앙에 있는 구멍에 펜라이트를 갖다 댄다.

6-3 검사과정

1. 피검자에게 카드의 중앙을 똑바로 바라보도록 한다.
2. 피검자가 적색 수직선을 볼 수 있어야 한다.
3. 피검자에게 수직선이 통과하는 숫자 및 수직선이 0 눈금의 우측이나 좌측에 있는지 여부를 보고하도록 한다.
4. 리슬리 프리즘을 초당 2△ 정도로 변화시킨다.
5. 피검자가 일치하였다고 보고할 때 가입된 프리즘의 기저방향과 도수를 기록한다.
6. 원용 교정도수에 양안 -1.00D 렌즈를 가입시키고 검사를 반복한다.

6-4 중요한 사항

1. 피검자에게 타게트가 선명하게 보이는 상태를 유지하는 것이 중요하다고 강조하고 두 번 측정하는 동안 조절상태를 정확하게 조정한다.

7. 수평방향 매끄러운 이향운동(smooth vergence) 검사

7-1 필요한 장치

1. 포롭터
2. 수직방향으로 20/30 시표가 배열된 근거리 검사용 타게트

7-2 장치 구성

1. 피검자를 포롭터 뒤에 편안하게 앉히고 원용 교정도수를 가입시킨다.
2. 근거리 검사용 타게트를 40 cm 거리에 유지시키고 조명을 양호한 상태로 조정한다.
3. 양쪽 눈앞에 리슬리 프리즘을 가입시키고 0 상태로 맞춘 다음 수평 프리즘을 가입시킬 수 있는 상태로 조정한다.

7-3 검사과정

1. 피검자에게 양안을 뜨고 몇 개의 타게트를 볼 수 있는지 묻는다. 피검자는 하나의 타게트를 보아야 한다. 2개의 시표가 보인다고 하면 하나로 보일 때까지 BI이나 BO 프리즘을 가입시킨다. 이 상태가 검사를 시작하기 위한 출발점이다.
2. 피검자에게 시표를 바라보도록 하고 계속 선명하며 하나로 보이는 상태를 유지하도록 한다.
3. 상황 설명 : 눈앞에 있는 렌즈의 도수를 변화시킬 것이다. 한 줄의 시표가 하나로 선명하게 보이도록 최대로 노력해야 한다. 시표가 흐려지거나 두 개로 보이기 시작하면 즉시 응답하기 바란다.

4. BI 프리즘을 초당 2△ 정도로 가입시킨다.
5. 피검자가 흐려 보인다고 보고할 때 가입된 프리즘의 도수를 기록한다(흐린점).
6. 피검자가 두 개로 보인다고 보고할 때까지 가입된 BI 프리즘의 도수를 기록한다(분리점).
7. 분리점이 나타났을 때 2-4△을 더 가입시킨 다음, 시표가 다시 하나로 선명하게 보인다고 할 때까지 BI 프리즘 도수를 감소시킨다(회복점).
8. BO 프리즘을 가입시키고 4-7번 과정을 반복 실시한다.
9. 원거리 주시와 관련하여 양안시 이상이 존재한다면 원거리에 대해서도 이 검사를 반복 실시한다. 하나의 고립된 20/30 시표를 6 m 거리에 놓고 1-8번 과정을 반복한다.

7-4 중요한 사항

1. 타게트가 선명하게 보이는 상태를 유지하는 것이 중요하다는 점을 강조하여 조절상태를 정확하게 조정하도록 한다.
2. 가능할 때까지 타게트가 하나로 선명하게 보이는 상태를 유지하는 것이 중요하다고 강조한다.

8. 수직방향 매끄러운 이향운동(smooth vergence)의 측정

8-1 필요한 장치

1. 포롭터
2. 20/30 시표가 수평방향으로 배열된 근거리 검사용 타게트

8-2 장치 구성

1. 피검자를 포롭터 뒤에 편안하게 앉히고 원용 교정도수를 가입시킨다.
2. 근거리 검사용 타게트를 40 cm 거리에 유지시키고 조명을 양호한 상태로 조정한다.
3. 양쪽 눈앞에 리슬리 프리즘을 가입시키고 0 상태로 맞춘 다음 수직 프리즘을 가입시킬 수 있는 상태로 조정한다.

8-3 검사과정

1. 피검자에게 양안을 뜨고 몇 개의 타게트를 볼 수 있는지 묻는다. 피검자는 하나의 타게트를 보아야 한다. 시표가 2개로 보인다고 하면 하나로 보일 때까지 BI이나 BO 프리즘을 가입시킨다. 이 상태가 검사를 시작하기 위한 출발점이다.
2. 피검자에게 시표를 바라보도록 하고 계속 선명하며 하나로 보이는 상태를 유지하도

록 한다.

3. 상황 설명: 눈앞에 있는 렌즈의 도수를 변화시킬 것이다. 한 줄의 시표가 하나로 선명하게 보이도록 최대로 노력해야 한다. 시표가 흐려지거나 두 개로 보이기 시작하면 즉시 응답하기 바란다.
4. 우안에만 BU 프리즘을 초당 2△ 정도로 가입시킨다(우안 하방이향운동; right infravergence).
5. 피검자가 두 개로 보인다고 보고할 때까지 가입된 BU 프리즘의 도수를 기록한다(분리점).
6. 분리점이 나타났을 때 2-4△을 더 가입시킨 다음, 시표가 다시 하나로 선명하게 보인다고 할 때까지 BU 프리즘 도수를 감소시킨다(회복점).
7. BD 프리즘을 가입시키고 4-7번 과정을 반복 실시한다(우안 상방이향운동; right supravergence).
8. 원거리 주시와 관련하여 양안시 이상이 존재한다면 원거리에 대해서도 이 검사를 반복 실시한다. 하나의 고립된 20/30 시표를 6 m 거리에 놓고 1-8번 과정을 반복한다.

8-4 중요한 사항

1. 가능한 오랫동안 타게트가 하나로 선명하게 보이는 상태를 유지하는 것이 중요하다고 강조한다.

9. 단계적 이향운동(step vergence)의 측정

9-1 필요한 장치

1. 프리즘 바
2. Gulden 주시용 막대(20/30 시표)

9-2 장치 구성

1. 피검자가 근용안경을 사용하고 있다면, 근용 교정도수를 가입시키고 측정해야 한다.
2. 피검자의 얼굴로부터 40 cm 거리에 Gulden 주시용 막대를 놓고 눈높이에 맞춘다.

9-3 검사과정

1. 피검자에게 다음과 같이 설명한다:
   a. 이 막대에 있는 시표를 바라보세요.
   b. 이 장치를 눈앞에 대면 시표가 흐리거나 두 개로 보일 수 있습니다.

c. 계속 시표를 보면서 하나로 선명하게 보이는 상태를 유지하도록 노력해도 시표가 흐리거나 두 개로 보이면 대답하세요.

2. 피검자의 우안에 BI 프리즘을 가입시킨다. 우안에 가입된 BI 프리즘을 초당 2△ 정도로 증가시키며, 타게트가 옆으로 이동하거나 두 개로 보인다고 응답하면 프리즘 가입을 중지한다.
3. 항상 프리즘바를 피검자의 눈 위쪽에서 시작하여 아래쪽으로 서서히 이동시키면서 BI이나 BO 프리즘도수를 증가시킨다. 시표가 흐리게 보인다고 할 때 가입된 프리즘 도수를 머릿속으로 기억해 놓는다.
4. 계속 프리즘 도수를 증가시키면서 피검자가 두 개로 보인다고 보고할 때까지 가입된 프리즘의 도수를 마음속으로 기록한다.
5. 분리점이 나타났을 때 BI 프리즘을 5△ 정도 더 가입시킨 다음, 시표가 다시 하나로 보인다고 할 때까지 BI 프리즘을 초당 2△씩 감소시킨다(선명하게 보이는 상태와 무관하다). 이 때 가입된 프리즘 도수를 마음속으로 기록한다.
6. 흐린점, 분리점 및 회복점을 기록한다.
7. 예 : 6/12/8. 6△가 가입되었을 때 흐려 보였으며, 12△이 가입되었을 때 두개로 보였고 8△이 가입되었을 때 다시 하나로 보였음을 의미한다.
8. BO 프리즘을 가입시키고 동일한 과정을 반복한다.

9-4 중요한 사항

1. 타게트가 선명하게 보이는 상태를 유지하는 것이 중요하다고 강조하여 조절을 적당한 수준으로 유지하도록 한다.
2. 가능하다면 오랫동안 타게트가 하나로 선명하게 보이는 상태를 유지하도록 노력하는 것이 중요하다고 강조한다.

10. 이향운동 용이성 검사

10-1 필요한 장치

1. Gulden 이향운동 용이성 검사용 프리즘(12△ BO/3△ BI)
2. Gulden 주시용 막대(20/30 시표)

10-2 장치 구성

1. 피검자가 근용안경을 사용하고 있다면, 근용 교정도수를 가입시키고 측정해야 한다.
2. 피검자의 얼굴로부터 40 cm 거리에 Gulden 주시용 막대를 놓고 눈높이에 맞춘다.

10-3 검사과정

1. 피검자에게 다음과 같이 설명한다 :
   a. 이 막대에 있는 시표를 바라보세요.
   b. 이 장치를 눈앞에 대면 시표가 두 개로 보일 수 있습니다.
   c. 계속 시표를 보면서 가능하다면 빨리 시표가 하나로 보이도록 노력하세요.
2. 시표가 하나로 선명하게 보이는 순간 "지금" 이라고 대답하세요.
3. BO이나 BI 프리즘이 가입된 상태에서 시작하고, 60초 동안 선명하게 본 횟수를 센다(1회는 BO 및 BI 프리즘이 가입되었을 때 선명하게 본 상태를 의미한다).
4. 1분 동안 선명하게 본 횟수를 기록한다.
5. BI 또는 BO 프리즘이 가입될 때 선명하게 볼 수 없다면 0 cpm으로 기록하고, 'BI 또는 BO 프리즘 가입시 실패' 라고 기록한다.
6. BI 및 BO 프리즘이 가입될 때 선명하게 볼 수 없다면, 0 cpm으로 기록하고, 'BI 및 BO 프리즘 가입시 선명하게 볼 수 없음' 이라고 기록한다.

10-4 예

1. 피검자가 1분 동안 18번 반전을 마쳤다면 9 cpm으로 기록한다.
2. 피검자가 선명하고 하나로 보이는 상태를 얻을 수 없었다면 0 cpm, 'BI 및 BO 모두 실패' 라고 기록한다.
3. 피검자가 BI 프리즘이 가입될 때 선명하고 하나로 보이는 상태를 얻을 수 없었다면 0 cpm, 'BI 실패' 라고 기록한다.
4. 피검자가 BO 프리즘이 가입될 때 선명하고 하나로 보이는 상태를 얻을 수 없었다면 0 cpm, 'BO 실패' 라고 기록한다.

10-5 중요한 사항

1. 타게트가 선명하게 보이는 상태를 유지하는 것이 중요하다고 강조하면서 조절을 적당한 수준으로 유지하도록 한다.
2. 최대로 신속하게 타게트가 다시 하나로 선명하게 보이는 상태를 유지하도록 노력하는 것이 중요하다고 강조한다.

11. 음성상대조절력 및 양성상대조절력의 측정

11-1 필요한 장치

1. 포롭터

2. 20/30 시표가 수직방향으로 배열된 근거리검사용 타게트

11-2 장치 구성

1. 피검자를 포롭터 뒤에 편안하게 앉히고 원용 교정도수를 가입시킨다.
2. 근거리검사용 타게트를 피검자로부터 40 cm 거리에 유지시키고 조명상태를 양호하게 조정한다.

11-3 검사과정

1. 피검자에게 타게트를 바라보도록 하고, 하나로 선명하게 보이는 상태를 유지하도록 한다.
2. 상황 설명: 눈앞에 있는 렌즈의 도수를 바꿀 것이다. 가능한 오랫동안 시표가 하나로 선명하게 보이도록 노력하세요. 시표가 흐려지거나 두 개로 보이면 즉시 대답하세요.
3. 플러스 렌즈를 +0.25D 단계로 증가시키면서, 시표가 처음으로 흐려 보이거나 두 개로 보이는 상태를 확인한다.
4. 원용 교정도수에 추가된 플러스 도수를 음성상대조절력으로 기록한다.
5. 원용 교정도수에 추가된 플러스 도수를 제거시킨다.
6. 마이너스 렌즈를 −0.25D 단계로 증가시키면서, 시표가 처음으로 흐려 보이거나 두 개로 보이는 상태를 확인한다.
7. 원용 교정도수에 추가된 마이너스 도수를 양성상대조절력으로 기록한다.
8. 원용 교정도수에 추가된 마이너스 도수가 −2.50D를 초과하면 양성상대조절력 측정을 중지한다.

11-4 중요한 사항

1. 시표가 흐려 보이고 두개로 보이는 상태를 모두 보고하는 것이 중요함을 강조한다.
2. 양성상대조절력이 −2.50D가 되면 측정을 중단한다.

12. 폭주근점의 측정

12-1 필요한 장치

1. 펜라이트
2. Gulden 주시용 막대
3. 적녹 안경

12-2 장치 구성

1. 피검자가 근용안경을 사용하고 있다면, 근용 교정도수를 가입시키고 측정해야 한다.
2. 피검자의 얼굴로부터 40 cm 거리에 Gulden 주시용 막대를 놓고 눈높이에 맞춘다.
3. 피검자에게 Gulden 주시용 막대에 있는 고립된 20/50 시표를 바라보도록 한다.

12-3 검사과정

1. 피검자의 양쪽 눈 정중앙의 눈높이에서 주시용 막대를 피검자에게 서서히 접근시킨다.
2. 피검자에게 가능한 오랫동안 시표를 바라보도록 한다.
3. 시표가 두 개로 보일 때 즉시 대답하도록 한다.
4. 복시가 발생하면 주시용 막대를 피검자의 눈 쪽으로 2~5 cm 더 접근시켰다가, 피검자로부터 멀어지도록 이동시킨다.
5. 시표가 다시 하나로 보이도록 노력하라고 지시한다.
6. 피검자의 눈을 주의 깊게 관찰하면서 양안이 안쪽으로 모아지는 움직임이 중지되는지 여부를 확인한다(보통 한쪽 눈이 바깥으로 돌아갈 것이다).
7. 시표가 두 개로 보인 거리와 다시 하나로 회복된 거리를 기록한다.
8. 반복적으로 측정할 때 폭주근점이 후퇴할 것으로 의심되면 펜라이트와 적녹안경을 사용하여 다시 측정한다.

12-4 중요한 사항

1. 측정 결과가 명확하지 못하면 여러 번 반복해서 측정한다.
2. 피검자의 눈을 관찰하면서 파괴점과 회복점이 나타나는지 타각적으로 확인한다.

13. 입체시의 측정

13-1 필요한 장치

1. Randot 입체시표
2. 편광안경

13-2 장치 구성

1. 피검자의 원용 교정도수를 가입시키고, 그 위에 편광안경을 착용시킨다.
2. 시표의 표면이 잘 조명되고 눈부심이 없으며 편광축이 적절하게 유지되도록 똑바로 놓여야 한다. 피검자가 머리를 기울이거나 돌리지 않도록 한다.

13-3 검사과정

1. 시표를 40 cm 거리에 놓고 순서에 따라 시표를 보여준다.
2. 시표의 표면이 잘 조명되고 눈부심이 없으며 편광축이 적절히 유지되도록 똑바로 놓여야 한다. 피검자가 머리를 기울이거나 돌리지 않도록 해야 한다.
3. 피검자에게 제 1 면(랜도트 입체시표)을 보여 주고 이 상자에서 어떤 그림이 보이는지 대답하도록 한다.
4. 피검자에게 사각형에 아무런 그림이 없는 시표를 보여주고 무엇이 보이는지 묻거나, 어린 아이라면 입체시표와 똑같은 그림이 있는 일반 시표를 보여주고 사각형에 있는 그림과 똑같은 그림을 찾도록 할 수 있다.
5. 피검자에게 제 2 면(Titmus 동물 그림시표와 비슷한)을 보여 주고, A열을 가리키면서 이곳에 토끼, 고양이, 다람쥐, 원숭이 및 닭이 보일 것이며, 어느 동물이 다른 동물과 비교하여 종이 앞으로 튀어나오거나 뒤로 들어가 보이는지 묻는다.
6. B열과 C열의 시표에 대해서도 동일한 과정을 반복한다.
7. 제 3 면을 보여 준다. 이 시표는 Wirt 원 시표와 비슷하다. 다음과 같이 설명한다 : 1번 사각형에 3개의 원이 있으며, 어느 원이 표면으로부터 앞으로 튀어나와 보이는지, 아니면 모두 종이 면에 그대로 있어 보이는지 묻는다. 튀어나와 보인다면 좌측 원, 중앙 원 또는 우측 원 가운데 어느 원이 튀어나와 보이는지 묻는다. 어린 아이라면 세 개의 원 가운데 갑자기 튀어나와 보이는 마술버튼을 손가락으로 눌러 보라고 호기심을 자극할 수 있다.
8. 입체시가 없는 것으로 나타난다면, 정확한 답과 나란히 있는 시표를 가리키고 어느 것이 튀어나와 보이는지 비교시킨다.
9. 10개의 사각형에 대하여 각각 똑같은 과정을 반복한다.
10. 피검자가 한 줄에서 두 개의 시표를 인식할 수 없으면 검사를 중지한다. 피검자가 하나의 시표에 대하여 정확한 반응을 보이지 않았지만 계속 정확한 반응을 보인다면, 실수한 시표를 다시 확인한다.
11. 시표판을 거꾸로 뒤집어서 신뢰도를 확인할 수 있다. 전에 떠올라 보였다면, 이제는 뒤로 들어가 보일 것이다.

13-4 중요한 사항

1. 타게트를 정확하게 40 cm 거리에 유지시킨다.
2. 시표 표면은 조명이 양호하고 눈부심이 없으며 편광축이 똑바로 유지되어야 한다.

3. 피검자가 머리를 기울이거나 돌리지 않도록 한다.

14. Worth 4 dot 검사

14-1 필요한 장치

1. Worth 4 dot 플래시 전등
2. 적녹 안경

14-2 장치 구성

1. 피검자에게 원용 교정도수와 적녹안경을 착용시킨다.
2. Worth 4 점 시표를 33 cm 거리에 유지시킨다.

14-3 검사과정

1. 피검자의 우안을 가리고 몇 개의 불빛이 보이는지 묻는다.
2. 이제 피검자의 좌안을 가리고 몇 개의 불빛이 보이는지 묻는다.
3. 이제 양안을 뜬 상태에서 몇 개의 불빛이 보이는지 묻는다.
4. Worth 4 점 시표를 1 m 거리에 유지시키고 3단계를 반복한다.

14-4 중요한 사항

1. 불빛의 색에 대하여 물을 필요는 없다. 단순히 우안, 좌안 및 양안으로 볼 때 불빛이 몇 개로 보이는지 묻기만 하면 된다.
2. 40 cm와 90 cm 거리에서 검사를 실시하는 것이 중요하다.

15. 조절력 측정 – 후퇴법(Pull away method)

15-1 필요한 장치

1. Gulden 주시용 막대
2. 가림판

15-2 장치 구성

1. 주위 및 머리 위쪽의 전등이 조명을 양호하게 제공해야 한다.
2. Gulden 주시용 막대에 있는 하나의 20/30 시표를 타게트로 사용한다.
3. 시표를 피검자의 눈에 아주 가까이 유지시킨 상태에서 측정을 시작한다.
4. 피검자가 안경을 착용한다면, 안경을 쓴 상태에서 측정해야 한다.
5. 피검자의 좌안을 가린다.

15-3 검사과정

1. 시표를 피검자의 눈으로부터 초당 1-2 cm 정도 멀어지도록 이동시키면서 측정을 시작한다.
2. 피검자가 주시용 막대에 있는 시표를 선명하게 볼 수 있을 때까지 타게트를 눈으로부터 멀어지도록 이동시킨다. 이 거리를 근점으로 고려한다.
3. 주시용 막대로부터 눈까지 거리를 측정한다.
4. 조절력은 cm 단위의 근사값으로 측정한다.

15-4 중요한 사항

1. 타게트가 선명하게 보이는 상태를 유지하도록 최대로 노력하는 것이 중요하다고 강조한다.

16. 조절력 측정 – 마이너스렌즈법

16-1 필요한 장치

1. 포롭터
2. 원용 처방도수
3. 근거리 검사용 시표(근거리용 스넬렌 시표)

16-2 장치 구성

1. 피검자를 포롭터 뒤에 편안하게 앉히고 원용 교정도수를 가입시킨다.
2. 잘 조명된 근거리 시표(피검자의 근거리시력보다 한 줄 더 큰 시표)를 40 cm 거리에 유지시킨다.
3. 단안시 상태에서만 측정한다.

16-3 검사과정

1. 피검자에게 다음과 같이 설명한다 : 눈앞에 가입된 도수를 변화시킬 것이다. 렌즈 도수를 바꿀 때마다 시표가 선명하게 보이도록 노력해야 한다. 검사자가 해당 시표를 가리키면서, 이 시표가 약간 흐려 보이며 읽을 수 있지만, 더 노력해도 선명하게 볼 수 없다면 보고하도록 한다.
2. 마이너스 렌즈를 0.25D 단계로 증가시킨다. 피검자가 처음으로 시표가 계속 흐려 보인다고 할 때, 눈앞에 가입된 도수를 기록한다.
3. 조절력을 디옵터로 환산하기 위해서는, 가입된 마이너스 도수에 검사거리 보정값인 2.50D를 더한다.

16-4 예

처음 흐려 보이는 상태가 지속될 때 가입된 도수	−6.00D
검사거리(40 cm) 보정도수	−2.50D
조절력	−8.50D

16-5 중요한 사항

1. 타게트가 선명하게 보이는 상태를 유지하도록 최대로 노력하는 것이 중요하다고 강조한다.

17. 조절 용이성 측정

17-1 필요한 장치

1. Gulden 주시용 막대
2. +2.00/−2.00 플립 렌즈

17-2 장치 구성

1. 피검자가 근용안경을 사용한다면, 근용안경을 착용시키고 측정한다.
2. Gulden 주시용 막대를 피검자의 눈높이로 40 cm 거리에 유지시키고 피검자의 눈앞에 +2.00D를 가입시킨다.
3. 처음에 양안시 상태에서 측정한다.

17-3a 검사과정(어린이, 청소년)

1. 피검자에게 가능한 신속하게 시표를 하나로 선명하게 보도록 한다.
2. 피검자에게 시표가 선명하게 보이는 순간 "선명"이라고 보고하도록 한다.
3. 시표가 선명하게 보인다고 응답할 때, 플리퍼를 뒤집어서 눈에 마이너스 렌즈가 가입되도록 하고, 다시 시표를 보고 시표가 선명하게 보이거나 사라질 때 응답하도록 한다.
4. 1분 동안 플리퍼를 반전시키고, 시표를 선명하게 볼 수 있었던 횟수를 기록한다(플러스 렌즈와 마이너스 렌즈가 가입되었을 때 시표를 선명하게 보았으면 1회로 간주함).
5. 피검자가 양안시 상태에서 검사를 통과하지 못하면 단안시 상태로 측정을 반복한다. 단안시 상태에서 검사할 때 유일하게 다른 점은 타게트가 선명하게 보이는 상태를 피검자만 보고할 수 있다는 점이다(복시는 관련이 없다).
6. 1분 동안 성공한 횟수를 기록한다. 플러스나 마이너스 어느 한 가지 렌즈가 가입될 때 더 어려움을 느끼거나, 양쪽 렌즈 모두 어려움이 없는지 여부를 기록한다.

17-3b 검사과정(30세 이상)

1. 30세 이상 피검자의 검사에서 차이는 측정거리와 렌즈의 도수가 다른 점이다.
2. 앞의 표 1.5에서 소개한 조절력 환산 용이성 측정법을 사용하도록 권장한다.
3. 이 방법을 사용할 때, 조절력을 바탕으로 렌즈 도수와 검사거리가 선택된다.
4. 예를 들어 피검자의 나이가 32세이고 조절력이 7.0D라면, ±1.00D를 사용하고 시표를 피검자로부터 32.0 cm 거리에 놓는다.

17-4 예

1. 1분 동안 렌즈를 18번 뒤집었다면 9 cpm에 해당한다.
2. −2.00D 렌즈가 가입되었을 때 한 번도 선명하게 볼 수 없었다면 "0 cpm, 마이너스 렌즈 가입시 실패"라고 기록한다.
3. +2.00D 렌즈가 가입되었을 때 한 번도 선명하게 볼 수 없었다면 "0 cpm, 플러스 렌즈 가입시 실패"라고 기록한다.
4. 피검자가 복시를 보고하면 "0 cpm, +2.00D 가입시 복시" 또는 "0 cpm, −2.00D 가입시 복시"라고 기록한다.
5. 1분 동안 플리퍼를 반전시키고, 시표를 선명하게 볼 수 있었던 횟수를 기록한다(플러스 렌즈와 마이너스 렌즈가 가입되었을 때 시표를 선명하게 보았으면 1회로 간주함).
6. 피검자가 양안시 상태에서 검사를 통과하지 못하면 단안시 상태로 측정을 반복한다. 단안시 상태에서 검사할 때 유일하게 다른 점은 타게트가 선명하게 보이는 상태를 피검자만 보고할 수 있다는 점이다(복시는 관련이 없다).

17-5 중요한 사항

1. 타게트가 선명하며 하나로 보이는 상태를 유지하는 것이 중요하다고 강조한다.

18. 단안평가 검영법(Monocular Estimation Method Retinoscopy)

18-1 필요한 장치

1. 적절한 처방도수(습관적 또는 제시된 근용 처방도수)
2. 검영기
3. 검영기에 부착시킬 수 있는 나이에 적합한(미취학 아동에서 성인까지) MEM 검사용 카드
4. 낱개 렌즈(+0.50D, +0.75D, +1.00D, +1.25D 등)

18-2 장치 구성

1. 피검자를 포롭터 바깥에 앉히고 처방안경을 착용시킨다.

2. 검사자가 피검자와 마주 앉아서 피검자의 습관적인 독서거리(피검자에게 물어서 확인)나 Harmon 거리에 시표를 놓고 눈높이에 맞춘다.
3. 피검자가 MEM 카드에 있는 단어나 그림을 쉽게 볼 수 있도록 조명상태를 조정한다.
4. 피검자의 나이나 독서 수준에 맞도록 적절한 수준의 MEM 카드를 선택한다. 큰 글자나 작은 글자의 카드가 선택될 수 있다.

18-3 검사과정

1. 상황 설명 : 양안을 뜨고 카드에 있는 단어나 그림의 이름을 큰 소리로 대답하세요.
2. 검영기를 흔들면서 각 경선에서 동행이나 역행의 정도를 추정한다. 다른 눈에 대해서도 측정을 반복한다.
3. 추정치를 확인하기 위해 검영기의 불빛이 눈을 횡단할 때 중화용 시험렌즈를 한 번에 하나씩 한쪽 눈에 신속하게 가입시켰다가 뗀다. 동행을 보이면 플러스 렌즈를 갖다 대고, 역행을 보이면 마이너스 렌즈를 갖다 댄다. 중화가 나타날 때 가입되었던 렌즈의 도수가 해당 경선에서 실제 lag 또는 lead 양을 측정한 값이다.

18-4 중요한 사항

1. 반사광의 움직임을 중화시키는데 필요한 렌즈의 도수를 추정한다.
2. 렌즈를 사용할 때 눈에 렌즈를 갖다 대는 횟수가 최소가 되도록 한다.

19. NSUCO 안구운동 검사 – 핵보기

19-1 필요한 장치

1. 두 개의 Gulden 주시용 막대(한쪽에 녹색의 원 스티커를 붙이고 다른 쪽에는 적색의 원 스티커를 붙인다).

19-2 장치 구성

1. 검사자가 피검자와 마주보고 선다.
2. 피검자에게 신체나 머리를 움직이거나 움직이지 말라는 지시를 하지 않는다.
3. 두 개의 수정된 Gulden 주시용 타게트를 사용하며, Harmon 거리를 유지시키거나 피검자로부터 40 cm 이상 떨어지지 않도록 한다.
4. 검사자가 두 개의 타게트를 잡고 피검자의 정중앙으로부터 10 cm 정도 떨어뜨린다.

19-3 검사과정

1. 상황 설명 : 내가 "적색" 하면 적색 스티커를 바라보고, "녹색" 하면 녹색 스티커를 보세요. 내가 말하기 전에는 바라보지 마세요.

2. 검사자가 큰 소리로 적색과 녹색을 외치며, 피검자가 핵보기를 10회(적색 스티커를 5회, 녹색 스티커를 5회) 할 때까지 반복한다.
3. 피검자의 핵보기 상태를 관찰하고 수행능력을 4가지 범주(머리 움직임, 신체 움직임, 핵보기 능력 및 정확도)에 대하여 점수를 부여한다(표 1.8 참고).

19-4 중요한 사항

1. 머리나 신체의 움직임과 관련하여 아무런 언급을 하지 않는다.
2. 검사하는 동안 피검자가 똑바로 서 있도록 한다.
3. 피검자의 정중선으로부터 타게트가 최대 10 cm 떨어진 상태를 유지시킨다.

20. NSUCO 안구운동 검사 - 따라보기

20-1 필요한 장치

1. Gulden 주시용 막대(막대에 적색 원 스티커를 붙인다).

20-2 장치 구성

1. 검사자가 피검자와 마주보고 선다.
2. 피검자에게 신체나 머리를 움직이거나 움직이지 말라는 지시를 하지 않는다.
3. 하나의 수정된 Gulden 주시용 타게트를 사용하며, Harmon 거리를 유지시키거나 피검자로부터 40 cm 이상 떨어지지 않도록 한다.

20-3 검사과정

1. 상황 설명 : 적색 스티커를 계속 따라보세요. 적색 스티커로부터 눈을 떼지 마세요.
2. 검사자가 주시용 타게트를 피검자의 정중면에서 직경 20 cm 이하의 원을 그리도록 움직인다.
3. 피검자의 따라보기 상태를 관찰하고 수행능력을 4가지 범주(머리 움직임, 신체 움직임, 핵보기 능력 및 정확도)에 대하여 점수를 부여한다(표 1.10 참고).

20-4 중요한 사항

1. 머리나 신체의 움직임과 관련하여 아무런 언급을 하지 않는다.
2. 검사하는 동안 피검자가 똑바로 서 있도록 한다.
3. 피검자의 정중선으로부터 타게트를 움직여서 직경 20 cm 이하의 원을 그린다.

참고문헌

[1] Carlson NB, Kurtz D, Heath DA, et al. *Clinical procedures for ocular examination*, 2nd ed. New York: McGraw-Hill, 1996.

[2] Eskridge JB, Amos JF, Bartlett JD. *Clinical procedures in optometry*. Philadelphia: JB Lippincott, 1991.

[3] Benjamin WJ, Borish IM. *Borish's clinical refraction*. St. Louis: WB Saunders, 1998.

[4] Rouse, Ryan. Clinical examination in children. In: Rosenbloom AA, Morgan MW, eds. *Pediatric optometry*. Philadelphia: JB Lippincott, 1990.

[5] Rutstein RP, Daum KM. *Anomalies of binocular vision: diagnosis and management*. St. Louis: Mosby, 1997.

[6] Wesson MD. Normalization of prism bar vergences. *Am J Optom Physiol Opt* 1982;59: 628-633.

[7] Scheiman M, Herzberg H, Frantz K, et al. A normative study of step vergence in elementary schoolchildren. *J Am Optom Assoc* 1989;60:276-280.

[8] Griffin JR, Grisham JD. *Binocular anomalies: procedures for vision therapy*, 3rd ed. Boston: Butterworth-Heinemann, 1995:49-50.

[9] Buzzelli A. Vergence facility: developmental trends in a school age population. *Am J Optom Physiol Opt* 1986;63:351-355.

[10] Scheiman M. Fusional facility. *Am J Optom Physiol Opt* 1986;63:76P.

[11] Grisham D. The dynamics of fusional vergence eye movements in binocular dysfunction. *Am J Optom Physiol Opt* 1980;57:645-655.

[12] Gall R, Wick B, Bedell H. Vergence facility: establishing clinical utility. *Optom Vis Sci* 1998;75:731-742.

[13] Gall R, WickB, Bedell H. Vergence facility and target type. *Optom Vis Sci* 1998;75: 727-730.

[14] Scheiman M, Wick B, Golebiewski A, et al. Vergence facility: establishment of clinical norms in a pediatric population. *Opt Vis Sci* 1996;[Suppl]:135.

[15] Pickwell LD, Hampshire R. The significance of inadequate convergence. *Ophthal Physiol Opt* 1981;1:13-18.

[16] Scheiman M, Gallaway M, Frantz KA, et al. Near point of convergence: test procedure, target selection and expected findings. *Optom Vis Sci* 2001(in press).

[17] Howarth PA, Heron G. Repeated measures of horizontal heterophoria. *Optom Vis Sci* 2000;77:61ι 619.

[18] Morgan M. The clinical aspects of accommodation and convergence. *Am J Optom Arch Am Acad Optom* 1944;21:301-313.

[19] Rainey BB, Schroeder TL, Goss DA, et al. Inter-examiner repeatability of heterophoria test. *Optom Vis Sci* 1998;75:719-726.

[20] Wick B. Horizontal deviations in diagnosis and management in vision care. In: Amos J, ed. *Diagnosis and management in vision care*. Boston: Butterworth-Heinemann, 1987: 461-510.

[21] Sheedy JE. Fixation disparity analysis of oculomotor imbalance. *Am J Optom Physiol Opt* 1980;57:632-639.

[22] Sheedy JE, Saladin JJ. Phoria, vergence, and fixation disparity in oculomotor problems. *Am J Optom Physiol Opt* 1977;54:474–478.

[23] Alpern M, Kincaid WM, Lubeck MJ. Vergence and accommodation. III. Proposed definitions of the AC/ A ratios. *Am J Ophthalmol* 1959;48:141–148.

[24] Wesson MD, Koenig R. A new clinical method for direct measurement of fixation disparity. *South J Optom* 1983;1:48–52.

[25] Ciuffreda KJ. Components of clinical near vergence testing. *J Behav Optom* 1992;3:3–13.

[26] Rouse MW, et al. How do you make the diagnosis of convergence insufficiency? Survey results. *J Optom Vis Dev* 1997;28:91–97.

[27] Wick BC. Horizontal deviations. In: Amos J, ed. *Diagnosis and management in vision care.* Boston: Butterworth–Heinemann, 1987:473.

[28] Mohindra I, Molinari J. Convergence insufficiency: its diagnosis and management. Part I. *Optometric Monthly* 1980;71(3):38–43.

[29] Davis CE. Orthoptic treatment in convergence insufficiency. *J Can Med Assoc* 1956;55:47–49.

[30] Capobianco M. The subjective measurement of the near point of convergence and its significance in the diagnosis of convergence insufficiency. *Am Orthopt J* 1952;2:40–42.

[31] Rosner J. *Pediatric optometry.* Boston: Butterworth–Heinemann, 1982:258.

[32] von Noorden GK, Brown DJ, Parks M. Associated convergence and accommodative insufficiency. *Doc Ophthalmol* 1973;34:393–403.

[33] Pickwell LD, et al. Inadequate convergence. *Br J Physiol Opt* 1975;30:34–37.

[34] Pickwell LD, Hampshire R. The significance of inadequate convergence. *Ophthal Physiol Opt* 1981; 1: 13–18.

[35] Hayes GJ, Cohen BE, Rouse MW, et al. Normative values for the near point of convergence of elementary schoolchildren. *Optom Vis Sci* 1998;75:506–512.

[36] Parks MM. *Ocular motility and strabismus.* New York: Harper & Row, 1975:73–84.

[37] Wick B. Suppression. In: Eskridge JB, Amos JF, Bartlett JD, eds. *Clinical procedures in optometry.* Philadelphia: JB Lippincott, 1991:698–707.

[38] Cooper J, Warshowsky J. Lateral displacement as a response cue in the Titmus Stereo test. *Am J Optom Physiol Opt* 1977;54:537–541.

[39] Cooper J, Feldman J. Random dot stereogram performance by strabismic, amblyopic, and ocular pathology patients in an operant discrimination task. *Am J Optom Physiol Opt* 1978;55:599–609.

[40] Scheiman M, Herzberg H, Frantz K, et al. Normative study of accommodative facility in elementary schoolchildren. *Am J Optom Physiol Opt* 1988;65:127–134.

[41] Pierce JR, Greenspan SB. Accommodative rock procedures in VT–a clinical guide. *Optom Weekly* 1971;62(33):753–757; 62(34):776–780.

[42] Lui JS, Lee M, Jang J, et al. Objective assessment of accommodative orthoptics: dynamic insufficiency. *J Am Acad Optom Physiol Opt* 1979;56:285–294.

[43] Zellers JA, Alpert TL, Rouse MW. A review of the literature and a normative study of accommodative facility. *J Am Optom Assoc* 1984;55:31–37.

[44] Hennessey D, Iouse RA, Rouse MW. Relation of symptoms to accommodative facility of school aged children. *Am J Optom Physiol Opt* 1984;61:177–183.

[45] Levine S, Ciuffreda KJ, Selenow A, et al. Clinical assessment of accommodative facility in symptomatic and asymptomatic individuals. *Am Optom Assoc* 1985;56:286-290.
[46] Haynes HM. Clinical observations with dynamic retinoscopy. *Optom Weekly* 1960;51:2243-2246, 2306-2309.
[47] Bieber JC. Why near point retinoscopy with children? *Optom Weekly* 1974;65:54-57.
[48] Rouse MW, London R, Allen DC. An evaluation of the monocular estimation method of dynamic retinoscopy. *Am J Optom Physiol Opt* 1982;59:234-239.
[49] Rouse MW, Hutter RF, Shiftlett R. A normative study of the accommodative lag in elementary schoolchildren. *Am J Optom Physiol Opt* 1984;61:693-697.
[50] Wick B, Hall P. Relation among accommodative facility, lag, and amplitude in elementary schoolchildren. *Am J Optom Physiol Opt* 1987;64:593-598.
[51] Woehrle MB, Peters RJ, Frantz KA. Accommodative amplitude determination: can we substitute the pull away for the push-up method? *J Optom Vis Dev* 1997;28:246-249.
[52] Hamasaki D, Onj J, Marg E. The amplitude of accommodation in presbyopia. *Am J Optom Arch Am Acad Optom* 1956;33:3-14.
[53] Siderov J, DiGuglielmo L. Binocular accommodative facility in prepresbyopic adults and its relation to symptoms. *Optom Vis Sci* 1991;68:49-53.
[54] Yothers TL, Wick B, Morse SE. Clinical testing of accommodative facility: development of an amplitude-scaled test. *J Am Optom Assoc* 2002.
[55] Higgins JD. Oculomotor system. In: Barresi BJ, ed. *Ocular assessment*. Boston: Butterworth-Heinemann, 1984:208.
[56] Grisham D, Simons H. Perspectives on reading disabilities. In: Rosenbloom AA, Morgan MW, eds. *Pediatric optometry*. Philadelphia: JB Lippincott, 1990:518-559.
[57] Maples WC, Ficklin TW. Interrater and test-retest reliability of pursuits and saccades. *J Am Optom Assoc* 1988;59:549-552.
[58] Maples WC. *NSUCO oculomotor test*. Santa Ana, CA: Optometric Extension Program, 1995.
[59] Richman JE, Walker AJ, Garzia RP. The impact of automatic digit naming ability on a clinical test of eye movement functioning. *J Am Optom Assoc* 1983;54:617-622.
[60] Garzia RP, Richman JE, Nicholson SB, et al. A new visual-verbal saccade test: the developmental eye movement test(DEM). *J Am Optom Assoc* 1990;61:124-135.
[61] Oride M, Marutani JK, Rouse MW, et al. Reliability study of the Pierce and King-Devick tests. *J Am Optom Assoc* 1986;63:419-424.
[62] Rouse MW, Nestor EM, Parot CJ. A re-evaluation of the reliability of the developmental eye movement test. *Optom Vis Sci* 1991;61[Suppl):90.
[63] Colby D, Laukhanen HR, Yolton RL. Use of the Taylor Visagraph II system to evaluate eye movements made during reading. *J Am Optom Assoc* 1998;69:22-32.
[64] Press LJ. *Computers and vision therapy programs*. Optometric Extension Program, Curriculum II, Series I, 1988;60:1-12.
[65] Groffman S. Visual tracing. *J Am Optom Assoc* 1966;37: 139-141.

02 사례 분석 및 분류

몇 가지 분석방법이 제시되며 각각 고유한 특징과 장점 및 단점을 갖고 있다. 이들 각각의 분석방법은 또한 어느 한 가지 방법이 검사자에게 폭넓게 받아들여질 수 없을 만큼 충분한 정도의 결점을 갖고 있다. 대다수의 검사자는 흔히 개업 초기에 대학에서 배웠던 여러 가지 분석법을 결합시켜 사례분석에 대한 독자적인 방법을 개발한다.

널리 적용되는 분석방법은 그래프 분석법, OEP 분석법, 모간분석법(Morgan's analysis system) 및 주시시차 분석법 등이 있다. 4 가지 사례분석법을 간단하게 설명하겠다.

최근 이용할 수 있는 분석법의 고찰

그래프 분석법

정의

그래프 분석법은 피검자가 선명하고 편안한 양안 단일시 상태를 갖고 있는지 여부를 결정하기 위하여 조절 및 양안시 관련 검사값을 그래프에 도시하는 방법이다[1]. 그래프에 일반적으로 표기하는 검사결과는 완전 융합제거 사위(dissociated phoria), BI blur, break, recovery ; BO blur, break, recovery ; NRA, PRA, 조절력 및 폭주근점 등이다(그림 2.1).

장점

그래프 분석법의 주된 장점은 여러 가지 검사결과 사이의 관계를 쉽게 볼 수 있으므로 사례분석의 개념을 소개하는데 좋은 방법이다. 선명한 양안 단일시 영역, 사위와 융합 이향운동의 관계, AC/A 비, 융합 이향운동과 조절력에 대한 음성상대조절(NRA)과 양성상대조절(PRA) 사이의 관계 등을 그래프에 명확하게 표현할 수 있다. 조절과 양안시에 대하여 처음으로 배우는 학생에게 시각적으로 표현할 수 있다는 점이 특히 유용하다. 이러한 이유로 옵토메트리 교과과정에서 그래프분석법이 표준으로 사용되고 있다.

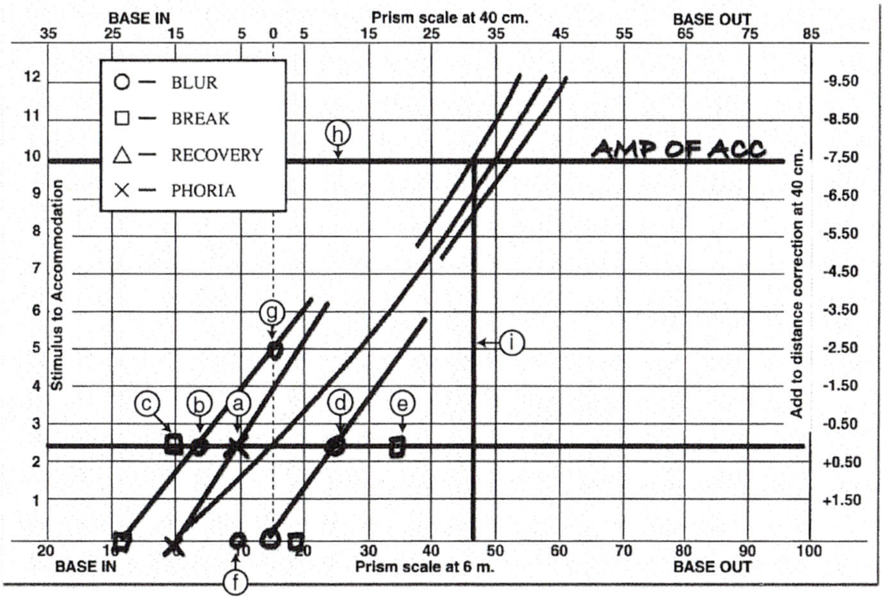

그림 2.1. 일반적인 검사결과가 표시된 그래프분석용 자료.
(a) 완전 융합제거 사위도(dissociated phoria), (b) BI blur, (c) BI break, (d) BO blur, (e) BO break, (f) NRA, (g) PRA, (h) 조절력, (i) 폭주근점

그래프분석법은 또한 검사결과에 오류가 있는지 확인할 수 있다. 데이터를 그래프에 표시하였을 때 특징적인 패턴이 나타난다. 각각의 검사결과가 이 패턴으로부터 벗어나면 오차가 있으며 신뢰할 수 없음을 나타낸다.

그래프분석법의 주된 목적은 조절 및 양안시 상태에 대한 검사결과를 간단하게 시각적으로 표현하는 것이지만[2], 이러한 검사결과를 분석할 수 있는 여러 가지 지침이 오랜 시간에 걸쳐 개발되었다. 가장 많이 적용되는 지침이 셔드 기준(Sheard's Criterion)이다. 셔드는 양안시가 편안하게 유지되려면 융합 이향운동의 예비량이 요구량(사위도)의 두 배 이상이어야 한다고 제시하였다[3,4]. 예를 들어 10△ 외사위인 경우 셔드기준을 만족시키기 위해서는 양성 융합 이향운동의 예비량이 20△ 이상이어야 한다. 이 기준은 또한 피검자가 편안하게 생활하는데 필요한 프리즘 도수를 결정하거나, 또는 렌즈나 시기능훈련 중에서 어느 것이 더 적합한지 결정하는데 사용될 수 있다.

단점

그래프 분석법이 보편적으로 적용되지 못하도록 하는 단점은 다음과 같다:

• 그래프 분석법으로 몇 가지 양안시, 조절 및 안구운동과 관련된 문제점을 확인하지 못

한다. 이 분석법을 사용할 때 조절 용이성, 융합 용이성 및 MEM 검영법 결과 등과 같은 중요한 정보가 분석에 포함되지 않는다. 이것은 그래프 분석법을 사용하여 15가지의 일반적인 조절이상, 안구운동이상 및 양안시이상 중에서 5 가지(조절과다, 조절 용이성 부족, 조절 지속능력 불량, 융합버전스 기능이상 및 안구운동 기능이상)를 확인할 수 없기 때문에 매우 중요하다. 예를 들어 조절 용이성 부족(accommodative infacility)인 사람이 조절력, NRA 및 PRA 등은 정상일 수 있다. 그래프 분석법의 지침에 따라 검사결과를 그래프에 표시하고 셔드 기준에 따라 분석하였을 때 결과가 정상인 것으로 나타나고 문제점을 확인하지 못할 수 있다. 조절 용이성 부족상태는 조절 용이성을 검사하고 그 결과를 분석해야만 진단할 수 있다. 그러나 이러한 유형의 정보는 그래프분석법에서 일반적으로 얻을 수 있는 것이 아니다. 따라서 전통적인 그래프분석법에서는 조절 용이성 부족과 같은 비정상적인 상태는 발견할 수 없다.

• 그래프분석법은 문제점이 존재하는지 여부를 결정하는데 셔드 기준[3,4]이나 퍼시벌 기준[5]에 크게 의존하지만, 이러한 기준은 어디까지나 지침으로만 고려될 수 있다. 셔드 기준이 옵토메트리 분야에 쉽게 받아들여지지만 최근까지도 신뢰도를 뒷받침할만한 연구가 거의 없는 실정이다. Dalziel은 셔드기준을 만족시키도록 융합 이향운동을 개선시키는데 효과적인 시기능 훈련 프로그램이 불편한 증상을 감소시키는데 효과가 있음을 발견하였다[6]. Sheedy와 Saladin[7,8]은 안정피로와 안구운동의 균형상태에 대한 여러 가지 임상 측정결과 사이의 관계를 연구하였다. 연구목적은 증상이 없는 피검자와 증상을 갖는 피검자를 가장 잘 구별할 수 있는 검사결과를 결정하기 위한 것이었다. 셔드기준은 전체 대상 및 외사위에 대하여 가장 적합하고 내사위에 대해서는 주시시차 곡선의 경사도가 가장 적합한 것으로 나타났다. Worrell 등[9]은 셔드기준을 적용하여 처방한 프리즘을 피검자가 어느 정도 허용할 수 있는지 평가하였다. 그들은 각 대상에게 두 벌의 안경을 처방하였다. 모든 내용은 동일하였고 한 벌은 셔드기준을 기초로 프리즘이 처방된 것이었다. 연구 결과 내사위인 사람은 프리즘이 가입된 안경을 선호하였고, 외사위인 사람은 프리즘이 없는 안경을 선호하였다.

이러한 연구는 셔드기준을 어느 정도 지지하지만 어떤 경우에는 증상이 있는 사람을 구분하지 못하며 적절한 처치방법을 결정하는데 가장 효과적인 방법이 아닐 수 있다는 점이 제시되었다.

• 그래프 분석법의 또 다른 결점은 임상목적으로는 너무 정교하며 사용하기 번거롭다는 점이다. 대다수의 옵토메트리를 전공하는 학생이 처음에 그래프분석법에 의한 사례분석

법을 배우지만 이 방법을 계속 적용하는 사람은 드문 편이다. 실제로 데이터를 그래프에 그리는 것이 번거롭고 시간이 많이 소요된다. 경험이 많은 검사자라면 진단 및 처치에 대한 결정을 얻기 위하여 굳이 그래프에 데이터를 표기할 필요가 없다.

분석적 분석법(OEP 분석법)

정의

두 번째 사례분석법은 분석적 분석법(Analytical Analysis System)이라 한다. 옵토메트리 연장 프로그램(OEP ; Optometric Extension Program)에서 개발된 이 분석법은 몇 가지 엄격한 요구사항과 단계를 갖는다[10].

- 정확한 검사지침서를 사용하여 21 항목 검사를 실시할 것
- 검사결과의 확인(예상값과 비교)
- 데이터의 연결(그룹화)
- 사례 구분(상태의 확인)

이 분석법은 OEP에서 제시한 21 항목 검사를 순서에 따라 정확하게 실시해야 한다. 제시된 검사방법 및 순서를 벗어나면 결과와 분석법의 신뢰도가 떨어진다.

검사결과를 OEP에서 개발한 예상값과 비교해야 한다(표 2.1). 다음에 데이터의 연결 또는 그룹화라는 과정을 거친다. 이 과정은 간단하게 예상값보다 높게 측정된 값은 수평선의 위쪽에 표시하며 낮게 측정된 값은 아래쪽에 표시하는 것이다. 데이터는 또한 특정 규칙에 따라 그룹으로 묶으며, 한 가지 예는 다음과 같다 ;

$$\frac{7(5)\quad 14\text{-}16A\text{-}19}{(9\text{-}11\text{-}16B)\quad 15A\quad 17A\text{-}20}$$

이 과정에서 높은 값과 낮은 값을 그룹으로 묶은 다음 분석하며, 이를 사례 구분(case typing) 과정이라고도 한다. OEP 시스템에서는 두 가지 기본적인 유형 즉, B형(조절 관련 문제점)과 C형(폭주 관련 문제점)이 있으며, B형은 다시 7가지 유형으로 분류된다.

표 2.1. OEP 검사결과의 예상값

검사항목	예상값
원거리 수평사위도 근거리 수평사위도	정위 - 0.5△ 외사위 6.0△ 외사위
Base-out(원거리)	흐림 : 7 분리 : 19 회복 : 10
Base-in(원거리)	분리 : 9 회복 : 5
Base-out(근거리)	흐림 : 15 분리 : 21 회복 : 15
Base-in(근거리)	흐림 : 14 분리 : 22 회복 : 18
NRA PRA 양안시 크로스실린더 검사	+2.00 −2.25 +0.50

장점

이 방법은 OEP의 기본철학으로부터 유도된 몇 가지 독특한 개념을 갖고 있다. 두 가지를 소개하면 다음과 같다;

- 개념 1 : 시각계의 상태가 시간이 지남에 따라 저하될 수 있다.
  OEP는 시각적인 문제점이 오랜 기간에 걸쳐 발달하고 긴장상태(과다한 독서나 근거리 작업 등)에 대한 적응현상으로 저하된다는 개념을 강조한다[11]. 분석적 분석법은 최근의 시각적인 상태나 시각적인 문제점이 악화된 상태를 평가하고 이로부터 처치방법을 처방할 수 있도록 해준다. 렌즈나 시기능훈련을 이용한 처치가 이루어지지 않으면, 지속적인 독서로부터 융합 이향운동 및 조절과 관련된 문제점, 굴절이상 또는 사시 등과 같은 적응증상이 유발될 것으로 예상할 수 있다. 이러한 개념은 시각과 관련된 문제점이 개인에 따라 다르거나 발육이상으로 발생된다는 전통적인 사고방식과는 전적으로 다르다[12].
- 개념 2: 시각적인 문제점은 방지될 수 있다.
  OEP의 철학은 시각적인 문제점이 근거리 작업에 대한 적응증상으로 발달한다고 가정한다[11]. 데이터 분석결과는 시각적인 문제점이 최근에 발달한 단계를 나타낼 수 있기 때문에, 부수적인 변화를 일찍 발견할 수 있다. OEP의 철학에 따르면 렌즈와 프리즘 및 시기능훈련으로 적절하게 처치하여 여러 가지 시각적인 문제점을 방지할 수 있다.

단점

이 분석법은 주로 OEP 회원들이 사용하며 몇 가지 이유로 폭넓게 사용되지 못하고 있다.

- 주된 문제점은 학생이나 전문가가 OEP 검사법에 익숙해져야 한다는 것이다. 이 방법을 정확하게 따르지 않으면 분석법을 사용할 수 없다. 대다수의 옵토메트리 대학에서 이 방법을 가르치지 않기 때문에 일반적으로 학생들이 지침서에 익숙하지 못한 편이다.
- OEP 철학을 이해하고 수용하는 것이 기본적인 요구사항이다.

OEP는 주로 대학원 전공과정에서 배운다. 대다수의 학부 학생들은 OEP에 대한 개론만 배운다. 따라서 이 방법에 익숙한 학생이 극소수에 불과할 수밖에 없다.

- OEP에서 사용하는 용어는 옵토메트리 대학에서 사용하는 용어와 상당히 다르다. 조절, 폭주, 흐린점, 분리점, 회복점, 사위 등과 같은 용어의 기본적인 정의가 상당히 다르다. 예를 들어 Manas[13]는 외사위를 "시각적인 행동 패턴의 영역 사이에서 폭주 패턴의 수행능력을 보존하기 위해 작용하는, 시각적 행동유형이 내부적으로 발육되는 관계" 라고 정의하였다.

이 분석법을 사용하기 원한다면 장시간에 걸쳐서 새로운 용어를 배워야 한다. 한 가지 옵토메트리 용어를 배우는데 몇 년을 소비한 학생이나 전문가가 OEP 분석법을 활용하기 전에 또 다른 용어를 배워야 한다는 점이 커다란 장애물임에는 틀림없다.

Morgan 임상분석법(정상값 분석법)

정의

Morgan 분석법은 1944년 자신의 연구에서 데이터 그룹의 결과를 분석하는 것이 중요하다는 개념을 제시한 내용을 기초로 한 것이다.[14] 이 방법에서는 어느 한 가지 검사에서 정상 값으로부터 벗어난 결과는 거의 중요하지 않다. Morgan은 검사방법을 기초로 모든 데이터를 그룹으로 묶을 수 있음을 발견하였다. Morgan 법을 기초로 검사결과를 분석하기 위해서는 먼저 결과를 Morgan 표(표 2.2)와 비교한 다음 A그룹과 B그룹의 추이(표 2.3)를 조사

표 2.2. *Morgan의 예상값*

검사항목	예상값	표준편차
원거리 수평사위도	1△ 외사위	±2△
근거리 수평사위도	3△ 외사위	±3△
AC/A 비	4/1	±2△
Base-out(원거리)	흐림 : 9	±4△
	분리 : 19	±8△
	회복 : 10	±4△
Base-in(원거리)	분리 : 7	±3△
	회복 : 4	±2△
Base-out(근거리)	흐림 : 17	±5△
	분리 : 21	±6△
	회복 : 11	±7△
Base-in(근거리)	흐림 : 13	±4△
	분리 : 21	±4△
	회복 : 13	±5△
조절력		
푸쉬업	18 − $\frac{1}{3}$×나이	±2.00 D
양안시 크로스실린더 검사	+0.50	±0.50 D
NRA	+2.00	±0.50 D
PRA	−2.37	±1.00 D

해야 한다. 이 분석법에서 중요한 개념은 한 가지 검사값 자체가 중요하게 고려되지 않는다는 점이다. 전반적으로 그룹을 이루며 주어진 방향으로 변화가 있을 때 임상적으로 의미가 있는 것으로 고려한다. 그룹 A의 검사결과는 높으나 그룹 B의 검사결과가 낮으면 폭주와 관련된 문제점이 존재한다. 그룹 A의 검사결과는 낮고 그룹 B의 검사결과가 높으면 조절피로와 관련된 문제점이 존재한다[15]. 그룹 C의 데이터는 처치방법으로 렌즈나 프리즘 또는 시기능훈련 가운데 어느 것이 적절한지 결정하는데 적용된다.

따라서 Morgan 분석법은 쉽게 적용될 수 있는 분석법을 제시하려고 노력한 것이며, 포함된 데이터의 정확성 및 중요성은 언급하지 않았다[15].

장점

- 이 방법의 주된 장점은 개별적인 데이터가 아니라 여러 가지 데이터를 그룹으로 조사한다는 점이 중요한 개념이다. Morgan[15]은 한 가지 검사값이 정상범위로부터 벗어났을 때 피검자가 문제점을 갖는다고 제시하지 않는다는 점을 강조하였다. 그는 통계데이

표 2.3. *Morgan의 3 가지 그룹*

그룹 A 데이터
원거리 음성융합이향운동 – 분리
근거리 음성융합이향운동 – 흐림
근거리 음성융합이향운동 – 분리
양성상대조절력
조절력
그룹 B 데이터
원거리 양성융합이향운동 – 흐림 & 분리
근거리 양성융합이향운동 – 흐림 & 분리
양안시 크로스실린더 검사값
단안시 크로스실린더 검사값
근거리 검영값
음성상대조절력
그룹 C 데이터
사위도
AC/A 비

터를 대중에게 적용하며 반드시 개인에게 적용하는 것이 아니라고 강조했다.

- 이 방법의 또 다른 장점은 그래프분석이나 OEP 분석과 비교하여 복잡하고 엄격하게 적용하는 것이 아니라 유연성이 있으며, 또한 적용하기 쉽다는 점이다.

단점

- Morgan 분석법의 주된 제한점은 1940년대 Morgan 이 개발한 그룹에 최근 중요한 검사로 밝혀진 몇 가지 항목을 추가시켜야 한다는 것이다. 결과적으로 몇 가지 부류의 양안시이상, 조절이상 및 안구운동이상은 확인할 수 없다. Morgan 분석법을 사용할 때 조절 용이성, 융합 용이성, 주시시차, 단안평가 검영법 및 안구운동능력 검사와 같은 중요한 데이터가 포함되지 않는다.

주시시차 분석법

정의

주시시차는 양안시 조건에서 양안의 시선이 미세하게 어긋난 상태를 말한다[16]. 정확한 양안 중심와 주시상태로부터 어긋난 상태는 양이 매우 작아서 몇 분각 정도에 지나지 않는다. 주시시차를 측정할 수 있도록 임상적으로 개발된 방법은 Mallett unit, American Optical vectographic slide, Bernell lantern slide, Wesson card 및 Disparometer 등이 있다[17]. 일부융합제거사위(associated phoria) 또는 주시시차를 없애는데 필요한 프리즘 양은 Mallett unit, American Optical vectographic slide 및 Bernell lantern slide 등으로 측정할 수 있다. Wesson card와 Disparometer를 이용하여 주시시차를 좀 더 완벽하게 분석할 수 있다. 이러한 기기를 사용하여 주시시차 곡선을 그리고 곡선의 4가지 특성을 분석할 수 있다. 곡선의 4가지 특성은 유형, 경사도, X축 교점 및 Y축 교점이다. 주시시차에 대해서는 14장에서 자세하게 다루겠다.

주시시차 데이터의 이용은 안구운동 능력과 관련된 문제점을 분석하고 진단하는데 유용한 방법이라고 제시되었다[16-19]. 주시시차 분석의 주된 장점은 양안시 상태에서 평가가 이루어지므로 더욱 자연스러운 조건에서 검사한 결과를 분석한다는 것이다. 주시시차를 이용한 양안시 상태의 분석은 불편한 증상을 갖기 쉬운 피검자를 결정하는데 유익한 것으로 나타났다[18]. 일부에서는 주시시차 데이터가 양안시이상을 처방하기 위한 프리즘의 양을 결정할 때 가장 효과적인 방법이라고 주장한다[16-19].

장점

- 주시시차 분석법의 주된 장점은 양안시 상태에서 데이터가 수집된다는 것이다. 다른 분석법은 주시분리 상태에서 측정된 사위도 및 버전스의 양을 기초로 하기 때문에 양안시 상태에서 작동하는 시스템을 실제로 반영하지 못할 수 있다. 예를 들어 피검자의 1/3 정도에서 역설주시시차(paradoxical fixation disparity)라는 상태가 존재한다[19]. 이것은 주시시차가 완전융합제거사위와 반대방향으로 존재하는 상태이다.
- 연구 결과 주시시차 데이터가 양안시이상을 처방하기 위해 필요한 프리즘 양을 결정할 때 가장 효과적인 방법으로 입증되었다[7,8].

단점

주시시차 검사는 양안시 상태를 평가하기 위한 검사법이며 조절이나 안구운동 이상에 관한 직접적인 정보를 제공하지 못한다.

위에서 언급한 모든 분석법은 각각 제한점을 갖기 때문에 폭넓게 사용되지 못하고 있다. 본 교재에서는 사례분석법을 적용할 것이다. 이 방법은 앞에서 언급한 4가지 분석법의 장점을 취합하고 단점을 보완시킨 방법이다. 원칙을 엄격하게 적용해야 하는 다른 분석법보다 더 유연하게 적용할 수 있다.

통합분석법(Integrative Analysis Approach)

이 분석법은 다른 사례분석법의 가장 긍정적인 개념을 적용하고 다른 시스템과 연관된 문제점을 피할 수 있는 방법이다.

이 분석법에서는 다음과 같은 3가지 단계가 필요하다;

- 각각의 측정값을 표에 제시된 예상값과 비교한다.
- 예상값으로부터 벗어난 측정값을 그룹으로 분류한다.
- 1단계와 2단계를 기초로 증후군을 확인한다.

이 방법은 OEP 분석법의 개념 즉, 확인과 분류 및 입증 과정을 도입한 것이다. 그러나 OEP 방법의 주 단점인 21 항목 검사 및 전용 용어를 사용해야 한다는 문제점을 배제하였고, 또한 다음과 같은 다른 분석법의 중요한 특징을 채택하였다;

1. OEP 시스템의 독특한 개념의 일부인 다음 사항을 채택하였다.
   - 시각계의 상태는 시간이 지날수록 저하될 수 있다.
   - 시각적인 문제점은 예방될 수 있다.
2. 개별적인 측정값이 아닌 그룹으로 검사값을 조사하는 것이 중요하다는 Morgan의 주장을 수용한 점이 통합 분석법의 핵심이다.
3. 양안시 상태에서 측정되는 주시시차 데이터를 포함시켰다.
4. 통합분석법은 안구운동능력, 조절 용이성, 융합 용이성, MEM 검영법 및 주시시차 측정값을 포함시켰다. 다른 방법에서는 이러한 모든 데이터를 이용하지 않는다.

특징

이 사례분석법을 이해하려면 다음 사항을 숙지해야 한다.

- 각 검사항목의 예상값
- 한 가지 검사값과 다른 검사값 사이의 관계 또는 데이터를 그룹으로 묶는 방법
- 가장 흔히 접하는 시각적인 문제점이나 증후군을 분류하는 시스템

옵토메트리 검사항목의 예상값

표 1.2, 1.4, 1.5, 1.9 및 1.11은 일상적으로 실시하는 옵토메트리 검사항목과 예상되는 측정값을 나타낸 것이다. 이들 표는 조절 용이성, 안구운동능력, 융합 용이성, 단계 이향운동, MEM 검영법 및 주시시차 등의 새로운 데이터와 함께 Morgan 표의 데이터로부터 만든 것

이다.

옵토메트리 검사결과의 그룹화

추이를 조사하는 것이 중요하다는 개념은 OEP 분석법 및 Morgan 분석법으로부터 얻은 것이다. 통합 분석법은 이 개념을 단순히 확장시킨 것이고 검사데이터를 Morgan 이 제시한 3가지 그룹(표 2.3)이 아닌 6가지 그룹으로 나눈 것이다. 검사법이나 측정값이 직접적이나 간접적으로 동일한 기능을 평가하는 것이라면 하나의 그룹으로 묶었다.

양성융합버전스 평가(PFV 그룹)

- 양성융합버전스 – smooth vergence 검사
- 양성융합버전스 – step vergence 검사
- 양성융합버전스 – 이향운동 용이성(vergence facility) 검사
- 폭주근점
- 음성상대조절력
- 플러스렌즈에 의한 양안 조절 용이성
- MEM 검영법 및 양안시 크로스실린더 검사

음성융합버전스 평가(NFV 그룹)

- 음성융합버전스 – smooth vergence 검사
- 음성융합버전스 – step vergence 검사
- 음성융합버전스 – 이향운동 용이성 검사
- 양성상대조절력
- 마이너스 렌즈에 의한 양안 조절 용이성
- MEM 검영법 및 양안시 크로스실린더 검사

조절기능 평가(ACC 그룹)

- 단안 조절력
- 단안 조절 용이성
- 양안시 크로스실린더 검사
- 음성상대조절력/양성상대조절력
- 양안 조절 용이성
- 양안 조절력

안구운동계의 평가

- 단계별 평가표를 이용한 훽보기 상태의 자각적인 평가
- 발육성 안구운동 검사(Developmental Eye Movement test)
- Visagraph
- 단계별 평가표를 이용한 따라보기 상태의 자각적인 측정

수직융합버전스 평가(VFV 그룹)

- 상방 이향운동(supravergence)/하방 이향운동(infravergence)
- 주시시차

안구일치 및 상호 관련 검사(Motor Alignment and Interaction tests)(MAIT 그룹)

- 원거리 가림검사
- 근거리 가림검사
- 원거리 사위도
- 근거리 사위도
- 주시시차
- AC/A 비
- CA/C 비

조절성 및 비사시성 양안시 문제점의 분류 방법

측정값을 그룹으로 묶고 추이를 확인하여 다음과 같은 15가지의 일반적인 조절이상, 안구운동이상 및 양안시이상의 목록으로부터 해당하는 증후군을 선택한다. 이 분류는 Duane-White 분류법을 Wick이 수정한 것이다.

양안시이상

AC/A 비가 낮은 사위

- 원거리에서 정위이고 근거리에서 외사위 – 폭주부족
- 원거리에서 외사위이고 근거리에서 더 심한 외사위 – 폭주부족

• 원거리에서 내사위이고 근거리에서 정위 - 개산부족

AC/A 비가 정상인 사위

• 원거리에서 정위이고 근거리에서 정위 - 융합버전스 기능이상
• 원거리에서 내사위이고 근거리에서 동일한 정도의 내사위 - 기본형 내사위
• 원거리에서 외사위이고 근거리에서 동일한 정도의 외사위 - 기본형 외사위

AC/A 비가 높은 사위

• 원거리에서 정위이고 근거리에서 내사위 - 폭주과다
• 원거리에서 내사위이고 근거리에서 더 심한 내사위 - 폭주과다
• 원거리에서 외사위이고 근거리에서 더 약한 외사위 - 개산과다

수직사위

• 우안상사위 또는 좌안상사위

조절이상

• 조절부족
• 조절 지속능력 부족(Ill-sustained accommodation)
• 조절 용이성 부족

안구운동계의 문제점

• 안구운동계 기능이상

특정 그룹의 분석

양성융합이향운동(PFV) 그룹 데이터

양성 융합이향운동 상태를 평가하는데 사용될 수 있는 검사데이터가 이 범주에 속하며, 원거리 및 근거리에서 직접적이거나 간접적으로 양성융합이향운동을 평가한 모든 데이터가

포함된다.

양성융합버전스 - Smooth Vergence 검사

BO 프리즘을 가입시키면서 타게트가 하나로 선명하게 보이도록 노력하고 타게트가 흐리거나 두 개로 보이면 대답하도록 한다. 이 때 피검자는 양안 중심와 주시상태를 유지하도록 폭주하고 조절을 일정한 수준으로 유지시켜야 한다. 프리즘이 가입되었을 때 폭주를 하게 되면 이향운동성 조절(조절성 폭주)이 증가되므로 조절반응이 점차적으로 증가된다는 점을 이해하는 것이 중요하다. 이향운동성 조절(vergence accommodation)이 자극되는 양은 CA/A 비에 좌우된다. 피검자가 이처럼 증가된 이향운동성 조절에 대응하기 위해서는 조절을 이완시켜야 한다. 피검자가 더 이상 조절을 이완시키지 못하면 흐린 상태가 나타난다(CA/C 비에 대해서는 15장에서 자세하게 다루겠다). 이 때 BO 프리즘을 가입시키면 더 이상 융합이 불가능하여 복시가 발생한다.

이 검사에서 중요한 점은 프리즘을 점차적으로 서서히 증가시켜야 하는 점이다. 피검자가 조절을 일정한 수준으로 유지시켜야 하므로 폭주를 지원하기 위하여 조절성 폭주가 사용될 수 없다. 따라서 피검자는 양성융합이향운동을 사용해야 한다. 피검자가 조절성 폭주를 사용하면 흐려 보인다고 응답할 것이다.

양성융합버전스 - Step Vergence 검사

이 검사는 프리즘 바를 이용하여 포롭터 바깥쪽에서 실시한다는 점을 제외하고는 smooth vergence 검사와 비슷하다. 리슬리 프리즘 대신에 프리즘 바를 사용하기 때문에 프리즘 굴절력이 단계적으로 가입된다. 따라서 로타리 프리즘을 이용할 때 프리즘 굴절력이 서서히 증가되는 것과 다르다. 최근 연구 결과 어린이에 대하여 이 검사의 예상값은 매끄러운 융합이향운동 검사의 예상값과 다른 것으로 제시되었다[21,22].

양성융합버전스 - 이향운동 용이성 검사

피검자에게 BO 프리즘(12△ BO과 3△ BI)을 갑자기 가입시키고 수직방향으로 배열된 0.7 시표가 선명하면서 하나로 보이는 상태를 유지하도록 한다. 이를 위해서는 피검자가 조절상태를 2.50D로 유지시키면서 양안중심와 주시상태를 회복하기 위하여 12△의 양성 융합이향운동을 사용해야 한다. 조절랙 때문에 실제 조절반응량은 2.50D보다 낮을 것이다. 2.50D의 조절자극량에 대하여 일반적으로 반응하는 조절량은 1.75D~2.00D 정도이다. 융합이향운동을 충분히 이용할 수 있다면 상이 선명하며 하나로 보일 것이다. 피검자가 복시를 보고하면 양성 융합이향운동을 사용하여 양안시 상태를 복원시킬 수 없음을 나타내는 것이다. 또 다른 반응이 나타날 가능성은 타게트가 하나로 보이지만 흐려 보인다는 것이며, 이러한 경우라면 양안 중심와주시 상태를 복원시키기 위한 융합이향운동을 더 이상 사용할 수 없기 때문에 이를 보정하기 위하여 조절성폭주를 사용하고 있는 상태를 나타낸다.

이향운동 용이성 검사법을 표준 양성융합이향운동 검사법과 비교했을 때 중요한 차이점은 프리즘이 더 큰 단계로 더 오랫동안 가입된다는 점이다. 피검자에게 융합이향운동을 신속하게 변화시키고 이 상태를 오랫동안 유지하도록 강요한다. 적절한 양의 매끄러운 융합이향운동을 갖더라도 이향운동 용이성 검사에서 어려움을 겪을 수 있다.

음성상대조절력(NRA)

이 검사는 양성융합이향운동을 간접적으로 측정하는 것이다. 음성상대조절력은 렌즈의 도수를 서서히 점차적으로 증가시키면서 검사하기 때문에 매끄러운 융합이향운동의 양을 측정한 것과 비교할 수 있다. 그러나 음성상대조절력 검사는 조절반응량이 변화될 때 폭주 상태를 일정한 수준으로 유지시키는 능력을 측정한다. 플러스 렌즈를 +0.25D 단계로 증가시키면서 피검자에게 타게트가 선명하고 하나로 보이는 상태를 유지하도록 한다. 이 상태를 유지시키려면 조절을 이완시켜야 한다. 그러나 조절이 이완되면 조절성폭주량이 감소한다. 조절성폭주의 변화량은 AC/A 비에 좌우된다.

피검자가 조절을 이완시키므로 눈이 개산된다면 복시를 보고할 것이다. 조절성폭주가 감소되는 상태를 적절히 대응하기 위해서는 적절한 양의 양성융합이향운동을 사용해야 한다. 이처럼 음성상대조절력을 측정하는 동안 얻은 결과는 양성융합이향운동의 상태와 관계가 있다. 물론 음성상대조절력의 끝점은 플러스 렌즈가 가입되었을 때 피검자가 조절을 이완시킬 수 있는 능력에 의해 제한될 수 있다.

조절력과 양성융합버전스 가운데 어느 것이 흐린 상태를 유발시키는 요인인지 결정하기 위해서는 피검자의 조절상태를 단안시 상태에서 측정해야 한다. 단안으로 +2.50D가 가입된 상태에서 선명하게 볼 수 있지만 양안시 상태에서는 +1.50D가 가입되었을 때까지만 선명하게 볼 수 있다면 양성융합이향운동이 원인이다. 이를 구별할 수 있는 또 다른 방법은 피검자가 음성상대조절력 검사에서 흐린 상태를 보고했을 때 한쪽 눈을 가리는 것이다. 단안시 상태에서 타게트가 선명하게 보인다면 융합이향운동 시스템에 결함이 있을 것이다.

플러스렌즈에 의한 양안 조절 용이성

이 검사는 조절반응량이 변하는 동안 특정한 수준으로 폭주상태를 유지시켜야 하기 때문에 음성상대조절력을 검사하는 것과 유사하다. 양안에 +2.00D 렌즈를 가입시키고 피검자에게 선명한 양안 단일시 상태를 유지하도록 한다.

이 상태에서 타게트가 선명하게 보이는 상태를 유지하려면 조절력을 2.00D 정도 이완시켜야 한다(실제 조절반응량은 자극량보다 10% 정도 적을 것이다). 그러나 2.00D 조절이 이완되면 반사적으로 조절성폭주의 감소를 유발시킨다. 개산되는 양은 직접적으로 AC/A 비와 연관될 것이다. AC/A 비를 5/1 이라고 가정하면 피검자가 2D 조절이완시 눈이 10△ 정도 개산될 것이다. 이 상태가 발생하면 복시가 나타날 것이다.

피검자에게 선명한 단일시 상태를 유지시키라고 지시하기 때문에 조절성폭주가 감소하면 10△ 의 양성융합이향운동을 사용해야 단일시 상태를 유지할 수 있다. 이 검사의 끝점은 두 가지 요인의 어느 한 가지에 의해 나타난다. 피검자의 양성융합이향운동이 부적절하거나 조절을 적절하게 이완시키지 못할 수 있다. 원인을 밝히기 위해서는 간단히 피검자의 한쪽 눈을 가린다. 단안시 상태에서 타게트가 선명하게 보인다면 융합이향운동 시스템이 조절 용이성을 제한시키는 요인이다.

폭주근점

타게트를 피검자의 코를 향해 접근시키면서 계속 선명한 단일시 상태를 유지하도록 한다. 이 때 피검자는 여러 가지 폭주성분 즉, 조절성폭주, 양성융합버전스 및 근접성폭주 등이 결합된 상태일 것이다. 양성융합버전스가 부족하면 예상값에 도달할 수 있는 피검자의 능력에 영향을 줄 것이다. 따라서 폭주근점은 양성융합버전스를 간접적으로 측정한 것이다.

MEM 검영법 및 양안시 크로스실린더 검사

두 가지 검사 모두 양안시 상태에서 실시하며 조절반응 상태를 평가하기 위한 것이다. MEM 검영법의 정상적인 예상값은 대략 +0.25~+0.50D 정도이고 양안시 크로스실린더 검사는 +0.50~+0.75D 정도이다. 그러나 피검자가 외사위를 갖거나 양성융합버전스 관련 그룹의 검사값이 낮다면, 두 가지 모두 예상값보다 낮은 플러스 값을 가질 것이다.

이 검사에서 플러스도수가 낮으면 특정 조절자극에 대하여 조절반응이 과다한 상태라고 해석된다. 이것은 외사위나 양성융합버전스가 부족한 사람에서 일상적으로 나타나는 반응이다. 양성융합버전스가 부족하면 조절성폭주가 대체된다. 과다한 조절로 외사위를 극복하는데 도움을 줄 수 있는 부가적인 조절성폭주를 이용하게 된다.

요 약

이들 7 가지 검사가 양성융합버전스 그룹이며, 외사위와 불편한 증상이 존재할 때 양성융합버전스 그룹의 검사값이 일반적으로 예상값보다 낮으며, MEM 검영법 및 양안시 크로스 실린더 검사 결과는 과다한 조절상태를 보인다(즉, 예상값보다 낮은 플러스 값을 보인다). 이 그룹의 모든 검사값은 피검자의 양성융합버전스 체계와 외사위 보정능력에 관한 정보를 제공한다. 가끔 융합버전스의 양은 정상이지만 융합버전스의 용이성이 낮을 수 있다. 이것은 그래프분석법에서 놓칠 수 있는 유형이다.

음성융합이향운동 관련 데이터

이 그룹은 피검자의 음성융합버전스와 관련된 상태를 나타내는 데이터를 포함한다. 원거리와 근거리에서 직접적이거나 간접적으로 평가하는 검사를 포함한다.

음성융합버전스 - Smooth Vergence 검사

BI 프리즘을 서서히 가입시키면서 가능한 타게트가 하나로 선명하게 보이도록 노력하고 타게트가 흐리거나 두 개로 보이면 대답하도록 한다.

이 때 피검자는 양안 중심와주시 상태를 유지하도록 개산하면서 조절을 일정한 수준으로 유지시켜야 한다. 프리즘이 가입되면 피검자가 개산하고 이향운동성 조절이 감소되므로 조절반응이 점차적으로 감소된다는 점을 이해해야 한다. 버전스조절이 감소되는 양은 CA/A 비에 좌우된다. 피검자가 이처럼 감소된 버전스조절에 대응하기 위해서는 조절을 자극시켜야 한다. 피검자가 더 이상 조절을 증가시키지 못하면 흐린 상태가 나타난다. 피검자에게 선명도를 유지시키도록 강요하기 때문에, BI 프리즘이 가입된 상태를 보정하기 위하여 음성융합버전스의 사용이 강요된다.

이 검사를 할 때 중요한 점은 프리즘을 점차적으로 서서히 증가시켜야 한다는 점이다.

음성융합버전스 - Step Vergence 검사

프리즘을 가입시키는 방법을 제외하고 나머지 사항은 smooth vergence 검사법과 유사하다.

음성융합버전스 - 이향운동 용이성 검사

피검자에게 12△ BO과 3△ BI을 교대로 가입시키면서 수직방향으로 배열된 0.7 시표가 선명하고 하나로 보이는 상태를 유지하도록 한다. 이 상태에서 피검자는 2.50D 조절상태를 유지하지만, 양안 중심와 주시상태를 복원시키기 위해 3△의 음성융합버전스를 사용해야 한다. 융합버전스를 충분히 이용할 수 있다면 상이 선명하고 하나로 보일 것이다. 복시가 나타나면 음성융합버전스를 사용하여 양안 중심와 주시상태를 복원시킬 수 없음을 의미한다. 타게트가 하나로 보이지만 흐려 보인다면 융합버전스를 보충하기 위하여 조절성폭주량이 감소된 상태를 의미한다.

이 과정을 여러 번 반복하면서 프리즘 양을 큰 단계로 가입시키므로 많은 양의 융합버전스를 신속하게 반복적으로 변화시킬 수 있는 능력을 평가하는데 좋은 방법이다.

양성상대조절력(PRA)

이 검사는 음성융합버전스를 간접적으로 측정하는 것이다. smooth vergence 검사법과 비슷하게 마이너스 렌즈를 0.25D 단계로 서서히 증가시키면서 측정한다. 그러나 양성상대조절력을 측정하는 동안 피검자는 특정 수준의 폭주상태를 유지시키면서 조절반응량을 변화시켜야 한다. 마이너스 렌즈가 가입될 때 선명한 양안단일시 상태를 유지해야 한다. 이 상태를 유지하려면 조절을 증가시켜야 한다. 조절이 자극되면 조절성폭주량이 증가되며, 부가적으로 수반되는 조절성폭주량은 AC/A 비에 좌우된다.

피검자가 타게트의 선명도를 유지하기 위해서는 조절을 해야 되며 조절은 자동적으로 폭주를 수반하게 된다. 그러나 이러한 부가적인 폭주는 타게트가 40 cm 거리를 유지하기 때문에 복시를 수반할 것이다. 복시를 방지하기 위해서는 조절성폭주를 상쇄시키기 위한 음성융합버전스를 사용해야 한다. 이 때 요구되는 음성융합버전스의 양은 AC/A 비와 관계가 있다.

따라서 양성상대조절력검사는 피검자의 조절자극 능력뿐 아니라 음성융합버전스의 상태를 나타내는 지표가 된다. 이 검사의 끝점은 부가적인 조절자극이 불가능하거나 음성융합버전스가 부족할 때 나타난다.

끝점에 도달했을 때 한쪽 눈을 가려서 원인이 무엇인지 확인할 수 있다. 이 때 타게트가 선명하게 보인다면 음성융합버전스의 부족이 잠재적인 원인일 것이다.

마이너스 렌즈에 의한 양안 조절 용이성

이 검사는 조절반응량이 변하는 동안 특정 수준의 폭주상태를 유지해야 하므로 양성상대조절력검사와 유사하다. −2.00D 렌즈를 양안에 가입시켰을 때 피검자에게 선명하며 하나로 보이는 상태를 유지하도록 지시한다. 따라서 선명도를 유지하려면 2D 조절을 해야 한다. 그러나 이처럼 2D 조절이 일어나면 반사적으로 조절성폭주가 증가한다. 부가적인 조절성폭주량은 AC/A 비와 직접적인 관계가 있다. AC/A 비가 5/1 일 때 2D 조절이 자극되면 눈이 10△ 폭주하게 되며, 그 상태를 내버려두면 복시가 나타날 것이다. 따라서 타게트를 선명하며 하나로 보기 위해서는 조절성폭주의 증가량을 보정하기 위한 10△의 음성융합버전스를 사용해야 된다.

이 검사의 끝점은 두 가지 원인 즉, 음성융합버전스가 부적절하거나 조절을 2D 자극시킬 수 없을 때 나타난다. 원인을 구별하기 위해서는 한쪽 눈을 가린다. 이 때에도 타게트가 흐려 보인다면 조절계가 원인이며, 타게트가 선명하게 보인다면 음성융합버전스가 원인이다.

MEM 검영법 및 양안시 크로스실린더 검사

MEM 검영법과 양안시 크로스실린더검사 모두 음성융합버전스가 낮을 때 정상보다 플러스 방향으로 더 높은 값을 갖는다. 이러한 경우 피검자가 양안시 상태를 유지하기 위하여 가능하면 조절을 하지 않으려는 경향을 나타낸다. 조절반응량을 감소시키면 음성융합버전스의 요구량이 감소된다.

요 약

근거리에서 안정피로 증상과 내사위를 갖는 사람은 음성융합버전스와 관련된 검사값이 예상값보다 낮은 경향이며, MEM 검영법 및 양안시 크로스실린더 검사에서 저조절 상태 즉 예상값보다 플러스 도수가 더 높은 상태를 보인다. 가끔 검사값은 정상이지만 용이성만 낮은 상태일 수도 있다.

이 그룹의 모든 검사값은 피검자의 음성융합이향운동 상태 및 내사위 보정능력에 관한 정보를 제공한다.

조절계 관련 데이터

조절계를 평가할 때 두 가지 요인을 명심해야 한다. 첫째, 조절은 단안시 상태에서 가장 적절하게 평가할 수 있다. 단안시 상태에서는 양안시이상이 검사결과에 미치는 영향을 배제시킬 수 있다. 양성융합버전스 및 음성융합버전스 그룹과 관련된 검사항목의 일부는 양안시 상태에서 실시한다. 이들 중 몇 가지 항목은 또한 조절계에 관한 정보를 제공할 수 있다. 그러나 양안시 상태가 정상이라면 조절상태에 대한 정보만 나타낸다는 사실을 숙지하는 것이 중요하다. 이 검사항목에 포함되는 것은 음성 상대조절력, 양성 상대조절력, 양안 조절 용이성, MEM 검영법 및 양안시 크로스실린더 검사 등이다.

예를 들어 양성상대조절력이 낮으면 조절부족이나 내사위 또는 음성융합버전스가 낮은 것과 관련된 문제점을 암시할 수 있다. 그러나 조절부족은 다른 검사에서 음성융합버전스가 적절한 것으로 밝혀진 경우에만 해당된다. 전에 언급한 것처럼 양성상대조절력의 한계는 더 이상 조절자극에 대처할 수 있는 능력이 없거나 음성융합버전스가 부족한 상태를 나타낸다.

두 번째 중요한 점은 조절을 억제시키거나 자극시키는 것을 모두 평가하고 그 결과를 개별적으로 해석해야 한다는 점이다.

단안조절력

이 검사는 smooth vergence 검사법을 이용하여 융합버전스를 측정하는 것과 비교할 수 있다. 이 때 측정된 값은 이용할 수 있는 전체 조절력을 의미한다. 표준 검사과정에서는 각 눈에 대하여 조절력을 한 번만 측정한다. 이러한 상황에서는 피검자가 조절력을 얼마나 효과적으로 이용할 수 있는지 또는 일정한 기간동안 조절을 지속할 수 있는지 여부에 대한 지표를 거의 알 수 없다.

이 검사의 진단적인 중요성을 증가시키기 위해서는 3~4회 반복적으로 측정하거나 검사를 마치고 다시 측정할 필요가 있다. 반복 측정했을 때 검사값에 차이가 있다면 조절을 지속할 수 있는 능력에 문제가 있을 것이다.

노안 이전의 피검자에서 조절력이 예상값보다 더 낮으면 조절부족이 의심된다. 그러한 경우 피검자에게 조절자극이 요구되는 모든 검사값이 예상보다 낮은 경향을 보일 것이다. 즉, 마이너스 렌즈를 이용한 단안 및 양안 조절 용이성 검사와 양성상대조절력 검사결과가 예상값보다 낮을 것이다.

조절력이 적절하다고 해서 조절이상의 가능성이 배제되지는 않는다. 조절력이 정상이더라도 조절 용이성, 조절 지속능력의 문제점 및 조절을 이완시킬 수 없는 상태 등이 공존할 수 있다. 결과적으로 부가적인 검사가 필요하다.

플러스 및 마이너스 렌즈를 이용한 단안 조절 용이성

이 검사는 피검자가 신속하고 큰 단계로 조절반응을 변화시키도록 요구한다. 시표를 주시하고 있는 상태에서 조절자극이 +2.00D로부터 −2.00D까지 변화된다.

근거리에서 불편한 증상을 갖는 피검자를 검사할 때에는 검사를 1분 동안 지속해야 한다.

1분 동안 실시된 횟수를 예상값과 비교한다. 이로부터 신속하고 큰 단계로 조절수준을 변화시킬 수 있는 능력과 오랫동안 조절을 지속할 수 있는 능력을 평가할 수 있다.

검사 결과는 다음과 같이 4가지로 구분할 수 있다 :

- 플러스 및 마이너스 렌즈를 이용한 단안 조절 용이성 모두 적합하다.
- 플러스 및 마이너스 렌즈를 이용한 단안 조절 용이성 모두 부적합하다. 이 반응은 조절 용이성이 부적합한 상태를 의미한다. 다른 증거는 플러스 및 마이너스 렌즈를 이용한 양안 조절 용이성 검사값이 예상값보다 낮으며, 양성상대조절력과 음성상대조절력이 낮을 것이다.
- 마이너스 렌즈에 의한 단안 조절 용이성 검사는 적합하지만 플러스 렌즈에 의한 단안 조절 용이성 검사는 부적합하다. 이러한 경우 과조절(overaccommodation), 조절경련 또는 조절과다(accommodation excess) 상태가 암시된다. 문제점은 조절계의 이상에 국한된 상태일 수 있다. 그러나 흔히 양안시이상이 근본적인 원인이기도 하다.

  예를 들어 고도 외사위, 폭주근점의 후퇴 및 양성융합버전스의 감소 등을 갖는 사람은 과다하게 조절하는 경향이며, 양성융합버전스의 부족 상태를 조절성폭주가 보정하는 경향이다. 이로부터 고도 외사위가 보정된다. 항상 조절을 너무 많이 하는 상태라면 조절경련 및 2차성 근시를 유발할 수 있다.
- 플러스 렌즈에 의한 단안 조절 용이성 검사는 적합하지만 마이너스 렌즈에 의한 단안 조절 용이성 검사는 부적합하다. 이러한 피검자는 조절자극에 대한 어려움을 가지며 흔히 조절력이 감소된 상태일 것이다. 이것은 조절부족이나 조절을 일정한 수준으로 지속할 수 없는 문제점을 가진 피검자에서 나타난다. 이러한 상태를 진단하는데 확신을 주는 검사결과는 낮은 양성상대조절력, MEM 검영값과 양안시 크로스실린더 검사값이 플러스 쪽으로 높은 상태 등이다.

MEM 검영법

이 검사는 피검자의 조절반응 상태를 타각적으로 평가할 수 있다. 조절 및 양안시 상태를 평가하는데 사용되는 다른 옵토메트리 검사로는 실제 조절반응을 평가하지 못한다.

보통 타게트를 2.50D 조절자극 상태를 나타내는 40 cm 거리에 위치시킨다. 이러한 상황에서 MEM 검영법의 예상값은 +0.25D ~ +0.50D 정도이다. 검사결과로부터 조절이상이나 양안시이상이 존재하는지 확인할 수 있다. 예상값보다 플러스 쪽으로 더 높으면 조절부족으로 진단되는 경향이다. 다른 연관된 검사결과는 양성상대조절력이 낮은 상태, 양안시 크로스실린더 검사값이 플러스 쪽으로 높은 상태, 마이너스 렌즈에 의한 조절 용이성 검사가 부적합한 상태 등이다.

MEM 검영법이나 양안시 크로스실린더 검사값이 예상값보다 플러스 쪽으로 낮은 상태는 조절경련(accommodative spasm)이나 조절과다(accommodative excess) 상태를 암시한다. 다른 연관된 검사값은 음성상대조절력이 낮은 상태, 플러스 렌즈에 의한 단안 조절 용이성 검사결과가 부적합한 상태 등이다.

양안시 크로스실린더 검사(Fused Cross-cylinder)

예상값보다 플러스 쪽으로 높으면 조절부족(accommodative insufficiency)으로 발생한 저조절(underaccommodation) 상태를 암시한다. 예상값보다 플러스 쪽으로 낮으면 조절경련이나 조절과다 상태를 암시할 수 있는 과조절(overaccommodation) 상태로 해석한다.

양안 조절 용이성

피검자의 양안시 검사결과(사위, 양성융합버전스, 음성융합버전스)가 정상이라면 음성상대조절력, 양성상대조절력 및 양안 조절 용이성 등의 검사결과는 조절이상 및 조절과 이향운동 사이의 상호작용과 관련된 문제점을 갖는지 여부를 확인하는데 유용할 수 있다.

예를 들어 사위가 없고 음성융합버전스가 적합하다면 양성 상대조절력 검사의 한계점은 일반적으로 피검자가 조절자극에 반응할 수 있는 능력에 의해 결정될 것이다. 그러한 경우에 얻은 정보는 다른 조절관련 검사 결과와 함께 조절이상의 특성을 결정하는데 이용될 수 있다.

요 약

조절계를 평가할 때 단안시 상태에서 검사하는 것이 중요하다. 그러나 양성 및 음성 융합버전스가 적절하다면 조절계를 평가하기 위해 실시된 다른 검사로부터 얻은 정보를 이용할 수 있다.

조절이상을 확인하는 것과 관련하여 조절수준을 신속하고 큰 단계로 변화시키고 조절을 장시간동안 지속시킬 수 있는 능력을 평가하는 검사가 가장 예민하다. 이러한 검사가 조절계를 정상적으로 사용하는 것과 더욱 유사한 검사조건을 제공하고 근거리에서 안정피로를 갖는 것과 더욱 상관관계가 있다.

수직융합버전스 검사값

수직융합버전스 상태를 결정하는데 사용될 수 있는 검사데이터가 이 범주에 속한다. 직접적이나 간접적인 방법으로 기능을 평가할 수 있는 이전의 그룹과는 달리 수직버전스는 직접적인 방법으로만 기능을 측정할 수 있다.

상방 이향운동(supravergence) 및 하방 이향운동(infravergence)

우안 하방이향운동(right infravergence)은 우안상사위를 보정하기 위한 융합버전스이며, 우안 상방이향운동(right supravergence)은 우안하사위를 보정하기 위한 융합버전스이다. 우안 상방이향운동을 측정할 때 피검자의 우안앞에 BD 프리즘을 가입시키고, 가능한 타게트가 선명하고 하나로 보이는 상태를 유지하며, 복시가 나타나면 보고하도록 한다. 이 검사는 피검자의 눈앞에 BD 프리즘이 서서히 가입될 때 양안 중심와 주시상태를 유지할 수 있는 능력을 측정하는 것이다. 복시가 나타나면 분리점으로 기록하고, 다음 프리즘 도수를 서서히 가입시켜 다시 타게트가 하나로 융합되는 회복점을 측정한다. 우안 하방이향운동은 우안에 BU 프리즘을 가입시키고 측정한다.

수직방향 주시시차 검사

수평방향 주시시차 검사와는 대조적으로 강제버전스 검사(forced vergence testing)가 필요하지 않다. 일부 융합제거사위(associated phoria)를 0으로 감소시키는 프리즘 도수가 가장 정확하며 쉽게 받아들여지는 수직사위의 프리즘보정법으로 고려된다[23].

안구운동능력 데이터

피검자의 안구운동 능력을 결정하는데 사용될 수 있는 검사데이터가 이 범주에 속한다. 직접적이나 간접적인 방법으로 기능을 평가할 수 있는 이전의 그룹과는 달리 주시상태, 홱보기 및 따라보기 능력을 직접적인 방법으로만 측정한다.

주시 상태

피검자에게 적어도 10초 동안 주시상태를 유지하도록 하고, 주시상태를 자각적으로 평가한다.

홱보기 능력

홱보기 능력을 평가할 수 있는 가장 일반적인 방법은 제 1장의 표 1.8에 언급된 NSUCO 안구운동능력 검사법을 이용하는 것이다. 이 검사나 과거력으로부터 문제점이 의심되는 경우 발달안구운동(Development Eye Movement; DEM) 검사를 실시하는 것이 가장 좋다.

이 검사는 나이 및 학년별 예상값과 함께 핵보기 능력을 정량적으로 평가할 수 있다.

따라보기 능력

따라보기 능력을 평가할 수 있는 가장 일반적인 방법은 제 1장의 표 1.9에 언급된 척도를 이용하는 NSUCO 안구운동능력 검사법이다.

안구일치 및 조절성폭주의 상호작용 검사(Motor Alignment and Accommodative Convergence Interaction test ; MAIT)

사위의 방향과 정도를 평가하기 위한 검사

가림검사 및 여러 가지 사위검사 등이 중요한 이유는 사례분석을 위한 출발점을 제공하기 때문이다. 이러한 검사법은 원거리 및 근거리에서 실시하는 마독스봉 검사법, 수정된 Thorington 검사법, von Graefe법 및 가림검사 등이다.

이러한 검사로부터 얻은 정보의 두 가지 중요한 부류는 원거리 및 근거리에서 사위의 양과 방향이다. 본 교재에서 사용하는 분류법은 원거리 및 근거리에서 측정한 사위에 크게 의존한다. 본 교재에서 고려되는 가장 일반적인 양안시이상은 모두 부분적으로 원거리 및 근거리 사위의 상호관계에 의해 정의된다. 원거리사위는 긴장성폭주가 반영된 것이며, 융합자극이 제거되고 조절이 이완되며 굴절이상이 교정된 상태에서 원거리물체를 주시하도록 하고 측정된다. 긴장성폭주는 외안근의 긴장상태로 유지되는, 실제로 측정할 수 없는 해부학적인 휴식상태인 개산상태로부터 반응하는 이향운동이다. 근거리사위는 AC/A 비가 기초가 된다.

또 다른 중요하게 고려할 사항은 사위와 이를 보정하는 융합버전스 사이의 관계이다. 눈이 양안 중심와 주시상태로부터 편위되는 경향(사위)은 융합버전스에 의해 조절된다. 외사위는 양성융합버전스로 보정하며, 내사위는 음성융합버전스로 보정한다. 우안상사위는 우안하방이향운동(right infravergence)에 의해 보정된다.

사위를 취급할 때 직접적인 측정값뿐 아니라 간접적인 측정값을 고려해야 한다. 예를 들어 외사위이며 안정피로 증상이 있다면 양성융합버전스와 관련된 검사항목의 전부 또는 대부분에서 예상값보다 낮게 측정될 것이다.

가림검사에서 상당한 정도의 외사위가 존재하면 처음부터 양성융합버전스 관련 검사값에 주의를 기울여야 하고, 상당한 정도의 내사위가 존재하면 음성융합버전스 관련 검사항목을 세밀하게 검토해야 한다. 원거리나 근거리에서 상당한 정도의 사위가 없으면 조절기능 관련 검사항목에 주의를 기울여야 한다.

주시시차

주시시차 분석의 주 장점은 양안시 상태에서 검사를 하므로 보다 자연스러운 상태에서 평가할 수 있다는 점이다. 융합자극이 없는 상태에서 실시되는 사위와 이향운동 검사는 실제로 시스템이 양안시 상태에서 작용하는 방법을 반영하지 못한다. 연구 결과 주시시차를 이용한 양안시 상태의 분석은 증상을 갖기 쉬운 피검자를 결정하는데 유익한 것으로 나타났다[8].

주시시차는 다른 검사결과로 불편한 증상의 원인을 밝히지 못하였을 때 가장 중요한 가치가 있으며, 이러한 경우 피검자의 문제점을 이해할 수 있도록 해준다(제 14장).

AC/A 비

원거리와 근거리 편위도 사이의 관계가 사례분석에서 가장 중요한 부분이다. AC/A 비가 이러한 관계를 결정하는데 중요한 요인이므로 사례분석법에서 매우 중요하며, 사위의 처치 순서를 결정하는데 핵심 요인이다.

시각 이상의 분류 및 증후군의 확인

임상실무에서 한정된 숫자의 조절이상, 안구운동이상 및 비사시성 양안시이상과 직면하게 되며, 이러한 이상상태를 분류하는데 도움이 되는 여러 가지 분류법이 있다. 가장 일반적인 것은 Duane 분류법이다[20] :

- 폭주부족
- 폭주과다
- 개산부족
- 개산과다

이 분류는 원래 사시를 구분하기 위해 Duane이 개발한 것이며, 후에 Tait[24]이 비사시성 양안시이상을 분류하기 위하여 확장시킨 것이다.

이것은 서술적인 분류법이며 반드시 이상상태의 원인을 의미하지는 않는다. 양안시 관련 문제점은 원거리와 근거리에서 측정된 사위의 유형에 따라 서술된다. 그러나 Duane 분류법은 제한점을 갖는다. 위의 목록처럼 4가지 분류만 가능하다. 그러나 임상에서는 Duane 분류법에 적용되지 않는 여러 가지 다른 가능한 문제점이 결합된 상태를 발견할 수 있다. 예를 들어 Wick[18]이 설명한 것처럼 이 분류법이 갖는 한 가지 문제점은, 원거리와 근거리에서 내사위도나 외사위도가 같은 경우에 대한 분류가 없다는 점이다. Duane 분류에 포함되지 않는 또 다른 부류는 융합버전스 기능이상(fusional vergence dysfunction)이다[25]. 이것은 원거리나 근거리에서 상당한 정도의 사위가 존재하지 않지만 BI 및 BO 방향에서 융합버전스의 양이 모두 감소된 상태이다.

이러한 점과 기타 몇 가지 제한점 때문에 Wick[18]는 Duane 분류법을 확장시키고 원거리사위도(긴장성폭주)와 AC/A 비를 기초로 양안시이상에 대한 다른 분류법을 소개하였다. 이 분류는 모든 가능한 조합을 고려할 수 있으며 양안시이상에 대하여 본 교재에서 채택한 분류법이다. 이 시스템에서는 Duane이 제시한 4가지 분류가 아니라 9가지 진단이 가능하다.

9가지의 가능한 진단은 AC/A 비를 기초로 양안시 관련 문제점을 3가지 부류로 나눌 수 있다. 3가지 부류는 낮은 AC/A 비, 정상 AC/A 비 및 높은 AC/A 비이다. 이들 각각의 부류는 다시 3가지(원거리에서 외사위, 정위 또는 내사위)로 구분할 수 있다(표 2.4). 폭주과다와 폭주부족 및 개산과다와 개산부족이 포함되지만, 본 분류에서는 폭주과다와 폭주부족의 두 가지 유형을 갖는다는 것이 주된 차이점이다. 덧붙여 융합버전스 기능이상, 기본형 내사위와 기본형 외사위가 가능한 진단이다. 이들 여러 가지 부류의 각각에 대하여 처치방법이 다르므로, 양안시이상과 조절이상을 가능하다면 정밀하게 세분하는 것이 바람직하다.

위에서 언급한 9가지의 양안시이상은 모두 수평방향의 사위와 관계된 것이다. 수직사위가 발생할 수 있으며, 우안상사위나 좌안상사위로 분류된다.

본 교재에서 사용한 조절이상에 대한 분류법은 원래 Donders[26]가 고안한 것이며 Duke-Elder와 Abrams[27]가 확장하였으며, 옵토메트리 전문가들이 널리 사용하고 있다[28-30]. 조절이상은 조절부족, 조절지속능력 부족, 조절과다 및 조절 용이성 부족 등이 포함된다(표 2.4).

안구운동 기능이상에 관해서는 안구운동 기능이상이라는 한 가지 진단부류만 사용할 것이다. 이 진단은 주시상태, 홱보기 및 따라보기에 문제점을 갖는 상태와 관련된다.

이러한 분류시스템과 다른 가능한 증후군에 대한 지식을 갖게 되면 검사데이터를 분석하는데 기본적으로 필요한 지식을 완전히 갖추게 된다.

표 2.4. *양안시이상, 조절이상 및 안구운동이상의 분류*

양안시이상

AC/A 비가 낮은 경우
1. 원거리 정위 - 폭주부족
2. 원거리 외사위 - 폭주부족
3. 원거리 내사위 - 개산부족

AC/A 비가 정상인 경우
1. 원거리 정위 - 융합버전스 기능이상
2. 원거리 외사위 - 기본형 외사위
3. 원거리 내사위 - 기본형 내사위

AC/A 비가 높은 경우
1. 원거리 정위 - 폭주과다
2. 원거리 내사위 - 폭주과다
3. 원거리 외사위 - 개산과다

수직방향 양안시이상
1. 우안상사위 또는 좌안상사위

조절이상
1. 조절부족
2. 조절지속능력 부족
3. 조절과다
4. 조절 용이성 부족

안구운동 이상
1. 안구운동 기능이상

양안시이상, 조절이상 및 안구운동이상

15가지의 양안시이상, 안구운동이상 및 조절이상에 대한 각각의 특징을 밑에 간단하게 설명하였다. 또한 8장부터 12장에 걸쳐서 이들 각각의 특성, 정밀감별 및 처치방법이 자세하게 소개되었다.

양안시이상의 분류

제1부류 : AC/A 비가 낮은 양안시이상

원거리 정위 - 폭주부족

이 부류는 원거리 정위(긴장성폭주가 정상상태), 낮은 AC/A 비 및 근거리에서 중도 이상의 외사위를 갖는다.

특징

1. 증상

다음 모든 사항은 독서나 기타 근거리작업과 연관된다.

- 안정피로 및 두통
- 간헐적으로 흐리게 보임
- 간헐적인 복시
- 하루 중 시간이 지날수록 증상이 악화됨
- 열감 및 유루
- 근거리작업을 지속하고 집중하기가 곤란함
- 지면에서 글씨가 움직이는 증세
- 독서할 때 졸림
- 장시간 독서할 때 독서내용의 이해력이 저하됨
- 독서속도가 느림

2. 징후

- 근거리에서 중도 이상의 외사위나 간헐적으로 외사시가 발생
- 근거리에서 양성융합버전스의 감소
- 근거리작업시 간헐적인 억제상태
- AC/A 비가 낮음
- +2.00D 렌즈에 의한 양안 조절 용이성 검사에 불합격
- MEM 검영법 및 양안시 크로스실린더 검사값이 낮음
- 음성상대조절력이 낮음
- 외편위 주시시차

원거리 외사위 - 폭주부족

이 부류의 피검자는 원거리 외사위(긴장성폭주가 낮음)와 낮은 AC/A 비를 갖는다. 따라서 근거리 사위도는 원거리 사위도보다 상당히 더 높다. 이 유형은 원거리에서 정위인 이전의 외사위와 다른 유형이다.

특징

1. 증상

다음 모든 사항은 독서나 기타 근거리작업과 연관된다.

- 안정피로 및 두통
- 간헐적으로 흐리게 보임
- 간헐적인 복시
- 하루 중 시간이 지날수록 증상이 악화됨
- 열감 및 유루
- 근거리작업을 지속하고 집중하기가 곤란함
- 지면에서 글씨가 움직이는 증상
- 독서시 졸림
- 장시간 독서시 독서내용의 이해력이 저하됨
- 독서속도가 느림
- 원거리에서 외사위도가 심하면 위의 여러 가지 증상이 원거리 주시상태에서도 나타날 수 있다

2. 징후

- 원거리보다 근거리에서 외사위도가 더 높다
- 원거리 및 근거리에서 양성융합버전스 감소
- BO 프리즘 가입시 근거리에서 이향운동 용이성이 저하되며, 원거리에서도 저하될 수 있다
- 근거리작업시 간헐적인 억제상태
- 억제의 정도가 심하면 입체시가 저하될 수 있다
- 폭주근점이 멀어짐
- AC/A 비가 낮음
- +2.00D 렌즈에 의한 양안 조절 용이성 검사에 불합격
- MEM 검영법 및 양안시 크로스실린더 검사값이 낮음
- 음성상대조절력이 낮음
- 원거리 및 근거리에서 외편위 주시시차

원거리 내사위 - 개산부족

이 부류는 원거리에서 내사위(긴장성폭주가 높음)이고 AC/A 비가 낮으며, 따라서 원거리 사위도가 근거리 사위도보다 훨씬 더 높을 것이다.

특징

1. 증상

- 원거리작업과 관련하여 안정피로가 발생
- 원거리 물체를 볼 때 가끔 흐려 보임
- 원거리 물체를 볼 때 가끔 두 개로 보임
- 하루 중 시간이 지날수록 증상이 악화됨
- 이러한 증상은 일반적으로 최근에 갑자기 발생한 것이 아니라 장기간 지속된 상태일 것이다.

2. 징후

- 원거리에서 내사위도가 근거리보다 더 심하다
- 원거리에서 음성융합버전스가 낮다
- 원거리에서 BI 프리즘 가입시 버전스 용이성이 저하됨
- 원거리에서 내주시시차를 보임

제2부류 : AC/A 비가 정상인 양안시이상

원거리 정위 - 융합버전스 기능이상

이 부류는 원거리와 근거리에서 정위이거나, 원거리와 근거리 모두에서 낮은 정도의 내사위나 외사위를 갖는다. 이 부류의 중요한 특징은 사위도가 아니라 융합버전스 검사값이다. 융합버전스 기능이상은 융합버전스의 범위가 BI 및 BO 방향 모두에서 감소된 상태이다. 피검자가 약한 정도의 사위임에도 불구하고 증상을 가질 때 부등상시, 회선사위, 잠복원시 및 상사위 등이 존재하는지 고려해야 한다.

특징

1. 증상

다음의 모든 증상은 독서나 근거리작업과 연관된다.

- 안정피로 및 두통
- 간헐적으로 흐리게 보임
- 하루 중 시간이 지날수록 증상이 악화됨
- 열감 및 유루

- 근거리작업을 지속하고 집중하기가 곤란함
- 독서할 때 졸림
- 장시간 독서할 때 독서내용의 이해력이 저하됨
- 독서속도가 느림

2. 징후

- 원거리와 근거리에서 정위 또는 낮은 정도의 내사위나 외사위
- 원거리와 근거리에서 음성 및 양성 융합버전스의 양이 감소됨
- BO 및 BI 프리즘을 가입하면 근거리에서 이향운동 용이성이 저하되며, 원거리에서도 저하될 수 있음
- 양성 및 음성 상대조절력이 낮음
- 플러스 및 마이너스 렌즈를 이용한 양안 조절 용이성 검사에 불합격
- 단안 조절 용이성은 정상임

원거리 외사위 - 기본형 외사위

이 부류는 원거리에서 외사위(긴장성폭주가 낮음)이며 AC/A 비는 정상이고 근거리 사위도는 원거리 사위도와 거의 같을 것이다.

특징

1. 증상

- 원거리작업 및 근거리작업과 관련된 안정피로
- 원거리 및 근거리에서 가끔 흐려 보임
- 원거리 및 근거리에서 가끔 복시 발생
- 하루 중 시간이 지날수록 증상이 악화됨

2. 징후

- 원거리와 근거리에서 거의 같은 정도의 외사위를 가짐
- 원거리 및 근거리에서 양성융합버전스가 감소됨
- BO 프리즘 가입 시 원거리와 근거리에서 이향운동 용이성이 저하됨
- 음성상대조절력이 낮음
- 플러스 렌즈에 의한 양안 조절 용이성 검사에 실패함
- MEM 검영법 및 양안시 크로스실린더 검사값이 낮음

• 원거리 및 근거리에서 외주시시차를 가짐
• 제 Ⅲ 유형의 주시시차곡선을 보임

원거리 내사위 - 기본형 내사위

이 부류는 원거리에서 내사위(긴장성폭주가 높음)이며 AC/A 비는 정상이고 근거리 사위도는 원거리 사위도와 거의 같을 것이다.

특징

1. **증상**
   • 원거리작업 및 근거리작업과 관련된 안정피로
   • 원거리 및 근거리에서 가끔 흐린 증상
   • 원거리 및 근거리에서 가끔 복시 발생
   • 하루 중 시간이 지날수록 증상이 악화됨

2. **징후**
   • 원거리와 근거리에서 거의 같은 정도의 내사위를 가짐
   • 원거리 및 근거리에서 음성융합버전스가 감소됨
   • BI 프리즘 가입 시 원거리와 근거리에서 이향운동 용이성이 저하됨
   • 양성상대조절력이 낮음
   • 마이너스 렌즈에 의한 양안 조절 용이성 검사에 실패함
   • MEM 검영법 및 양안시 크로스실린더 검사값이 높음
   • 원거리 및 근거리에서 내주시시차를 가짐
   • 제 Ⅱ 유형의 주시시차곡선을 보임

제3부류 : AC/A 비가 높은 양안시 이상

원거리 정위 - 폭주과다

이 부류는 원거리에서 정위(긴장성폭주가 정상임)이며 AC/A 비가 높다. 따라서 근거리에서 상당한 정도의 내사위를 갖는다.

특징

1. 증상

다음 모든 사항은 독서나 근거리작업과 연관된다.

- 안정피로와 두통
- 가끔 흐려 보인다.
- 가끔 복시가 나타난다.
- 하루 중 시간이 지날수록 증상이 악화된다.
- 열감 및 유루
- 장시간 독서나 근거리작업이 불가능하고 집중하기 곤란하다.
- 지면에서 활자가 움직이는 것처럼 보인다.
- 독서 시 졸립다.
- 장시간 독서 시 독서내용의 이해력이 감소한다.
- 독서속도가 느리다.

2. 징후

- 근거리에서 상당한 정도의 내사위를 갖는다.
- 근거리에서 음성융합버전스가 감소한다.
- 근거리에서 BI 프리즘 가입 시 이향운동 용이성이 저하된다.
- 양성상대조절력이 낮다.
- 마이너스 렌즈에 의한 양안 조절 용이성 검사에 실패한다.
- MEM 검영법 및 양안시 크로스실린더 검사값이 높다.
- 근거리에서 내주시시차를 보인다.

원거리 내사위 - 폭주과다

이 부류는 원거리에서 낮거나 중도의 내사위(긴장성폭주가 높음)를 가지며 AC/A 비가 높다. 따라서 근거리에서 내사위도가 원거리 내사위도보다 상당히 높다.

특징

1. 증상

다음 모든 증상은 독서나 근거리작업과 연관된다.

- 안정피로와 두통

- 가끔 흐려 보인다.
- 가끔 복시가 나타난다.
- 하루 중 시간이 지날수록 증상이 악화된다.
- 열감 및 유루
- 장시간 독서나 근거리작업이 불가능하고 집중하기 곤란하다.
- 지면에서 활자가 움직여 보인다.
- 독서 시 졸립다.
- 장시간 독서 시 독서내용의 이해력이 감소한다.
- 독서속도가 느리다.
- 원거리에서 내사위도가 높으면 원거리 물체를 볼 때 가끔 복시, 흐려 보임 및 안정피로 증상을 가질 수 있다.

2. 징후

- 원거리 내사위도보다 근거리에서 내사위도가 더 높다.
- 원거리와 근거리에서 음성융합버전스가 감소한다.
- 원거리와 근거리에서 BI 프리즘 가입 시 이향운동 용이성이 저하된다.
- 양성상대조절력이 낮다.
- 마이너스 렌즈에 의한 양안 조절 용이성 검사에 실패한다.
- MEM 검영법 및 양안시 크로스실린더 검사값이 높다.
- 원거리와 근거리에서 내주시시차를 보인다.

원거리 외사위 - 개산과다

이 부류는 원거리에서 낮거나 중도의 외사위(긴장성폭주가 낮음)를 가지며 AC/A 비가 높다. 따라서 근거리에서 외사위도가 원거리 외사위도보다 상당히 낮을 것이다.

특징

1. 증상

- 부모가 가끔 눈이 바깥쪽으로 돌아간 상태를 관찰한다.
- 가끔 근거리작업 시 안정피로가 나타난다.
- 밝은 불빛에서 어린이가 가끔 한쪽 눈을 감는다.

2. 징후

- 근거리보다 원거리에서 외사위도가 더 높거나 가끔 외사시를 보인다.

- 계산 AC/A 비가 높다.
- 원거리에서 억제가 나타난다.
- 폭주근점이 정상이다.
- 음성융합버전스의 양은 낮지만 양성융합버전스는 적절하다.
- 제 1도 및 제 2도 융합이 곤란하다.
- 일반적으로 근거리에서 입체시는 정상이다.

제4 부류 : 수직방향 이상

수직방향의 편위는 위쪽이나 아래쪽으로 나타낼 수 있다. 수직편위가 사위라면 우안상사위와 좌안하사위는 같은 뜻이다. 보통 하사위라는 용어는 잘 사용하지 않고 우안 상사위나 좌안 상사위로 구분한다.

특징

1. 증상

- 흐려 보임
- 두통
- 안정피로
- 복시
- 차멀미 증상을 갖는다.
- 지속적인 시작업을 하는 동안 주의력이나 집중력이 떨어진다.
- 독서할 때 졸립다.
- 독서할 때 읽던 곳을 자주 잃어버리고 다른 줄로 되돌아간다.

2. 징후

- 머리위치가 비정상적이다.
- 상사위
- 수평방향 양성 및 음성 융합버전스가 모두 낮다.
- 원거리와 근거리에서 BO 및 BI 프리즘 가입 시 이향운동 용이성이 저하된다.
- 수직융합버전스가 낮거나 비정상적으로 높을 수 있으며, 수직편위가 지속된 정도에 좌우된다.

조절이상의 분류

조절부족

1. 증상

- 노안과 관련된 증상과 매우 유사하다.
- 근거리물체가 흐려 보인다.
- 근거리작업과 연관되어 불편감과 긴장감을 느낀다.
- 근거리작업과 연관되어 피로를 느낀다.
- 독서할 때 주의력이나 집중력이 떨어진다.

2. 징후

- 조절력이 낮다.
- 양성상대조절력이 낮다.
- 마이너스 렌즈에 의한 단안 및 양안 조절 용이성 검사에 실패한다.
- 근거리에서 내사위를 갖는다.
- MEM 검영법 및 양안시 크로스실린더 검사값이 높다.

조절 지속능력 불량(Ill-sustained Accommodation)

1. 증상

- 조절부족과 관련된 증상과 아주 유사하다.
- 근거리 물체가 흐려 보인다.
- 근거리작업과 연관되어 불편감과 긴장감을 느낀다.
- 근거리작업과 연관되어 피로를 느낀다.
- 독서할 때 주의력이나 집중력이 떨어진다.

2. 징후

- 조절력을 한 번 측정했을 때에는 정상이지만 5~10회 반복 측정하면 감소한다.
- 양성상대조절력이 낮다.
- 마이너스 렌즈에 의한 단안 및 양안 조절 용이성 검사에 실패하며, 시간이 지날수록 수행능력이 감소할 수 있다.
- 근거리에서 내사위를 갖는다.

• MEM 검영법 및 양안시 크로스실린더 검사값이 높다.

조절과다

1. 증상

• 근거리작업과 관련하여 안정피로와 두통을 갖는다.
• 원거리물체가 가끔 흐려 보인다.

2. 징후

• 시력측정값이 변동적이다.
• 정적 검영값 및 자각식 굴절검사값이 변동적이다.
• 낮은 정도의 도난시를 갖는다.
• MEM 검영법 및 양안시 크로스실린더 검사값이 낮다.
• 음성상대조절력이 낮다.
• 근거리에서 내사위를 가지며 원거리에서도 내사위를 가질 수 있다.
• 플러스 렌즈에 의한 단안 및 양안 조절 용이성 검사에 실패한다.

조절 용이성 부족(Accommodative Infacility, Inertia of Accommodation)

1. 증상

• 원거리에서 근거리 또는 근거리에서 원거리로 시선을 옮길 때 초점을 맞추기가 어렵다.
• 근거리작업과 연관되어 안정피로를 갖는다.
• 독서 시 주의력이나 집중력이 불량하다.
• 근거리작업과 연관되어 가끔 흐려 보인다.

2. 징후

• 플러스 및 마이너스 렌즈에 의한 단안 및 양안 조절 용이성 검사에 실패한다.
• 양성 및 음성 상대조절력이 낮다.

안구운동 이상의 분류

일부에서 안구운동과 관련된 문제점을 확보기 기능이상과 따라보기 기능이상으로 분류한다. 경험에 의하면 한 가지 기능에서만 어려움이 있는 상태를 발견하는 것은 드물다. 일반적으로 안구운동과 관련된 문제점을 갖는 피검자는 주시상태, 핵보기 및 따라보기의 문제점을 모두 갖는다. 본 교재에서는 안구운동 기능이상이라는 용어를 3가지 모두 문제가 있는 상태로 언급하겠다.

특 징

1. 증상

일반적으로 독서하는 동안 눈을 사용하는 것과 연관된다.

- 머리를 과다하게 움직인다.
- 읽던 곳을 자주 잃어버린다.
- 단어를 건너뛰면서 읽는다.
- 한 줄을 건너뛴다.
- 독서속도가 느리다.
- 이해력이 부족하다.
- 주의해서 읽는 시간이 짧다.
- 칠판의 글씨를 베껴 쓰기가 곤란하다.
- 숫자가 종으로 나열된 수학문제를 풀기가 곤란하다.
- 컴퓨터 자동채점표를 이용한 심리테스트나 지능테스트를 치르기가 곤란하다.
- 운동능력이 불량하다.

2. 징후

- Visagraph의 측정결과가 학년 수준에 맞는 능력보다 낮다.
- 발달 안구운동 검사(DEM)에서 점수가 15% 이하이다.
- NSUCO 안구운동 검사에서 점수가 15% 이하이다.

표 2.5는 위에서 언급한 조절이상과 양안시이상의 진단검사 결과를 요약한 것이다.

표 2.5. *일반적인 조절성 및 비사시성 양안시이상의 진단검사 결과 요약*

상태	가림검사	AC/A 비	폭주 근점	비전스폭	버전스 용이성	입체시	조절력	양안조절 용이성	단안조절 용이성	NRA/PRA	MEM
조절부족	예측유형없음	정상	정상	근거리 BO blur 낮을 수 있음	정상	정상	낮음	〈−〉 실패	〈−〉 실패	PRA 낮음	높음
조절지속 능력부족	예측유형없음	정상	정상	근거리 BO blur 낮을 수 있음	정상	정상	정상	〈−〉 실패	〈−〉 실패	PRA 낮음	높음
조절과다	예측유형없음	정상	정상	근거리 BI blur 낮을 수 있음	정상	정상	정상	〈+〉 실패	〈+〉 실패	NRA 낮음	낮음
조절용이성 부족	예측유형없음	정상	정상	근거리 BO 및 BI blur 낮을 수 있음	정상	정상	정상	〈+〉 및 〈−〉 실패	〈+〉 및 〈−〉 실패	PRA 및 NRA 낮음	정상
폭주부족	근거리 높은 외사위	낮음	후퇴	낮은 BO	BO 낮음	정상	정상	〈+〉 실패	정상	NRA 낮음	낮음
폭주과다	근거리 높은 내사위	높음	정상	낮은 BI	BI 낮음	정상	정상	〈−〉 실패	정상	PRA 낮음	높음
융합버전스 기능이상	낮은 외사위 또는 낮은 내사위	정상	정상	낮은 BO 및 BI	BO 및 BI 모두 낮음	정상	정상	〈+〉 및 〈−〉 실패	정상	PRA 및 NRA 낮음	정상
개산부족	원거리 높은 내사위	낮음	정상	원거리 낮은 BI	원거리 BI 낮음	정상	정상	정상	정상	정상	정상
개산과다	원거리 높은 외사위	높음	정상	원거리 낮은 BO / 근거리 낮은 BI	원거리 BO 낮음, 근거리 BI 낮음	정상	정상	정상	정상	정상	정상
기본외사위	원근 동일한 외사위	정상	정상	원근 모두 낮은 BO	원근 모두 BO 낮음	정상	정상	〈+〉 실패	정상	NRA 낮음	낮음
기본내사위	원근 동일한 내사위	정상	정상	원근 모두 낮은 BI	원근 모두 BI 낮음	정상	정상	〈−〉 실패	정상	PRA 낮음	높음

사례 분석 : 흐름도의 이용법

사례분석법의 이용은 그림 2.2처럼 흐름도로 예시할 수 있다.

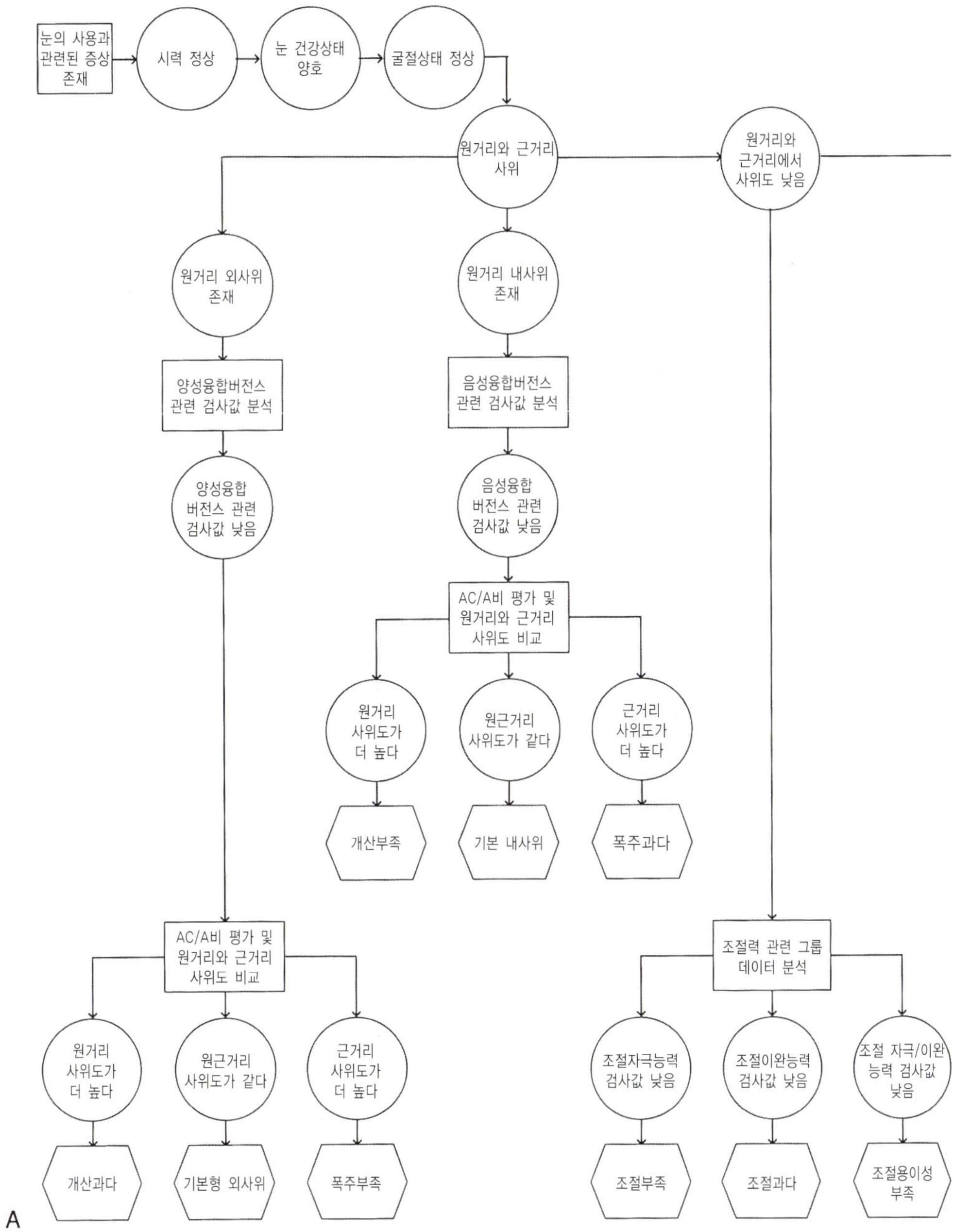

그림 2.2. 사례분석법에서 진단을 위한 흐름도.

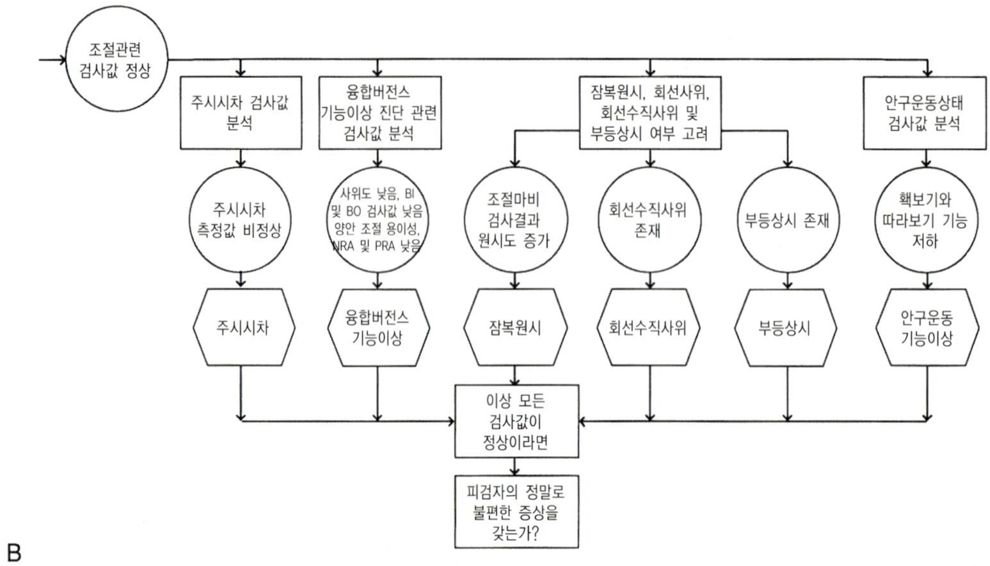

그림 2.2. 계속

초기 검사 : 과거력 및 비기능성 병인을 배제시키기 위한 검사

조절이상, 안구운동이상 및 양안시이상은 흔히 특징적인 증상 및 징후를 가지며, 대표적인 증상 및 징후는 다음과 같다 :

- 과다하게 눈을 깜박인다
- 독서나 근거리작업과 연관하여 눈의 피로감을 느낀다
- 열감 및 유루
- 근거리작업과 연관된 두통
- 근거리작업의 지속능력 결여
- 집중력 불량
- 가끔 복시 발생
- 단어가 움직이는 느낌
- 빛에 예민하다
- 근거리나 원거리 물체가 흐려 보임
- 원거리에서 근거리 또는 근거리에서 원거리로 시선을 옮길 때 흐려 보인다
- 작업거리가 눈에 너무 가깝다
- 한쪽 눈을 감거나 가린다

- 독서 시 읽던 위치를 잃는다
- 읽던 줄을 건너뛴다
- 독서속도가 느리다
- 독서내용의 이해력이 불량하다
- 머리를 기울이거나 얼굴을 돌린다

주요 결정사항은 눈의 사용과 불편한 증상 사이에서 특정한 유형이나 관계가 있는지 여부를 파악하는 것이다. 피검자가 피로를 느낄 때 하루 중 일과가 끝날 무렵 증상이 심해지는지 아니면 눈을 장시간 사용했을 때 심해지는지 여부를 파악해야 한다. 그러한 유형이 발견되지 않는다면 비기능성 원인 및 꾀병과 같은 다른 원인을 고려해야 한다.

조절이상, 안구운동이상 및 양안시이상은 여러 가지 비기능성 원인이 있다. 이러한 원인 가운데 여러 가지는 과거력을 적절하게 조사하여 배제시킬 수 있다. 대부분 조절이상이나 양안시이상이 가능한 원인이라고 가정할 수 있지만, 과거력과 최소한의 데이터베이스를 세밀하게 분석하여 다른 원인의 가능성도 고려해야 한다. 제 8장부터 12장까지 이러한 비기능성 원인에 대하여 자세하게 다루겠다. 디스플래이 2.1은 과거력을 조사하기 위한 설문지를 나타낸 것이다. 조절이상, 안구운동이상 및 양안시이상의 비기능성 원인을 배제시키기 위해 작성된 최소 데이터베이스는 다음과 같다 :

- 외모의 평가
- 동공상태 평가
- 플래시 불빛을 흔들면서 검사
- 색각검사
- 검안경검사
- 동향운동검사
- 원거리 및 근거리에서 가림검사
- 눈의 주요 주시위치에서 가림검사
- 마주본 상태에서 시야검사

흐름도는 이러한 관심사항을 반영한 것이며, 정확하게 진단을 내리는 과정에서 이러한 증상과 관련이 있는 보다 심각한 원인이 확실하게 배제될 때까지 진단을 보류해야 한다. 시력, 동공상태, 공동성 안구운동 검사, 눈의 내부와 외부의 건강상태 검사 및 굴절검사 등은 정밀감별에서 모두 중요한 요소로 작용한다. 이러한 정밀진단 과정을 더욱 자세히 언급한 여

Dispaly 2.1. 비기능성 원인을 배제시키기 위한 과거력 조사 설문지
이러한 증상이 언제부터 시작되었는가? 최근에 아픈 적이 있었는가? 어떠한 의학적 처치를 받았는가? 식욕에 변화가 있었는가? 잠자는 습관에 변화가 있었는가? 최근 체중이 상당한 정도로 증가 또는 감소하였는가? 현기증이 있는가? 두통이 있는가? 언제 두통이 나타나는가? 밤에 자다가 두통으로 깬 적이 있는가? 최근에 외상이 있었는가? 균형을 잡는데 어려움이 있는가? 헛소리를 한 적이 있는가? 근육이 쇠약한 상태를 경험하였는가? 어떠한 마비증상이나 몸이 쑤시는 감각이 있었는가?

러 가지 좋은 자료가 있다[31-33].

원거리나 근거리에서 상당한 사위가 존재하는 경우

과거력으로부터 조절이상, 안구운동이상 또는 양안시이상이 제시되고 비기능성이나 굴절이상에 의한 것이 아니라고 판단되면, 조절이상이나 양안시이상을 확인하기 위해 사례를 분석할 때 주의를 기울여야 한다.

그림 2.3은 이 과정의 다음 단계를 예시한 것이다. 사례분석에서 처음 고려할 사항은 원거리와 근거리 사위도 및 AC/A 비이다. 첫 번째 단계로 원거리와 근거리에서 사위도를 조사하고, 이 정보를 기초로 데이터를 분석하기 위한 출발점을 설정할 수 있다.

분석 과정에서 다음 단계는 사위도를 측정하고 정상 값과 비교하는 것이다. 이 결과로부터 특정 진단을 지지할 수 있는 데이터의 추이를 파악하기 위하여 관련 검사항목의 데이터를 조사하고 분석한다. 사위나 어떤 한 가지 검사값만 정상으로부터 벗어난 상태는 거의 중요하지 않다. 내사위라면 음성융합버전스 관련항목의 검사값에 주의를 기울여야 한다. 여기서 임상적인 가설은 피검자의 증상이 내사위나 음성융합버전스의 부족에 의해 나타나는 2차적인 증상이라는 것이다. 3가지 주된 가능성은 폭주과다, 개산부족 또는 기본형 내사위이다. 3가지 중에서 어느 것인지 결정하기 위해서는 원거리와 근거리에서 사위의 관계와 함께 AC/A 비를 분석해야 한다. 이 단계를 기초로 해당 주시거리에서 음성융합버전스에 대한 직

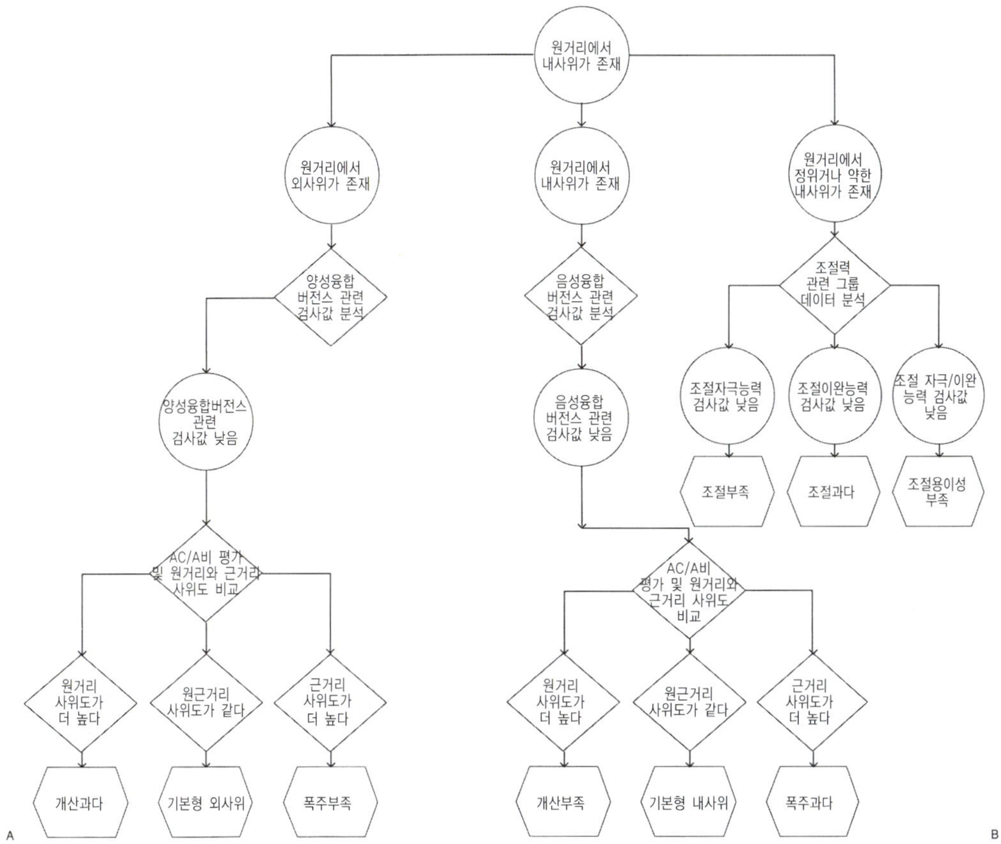

그림 2.3. 사례분석에서 처음에 관심을 갖는 사항이 원거리 및 근거리 사위와 AC/A 비임을 나타내는 흐름도.

접 및 간접 측정값을 검토한다. 예를 들어 피검자가 근거리에서 12△ 내사위이고 원거리에서 2△ 내사위라면 폭주과다가 가장 가능성 있는 가정이며, 이 가정을 확인하기 위하여 근거리 융합버전스 관련항목의 데이터를 조사한다(그림 2.4).

음성융합버전스 관련 항목의 검사값이 전반적으로 예상값보다 낮으면 이 가설이 적중했음을 확인시켜 주는 것이고 폭주과다라는 진단을 내릴 수 있게 된다. 그러나 다른 가능성이 존재할 수 있는지 확인해야 한다. 이 내용이 흐름도에 나와 있다. 근거리에서 내사위가 존재하는 것 자체만으로 피검자가 내사위를 가지며 음성융합버전스가 낮은 유형의 문제점을 갖는다고 제시하는 것은 아니다. 내사위가 존재하지만 실제 원인이 조절과 관련된 문제점인 경우가 많이 있다.

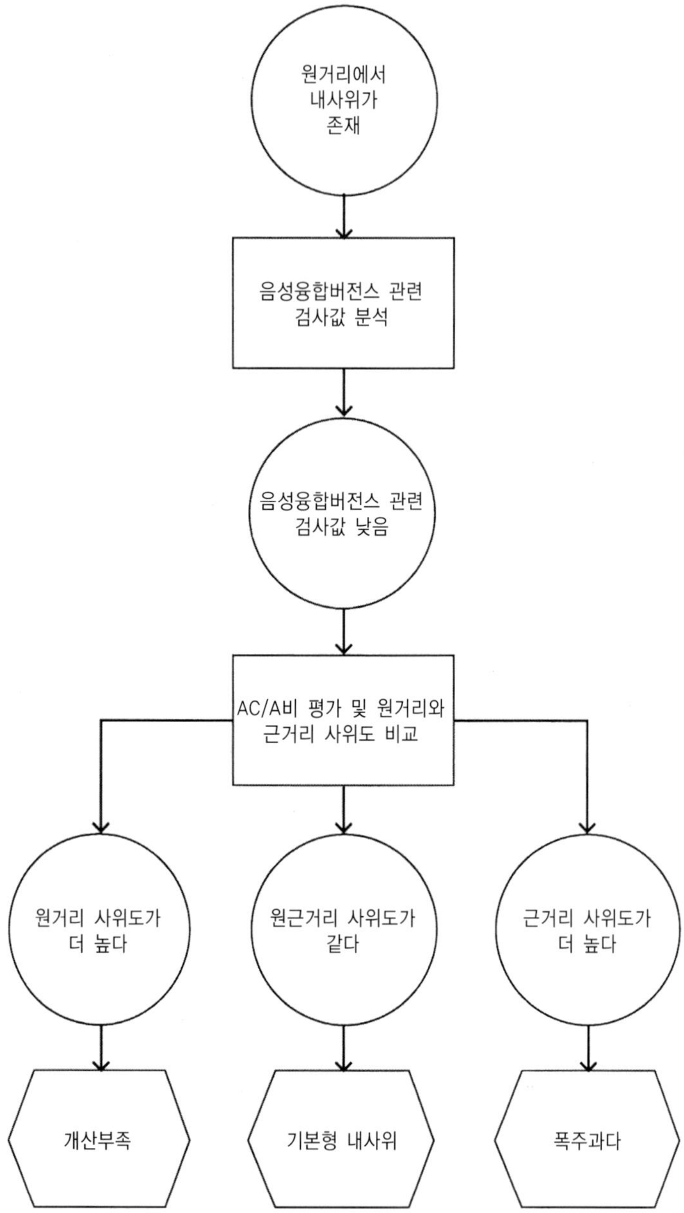

그림 2.4. 음성융합버전스 그룹 데이터와 관련된 흐름도.

따라서 내사위가 존재한다면 처음에 음성융합버전스 관련데이터를 조사한다. 그러나 음성 융합버전스 관련데이터가 예상값과 비슷하다면 조절관련 검사데이터로 주의를 돌려야 한다. 사례 1은 이러한 점을 예시한 것이다.

사례 1

12세 소년이 5~10분 정도 독서하고 나면 글씨가 흐려 보이며 안정피로를 느낀다고 하였다. 과거력과 비기능성 원인에 대한 검사결과는 문제가 없는 것으로 나타났다.

검사결과

시력(원거리 나안시력)	OD 1.0, OS 1.0
시력(근거리 나안시력)	OD 1.0, OS 1.0
폭주근점 :	조절자극 타게트 1-2인치, 펜라이트 1-2인치
가림검사(원거리)	정위
가림검사(근거리)	4△ 내사위
자각식 굴절검사	OD Plano, OS Plano
원거리 수평사위	정위
BI vergence(원거리)	X / 7 / 4
BO vergence(원거리)	9 / 18 / 12
근거리 수평사위	4△ 내사위
−1.00D gradient	8△ 내사위
BI vergence(근거리)	10 / 19 / 11
BO vergence(근거리)	12 / 22 / 10
이향운동 용이성(근거리)	12 cpm
음성상대조절력	+1.50D
양성상대조절력	−2.50D
조절력(push-up)	OD 13 D, OS 13 D
단안 조절용이성	OD +2.00D 가입시 0 cpm, 실패
	OS +2.00D 가입시 0 cpm, 실패
양안 조절용이성	+2.00D 가입시 0 cpm, 실패
MEM 검영법	OU Plano

동공상태 정상, 눈의 모든 외부 및 내부 건강상태 양호, 일치성 편위, 색각기능 정상

사례분석 1

이 사례에서 양안시검사 결과는 원거리에서 정위이고 근거리에서 4△ 내사위이다. 그림 2.4의 흐름도는 근거리에서 내사위가 있는 경우 처음에 폭주과다를 확인하기 위해 음성융합 버전스와 관련된 검사값을 조사할 필요가 있다는 점을 제시한다. 이 경우 근거리에서 BI 검

사값은 10/19/11, 이향운동 용이성은 12 cpm이었고, 양성상대조절력은 −2.50D, 음성상대조절력은 +1.50D, 마이너스 렌즈에 의한 양안 조절 용이성 검사는 문제가 없는 것으로 나타났으나, +2.00D 렌즈를 가입시켰을 때에는 선명하게 볼 수 없었다. 단안 조절 용이성 검사 역시 마이너스 렌즈를 가입시켰을 때에는 문제가 없었지만, +2.00D 렌즈를 가입시켰을 때에는 한 번도 선명하게 볼 수 없었다.

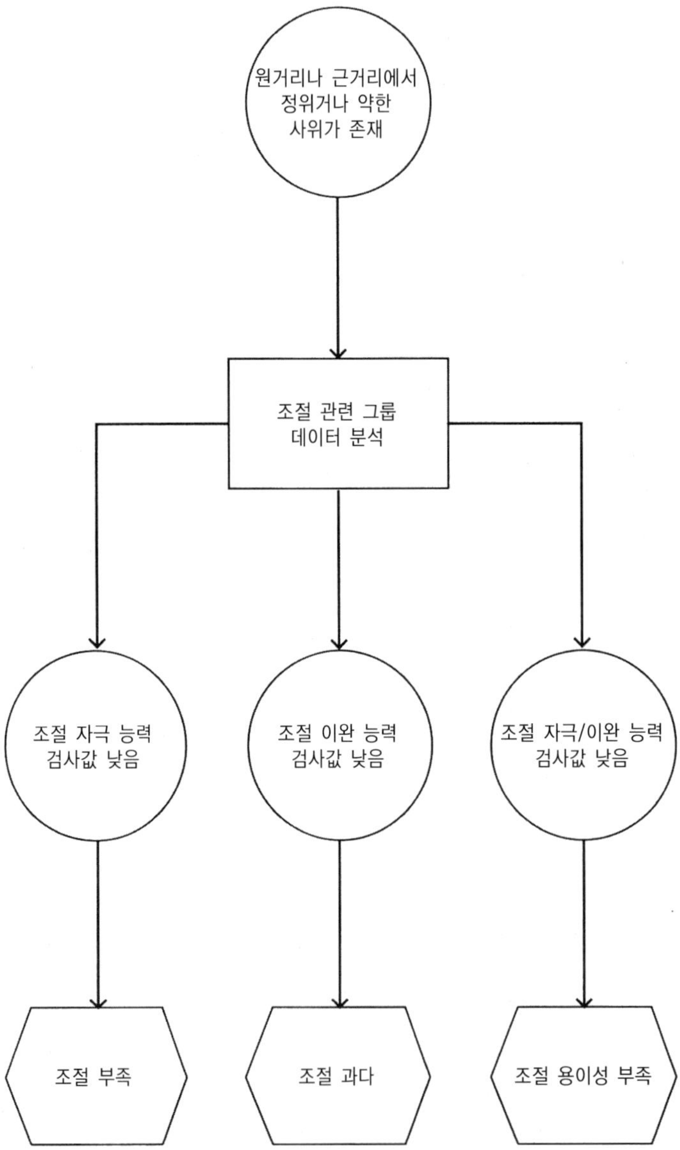

그림 2.5. 조절 관련 그룹 데이터 - 흐름도.

음성융합버전스 관련데이터에서 음성융합버전스는 예상값과 비슷한 것으로 나타났다. 따라서 처음 가정했던 폭주과다 상태는 기각되고 조절이상과 관련된 어떠한 유형이 새로운 가설로 채택되었다. 이것은 흐름도에서 조절관련 검사데이터로 주의를 돌려야 한다는 점을 제시한다(그림 2.5). 이 사례에서 피검자의 조절이완 능력을 입증하는 모든 검사값(MEM 검영값, +2.00D에 의한 단안 및 양안 조절 용이성 검사, 음성상대조절력)이 낮다. 따라서 조절과다라고 진단할 수 있다.

사례 2

20세 대학생이 15분 정도 독서하고 나면 글씨가 흐려 보이며 눈 주위가 불편하다고 하였다.

검사결과

시력(원거리 나안시력)	OD 1.0, OS 1.0
시력(근거리 나안시력)	OD 1.0, OS 1.0
폭주근점 :	조절자극 타게트 2-3인치 펜라이트 2-3인치
가림검사(원거리)	정위
가림검사(근거리)	4△ 내사위
자각식 굴절검사	OD Plano, OS Plano
원거리 수평사위	정위
BI vergence(원거리)	X / 8 / 3
BO vergence(원거리)	X / 20 / 12
이향운동 용이성(근거리)	13 cpm
근거리 수평사위	4△ 내사위
−1.00 D gradient	8△ 내사위
BI vergence(근거리)	10 / 18 / 10
BO vergence(근거리)	12 / 23 / 11
음성상대조절력	+2.50D
양성상대조절력	−1.00D
조절력(push−up)	OD 5D, OS 5D
단안조절 용이성 검사	OD 0 cpm, −2.00D 가입시 선명하게 볼 수 없음 OS 0 cpm, −2.00D 가입시 선명하게 볼 수 없음
양안조절 용이성 검사	0 cpm, −2.00D 가입시 선명하게 볼 수 없음

MEM 검영법 OU +1.25D

동공상태 정상, 눈의 모든 외부 및 내부 건강상태 양호, 일치성 편위, 색각기능 정상

사례분석 2

초기검사에서 원거리 정위이고 근거리 4△ 내사위이므로 가장 가능한 가설은 폭주과다이다. 음성융합버전스 관련 검사데이터를 분석한 결과 직접검사에서 음성융합버전스가 정상인 것으로 밝혀졌다. 음성상대조절력은 +2.50D이고 양성상대조절력은 −1.00D였다. 덧붙여 양안 조절용이성 검사 결과는 +2.00D가 가입되었을 때 시표를 쉽게 선명하게 볼 수 있었지만, −2.00D가 가입되었을 때에는 한 번도 선명하게 볼 수 없는 것으로 나타났다. 조절 용이성을 단안시 상태에서 평가했을 때 +2.00D가 가입되었을 때 시표를 쉽고 선명하게 볼 수 있었지만, −2.00D가 가입되었을 때에는 쉽고 선명하게 볼 수 없었다. 음성융합버전스 관련 항목의 검사데이터에서는 특별한 추이가 발견되지 않았다. 일부 검사(양성상대조절력, 양안 조절 용이성)에서 음성융합버전스가 낮은 것으로 나타났지만, 다른 검사결과(BI 프리즘이 가입되었을 때 smooth vergence 및 이향운동 용이성 검사)는 음성융합버전스가 예상값 이내를 보였다. 이 사례에서 음성융합버전스의 직접적인 측정값은 정상범위였지만, 간접적으로 측정한 값은 문제가 있음을 제시한다. 명백한 추이가 발견되지 않을 때에는 흐름도에서 조절관련 검사데이터에 관심을 기울일 필요가 있다.

조절관련 검사데이터를 관찰하면 사례 2에서 조절을 자극시킬 수 있는 능력(양성상대조절력, MEM 검사, −2.00D에 의한 단안 및 양안 조절 용이성 검사)을 평가한 모든 데이터가 정상값보다 낮으며 이와 관련된 그룹에서 명백한 추이가 존재한다. 따라서 조절부족이라고 진단을 내릴 수 있다. 이 경우에서 양성상대조절력과 양안조절 용이성이 낮은 상태는 간단하게 피검자가 조절할 수 있는 능력이 부족한 상태를 반영한다.

사례 3

18세 대학생이 10분 이상 편안하게 독서할 수 없을 정도로 불편을 느낀다. 10분 정도가 지나면 눈에서 열이 나고 글씨가 흐려지며 계속 독서를 하면 복시를 경험한다.

검사결과

시력(원거리 나안시력) OD 1.0, OS 1.0

시력(근거리 나안시력) OD 1.0, OS 1.0

폭주근점 : 조절자극 타게트 1-2인치 펜라이트 1-2인치

가림검사(원거리)	정위
가림검사(근거리)	6△ 내사위
자각식 굴절검사	OD Plano OS Plano
원거리 수평사위	정위
BI vergence(원거리)	X / 6 / 4
BO vergence(원거리)	12 / 18 / 10
근거리 수평사위	6△ 내사위
−1.00 D gradient	13△ 내사위
BI vergence(근거리)	4 / 6 / −2
BO vergence(근거리)	18 / 28 / 16
이향운동 용이성(근거리)	0 cpm, BI 가입시 복시
음성상대조절력	+2.50D
양성상대조절력	−0.50D
조절력(push-up)	OD 13 D, OS 13 D
단안조절 용이성검사	OD 12 cpm
	OS 12 cpm
양안조절 용이성검사	0 cpm, −2.00D 가입시 복시
MEM 검영법	OU +1.50D

동공상태 정상, 눈의 모든 외부 및 내부 건강상태 양호, 일치성 편위, 색각기능 정상

사례분석 3

사례 3은 원거리 정위이고 근거리에서 6△ 내사위이므로 초기에 가장 가능한 진단은 폭주과다이다. 이 경우에서 음성융합버전스 관련 검사데이터를 분석하면 직접 및 간접 측정한 음성융합버전스량이 모두 낮음을 알 수 있다. 그러므로 사례 3에서 폭주과다라는 진단을 내릴 수 있다.

3가지 사례에서 어떠한 하나나 두 가지의 검사데이터로부터 진단을 내리는 것보다 관련 항목의 데이터를 그룹으로 평가하고 추이를 관찰하는 것이 중요하다는 점을 예시하였다. 3가지 사례에서 모두 피검자는 독서와 관련하여 근거리 작업을 할 때 불편한 증상을 가지며, 비기능성 원인은 아닌 것으로 나타났다. 모든 사례에서 원거리보다 근거리에서 내사위도가 높기 때문에 초기에 임상적으로 가능성이 가장 높은 진단은 폭주과다였다. 그러나 두 가지 사례에서 실제 진단결과는 조절이상이었고, 사례 3에서는 폭주과다였다. 이러한 사례는 또

한 내사위가 흔히 조절이상과 연관됨을 입증한다. 조절부족에서 내사위는 독서하는 동안 선명한 상태를 유지하려고 조절계에 과다하게 자극이 가해진 상태로 인해 유발될 수 있다. 조절과다 상태에서 내사위와 관련된 원인은 과다한 조절과 연관되어 부가적으로 폭주가 발생하는 점을 기초로 설명할 수 있다.

예상값과 비교하여 상당한 정도의 외사위가 존재한다면 흐름도에서 양성융합버전스 관련

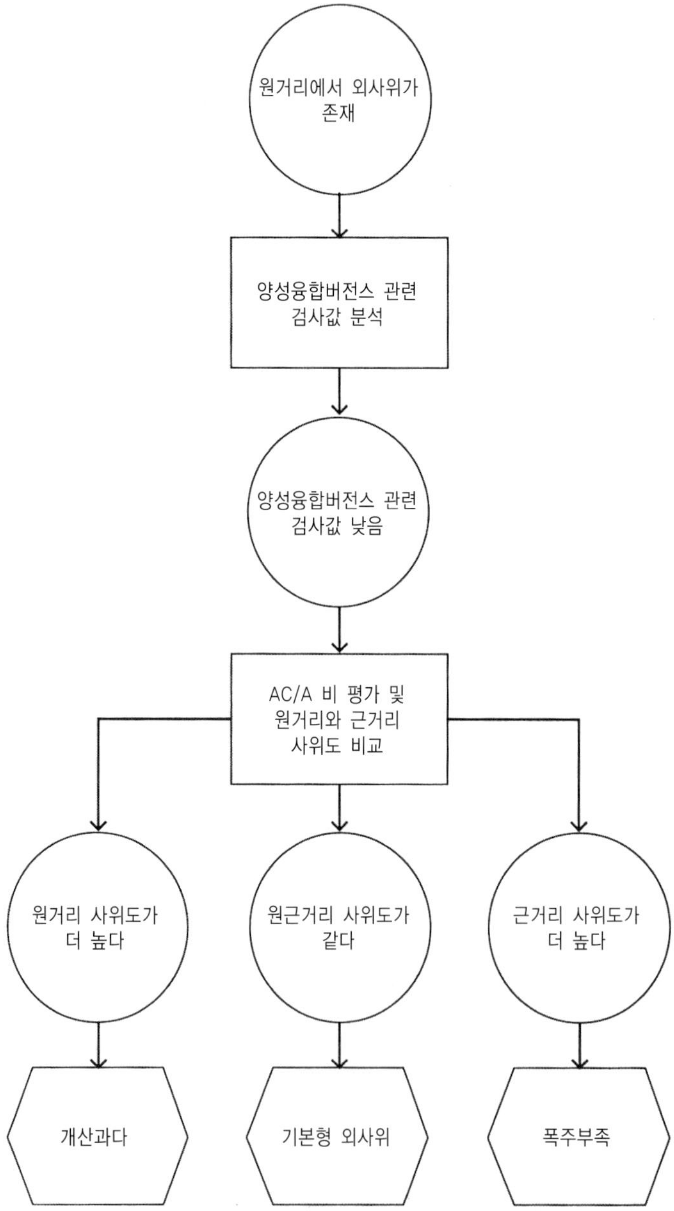

그림 2.6. 양성융합버전스 관련그룹 데이터 - 흐름도.

검사데이터에 주의를 기울여야 한다(그림 2.6). 근거리보다 원거리에서 외사위도가 더 높으면 초기 진단은 개산과다이며, 근거리에서 외사위도가 더 높으면 폭주부족이고, 원거리와 근거리에서 외사위도가 거의 비슷하면 기본형 외사위이다.

상당한 정도의 사위가 존재하지 않는 경우

통합분석법에서 시작점은 원거리사위와 AC/A 비를 조사하는 것이다. 상당한 정도의 사위가 없더라도 데이터를 분석해야 한다. 이에 대한 예가 그림 2.7이며, 몇 가지 가능한 원인 즉, 조절이상, 안구운동 기능이상, 융합버전스 기능이상, 주시시차, 잠복원시, 회선수직사위 또는 부등상시 등이 제시되며, 이 가운데 조절이상이 가장 가능한 원인이다. 조절 관련 검사데이터를 분석했을 때 조절계가 정상인 것처럼 나타나면, 안구운동 기능이상이나 융합버전스 기능이상이라는 진단을 검토해야 한다. 이와 관련된 데이터를 분석하여 타당하지 않은 것으로 판단되면 주시시차를 측정하는 것이 바람직하다. 마지막으로 잠복원시, 회선수직사위 및 부등상시 등과 같은 상태를 고려해야 한다.

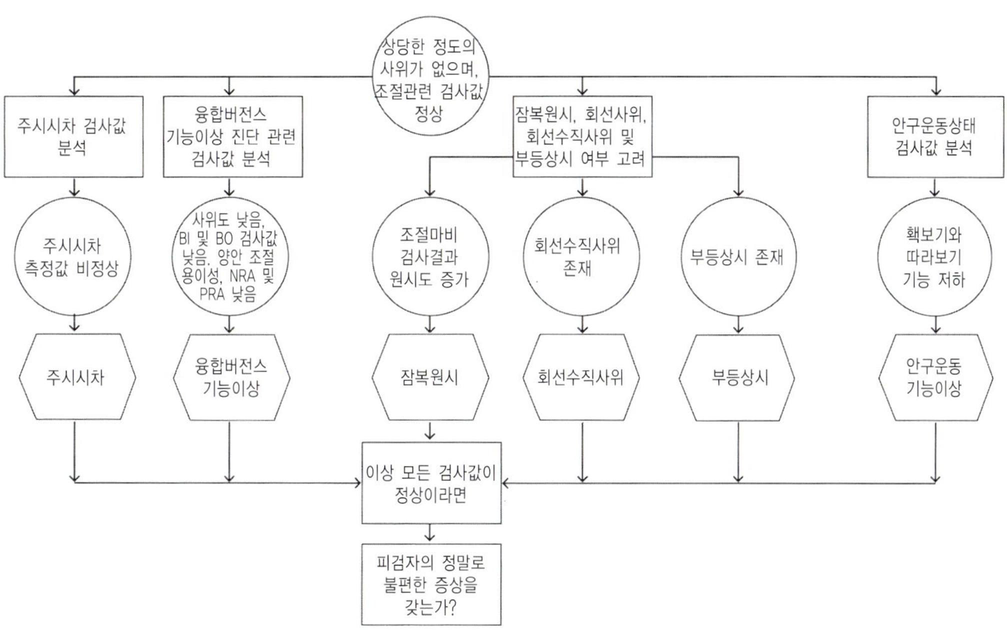

그림 2.7. 사위도가 상당하지 않으면 흐름도에서 몇 가지 가능한 원인 즉, 조절 이상, 안구운동 기능이상, 융합버전스 기능이상, 주시시차, 잠복 원시, 회선 사위 또는 부등상시 등을 제시한다.

사례 4

15세 고등학생이며 짧은 기간 독서하고 나면 안정피로를 느낀다.

검사결과

시력(원거리 나안시력)	OD 1.0, OS 1.0
시력(근거리 나안시력)	OD 1.0, OS 1.0
폭주근점	조절자극 타게트 1-2인치 펜라이트 2-3인치
가림검사(원거리)	정위
가림검사(근거리)	2△ 내사위
자각식 굴절검사	OD Plano, OS Plano
원거리 수평사위	정위
BI vergence(원거리)	X / 5 / 2
BO vergence(원거리)	6 / 10 / 6
근거리 수평사위	2△ 외사위
−1.00 D gradient	2△ 내사위
BI vergence(근거리)	6 / 10 / 4
BO vergence(근거리)	4 / 8 / 6
이향운동 용이성(근거리)	4 cpm, BI 및 BO 가입시 모두 감소
음성상대조절력	+1.50D
양성상대조절력	−1.25D
조절력(push-up)	OD 13 D, OS 13 D
단안조절 용이성검사	OD 12 cpm
	OS 12 cpm
양안조절 용이성검사	2 cpm, ±2.00D 가입시 모두 어려움을 겪는다
MEM 검영법	OU +0.25D

동공상태 정상, 눈의 모든 외부 및 내부 건강상태 양호, 일치성 편위, 색각기능 정상

사례분석 4

이 경우는 상당한 정도의 사위가 존재하지 않는다. 덧붙여 조절 관련 데이터를 분석한 결과 조절 자극 및 이완 능력이 정상인 것으로 나타났다. 이러한 상황에서 가장 가능성이 높은 진단은 융합버전스 기능이상이다(그림 2.7). 이를 확인하기 위해서는 BI 및 BO 검사에서 융합버전스량이 감소된 상태인지 조사하기 위하여 양성융합버전스 및 음성융합버전스 관련

검사데이터를 분석해야 한다. 융합버전스 기능이상에서는 직접 및 간접적으로 측정한 양성 및 음성 융합버전스가 예상값보다 낮을 것이다. 이들 검사값이 정상인 것으로 나타나면 주시시차를 측정하고 분석해야 한다. 이 사례에서는 검사결과가 융합버전스 기능이상의 진단을 지지해준다.

다른 경우에서 초기에 진단을 내리는데 핵심사항은 과거력이다. 이것은 특히 안구운동 기능이상에서 명백하다. 사례 5는 과거력이 특이한 상태를 예시한 것이다.

사례 5

김○○는 가정교사로부터 시력검사를 받아 보라는 권유를 받았다. 가정교사가 관찰했을 때 평소에 흔히 독서하던 곳을 잃어버리고, 줄을 건너뛰고, 오랫동안 지속할 수 없으며 독서한 내용을 잘 이해할 수 없었다. 가정교사는 이러한 행동의 가능한 원인으로 시력과 관련된 문제점이 아니기를 원했다. 김○○는 전에 학교에서 실시한 시력선별검사에서 이상이 없다는 판정을 받았으나, 정밀검사를 받은 적은 없었다. 그는 안정피로, 흐려 보임 및 복시 등을 경험하지 않았다고 한다. 학교생활에서는 주로 독서와 관련하여 어려움을 겪었다. 초등학교 1학년 때부터 어느 정도 독서와 관련된 문제점이 있었으며 올 해에 더욱 심해졌다. 어휘 및 읽기 능력은 평균 이상이었지만, 이해력은 항상 낮은 점수를 받았다. 또한 독서속도가 상당히 느렸다. 이러한 어려운 점 때문에 그의 부모는 독서능력을 향상시키기 위하여 가정교사를 채용하였다. 가정교사는 그를 몇 주 동안 지켜본 후 위의 내용처럼 시력검사를 받도록 제안하였다. 최근 신체검사에서는 건강이 양호한 것으로 나타났고 아무런 의학적 처치를 받지 않는다.

이 경우처럼 독서하던 곳을 잃어버리고 읽던 줄을 건너뛰고 이해력이 떨어지는 등의 과거력은 수직회선사위나 안구운동 기능이상 상태가 유력하게 제시된다. 그러한 경우 가장 바람직한 접근은 수직 융합버전스와 안구운동 관련 검사데이터를 분석하는 것이다.

이러한 분석 결과가 정상인 것으로 나타나는 상황이 있다. 그러한 경우 피검자의 불편한 증상이 확실하게 눈을 사용하는 것과 연관되는지 여부를 다시 평가하는 것이 중요하며, 피검자에게 다시 질문하여야 한다. 이 때 고려할 사항은 다음과 같다:

- 꾀병인가?
- 옵토메트리 검사에 대한 피검자의 반응이 정확하고 신뢰할 수 있는가?
- 불편한 증상에 대한 원인이 비기능성인가?
- 하루 중 다른 시간대에 검사를 한다면 검사값이 달라질 것인가?

다시 과거력을 신중하게 검토하고, 몇 가지 선택된 항목을 다시 검사하여 분석하면, 일반적으로 이러한 중요한 항목에 대한 답을 얻고 진단을 내릴 수 있다.

요 약

통합적 분석법은 다른 분석법의 장점은 이용하고 문제점은 피하기 위하여 개발된 것이며, 다음과 같은 3가지의 명백한 단계가 필요하다 :

- 각각의 검사데이터를 예상값과 비교한다.
- 예상값에서 벗어난 검사데이터를 그룹으로 묶는다.
- 상태를 분류한다.

다음 장에서 표 2.4의 각 부류에 대하여 원인, 발생빈도, 특징, 정밀진단 및 처치에 관한 내용을 자세하게 설명하겠다.

참고문헌

[1] Goss DA. *Ocular accommodation, convergence, and fixation disparity: a manual of clinical analysis*, 2nd ed. Boston: Butterworth-Heinemann, 1995.

[2] Hofstetter HW. Graphical analysis in vergence eye movements: basic and clinical aspects. In: Schor C, Ciuffreda KJ, eds. *Vergence eye movements: basic and clinical aspects*. Boston: Butterworth-Heinemann, 1983:439-464.

[3] Sheard C. Zones of ocular comfort. *Trans Am Acad Optom* 1928;3:113-129.

[4] Sheard C. Zones of ocular comfort. *Am J Optom* 1930;7:9-25.

[5] Percival A. *The prescribing of spectacles*, 3rd ed. Bristol, UK: John Wright & Sons, 1928.

[6] Dalziel CC. Effect of vision training on patients who fail Sheard' s criterion. *Am J Optom Physiol Opt* 1981;58:21-23.

[7] Sheedy JE, Saladin JJ. Phoria, vergence, and fixation disparity in oculomotor problems. *Am J Optom Physiol Opt* 1977;54(7):474-478.

[8] Sheedy JE, Saladin JJ. Association of symptoms with measures of oculomotor deficiencies. *Am J Optom Physiol Opt* 1978;55(10):670-676.

[9] Worrell BE, Hirsch MJ, Morgan MW. An evaluation of prism prescribed by Sheard' s criterion. *Am J Optom Arch Am Acad Optom* 1971;48:373-376.

[10] Skefington AM. Practical applied optics. In: Henderickson H, ed. Santa Ana, CA. *Optometric Extension Program*. 1991.

[11] Skeffington AM, Lesser SK, Barstow R. Near point optometry. Santa Ana, CA: Optometric Extension Program Foundation, 1947-1948:20(3), 1948-1949:21(4), 1949-1950:22(5).

[12] Birnbaum M. Symposium on near point visual stress: introduction. *Am J Optom Physiol Opt* 1985;62:361-364.

[13] Manas L. *Visual analysis*, 3rd ed. Chicago: Professional Press, 1968.

[14] Morgan MW. The clinical aspects of accommodation and convergence. *Am J Opt Physiol Opt* 1944;21:301-313.

[15] Morgan MW. The analysis of clinical data. *Optometric Weekly*. August 13, 1964;55: 27-34.

[16] Sheedy JE. Fixation disparity analysis of oculomotor imbalance. *Am J Optom Physiol Opt* 1980;57:632-637.

[17] Sheedy JE, Saladin JJ. Validity of diagnostic criteria and case analysis in binocular vision disorders. In: Schor C, Ciuffreda KJ, ed. *Vergence eye movements: basic and clinical aspects*. Boston: Butterworth-Heinemann, 1983:517.

[18] Wick BC. Horizontal deviation. In: Amos J, ed. Diagnosis and management in vision care. Boston: Butterworth-Heinemann, 1987:461-510.

[19] London R. Fixation disparity and heterophoria in ocular assessment. In: Barresi B, ed. *Ocular assessment: the manual of diagnosis for office practice*. Boston: Butterworth-Heinemann, 1984: 141-150.

[20] Duane A. A new classification of the motor anomalies of the eye based upon physiological principles, together with their symptoms, diagnosis, and treatment. *Ann Ophthalmol Otol* 1896;5:969-1008.

[21] Wesson MD. Normalization of prism bar vergences. *Am J Optom Physiol Opt* 1982;59: 628-633.

[22] Scheiman M, Herzberg H, Frantz K, et al. A normative study of step vergence testing in elementary schoolchildren. *J Am Optom Assoc* 1989;60:276-280.

[23] Rutstein R, Eskridge JB. Studies in vertical fixation disparity. *Am J Optom Physiol Opt* 1986;63:639-644.

[24] Tait E. Accommodative convergence. *Am J Ophthalmol* 1951;34:1093-1107.

[25] Grisham D. The dynamics of fusional vergence eye movements in binocular dysfunction. *Am J Optom Physiol Opt* 1980;57:645-655.

[26] Donders F. *On the anomalies of accommodation and refraction of the eye*. London: New Syndeham Society, 1984:206.

[27] Duke-Elder S, Abrams D. Ophthalmic optics and refraction. In: Duke-Elder S, ed. *System of ophthalmology*. St. Louis: Mosby, 1970;5:451-486.

[28] Cooper J. Accommodative dysfunction. In: Amos JF, ed. *Diagnosis and management in vision care*. Boston: Butterworth-Heinemann, 1987:431-454.

[29] Zellers J, Alpert T, Rouse M. A review of the literature and a normative study of accommodative infacility. *J Am Optom Assoc* 1984;55:31-37.

[30] London R. Accommodation in ocular assessment. In: Barresi BJ, ed. *Ocular assessment: the manual of diagnosis for office practice*. Boston: Butterworth-Heinemann, 1984:123-130.

[31] London R. Vergence in ocular assessment. In: Barresi BJ, ed. *Ocular assessment: the manual of diagnosis for office practice*. Boston: Butterworth-Heinemann, 1984: 131-140.

[32] Burde RM, Savino PJ, Trobe JD. *Clinical decisions in neuro-ophthalmology*, 2nd ed. St. Louis: Mosby-Year Book, 1992:224-285.

[33] Stelmack TR. Headache. In: Amos J, ed. *Diagnosis and management in vision care*. Boston: Butterworth-Heinemann, 1987:9-42.

03 일반적인 처치 모형, 지침 및 예후

이 장에서는 조절이상, 안구운동이상 및 비사시성 양안시이상에 대한 일반적인 처치방법을 소개하겠으며, 제 8 장부터 12 장에서 더욱 자세하게 언급하겠다.

여기서 제시하는 처치모형은 진단, 분석 및 분류에 대하여 제 1 장과 제 2 장에서 언급한 내용을 기초로 한다. 특정 유형의 양안시를 처치하기 위한 일반적인 지침으로 이 장에서 소개한 내용을 이용하려면 가장 먼저 검사결과로부터 원거리에서 외사위, 정위 또는 내사위 여부(원거리에서 긴장성폭주가 낮은지, 정상인지 아니면 높은지 여부) 및 원거리 사위도와 AC/A 비의 상태(낮거나, 정상이거나 또는 높은지 여부)의 관계를 분석해야 한다. 또한 관련 그룹의 데이터가 특정분야에 문제점이 있음을 제시하는지 여부를 결정해야 한다. 조절이상과 관련하여 조절자극, 조절이완 또는 두 가지 모두에서 어려움이 있는지 여부를 확인하는 것이 중요하다. 이러한 결과가 밝혀지면 이 장에서 제시된 일반적인 처치모형을 적용할 수 있다.

여기서 모형을 제시하는 주된 목적은 모든 조절이상, 안구운동이상 및 양안시이상에 대하여 실시할 수 있는 모든 처치방법을 고려하는 것이 중요하다는 점을 강조하려는 것이다. 이러한 비정상적인 상태를 갖는 사람에게 적합한 처치법이 제한적일 수 있으며, 그러한 사람을 처치할 때 항상 각각의 선택사양을 개별적으로 고려하여 특정 대상에게 적용하거나 제외시키는 습관을 가져야 한다. 이렇게 접근하므로 특정 처치법이 무시되지 않고 더욱 신속하게 성공적으로 처치할 수 있을 것이다. 예를 들어, 아래에서 언급될 몇 가지 처치방법(즉, 가림치료, 약시와 이상망막대응을 위한 시기능훈련 및 수술 등)은 조절이상 및 비사시성 양안시이상을 처치할 때 필요한 경우가 드물다. 그러나 부등시와 연관된 사위의 경우 종종 가림치료와 약시치료가 필요하다. 아주 드문 경우지만 예외적으로 아주 높은 사위를 처치할 때 수술이 필요할 수도 있다. 따라서 모든 경우에 대하여 항상 모든 처치방법을 신중하게 고려해야 한다.

또한 조절이상, 안구운동이상 및 양안시이상을 효과적이고 성공적으로 처치하기 위해서는 여러 가지 다른 처치과정을 고려할 때 처치순서가 매우 중요하다는 점을 강조하고자 한다. 처치 순서를 결정할 때 기초가 되는 것은 진단된 비정상적인 상태의 특징이다. 제 2장에서 설명된 각 부류에 대한 처치순서는 제 8~12 장에서 자세하게 언급될 것이다.

"치유"의 결정

조절이상 및 비사시성 양안시이상을 갖는 피검자의 주된 관심사는 독서하는 동안 선명한 상태를 유지할 수 있는 능력을 제한시키는 불편한 증상이나 시각적인 결함을 극복하려는 것이다. 검사자의 목표는 몇 가지 측정할 수 있는 방법으로 특정 시기능을 개선시키려는 것이다. 따라서 이러한 경우 시기능의 교정상태를 판단하기 위해 검사자가 사용하는 기준은 불편한 증상을 감소시키고 측정된 시기능이 개선되었는지 여부를 판단한다. 처치 후에 피검자는 원래 갖고 있던 불편한 증상이 제거되었거나 상당히 감소되었다고 느껴야 한다. 덧붙여 조절 및 양안시 검사결과가 제 1장에서 언급된 예상값과 일치하는 범위로 개선되어어야 한다.

조절이상 및 비사시성 양안시이상의 일반적인 처치순서

이 시스템에서 사위를 처치할 때 AC/A 비를 기준으로 처치방법이 결정된다. 원거리에서 사위의 방향과 관련 그룹의 검사데이터를 분석하여 BI 또는 BO 프리즘을 처방할 것인지 아니면 시기능 훈련을 실시할 것인지 여부를 결정한다.

처치 순서

1. 비정시의 광학적 교정
2. 구면 굴절력의 가입
3. 프리즘 처방
4. 가림 치료
5. 시기능 훈련
   - 약시훈련
   - 억제훈련
   - 이상망막대응훈련
   - 감각 - 운동 기능 훈련
6. 수술

비정시의 광학적 교정

조절이상, 안구운동이상 및 비사시성 양안시이상을 갖는 모든 피검자에 대하여 첫 번째 고려할 사항은 비정시를 광학적으로 교정하는 것이다. 일상적인 굴절검사 과정에서 교정도수가 처방되기 때문에 굴절이상을 교정하기 위한 렌즈의 처방은 일반적으로 조절이상 및 양안시이상에 대한 처치법으로 고려하지 않는다.

그러나 안경 처방은 흔히 이러한 상태를 처치하는데 기본이 되므로 비정시의 교정을 첫 번째로 고려하는 것이 현명하다.

굴절이상도가 높은 경우

일반적으로 굴절이상도가 상당히 높은 경우 가장 먼저 교정안경을 처방하는 것이 바람직하다. 표 3.1은 Orinda의 연구[1]를 기초로 굴절이상을 상당한 정도라고 판단하는 기준을 나타낸 것이다. 이 기준은 지침으로만 활용하는 것이 바람직하며, 주어진 대상에 대하여 여러 가지 요인을 고려해야 한다. 굴절이상의 처치를 처음 고려할 때 기초가 되는 것은 여러 가지 기본적인 가정을 전제로 한다.

미교정 상태의 굴절이상이 존재한다면 다음과 같은 상태가 유발될 것이다:

- 저조절이나 과조절 상태로 조절기능의 비정상적인 상태가 초래된다.
- 고도 사위가 유발되어 음성 또는 양성 융합버전스가 비정상적으로 요구된다.
- 감각성 융합이 방해될 정도로 두 눈 사이의 불균형 상태가 초래된다.
- 흐린 망막상으로 인해 융합능력이 감소된다.

따라서 상당한 정도의 굴절이상을 우선적으로 처방하는 것은 굴절이상이 조절이상 및 양안시이상의 원인이 되고 이들 사이의 관계에 영향을 줄 수 있다는 가정을 기초로 한 것이다. Dwyer와 Wick[2]는 굴절이상이 있고 이향운동 기능이상이나 조절 이상 또는 이 두 가지가 모두 있는 143명의 비사시성 피검자를 초기에 안경으로 굴절이상을 교정하고 1 개월 이상이

표 3.1. *상당한 정도의 굴절이상도에 대한 기준*

굴절이상의 종류	상당한 정도의 기준
원시	+1.50D 나 그 이상
근시	−1.00D 나 그 이상
난시	−1.00D 나 그 이상
부등시	구면도수나 원주도수가 1.00D 이상 차이나는 경우

지났을 때 양안시 기능이 개선되었다고 하였다. 대다수의 교정도수는 표 3.1의 기준을 적용하였을 때 약도와 중도 사이였다. 이향운동과 조절 기능이 정상적으로 회복되는 정도는 굴절이상의 유형, 난시축 방향, 나이 및 이향운동 기능이상의 유형 등에 따라서 달랐다. 이들 결과는 상당한 정도의 굴절이상을 초기에 처방하는 방법이 유익함을 입증하는 것이다.

내편위자와 외편위자 사이에서 굴절이상은 몇 가지 차이가 있다. 내편위자는 원시도가 더 높은 것과 연관되는 경향이며, 외편위자는 근시와 연관되는 경향이다. 굴절이상을 처방하는 것은 병리적 요인의 가능성을 최소화하려는 것이다.

비정시의 처방을 결정할 때 교정도수가 AC/A 비로 인하여 눈의 버전스 위치에 영향을 준다는 점을 이해하고 고려하는 것이 중요하다. 결과적으로 내편위 상태는 최대 플러스 처방을, 외편위 상태는 최소 플러스 처방을 추천한다. 또한 광학적인 교정이 양안시 상태에 부정적인 영향을 줄 수 있다. 한 가지 예는 2.00D의 미교정 원시를 갖는 외사위자이다. 비정시를 교정하면 안정피로와 복시를 경험하게 될 것이다. 또 다른 흔한 예는 내사위이며 4.00D 미교정 원시인 경우이다. 이를 교정하면 외사위가 될 수 있다. 이러한 피검자를 처치하는 것은 더욱 복잡하고 아래 언급된 부가적인 단계를 적용해야 한다.

상당한 정도의 굴절이상이 있는 경우 피검자에게 일반적으로 4~6 주 정도 처방안경을 착용하도록 한 다음 조절기능과 양안시기능 상태를 다시 평가한다. 어떠한 경우에는 이전에 발견되었던 비정상적인 상태가 해결되고 부가적인 처치가 필요하지 않을 수도 있다. 굴절이상 교정안경을 처방한 후에도 조절이상, 안구운동이상 또는 양안시이상이 지속된다면 부가적인 처치법을 고려해야 한다.

대표적인 예는 시각적인 업무와 관련하여 안정피로가 존재하는 사람이다. 평가 결과 조절부족과 함께 양안에서 +2.00D의 미교정 원시로 밝혀졌다. 적절한 처치법은 원시 교정안경을 처방하고 4~6 주 후에 조절상태를 다시 확인하는 것이다. 피검자가 계속 불편을 느끼고 조절과 관련된 문제점이 지속된다면 부가적인 처치를 실시해야 한다. 그러나 경우에 따라서는 상당한 정도의 굴절이상을 처치하고 나면 2차성 조절이상이나 양안시이상이 해결되기도 한다.

조절마비 굴절검사

대부분 정적 검영법(static retinoscopy)과 현성 자각식 굴절검사(dry subjective refraction)로 굴절이상도를 충분히 결정할 수 있다. 내사위가 존재하거나 잠복원시가 의심될 때에는 조절마비 굴절검사가 도움이 될 수 있다. 3세 이하의 어린이는 0.5 % 싸이클로펜토래이트(cyclopentalate hydrochloride)를 5분 간격으로 한 방울씩 투여하고 3세 이상의 어린이라면 1.0 % 용액을 3세 이하의 어린이와 동일한 방법으로 투여한다. 조절마비제를 투여하고 대략 40분이 지났을 때 검영법을 실시한다. 최종적으로 굴절이상 교정도수를 결정하기 위해서는 다음 사항을 고려해야 한다 :

- 모양체근의 긴장도 : 충분히 조절마비 상태가 되면 모양체근의 정상적인 긴장상태가 이완될 것이다. 따라서 처방될 수 있는 양보다 플러스 쪽으로 더 높은 값이 발견될 것이다. 완전한 조절마비 상태가 이루어졌다고 판단되면, 검사결과로부터 3/4 D 정도 줄여야 한다.
- 굴절이상의 유형 : 근시에서는 보통 3/4 D 정도 감소시킬 필요가 없으나 원시에서는 감소시켜야 한다.
- 양안시 상태: 내사위나 가끔 내사시가 존재하면 최대 플러스 도수를 고려해야 한다.

굴절이상도가 낮은 경우

낮은 정도의 굴절이상에 대해서는 의견이 분분하다. 이것은 표 3.1에 제시된 값보다 굴절이상도가 낮은 상태를 말한다. 굴절이상도가 다음과 같으며 독서와 관련하여 안정피로가 존재하는 피검자를 예로 설명하겠다 :

OD : +0.25 −0.50×90

OS : +0.25 −0.50×90

검사자가 답을 내려야 하는 의문점은 이 정도의 굴절이상이 불편을 느끼는 원인이 될 수 있는지 여부이다. 이 결정은 조절 및 양안시와 관련된 부가적인 검사를 하고 데이터를 분석한 다음 판단해야 한다. 일반적으로 발생할 수 있는 두 가지 시나리오가 있다. 첫째, 피검자는 상당한 정도의 조절 및 양안시와 관련된 문제점을 가질 것이다.

또한 이 사람의 폭주근점이 15 cm/30 cm이고, 원거리에서 정위, 근거리에서 12△ 외사위이고 양성융합버전스 관련 검사데이터가 양성융합버전스의 감소상태를 제시한다고 가정한다. 이처럼 부가적인 데이터가 있을 때 굴절이상을 교정하므로 얻게 되는 선명한 망막상이 융합상태를 개선시키고 처치에 도움이 될 수 있는 경우에만 굴절이상이 낮더라도 중요한 의미를 갖게 된다.

또 다른 가능한 상황은 굴절이상도가 낮으며 조절 및 양안시 관련 검사데이터가 예상값의 범위에 속하는 경우이다. 이러한 경우 검사자는 피검자의 불편감에 대하여 시각적으로 가능한 다른 원인이 없는 것으로 간주하고 낮은 굴절이상도를 처방할 것인지 결정해야 한다. 이러한 상황에서는 실제로 눈의 사용과 불편감 사이에 관계가 있는지 여부를 명확하게 확인하기 위하여 불편한 증상의 특성에 대한 부가적인 의문점을 갖는 것이 현명하다. 이러한 부가적인 의문점을 기초로 눈의 사용과 불편감 사이에 관계가 있다면 낮은 정도의 굴절이상이라도 처방하는 것이 도움이 된다. 특히 낮은 정도의 사난시나 도난시가 존재할 때 굴절이상을 교정하는 것이 도움이 된다.

그러나 경험에 의하면 낮은 정도의 굴절이상과 함께 조절이상, 안구운동이상 또는 양안시이상이 존재하는 경우가 흔하며, 불편한 증상이 심한 상태에서 낮은 정도의 굴절이상만 존재하는 경우는 아주 드문 편이다.

굴절이상이 낮더라도 처방을 강하게 주장하는 전문가도 있다[3-6]. Blume[6]은 약도의 굴절이상으로 유발되는 증상은 독서나 다른 근거리작업과 관련하여 약간 흐린 시력, 두통 및 눈의 불편감 등이라고 하였다. 낮은 정도의 굴절이상을 처방하였을 때 긍정적인 효과가 있음을 입증한 사례보고가 있다[3-6]. 그러나 이러한 사례보고를 분석한 결과 대다수의 사례에서 조절 및 양안시에 대한 평가가 이루어지지 않았거나 보고되지 않은 것으로 나타났다. 이처럼 조절 및 양안시 기능에 대한 데이터가 없다면 이러한 사례보고를 해석하기가 어렵다.

비사시성 양안시이상에서 부등시와 부등상시의 처치

부등시는 한쪽 눈의 굴절상태가 다른쪽 눈과 같지 않은 상태로 정의된다. 구면도수나 원주도수가 1D 이상 차이나면 임상적으로 중요한 것으로 고려한다. 부등시의 교정여부를 결정할 때 고려해야 할 중요한 사항은 선명한 망막상이 융합을 돕는다는 점이다. 따라서 일반적인 규칙은 부등시를 완전 교정하는 것이다. 피검자가 약시라면 약시의 원인은 미교정 굴절이상이다. 굴절이상이 교정되지 않으면 시력, 조절반응 및 양안시 기능이 최대로 개선될 것으로 예상할 수 없다. 한 가지 가능한 예외적인 경우는 부등시를 교정했을 때 불편감이 더욱 심해질 수 있는 사람이다. 예를 들면 한쪽 눈에서 난시교정도수를 크게 증가시켜야 하는 나이가 많은 사람이다. 이러한 사람은 처방도수를 낮출 것인지 고려해야 한다. 다른 모든 경우에서는 부등시를 완전 교정한다.

부등시를 처방할 때 고려해야 할 두 가지 부가적인 사항이 있다. 첫째 부등상시가 유발될 가능성이다. 부등상시는 망막상의 크기나 형태가 좌우 안에서 같지 않은 상태를 말한다. 처방으로 유발된 망막상의 크기 차이가 불편한 증상을 유발시키고 감각성 융합에 영향을 줄 수 있다. 이 내용은 제 18 장에서 자세하게 언급하겠다. 임상에서 부등상시를 가끔 직면할 수 있지만 부등시자의 일부에서만 문제가 된다. 이 경우 안경이나 콘택트렌즈 가운데 어느 것을 처방할 것인지 여부를 결정해야 한다. 이 때 Knapp 법칙이 지침으로 사용되며, 부등시의 안경처방은 좌우안의 안축장이 차이가 날 때이고, 콘택트렌즈의 처방은 좌우안의 굴절력이 차이가 날 때이다. 대다수의 부등시는 안축장의 차이가 원인이므로 Knapp 법칙에 따라 안경이 선택된다.

그러나 임상적으로 그렇지 않은 경우가 있다. 이에 대한 이유는 부등시의 교정과 관련된 두 번째 문제점이 된다. 부등시의 안경처방은 항상 한 곳에서 다른 곳으로 주시상태를 옮길 때 양안에서 프리즘 효과가 차이나도록 만든다. 부등시의 정도가 클수록 프리즘 효과의 차이가 커진다. 이것은 수평 및 수직 융합버전스의 사용을 강요하여 운동성 융합과 관련한 문제점을 유발시킨다. 부등상시는 부등시자의 극소수에서만 발생하는 반면, 운동성융합과 관련한 문제점은 안경으로 교정된 모든 부등시자에게 영향을 준다. 결과적으로 부등시의 처치방법으로 콘택트렌즈를 고려해야 한다.

마이너스 및 플러스 렌즈의 가입

조절 및 양안시 이상을 처치하는데 렌즈를 사용하는 다른 주된 이유는 조절기전이나 양안시기전에 대한 요구를 변화시키기 위한 것이다. 그러한 방법이 효과적인지 여부를 결정할 때 사용되는 중요한 검사데이터는 표 3.2 및 3.3에 열거되었다. 옵토메트리 사례분석에서 관련 항목의 검사데이터를 그룹으로 분석해야 한다는 개념(제 2장)이 렌즈를 가입시켰을 때 어떠한 효과가 나타날 것인지 결정하는데 적용된다. 표 3.2는 플러스 렌즈를 가입시킬 것인지 여부를 결정할 때 고려해야 하는 8가지 항목을 나타낸 것이며, 표 3.3은 마이너스 렌즈를 가입시킬 것인지 여부를 결정할 때 고려할 사항을 나타낸 것이다.

표 3.2. *플러스 가입도를 처방할 때 고려사항*

검사항목	플러스 가입도를 고려	플러스 가입도가 불필요
AC/A 비	높음	낮음
굴절이상	원시	근시
근거리 사위	내사위	외사위
NRA/PRA	PRA 낮음	NRA 낮음
BO blur(근거리)	정상 또는 높음	낮음
MEM 검영법	높음	낮음
조절력	낮음	정상
조절 용이성 검사	마이너스렌즈 검사 시 실패	플러스렌즈 검사 시 실패

표 3.3. *마이너스 가입도를 처방할 때 고려사항*

검사항목	마이너스 가입도를 고려	마이너스 가입도가 불필요
AC/A 비	높다	낮다
CA/C 비	높다	낮다
사위	외사위	내사위
BI blur(근거리)	정상 또는 높다	낮다
조절력	정상	낮다
조절 용이성 검사	플러스렌즈 가입시 실패	마이너스렌즈 가입시 실패
나이	6세 이하	9세 이상

가입도의 유효성을 결정할 때 도움이 되는 주된 검사값은 AC/A 비이다. AC/A 비가 예상값보다 높으면, 일반적으로 가입도의 처방이 유용한 방법이다. AC/A 비가 높다는 점은 렌즈도수를 약간만 가입시켜도 양안 정렬상태를 크게 변화시킬 수 있음을 제시한다. AC/A 비가 낮으면 렌즈를 사용하여 요구되는 효과를 거의 얻지 못한다. AC/A 비가 3/1 ~7/1 정도로 정상 범위일 때 렌즈가입이 효과가 있을지 결정하기 전에 표 3.2와 3.3의 다른 데이터를 고려해야 한다. 플러스렌즈나 마이너스렌즈를 가입시키면 다른 모든 검사값에 영향을 줄 수 있다는 점을 이해해야 한다. 표 3.4와 3.5는 이러한 효과를 예시한 것이다.

플러스렌즈나 마이너스렌즈의 처방이 다른 모든 진단검사 결과에 영향을 줄 수 있음을 명심한다면 특정 피검자에게 적절한 처치법을 결정하기가 더욱 쉬워진다.

굴절이상이 없을 때 렌즈가입이 효과적인 가장 일반적인 예는 폭주과다이다. 그러한 경우 피검자는 일반적으로 원거리에서 사위도가 높지 않고 근거리에서 중도 이상의 내사위가 존재할 것이다. 음성 융합버전스 관련 검사데이터가 낮으므로 음성 융합버전스가 감소된 상태를 제시할 것이고 AC/A 비는 전형적으로 높다. 이러한 검사데이터는 근거리에서 플러스 렌

표 3.4. *플러스 가입도가 검사결과에 미치는 영향*

(단, AC/A 비가 8/1 인 경우, +1.00D 렌즈 가입시 다음 변화가 예상됨)

검사항목	+1.00D 가입으로 예상되는 변화
근거리사위	8△ 정도 내사위 감소
NRA	1.00 D 정도 감소
PRA	1.00 D 정도 증가
BO blur(근거리)	8△ 정도 감소
BI blur(근거리)	8△ 정도 증가
MEM 검영법	플러스도수 감소
조절력	1.00D 정도 증가
조절 용이성 검사	−2.00D 가입시 반응 향상

표 3.5. *마이너스 가입도가 검사결과에 미치는 영향*

(단, AC/A 비가 8/1 인 경우, -1.00D 렌즈 가입시 다음 변화가 예상됨)

검사항목	-1.00D 가입으로 예상되는 변화
근거리사위	8△ 정도 외사위 감소
NRA	1.00D 정도 증가
PRA	1.00D 정도 감소
BO blur(근거리)	8△ 정도 증가
BI blur(근거리)	8△ 정도 감소
MEM 검영법	플러스도수 증가
조절력	1.00D 정도 감소
조절 용이성 검사	+2.00D 가입 시 반응 향상

즈를 가입시키면 근거리에서 내사위도가 크게 변화될 수 있음을 제시한다. 예를 들어 근거리에서 12△ 내사위, 근거리 BI 검사값이 4/6/2, AC/A 비가 10/1 이라면, +1.00D를 가입시켰을 때 상당한 처치효과가 예상된다. 이 경우 근거리사위가 2△ 정도 내사위로 감소하고 근거리 BI 검사값이 증가될 것으로 예상된다. 그러나 검사데이터가 다소 다르고 AC/A 비가 낮으며 근거리에서 중도의 내사위를 갖는다면, 플러스도수를 가입시켜도 피검자의 불편이 해결될 수 없을 정도로 충분하지 못할 수 있다.

굴절이상이 없을 때 가입도의 효과가 없는 단적인 예는 폭주부족이다. 그러한 경우 원거리사위는 무시할 수 있는 정도이지만 낮은 AC/A 비와 함께 근거리에서 중도 이상의 외사위가 존재하며, 폭주근점이 멀고, 양성 융합버전스와 관련된 검사값이 낮을 것이다. 이 경우 근거리사위를 변화시키기 위해 렌즈를 가입시키는 것이 효과가 없을 것으로 예상된다. 예를 들어, 근거리에서 마이너스 렌즈의 가입을 고려할 수 있다. 근거리에서 12△ 외사위, AC/A 비가 2/1, 근거리 BO검사값이 2/4/-2라면, 근거리에서 -1.00D나 -2.00D를 가입시켜도 근거리에서 외사위와 BO 검사값이 거의 변하지 않을 것이다. 이처럼 AC/A 비가 낮으면 가입도 처치법이 적합하지 않다.

마이너스렌즈나 플러스렌즈를 가입시키는 것은 특히 표 3.6에 제시된 상태에 적합하다. 플러스 가입도의 처방지침은 표 3.2의 정보를 기초로 한다. 이 표는 플러스 가입도를 최종적으로 결정할 때 고려할 모든 검사데이터를 나타내었다. 제 2 장에서 강조한 것처럼 한 가지 검사값이 아니라 관련된 검사값을 그룹으로 분석해야 한다는 개념이 플러스 렌즈를 가입시킬 것인지 여부를 결정할 때 적용된다. 모든 검사데이터가 하나로 일치하지 않더라도, 일반적으로 처방되어야 할 플러스 도수를 제시하는 추이를 보일 것이다. 제 9 장의 사례 1, 2 및 3은 처방되어야 할 플러스 가입도를 결정하는데 좋은 예를 제공한다.

표 3.6. *렌즈가입이 효과적인 경우*

플러스렌즈 가입	마이너스렌즈 가입
폭주과다	고도 외사위
기본형 내사위	개산과다
조절부족	
조절지속능력 부족	

플러스 가입도를 처방할 때 거의 항상 바이포칼이 처방된다. 10세 이하의 어린이에게 바이포칼을 처방할 때 세그먼트 높이를 아래쪽 동공연과 일치시켜 세그먼트를 통해 쉽게 독서할 수 있도록 추천한다. 어린 아이에게 플랫탑 28 mm 폭의 세그먼트가 적합하다. 나이가 좀 더 많은 경우에는 세그먼트 높이를 하안검연과 일치시킬 수 있다.

특정한 경우에 마이너스 가입도가 고려될 수 있다. 마이너스 가입도는 고도의 외사위나 외사시에 적용된다. 그러한 경우 융합버전스를 보충하기 위한 조절성 폭주를 사용하여 편위량을 감소시키도록 마이너스 렌즈가 사용된다. 이러한 렌즈는 시기능훈련을 할 때에만 사용하는 훈련용으로, 또는 일상적으로 착용하도록 처방될 수 있다. 훈련용으로 사용할 때에는 높은 도수의 마이너스렌즈를 처방할 수 있다. 항상 외사시인 경우 6~7D 정도의 마이너스 가입도를 처방하기도 한다. 처방도수를 결정할 때 피검자가 융합할 수 있는 최소 마이너스 도수를 찾아야 한다. 시기능훈련을 하는 동안 렌즈 도수를 서서히 감소시켜 피검자의 융합능력이 점차적으로 개선되도록 한다.

마이너스 가입도는 또한 항상 착용하도록 처방할 수도 있다. 이것은 간헐성 외사시가 발생하는 시간비율을 감소시키거나 고도 외사위에서 더욱 편안하게 융합할 수 있도록 처방된다. 이러한 목적으로 처방할 때에는 적은 양의 마이너스 도수(즉, −1.00~−2.00D 정도)가 사용된다. 그러한 경우 처방할 마이너스 가입도를 결정할 때 AC/A 비가 중요한 요인은 아니다. 마이너스 가입도를 처방하는 목적은 폭주를 자극시키기 위한 것이다. 조절성폭주가 자극되면 융합버전스를 사용하여 융합상태를 유지할 수 있다.

프리즘

양안시이상을 처치하기 위한 모든 경우에 프리즘의 사용을 고려해야 한다. 일반적으로 프리즘을 사용하는 것이 효과적인 5가지 상황은 다음과 같다 :

- 수평방향 보정프리즘
- 수직방향 보정프리즘
- 시기능훈련을 시작할 때 도움이 되는 프리즘
- 시기능훈련이 부적합하거나 효과적이지 않을 때 처방하는 프리즘
- 시기능훈련을 마치고 처방하는 프리즘

수평 보정프리즘

상당한 정도의 수평사위나 가끔 사시가 존재한다면 융합버전스 요구량을 감소시키기 위하여 프리즘을 처방하는 것이 유익할 수 있다. AC/A 비가 정상이거나 낮은 상태이고 원거리에서 긴장성폭주가 높거나 내사위인 경우에 종종 프리즘 처방이 가장 효과적이다. 이 때 프리즘은 시기능훈련을 마칠 때까지 임시로 처방하거나 시기능훈련을 하지 않고 피검자의 불편한 증상을 제거시키기 위하여 처방할 수 있다. 많은 전문가들이 프리즘을 사용하여 사위를 처치하도록 추천하지만, 프리즘 처방의 유효성을 입증하는 연구결과는 놀랍게도 드문 편이다[7-15]. Worrell[14]은 셔드기준을 적용하여 처방된 프리즘의 효과를 조사한 결과, 원거리 내사위자만 프리즘처방을 선호한 것으로 나타났다. 근거리 외사위와 내사위에서는 프리즘안경이 선호되는 점을 발견하지 못하였다. Payne 등[15]은 주시시차 검사를 기초로 처방된 프리즘에 대하여 비슷한 연구를 하였다. 모든 내용은 동일하고 하나는 프리즘을 가입하고 다른 하나는 프리즘을 가입하지 않은 두 벌의 안경을 처방하였다. 두 벌의 안경을 각각 2주 동안 착용시키고 어느 안경이 더 좋은지 선택하도록 하였다. 10명 모두 프리즘이 가입된 안경을 선택하였다. 그들이 실시한 연구에서 소수의 대상에게만 프리즘을 처방하였다고 하였다. 그렇지만 대다수의 전문가들은 보정프리즘의 사용이 적합하다는 견해를 갖고 있다[7-13].

프리즘을 처방할 때 가장 흔히 사용되는 기준은 주시시차분석, 셔드기준 및 퍼시벌기준이다.

주시시차분석

주시시차는 일반적으로 수평방향 보정프리즘을 처방할 때 가장 바람직한 방법이다. 프리즘의 양은 다음 3가지 기준 즉, 일부융합제거사위, 주시시차 곡선의 대칭중심점 또는 곡선의 평평한 부분 등 어느 한 가지를 적용하여 결정할 수 있다. 적용되는 기준은 버전스 강요(forced vergence) 주시시차 곡선의 특성에 따라 다르다. 주시시차 곡선의 경사도가 심하면 일부 융합제거 사위(associated phoria)를 적용하는 것이 바람직하다. 주시시차 곡선에서

평평한 부분이 적절하면 대칭중심점을 적용하는 것이 가장 유용하다. 주시시차 곡선에서 평평한 부분이 넓으면 곡선의 평평한 부분을 y축으로 이동시킬 수 있는 충분한 양의 프리즘이 처방된다. 이러한 내용은 제 14 장에서 자세하게 언급하겠다.

셔드 기준

셔드[16]는 피검자가 편안하게 시생활을 하기 위해서는 사위를 보정하기 위해 남아있는 융합버전스가 사위도의 두 배 이상이어야 한다고 주장하였다. 외사위에서 보정 이향운동은 BO 버전스 또는 양성 융합버전스이며, 내사위에서 보정 이향운동은 BI 버전스 또는 음성 융합버전스이다. 셔드는 이 기준을 만족하지 못하면 프리즘을 처방할 수 있다고 제시하였다. 이 기준을 어느 유형의 사위에 대해서도 적용할 수 있지만, 연구 결과 외사위에 가장 적합한 것으로 나타났다[17]. 임상적으로 셔드기준을 만족시키는 프리즘의 양을 결정할 때 다음 공식을 사용할 수 있다:

$$\text{요구되는 프리즘량} = \tfrac{2}{3}\text{사위도} - \tfrac{1}{3}\text{보정융합버전스}$$

예 1: 10△ 외사위이며 BO blur 값이 10△ 이라면 요구되는 프리즘 양은,

$$P = \tfrac{2}{3}(10) - \tfrac{1}{3}(10) = 6.67 - 3.33 = 3.34\triangle$$

이 경우 셔드기준을 만족시키려면 3△ 정도의 BI 프리즘을 처방해야 한다. 이 예에서 편위가 외사위이기 때문에 BI 프리즘이 사용된다.

퍼시벌 기준

셔드처럼 퍼시벌은 프리즘처방에 대한 지침을 개발하였다[18]. 최근 연구에서 퍼시벌기준이 내사위에 대하여 가장 효과적이라고 제시되었지만[17], 이 기준을 뒷받침하는 임상 연구가 극히 드물다.

퍼시벌에 따르면 융합버전스 범위의 중간 $\tfrac{1}{3}$정도만 사용해야 한다. 이것은 사위도와 무관하며 다음 공식으로 설명할 수 있다:

$$P = \tfrac{1}{3}G - \tfrac{2}{3}L$$

단, P = 처방할 프리즘도수

G = 수평방향 융합버전스가 더 큰 값(BI 또는 BO)

L = 수평방향 융합버전스가 더 작은 값(BI 또는 BO)

P가 플러스 값이면 처방되어야 할 프리즘 도수를 나타낸다. P가 0이거나 음의 값이면 프리즘 처방이 필요하지 않다.

예 1 : 12△ 외사위, BO 버전스 6 / 9 / 6, BI 버전스 18 / 24 / 21

$$P = \frac{1}{3}G - \frac{2}{3}L = \frac{1}{3}(18) - \frac{2}{3}(6) = 6 - 4 = 2$$

편위가 외사위이기 때문에 2△ BI이 필요하다.

예 2 : 4△ 외사위, BO 버전스 21 / 24 / 18, BI 버전스 18 / 24 / 21

$$P = \frac{1}{3}G - \frac{2}{3}L = \frac{1}{3}(21) - \frac{2}{3}(18) = 7 - 12 = -5$$

P가 음의 값을 가지므로 프리즘 처방이 필요하지 않다.

제 2 장에서 언급된 10가지의 비사시성 양안시이상 가운데 프리즘처방이 가장 효과적인 것은 개산부족, 기본형 내사위 및 수직사위이고, 폭주부족과 기본형 외사위는 효과가 다소 낮은 편이다[7]. 4가지의 수평방향 양안시이상에서 공통적인 중요한 특성은 AC/A 비가 낮거나 정상이라는 점이다. 개산과다나 폭주과다처럼 AC/A 비가 높은 상태는 프리즘이 가입도보다 덜 효과적인 경향이다.

표 3.7. *진단에 따른 처치법의 추천*

진단	처음 처치법	두 번째 처치법
안구운동기능이상	시기능훈련	플러스 가입도
조절부족	플러스 가입도	시기능훈련
조절지속능력 부족	플러스 가입도	시기능훈련
조절과다	시기능훈련	
조절 용이성 부족	시기능훈련	
AC/A 비가 낮은 상태		
폭주부족	시기능훈련	프리즘처방
개산부족	프리즘처방	시기능훈련
AC/A 비가 높은 상태		
폭주과다	가입도처방	시기능훈련
개산과다	시기능훈련	가입도처방
AC/A 비가 정상인 상태		
기본형 내사위	시기능훈련과 렌즈가입	프리즘처방
기본형 외사위	시기능훈련	가입도처방/프리즘처방
융합버전스기능이상	시기능훈련	
수직사위	프리즘처방	시기능훈련

대다수의 비사시성 양안시이상에 대하여 시기능 훈련의 성공률이 높은 편이며[19-22], 프리즘을 이용한 훈련의 효과에 대한 연구는 제한적이지만, 원거리에서 긴장성 버전스가 높거나(내사위), 시기능 훈련으로 양호한 결과를 얻지 못할 가능성이 있는 다른 상태에서는 주로 보정프리즘이 처방되어야 한다. 표 3.7은 프리즘처방이 가장 효과적인 상태를 나타낸 것이다. 일반적으로 시기능훈련에 성공적으로 반응하지 않거나 재정적이나 다른 이유로 시기능 훈련을 실시할 수 없는 경우에도 보정프리즘을 처방한다.

수직 보정프리즘

London과 Wick[23]은 수직방향의 주시시차를 교정하면 수평방향의 편위에 유익한 효과를 줄 수 있으며, 따라서 수직 및 수평 편위가 모두 존재할 때 먼저 수직방향의 프리즘처방을 고려해야 한다고 주장했다. 그러나 Wick[8]은 모든 경우에 대하여 수직프리즘이 처방되어야 한다고 느끼지 않았다. 수직프리즘은 억제상태를 감소시키고 융합범위를 증가시키는 것처럼 시각능력이 개선될 때 처방해야 한다고 제시하였다. 수평사위의 처치가 잘 진행되지 않을 때 초기에 발견되지 않았을 수도 있는 적은 양의 수직사위가 있는지 다시 확인할 필요가 있다. 0.5△ 정도의 수직사위를 보정하더라도 융합에 도움이 될 수 있다.

수직프리즘의 처방도수를 결정할 때 가장 적합한 기준은 일부 융합제거 사위도(associated phoria)이다[8,9]. 이것은 주시시차 측정장치를 사용하여 측정된다. 수직사위에서 주시시차를 0으로 감소시키는 프리즘을 처방한다. 또 다른 방법은 셔드기준을 적용하는 것이다. 수직 융합버전스가 수직사위의 두 배 이상이 되도록 하는 프리즘을 처방한다. 그러나 여러 문헌에서 셔드기준보다 일부 융합제거 사위도를 기준으로 처방하는 것이 더 좋다고 제시되었다[17].

시기능훈련을 시작하는데 도움을 주기 위해 사용되는 프리즘

사위도가 아주 높거나 가끔 사시가 존재하는 경우 시기능훈련의 초기 단계에서 프리즘처방이 유익한 경우가 종종 있다. 그러한 경우 양안시에 대한 융합버전스 요구량을 감소시키기 위하여 프리즘이 처방된다. 예를 들어, 음성 융합버전스 요구량을 감소시키기 위해서는 BO 프리즘이 사용된다. 이것은 검사자가 시기능훈련의 출발점을 더욱 쉽게 찾을 수 있도록 해준다. 이러한 목적으로 프리즘이 처방될 때 일반적으로 프리즘안경은 주로 사무실이나 집에서 훈련할 때에만 착용한다.

시기능훈련이 부적합하거나 효과가 없을 때 사용되는 프리즘

특정 피검자에게 시기능훈련이 적합할 수 있지만 시기능훈련의 예후를 제한시킬 수 있는 몇 가지 요인이 있다. 그러한 요인은 피검자의 협조, 동기, 나이, 훈련시간표 및 재정능력 등이다. 어린이가 너무 어려서 의사전달이나 협조가 제대로 안되거나, 나이가 너무 많아서 시기능훈련을 실시할 수 없거나 싫어하는 경우 또는 단순히 시기능훈련을 할 시간이나 경비가 부족한 경우 등이라면 프리즘처방을 고려해야 한다.

시기능훈련을 마치고 사용되는 프리즘

시기능훈련 프로그램을 마치고도 피검자의 불편한 증상이 지속된다면 프리즘처방을 고려한다. 그러한 경우 프리즘은 융합버전스 요구량을 감소시키기 위한 보정프리즘으로 처방된다. 프리즘을 처방할 때 적용하는 기준은 수평사위 및 수직사위를 보정하기 위한 프리즘을 결정할 때 적용되는 기준과 동일하다.

가림법

사시 및 사시와 연관된 상태 즉, 약시, 중심외주시, 억제 및 이상망막대응 상태를 처치할 때 가림법이 자주 사용된다. 사위를 처치하는데 가림법이 필요하기도 하며, 비사시성 양안시이상을 처치할 때 가림법을 실시할 것인지 여부를 고려해야 한다.

사위가 부등시성 약시와 연관될 때 가림법이 적용된다. 이 내용은 16장에서 자세하게 언급하겠다. 부등시성 약시에서는 가리는 시간이 중요하다. 항상 가리게 되면 사시의 원인이 된다는 보고가 있다[24]. 일반적으로 항상 가림법(full-time occlusion)은 하루에 8시간이나 그 이상 가리는 것이다. 따라서 하루에 2~3시간에서 최대로 4~6시간 정도로 가리는 시간을 제한하도록 추천된다. 그러나 이 규칙에 예외는 있다. 7D 이상의 부등시와 한쪽 눈만 근시도가 높은 경우 더욱 집중적으로 가림법을 적용하도록 제안한다. 이러한 경우 최소로 가리는 것이 항상 효과적이지 않으며 오랫동안 가리는 것이 필요할 수 있다. 그러한 경우라도 짧은 기간 가리는 것부터 시작하는 것이 바람직하다. 시력이 개선되지 않으면 처치효과가 나타날 때까지 가리는 시간을 점차적으로 증가시킬 수 있다.

사위에서 고려해야 할 또 다른 유형의 가림법은 렌즈의 일부분을 가리는 것이다. 이것은 특히 사시가 특정 주시거리나 주시방향에서만 존재하며 다른 주시거리나 주시방향에서는 사위가 존재할 때 유용하다. 원거리에서 우안이 25△ 항상 외사시이고 근거리에서 5△ 외사위인 피검자를 예로 들겠다. 적절한 처치법은 우측 렌즈의 위쪽 부분을 가리고 아래쪽 부분은 투명하도록 하는 가림법이다. 이러한 렌즈를 사용하면 근거리에서 양안시 능력이 강화되고 원거리에서는 억제나 다른 적응증상을 방지할 수 있다.

시기능훈련

양안시이상 및 조절이상인 사람의 상당 비율은 렌즈나 프리즘만으로 충분히 처치할 수 없다. 15가지의 양안시이상, 조절이상 및 안구운동이상에서, 조절부족, 개산부족, 폭주과다, 기본형 내사위 및 수직사위만이 렌즈나 프리즘만으로 쉽게 치료된다. 일반적으로 개산부족에서는 프리즘이 가장 효과적이다(표 3.7). 그러나 다른 상태에 대한 데이터를 분석하면 렌즈와 프리즘을 사용하여 아주 효과적으로 처치할 수 있다고 예상되지 않음을 나타낸다. 이러한 여러 가지 경우에서 렌즈나 프리즘을 처방하는 목적은 광학적으로 양안시 능력을 최대로 증가시킨 다음 시기능훈련을 처치하여 더욱 강화시킬 수 있다.

시기능훈련은 폭주부족, 개산과다, 융합버전스 기능이상, 기본형 외사위, 조절과다, 조절용이성부족 및 안구운동 기능이상 등을 처치할 때 선택된다. 또한 렌즈나 프리즘을 별도로 혹은 함께 사용하여 조절부족, 폭주과다, 기본형 내사위 및 수직사위를 성공적으로 처치할 수 있다.

조절이상, 안구운동이상 및 비사시성 양안시이상에서 다음과 같은 사항을 강화시키는데 시기능훈련이 효과적인 것으로 나타났다[19,20] :

- 조절력을 증가시킴
- 조절 용이성을 증가시킴
- 조절경련을 없앰
- 융합버전스 양을 증가시킴
- 융합버전스 용이성을 증가시킴
- 억제를 제거시킴
- 입체시를 향상시킴
- 홱보기와 따라보기의 정확도를 증가시킴
- 주시상태의 안정성을 개선시킴

시기능훈련이 필요한지 결정

시기능훈련을 추천할 때 다음과 같은 요인을 주의깊게 분석해야 한다:

- 피검자의 나이와 지능수준
- 데이터의 분석
- 특정 피검자 및 특정 문제점에 대한 예후의 결정
- 재정상태
- 동기
- 주된 시각적인 불편감과 검사데이터의 관계
- 시기능훈련에 소요되는 시간스케줄

피검자의 나이와 지식수준

시기능훈련은 훈련요령을 습득해야 하는 과정이 포함되므로 특정 수준의 연령과 지능이 요구된다. 유아와 아주 어린 아이에서 시기능훈련이 꼭 필요한 방법이라 하더라도[25], 이 연령에서는 사시 및 약시를 처치하는 데에만 적용되는 경향이다. 훈련이 필요하더라도 좀 소극적이고 가능하다면 의사소통이 거의 필요하지 않은 아주 짧은 기간에만 실시한다. 사위인 사람에 대한 시기능훈련은 상당기간 동안 양호한 주의력과 집중력이 요구된다. 시기능훈련을 성공적으로 실시할 수 있는 가장 중요한 사항은 원활한 의사소통 및 훈련을 독자적으로 실시할 수 있는 능력이다.

시기능훈련 프로그램의 성공에 영향을 주는 한 가지 요인은 나이이다. 사위에서 6세 이하인 경우 시기능훈련이 좀처럼 처방되지 않는다. 그리고 미숙아나 지능이 떨어지는 어린이는 나이가 더 많더라도 좋은 후보자가 될 수 없다. 반면 3~4세의 어린 아이라도 사시나 약시가 있는 경우 종종 시기능훈련을 실시한다. 그러한 경우 시기능 훈련은 사위에 대하여 필요한 상태보다 더 소극적으로 실시하는 경향이다.

이처럼 시기능훈련을 추천할 것인지 결정할 때 어린 아이의 나이, 성숙 정도 및 임상적인 진단결과에 대한 경험과 판단이 요구된다.

나이나 성숙도에 대하여 한계가 있지만 실제 상한선은 없다. 피검자가 강한 동기를 갖고 검사자와 의사소통 및 협조가 가능하다면 시기능훈련을 성공적으로 실시할 수 있다. 노안에서 양안시이상을 치료하기 위한 시기능훈련의 성공률이 매우 높다는 보고가 있다[26-28]. 실제로 시기능훈련을 실시하는 많은 검사자는 나이가 많은 사람은 동기가 강하고 훈련내용을 잘 이해하여 훈련이 잘 이루어질 수 있기 때문에 시기능훈련을 선호한다. 물론 일부 나이가 많은 사람은 시기능훈련 프로그램을 실시할 수 없거나 싫어할 수도 있다. 시기능훈련을 방해하는 요인은 욕구부족, 훈련에 참여하거나 집중할 수 있는 능력의 부족, 재정적이거나 교통수단의 문제점 등이다.

데이터의 분석

데이터의 분석결과에 따라 한 가지나 그 이상의 처치법이 존재할 수 있다. 표 3.7은 진단유형에 따라 이용할 수 있는 치료법을 나타낸 것이다. 15가지의 조절이상 및 양안시이상에서 시기능훈련이 공통적으로 선택될 수 있지만 몇 가지 진단유형에서는 가입도와 프리즘 처방이 유일한 방법이라는 점을 이해해야 한다. 프리즘처방은 개산부족과 수직사위에서 아주 유익하고, 기본형 내사위에서는 유익한 편이며, 폭주부족과 기본형 외사위에서는 가끔 유익하다. 가입도의 처방은 12가지 진단 가운데 4가지 즉, 조절부족, 폭주과다, 기본형 내사위 및 개산과다에서 유익하다. 이러한 결정을 내리기 위해서는 가입도가 유익한지 여부를 결정할 때 고려할 기준을 나타낸 표 3.2와 3.3을 참고하는 것이 좋다. 표 3.6에서 플러스렌즈와 마이너스렌즈를 처치하는 것이 효과적인 양안시이상 및 조절이상을 나타내었다.

특정 대상 및 특수한 문제점에 대한 예후 결정

각 대상에 대하여 시기능훈련을 적용하여 성공적으로 치료할 수 있는지 예후를 결정해야 한다. 모든 조절이상 및 개산부족을 제외한 비사시성 양안시이상에 대한 예후가 우수하다 [19-22]. 최근 여러 가지 유형의 조절기능이상 및 양안시이상의 처치 성공률을 고찰한 몇 가지 연구에서 시기능훈련의 효과가 분명하게 입증되었다.

조절기능이상에 대한 시기능훈련의 임상적인 효과를 조사한 연구에서 대략 90 % 정도의 성공률을 보였다. 96명을 대상으로 한 Daum의 연구결과 대상의 96 %에서 타각적 및 자각적 불편감이 모두 부분적이거나 전체적으로 구제되었다[29]. Hoffman 등[30]은 조절이상을 가진 80명의 대상에서 시기능훈련의 성공률이 87.5 %였다고 보고하였다.

객관적인 평가법을 사용한 다른 연구에서는 시기능훈련으로 발생하는 실제적인 생리적 변화상태를 조사하였다. Liu 등[31] 및 Bobier와 Sivak[32] 모두 시기능훈련을 실시한 후 조절반응의 동적인 상태가 유의하게 변화되었다고 보고하였다. Liu 등은 조절반응의 잠복성이 감소되고 반응속도가 증가함을 발견하였다. Bobier와 Sivak은 조절반응의 동적인 상태가 객관적으로 변하고 증상이 감소됨을 발견하였다.

많은 연구자들이 비사시성 양안시이상인 사람에서 시기능훈련으로 융합버전스의 범위가 개선됨을 보였다. 대다수의 연구는 시기능 훈련을 실시하여 폭주부족 및 외사위와 관련된 다른 비사시성 문제점의 처치를 조사하였다.

Daum은 추적[33] 및 역추적 연구[34] 모두에서 상대적으로 짧은 기간 시기능훈련을 실시했을 때 융합버전스가 장기간 증가된 상태로 지속되었다고 밝혔다. 다른 연구에서는 양안시기능 훈련의 효과를 입증하기 위하여 실험군과 대조군을 이용하였다[35-38]. Daum은 실험디자인이 조절된 이중속임위약법(double blind placebo)을 사용하여 양성융합버전스를 개선시키기 위한 시기능훈련의 효과를 연구한 결과[35], 실험군에서는 통계적으로 유의한 변화를 발견하였으나 대조군에서는 변화가 없었다고 하였다. Vaegan 역시 실험군에서 융합버전스의 범위가 크고 안정된 상태로 증가하는 것을 발견하였으나 대조군에서는 그렇지 않았다[36]. Cooper 등[37]은 위약효과를 감소시키기 위하여 대조군과 횡으로 결합시킨 폭주부족인 사람을 대상으로 연구한 결과, 치료 후에 융합버전스가 상당히 증가하고 안정피로가 상당히 감소하였으나, 대조 기간에서는 증상과 버전스 모두 유의한 변화가 없었다.

최근 폭주과다의 처치법으로 시기능훈련의 유용성을 조사하기 위한 몇 가지 연구가 실시되었다[39-41]. Gallaway와 Scheiman[41]은 시기능훈련을 마친 폭주과다인 사람 83명의 기록을 분석한 결과, 84%에서 불편한 증상이 완전히 제거되었고 음성융합버전스가 상당히 증가되었음을 발견했다. 다른 연구자 역시 불편한 증상이 감소하고[39,40], 음성융합버전스가 증가하는 것을[40] 발견했다.

안구운동 기능이상의 치료효과에 대해서도 임상연구가 실시되었다. Wold 등[42]은 조절이상, 양안시이상, 홱보기이상 및 따라보기이상과 같은 여러 가지 문제점을 가진 사람에서 시기능훈련 프로그램을 마친 100명을 분석하였다. 홱보기와 따라보기 기능은 제 1장에서 설명한 자각적 척도를 이용하여 평가하였다. 시기능훈련은 1주일에 1시간씩 3일 동안 실시하였고 방문 횟수는 22~53회였다. 이들 피검자는 안구운동만 문제점이 있었던 것이 아니라, 거의 모두 조절 및 양안시와 관련된 문제점도 갖고 있었다. 훈련 전후의 검사에서 홱보기와 따라보기 기능 모두 유의한 변화를 보였다.

보다 최근의 연구에서 Rounds 등[43]은 Visagraph를 이용한 안구운동기록법(Eye Movement Recording System)을 사용하여 시기능훈련을 실시하기 전과 후에 각각 독서할 때 눈의 움직임을 평가하였다. 이 연구는 안구운동 훈련에 대해서만 특별하게 조사하였다. 독서와 관련된 문제점을 가진 19명의 성인을 대상으로 선정하여 실험군 12명과 대조군 9명으로 나누었다. 실험군은 4주 동안(12시간) 전적으로 안구운동 기능만 개선시키는 훈련을 받았다. 훈련은 4주 동안 검사실과 집(1주일에 3일간 20분씩 검사실, 1주일에 6일은 20분씩 집)

에서 훈련을 하였고, 대조군은 아무런 훈련도 실시하지 않았다. 실험군에서 통계적으로 유의한 변화가 발견되지 않았지만, 대조군과 비교하여 독서시 안구운동 능력이 개선되는(읽던 곳을 반복해서 읽는 횟수의 감소, 읽은 내용을 인식하는 시간의 증가) 추이를 보였다.

Young 등[44]은 또한 학교에서 실시한 시각선별검사에서 불합격을 받은 13명의 초등학생을 대상으로, 타각적 안구운동 기록장치(Eye Trac)를 사용하여 훈련 전후 독서시 안구움직임을 평가하였다. 6주 동안 매일 5분씩 3회 실시하는 안구운동 시기능훈련을 전체 6시간 실시하였다. 훈련 후에 주시횟수의 감소, 독서속도의 증가, 주시 지속시간의 감소 등의 유의한 변화를 보였다.

Fujimoto 등[45]은 안구운동 시기능훈련을 위하여 비디오테이프에 미리 녹화된 시기능훈련을 사용하는 방법의 가능성을 조사하였다. 대상을 3그룹으로 나누었다. 9명의 제 1그룹은 표준 안구운동 훈련을 받았다. 두 번째 그룹은 비디오테이프를 이용한 안구운동 훈련을 받았다. 3번째 그룹은 아무런 훈련을 받지 않았다. 제 1 및 2그룹은 똑같이 홱보기 능력의 개선효과가 있었다.

Punnett과 Steinhauer[46]는 안구운동 훈련에 두 가지 다른 방법을 시도하였다. 피드백과 피드백을 적용하지 않고 실시한 안구운동 훈련의 효과를 비교하였다. 9명을 대상으로 Eye Trac을 사용하여 안구움직임을 관찰한 결과, 훈련하는 동안 구두로 피드백을 적용하고 다시 강화시키는 방법이 더 좋은 치료효과를 얻은 것으로 나타났다.

최근의 연구에서 18 ~ 38세 사이의 15명을 대상으로 홱보기와 독서 능력을 개선시키기 위하여 청각피드백을 기초로 하는 안구운동 훈련법을 실시하였다[47]. 12명 가운데 11명이 전반적인 독서능력에서 다양한 정도의 개선을 보였다. 독서할 때 홱보기와 되돌아가는 횟수가 감소하고, 되돌아갈 때 평균 홱보기 횟수가 감소하며 독서속도가 증가하였다. 따라서 청각피드백을 기초로 하는 안구운동 훈련법이 특히 독서능력이 정상보다 낮은 사람에게 유용한 방법으로 생각된다.

양안시이상, 안구운동이상 및 조절이상 모두 성공률이 높지만, 이러한 문제점을 갖는 모든 피검자가 시기능훈련을 실시하기 위한 좋은 후보자는 아니다. 시기능훈련을 추천하기 전에 동기, 나이, 의사소통 능력 및 재정적인 요인 등을 검토해야 한다.

경비와 관련된 고려사항

경비를 고려해야 한다. 지능, 협조상태 및 강한 동기를 갖더라도 모두 시기능훈련 프로그램을 성공적으로 마칠 수 있는 것은 아니다. 시기능훈련에 소요되는 경비가 부담이 된다면 좋은 결과를 얻기까지 지속할 수 없다. 여러 가지 치료법을 고려할 때 피검자의 가정형편을 고려해야 한다.

동기

동기의 중요성을 과소평가하지 않아야 한다. 시기능훈련을 실시하는 검사자는 외관상 예후가 좋지 않은 경우에서 놀랄 정도로 성공적인 사례를 경험하게 된다. 반대로 검사값만 기초로 했을 때 예후가 우수한 단순한 폭주부족 피검자라도 동기가 부족하면 실패할 수 있다. 피검자의 동기가 어느 정도인지 판단하는 것이 항상 쉽지는 않다. 성인은 동기가 강한지 여부를 평가하기가 쉽다. 시각적인 문제점이 미치는 영향과 증상에 대하여 논의하는 과정에서 피검자의 욕구를 잘 파악할 수 있다. 어린이에서는 이러한 결정이 간단하지 않다. 어린이는 보통 자신의 느낌과 증상에 대하여 논의하는 것을 귀찮게 생각하거나, 싫어하거나 논의 자체를 할 수 없는 경우도 있다. 그러한 경우 부모가 어린이에게 훈련의 필요성을 이해시키고 강한 동기와 희망을 갖도록 설득해야 한다.

동기가 시기능훈련이 바람직스러운지 결정하는데 핵심요인으로 고려되어야 한다. 동기가 강한 피검자라면 예후가 좋지 않을 것으로 생각되더라도 시기능 훈련을 시도해 볼 필요가 있다.

주된 시각적 불편사항과 옵토메트리 검사값의 관계

비사시성 양안시이상, 조절기능이상 및 안구운동 기능이상에서 시기능훈련이 매우 효과적인 치료법이지만, 시기능훈련이 적합하지 않은 경우가 있다. 대부분 검사자들은 피검자의 증상과 검사값의 관계를 매우 주의깊게 관찰한다. 분명한 관계가 있다고 판단되었을 때 일반적으로 시기능훈련이 추천된다. 증상과 검사값 사이에 관계가 있는 예는 독서와 관련하여 안정피로와 복시가 나타나고, 검사값에서 폭주근점의 후퇴, 근거리에서 고도 외사위, 양성융합버전스의 감소 등을 보이는 경우이다. 그러나 피검자는 방금 언급한 검사값을 보이지만 증상을 느끼지 않을 수 있다. 그러한 경우 시기능훈련을 처방할지 결정할 때 임상적인 판단이 필요하다. 꼼꼼한 검사자라면 피검자가 단순히 독서나 다른 근거리작업을 회피하는지 여부에 의문을 가질 것이다. 흔히 검사자가 확인하게 되면 피검자가 독서하지 않거나 불편감을 유발시키는 행동을 피하고 있음이 명백해질 것이다. 고전적인 예는 학습에 어려움을 갖는 어린이이다. 그러한 문제가 있는 어린이는 오랫동안 독서하지 않고, 그러므로 조절 및 양안시와 관련된 문제점과 전형적으로 연관된 증상으로 불편을 겪지 않을 수 있다. 따라서 불편한 증상을 갖지 않는다고 시기능 이상으로 인한 부작용이 없음을 의미하는 것은 아니다. 그러한 경우 시기능이상에 대한 치료를 고려해야 한다.

불편한 증상을 회피하는 경향에 덧붙여 상당한 정도의 양안시이상이 있지만 불편한 증상을 느끼지 못하는 경우는 억제가 있을 때이다. 예를 들어, 근거리에서 가끔 외사시가 나타나는 심한 정도의 폭주부족자라면 억제가 존재할 수 있다. 억제는 편위상태를 극복하려는 요구를 제거시켜서 안정피로를 감소시키거나 제거시킨다. 불편한 증상이 유발되는 작업을 회피하거나 억제가 있는 경우 모두 시기능훈련을 추천하는 것이 적합할 수 있다.

대다수의 상황에서 조절이나 안구운동 또는 양안시와 관련된 문제점이 존재하고 피검자가 불편한 증상을 느끼지 못한다면 위에서 언급한 것과 같은 사항이 발견될 것이다. 따라서 검사값과 증상 사이의 관계를 설정하고 독서를 회피하거나 억제와 같은 사항이 존재하는지 조사하는 것이 필요하다.

시기능 훈련과정

조절, 안구운동 또는 양안시 관련 문제점을 진단하고 나서 다음 단계는 적절한 치료법을 선택하는 것이다. 치료법은 비정시의 교정, 렌즈가입, 프리즘처방, 가림치료, 시기능훈련 및 수술 등이 있다. 한 가지 이상의 치료법이 적합하다고 판단될 때 고려해야 할 사항 중 한 가지는 불편한 증상을 없애는데 소요되는 시간이다. 피검자의 문제점을 가능한 신속하고 쉽게 제거시킬 수 있는 치료법을 선택해야 한다. 데이터 분석결과 렌즈나 프리즘이 효과적인 것으로 제시되면 이러한 치료법을 가장 먼저 실시하도록 고려해야 한다. 렌즈와 프리즘이 타당한 치료법이라면 효과는 즉시 나타날 것이다. 시기능훈련이 요구된다면 수 주일이 지나서야 효과적인 변화를 경험하기 시작할 것이다.

여러 가지 처치방법 가운데 소요 시간이 피검자에게 가장 중요한 요인이 되는 경우가 있다. 아주 바쁜 전문직 종사자, 대학생 또는 대학원생처럼 가능한 빨리 긍정적인 결과가 요구되는 사람이 좋은 예이다.

그러나 대다수의 예에서 소요시간이 비록 중요하지만 가장 중요한 사항은 아니다. 치료방법의 장기간에 걸친 효과가 가장 결정적인 요인이 될 수 있다. 짧은 기간에 효과를 볼 수 있기 때문에 렌즈와 프리즘의 처방이 바람직할 수 있지만, 렌즈와 프리즘을 사용할 때 장기간에 걸친 효과는 기능이상이 항상 존재하는 상황에서 피검자가 편안하게 시각능력을 수행할 수 있도록 한다는 점을 기억해야 한다. 이처럼 편안한 상태를 계속 유지하려면 처방된 렌즈나 프리즘을 계속 착용해야 한다. 그러나 시기능훈련의 장기간에 걸친 효과는 양안시, 안구운동 또는 조절 관련 기능이상을 극복할 수 있도록 운동성 및 감각성 융합과 조절능력을 정상적인 상태로 개발시키는 것이다. 여러 가지 치료법을 고려할 때 이러한 사항을 검토해야 한다.

수술

비사시성 양안시이상을 치료하기 위하여 수술이 추천될 필요성은 아주 드물지만, 적어도 치료법으로는 고려되어야 한다. 수술을 고려할 수 있는 한 가지 상황은 사위도가 아주 높은 경우이다. 수평사위도가 30△ 이상이라면 시기능훈련 만으로 성공할 가능성은 줄어든다 [48]. 가끔 위에서 언급한 수술 이외의 모든 치료법을 시도한 후에도 하루 중 늦은 시간에 불편감과 흐린 상태가 나타날 수 있다. 그러한 경우 원래 사위도가 아주 높고 조절 및 폭주 관련 검사값이 개선됨에도 불구하고 불편감이 남아 있을 것이다. Gallaway 등[49]과 Frantz [50]는 최근에 시기능훈련을 받은 가끔 외사시자의 사례를 보고하였다. Gallaway 등의 사례에서는 시기능훈련을 마친 후에 흐린 상태와 안정피로가 지속되어 수술이 요구되었고, Frantz의 사례에서는 가입도, 프리즘 및 시기능훈련에 대한 효과가 불량하기 때문에 수술이 요구되었다.

비사시성 양안시이상에 대하여 수술이 잘 추천되지 않는다. Hermann[51]은 안과에서 많은 숫자의 폭주부족자를 접한다고 보고하였다. 10년 정도 검사기록을 검토하여 대략 1200명의 피검자가 시기능훈련을 받았으나 1% 정도가 불편감을 가지므로 수술이 요구된다고 보고하였다.

비사시성 양안시이상에 대한 수술의 효과는 확실하지 않으며, 아주 소수의 경우에서 필요하다고 보고되었다. 이용할 수 있는 극소수의 보고에서 폭주부족에 대한 수술의 효과가 연구되었다. von Noorden[52] 및 Hermann[51]의 보고에 의하면 수술이 이러한 피검자의 증상을 없애는데 효과적인 방법으로 제시되었다. 그러나 Haldi[53]는 6명 중 5명에서 외편위가 재발되고 증상이 구제되지 않았다고 보고하였다.

요약하자면 비사시성 양안시이상에서 수술이 필요한 경우는 드문 편이다. 또한 그러한 경우에도 수술이 효과적인 치료법이라고 제시하는 명확한 연구결과가 없다. 그러나 사위도가 아주 높거나 가끔 사시를 갖는 경우에서 일부는 시기능훈련 만으로는 불편한 증상이 남아 있음을 발견할 수 있다. 이러한 경우 수술이 고려될 수 있다.

요 약

조절이상, 안구운동이상 및 양안시이상의 치료는 많은 보상을 받을 수 있는 부분이다. 앞에서 제시한 치료법을 사용하였을 때 성공률은 매우 높다. 이전에 시행한 처치법이 성공적이지 못하여 불편감이 존재한다고 호소하는 방문자를 흔히 볼 수 있다. 그들의 불편한 증상을 제거시키고 원인을 해결해 준다면 매우 만족할 것이다.

이 장에서 조절이상, 안구운동이상 및 양안시이상에 대한 모든 치료법을 고려하는 것이 중요함을 강조하였다. 어떠한 치료법도 무시하지 말고 고려하는 것이 더 자주 그리고 신속하게 성공할 수 있도록 보장해준다.

참고문헌

[1] Blum HL, et al. Vision screening for elementary schools: the Orinda study. Berkeley: University of California Press, 1958

[2] Dwyer P, Wick B. The influence of refractive correction upon disorders of vergence and accommodation. *Optom Vis Sci* 1995;72:224–232.

[3] White JA. The practical value of low grade cylinders in some of asthenopia. *Trans Am Ophthalmol Soc* 1894;12:153–168.

[4] Cholerton M. Low refractive errors. *Br J Physiol Opt* 1955;12:82–86.

[5] Nathan J. Small errors of refraction. *Br J Physiol Opt* 1957;14:204–209.

[6] Blume AJ. Low power lenses. In: Amos JF, ed. *Diagnosis and management in vision care*. Boston: Butterworth–Heinemann, 1987:239–246.

[7] Carter DB. Fixation disparity and heterophoria following prolonged wearing of prisms. *Am J Optom Physiol Opt* 1965;42:141–152.

[8] Wick B. Horizontal deviations. In: Amos JF, ed. *Diagnosis and management in vision care*. Boston: Butterworth–Heinemann, 1987:461–513.

[9] London R. Fixation disparity and heterophoria. In: Barresi BJ, ed. *Ocular assessment: the manual of diagnosis for office practice*. Boston: Butterworth–Heinemann, 1984:141–150.

[10] Sheedy JE. Fixation disparity analysis of oculomotor imbalance. *Am J Optom Physiol Opt* 1980;57:632–639.

[11] Borish IM. *Clinical refraction*, 3rd ed. Chicago: Professional Press, 1975:1285–1286.

[12] Griffin J. *Binocular anomalies: procedures for vision therapy*, 2nd ed. Chicago: Professional Press, 1982.

[13] Hofstetter HW. Graphical analysis in vergence eye movements. In: Schor C, Ciuffreda KJ, eds. *Vergence eye movements: basic and clinical aspects*. Boston: Butterworth–Heinemann, 439–464.

[14] Worrell BE, Hirsch MJ, Morgan MW. An evaluation of prism prescribed by Sheard's criterion. *Am J Optom Physiol Opt* 1971;48:373–376.

[15] Payne CR, Grisham JD, Thomas KL. A clinical evaluation of fixation disparity. *Am J Optom Physiol Opt* 1974;51:90–93.

[16] Sheard C. Zones of ocular comfort. *Am J Optom* 1930;7:9–25.

[17] Sheedy JE, Saladin JJ. Association of symptoms with measures of oculomotor deficiencies. *Am J Optom Physiol Opt* 1978;55:670–676.

[18] Percival AS. *The prescribing of spectacles*, 3rd ed. Bristol, UK: John Wright & Sons, 1928:125.

[19] The efficacy of optometric vision therapy. The 1986/1987 AOA Future of Visual Development/Performance Task Force. *J Am Optom Assoc* 1988;59:95–105.

[20] Suchoff IB, Petitio GT. The efficacy of visual therapy. *J Am Optom Assoc* 1986;57:119–125

[21] Grisham JD. Visual therapy results for convergence insufficiency: a literature review. *Am J Optom Physiol Opt* 1988;65:448–454.

[22] Griffin JR. Efficacy of vision therapy for non-strabismic vergence anomalies. *Am J Optom Physiol Opt* 1987;64:11–14.

[23] London RF, Wick B. The effect of correction of vertical fixation disparity on the horizontal forced vergence fixation disparity curve. *Am J Optom Physiol Opt* 1987;64:653–656.

[24] Crewther DR, Crewther SG, Mitchell DE. The efficacy of brief periods of reverse occlusion in promoting recovery from the physiological effects of monocular deprivation in kittens. *Invest Ophthalmol Vis Sci* 1981;21:357–362.

[25] Wick B. Vision therapy for infants, toddlers and preschool children, in pediatric optometry. In: Scheiman M, ed. *Problems in optometry*. Philadelphia: JB Lippincott, 1990.

[26] Wick B. Vision therapy for presbyopic nonstrabismic patients. *Am J Optom Physiol Opt* 1977;54:244–247.

[27] Cohen AH, Soden R. Effectiveness of visual therapy for convergence insufficiencies for an adult population. *J Am Optom Assoc* 1984;55:491–494.

[28] Birnbaum MH, Soden R, Cohen AH. Efficacy of vision therapy for convergence insufficiency in an adult male population. *J Am Optom Assoc* 1999;70:225–232.

[29] Daum K. Accommodative insufficiency. *Am J Optom Physiol Opt* 1983;60:352–359.

[30] Hoffman L, Cohen A, Feuer G. Effectiveness of non-strabismic optometric vision training in a private practice. *Am J Optom Arch Am Acad Optom* 1973;50:813–816.

[31] Liu JS, Lee M, Jang J, et al. Objective assessment of accommodative orthoptics. I. dynamic insufficiency. *Am J Optom Physiol Opt* 1979;56:285–291.

[32] Bobier WR, Sivak JG. Orthoptic treatment of subjects showing slow accommodative responses. *Am J Optom Physiol Opt* 1983;60:678–687.

[33] Daum K. The course and effect of visual training on the vergence system. *Am J Optom Physiol Opt* 1982;59:223–227.

[34] Daum K. Convergence insufficiency. *Am J Optom Physiol Opt* 1984;61:16–22.

[35] Daum K. Double blind placebo-controlled examination of timing effects in the training of positive vergences. *Am J Optom Physiol Opt* 1986;63:807–812.

[36] Vaegan JL. Convergence and divergence show longer and sustained improvement after short isometric exercise. *Am J Optom Physiol Opt* 1979;56:23–33.

[37] Cooper J, Selenow A, Ciuffreda KJ, et al. Reduction of asthenopia in patients with convergence insufficiency after fusional vergence training. *Am J Optom Physiol Opt* 1983;60:982–989.

[38] Daum K. A comparison of results of tonic and phasic training on the vergence system. *Am J Optom Physiol Opt* 1983;60:769–775.

[39] Shorter AD, Hatch SW. Vision therapy for convergence excess. *N Engl J Optom* 1993;45:51–53.

[40] Ficarra AP, Berman J, Rosenfield M, et al. Vision training: predictive factors for success in visual therapy for patients with convergence excess. *J Optom Vis Dev* 1996;27:213–219.

[41] Gallaway M, Scheiman M. The efficacy of vision therapy for convergence excess. *J Am Optom Assoc* 1997;68:81–86.

[42] Wold RM, Pierce JR, Keddington J. Effectiveness of optometric vision therapy. *J Am Optom Assoc* 1978;49:1047–1053.

[43] Rounds BB, Manley CW, Norris RH. The effect of oculomotor training on reading efficiency. *J Am Optom Assoc* 1991;6:92–99.

[44] Young BS, Pollard T, Paynter S, et al. Effect of eye exercises in improving control of eye movements during reading. *J Optom Vis Dev* 1982;13:4–7.

[45] Fujimoto DH, Christensen EA, Griffin JR. An investigation in use of videocassette techniques for enhancement of saccadic movements. *J Am Optom Assoc* 1985;56:304–308

[46] Punnett AF, Steinhauer GD. Relationship between reinforcement and eye movements during ocular motor training with learning disabled children. *J Learn Disabil* 1984;17:16–19.

[47] Fayos B, Ciuffreda KJ. Oculomotor auditory biofeedback training to improve reading efficiency. *J Behav Optom* 1998;9:143–152.

[48] Ludlam W. Orthoptic treatment of strabismus. *Am J Optom Arch Am Acad Optom* 1961;38:369–388.

[49] Gallaway M, Vaxmonsky T, Scheiman M. Surgery for intermittent exotropia. *J Am Optom Assoc* 1989;60:428→434.

[50] Frantz K. The importance of multiple treatment modalities in a case of divergence excess. *J Am Optom Assoc* 1990;61:457–462.

[51] Hermann JS. Surgical therapy for convergence insufficiency. *J Pediatr Ophthalmol Strab* 1981;18:28–31.

[52] von Noorden GK. Resection of both medial rectus muscles in organic convergence insufficiency. *Am J Ophthalmol* 1976;81:223–226.

[53] Haldi BA. Surgical management of convergence insufficiency. Am J Orthopt 1978;28:106–109.

Part

Ⅱ

시기능훈련 방법 및 관련기기

Vision Therapy Procedures and Instrumentation

04 서론 및 일반적인 개념

이 장에서는 시기능 훈련에 관한 자세한 정보와 지침을 제공하고, 제 5~7장에서는 이향운동, 조절 및 안구운동 이상을 치료하기 위해 선택된 시기능 훈련법을 설명하겠다. 시기능 훈련법은 수 백 가지가 되며 다양한 훈련장치 및 방법을 설명한 안내서를 이용할 수 있다[1,2]. 그러나 방대한 훈련방법이 제시되므로 오히려 시기능훈련을 아주 복잡한 것처럼 만드는 경향이다. 이러한 점이 시기능훈련을 시도하려는 검사자의 의욕을 떨어뜨릴 수 있다고 생각한다.

제 5~7 장에서는 대표적으로 선택된 훈련 방법과 장치를 소개하고, 우리가 선택한 시기능 훈련의 기초 원리를 강조하였다. 이러한 시기능훈련법을 이해하면 아주 다양한 조절이상, 안구운동이상 및 비사시성 양안시이상을 성공적으로 치료할 수 있으며, 선행 연구에서 제시한 것과 비슷한 정도의 성공률을 얻을 수 있다[3,4]. 덧붙여 이러한 시기능훈련법에 대하여 논의된 원리는 모든 훈련법에 공통적으로 적용된다. 따라서 이 장에 있는 핵심 사항과 원리를 이해하면 거의 모든 다른 훈련법을 이해하고 경험하므로 자신감을 쌓는데 도움이 된다.

시기능훈련법에 익숙하지 않은 사람이 시기능훈련 장치와 관련하여 "이 장치로 무엇을 합니까?" 라고 질문하는 경우를 흔히 볼 수 있다. 따라서 다음 네 장의 주된 목적은 시기능 훈련 장치의 사용법을 자세하게 소개하고, 아울러 여러 가지 장치를 이용하여 시기능훈련을 실시하는 과정을 자세하게 소개하는 것이다. 이러한 장치를 사용하는 방법은 여러 가지가 있지만, 여기에서는 이러한 장치를 활용하여 시기능훈련 분야의 경험을 쌓고자 하는 사람에게 좋은 출발점을 제시하고자 한다.

시기능훈련 장치 및 훈련과정의 분류

양안시기능의 훈련법은 전통적으로 크게 두 가지 부류로 나눈다. "기기훈련법(instrument training)" 이라는 첫 번째 부류는 피검자가 기기를 직접 바라보아야 하는 모든 방법을 포함한다. 기기훈련법에서는 피검자의 움직임이 제한되고, 피검자의 눈을 관찰하기가 어려울 수 있다. 이러한 상황은 일반적으로 다른 유형의 훈련법보다 더 인위적이고 실제 생활하는 조건과 차이가 있다. 기기훈련법의 가장 공통적인 예는 입체경과 비슷한 장치를 사용하는 것이다.

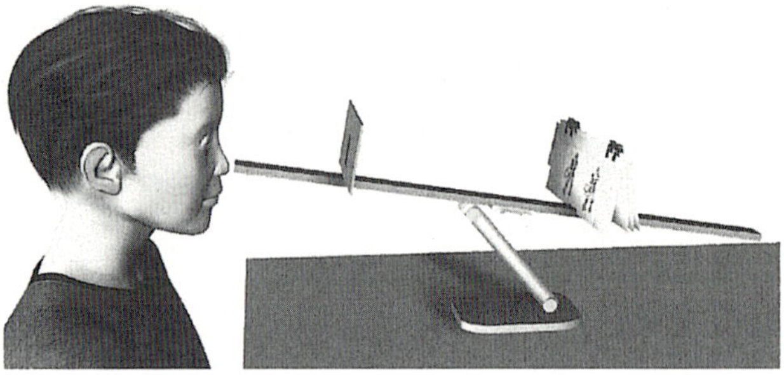

그림 4.1. The Aperture Rule.

자유공간 훈련법(free space training)이라는 두 번째 부류는 피검자가 공간적인 제약이 더 적은 상태에서 약간 움직일 수 있기 때문에, 피검자의 눈을 관찰하기가 더 쉽다. 이 유형의 시기능훈련은 정상적인 시환경에 더욱 근접한 상황이며 기기훈련법보다 덜 인위적인 것으로 평가된다.

이러한 구분을 주의하여 분석하면 몇 가지 문제점이 명백해질 것이다. 첫 번째 어려움은 특정 훈련법을 어느 부류에 포함시켜야 하는지 정밀한 기준이 없다는 점이다. 예를 들어 그림 4.1에 예시된 Aperture Rule은 일반적으로 자유공간 훈련법으로 간주되며, 이 장치를 이용하는 피검자는 스스로 이 장치 앞쪽에 서서 기기 내부를 들여다보아야 한다. 그림 4.2에 예시된 이중 거울 입체경(double mirror streoscope)도 마찬가지이다. 이들 두 가지 장치는 렌즈나 프리즘을 사용하지 않지만, 그림 4.3에 예시된 입체경과 비슷한 장치이다. 또 다른 문제점은 적녹필터와 편광필터를 이용하는 훈련법을 어떻게 분류하느냐 하는 문제이다. 즉, 이들 방법은 실제 자유공간 훈련법인가? 또는 필터가 정상적인 시각조건을 방해하고 변화시키는가? 하는 등의 문제이다.

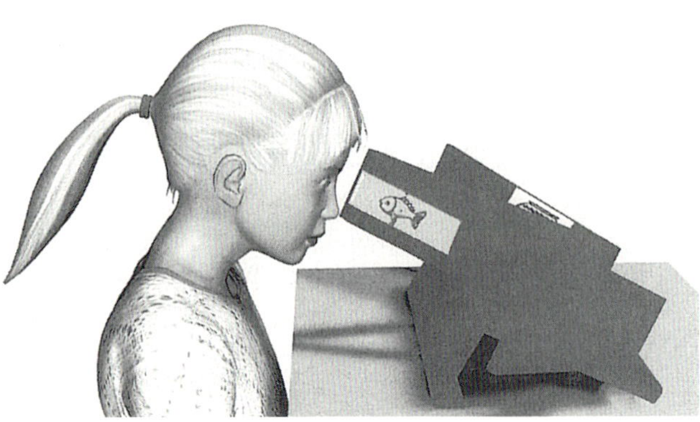

그림 4.2. Double mirror stereoscope.

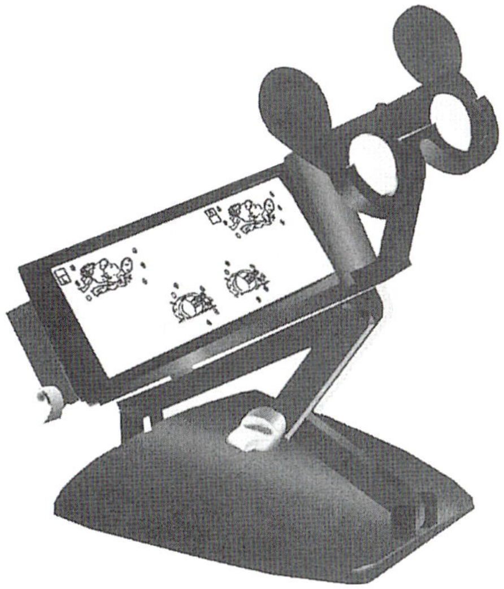

그림 4.3. Bernell - O - Scope stereoscope.

자유공간훈련법과 기기훈련법으로 양분하는 것은 인위적이기 때문에 많은 장치와 훈련법이 어느 범주에 속하는지 명확하게 구분할 수 없도록 만들 수 있다. 사용되는 기기의 유형을 기초로 하여 시기능훈련 장치나 방법을 다음과 같이 분류하도록 추천한다 :

- anaglyphs and polaroid filters
- lenses, prisms and mirrors
- septums and apertures
- paper, pencil and miscellaneous tasks
- stereoscopes
- afterimages, entoptic phenomena and electrophysiological techniques

이 분류법을 사용하여 제 5 - 7 장에서 일반적인 시기능훈련법을 설명하겠다. 표 4.1은 이들 6가지 부류에 속하는 다양한 기기 및 훈련법을 예시한 것이다.

훈련방법이 자연스런 조건인지 인위적인 조건인지 여부를 구분하는 것이 유용하다. 거의 정상적인 시각상태에서 실시하는 시기능 훈련법이 요구되는 목표를 달성하는데 더 효과적인 경향이라는 사실이 일반적인 견해이다.

표 4.1. *시기능훈련 장치와 방법의 분류*

1. 입체경(Stereoscope) Brewster 입체경 Wheatstone 입체경 Haploscope Cheiroscope	**4. Septum and aperture** Aperture Rule Remy Separator Turville test를 기초로 하는 훈련
2. Anaglyph and Polaroid filter Tranaglyph Vectogram Bar reader TV Trainer 적청필터나 적녹필터를 사용하는 컴퓨터 프로그램	**5. Paper, pencil, and miscellaneous task** Lifesaver 카드 Free Space 카드 Eccentric Circle Barrel card, Three-Dot card Brock String Computer technique Hart Chart 및 기타 시표 Letter Tracking Tracing
3. 렌즈, 프리즘 및 거울 Flip lens Loose lens Flip prism Loose prism Prism bar Hand-held mirror	**6. Afterimage, Entoptic phenomena, and Electrophysiological technique** 잔상 유발 장치 Maxwell's spot Haidinger's brush Auditory biofeedback

부류 1 : 적녹필터와 편광필터를 이용한 훈련법

Anaglyph와 polaroid는 관찰하는 타게트의 일부분으로부터 나오는 빛을 차단시켜 한 부분은 한쪽 눈에만, 다른 부분은 다른 눈에만 보이도록 하는 필터이다. 이러한 방법이 사위인 사람에게 널리 사용된다.

장점

Anaglyph(적녹 타게트)와 폴라로이드는 자극과 관련된 변수를 양호하게 조절할 수 있도록 해준다. 제 2도 융합, 제 3도 융합, 중심부 융합, 주변부 융합, 조절자극 및 조절자극이 없는 타게트를 포함하는 아주 다양한 종류의 타게트를 이용할 수 있다. 이러한 방법으로 깊이가 얕거나 중간 정도인 억제를 잘 제거할 수 있으며, 위상(jump) 이향운동이나 긴장성(smooth) 이향운동의 훈련에 사용될 수도 있다. 피검자가 기기 내부를 들여다보지 않기 때문에, 기기훈련법보다 더 정상적인 시각 조건과 비슷한 상태를 제공한다.

단점

나이가 적은 어린이는 흥미를 잃을 수 있으므로 이러한 타게트를 변형시켜서 흥미를 잃지 않도록 해야 한다. 폴라로이드 시표를 사용하는 방법의 주된 단점은 가격이 비싸다는 점이다. 보통 anaglyph보다 10배 정도 더 비싸다. 폴라로이드와 관련된 또 다른 문제점은 피검자가 머리를 기울였을 때 양쪽 타게트가 한쪽 눈에 보일 수 있다는 점이다. 따라서 억제 상태에서도 양쪽 타게트를 볼 수 있다. anaglyph는 가격이 저렴하지만, 이러한 필터(특히 적색 필터)는 폴라로이드보다 더 어두워서 억제상태를 조장할 수 있다[1]. anaglyph 및 폴라로이드와 연관된 잠재적인 단점은 억제상태가 신속하고 교대로 나타난다면 억제가 존재하는지 결정하기 어려울 수 있다는 점이다.

부류 2 : 렌즈, 프리즘 및 거울을 사용하는 훈련

프리즘과 거울로 빛의 방향을 변화시키며, 렌즈로 조절 및 버전스 요구량을 변화시킨다. 흔히 렌즈, 프리즘 및 거울이 anaglyph 및 폴라로이드와 결합되어 사용되며, 사위자의 훈련에서 가장 많이 사용되는 방법이다. 이 방법은 억제제거, 융합 버전스, 조절기능 및 안구운동 훈련에 유용하다.

장점

렌즈가 조절 훈련에서 가장 효과적이며, 렌즈나 프리즘 또는 거울을 이용하여 양안시기능과 조절기능을 훈련할 때 난이도를 증가시키거나 감소시킬 수 있다. 또한 긴장성(smooth) 및 위상(jump) 버전스 훈련에 사용할 수 있다.

단점

어린이는 흥미를 잃을 수 있으므로 계속 관심을 끌기 위해서는 여러 가지 타게트를 사용해야 한다.

부류 3 : 격벽 및 구경을 사용하는 훈련

격벽은 정상적인 공간에서 각 눈의 시야를 분리시키기 위한 벽으로 한쪽 눈은 타게트의 한쪽 부분만, 다른 눈은 타게트의 다른쪽 부분만 볼 수 있도록 만든다. Remy separator(그림 4.4)가 한 가지 예이다. 구경은 각 눈의 시야를 분리시키기 위한 구멍 또는 창으로 한쪽

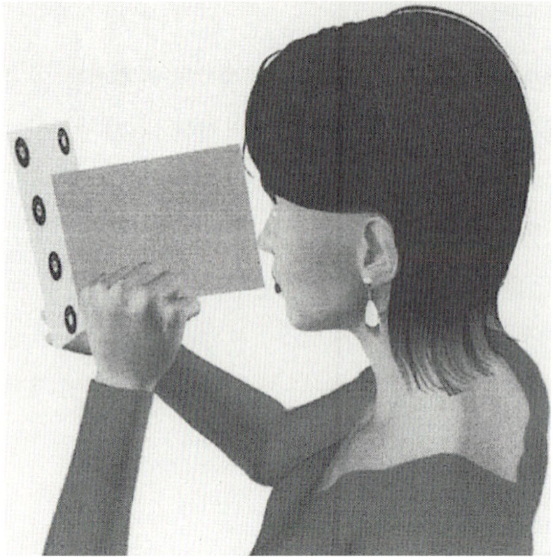

그림 4.4. Remy separator.

눈은 타게트의 한쪽 부분만, 다른 눈은 타게트의 다른 부분만 볼 수 있도록 만든다. Aperture Rule(그림 4.1)은 구경을 사용하는 대중적인 시기능 훈련법이다.

장점

다양한 종류의 타게트를 이용할 수 있으며 검사자가 직접 다른 타게트를 만들 수도 있다. 구경과 격벽을 이용하여 억제가 얕거나 중간 정도인 피검자를 잘 치료할 수 있다.

단점

어린 아이에게 이 훈련에 대하여 흥미를 지속시키는 것이 어려울 때가 있다. 구경 및 격벽과 관련하여 머리의 위치가 중요하며, 어린이에게 계속 앉아서 지정해준 머리 위치를 그대로 유지하도록 해야 한다. 타게트의 버전스 요구량을 0으로 설정할 수 없기 때문에 처음부터 융합버전스 운동이 요구된다. 이러한 이유로 구경 및 격벽을 이용한 훈련은 일반적으로 anaglyph와 폴라로이드, 렌즈, 프리즘 및 거울을 이용한 훈련을 마친 후에 실시된다.

부류 4 : 연필, 종이 및 기타 도구를 사용하는 훈련

이 부류는 종이에 인쇄된 도구를 사용하는 훈련법이며, 버전스, 조절 및 정확한 안구운동 등을 훈련할 수 있도록 고안된 방법을 포함한다. 억제훈련을 실시할 때 여러 가지 안구운동

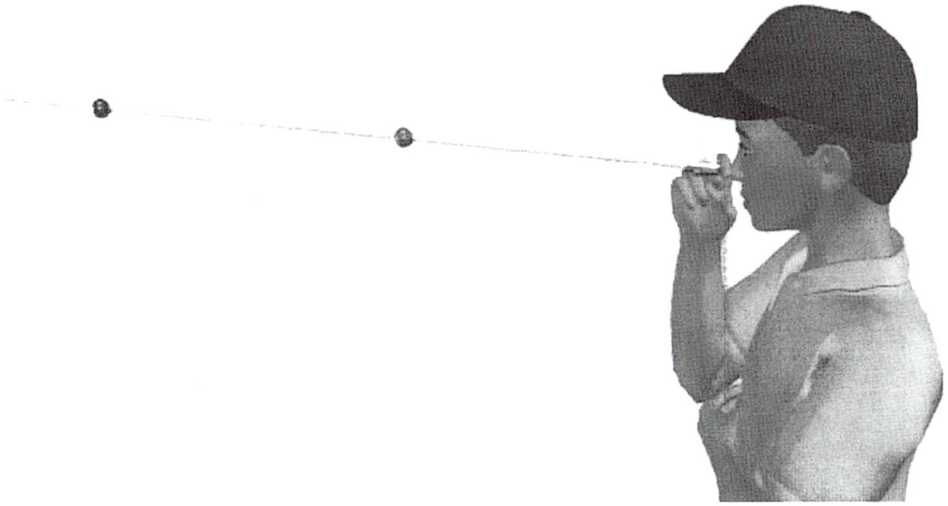

그림 4.5. Brock String.

훈련을 anaglyph와 결합하여 실시하는 것도 유익하다. 이 부류에 포함된 또 다른 방법은 Brock String(그림 4.5)이다. 이것은 생리적 복시를 인식할 수 있도록 사용되는 도구로 줄에 구슬이 꿰어 있다.

장점

일반적으로 비용이 가장 저렴한 훈련법이다. 아주 다양한 종류의 타게트를 이용할 수 있으며 억제가 얕은 상태에서 중간 정도까지 적절하게 훈련할 수 있다. 이들 방법은 특히 폭주훈련에 효과적이다.

단점

어린 아이에서 흥미를 유지시키기가 어렵다.

부류 5 : 입체경을 사용하는 훈련

입체경은 물리적인 공간을 두 개의 시각적으로 분리된 공간으로 나누어서 한쪽 눈에 하나의 공간만 보이도록 하는 원리로 제작되었다. 이러한 상황은 격벽을 이용하여 눈을 분리시키거나(Brewster stereoscope, 그림 4.3), 두 개의 분리된 튜브나 거울을 사용하여(Wheatstone stereoscope, 그림 4.2) 얻을 수 있다. 덧붙여 입체경은 렌즈와 프리즘(Brewster stereoscope) 또는 거울(Wheatstone stereoscope)을 사용하여 조절과 이향운동에 대한 자극을 다르게 변화시키면서 훈련을 실시할 수 있다. 대다수의 경우 사위의 시기능 훈련은 입체경을 사용하지 않고 성공적으로 마칠 수 있다. 그러나 다음과 같은 조건에서는 기기훈련법이 유용하다 :

1. 피검자가 다른 부류의 훈련법으로 융합하는데 어려움을 겪는 경우

일부 피검자는 처음에 시각적으로 더 자연스럽지 못한 환경에서 자극이 가해지는 기기훈련법에 더 잘 반응한다. 이러한 상황은 일반적이지 않고 예측이 불가능하며, 피검자가 자유공간에서 훈련하는 방법에 잘 반응하지 못할 때 입체경을 이용하는 훈련을 시도해 볼 수 있다.

2. 제 5장부터 7장까지 설명한 것처럼 시각적으로 보다 자연스런 조건에서 훈련하는 방법을 성공적으로 마친 후 입체경을 이용하는 몇 가지 훈련을 실시하는 것이 유익한 경우가 있다.

이러한 훈련에서는 사용되는 타게트의 종류와 훈련을 실시할 수 있는 거리에 대하여 상당히 유동적일 수 있다. 개산과다에서 원거리에 놓인 제 1도 타게트를 이용하는 훈련이 가장 어렵다. 입체경은 이러한 유형의 자극을 주는데 적합하도록 만들어져 있다.

3. 시기능 훈련에서 훈련조건의 변화를 중요하게 고려해야 한다.

융합 범위와 용이성을 개선시킬 수 있는 또 다른 방법은 입체경을 사용하는 것이다. 입체경으로만 이용할 수 있는 특히 유용한 방법을 tromboning이라 한다. 이 방법은 Brewster 유형의 입체경으로 실시할 수 있다. 타게트를 피검자 쪽으로 가깝게 이동시켰다가 다시 멀어지도록 이동시키면서 훈련을 한다. 이 방법의 기본적인 개념은 타게트가 피검자를 향해 이동될 때 선명도를 유지하기 위해 조절하고 융합상태를 유지하기 위해 개산해야 한다는 점이다. 타게트가 멀어지면 조절을 이완시키고 폭주를 해야 한다. 물론 이것은 정상적인 관찰조건에서 발생하는 것과 반대이며, 바로 이러한 점이 훈련의 주된 목적이다.

장점

비사시성 양안시이상에서 이 훈련을 시도하는 주된 장점은 원거리와 중간거리에서 아주 다양한 종류의 타게트를 보여줄 수 있으며, 제 1도, 제 2도 및 제 3도 타게트를 자유롭게 선택할 수 있다는 점이다. 억제가 심한 경우에도 입체경이 효과적일 수 있다.

단점

이 훈련의 단점은 기기를 이용하는 훈련이 본질적으로 인위성을 갖고 있다는 점이다. 기기를 사용할 때 개선된 양안시 상태가 기기를 사용하지 않는 상태에서도 제대로 유지되는지에 관해서는 의문이 제기된다[1].

입체경은 가장 비싼 시기능 훈련법이며, 무겁고 부피가 크기 때문에 집에서 훈련하는 것보다 사무실에서 훈련하기에 더욱 적합하다.

부류 6 : 잔상, 눈내부 현상 및 전기생리학적 방법을 사용하는 훈련

이 부류의 훈련방법은 약시, 중심외주시, 이상망막대응, 항상 사시 및 안진 등의 치료에 사용된다. 이들 주제는 본 교재의 목적을 벗어나므로, 이들 방법은 설명하지 않겠다. 이 부류에 속하는 치료법의 예는 잔상, Maxwell 반점, Haidinger 브러시 및 청각적 바이오피드백을 만드는 장치 등이다. 안구운동 기능이상을 치료할 때 잔상이 가끔씩 사용되기 때문에 이 책에서는 잔상을 이용한 방법을 설명하겠다.

시기능훈련을 위한 일반적인 원리 및 지침

시기능훈련법의 여러 가지 범주를 설명하기에 앞서 모든 시기능훈련법에 적용되는 일반적인 원리와 지침, 양안시, 안구운동 및 조절이상의 훈련법에 대한 특정 원리와 지침 등을 이해하는 것이 중요하다. 시기능훈련은 학습과 교육을 포함하는 다른 유형의 훈련법과 여러 가지 측면에서 유사하다. 다른 유형의 학습을 살펴보면 학습과 성취도를 도와주는 특정한 지침이 있을 것이다. 시기능훈련 역시 학습과 교육이 필요한 유형으로 고려할 수 있으므로, 성취하기 위해서는 비슷한 원리와 지침이 사용되어야 한다. 다음 지침은 기초학습이론으로부터 발췌한 것이다.

시기능훈련을 위한 일반적인 원리와 지침

시기능훈련을 시작하기 전에 처치순서를 고려해야 한다(제 3 장). 시기능 훈련 프로그램을 개발할 때, 융합이향운동 훈련을 실시하기 전에 항상 약시와 억제 치료를 고려한다.

- 피검자가 쉽게 실시할 수 있는 수준을 결정한다.

- 훈련에 실패하는 수준을 미리 인식하도록 한다.
- 긍정적으로 의욕을 고취시킬 수 있는 방법을 사용한다.
- 효과적인 훈련수준을 유지한다.
- 피검자 자신의 시각계에서 변화가 발생해야 한다는 점을 강조한다.
- 시기능훈련의 목표를 확실하게 이해시킨다.
- 피검자에게 피드백을 제공하는 시기능훈련법을 사용한다.

1. 피검자가 쉽게 실시할 수 있는 수준을 결정한다.

이 수준으로 훈련을 실시하므로 피검자가 시기능훈련에 포함된 중요한 피드백 단서, 전략 및 목표를 더욱 쉽게 인식할 수 있고 자신감과 동기를 갖도록 해준다.

2. 훈련에 실패하는 수준을 미리 인식하도록 한다.

실패한 징후는 다음과 같다: 전반적인 신경과민 및 근육의 긴장상태, 실행하기 주저함 및 훈련을 회피하려는 경향 등이다.

3. 긍정적으로 의욕을 고취시킬 수 있는 방법을 사용한다.

피검자가 훈련을 성공적으로 마치지 못하더라도 훈련을 계속 실시할 수 있도록 보상을 해주어야 한다. 칭찬을 하거나 상품을 주거나 피검자가 즐길 수 있는 일을 하도록 한다. Feldman[5]은 시기능훈련에 적용할 수 있는 여러 가지 행동지침을 자세하게 설명하였으며, 시기능훈련을 담당하는 검사자에게는 매우 좋은 참고서이다.

4. 효과적인 훈련수준을 유지한다.

훈련을 쉬운 수준부터 시작하여 실패의 징후를 조심스럽게 관찰하면서 어려운 수준까지 난이도를 점차적으로 증가시킨다. 시기능훈련은 성공 지향적으로 실시되어야 한다. 즉, 피검자에게 너무 어려운 훈련이 아니라 성공적으로 수행할 수 있는 수준을 설정하여 시작해야 한다.

5. 피검자 자신의 시각계에서 변화가 발생해야 한다는 점을 강조한다.

Birnbaum[6]은 시기능훈련사가 숙지해야 할 몇 가지 중요한 개념을 정하였는데, 시기능훈련사가 무엇을 해야 되는지 확실하게 인식하고, 시기능훈련의 실시 방법 및 역할에 집중해야 한다는 것이다. Birnbaum 에 따르면, 이 역할은 학습조건을 주의하여 정돈하는 것이다. 그의 견해는 학습이론의 원리가 사용되어야 함을 강조하였다.

시기능훈련에서 더욱 중요하고 핵심이 되는 사항은 피검자에게 특정 기술에 대하여 정해진 기준을 달성하는 것으로 끝나는 것이 아니라 시기능의 변화 상태를 마음속으로 느끼도록 가르치는 것이다. 흔히 피검자가 시기능훈련 프로그램을 지속할수록 자신의 시각계가 변하도록 영향을 주는 것은 기계나 렌즈 또는 프리즘이라는 인식을 갖게 된다. 다른 언급이 없으면 피검자는 이러한 외부적인 항목이 시기능훈련의 성공을 좌우하는 핵심 사항이라고 믿을 수 있다.

Birnbaum[6]은 시기능훈련에 의한 변화는 시기능훈련에 사용되는 기기나 기타 부속품처럼 외부적인 요인으로 발생하는 것이 아니라 실제로는 내부적으로 즉, 시각계의 내부에서 변화가 발생한다는 사실을 피검자에게 인식시켜야 한다고 했다. 이러한 목적을 이루기 위해서는 검사자와 피검자 사이의 의사소통에 사용되는 언어가 중요한 역할을 한다. Birnbaum은 다음 시나리오를 포함하는 여러 가지 좋은 예를 제공하였다. 융합버전스 훈련을 실시할 때 피검자에게 "그림이 하나로 보이도록 노력하고 그 상태를 유지하라"고 말할 수 있다. 이렇게 지시할 때 문제점은 피검자가 지시한대로 노력하는 동안, 요구되는 결과를 얻기 위해서 내부적으로 무엇을 변화시켜야 하는지가 아니라 단순히 타게트가 보여야 하는 상태에 국한하여 지시가 주어졌다는 점이다. Birnbaum은 좋은 지침서로 다음과 같은 사항을 제시하였다.

그림이 두 개로 보인다면 공간상에서 그림 너무 멀거나 가까운 곳을 바라보기 때문이라는 점을 피검자에게 설명해준다. 하나로 보기 위해서는 더 가까운 곳이나 먼 곳을 보아야 하며, 피검자 스스로 시선이 향하는 곳을 조정할 필요가 있으며, 그런 다음 그림이 하나로 보이는 상태를 만들 수 있다는 점을 설명한다.

여기에서 함축된 중요한 개념은 시기능훈련을 성공적으로 마치기 위해서는 특정 기술이 아니라, 피검자의 시각계 내부에서 변화가 발생해야 한다는 점을 인식시키는 것이다.

6. 피검자에게 시기능훈련의 목표를 확실하게 이해시킨다.

피검자는 시기능훈련을 실시하는 이유를 분명하게 알고 있어야 한다. 피검자는 자신의 문제점이 무엇이고, 시각능력에 어떠한 영향을 주며, 시기능훈련의 목표가 무엇인지 스스로 설명할 수 있어야 한다. 이러한 점은 성인뿐 아니라 어린 아이에게도 해당된다. 어린 아이라도 어린이의 입장에서 자신의 눈이 어떻게 잘못되었으며 왜 시기능훈련이 필요한지 이해할 수 있도록 가르쳐 주어야 한다. 각각의 훈련법에 대하여 요구되는 성과를 얻기 위해서 무엇이 필요한지 설명할 수 있어야 한다.

7. 실현 가능한 훈련목표를 설정하고 이 목표나 종료점에 대하여 유연성을 유지한다.

모든 훈련법에서 다음 단계로 진행하기 전에 예상되는 일반적인 목표가 있으며, 이러한 목표를 종료점이라고 하겠다. 예를 들어, 제 5 장에서 피검자가 Tranaglyph 훈련에서 30△ BO 정도에서 융합할 수 있을 때가 종료점이고, 조절 용이성은 20/30시표를 사용하여 +2.00 /−2.00D 렌즈에 의한 조절 용이성이 12회/분이면 종료점으로 제안한다.

이러한 종료점은 단지 지침에 불과하며 다음 단계로 진행할지 여부를 결정할 때 궁극적으로는 유동성과 임상적인 판단이 중요하다. 시기능훈련의 목표는 피검자의 문제점을 가능한 신속하게 해결하는 것이다. 피검자가 Tranaglyph 훈련에서 충분히 노력함에도 불구하고 25

△ BO까지만 융합이 가능하다면, 다음 단계로 진행하거나 다른 방법을 시도할 수 있다.

8. 피검자에게 피드백을 제공하는 시기능훈련법을 사용한다.

피검자나 학생이 수행능력에 대한 피드백을 이용할 수 있을 때, 모든 훈련 및 학습이 더욱 효과적으로 진행된다. 시기능훈련에서는 다음과 같은 여러 가지 피드백 기전이 사용된다:

- 복시
- 흐림
- 억제
- 광택(Luster)
- 운동 감각의 인지(kinesthetic awareness)
- SILO(Small In, Large Out)
- 떠오름(Float)
- 위치인식(Localization)
- 시차(Parallax)

시기능훈련에서 사용되는 피드백기전

복시(Diplopia)

복시는 강력한 피드백 단서이며 피검자에게 설명하기가 상대적으로 쉽다. 시기능훈련을 하는 동안 피검자가 복시를 경험한다면 즉시 자신의 눈이 적절하게 정렬되지 않았다는 피드백을 받는다. 피검자에게 복시를 극복할 수 있는 방법을 제공하고 시도하도록 하는 것이 중요하다.

흐린 상태(Blur)

흐려 보이는 것은 눈의 초점조정 시스템이 주시물체에 초점을 맞추지 못하고 과다하거나 부족하다는 피드백을 나타내는 것이라고 설명해 주어야 한다. 피검자가 조절계를 적절하게 조정하여 흐린 상태를 극복하기 위해 필요한 정도로 변화시킬 수 있어야 한다.

억제(Suppression)

억제는 피검자에게 설명하고 입증하기 쉬운 피드백 기전이다. 실제로 모든 양안시기능의 훈련법은 억제를 조정하는데 사용될 수 있는 요소가 포함된 시표를 사용한다. 예를 들어,

흔히 버전스를 강화시키기 위한 훈련법에서 "R"자와 "L"자가 인쇄된 시표를 사용한다. "R"자는 오른쪽 눈에만 보이고, "L"자는 왼쪽 눈에만 보인다. 이들 문자의 어느 하나가 보이지 않으면 억제와 관련된 피드백을 받는다. 다른 훈련법에서는 억제를 조정하는데 도움이 되는 점, 십자선, 수직선 또는 수평선과 같은 각기 다른 자극을 사용한다. 모든 경우에서 검사자는 주어진 시기능훈련법에서 억제를 발견할 수 있는 단서가 무엇인지 확인하고, 피검자가 이러한 단서를 이용하여 억제상태를 인식하도록 해야 된다.

광택(Luster)

광택(Luster)은 피검자가 서로 다른 색의 타게트를 하나로 융합시켰을 때 보이는 것처럼 색이 혼합된 상태로 지각되는 것이다. 가끔 서로 다른 색의 타게트를 하나로 융합했을 때 희미하게 빛나는 효과를 보고하기도 한다. 적녹 타게트를 사용하는 시기능훈련법에서 이러한 광택 상태를 지각할 수 있다. 피검자에게 융합된 상을 두 가지 색이 혼합된 상태로 인식하도록 해야 한다. 광택 상태가 없으면 임상적으로 중요한 의미를 갖는다. 예를 들어, 피검자가 적색만 보거나 녹색만 본다면 억제상태를 암시한다.

운동 감각의 인지(kinesthetic awareness)

모든 조절 및 양안시 기능 훈련법에서 공통적인 사항은 조절하거나 폭주하는 느낌을 인식하도록 강조하는 것이다. 피검자가 조절 이완과 자극 사이의 차이 및 폭주와 개산 사이의 차이를 느끼도록 한다. 어떠한 훈련을 실시할 때 피검자에게 느끼고 있는 상태를 설명하도록 한다. 눈이 이완되는 느낌인지 아니면 긴장되는 느낌인지? 피검자가 이러한 상태를 인식할 수 있다면 훈련이 상당히 빠르게 진행될 것이다.

SILO 반응

버전스와 연관된 SILO 반응

SILO는 Small In Large Out의 약자이다. 즉, 피검자가 개산이나 폭주 요구량이 변하는 상황에서 융합상태를 유지할 때 경험하는 지각상태의 변화와 관련된 것이다. 특히 폭주요구량이 증가할 때 융합상태를 유지하고 있으면 타게트가 더 작아지고 피검자에게 가까워지는 느낌을 갖는다. 이것이 SI 즉, Small In 효과이다. 역으로 개산요구량이 증가할 때 융합상태를 유지하고 있으면 타게트가 더 커지고 피검자로부터 멀어지는 느낌을 갖는다. 이것이 LO 즉, Large Out 효과이다.

SILO 현상의 기초원리는 크기불변성(size constancy)이다. Leibowitz 등[7] 및 Leibowitz와 Moore[8]는 크기불변성 현상에 대한 조절과 폭주의 역할을 연구하여 SILO 현상을 설명할 수 있는 한 가지 사실을 제시하였다. 시선을 원거리로부터 근거리 물체로 이동시킬 때 선명하게 하나로 보기 위해서는 조절과 폭주 상태가 바뀌어야 한다. 그들은 이러한 조절과 폭주 운동의 시작은 조절과 폭주로 인해 망막상의 크기가 변화될 것이라는 예측과 연결된다는 사실을 발견하였다. 그러한 변화를 예견하고 이를 보정하여 크기 불변 상태를 유지한다.

이러한 이론에 따르면 물체가 접근할수록 관찰자의 조절과 폭주가 증가하게 되며, 망막상의 크기가 증가한다. 따라서 지각계는 크기 불변 상태를 유지하기 위한 보정작용으로 상의 크기를 축소시켜야 한다. 물체가 멀어질수록 망막상의 크기가 감소하므로 지각계는 상을 확대시켜야 한다. 여기서 고려하는 시기능 훈련법에서는 조절과 폭주 상태가 달라질 때 망막상의 크기가 결코 변하지 않는다는 점이 중요한 차이이다. 따라서 폭주 및 조절과 정상적으로 연관된 크기 불변 상태를 유지하기 위한 지각계의 축소 조정은 물체가 더 작아지는 느낌을 유발시킨다. 이와 비슷하게 조절이완과 연관된 정상적인 확대조정은 개산훈련에서 물체가 더 커지는 지각상태를 유발시킨다. 이처럼 상의 크기 변화를 느끼는 것은 조절 및 버전스 변화상태와 직접적으로 관련된다.

외견상 거리가 변하는 것과 관련하여 관찰자는 각기 다르게 반응한다. 어떤 사람은 물체가 가까워질수록 작아 보인다고 하며(SILO), 또 어떤 사람은 상이 더 작아지며 멀어져 보인다고 보고할 것이다(SOLI). 이처럼 반응이 다른 점은 각 개인이 거리감을 지각하는데 사용하는 단서가 다를 것이라고 가정하여 설명할 수 있다. 첫 번째 가능성은 거리감을 지각하기 위한 단서로 버전스를 사용할 것이라는 점이다. 이 사람은 폭주하기 때문에 물체가 더 가까워진다고 지각하며, 이전의 경험으로부터 폭주할 때 가까워지도록 움직이는 물체를 보고 있다는 점을 알고 있기 때문이다. 역으로, 개산할 때에는 이전의 경험으로부터 물체가 멀어지도록 이동하는 상태라고 알고 있기 때문이다.

거리감을 지각하기 위한 단서로 버전스를 사용하지 않는 사람은 아마 겉보기 크기를 단서로 사용할 것이다. 이러한 사람은 SOLI를 보고할 것이다. 예를 들어, Leibowitz의 연구를 기초로 하면 vectogram 타게트를 사용하여 폭주할 때 타게트가 더 작아지는 것으로 지각할 것

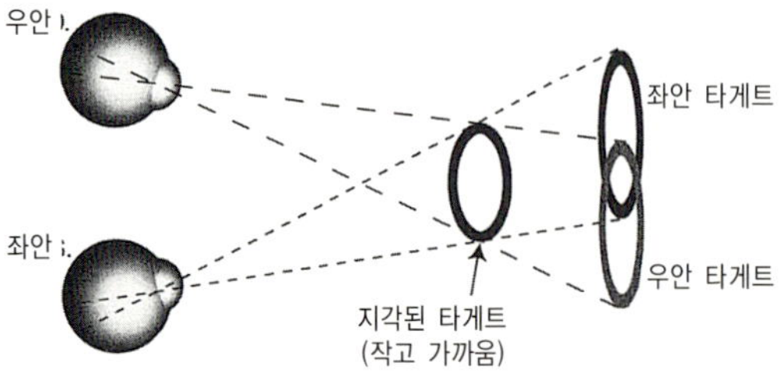

그림 4.6. SILO 현상의 기하학적인 설명. BO 융합훈련을 하는 동안 융합된 타게트는 실제 타게트보다 더 작고 가까워지는 것처럼 보이는 상태를 나타낸 것이다.

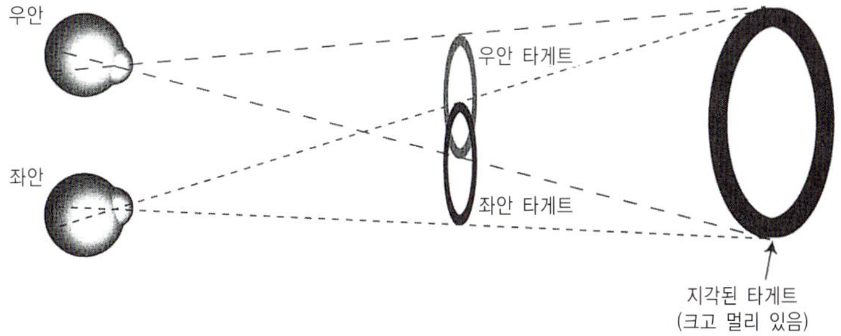

그림 4.7. SILO 현상의 기하학적인 설명. BI 융합훈련을 하는 동안 융합된 타게트는 실제 타게트보다 더 크고 멀리 있는 것처럼 보이는 상태를 나타낸 것이다.

이다. 타게트가 작아질수록 타게트가 더 멀어진다고 느낀다. 그는 이전의 경험에서 타게트가 작아질수록 일반적으로 물체가 멀어진다고 느꼈기 때문에 이러한 방식으로 사물을 인식한다.

SILO 현상을 기하학적으로 설명할 수 있다. 그림 4.6과 4.7은 융합버전스 훈련에서 폭주요구 및 개산요구에 대한 예상되는 반응을 나타낸 것이다. 그림 4.6에서 오른쪽 눈은 좌측 타게트를, 왼쪽 눈은 우측 타게트를 각각 바라보고 있다. 피검자의 눈과 타게트 사이에서 시축이 교차하며, 교차점은 피검자가 융합된 타게트를 인식하는 공간상의 위치를 나타낸다. 따라서 타게트가 더 가까이 있는 것처럼 보일 것이다. 또한 융합된 타게트는 실제 타게트보다 더 작은 것처럼 느껴질 것이다. 그림 4.7은 개산훈련을 하는 동안 타게트가 더 크고 멀리 있는 것처럼 보이는 상태를 기하학적으로 설명한 것이다. 이 예에서 오른쪽 눈은 우측 타게트를 보고, 왼쪽 눈은 좌측 타게트를 본다. 융합된 상이 타게트보다 더 멀리 있는 시축의 교차점에 있는 것처럼 지각된다. 따라서 융합된 상은 더 크고 멀리 있는 것처럼 느껴진다.

렌즈와 연관된 SILO 반응

플러스 렌즈나 마이너스 렌즈가 가입되어 조절상태가 변할 때, 위에서 설명한 것과 비슷하게 물체의 겉보기 크기와 위치가 변하는 것으로 지각된다. 그러나 이러한 지각변화에 대한 이유는 달라야 한다. 즉, 렌즈는 망막상의 크기를 변화시키지만 버전스는 망막상의 크기를 일정하게 유지시키기 때문이다. 마이너스 렌즈는 망막상을 축소시키고 플러스 렌즈는 망막상을 확대시킨다.

렌즈로 인해 나타나는 지각변화에 대한 가능한 설명은, 마이너스 렌즈는 망막상을 축소시켜서 더 작아지는 반응을 만드는 반면, 플러스 렌즈는 망막상을 확대시켜 더 커지는 반응을 만든다는 점이다. 크기변화의 지각상태를 기초로 하면, 마이너스 렌즈를 가입시켰을 때 피검자는 타게트가 더 작아지므로 멀리 있다고 느끼며, 플러스 렌즈를 가입시켰을 때에는 타게트가 더 커지므로 가까이 있다고 인식한다. 이것이 SOLI 반응이며, 실제로 렌즈를 가입시켰을 때 예상되는 반응이다.

SILO의 임상적 관련성

여러 가지 문헌 및 경험에 의하면 SILO 반응만이 버전스훈련이나 조절훈련에서 정상적이거나 예상되는 반응은 아니다. 이것은 특히 렌즈를 가입시켰을 때 그렇다.

SOLI 반응이 반드시 양안시나 조절과 관련하여 문제점이 있음을 나타내는 것이 아니라, 시각 자극에 대하여 각 개인이 지각하는 유형이나 주의력을 반영하는 것이다. 폭주요구 및 마이너스 렌즈로 물체가 작아 보이고 개산요구와 플러스 렌즈로 물체가 커 보이는 점이 보편적인 것처럼 생각되지만, 거리감의 변화에 대해서는 결코 예측할 수 없다. 임상적인 경험에 의하면 성인은 SILO 보다는 SOLI 반응이 나타나기 쉽다. 이에 대한 가능한 설명은, 자신이 "알고 있는 상태"에 반응하기 쉬운 성인은 물체가 작으면 더 멀리 있어야 한다고 생각하기 때문이다. 어린이는 자신의 지각상태에 대하여 고정관념이 확실하지 않기 때문에 "보이는 상태"에 대하여 곧이곧대로 반응할 것이다. 즉, 물체가 작고 가까이 있다고 반응할 수 있다.

SILO 현상의 주된 가치는 피검자에게 시각능력에 대한 피드백을 제공한다는 점을 기억해야 한다. 일관된 패턴이 설정될 수 있는 피드백이 유익하다. 따라서 피검자가 줄곧 폭주요구가 증가할 때 타게트가 작아지며 멀어진다고 인식하면 이것이 피검자에게 유용한 피드백이 될 것이다.

그러나 처음에 피검자가 어떻게 보이는지 더욱 잘 인식할 수 있도록 훈련시키고 SILO 반응이 나타나도록 훈련시키는 것이 바람직하다. SILO 반응이 나타나는 것이 바람직한 이유는 시기능훈련을 하는 동안 피검자에게 발생하는 상황의 일부를 검사자가 인식하는데 도움이 되기 때문이다. 예를 들어, 폭주훈련에서 타게트의 분리도가 증가할수록 피검자가 눈을 더 교차시켜서 더 가까이 있는 물체를 볼 수 있도록 하는 것이 도움이 된다. 타게트가 작아지고 가까워지도록 이동되는 것으로 피검자가 지각한다면, 눈을 더 교차시켜야 더 가까이 있는 물체를 볼 수 있다는 개념이 강화될 것이다. 피검자가 SILO를 경험하면 검사자는 다음과 같이 말할 수 있다;

"타게트의 분리도가 증가할수록 타게트가 더 가깝고 작게 보이는가? 이것은 이 훈련을 하는 동안 당신의 눈이 무엇을 하는지 알 수 있는 피드백이다. 타게트가 더 가까워질수록 눈이 더 가까운 곳을 바라보기 때문이며 훈련이 더욱 더 어려워진다."

SILO 반응을 유발시킬 수 없다면 가까운 곳을 본다는 개념이 설정될 수 있는 다른 피드백 단서를 사용해야 한다.

떠오름(float)

이것은 버전스 훈련을 하는 동안 폭주요구가 개산요구로 바뀔 때 타게트가 가까이 떠오르거나 멀어져 보이는 느낌을 말한다. 폭주요구가 있으면 타게트가 가까이 떠올라 보이며, 개산요구가 있을 때 멀어져 보인다. 이 개념은 실제로 SILO 현상의 일부분이다. 전에 언급한 것처럼 모든 피검자에서 폭주요구가 있을 때 타게트가 떠올라 보이고 개산요구가 있을 때 멀어져 보이는 것은 아니다. 이 반응을 인식할 수 있으면 폭주훈련을 하는 동안 더 가까운 곳을 바라보고 개산훈련을 하는 동안 더 멀리 있는 물체를 본다는 개념을 주입시키는데 사용할 수 있는 유용한 피드백 단서가 된다.

위치인식(localization)

위치인식은 시기능훈련에서 이용할 수 있는 좀 더 유용한 피드백 단서의 한 가지이다. 융합되었을 때 타게트의 위치를 가리킬 수 있는 피검자의 능력과 관계되며, 생리적복시의 개념을 기초로 한 것이다. 그림 4.8은 위치감각의 개념을 예시한 것이다. 그림 4.8에서 피검자는 Quoit Vectogram으로 폭주요구에 대한 융합훈련을 하고 있다. 시축이 타게트 앞쪽에서 교차하므로 피검자는 타게트가 작고 가까이 있는 것으로 인식해야 된다. 피검자에게 포인터를 잡고 타게트가 떠 보이는 위치를 가리키도록 한다. 훈련 목표는 타게트와 포인터가 모두 하나로 보이고 포인터로 타게트를 가리킬 수 있도록 하는 것이다.

피검자가 포인터로 시축이 교차하는 부위를 가리키면 타게트와 포인터를 하나로 인식할 것이다. 포인터를 시축이 교차하는 점보다 더 멀거나 가까운 곳에 위치시키면 타게트나 포인터 어느 한 가지가 두 개로 보인다고 대답할 것이다. 위치인식의 중요성은 시기능훈련을 수행하기 위하여 자신의 시각계 내부에서 어떠한 변화가 나타나야 하는지 이해할 수 있는 능력을 개발시킨다는 것이다. 타게트의 위치를 가리킬 수 있으면, 타게트를 분리시켜 폭주를 유발시킬 때 단일시와 융합을 유지하기 위해 눈을 교차시켜서 더 가까운 곳을 바라보아야 한다는 점을 이해하기 시작할 것이다. 특정 훈련을 성취하기 위하여 피검자가 무엇을 변화시켜야 하는지 이해하는 것이 중요하다는 점을 지나치게 강조할 수는 없다.

흔히 개산훈련을 하는 동안 피검자에게 타게트의 위치를 가리키도록 했을 때 어려움을 느낄 수 있다. 처음에는 시축의 교차점이 아닌 실제 타게트 표면을 가리키는 경향을 보일 것이다. 이 때 다음과 같은 표현이 유익하다;

"우리 모두 타게트가 뒤쪽에 있는 것을 알지만, 여기서 해야 할 일은 당신이 어느 곳을 바라보고 있는지, 그리고 타게트가 떠올라 보이는 위치가 어디인지 느끼도록 노력하기 위한 것이다."

피검자가 여전히 위치인식에 문제를 갖고 있으면, 다음 단계는 생리적 복시를 느끼도록 하고, 이 현상을 이용하여 훈련을 시작하도록 한다. 피검자에게 다음과 같이 설명할 수 있다;

"시각계가 할 일은 직접 바라보는 물체는 하나로 보이고 다른 물체는 두 개로 보이도록 하는 것이다." 라고 설명한다. 그런 다음 피검자에게 포인터 뒤쪽의 배경에 다른 물체를 놓고 포인터를 바라보도록 하고 뒤쪽에 있는 물체가 어떻게 보이는지 확인하는 것이 좋다. 이 상태를 편안하게 느낄 때까지 몇 분 동안 반복적으로 연습하면 생리적 복시를 경험할 수 있으므로 만족할 것이다. 두 개로 보이는 더 멀리 있는 물체가 주시물체에 접근하도록 이동시켜 주시물체와 거의 동일한 위치에 도달했을 때 하나로 보이는 상태를 확인시켜 준다. 이렇게 해서 피검자가 자신의 눈이 바라보는 곳을 포인터로 가리켜서 단일시를 얻을 수 있다는 개념을 이해하게 되면, 이 개념이 시기능훈련에 적용될 수 있다. 예를 들어, 양성융합버전스를 사용하여 Quoit Vectogram을 융합하고 있다고 가정한다. 피검자에게 타게트가 놓여 있다고 지각되는 곳을 포인터로 가리키도록 한다. 포인터가 너무 먼 곳을 가리키면 복시를 경험할 것이다. 피검자가 생리적복시에 대한 개념을 이해한다면 다음처럼 말할 수 있다:

"이 번에는 포인터를 슬라이드에 놓고 포인터를 직접 바라보라. 로프가 하나로 보이도록 노력하지 말아라. 이런 상태로 포인터를 바라보면, 배경에 두 개의 로프가 있는 것처럼 보일 것이다. 이제 포인터를 서서히 눈에 가까워지도록 이동시키면서 포인터를 직접 바라보면 두 개의 로프가 서로 가까워지는 상태를 주목할 수 있다. 포인터를 아주 느린 속도로 계속 눈 쪽으로 가깝게 이동시키면 특정 거리에서 포인터와 로프가 모두 하나로 보일 것이다. 이 상태를 만드는 것이 지금 훈련하는 목적이다. 더 가까이 있는 곳을 바라본다고 느껴지는가? 지금 어느 곳을 바라보는지 느껴지도록 노력하라. 이제 로프가 하나로 보이도록 하려면 어느 곳을 바라보아야 하는지 이해할 수 있는가? 로프가 눈에 더 가까와지면서 떠오르는 것을 볼 수 있는가?"

일반적으로 처음에는 피검자가 포인터를 집어서 즉시 정확하게 위치를 가리키지 못하는

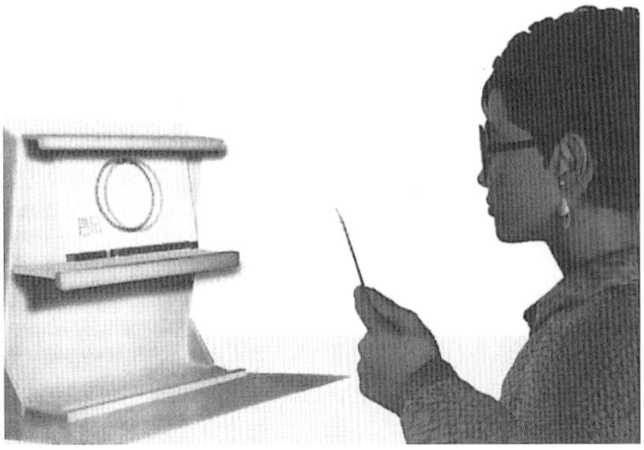

그림 4.8. Quoit Vectogram으로 폭주요구에 대하여 융합훈련을 하는 장면이다. 포인터로 타게트가 보이는 위치를 가리킨다.

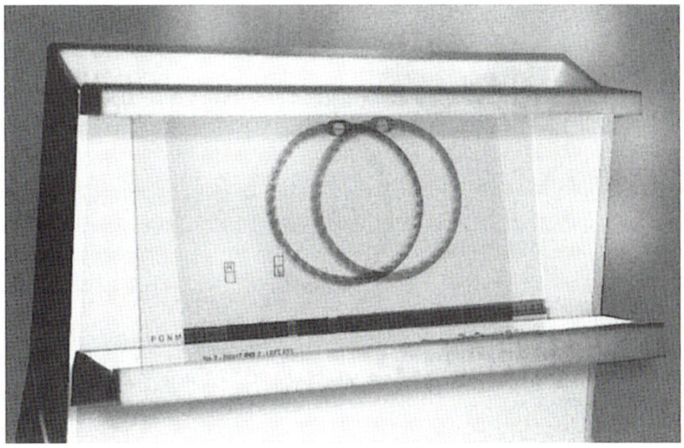

그림 4.9. Polachrome Illuminated Trainer에 설치된 Quoit Vectogram.

상태에서 훈련을 계속한다. 그러나 반복하여 훈련을 실시하면 대다수의 피검자는 폭주훈련을 하는 동안 시각적으로 해야 할 일을 곧 이해하게 된다. 일단 이러한 개념을 파악하게 되면 나머지 훈련은 간단해진다.

위치인식은 폭주훈련에서 아주 강력한 피드백 단서가 된다. 개산훈련에서는 사용하기가 더 어렵지만, 그래도 훈련에 중요한 도움이 될 수 있다. 개산훈련에서 주된 어려움은 융합 버전스 요구가 증가할수록 물체가 피검자로부터 멀리 떨어져 보이며, 또한 물리적으로 너무 멀리 떨어져 보이기 때문에 포인터로 가리킬 수 없다는 점이다. 또 다른 문제점은 사용하는 타게트에 따라서 피검자가 불투명한 배경을 통과하여 배경보다 더 멀리 떨어져 보이는 물체를 가시화해야 한다는 점이다. 예를 들어, Polachrome Illuminated Trainer로 구성된 Quoit(그림 4.9)와 같은 Vectogram을 사용한다면 피검자에게 흰 스탠드 뒤쪽에 있는 것으로 보이는 로프를 시각적으로 느낄 수 있어야 한다. 피검자의 가시화 능력은 아주 다양하며 개산훈련을 위한 위치인식의 사용이 방해될 정도로 가시화가 불가능한 경우도 있다.

두 번째 문제점은 극복하기가 간단하며, Vectogram, Tranaglyph, Free Space Circle 및 Eccentric Circle 등처럼 깨끗한 플라스틱에 인쇄된 타게트를 선택하여 해결할 수 있다(그림 4.10). 또한 타게트가 홀더에 끼워져 있다면 홀더는 그림 4.10처럼 투명해야 한다.

첫 번째 문제점인, 개산요구가 증가할수록 포인터로 타게트를 가리키지 못하는 점 역시 극복할 수 있다. 다음과 같은 개산훈련법은 아주 효과가 좋은 방법이며, 대다수의 예에서 개산훈련이 잘 진행되도록 할 것이다. 피검자에게 천장에 매달려 있는 볼로부터 수 피트 떨어진 곳에 서 있도록 한다(그림 4.11A, B). 이 볼의 높이는 피검자의 눈높이에 맞도록 조정할 수 있어야 한다. 투명한 홀더에 Quoit Vectogram을 끼우고 타게트를 팔길이 정도 떨어진 곳에 유지시킨 다음, 후방에 매달려 있는 볼이 Quoit의 중앙 근처에 있는 것처럼 직접 바라보도록 한다. 개산요구량을 증가시키기 위해 Quoit 타게트를 서서히 분리시키면서 융합상태를 유지하고 타게트가 떠 보이는 곳을 설명하도록 한다. 이 상태에서 검사자가 볼을 움직여서 피검자를 향해 앞뒤로 진동시킨다. 피검자는 볼이 실제 Vectogram 타게트가 있는 면의 뒤쪽에 떠있는 것처럼 보이면서 Quoit의 전후로 움직이는 것을 느껴야 한다. 타게트의 분리도가 증가될 때, 볼이 Quoit의 앞뒤로 움직이면서 Quoit가 뒤쪽으로 떠 보이는 상태를 계속 유지하려면, 타게트를 계속 뒤쪽으로 이동시켜야 한다. 훈련을 시작하기 전에 일단 이 상태를 인식하도록 하고, 개산훈련을 하는 동안 융합했을 때 어떠한 물체가 멀어지도록 이동하면 눈을 이완시켜야 하는 점을 이해시키는데 필요한 피드백을 제공한다.

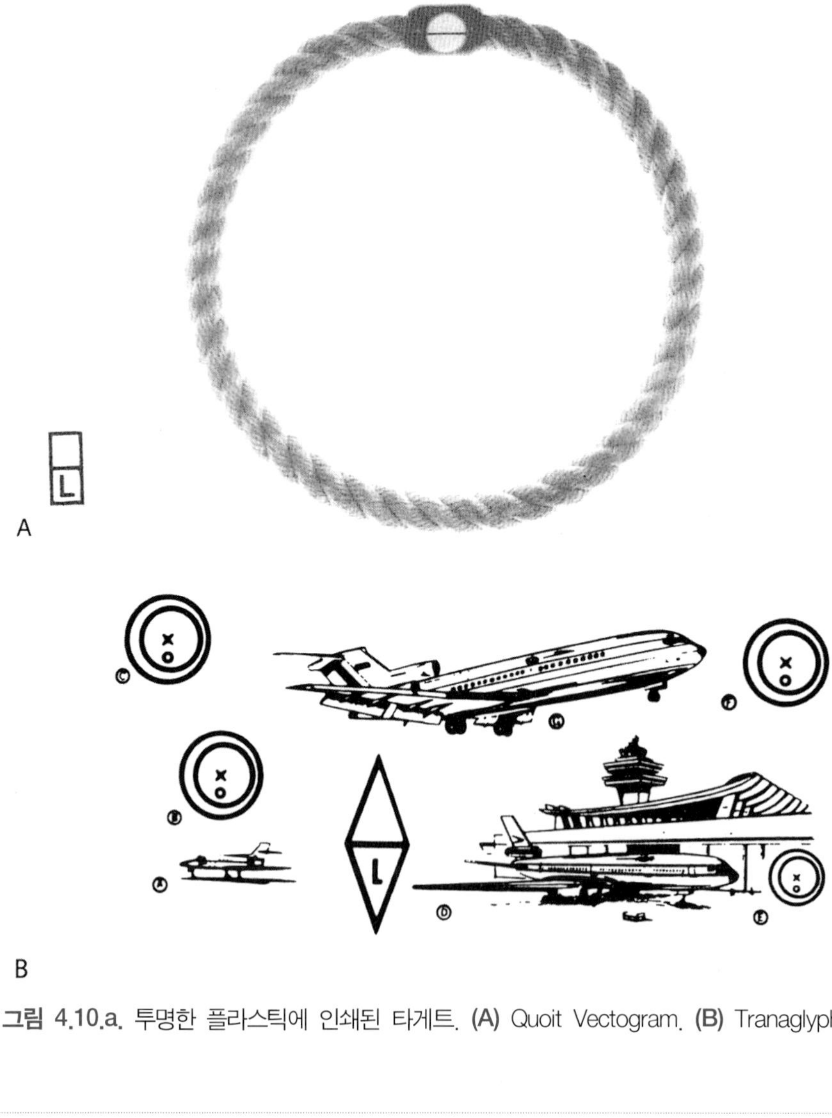

그림 4.10.a. 투명한 플라스틱에 인쇄된 타게트. **(A)** Quoit Vectogram. **(B)** Tranaglyph,

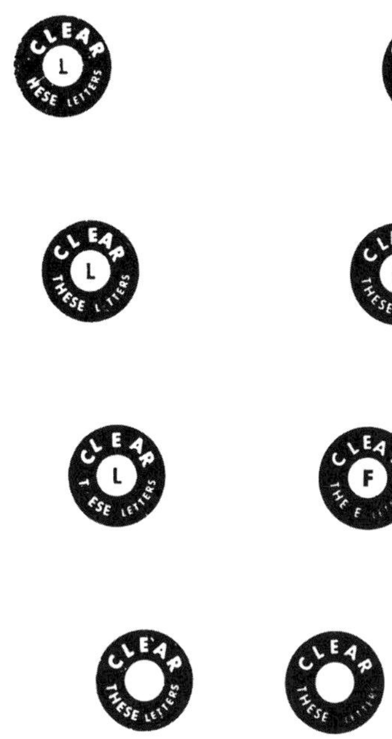

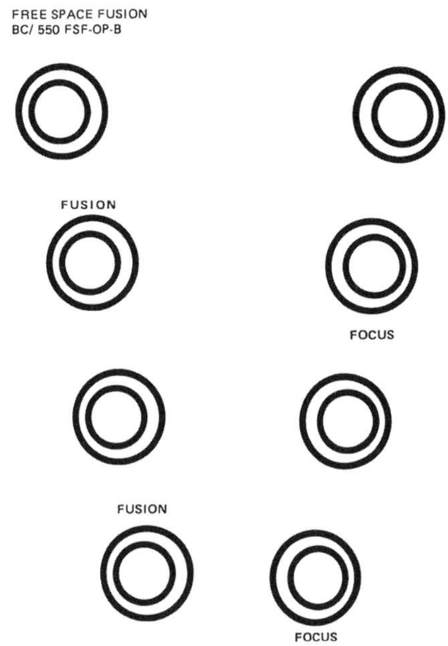

C1

C2

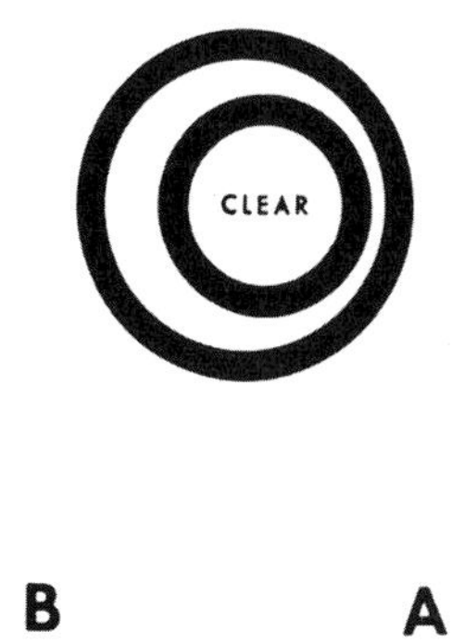

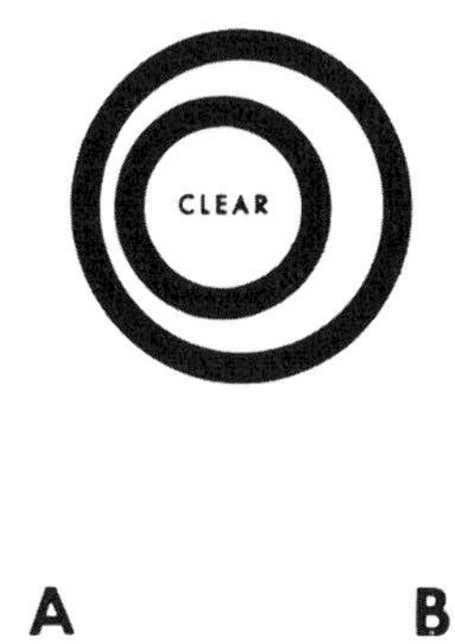

D1

D2

그림 4.10.b. 투명한 플라스틱에 인쇄된 타게트. **(C)** Free Space Fusion Card and Lifesaver Card, **(D)** Eccentric Circle.

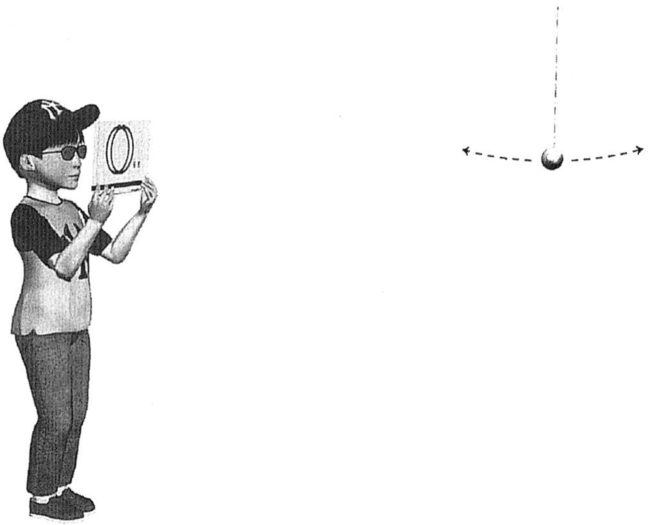

A

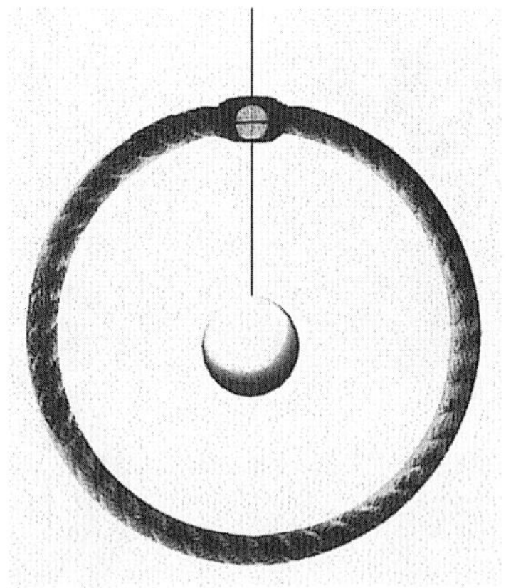

B

그림 4.11. A: 어린이가 앞뒤로 진동하는 멀리 있는 물체를 바라보면서 투명한 홀더에 끼워진 Quoit Vectogram으로 훈련하는 모습. **B:** 어린이에게 Marsden ball이 투명한 홀더에 끼워진 Quiot Vectogram의 전후로 움직이는 것처럼 보인다.

시차(parallax)

시차는 피검자가 움직일 때 융합된 타게트가 움직이는 것을 인식하는 것과 관계된다. 특히, 피검자가 폭주자극 타게트를 융합하고 우측으로 움직인다면 타게트가 우측으로 움직이는 것을 인식해야 한다. 폭주훈련에서는 타게트가 피검자와 동일한 방향으로 움직이고, 개산훈련에서는 타게트가 피검자와 반대방향으로 움직이는 것을 인식해야 한다. 따라서 피검자가 개산훈련을 하면서 좌측으로 움직이면 타게트는 우측으로 움직이는 것을 인식해야 한다. 동일한 피검자가 타게트로부터 두 걸음 정도 뒤쪽으로 후퇴하면 타게트 역시 뒤쪽으로 멀어져 보여야 한다.

시차에 대한 인식은 나이가 아주 어린 아이의 반응을 조정하는데 도움이 될 수 있다. 검사자는 어린이에게 주기적으로 좌우 및 전후로 움직이도록 하고 타게트가 움직이는 방향을 대답하도록 한다. 나이가 많은 피검자에 대해서는 피검자가 요구되는 훈련을 수행하고 있는지 확인하는데 사용될 수 있는 또 다른 피드백 단서로 활용할 수 있다.

양안시기능 훈련 : 기초 개념

모든 양안시기능 훈련법에 공통적으로 적용되는 몇 가지 기본적인 개념이 있다. 융합버전스의 범위를 증가시키기 위해서는 두 가지 가운데 한 가지 방법을 실시해야 한다. 즉, 주시평면에 조절을 유지하고 버전스 자극을 변화시키거나, 주시평면에 버전스를 유지하고 조절자극을 변화시키는 것이다. 양안시기능 훈련법에서 가장 일반적으로 접근하는 방법은 피검자로부터 40 cm 정도 떨어진 주시평면에서 시표가 선명하게 보이도록 조절을 유지시키는 것이다. 피검자가 타게트를 선명하게 보는 상태에서 버전스 자극이 변화된다. 폭주훈련에서는 버전스 평면을 피검자 쪽으로 이동시키고 개산훈련에서는 버전스 평면을 조절 평면보다 더 멀어지도록 이동시킨다. 조절 평면과 버전스 평면 사이의 분리도가 커질수록 융합버전스 시스템에 대한 요구도가 증가한다.

이러한 개념이 그림 4.12와 4.13에 예시되었다. 이러한 훈련의 한 가지 예는 피검자에게 40 cm 거리에 놓여 있는 20/30선의 시표를 주시하도록 하고, 폭주요구량을 점차적으로 증가시키면서 선명한 단일시 상태를 유지하도록 하는 것이다. 시표가 선명하게 보이는 상태를 유지하려면 40 cm 거리에 초점을 맞추는 조절상태를 유지해야 한다. 양안 단일시를 유지하기 위해서는 BO 프리즘이 가입될 때마다 폭주를 해야 한다. 조절을 일정하게 유지하면서 폭주할 수 있는 유일한 방법은 양성 융합버전스를 사용하는 것이다. 여기서 주목해야 할 중

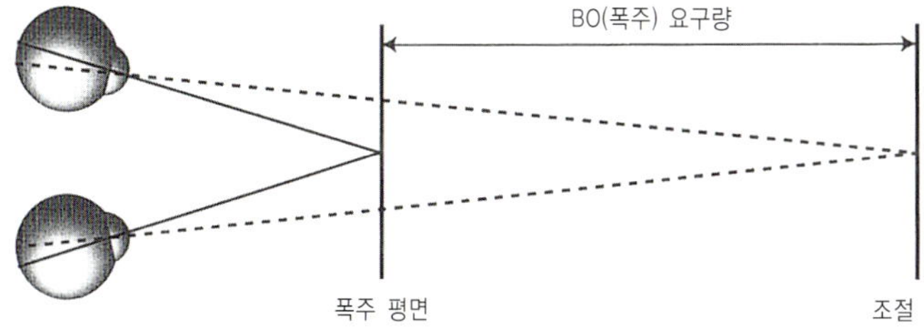

그림 4.12. 폭주훈련을 실시하는 동안 조절 평면과 폭주 평면.

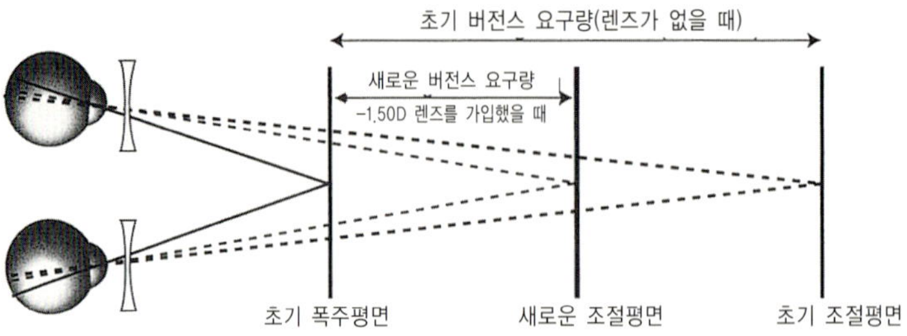

그림 4.13. 폭주훈련을 실시하는 동안 마이너스 렌즈의 가입이 조절 평면에 미치는 영향.

요한 개념은 피검자에게 조절을 일정하게 유지하도록 강요하여 조절성 폭주가 개입되는 것을 저지시키고 융합버전스를 사용해야 하며, 그렇지 못하면 복시가 나타날 것이다. 조절상태를 일정한 수준으로 유지시켜서 융합버전스를 사용하도록 강요하는 것이 여러 가지 양안 시기능 훈련법의 기초가 된다.

융합버전스 훈련법은 또한 주시 평면에서 폭주를 일정한 수준으로 유지하면서 조절을 변화시킬 수 있다. 이러한 훈련법의 예는 피검자에게 플러스 렌즈와 마이너스 렌즈를 교대로 가입시키면서 양안 단일시 상태를 유지하도록 하는 것이다(조절 용이성). 어떠한 훈련법도 기본적으로 동일한 목적을 이룰 수 있다는 점을 이해하는 것이 중요하다.

조절 평면과 폭주 평면이 서로 멀어지도록 하는 방법은 훈련의 강도를 증가시킬 것이다. 역으로 검사자가 두 평면이 서로 가까워지도록 이동시키면 훈련이 더욱 쉬워진다. 이러한 방법은 피검자가 훈련을 진행하는데 어려움을 갖거나 또는 더 높은 수준에서 훈련할 필요가 있을 때 흔히 사용된다. 조절 평면과 버전스 평면 사이의 관계를 변화시킬 수 있는 두 가지 방법은 렌즈와 프리즘을 이용하는 것이다.

그림 4.13은 렌즈를 사용하여 폭주훈련을 실시하는 예이다. 이 그림에서 조절은 주시 평면에 있으며 버전스 요구량은 16△ BO이다. 피검자가 이 수준에서 융합하기 어렵다면 마이너스 렌즈를 가입시켜 훈련이 쉬워지도록 할 수 있다. 마이너스 렌즈를 가입시키면 조절 평면이 폭주 평면과 더욱 가까워져서 폭주 요구량이 감소하기 때문에 훈련이 더욱 쉬워진다. 16△ BO이 가입된 상태에서 훈련이 너무 쉽다면 플러스 렌즈를 가입시킬 수 있다. 그림 4.14처럼 플러스렌즈를 가입시키면 조절 평면이 피검자로부터 더욱 멀어져서 조절 평면과 폭주 평면 사이의 거리가 더욱 멀어진다.

프리즘을 가입시켜서 조절 평면과 폭주 평면 사이의 관계를 변화시킬 수 있다(그림 4.15). 그림 4.15에서 피검자는 주시 평면에 있는 시표를 선명하게 볼 수 있도록 조절하고 있으며

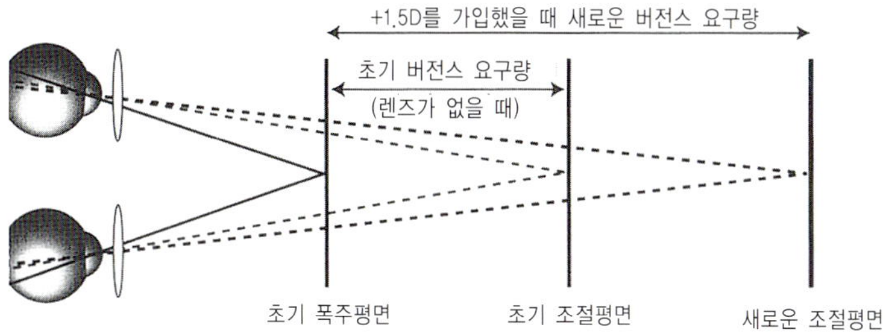

그림 4.14. 폭주훈련을 하는 동안 플러스 렌즈의 가입이 조절 평면에 미치는 영향.

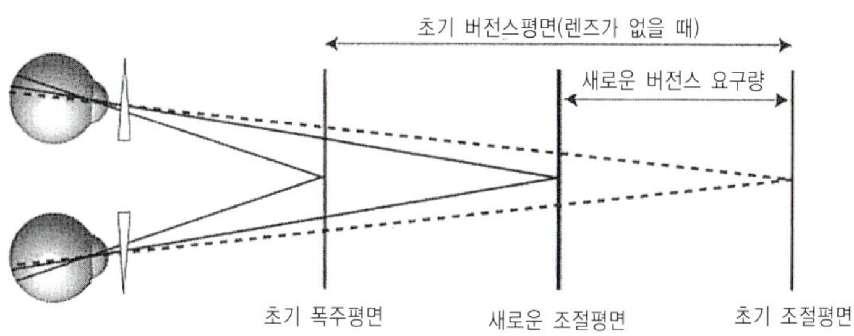

그림 4.15. 폭주훈련을 하는 동안 BI 프리즘의 가입이 버전스 평면에 미치는 영향.

버전스 요구량은 BO이다. BI 프리즘을 가입시키면 버전스 평면이 조절 평면과 더욱 가까워지도록 이동하므로 훈련의 강도가 감소된다. BO 프리즘을 가입시키면 조절 평면과 버전스 평면의 분리도가 증가하여 훈련의 난이도가 더욱 증가할 것이다.

양안시기능 및 조절기능 훈련 : 특수 지침

1. 시기능 훈련을 시작하기 전에 제 3장에서 언급한 다른 가능한 고려사항을 따른다.

모든 종류의 조절 이상과 양안시 이상에서 시기능 훈련을 시작하기에 앞서 비정시의 광학적 교정, 구면렌즈의 가입, 프리즘 또는 가림법 등을 적용할 것인지 고려하는 것이 중요하다.

2. 시기능 훈련 프로그램을 개발할 때 항상 융합버전스 훈련을 시작하기에 앞서 약시 및 억제 치료를 고려한다.

비사시성 양안시 이상이 있는 대다수 피검자는 양쪽 눈이 정상시력을 가지며 단지 약한 정도의 중심와 억제를 경험할 수 있다. 그러한 경우라면 약시 및 억제제거 훈련이 필요하지 않다. 실제로 그러한 경우 초기에 억제에 대한 단서를 강조한다면 피검자는 중심와 억제가 없는 상태에서 융합할 수 없다는 점에 실망하여 사기가 저하되고 훈련을 실시하려는 의욕이 저하될 수 있다. Flax[9]는 융합버전스가 개선될수록 더 이상 억제에 대한 적응이 필요하지 않고 억제가 제거된다고 주장하였다.

그러나 약시나 심한 정도의 억제가 존재한다면 융합버전스를 강화시키기 전에 약시를 제거시키고 억제의 정도를 감소시키는 훈련을 처방하는 것이 중요하다. 약시훈련을 포함시킬 것인지 여부를 결정하는 것은 쉬운 편이며 약시의 존재 여부를 기초로 판단한다. 그러나 억제제거훈련을 처방할 것인지 여부를 결정하는 것은 더욱 어렵다. 이 때 진단을 위한 평가 결과를 고려하는 것이 유익할 것이다. 일반적으로 피검자가 폭주근점과 융합버전스를 측정하는 동안 복시를 보고하지 않으면 양안시기능 훈련을 하는 동안 수행능력에 영향을 줄 정도로 심한 억제를 갖고 있다. 그러나 일부 경우에서는 실제로 시기능훈련을 실시하기 전까지는 억제가 어느 정도인지 결정하지 못할 수 있다. 여러 가지 훈련을 시도하면 억제를 제거시키기 위하여 주의를 기울일 필요가 있는지 명백하게 알 수 있다. 한 가지 예는 간헐적으로 융합할 수 있고 녹색이나 적색 타게트만 볼 수 있으며, 적색과 녹색 타게트를 동시에 보는 것이 힘든 경우이다.

3. 어려움이 있는 방향에 스트레스를 가하는 훈련을 시작한다.

예를 들어, 폭주부족에서 처음에 폭주를 자극하는 훈련을 시작하고, 폭주과다에서는 개산훈련부터 시작한다. 그러나 처음이나 두 번째 방문할 때까지 피검자에게 가장 쉬운 방향으로 훈련을 시작하는 것이 유익한 경우가 종종 있다. 이렇게 접근하는 목적은 초기에 몇 가지 효과를 보여주어 여러 가지 훈련 과정을 확인시켜 주기 위한 것이다.

조절이상에 대해서도 똑같은 개념이 적용된다. 예를 들어, 조절과다는 플러스 렌즈를 가입시키고 훈련을 시작하며, 조절부족은 마이너스 렌즈를 가입시키고 훈련을 시작한다.

4. 피검자의 능력으로 가능한 훈련부터 시작한다.

예상한 것보다 더 일찍 성공하는 것이 중요하다는 점을 너무 강조할 필요는 없다.

5. 일반적으로 입체시 요구가 높은 주변부 입체시자극 타게트로 시작하여 점차적으로 중심부 입체시자극 타게트로 진행한다.

비사시성 양안시 이상이 있는 피검자는 일반적으로 입체시 또는 제 3 도 융합에 대한 단서가 있는 타게트를 바라볼 때 더욱 효과적인 기능을 갖는다. 따라서 초기에 쉽게 실시할 수 있는 타게트로 훈련을 시작하여 점차적으로 더 어려워지는 타게트로 훈련을 진행한다. 사위로 인한 문제점이 있는 피검자에게 적용하는 순서는 제 3도 융합이 요구되는 훈련으로부터 제 2도 융합 그리고 제 1도 융합이 요구되는 훈련으로 진행하는 것이다. 대다수의 사위에서 제 1도 융합이 요구되는 훈련은 필요하지 않을 수 있다.

6. 도움이 된다면 약간의 흐린 상태(조절반응이 부적절한 상태)를 허용한다.

정밀한 조절반응이 요구되는 타게트는 처음에 훈련을 더욱 어렵게 만든다. 피검자가 폭주요구에 대하여 융합하려고 시도하여 양성 융합버전스가 한계에 이른다면, 흔히 조절성 버전스를 사용하여 융합 버전스를 보충하려고 시도할 것이다. 정밀한 조절반응이 요구되는 시표를 사용한다면, 조절성 폭주를 사용하는 경우 융합하고 있는 동안 시표가 선명하게 보이는 상태를 유지할 수 없을 것이다. 훈련 초기에 중요한 목표는 훈련이 성공적으로 이루어지도록 하는 것이므로, 조절이 정밀하게 요구되지 않는 시표를 사용한다. 이처럼 훈련 초기 단계에서는 피검자에게 융합 버전스를 보충하기 위해 어느 정도 조절성 버전스를 사용하는 것이 허용된다.

7. 마지막에는 원래의 진단내용과 무관하게 양성/음성 융합버전스 및 조절 이완/자극 능력을 모두 훈련한다.

훈련내용이 폭주나 개산능력을 강화시키는 것만으로 구성된다면, 훈련하지 않는 방향에서 효과적으로 작용할 수 있는 능력을 상실하기 시작할 것이다. 예를 들어, 폭주부족인 사람이 폭주훈련만 실시한다면 훈련이 끝나는 시점에서 양성 융합버전스가 강화되며 폭주근점은 정상 범위를 보일 것이다. 그러나 음성 융합버전스는 낮고, 양성상대조절력이 낮으며, 양안조절 용이성 검사에서 −2.00D 렌즈를 가입했을 때 선명하게 볼 수 없고, MEM 값이 높게 나타날 것이다. 따라서 비록 훈련으로 폭주부족 상태가 성공적으로 제거되었다 하더라도, 이와 같이 새롭게 유발된 문제점으로 인해 계속 불편을 느낄 것이다. 이러한 상황을 피하기 위해서는, 훈련의 중간 단계에서 문제점이 있는 반대 방향의 버전스에 대한 훈련을 실시해야 한다.

8. 조절 반응이나 융합버전스 반응은 먼저 양을 증가시키는데 중점을 두고 그 다음 능력을 강화시키는데 중점을 둔다.

양안시기능 훈련은 일반적으로 두 가지 방법으로 실시할 수 있다. 첫 번째 방법은 긴장성 또는 smooth 버전스 훈련이다. 긴장성 버전스 훈련에서는 버전스 요구량이 아주 점진적인 방식으로 증가된다. 두 번째 방법은 jump 또는 step 버전스 훈련법이라고 하는 위상 버전스(phasic vergence) 훈련법이다. 이 훈련에서는 버전스 요구량이 크고 불연속적인 단계로 바뀐다. 이 두 가지 훈련방법의 효과를 비교한 연구가 있다[10]. 지금까지의 결과에 의하면 두 가지 훈련법 모두 융합버전스 요구량에 도달하는데 효과가 있으며, 위상 훈련법이 더 효과적인 것으로 나타났다. 두 가지 훈련법 모두 유용하며, 초기에는 피검자가 긴장성 버전스 훈련법을 더 쉽게 실시할 수 있으므로 먼저 시작할 것을 추천한다. 융합버전스를 큰 폭으로 증가시키는데 많은 시간을 소비할 필요가 없다. 피검자가 초기에 융합버전스의 요구상태에 반응할 수 있게 되면 step vergence 훈련법을 중점적으로 실시할 수 있다.

양안시기능 훈련: 특수 지침

- 어려움이 있는 방향에 스트레스를 가하는 훈련을 먼저 시작한다.
- 일반적으로 입체시 요구가 높은 주변부 융합자극 시표로 훈련을 시작하고, 점차적으로 중심부에 융합자극이 있는 시표를 사용하면서 훈련을 진행한다.
- 처음에 약간의 흐린 상태(조절반응이 부적절하므로 발생하는)가 있더라도 훈련을 시작하는데 도움이 된다면 무시하고 진행한다.
- 마지막으로 원래의 진단 내용과 관계없이 양성 및 음성 융합성버전스 모두에 대하여 훈련을 실시한다.
- 융합버전스 반응은 먼저 양에 중점을 두고 그 다음 용이성에 중점을 둔다.
- 융합버전스 훈련을 실시할 때에는 양이 아닌 질에 중점을 둔다.

조절 훈련은 처음에 조절 반응의 속도에 거의 중점을 두지 않고 우선적으로 조절력과 조절이완 능력이 정상이 되도록 하는 것이 중요하다. 초등학생이나 10대 어린이에게 좋은 훈련 목표는 시간을 정하지 않고 +2.50D/−6.00D 렌즈에 반응할 수 있도록 하는 것이다. 렌즈의 도수 범위는 조절력과 나이에 따라 달라진다. 나이가 더 많은 피검자는 조절력의 절반 값에 해당하는 마이너스 렌즈에 반응할 수 있도록 한다. 일반적으로 적은 범위에서 큰 범위로 훈련을 진행하는 것이 가장 쉽다.

조절범위가 정상 값으로 개선되면 시간을 정하고 훈련을 실시한다. 먼저 +0.50D/−0.50D 렌즈로 시작하여 피검자의 나이에 적합한 범위까지 점차적으로 도수를 증가시키면서 훈련을 실시한다. 훈련 목표는 조절반응의 속도를 증가시키고 잠복성을 감소시키는 것이다.

9. 융합버전스와 조절 훈련을 실시할 때 양이 아닌 질에 중점을 둔다.

최근에 위상 버전스 훈련법이 긴장성 버전스 훈련법보다 더 효과가 있는 것으로 제시되었다. 융합버전스와 조절반응의 속도에 중점을 두는 훈련법과 연속적이 아니라 단계적인 변화를 강조하는 훈련법이 가장 바람직하다.

10. 조절기능을 훈련할 때 좌우 안의 조절력 및 조절 용이성이 동일해지도록 한다.

조절기능 훈련: 특수 지침

- 어려움이 있는 방향에 스트레스를 가하는 훈련을 먼저 시작한다.
- 결국에는 원래의 진단 내용과 관계없이 조절 자극 및 이완 모두에 대하여 훈련을 실시한다.
- 조절 반응에 대하여 먼저 양을 강조하고 그 다음 용이성에 중점을 둔다.
- 조절기능의 훈련을 실시할 때에는 양이 아닌 질에 중점을 둔다.
- 조절기능을 훈련할 때 좌우 안의 조절력 및 조절 용이성이 동일해지도록 한다.

안구운동기능 훈련: 특수 지침

1. 시기능훈련을 시작하기 전에 제 3장에서 언급된 여러가지 연속적으로 고려할 사항을 따른다.

모든 종류의 안구운동 기능이상에서 시기능훈련을 시작하기에 앞서 비정시의 광학적 교정과 구면렌즈의 가입을 고려하는 것이 중요하다.

2. 피검자의 능력으로 할 수 있는 훈련을 먼저 시작한다.

약간 일찍 성공적인 효과를 얻는 것이 중요하다는 점을 지나치게 강조하지 않아야 한다.

3. 홱보기 또는 따라보기의 정확성을 먼저 강조하고 그 다음 속도를 강조한다.

안구운동기능이 정상적이지 못한 많은 어린이는 주의력에 문제가 있고 충동적으로 인식하는 경향이 있다. 실제로 과잉행동과 주의력결핍이 주시 및 안구운동의 문제점에 대한 원인인지 아니면 안구운동의 문제점이 주의력결핍과 과잉행동의 원인인지 여부가 명확하지 않을 때가 가끔 있다. 어린이가 속도를 늦추고 좀 더 생각이 깊고 분석적인 스타일로 반응할 수 있도록 하려면, 먼저 반응의 정확성을 개선시키기 위한 훈련을 추천한다. 훈련하는 동안 정확성이 개선되면 그 다음 속도를 개선시키기 위한 훈련을 추가시킬 수 있다.

4. 홱보기 훈련에서 처음에는 전반적인(커다란) 안구운동이 개선되도록 시작하여 미세한(작은) 안구운동이 개선되도록 진행한다.

따라보기 훈련은 홱보기 훈련과 반대로 미세한(작은) 안구운동이 개선되도록 시작한 다음 점차적으로 전반적인(커다란) 안구운동이 개선되도록 진행한다.

5. 안구운동 훈련은 먼저 한쪽 눈으로 시작하여 양쪽 눈의 능력이 거의 비슷해질 때까지 진행한다.

좌우안의 운동능력이 같고 정확하며 빠르게 개선되면, 양쪽 눈의 운동능력을 개선시키기 위한 훈련을 실시한다.

6. 머리를 움직이지 않고 따라보기와 홱보기가 어느 정도 가능해질 때까지 머리 움직임을 제한시킨다.

7. 좀 더 반사적이고 자동적으로 따라보기와 홱보기가 가능해지도록 훈련 내용을 좀 더 복잡하게 만든다.

안구운동 훈련을 하는 동안 박절기(metronome), 균형판(balance board) 또는 단순한 인식능력이 포함된 훈련을 첨가시켜 훈련의 강도를 높일 수 있다.

안구운동기능 훈련 : 특수 지침

- 먼저 홱보기 또는 따라보기의 정확성에 중점을 두고 그 다음 속도에 중점을 둔다.
- 홱보기 훈련에서 전반적인(커다란) 안구운동이 개선되도록 시작한 다음 점차적으로 미세한(작은) 안구운동이 개선되도록 진행한다. 따라보기 훈련은 순서를 반대로, 미세한(작은) 안구운동이 개선되도록 시작한 다음 전반적인(커다란) 안구운동이 개선되도록 한다.
- 안구운동 훈련은 먼저 한쪽 눈으로 시작하여 양쪽 눈의 능력이 거의 비슷해질 때까지 진행한다. 단안의 안구운동이 동일하고 정확하며 빨라지도록 개선되면, 양안의 안구운동 훈련을 실시한다.
- 머리를 움직이지 않고 따라보기와 홱보기가 가능할 때까지 머리 움직임을 제한시킨다.
- 좀 더 반사적이고 자동적으로 따라보기와 홱보기가 가능해지도록 훈련 내용을 더 복잡하게 만든다.

억제제거(Antisuppression) 훈련 : 특수 지침

1. 시기능훈련을 시작하기 전에 제 3 장에서 언급된 여러가지 연속적으로 고려할 사항을 따른다.

2. 억제가 나타날 가능성이 최소가 될 수 있도록 훈련 여건을 조성한다.

피검자에 따라 억제의 정도나 깊이가 아주 다를 수 있다. 억제제거 훈련의 핵심은 억제가 나타날 가능성을 감소시킬 수 있도록 적절한 조명과 자극을 선택하는 것이다. 억제의 깊이나 세기를 측정하고 등급을 정하는 한 가지 방법은 피검자가 양안으로 타게트를 인식할 수 있도록 만드는데 필요한 자극의 세기를 결정하는 것이다. 억제의 정도가 깊을수록 억제가 나타나지 않도록 하는데 필요한 자극의 세기가 증가한다.

임상적으로 자극의 세기나 자극의 특징을 수정할 수 있는 몇 가지 방법은 다음과 같다 :

- 타게트의 조명을 변화시킴
- 타게트의 콘트라스트를 변화시킴
- 타게트의 선명도를 변화시킴
- 타게트를 움직임
- 타게트가 번쩍이도록 함

피검자가 억제상태에 있다면 타게트의 조명, 콘트라스트 및 선명도를 증가시키고 타게트를 움직여서 억제가 나타날 가능성을 감소시킬 수 있다. 억제가 나타나기 힘들도록 하는 한 가지 주위 여건은 전체적으로 어두운 방에서 밝은 빛을 움직이는 것이다. 훈련을 진행하면서 자극의 세기를 낮추었을 때 복시상태가 유지되는지 피검자에게 묻는다.

억제를 제거시키려고 할 때 또 다른 중요한 요인은 자극의 상대적인 세기이다. 임상적으로, 양쪽 눈이 아닌 한쪽 눈의 타게트에 대해서만 자극의 강도를 바꾸는 것이 더 효과적이다. 예를 들어, 우안에서 억제 경향이 있는 경우, 좌안 앞에 적색 필터를 가입시키면(우안의 상대적인 휘도를 증가시키기 위하여), 조도를 증가시키는 것보다(양안의 휘도를 증가시키기 위하여) 훨씬 더 억제를 잘 극복할 수 있다.

주위 여건을 바꾸기 위하여 고려할 수 있는 또 다른 방법은 주위 여건이 자연스러울 때와 인위적으로 변화시켰을 때 어떠한 차이가 있는지 응답하도록 하는 것이다. 자연스러운 시각조건에서 억제가 잘 나타나는 경향이다. 시각조건이 덜 자연스럽거나 더 인위적일 때 억제 상태를 지속시키기가 더욱 어려워진다. 그러므로 억제제거 훈련에 대한 일반적인 임상지침은 주위 여건이 인위적인 상태로 바뀔수록 억제가 나타나기 어려워진다는 것이다. 일반적으로 인위적인 환경에서 억제제거 훈련을 시작하고, 점차적으로 자연스럽게 보이는 상태로 변화시키면서 훈련을 진행한다.

이렇게 진행할 수 있는 한 가지 방법은 억제제거 치료를 위해 펜라이트와 적녹필터를 사용하는 것이다. 피검자가 적녹필터를 착용하고 있는 상태에서 실내의 조명을 완전히 어둡게 하고 펜라이트의 불빛만 볼 수 있도록 만든다. 이것은 아주 인위적인 환경이며, 흔히 억제를 제거시키는데 충분할 것이다. 이러한 조건에서도 억제가 제거되지 않는다면, 펜라이트를 좌우로 움직이거나, 가림판을 신속하게 한쪽 눈에서 다른쪽 눈으로 이동시킬 수 있다. 이러한 상황에서 복시 상태를 유지할 수 있으면, 실내조명을 서서히 증가시켜서 실내가 충분히 밝은 상태에서도 복시상태를 유지할 수 있을 때까지 훈련을 진행한다. 훈련 조건을 더욱 자연스런 상태로 만들기 위해서는 적녹필터를 제거하면 되고, 일반적으로 이 상태에서는 억제가 다시 나타날 수 있다. 그러므로 피검자가 다시 복시를 느낄 수 있을 때까지 실내 조명을 낮춘다. 그런 다음 피검자가 실내 조명이 정상 수준이고 적녹필터를 착용하지 않은 상태에서도 복시를 느낄 수 있을 때까지 실내조명을 서서히 증가시킨다. 일반적으로 이 상태까지 개선되려면 검사실과 집 양쪽에서 2~4주 정도 훈련을 실시해야 한다.

- **타게트의 조명을 변화시킴**

  자극의 상대적인 세기를 변화시킨다는 개념을 기초로 한 것으로, 억제상태의 눈에 더 밝은 타게트를 사용하는 것이 가장 좋다. 억제 경향이 감소할수록 좌우 안의 조도 차이를 점차적으로 감소시켜서 좌우 안에 똑같은 세기의 타게트를 사용하더라도 복시가 유지될 수 있을 때까지 계속한다.

- **타게트의 콘트라스트를 변화시킴**

  타게트의 콘트라스트가 높으면 억제가 잘 나타나지 않는다. 어두운 실내에서 밝은 타게트를 사용하여 콘트라스트를 증가시킨다. 두 개의 타게트를 사용한다면, 항상 억제가 나타나는 눈에 콘트라스트가 더 높은 타게트를 놓는다.

- **타게트의 선명도를 변화시킴**

  두 개의 타게트를 사용한다면, 우위안으로 볼 수 있는 타게트가 흐려 보이도록 하여 자극의 세기를 감소시킨다.

- **타게트를 움직임**

  하나나 두 개의 타게트를 사용할 때, 타게트를 움직이면 억제가 나타나기 더욱 어려워진다. 이 상태에서 자극의 상대적인 세기를 변화시키면 더욱 효과적이다. 따라서 두 개의 타게트를 사용한다면, 억제 상태의 눈으로 볼 수 있는 타게트를 움직이는 것이 더 도움이 된다.

- **타게트가 번쩍이도록 함**

  이 방법은 자극이 가해진 다음 억제가 나타날 때까지 짧은 시간이 소요된다는 사실을 기초로 한 것이다. 번쩍이는 타게트를 이용하여 억제가 잠복상태에 있는 기간보다 더 짧은 시간 동안 자극을 가하여, 억제를 제거시킬 수 있다.

억제제거 훈련 : 특수 지침

- 억제상태가 최소가 될 수 있도록 훈련 여건을 조성한다.
- 자극의 상대적인 세기를 변화시키는 개념이 적용된다. 양쪽 눈에 동시에 자극의 세기를 변화시키는 것보다 한쪽 눈에만 자극의 세기를 변화시키는 것이 더 효과적이다.
- 타게트의 콘트라스트를 변화시킨다. 훈련의 시작 단계에서는 희미한 실내 조명에서 밝은 빛의 타게트를 사용하여 콘트라스트를 높인다.
- 타게트의 조도를 변화시킨다. 억제상태의 눈에 나타나는 타게트의 조명을 증가시키고 우위안의 타게트는 조명을 낮춘다.
- 타게트의 선명도를 변화시킨다. 억제상태의 눈에 나타나는 타게트는 선명하게 보이도록 하고 우위안의 타게트는 흐려 보이도록 한다.
- 타게트를 움직인다.
- 인위적인 조건에서 훈련을 시작하여 점차적으로 자연스럽게 보이는 상태로 변화시킨다.
- 크고 시야 주변부에 있는 타게트로 훈련을 시작하여 점차적으로 타게트의 크기를 줄이면서 훈련을 진행한다.

요 약

시기능 훈련에서 가장 쉬운 점은 특정 피검자에게 적용되어야 할 처치 프로그램을 개발하고 목록을 정하는 것이다. 프로그램을 개발하는 것보다 실제로 이행하는 것이 더 어렵다. 피검자에게 훈련의 목표와 방법 및 변화상태를 인식할 수 있는 교육이 훈련을 성공적으로 실시하는데 핵심이 된다. 어떠한 유형의 시기능 훈련을 실시하더라도 성공적으로 마치기 위해서는 이 장에서 제공된 일반적인 개념과 지침을 명심해야 한다.

참고문헌

[1] Richman JR, Cron MT. *Guide to vision therapy*. Mishawaka, IN: Bernell Corporation, 1988.

[2] Swartout JB. *Manual of procedures and forms for in-office and out-office optometric vision training programs*. Santa Ana, CA: Optometric Extension Program, 1991.

[3] Suchoff IB, Petito GT. The efficacy of visual therapy: accommodative disorders and non-strabismic anomalies of binocular vision. *J Am Optom Assoc* 1986;57: 119-125.

[4] The efficacy of optometric vision therapy. The 1986/1987 AOA Future of Visual Development/Performance Task Force. *J Am Optom Assoc* 1988;59:95-105.

[5] Feldman J. Behavior modification in vision training: facilitating pre-requisite behavior and visual skills. J Am Optom Assoc 1981;52:329-340.

[6] Birnbaum MH. The role of the trainer in visual training. *J Am Optom Assoc* 1977;48: 1035-1039.

[7] Leibowitz HW, China K, Hennessy RT. Oculomotor adjustments and size constancy. *Percept Psychophys* 1972;12:497-500.

[8] Leibowitz HW, Moore D. Role of changes in accommodation and convergence in the perception of size. *J Opt Soc Am* 1966;8:1120-1123.

[9] Flax N. The optometric treatment of intermittent divergent strabismus. Proceedings from the Eastern Seaboard VT Conference. Washington, DC. Santa Ana, CA: Optometrics Extension Program, 1963:52-57.

[10] Daum KM. A comparison of the results of tonic and phasic vergence training. *Am J Optom Physiol Opt* 1983;60:769-775.

05 융합버전스, 의식적 폭주 및 억제제거 훈련

융합버전스 훈련

Anaglyph 및 Polaroid

Variable Tranaglyph

Variable Vectogram

Non-Variable Tranaglyph

Computer Orthoptics Random Dot Stereopsis Program

렌즈, 프리즘 및 거울

Loose prism jump

격벽 및 구경

Aperture rule

Remy separator

연필, 종이 및 기타 도구

Eccentric circle

Free Space Fusion Card A

Lifesaver card

Free Space Fusion Card B

입체경

Brewster 입체경

Cheiroscope

Wheatstone 입체경

융합버전스 훈련(Anaglyph 및 Polaroid)

가변(Variable) Tranaglyphs(Bernell 510, 515, 520 및 600 시리즈)

목적

가변 Tranaglyph를 이용하는 훈련의 목표는 다음과 같다:

- 음성 및 양성 융합버전스의 폭을 증가시킨다.
- 융합버전스의 반응에 대한 잠복성을 감소시킨다.
- 융합버전스의 반응에 대한 속도를 증가시킨다.

필요 장비

- Bernell Variable Tranaglyph(시리즈 500 및 600)
- Dual Polachrome Illuminated Trainer
- Horizontal holder
- 적녹 필터
- 적녹색 플립 렌즈
- 포인터

설치

모든 가변 Tranaglyph 슬라이드는 하나는 적색이고 다른 하나는 녹색으로 인쇄된 두 개의 슬라이드가 한 쌍을 이룬다. 두 개의 슬라이드는 색이 다르고 서로 분리된 것을 제외하고 동일하다. 이러한 타게트는 수평방향으로 분리시켜서 폭주나 개산 요구 상태를 유발시킬 수 있다. 그림 5.1 및 5.2는 서로 다른 모양의 Tranaglyph를 예시한 것이다. 편의상 이러한 타게트를 이용하는 훈련은 우안 앞에 적색필터, 좌안 앞에 녹색 필터를 가입시키고 실시한다. 이렇게 적녹필터를 가입시켰을 때, 우안은 녹색 타게트만 볼 수 있으며 좌안은 적색 타게트만 볼 수 있다. 녹색 타게트를 좌측으로 이동시키거나 적색 타게트를 우측으로 이동시키면 폭주 요구 상태가 된다. 이렇게 하면 우안이 녹색 타게트를 보기 위해 좌측으로 움직이고 좌안은 적색 타게트를 보려고 우측으로 움직이도록 만든다(그림 5.3). 녹색 타게트를 우측으로 이동시키고 적색 타게트를 좌측으로 이동시키면 개산이 자극된다.

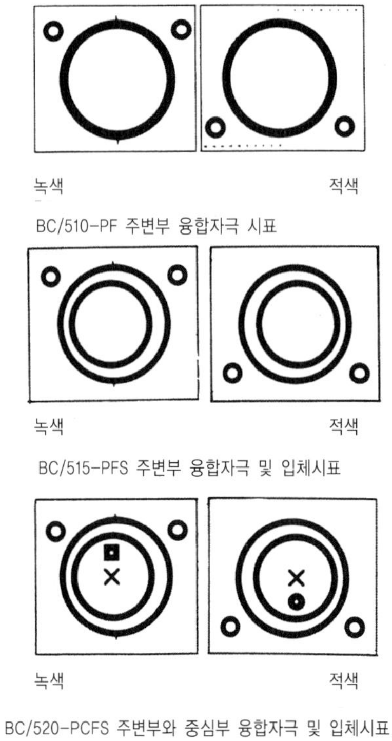

그림 5.1. 주변부에 융합자극이 있는 Tranaglyph 타게트.

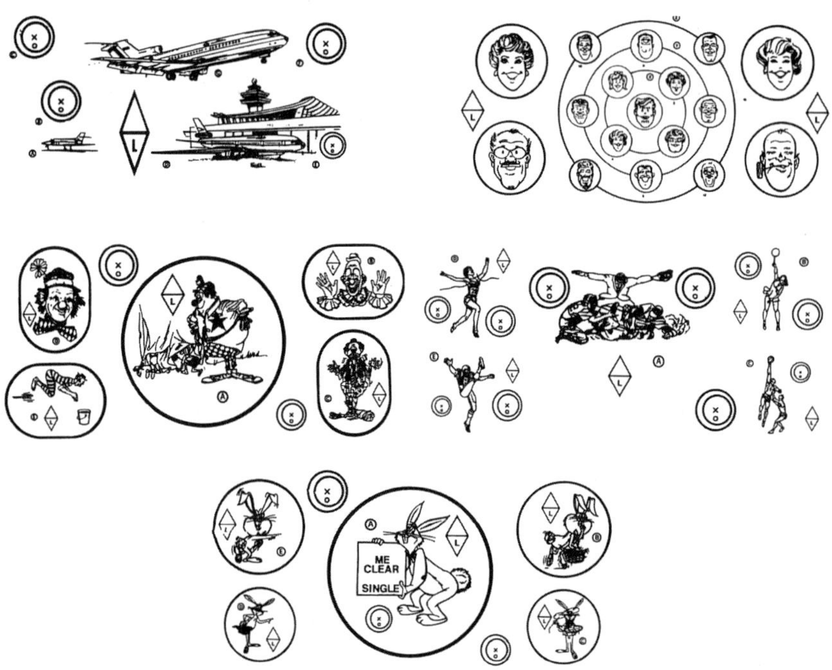

그림 5.2. 중심부에 융합자극이 있는 Tranaglyph 타게트.

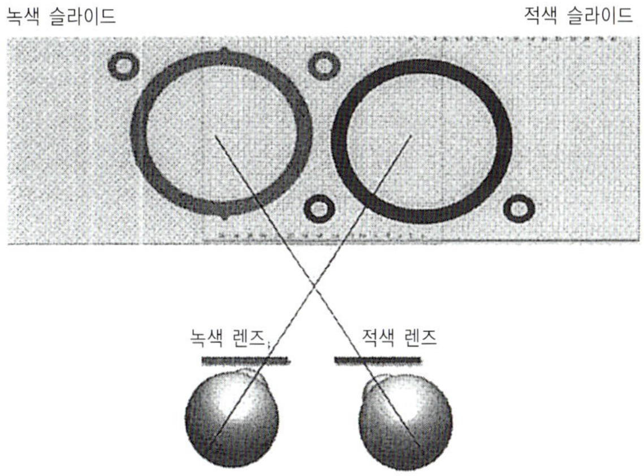

그림 5.3. 주변부에 융합자극이 있는 Tranaglyph 타게트. 녹색 슬라이드를 좌측으로 이동시키고 적색 슬라이드를 우측으로 이동시키면 폭주 요구상태가 된다.

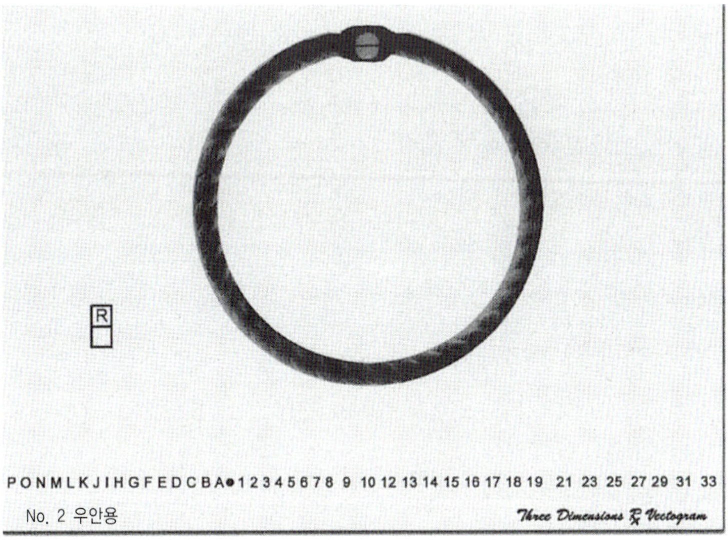

그림 5.4. 타게트의 아래쪽에 눈금이 있어서 타게트가 분리된 정도에 따라 요구되는 버전스의 양(△)을 알 수 있다.

모든 Tranaglyph 타게트는 아래쪽에 눈금이 있어서 타게트가 분리되었을 때 이향운동이 요구되는 양(프리즘 디옵터)을 알 수 있다(그림 5.4). 그러나 이 눈금은 피검자가 타게트를 40 cm 거리에서 바라볼 때에만 정확하다. 피검자가 타게트를 40 cm보다 더 멀거나 더 가까이 이동시키면 눈금이 정확하지 않다. 그러므로 버전스 요구량의 계산법을 이해하는 것이 중요하다.

프리즘 디옵터의 정의로부터 쉽게 이해할 수 있다. 1△는 1 m 거리에서 수직방향으로 1 cm 변위시키는 힘으로 정의된다. 다음 공식을 사용하여 특정거리에서 요구되는 프리즘디옵터를 계산할 수 있다:

100 cm/1 cm = 주시거리/타게트 분리도(cm)

주시거리가 40 cm라면, 100 cm/1 cm = 40 cm/x cm

100 x = 40 cm, x = 0.4 cm, x = 4 mm

따라서 40 cm 거리에서는 4 mm 분리상태가 1△이다. 이러한 내용을 실제 훈련할 때 적용하려면, Tranaglyph에 있는 비슷한 점 사이의 거리를 측정하고 4 mm로 나눈 값이 요구되는 프리즘 디옵터이다(4 mm 분리도가 1△ 이향운동 요구량이다).

이와 비슷하게 타게트가 피검자로부터 20 cm 떨어져 있다면 2 mm 분리되었을 때 1△ 이다. 따라서 타게트의 분리상태는 동일하더라도 눈과 타게트 사이의 거리를 짧게 하여 훈련의 강도를 증가시킬 수 있다.

최근 Bernell 사에서 생산되는 가변 Tranaglyph는 다음과 같이 8가지가 있다(그림 5.1 및 5.2):

- 510 : 주변부 융합자극 타게트
- 515 : 주변부 융합 및 입체시 타게트
- 520 : 주변부 및 중심부 융합자극 타게트
- 601 : Bunny(토끼) 슬라이드
- 605 : Spiral(나선형) 슬라이드
- 606 : Crown(왕관) 슬라이드
- 607 : Airport(공항) 슬라이드
- 610 : Sport(스포츠) 슬라이드

8개의 슬라이드가 몇 가지 방식에서 서로 다르지만, 주된 차이는 타게트의 크기 및 융합자극의 위치(중심부에 있는지 주변부에 있는지 여부)이다. 융합자극이 크고 중심부에는 세밀한 그림이 거의 없다면(그림 5.1에 예시된 Tranaglyph 510, 515 및 520) 주변부 융합자극 타게트라 한다. 이런 종류의 타게트는 주로 주변부 융합을 자극한다. 그림 5.2와 같은 Tranaglyph는 중심부에 시표가 있고 선과 그림이 그림 5.1의 타게트보다 섬세하기 때문에 중심부 융합자극 타게트라고 한다.

Tranaglyph에서 또 다른 차이는 각 타게트의 구성요소인 세부적인 시표의 크기이고, 이로 인해 조절상태를 조정하는 정도가 다르다는 점이다. 그림 5.1에서 볼 수 있는 것과 비슷한

Tranaglyph는 섬세한 그림이 없는 반면, 그림 5.2에서 볼 수 있는 Tranaglyph는 가는 선으로 섬세한 그림이 그려져 있다. 훈련의 목표와 단계에 따라 특정 Tranaglyph가 다른 타게트보다 더 적합할 수 있다. 예를 들어 훈련의 초기 단계에서는 흔히 섬세한 그림이 있는 중심부 융합자극 타게트를 사용하지 않는 것이 바람직하다. 그러한 타게트는 피검자가 조절상태를 아주 정밀하게 조정하도록 만든다. 초기 단계에서는 조절상태를 정밀하게 조정하지 않아도 되는 타게트를 더욱 쉽게 융합할 수 있다. 폭주부족 상태이고 양성 융합버전스가 낮은 피검자를 치료하고 있다면, 처음에는 어느 정도 조절성 폭주를 사용하여 융합을 얻는데 도움이 되도록 하는 것이 가장 좋다. 조절을 정밀하게 조정해야 하는 타게트를 사용한다면 타게트가 흐려 보인다고 응답할 것이다. 처음에 섬세한 그림이 없는 주변부 융합자극 타게트를 사용한다면 치료가 성공적일 수 있다. 시기능 훈련의 그 다음 단계에서는 조절상태를 정밀하게 조정할 수 있도록 하는 훨씬 더 섬세한 그림이 있는 타게트를 사용하는 것이 중요하다.

Tranaglyph는 또한 타게트의 분리도를 변화시킬 수 있다. 그림 5.1의 첫 번째 Tranaglyph는 시차(disparity)가 전혀 없는 반면, 그림 5.2의 Tranaglyph는 시차가 서로 다른 여러 개의 타게트로 구성되어 있다. 시차가 있는 모든 Tranaglyph는 슬라이드의 한쪽과 다른 쪽에서 시차가 균일하지 않은 상태로 출현된다.

예를 들어, 슬라이드 601(Bunny)과 606(Crown)에서 중앙의 그림은 주시평면에 있으며 주위의 큰 원은 중앙의 그림보다 앞쪽에 있다(BO이 더 요구됨). 우측의 타게트는 중앙에 있는 타게트의 앞쪽에 있으며(BO이 더 요구됨), 그림은 원보다 앞쪽에 있다(그림 C는 그림 B보다 더 근접한 것처럼 보여야 한다). 좌측의 타게트는 중심부 타게트의 뒤쪽에 있으며(개산 요구량이 더 큼), 그림은 원의 뒤쪽에 있다(그림 D는 그림 E보다 더 먼 것처럼 보여야 한다).

Tranaglyph는 버전스 요구량을 변화시킬 수 있으므로 치료의 초기 단계에서 아주 유용하며, 보통 양성 및 음성 융합버전스 시스템을 증가시키기 위하여 가장 먼저 처방된다. 치료의 시작 단계에서는 피검자가 어려운 방향에서 융합하기가 어려울 것이다. 예를 들어 폭주부족인 사람은 처음에 폭주요구에 대한 반응이 어려울 것이다. 가변 Tranaglyph를 사용하는 방법의 장점은 개산이 요구되는 방향에서 훈련을 시작하여 점차적으로 개산 요구량을 감소시키는 방향으로 타게트의 분리도를 변화시키면서 훈련을 진행할 수 있다는 점이다.

Tranaglyph 515(주변부 융합 및 입체시 자극 타게트)를 사용한 훈련법

1 단계

적녹색 필터를 착용시키고 Dual Polachrome Illuminated Trainer에 Tranaglyph 타게트를 설치한다(표 5.1). 피검자에게 타게트를 바라보도록 하고 무엇이 보이는지 묻는다. 피검자는 두 개의 큰 원이 4개의 작은 원으로 둘러싸여 있으며, 안쪽의 큰 원이 피검자 쪽으로 가깝게 떠 보인다고 설명할 수 있어야 한다. 피검자가 자발적으로 이러한 반응을 나타내지 못하면, 이러한 반응을 보일 수 있도록 유도 질문을 한다. 피검자가 원의 깊이를 인식할 수 있으면 2단계로 넘어간다.

2 단계

피검자에게 주변에 있는 4개의 작은 원은 무시하고 두 개의 큰 원에 시선을 집중하도록 한다. 피검자가 큰 원을 바라보는 동안, 두 장의 슬라이드를 서서히 분리시켜서 적은 양의 폭주요구 상태를 만들고, 그 다음 적은 양의 개산요구 상태를 만든다. 피검자에게 원이 선명하며 하나로 보이도록 노력하고 그 상태를 유지하면서 어떻게 보이는지 설명하도록 한다. 이 때 피검자가 폭주요구 상태일 때에는 더 작고 가까워 보이며, 개산요구 상태일 때에 더 크고 멀리 있는 것처럼 보인다고 설명해야 한다. 이것이 바로 SILO 반응이다. 피검자가 이 상태를 자발적으로 설명할 수 없다면 이 반응을 얻기 위하여 다음과 같이 유도 질문을 해야 한다;

- 그림이 더 커지는가 아니면 더 작아지는가?
- 그림이 더 가까워지는가 아니면 더 멀어지는가?

표 5.1. *Anaglyph 및 폴라로이드를 이용한 시기능 훈련에서 추천되는 과정*

1 단계
a. 피검자에게 적절한 필터(적녹 또는 편광 필터)를 착용시킨다.
b. 피검자의 융합 능력을 확인한다.

2 단계
a. BO/BI 버전스 요구량을 적은 상태로 만들고 SILO, 선명도, 시차, 떠올라 보임, 위치인식 등의 피드백을 인식할 수 있으며 억제가 없는지 확인한다.

3 단계
a. 타게트를 BO이나 BI 방향으로 3△ 단계로 분리시켰을 때 피검자가 융합상태를 유지하도록 한다.
b. 위치인식 훈련을 실시하여 원근감을 인식하는지 확인한다.
c. 바깥쪽 및 뒤쪽을 바라보거나, 눈을 가려서 융합상태가 파괴되도록 하고 나서 10초 동안 융합상태를 다시 유지하도록 한다. 이 훈련을 3회 반복한다.
d. 타게트의 분리도를 3△ 이상으로 만들고 3단계의 a~c과정을 반복한다.

피검자가 SILO나 SOLI 상태를 경험하고 있는 것으로 확인되면 복시, 흐려 보임, 떠 보임, 위치인식 및 시차 등의 피드백을 인식할 수 있는지 질문한다. 피검자에게 이러한 것이 훈련 과정 전체에 걸쳐서 자신의 반응을 조정하는데 도움이 되는 피드백 단서라는 점을 설명한다.

3 단계

이제 슬라이드의 분리도를 0으로 만들고 피검자에게 앞으로 훈련할 내용을 미리 알아보는 과정이라고 설명한다. 이 때 다음과 같은 3가지 다른 부분이 포함된다.

1. 1 단계 : 피검자에게 BO 방향으로 3이라는 숫자가 있는 곳으로 슬라이드를 분리시키고 원이 하나로 선명하게 보이는 상태를 유지하도록 한다. 이 때 원의 깊이를 적절하게 인식할 수 있어야 한다.
2. 2 단계 : 피검자에게 포인터를 잡고 원이 떠 보이는 곳을 포인터로 가리키도록 한다. 피검자가 포인터와 원을 하나로 보고 있는지 확인한다. 피검자에게 운동감각의 인식 또는 가까운 곳을 바라보고 있으며 눈이 교차되는 느낌을 인식하는 것이 중요하다고 강조한다.
3. 3 단계 : 이제 피검자에게 포인터를 내려놓고 몇 초 동안 원으로부터 멀리 떨어진 곳을 바라보도록 하고 다시 원이 융합된 상태를 유지하도록 한다. 피검자에게 10초 동안 융합 상태를 유지하다가 다시 옆과 뒤를 바라보도록 한다. 이 과정을 3회 반복하도록 한다.

Tranaglyph 슬라이드가 3△ BO으로 설정된 상태에서 이들 3가지 단계를 실시할 수 있으면, 피검자에게 이제 타게트를 3△보다 더 크게 분리시키고 3가지 단계를 실시하도록 한다. 어느 수준에서는 피검자가 1단계도 제대로 완성하지 못하고 원을 하나로 선명하게 보지 못할 수 있다. 이 시점에서는 피검자에게 이 장애를 극복할 수 있는 방법을 알려 주어야 한다. 피검자에게 단순히 다시 융합할 수 있을 때까지 타게트의 분리도를 감소시키라고 하는 것은 효과적인 방법이 아니다. 피검자가 복시를 경험한다면, 융합상태를 다시 얻을 수 있는 방법을 보여주기 위하여 위치감각에 대한 피드백 단서를 사용한다.

4 단계

피검자가 느끼는 타게트의 위치를 물리적으로 가리킬 수 없다는 점을 제외하고는 개산훈련에서도 똑같은 단계를 따른다. 6~8△ BI만큼 타게트가 분리되면 타게트의 겉보기 위치가 실제 타게트 위치로부터 뒤쪽으로 너무 멀리 떨어져 보이기 때문에 포인터로 위치를 가리킬 수 없다. 피검자가 어려움을 겪으면 Quoit Vectogram 및 Marsden Ball을 사용하여 개산자극 상태에서 위치감각을 느낄 수 있는 방법을 알려준다.

Tranaglyph로 가능한 기타 훈련법

제 4 장에서 긴장성(tonic) 버전스와 위상(phasic) 버전스 훈련법의 차이를 설명하였다. 여기서 설명된 Tranaglyph 훈련법은 긴장성 버전스 훈련법을 강조한 것이다. 이 방법은 치료의 초기 단계에서 유용하며 융합 버전스의 반응 폭을 개선시키기 위한 것이다. 피검자의 융합버전스가 적절한 수준(20~25△ BO 및 10~15△ BI)으로 개선되면, Tranaglyph를 사용하여 위상(step 또는 phasic) 융합버전스 요구상태를 만들어서 융합버전스의 용이성을 개선시킬 수 있다(표 5.2).

표 5.2. *양안시기능 훈련을 위해 추천된 기타 훈련방법*

위상(Phasic/Step) 융합버전스 훈련
1. 주시상태를 타게트로부터 공간에 있는 다른 점으로 바꾼다.
2. 가림판으로 눈을 가렸다 떼고 다시 융합하도록 한다.
3. 낱개 프리즘이나 플립 프리즘을 사용하여 융합버전스 요구량을 변화시킨다.
4. 플립 렌즈를 사용하여 융합버전스 요구량을 변화시킨다.
5. 두 가지 다른 타게트를 사용하여 융합버전스 요구량을 변화시킨다.
6. 개산요구와 폭주요구 상태를 교대로 만들 수 있는 폴라로이드 또는 anaglyph 플립 렌즈를 사용한다.
7. 플립렌즈를 사용하여 양안시 상태에서 조절요구 상태를 만든다.
8. 주시거리를 바꾸어서 융합이 가장 어려운 거리로 이동시킨다.

위상/계단 버전스 훈련

위상(step) 버전스 요구 상태를 만들 수 있는 방법은 다음과 같이 여러 가지가 있다.

1. 타게트를 바라보다가 공간에 있는 다른 곳을 주시하도록 한다.

피검자에게 Tranaglyph를 융합하도록 하고 몇 초 동안 다른 곳을 바라보다가 되돌아와서 다시 융합 상태를 유지하도록 한다.

2. 피검자가 Tranaglyph 타게트를 융합하도록 한 후 한쪽 눈을 5~10초 정도 가려서 융합상태가 파괴되도록 한다.

그런 다음 가림판을 제거시켜서 다시 융합하도록 한다.

3. 낱개 프리즘이나 플립 프리즘 또는 렌즈를 사용할 수 있다.

a) 피검자가 특정한 양의 폭주나 개산이 요구되는 상태에서 Tranaglyph 타게트를 융합하고 있는 동안 피검자의 눈에 부가적인 프리즘을 가입시켜서 버전스 요구량이 더 크게 바뀌도록 만든다.

b) 플립 렌즈를 사용하여 버전스 요구량을 계단식으로 변화시킬 수 있다. 20△ BO 요구

상태에서 융합하고 있을 때 +2.00D 렌즈를 가입시키면 부가적으로 폭주자극이 가해진다. 정확한 요구량은 피검자의 AC/A 비에 따라 다르다. AC/A 비가 높을수록 버전스 요구량이 커진다. 예를 들어 AC/A 비가 8/1 인 경우 +2.00D 렌즈가 가입되었을 때 타게트를 다시 선명하게 보려면 조절을 2.00D 이완시켜야 한다. 결과적으로 16△의 조절성폭주가 이완될 것이다. 그러므로 양안단일시를 유지하려면 16△의 양성 융합버전스를 사용해야 한다. 그렇지 않으면 피검자가 조절을 충분히 이완시키지 않으므로, 양안단일시를 유지하는데 필요한 양성 융합버전스 양이 감소되도록 할 것이다. 이러한 경우 피검자는 타게트가 흐려 보인다고 할 것이다.

버전스요구에 대한 렌즈의 영향을 이해할 수 있는 또 다른 방법은 Tranaglyph 훈련에서 조절 평면과 버전스 평면의 변화를 보여주는 것이다. 플러스렌즈가 가입될 때 조절평면은 피검자로부터 멀어지는 반면 버전스 평면은 동일한 위치를 유지한다. 그러므로 두 평면 사이의 거리가 증가하고 폭주 요구가 증가하는 효과를 갖는다.

4. Dual Polachrome Illuminated Trainer에 두 가지 다른 Tranaglyph를 설치할 수 있다(그림 5.5).

위쪽 타게트는 일정한 양의 폭주요구를 유발시키고 아래쪽 타게트는 위쪽과 다른 양의 폭주요구를 유발시키도록 설치할 수 있다. 피검자에게 위쪽 타게트가 융합되도록 하고 10초 정도 그 상태를 유지한 다음, 아래쪽 타게트로 시선을 옮기고 10초 정도 주시하도록 한다. 이 방법을 여러 번 반복한 다음 폭주 요구량을 변화시킨다.

5. 한쪽 면의 우측은 적색이고 좌측은 녹색이며, 다른쪽 면의 좌측은 적색이고 우측은 녹색인 플리퍼를 사용한다.

피검자가 플리퍼의 한쪽 면으로 타게트를 바라볼 때에는 폭주가 요구된다. 플리퍼를 반전시켜 다른쪽 면으로 타게트를 바라보면 개산이 요구된다. 이와 비슷한 원리로 플리퍼에 편광필터를 넣을 수 있다.

6. 양안시 상태에서 조절 용이성을 훈련하기 위해 Tranaglyph 타게트를 사용할 수 있다.

아주 섬세한 그림이 있는 Tranaglyph를 선택하여 피검자가 임의의 버전스 요구량에 대하여 융합하고 있는 상태에서 플립 렌즈를 사용하여 양안시 상태에서 조절요구량을 변화시킨다. 이 훈련에서 피검자는 이향운동량을 일정하게 유지하면서 조절을 변화시켜야 한다.

7. Tranaglyph를 사용하여 다양한 거리에서 버전스 훈련을 실시할 수 있다.

거의 모든 경우 훈련은 근거리(40 cm)에서 시작하는데, 그 이유는 근거리에서 버전스를 개선시키는 훈련이 더 쉽기 때문이다. 개산과다, 개산부족, 기본형 내사위 및 기본형 외사위인 경우 원거리에서 버전스 훈련량이 40 cm 거리에서 필요한 양보다 더 크다. 피검자가 Tranaglyph 타게트로부터 몇 피트 정도 더 멀어지도록 이동할 수 있다. 타게트로부터 거리가 증가할수록 일정하게 분리된 상태에서 버전스 요구량이 감소하고 조절 요구량이 감소하며 타게트가 더 중심부에 위치한다는 점을 기억해야 한다. 그러므로 타게트의 거리 변화를 보정하기 위해서는 타게트의 분리도를 변화시켜야 한다.

눈으로부터 타게트가 3피트 정도 떨어지면 피검자가 타게트의 그림을 세밀하게 식별할 수 없을 정도로 시표가 작아지기 때문에 효과적이지 못하다. 3피트 이상 떨어진 거리에서 훈련을 하려면 오버헤드 프로젝터를 사용할 수 있다. Tranaglyph를 투명한 수평 홀더에 올려놓고 홀더를 오버헤드 프로젝터에 올려놓는다. 피검자에게 타게트로부터 충분하게 멀리 떨어진 곳에 서 있도록 하고 3피트 정도 떨어진 거리에서 실시하는 훈련과 동일한 방법으로 훈련하도록 한다.

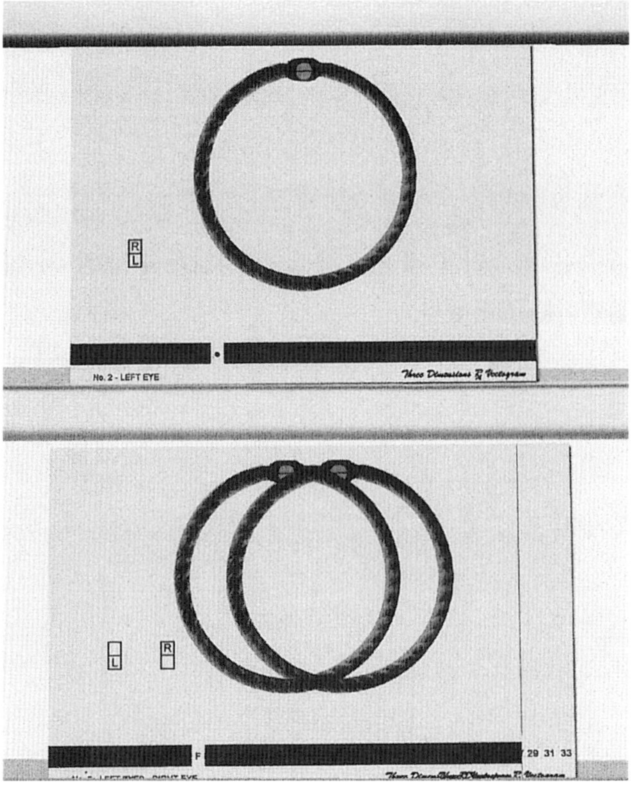

그림 5.5. Polachrome Illuminated Trainer에 버전스 요구량이 다른 두 개의 타게트를 설치한 상태.

중요한 요인

Tranaglyph로 훈련할 때 다음 사항을 강조하는 것이 중요하다:

- 눈이 폭주와 개산하는 상태를 느껴야 한다.
- 버전스 요구량을 증가시키면서 가능한 신속하게 타게트를 선명하게 보고 양안단일시를 다시 얻을 수 있는 능력을 강화시킨다.
- 검사자가 아닌 피검자 스스로 타게트를 조작하도록 한다.
- 렌즈나 타게트가 어떠한 작용을 하는 것이 아니라, 피검자 자신의 시각계 내부에서 변화가 발생해야 한다는 점을 강조한다.
- 융합하고 있을 때 타게트가 선명하게 유지되는 것이 중요하다.

훈련 난이도의 변화

훈련의 난이도를 증가시키거나 감소시킬 수 있는 여러 가지 방법이 표 5.3에 소개되었다.

표 5.3. *양안시기능 훈련과정에서 버전스 요구량을 증가 및 감소시키는 방법*

훈련 난이도를 감소시키는 방법	
폭주	**개산**
• 마이너스 렌즈	• 플러스 렌즈
• BI 프리즘	• BO 프리즘
• 훈련 거리를 증가시킴	• 훈련 거리를 증가시킴
훈련 난이도를 증가시키는 방법	
폭주	**개산**
• 플러스 렌즈	• 마이너스 렌즈
• BO 프리즘	• BI 프리즘
• 훈련 거리를 감소시킴	• 훈련 거리를 감소시킴

훈련 난이도의 증감

폭주

마이너스 렌즈나 BI 프리즘을 가입시키면 조절 평면과 버전스 평면 사이의 분리도를 감소시켜서 훈련의 난이도가 감소된다. 훈련의 난이도를 감소시킬 수 있는 또 다른 방법은 훈련 거리를 증가시키는 것이다. 두 개의 타게트가 측면으로 일정한 양만큼 분리되었을 때 발생하는 버전스 요구량은 훈련 거리에 따라 달라진다. 40 cm 거리에서 4 mm가 1△에 해당하지만, 80 cm 거리에서는 0.5△에 해당한다.

플러스 렌즈나 BO 프리즘을 가입시키거나 훈련 거리를 감소시키면 조절 평면과 버전스 평면 사이의 분리도가 증가되어 훈련의 난이도가 증가한다.

개산

플러스 렌즈나 BO 프리즘을 가입시키거나 훈련 거리를 증가시키면 훈련의 난이도가 감소하는 반면, 마이너스 렌즈 또는 BI 프리즘을 가입시키거나 훈련 거리를 감소시키면 훈련의 난이도가 증가한다.

종료점

이 훈련을 종료할 것인지 결정하기 위해서는 원래 진단했던 내용과 사위의 정도를 고려해야 한다. 일반적으로 다음과 같은 상태가 되었을 때 훈련을 종료한다:

- 20~25△ BO과 10~15△ BI이 가입된 상태에서 훈련을 원만하게 실시할 수 있다.
- 1분 동안 20~25△ BO과 10~15△ BI이 15회 반복되는 상황에서 훈련을 원만하게 실시할 수 있다.

가변(Variable) Vectograms

가변 Vectogram의 용도 및 목표는 가변 Tranaglyph와 동일하다. 사실 두 가지 방법에서 실제로 유일한 차이점은 타게트가 폴라로이드 재질에 인쇄되었느냐 적녹 필터에 인쇄되었느냐 하는 것이다. 역사적으로 볼 때 가변 Vectogram이 가변 Tranaglyph 보다 먼저 개발되었다. 그러나 Tranaglyph가 뒤이어 개발된 주 이유는 가변 Vectogram의 가격이 너무 비쌌기 때문이다. 가변 Vectogram이 8~10배 정도 더 비싼 편이다. Tranaglyph 시리즈에서 이용할 수 있는 여러 가지 타게트는 Vectogram 시리즈에서 이용할 수 있는 여러 가지 타게트와 아주 유사하다(그림 5.6). Tranaglyph와 관련하여 소개된 훈련목표, 기구설치, 훈련법, 중요한 사항 및 기타 다른 모든 요인이 가변 Vectogram에 대해서도 동일하게 적용된다(표 5.1, 5.2, 5.3).

임상적으로 Vectogram과 Tranaglyph 사이에 한 가지 중요한 차이가 있다. 피검자들이 tranaglyph 유형의 타게트로 훈련할 때 상당히 더 어렵다고 보고한다. 적녹색 타게트를 사용하면, 특히 억제가 중도 이상으로 심하고 상당한 정도의 조절이상을 갖는 경우 융합을 방해하는 장애가 될 수 있다. 이와 같은 어려움을 이론적으로 설명할 수 있는 가능성을 Bogdanovich 등[1]이 제시하였다. 그들은 적녹색 anaglyph 재질의 특성을 연구한 결과 최근 이용할 수 있는 유리가 망막의 조도를 상당히 불균등한 상태로 만들 수 있으며, 이러한

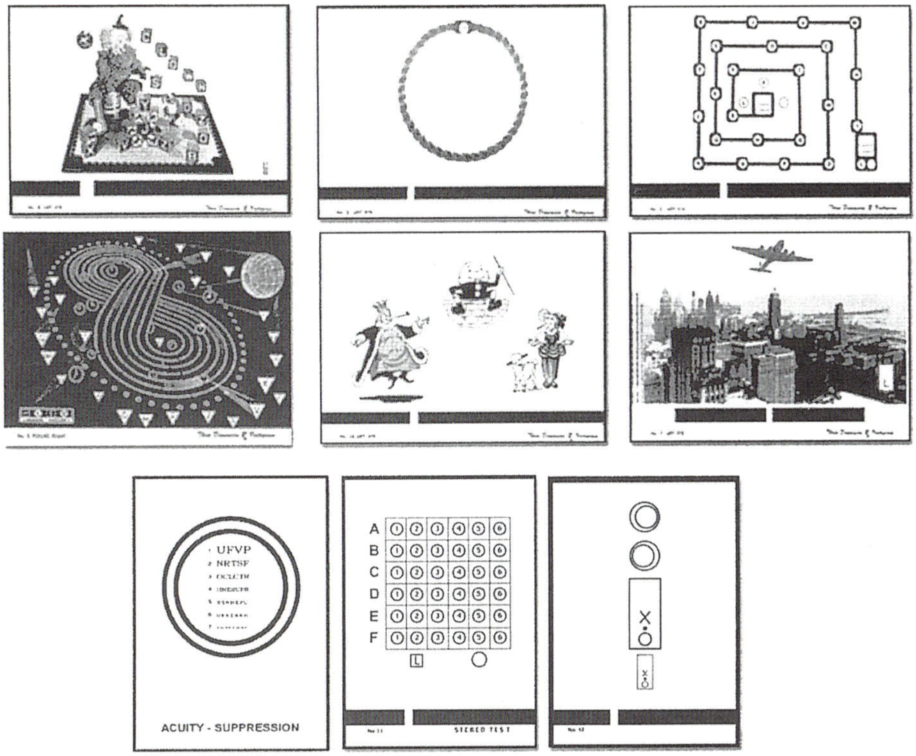

그림 5.6. 가변 벡토그램(Variable vectogram).

불균질 상태가 억제를 조장시키는 경향이 있음을 발견했다. 또한 양안시에 영향을 줄 수 있는 고스트 이미지와 횡색수차로 인한 문제점을 발견하였다.

고정(Non-variable) Tranaglyphs(시리즈 50)

목표

고정 Tranaglyph의 사용 목적은 가변 Tranaglyph에 대하여 설명한 내용과 동일하다.

필요한 장비

- Bernell 고정 Tranaglyph(시리즈 50)
- Dual Polachrome Illuminated Trainer
- 수평 홀더

- 적녹색 필터
- 적녹색 플립 렌즈
- 포인터

설명 및 설치

고정 Tranaglyph는 Bernell 사에서 생산하며 6개의 플라스틱 타게트로 되어 있다(그림 5.7). 타게트는 투명한 배경에 적색과 녹색의 그림이 인쇄되어 있다. 500 및 600 시리즈와 달리 좌우 타게트의 분리도를 변경할 수 없으며, 각 슬라이드는 특정한 정도로 분리되어 있다. 각각의 타게트가 두 개의 슬라이드에 그려져 있는 가변 Tranaglyph와 달리, 한 개의 플라스틱 슬라이드에 똑같은 그림이 적색과 녹색으로 두 개씩 그려져 있다. 따라서 가변 Tranaglyph와 동일한 방법으로 타게트의 분리도를 조정할 수 없으며, 특정 슬라이드에서 한 타게트를 주시하다가 다른 타게트를 바라보거나, 보조 렌즈나 프리즘을 사용하여 타게트의 분리도를 바꾸어야 한다.

개산 훈련을 하다가 폭주 훈련을 하려면 우안 앞에 적색필터가 가입된 상태로부터 좌안 앞에 적색 필터가 가입된 상태로 바꾼다. 아니면 적색 렌즈가 우안 앞에 있는 상태를 유지하고 슬라이드를 돌린다.

가변 Tranaglyph 및 가변 Vectogram과 달리, 이 시리즈의 모든 타게트는 버전스 요구량이 고정되어 있으며 처음 타게트가 출현되었을 때 융합 상태를 얻기 위해 필요한 양의 융합 버전스 운동(jump 또는 phasic 버전스 훈련)을 해야 한다. 물론 가변 Tranaglyph나 Vectogram은 버전스 요구량이 증가되기 전에 처음에 정위 또는 0으로 설정될 수 있다. 그

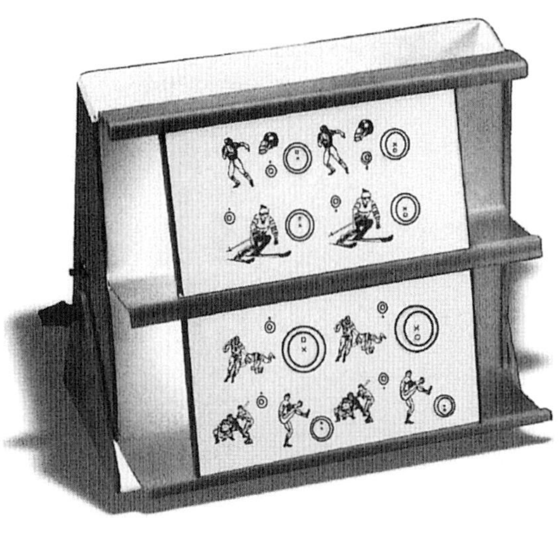

그림 5.7. 고정(Non-Variable) Tranaglyph.

러므로 고정 Tranaglyph는 더 어려운 훈련방법으로 고려된다.

고정(Non-variable) Tranaglyphs 시리즈 50을 이용한 훈련과정

1 단계

피검자에게 적녹색 안경을 착용시키고 Tranaglyph 타게트를 Dual Polachrome Illuminated Trainer에 올려놓는다. 피검자가 타게트를 보고 있는 동안 무엇이 보이는지 묻는다. 이때 피검자는 여러 가지 시표가 각기 다른 높이에 있는 것처럼 입체적으로 보인다고 응답해야 한다. 일부 타게트는 Tranaglyph 평면의 앞쪽에 있어 보이며, 다른 타게트는 뒤쪽에 있는 것처럼 보인다. 각각의 고정 Tranaglyph 카드에서 개산 및 폭주 요구량이 타게트 바로 옆에 인쇄되어 있다. 이들 프리즘 요구량은 40 cm 거리에서 훈련할 때에만 정확하다. 훈련거리가 다를 때에는 앞에서 설명한 공식을 이용하여 버전스 요구량을 계산해야 한다.

2 단계

피검자에게 좌상측 타게트에 시선을 집중하고 하나의 선명한 상이 보이도록 노력하고, 10초 동안 융합상태를 유지하도록 한다. 피검자에게 포인터를 잡고 각각의 타게트가 떠 보이는 위치를 가리키도록 한다. 포인터와 포인터로 가리키는 타게트가 각각 하나로 보여야 한다. '가까운 곳을 바라보고', '양쪽 시선이 서로 교차하는' 느낌을 인식하는 것이 중요하다고 강조한다.

3 단계

이제 포인터를 내려놓고 몇 초 동안 타게트로부터 떨어진 곳을 바라보다가 다시 타게트가 융합된 상태를 유지하도록 한다. 10초 동안 융합상태를 유지하고, 주위를 바라보다가 다시 타게트를 바라보고 융합상태를 유지하도록 한다. 이 과정을 3회 반복하도록 한다. 피검자가 특정 타게트에 대하여 융합할 수 없다면, 앞에서 설명했던 가변 Trana-glyph를 사용하여 위치감각을 갖도록 하는 훈련을 실시해야 한다.

다음 타게트를 주시하고 융합하도록 한다. 몇 분 동안 타게트를 번갈아 가면서 주시해야 한다. 고정 Tranaglyph를 사용하여 실시할 수 있는 다른 훈련법과 함께 고려해야 할 중요한 요인 및 버전스 요구를 변화시키는 방법은 표 5.2 및 5.3과 같다.

종료점

피검자가 시리즈 50에 포함된 6개의 폭주 훈련용 슬라이드와 4개의 개산 훈련용 슬라이드 모두에 대하여 선명한 양안 단일시를 유지할 수 있을 때 이 훈련을 종료한다.

컴퓨터 양안시 훈련법

1980년대 중반부터 컴퓨터 프로그램이 시기능 훈련에 적용되기 시작하였다. 현재 조절, 융합 버전스, 핵보기, 따라보기 및 여러 가지 시지각 기능의 훈련 방법에 대한 많은 프로그램이 이용되고 있다. 이러한 방법은 보통 anaglyph 필터를 사용해야 한다. 임상 경험으로부터 가장 가치가 있는 것으로 밝혀진 한 가지 소프트웨어 프로그램에 대해서만 소개하겠으며, 이 장의 마지막 부분에 컴퓨터 시기능 훈련 프로그램이 소개되어 있다.

왜 시기능 훈련을 위하여 컴퓨터 프로그램이 사용되어야 하는지에 대한 한 가지 중요한 의문점이 제기된다. 이 장에서 상대적으로 저렴하며 여러 해에 걸쳐 효과가 입증된 많은 훈련방법이 소개되었다. 하드웨어와 소프트웨어에 대하여 훨씬 더 많은 투자가 필요한 컴퓨터 시기능 훈련법의 장점은 무엇인가?

이에 대하여 Cooper[4], Press[2] 및 Maino[3] 등이 검토하고, 전통적으로 컴퓨터를 사용하지 않는 방법과 관련된 문제점을 다음과 같이 지적하였다:

1. 자극과 관련된 변수를 변화시키는 방법이 느리고 신뢰성이 없다.
2. 전통적인 훈련법은 흔히 양안시 상태의 반응을 개선시키기 위하여 피검자의 반응을 해석하고 자극 조건을 바꾸는 것과 관련된 정보를 사용하기 위해서는 검사자의 많은 경험이 필요하다.
3. 여러 가지 이유로 정확하게 반응하지 못하는 어린이나 나이가 많은 피검자에 대하여, 전통적인 방법이 사용하기 어렵고 신뢰성이 낮을 수 있다. 예상되는 반응이 무엇인지 배우고 검사자를 만족시키려는 욕망이 강한 어린이는 비록 요구되는 목표를 이루지 못하더라도 정확한 반응을 보일 수 있다.
4. 피드백은 정확하고, 즉각적이고, 일관되며 편향되지 않아야 한다. 전통적인 치료법에서 흔히 검사자에 의해 피드백이 제공된다. 시기능 훈련은 흔히 한 명의 검사자가 한 번에 두 명이나 그 이상의 피검자를 대상으로 실시한다. 그러므로 피드백은 항상 요구되는 것처럼 일관되고 즉각적이지 못할 수 있다.

컴퓨터 시기능 훈련의 장점은 이상과 같은 문제점을 극복할 수 있다는 점이다. 또한 컴퓨터 훈련으로 치료법의 표준화가 가능하고, 그러므로 검사자 스스로나 검사자 사이의 신뢰도를 개선시킬 수 있으며, 임상 경험으로부터 아주 유용한 방법이라고 판단되었다. 어린이나 성인 모두 전통적인 방법과 비교하여 컴퓨터 훈련방법을 기대하고 있으며 즐기는 경향이다. 또한 몇 가지 연구에서 시기능을 개선시키기 위한 컴퓨터 시기능 훈련이 유용한 것으로 입증되었다[3-12].

임상 경험으로부터 가치가 있다고 인정된 한 가지 프로그램은 Computer Orthoptics Program으로 이용할 수 있는 랜도트 입체도 훈련법이며, 이것은 적청색 필터나 액정 필터가 사용된다. 이 프로그램에 대해서만 설명하겠다.

컴퓨터 Orthoptics Random Dot 입체시 프로그램(CORDS)

목표

이 프로그램의 목적은 음성 및 양성 융합버전스의 폭을 개선시키고, 융합버전스의 반응 잠재성을 감소시켜서 융합버전스의 반응 속도를 증가시키는 것이다.

필요 장비

- PC 호환 컴퓨터
- 칼라 모니터
- Computer Orthoptics Therapeutic Program
- 적청색 필터 또는 액정 필터

장치 구성 및 설명

CORDS는 적청필터를 사용하는 다른 방식의 anaglyph 훈련 방법이다. 앞에서 언급했던 방법과 달리 적색 및 청색 필터가 필요하다. 컴퓨터 프로그램을 설계할 때 녹색보다 청색이 더 적합한 것으로 밝혀졌으며, 따라서 모든 타게트를 적색과 청색으로 만들었다. 이 방법은 최근에 이용할 수 있는 양안시기능 훈련법에서 다음과 같이 보다 효과적인 몇 가지 장점을 갖고 있다 :

1. 무작위점(random dot) 입체시 타게트를 이용하는 몇 가지 훈련법 가운데 한 가지이다.
2. 자극과 관련된 변수를 변화시키는 방법이 신속하고 신뢰할 수 있다. 피검자의 반응이 정확하면 버전스 요구량이 1△씩 자동으로 증가하며, 반응이 정확하지 못하면 버전스 요구량이 2△씩 자동으로 감소한다.
3. 랜도트 입체시 타게트가 자극원이기 때문에 피검자가 적절하게 융합하는 경우만 훈련을 실시할 수 있다. 따라서 이것은 타각적 훈련법이며, 피검자가 바라보고 경험하는 내용을 표현할 수 있는 능력에 좌우되지 않으며, 나이가 어리고 언어를 구사하기 곤란한 어린이에게 유용한 훈련법이다. 치료사는 다른 훈련법에서 예상되는 반응을 배우고

검사자를 만족시키려는 욕망이 강한 어린이인 경우 훈련 상황을 더욱 잘 다룰 수 있다.

4. 피드백이 정확하고 즉각적으로 나타나며 일관되고 편향되지 않는다.
5. 피검자 스스로 컴퓨터 훈련을 실시할 수 있기 때문에 치료사가 동시에 다른 피검자를 훈련시킬 수 있다.
6. 훈련 성적이 컴퓨터에 자동으로 기록된다.

CORDS는 시기능훈련의 아주 초기 단계에서 사용할 수 있는 양안시기능 훈련의 기초 프로그램이다. 가변 Tranaglyph 및 가변 Vectogram을 사용하는 것과 비교할 수 있다. 버전스 요구량을 처음에는 0으로 맞추고 피검자에게 가장 쉬운 방향으로 설정할 수 있다.

이 프로그램에서 사용하는 자극은 큰 사각형안에 더 작은 랜도트 입체시 사각형이 들어 있는 모양이며, 입체감을 주는 작은 사각형이 큰 사각형의 위쪽, 아래쪽, 오른쪽 또는 왼쪽에 위치한다. 피검자가 보고 있는 작은 사각형이 있는 방향으로 조이스틱을 이동하도록 지시한다.

이 훈련은 40 cm 거리에서 실시하도록 설계되었다. 컴퓨터에서 제시된 버전스 요구량은 피검자가 스크린으로부터 40 cm 거리에 앉아 있다는 점을 전제로 한 것이다. 훈련 거리가 40 cm 보다 더 길거나 짧다면 이 숫자를 조정해야 한다.

CORDS를 이용한 훈련법

피검자에게 적청색 안경을 쓰고 스크린으로부터 40 cm 거리에 앉도록 한다. 버전스 훈련을 위한 서브메뉴에서 랜도트 프로그램을 선택한다. 훈련시간을 3분으로 설정하고, 다른 변수는 초기에 설정된 값을 그대로 한다. 그러나 BI 훈련을 실시한다면 이 사항에 맞도록 바꿔야 한다. 피검자에게 작은 사각형의 위치를 결정하고 조이스틱을 작은 사각형의 위치로 이동시키도록 한다. 작은 사각형이 위쪽에 있으면 조이스틱을 앞쪽으로 이동시키고, 우측에 있으면 우측으로 이동시키도록 한다(그림 5.8A, B).

이 프로그램의 핵심 요소는 피검자가 융합할 수 없다면 이 훈련을 성공적으로 실시할 수 있는 방법이 없다는 점이다. 대다수의 시기능 훈련법에서 피검자가 예상 반응을 배우는 것이 쉽다. 치료사를 만족시키려고 노력하는 어린이는 실제로 이 훈련에 성공하지 못하더라도 치료사에게 이러한 예상 반응을 보일 수 있다.

피검자가 커다란 사각형에서 랜도트 패턴을 인식하지 못한다면 이 훈련을 수행하지 못할 것이다. 경험에 의하면 다음과 같이 두 가지 방법이 도움이 된다. 흔히 피검자가 적절한 상태의 억제를 갖고 있으며 적색 타게트로부터 청색 타게트로 신속하게 교대로 주시하기 어려운 문제점을 갖고 있다. 피검자가 이러한 문제점을 극복하도록 돕기 위해서는, 타게트를 찾

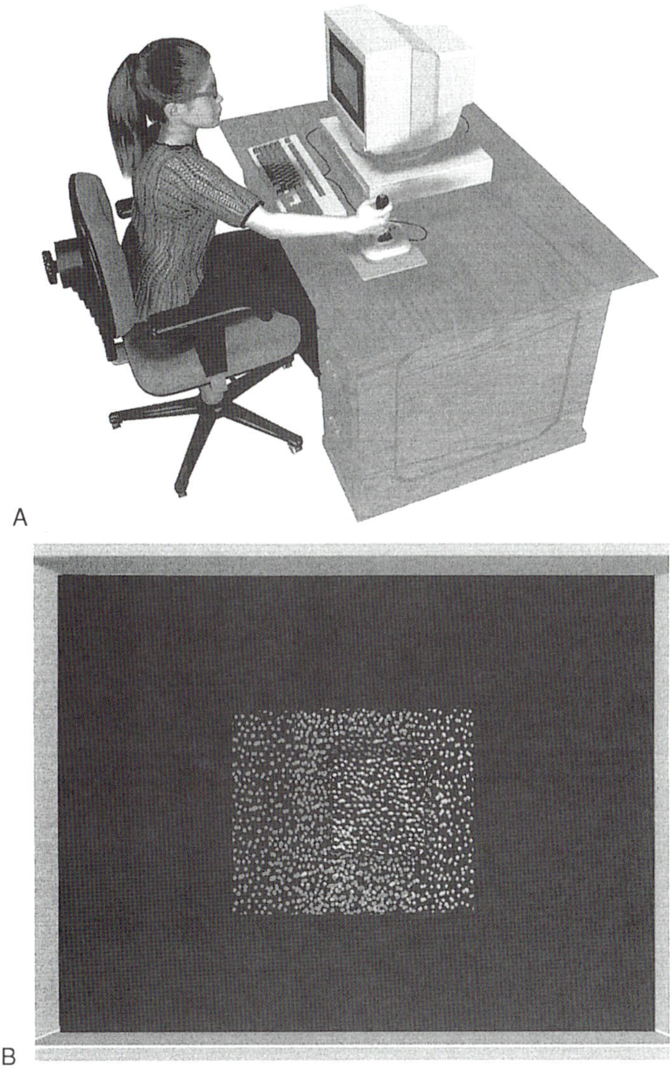

그림 5.8. A: 어린이가 컴퓨터 랜도트 입체시 프로그램으로 훈련하는 모습. **B:** 피검자에게 보이는 랜도트 입체시 타게트.

으려고 노력하는 동안 신속하게 눈을 깜박이도록 한다. 이러한 방법이 유익하지 않으면 피검자가 스크린에서 찾고 있는 내용을 알고 있는지 확인한다. 피검자에게 적청색 안경을 벗고 폴라로이드 안경을 쓰도록 한 다음, Random Dot Stereotest의 우측을 바라보고 사각형 박스를 찾도록 한다. 거의 모든 비사시성 피검자는 이 자극을 인식하게 될 것이다. 이 상태를 이해하게 되면 다시 적색/청색 안경을 쓰고 컴퓨터로 훈련을 시작한다.

CORDS를 이용한 다른 훈련법

40~50△ BO 버전스 요구량과 10~15△ BI 버전스 요구량에서 훈련을 수행할 수 있는 상태가 되면 융합 용이성을 강화시키고 위상 또는 점프 버전스 요구상태에서 훈련할 수 있는 프로그램을 선택할 수 있다. "step-jump vergence" 라는 프로그램을 선택한다. 이 프로그램은 자동으로 폭주요구 상태로부터 개산요구 상태로 단계적으로 바뀐다. 예를 들어, 10△ BO 및 5△ BI 요구상태에서 훈련을 시작한다. 10△ BO 요구상태에서 피검자가 정확하게 반응하면 5△ BI 요구상태로 바뀌고, 다음 11△ BO, 6△ BI, 12△ BO 및 7△ BI 요구상태의 순으로 바뀐다. 피검자가 40△ BO 및 16△ BI 요구상태까지 성공적으로 도달하면 "jump-jump vergence" 프로그램을 선택할 수 있다. 이 프로그램에서는 프리즘 요구량의 변화가 위에서 언급한 단계적인 방법이 아니라 폭주 및 개산 요구 상태 사이에서 무작위로 바뀐다. 훈련의 난이도를 증가시키기 위하여 몇 가지 수정된 훈련법을 실시할 수도 있다. 다른 양안시기능 훈련법에서 자세하게 설명한 내용과 똑같은 방법이 적용된다.

중요 사항

이 훈련을 수행할 때, 앞에서 언급한 Tranaglyph로 훈련할 때 고려할 중요한 사항을 똑같이 강조해야 한다.

훈련 난이도의 변화

표 5.3처럼 훈련의 난이도를 변화시킬 수 있는 방법은 여러 가지가 있다.

종료점

40~50△ BO 및 10~15△ BI 버전스 요구량에서 선명한 양안 단일시 상태를 얻을 수 있으면 훈련을 종료한다.

융합버전스훈련(렌즈, 프리즘 및 거울)

융합버전스 훈련을 위한 플립 프리즘 또는 루즈 프리즘

목표

날개 프리즘이나 플립 프리즘을 사용하는 목적은 다른 융합버전스 훈련법을 보충하기 위한 것이다. 프리즘을 사용하여 훈련의 난이도를 증가시키거나 감소시킬 수 있다. 따라서 모든 시기능 훈련 과정에서 프리즘이 매우 유용하다. 시기능 훈련의 시작 단계에서 피검자가 어려움을 겪을 때 프리즘을 사용하여 융합을 얻도록 도와줄 수 있다. 훈련이 더 진행된 단계에서는 프리즘을 사용하여 Tranaglyph, Vectogram, Aperture Rule 및 Eccentric Circle이나 Free Space Circle 등을 이용한 훈련에서 버전스 요구량을 증가시킬 수 있다. 또한 시기능 훈련의 중간 및 마지막 단계에서 프리즘 플리퍼를 사용하여 융합버전스 용이성이 요구되도록 만들 수 있다.

필요 장비

- 휴대형 낱개 프리즘
- 한쪽에 BO, 다른 쪽에 BI 프리즘이 들어 있는 플리퍼
- Brock string, Tranaglyph, Vectogram, Aperture Rule, Eccentric Circle, Free Space Fusion Card, Life-saver Card 등과 같은 억제를 조절하기 위한 양안 주시용 타게트

설명 및 장치

위에서 언급한 여러 가지 양안시 훈련에서 루즈 프리즘이나 플립 프리즘을 사용하여 난이도를 조정할 수 있다. 예를 들어 Quiot Vectogram을 사용하여 폭주 훈련을 할 때 난이도가 아주 쉬운 상태라면 부가적으로 BO 프리즘을 가입시켜서 훈련의 난이도를 증가시킬 수 있다. 이와 반대로 폭주 훈련을 시작하는데 어려움을 겪는다면 BI 프리즘을 가입시켜서 훈련의 난이도를 감소시킬 수 있다.

훈련의 중간 및 마지막 단계에서는 점프 버전스 요구상태를 만드는 것이 중요하며, 이 목적을 이상적으로 달성할 수 있는 방법이 플립 프리즘을 사용하는 것이다. 피검자가 특정한 양의 버전스가 요구되는 상태에서 융합하고 있는 동안 플립 프리즘을 피검자의 눈앞에 갖다 댄다. 이 때 버전스 요구량이 갑자기 달라진다. 이러한 훈련 목적은 피검자가 이처럼 변화된 버전스 요구 상태에 반응하는 시간을 감소시키기 위한 것이다.

융합버전스훈련(격벽 및 구경)

Aperture Rule

목적

Aperture Rule을 이용하는 훈련의 목적은 다음과 같다:

- 음성 및 양성 융합버전스의 폭을 증가시킨다.
- 융합버전스 반응의 지체시간을 감소시킨다.
- 융합버전스 반응의 속도를 증가시킨다.

필요 장비

- Bernell Aperture Rule Trainer 및 Card
- 플립 렌즈
- 플립 프리즘
- 포인터

장치 구성 및 설명

Anaglyph 및 폴라로이드 훈련법과는 달리 이 훈련에서는 적녹색 안경이나 폴라로이드 안경이 필요하지 않다. Chiastopic(BO) 융합 또는 Orthopic(BI) 융합이라고 하는 과정을 통해서 융합이 발생한다. Chiastopic 융합은 사용되는 타게트의 주시거리를 기준으로 피검자의 시축이 교차될 때 발생한다. Orthopic 융합은 타게트의 주시거리를 기준으로 피검자의 시축이 교차되지 않을 때 발생한다. Chiastopic 융합 및 Orthopic 융합은 뒤에서 자세하게 설명하겠다.

Aperture Rule 훈련은 처음 세팅했을 때조차 일정한 양의 개산이나 폭주가 요구되기 때문에 가변 Tranaglyph나 Vectogram 훈련보다 더 어렵다. Tranaglyph나 Vectogram 훈련에서는 처음에 타게트를 프리즘 요구량이 0인 상태로 세팅하거나 피검자가 쉽게 반응할 수 있는 버전스 방향으로 움직일 수 있다.

Aperture Rule은 자 모양의 장치와 두 개의 플라스틱 슬라이드로 구성되어 있으며 한 슬라이드는 구경이 하나이고 다른 슬라이드는 구경이 두 개이며(그림 5.9A, B), 12개의 카드가 2.5△에서 30△ 범위로 분리되어 있다(그림 5.10). 폭주 및 개산 훈련용으로 똑같은 타게트가 사용된다. 폭주 훈련에서 개산 훈련으로 바꾸려면 구경이 하나인 슬라이드(BO)를 구

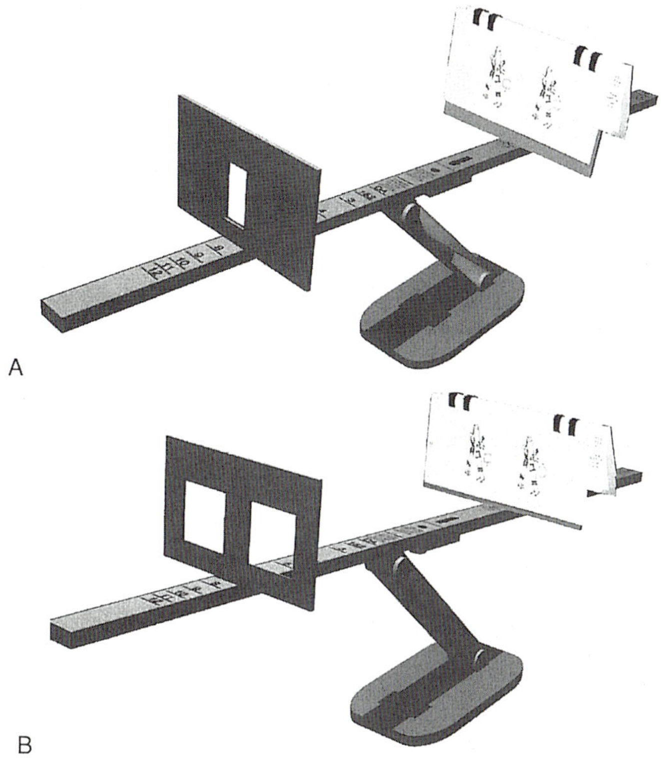

그림 5.9. **A:** 폭주훈련용으로 하나의 구경이 있는 Aperture Rule. **B:** 개산훈련용으로 두 개의 구경이 있는 Aperture Rule.

경이 두 개인 슬라이드(BI)로 교체하면 된다.

카드는 제 2도(2차원 융합) 타게트와 제 3도(입체시) 타게트가 혼합되어 있다. 각각의 카드에 억제제거용 단서와 조절상태를 조정할 수 있는 내용이 포함되어 있다. 나이가 아주 어린 아이용 카드(Bernell-N-Stein Bears)와 Sports/Action 타게트라 부르는 표준 세트의 카드가 있다(그림 5.10). 각 카드에 작은 편심 원(eccentric circle)이 있어서 제 3도 융합 타게트 역할을 한다. 피검자가 폭주상태에서 융합하면 안쪽 원이 더 가까워지며 개산상태에서 융합하면 바깥쪽 원이 더 가까워지는 것처럼 인식해야 한다. 또한 이들 원에 한쪽 눈에만 보이는 작은 십자선과 다른쪽 눈에만 보이는 작은 점이 있다. 이들 타게트가 억제조절용 단서로 작용한다. 이러한 제 3도 융합 및 억제제거 타게트가 피검자에게 아주 중요한 피드백 장치이며 검사자가 피검자의 반응이 얼마나 정확한지 조정하는데 사용할 수 있다. 이 훈련은 40 cm 거리에서 실시하도록 고안되었다. 40 cm 거리에서 두 개의 타게트가 4 mm 분리되어 있으면 1△에 해당한다. 제 1번 카드에서 비슷한 점 사이의 거리를 측정하면 1 cm 분리된 것을 확인할 수 있다.

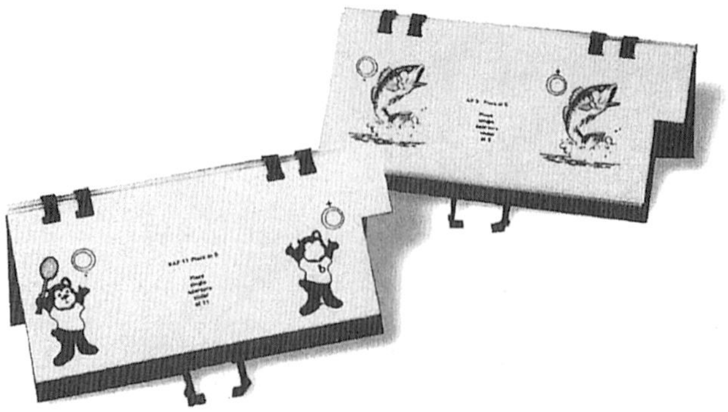

그림 5.10. Aperture Rule과 함께 사용되는 Sport/Action 카드(성인용) 및 Bernell-N-Stein Bear 카드(소아용).

그러므로 1번 카드는 2.5△ 요구량을 갖는다. 12번 카드에서 분리도는 12 cm이므로 버전스 요구량은 30△이다. Bernell 사는 각 카드의 번호가 타게트 중심 사이의 거리(cm 단위)를 나타내도록 카드를 만들었다. 따라서 특정 번호의 카드에서 프리즘 요구량을 계산하려면 단순히 카드 번호에 2.5를 곱하면 된다.

Aperture Rule Trainer를 이용한 훈련방법

Aperture Rule의 "2"라고 표시된 곳에 단일 구경판을 놓고 "Place aperture card here"라고 표시된 곳에 카드를 놓는다. 2번 카드가 나오도록 카드를 뒤집는다. 임상적으로 1번 카드보다 2번 카드를 융합하는 것이 더 쉽기 때문에, 2번 카드부터 시작할 것을 추천한다. 피검자에게 Aperture Rule의 끝에 코를 갖다 대도록 한다(그림 5.11). 피검자의 우안과 좌안을 교대로 가리고 우안으로 하나의 타게트가 보이고 좌안으로 다른 타게트가 보이는 상태를 확인시킨다(그림 5.12A, B). 가림판을 제거시키고 피검자에게 양쪽 눈을 뜬 상태에서

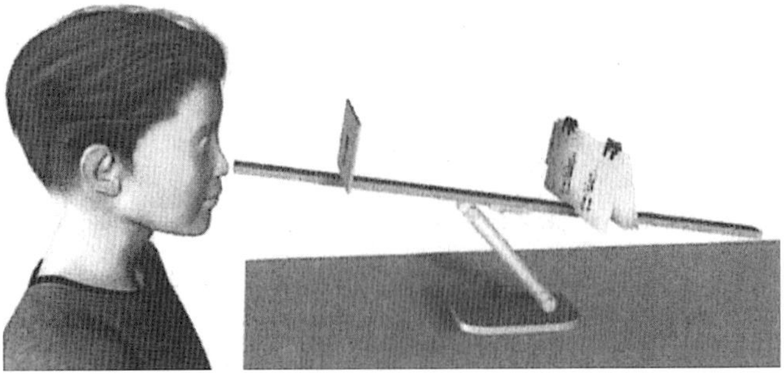

그림 5.11. 폭주 훈련용 Aperture Rule.

무엇이 보이는지 묻는다(그림 5.12C). 타게트가 두 개 또는 하나(억제가 있거나 두 개의 타게트를 하나로 융합할 수 있으면)로 보인다고 응답할 것이다. 이 훈련의 목적은 선명한 단일시를 얻는 것이라고 설명한다. 융합할 수 없으면 이전에 제시한 양안시기능 훈련법 즉, 근거리와 원거리를 교대로 주시하면서 운동감각을 인식하거나, 위치를 가리키는 방법 또는 렌즈와 프리즘을 이용하는 방법(표 5.1)을 사용할 수 있다.

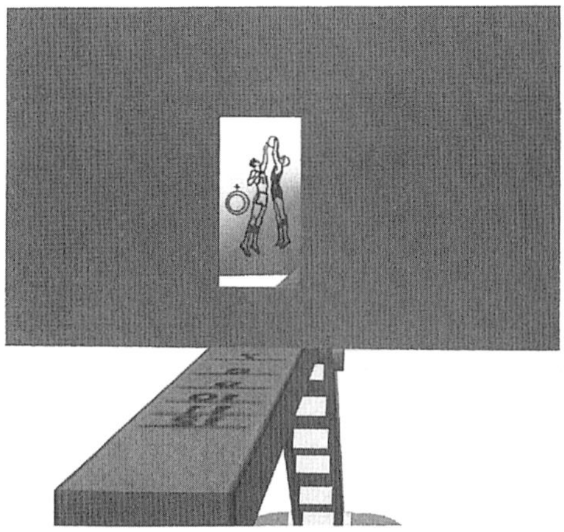

A

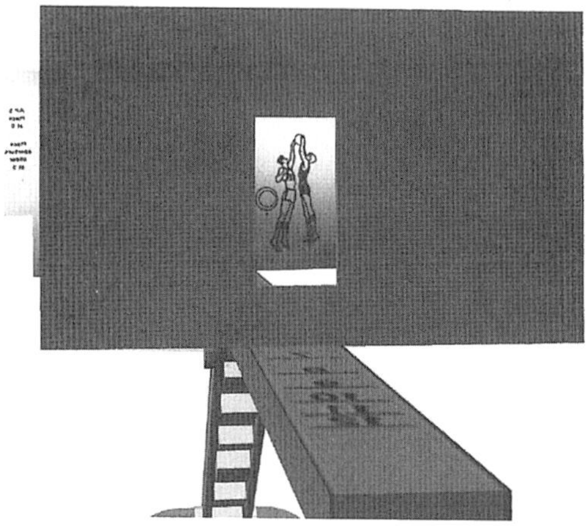

B

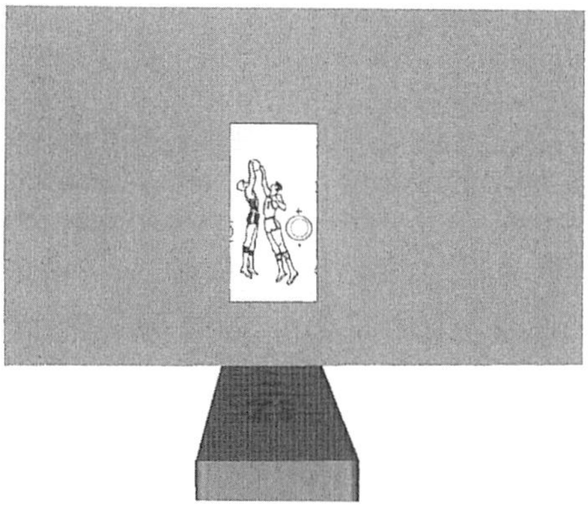

C

그림 5.12. A: 우안에 보이는 Aperture Rule 타게트. **B:** 좌안에 보이는 Aperture Rule 타게트. **C:** 양안에 보이는 Aperture Rule 타게트.

Aperture Rule을 이용하여 위치감각을 인식시키는 훈련을 실시하려면 피검자에게 포인터를 잡고 단일 구경판의 뒤쪽에 위치시키고, 직접 포인터를 바라보도록 지시한다. 피검자가 지시대로 따르면 하나의 포인터와 하나의 타게트가 보인다고 응답할 것이다. 이 상태를 이해하려면 조절 평면과 폭주 평면에 대한 개념을 생각해야 한다. 폭주 훈련을 위하여 Aperture Rule을 사용할 때 조절 평면은 대략 카드 면에 위치한다. 폭주 평면은 단일 구경판이 놓인 점과 일치한다. 이 위치로 포인터를 움직여서 포인터를 주시하도록 하면 쉽게 융합할 수 있다. 피검자가 바라보아야 하는 곳이 어디인지 깨달으면 포인터를 제거시키도록 한다. 몇 번 실습하면 포인터를 이용하지 않고서도 쉽게 융합할 수 있을 것이다.

융합 상태를 보고하면 피검자에게 타게트의 선명도, 억제제거용 단서 및 원의 깊이를 인식하는지 여부 등에 관하여 질문한다. 피검자에게 10을 셀 때까지 융합 상태를 유지하다가 잠깐 다른 곳을 바라보고 다시 신속하게 융합상태를 얻도록 한다. 이 과정을 여러 번 반복한 후 다음 번호의 카드를 출현시키고, 단일 구경판을 적절한 위치로 이동시킨 다음 훈련을 반복하도록 한다.

개산 훈련도 똑같은 방법으로 실시하며, 단일 구경판 대신에 이중 구경판을 사용하는 것만 차이가 있다.

그림 5.13은 피검자가 단일 구경판을 사용할 때 조절 평면과 폭주 평면의 위치를 보여 준다. 이들 두 평면 사이의 분리도가 증가할수록 융합 버전스 요구량이 증가한다. 물론 하나

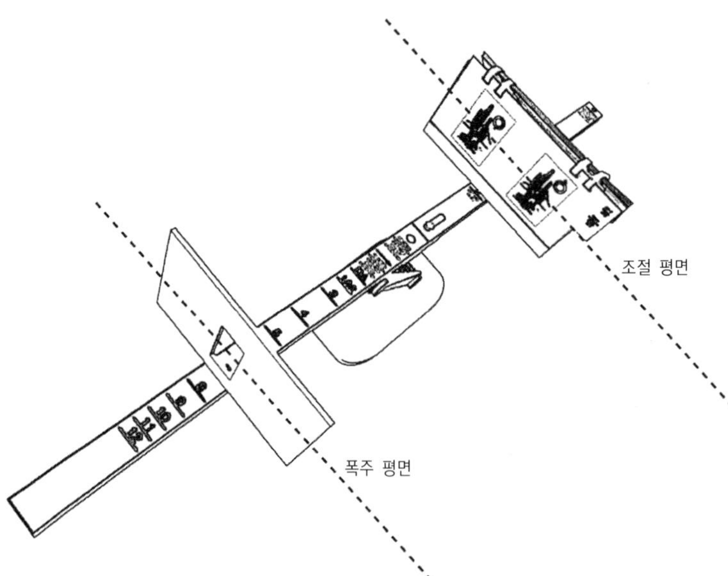

그림 5.13. Aperture Rule을 사용하여 폭주훈련을 하는 동안 조절 평면과 폭주 평면의 위치를 나타낸 예.

의 카드로부터 다음 카드로 바꿀 때 단일 구경판을 피검자쪽으로 이동시켜서 버전스 요구량을 증가시켜야 한다. 개산 훈련을 위해 Aperture Rule을 사용할 때 조절 평면은 카드면에 있지만 버전스 평면은 카드면 뒤쪽에 위치한다. 다른 시기능 훈련, 고려해야 할 중요한 사항 및 버전스 요구량을 증가시키고 감소시키는 방법 등은 표 5.2, 5.3 및 5.4에 제시되었다.

표 5.4. *양안시기능 훈련 과정에서 강조할 중요한 사항*

1. 폭주 및 개산 상태에 대한 운동감각의 인식
2. 타게트를 선명하게 보고 버전스 요구량이 증가할 때 신속하게 다시 양안시를 유지할 수 있는 능력
3. 검사자가 아닌 피검자가 타게트를 조작해야 한다.
4. 안경이나 타게트가 어떠한 변화를 유발시키는 것이 아니라 피검자 자신의 시각계 내부에서 변화가 발생해야 됨을 강조한다.
5. 융합할 때 시표가 선명하게 보이는 상태를 유지하는 것이 중요하다고 강조한다.

종료점

피검자가 폭주 훈련용 12개의 카드와 개산 훈련용 6개의 카드에 대하여 선명한 양안 단일시를 유지할 수 있으면 훈련을 마친다.

수정된 Remy Separator

목적

수정된 Remy Separator를 이용한 훈련의 목적은 Aperture Rule을 사용하는 훈련법과 동일하다.

필요 장비

- 두꺼운 마분지로 만든 격벽
- Lifesaver Card, Free Space Fusion Card A, B 또는 stereogram

장치 구성 및 설명

수정된 Remy Separator는 Remy Separator의 원리를 기초로 한 것이다. Remy Separator 는 격벽을 사용하는 시기능 훈련 장치이다. 기기의 물리적인 격벽으로 인해 주된 가치는 개산 훈련용이다. 보조용 BO 프리즘을 사용하지 않으면 Remy Separator 유형의 장치

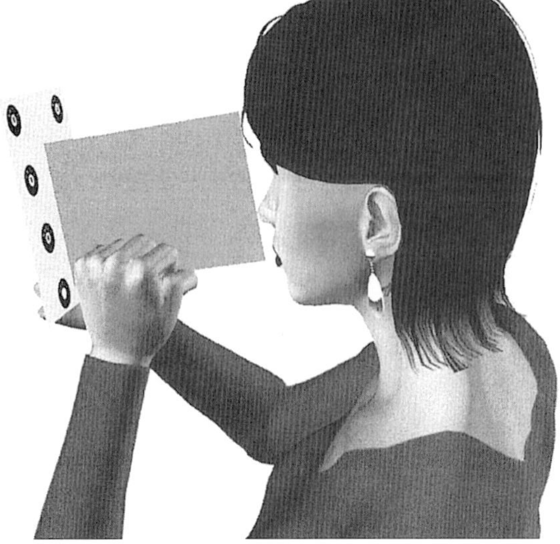

그림 5.14. 격벽 및 Lifesaver Card를 사용하는 수정된 Remy Separator

는 개산이 요구되는 상태만 만들 수 있다. 개산 요구량은 앞에서 설명한 공식을 기초로 계산할 수 있다. 예를 들어 타게트가 40 mm 분리되어 있다면 개산요구량은 10△ BI이다. BI 요구량은 타게트를 분리시키면 증가하고 서로 가까워지도록 이동시키면 감소한다. 미국에서 시기능 훈련장치를 제조하는 두 회사에서 최근에는 Remy Separator를 제조하지 않는다. 이 기기는 유럽의 회사로부터 구입할 수 있다.

그러나 격벽과 함께 입체시 타게트 또는 Free Space Fusion Card A나 B, 또는 Lifesaver Card(그림 5.14)를 사용하여 Remy Separator를 쉽게 만들 수 있다. 마분지로부터 격벽의 길이가 40 cm가 되도록 잘라서 입체도나 다른 타게트에 대고 좌우측 눈이 서로 다른 타게트를 보도록 한다.

수정된 Remy Separator를 이용한 훈련방법

수정된 Remy Separator는 개산 훈련을 위해 사용된다. 피검자가 step vergence를 변화시켜야 하기 때문에, 이 방법이 가변 Tranaglyph나 Vectogram보다 더 어렵다. 일부 피검자는 Eccentric Circle이나 Free Space Fusion Card B로 훈련하는 것보다 더 쉬울 수 있다. 수정된 Remy Separator와 Eccentric Circle이나 Free Space Fusion Card A의 주된 차이점은 격벽이 Eccentric Circle이나 Free Space Fusion Card에서 지각되어 귀찮게 만드는 두 개의 바깥쪽 이미지를 제거시킨다는 것이다.

이 방법은 피검자가 시기능 훈련을 어느 정도 진행하고 개산 훈련을 위해 Aperture Rule

을 성공적으로 시작한 뒤 집에서 훈련할 때 유용하다. 피검자가 훈련에 어려움을 겪으면 플러스 렌즈를 사용하여 훈련을 시작하면 도움이 된다. 피검자에게 타게트를 융합하고 10초 정도 융합상태를 유지한 다음 다른 곳을 바라보다가 다시 융합하도록 한다.

피검자에게 훈련을 진행하면서 플러스 도수를 차츰 감소시키도록 한다. 타게트의 분리도를 증가시키거나 마이너스 렌즈 또는 BI 프리즘을 가입하여 개산 요구량을 증가시킬 수 있다. 반대로 타게트의 분리도를 감소시키거나 플러스 렌즈 또는 BO 프리즘을 가입하여 개산 요구량을 감소시킬 수 있다.

종료점

피검자가 15△ 정도의 개산이 요구되는 상태에서 융합할 수 있으면 훈련을 마친다.

융합버전스 훈련(종이, 연필 및 기타 도구)

Eccentric Circle / Free Space Fusion Card

목적

Eccentric Circles 및 Free Space Fusion Cards A 의 목적은 Aperture Rule을 이용한 훈련법과 동일하다.

필요 장비

- Keystone Opaque Eccentric Circle
- Keystone Transparent Eccentric Circle
- Bernell Opaque Free Space Fusion Card A
- Bernell Transparent Free Space Fusion Card A
- 플립 렌즈
- 플립 프리즘
- 포인터

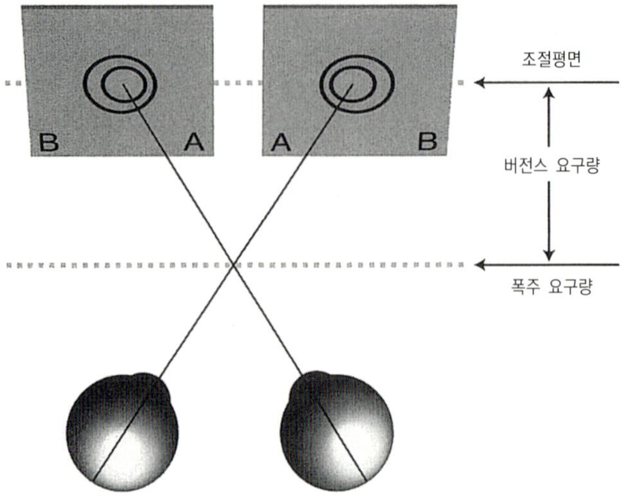

그림 5.15. 폭주 훈련을 위한 Eccentric Circle의 설치상태 및 조절평면과 버전스 평면의 위치.

구성 및 설명

이것은 자유공간에서 실시하는 또 다른 chiastopic 또는 orthoptic 융합훈련법이다. 프리즘, 렌즈 또는 안경이 요구되지 않는다. 피검자가 조절 평면의 앞쪽을 주시하도록 폭주하여 융합하거나(chiastopic), 조절 평면의 뒤쪽을 주시하도록 개산하여 융합한다(orthopic). 그림 5.15는 Eccentric Circle의 설치상태 및 피검자가 폭주할 때 조절 평면과 버전스 평면의 위치를 예시한 것이다. 폭주하는 동안 조절 평면은 대략 카드면과 일치하지만 버전스 평면은 카드 앞쪽에 위치한다(그림 5.15). 개산하는 동안 조절 평면은 대략 카드면과 일치하지만 버전스 평면은 카드 뒤쪽에 위치한다. 카드는 제 3도 융합(입체시) 타게트이다. 각 카드는 또한 억제제거용 단서와 조절 조정용 단서를 포함한다.

이 훈련법을 Aperture Rule 훈련법과 비교하면 두 가지 모두 똑같은 원리를 기초로 하는 점이 명백하며, 모두 chiastopic/orthopic 융합 훈련의 예이다. 피검자가 Eccentric Circles 및 Free Space Fusion Cards A로 폭주훈련을 할 때, 우안은 좌측 카드를 바라보며 좌안은 우측 카드를 바라본다. 우안이 좌측 카드를 주시하는 동안 우측 카드의 상은 우안의 코쪽 망막에 투사된다. 그러므로 우안은 타게트를 두 개로 지각할 것이다. 좌안에 대해서도 마찬가지이다. 좌안이 우측 타게트를 주시하며 좌측 카드의 상이 좌안의 코쪽 망막에 투사된다. 피검자가 적절한 평면을 주시하도록 폭주할 때 두 개의 가운데 상이 겹치고 chiastopic 융합 상태를 얻는다. 그러나 두 개의 다른 타게트 즉, 융합된 타게트의 좌측과 우측에 있는 타게트도 지각될 것이다. 카드의 안쪽 원이 편심되어 있기 때문에 망막시차가 발생하고 피검자가 입체감을 느낄 것이다.

Eccentric Circles 및 Free Space Fusion Cards A를 이용하는 폭주훈련은 Aperture Rule을 이용하는 훈련보다 처음에 더 어려움을 느낄 수 있는데, 그 이유는 적절하게 융합할 때 피검자가 한 세트가 아닌 세 세트의 원이 보이기 때문이다. Eccentric Circles 및 Free Space Fusion Cards A를 이용하는 개산훈련은 Aperture Rule을 이용하는 훈련보다 처음에 더 쉽다고 느낄 수 있는데, 그 이유는 타게트가 투명하여 피검자가 타게트를 통하여 바라볼 수 있기 때문이다. Eccentric Circles과 Free Space Fusion Cards A의 유일한 차이점은 구경이 하나나 두 개이기 때문에 이로 인해 귀찮은 두 개의 옆에 있는 상을 제거시킬 수 있다는 점이다.

Eccentric Cirle에 대하여 보다 일반적으로 갖고 있는 한 가지 오해는 카드 밑에 문자 "A" 또는 "B"가 인쇄되어 폭주 훈련으로부터 개산 훈련으로 변화시키는 방법을 나타낸다고 생각하는 점이다. "A" 가 인쇄된 카드로 폭주 훈련을 하며 "B" 가 인쇄된 카드로 개산 훈련을 한다고 생각하는 것은 잘못이다. 이 훈련법의 기본적인 원리를 이해하면 이러한 생각을 버릴 수 있다. "A" 및 "B" 표시는 검사자가 피검자의 반응을 조정하는데 도움을 주기 위한 것이다. 카드 "A" 로 BO 융합을 할 때 바깥쪽의 원이 떠올라 보이는 것으로 지각해야 한다(그림 5.16A). 카드 "A" 로 개산이 요구되는 상태에서 융합할 때에는 안쪽의 원이 떠올라 보이는 상태를 느껴야 한다. 이와 같은 입체감각은 카드 "B"를 사용할 때에는 정확하게 반대이다(그림 5.16B). 따라서 하나의 카드를 사용하여 개산훈련이나 폭주훈련을 할 수 있다. 유일한 변수는 피검자가 어떠한 이향운동을 하느냐 여부이다.

앞에서 설명한 다른 양안시기능 훈련법과 달리 Eccentric Circles 및 Free Space Fusion

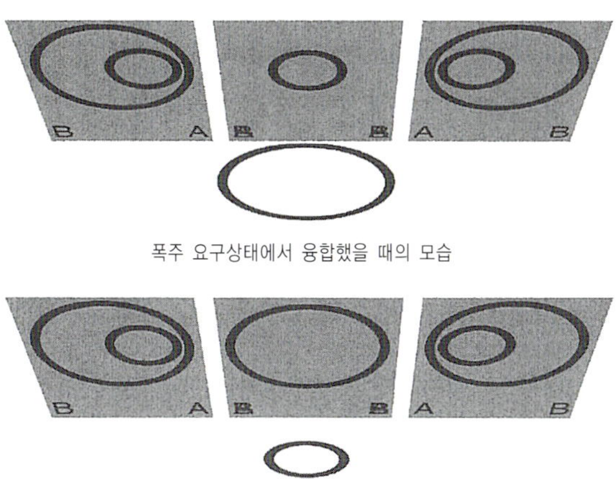

A 폭주 요구상태에서 융합했을 때의 모습

B 개산 요구상태에서 융합했을 때의 모습

그림 5.16. A: A면으로 chiastopic 융합을 하는 동안 Eccentric Circle이 피검자에게 지각되는 상태. 바깥 원이 더 가깝게 떠 보인다. **B:** A면으로 orthopic 융합을 하는 동안 Eccentric Circle이 피검자에게 지각되는 상태. 안쪽 원이 더 가깝게 떠 보인다.

Cards A를 이용하는 훈련에서는 프리즘 요구량을 나타내는 눈금이 없다. 공식을 이용하여 카드가 일정하게 떨어진 상태에서 프리즘 요구량을 계산해야 한다. 주어진 분리도에서 프리즘 요구량은 훈련 거리와 두 카드에서 비슷한 점 사이의 거리에 따라 달라진다. 예를 들어 카드가 40 cm 거리 떨어져 있으며 타게트에서 두 개의 비슷한 점이 12 cm 떨어져 있다면 프리즘 요구량은 30△이다(40 cm에서 4 mm = 1△).

Eccentric Circles 및 Free Space Fusion Cards는 보통 피검자가 가변 Tranaglyph, 고정 Tranaglyph 및 Aperture Rule에 의한 훈련을 성공적으로 마친 후 사용된다. 그러나 훈련 초기부터 이 훈련을 잘 수행할 수 있는 피검자가 있다. 실제 많은 피검자가 특히 개산 훈련을 실시할 때 Eccentric Circles 및 Free Space Fusion Cards를 이용하는 훈련이 Aperture Rule을 이용하는 훈련보다 더 쉽다는 점을 발견한다. 시기능훈련 프로그램을 설정할 때 유연성을 갖는 것이 중요하다. 제 8 – 12장에서 특정 처치순서를 제시하겠지만, 다른 처치순서가 더 적합한 사례도 있다. 또한 시기능 훈련의 목적은 가능한 빨리 성공적으로 처치하는 것임을 명심해야 한다. 따라서 피검자가 계획된 훈련 과정을 쉽게 마칠 수 있다면 그 단계를 건너뛰어야 한다. 이 교재에서 제시한 훈련 과정은 단지 지침으로만 고려해야 하며, 경험으로부터 피검자가 힘들게 훈련할 수 있는 과정을 찾고 쉬운 과정은 건너뛰어야 한다.

Eccentric Circles 및 Free Space Fusion Cards A를 시기능 훈련 프로그램의 마지막 단계에 소개한다면 피검자에게 융합하는 방법을 간단하게 가르칠 수 있다. 이때까지 피검자는 개산 및 폭주 훈련을 하는 동안 융합하는데 도움이 되는 이전에 사용된 모든 훈련방법에 익숙해졌기 때문에 이러한 능력을 새로운 훈련법에 적용할 수 있을 것이다.

Eccentric Circles/Free Space Fusion Cards A를 이용한 훈련방법

피검자가 카드를 잡고 있거나 Polachrome Illuminated Trainer, horizontal holder 또는 기타 적절한 장치에 카드를 놓는다. 카드는 항상 40 cm 거리에 놓아야 한다. 두 개의 "A" 표시가 있는 카드를 접촉시킨 상태에서 시작한다. 이 상태에서 피검자에게 두 개의 카드를 보도록 한다. 이제 피검자에게 눈을 교차시켜서 더 가까이 있어 보이는 느낌을 갖도록 한다. 자발적으로 이 상태를 얻을 수 없으면 포인터를 사용하여 융합하기 위해 폭주해야 하는 점을 가리킬 수 있도록 위치감각을 훈련시켜야 한다. 피검자에게 융합 상태를 얻었을 때 세 세트의 원을 볼 수 있는지 묻는다. 가운데 세트의 원에 시선을 집중하고 양쪽 옆에 있는 두 개의 상은 무시하라고 한다. 가운데에 있는 타게트가 어떻게 보이는지 질문한다. 자연스럽게 두 개의 원이 보이면서 하나는 다른 것보다 더 크며 더 큰 원이 떠올라 보인다고 인식해야 한다. 덧붙여 단어가 선명하게 초점을 맺은 상태여야 한다. 이러한 상태를 자연스럽게 인식하지 못하면 유도 질문을 하여 이러한 답변을 이끌어내야 한다. 이러한 거리감이 훈련의 성취도에 대한 중요한 단서라고 이해시켜야 한다. "A" 표시가 있는 카드로 chiastopic 융합 상태를 성공적으로 얻을 수 있으면 더 큰 원이 떠올라 보일 것이다.

융합할 수 있다면 10초 동안 그대로 융합 상태를 유지하다가 잠시 다른 곳을 바라보고 다시 카드를 보면서 융합을 얻도록 한다. 피검자에게 이 과정을 10회 정도 반복하도록 하고 카드를 1 cm 정도 분리시킨 다음 앞의 과정을 반복 시행한다. 카드가 12 cm 분리된 상태에서 융합하다가 다른 곳을 바라보고 다시 융합할 수 있을 때까지 계속한다.

Eccentric Circles 및 Free Space Fusion Cards A를 이용할 수 있는 또 다른 훈련법은 피검자에게 두 개나 그 이상의 카드를 사용하도록 하는 것이다. 카드를 서로 다른 주시 위치에 놓고 교대로 카드를 주시하면서 융합해야 한다. 주시 위치를 변화시키면서 먼저 orthopic 융합을 하고 다음 chiastopic 융합을 하도록 한다. 이 훈련의 목적은 훽보기와 버전스 훈련을 병행하는 것이다. 이렇게 하여 실제 상황과 더욱 근사한 조건에서 훈련할 수 있다.

개산 훈련에서도 피검자가 카드 면의 뒤쪽에 버전스 평면이 있도록 개산하는 점을 제외하고 똑같은 방법으로 실시된다. 일부 피검자는 불투명한 물체의 뒤쪽을 바라보는 상황을 가시화하기 어렵기 때문에 개산 훈련을 할 때 반투명한 Eccentric Circle 카드를 이용할 수도 있다. 이 훈련에서 흔히 피검자가 초기에 몇 가지 어려움을 경험한다. Orthopic 융합 상태를 얻기 위해서 바라보아야 하는 위치를 피검자에게 보여주는 것이 유익하다. 이를 위해 피검자의 눈높이에서 벽에 포인터를 부착한다. 그런 다음 벽으로부터 3~4피트 정도 떨어진 곳에 서서 Eccentric Circle 카드를 눈으로부터 25 cm 정도 떨어뜨리고, 벽에 있는 포인터를 바라보면서 원을 인식하도록 한다. 이 때 피검자는 3세트의 원을 볼 수 있어야 한다. 3개의 원을 인식할 수 없으면 인식할 수 있을 때까지 15 cm 정도 전후로 이동한다. 3개의 원을 인식하게 되면 가운데 원에 시선을 집중하고 양쪽 옆에 있는 두 세트의 원은 무시하도록 한다. 이 상태가 가능해지면 폭주 훈련에 대하여 설명한 것과 똑같은 방법을 반복하도록 한다. 유일한 차이점은 개산에 대한 생리적 한계점이 더 낮기 때문에 최종적으로 융합을 얻은 상태에서 타게트의 분리된 정도가 더 작을 것이다. 6~8 cm 정도 분리 상태에서 융합이 가능하면 적절한 것으로 고려한다.

마지막 훈련은 피검자에게 선명한 상태로 chiastopic 융합 상태를 얻고 10초 정도 그대로 유지한 다음 선명한 상태로 orthopic 융합 상태를 얻고 10초 정도 그대로 유지하도록 한다. 피검자에게 몇 분 동안 교대로 융합 상태를 유지하도록 한다. 목적은 피검자가 최대로 가능한 수준까지 카드가 분리된 상태에서 1분에 20회 정도 교대로 융합 상태를 얻도록 하는 것이다. 이러한 최대 분리도는 사위의 양과 방향, AC/A 비 및 훈련 거리에 따라 다르다.

다른 훈련법, 고려할 중요한 사항 및 훈련의 난이도를 증감시킬 수 있는 방법 등은 표 5.2, 5.3 및 5.4와 같다.

종료점

다음 수준에 도달하면 훈련을 마친다:

- 카드가 12 cm 분리된 상태에서 선명하게 chiastopic 융합이 가능하고, 카드가 6cm 분리된 상태에서 선명하게 orthopic 융합이 가능하다. 이러한 사항은 단지 지침에 불과하며 특정 피검자에 대한 최종적인 종료점은 사위의 양과 방향, AC/A 비 및 훈련 거리에 따라 다르며 대상에 따라 유연하게 결정해야 한다.
- 카드가 6cm 분리된 상태에서 chiastopic 융합과 orthopic 융합을 1 분에 20회 반복할 수 있다.
- 카드가 6cm 분리된 상태에서 카드를 수평선이나 원 모양으로 움직일 때 chiastopic 융합과 orthopic 융합 상태를 유지할 수 있다.

Lifesaver Cards/Free Space Fusion Cards B

목적

Lifesaver Cards 및 Free Space Fusion Cards B를 이용하는 훈련의 목적은 Aperture Rule을 이용하는 훈련 목적과 동일하다.

필요 장비

- Keystone Opaque Lifesaver Card
- Keystone Transparent Lifesaver Card
- Bernell Opaque Free Space Fusion Card B
- Bernell Transparent Free Space Fusion Card B
- 플립 렌즈
- 플립 프리즘
- 포인터

장치 구성 및 설명

Lifesaver Card 및 Free Space Fusion Cards B는 기본적으로 Eccentric Circle 및 Free

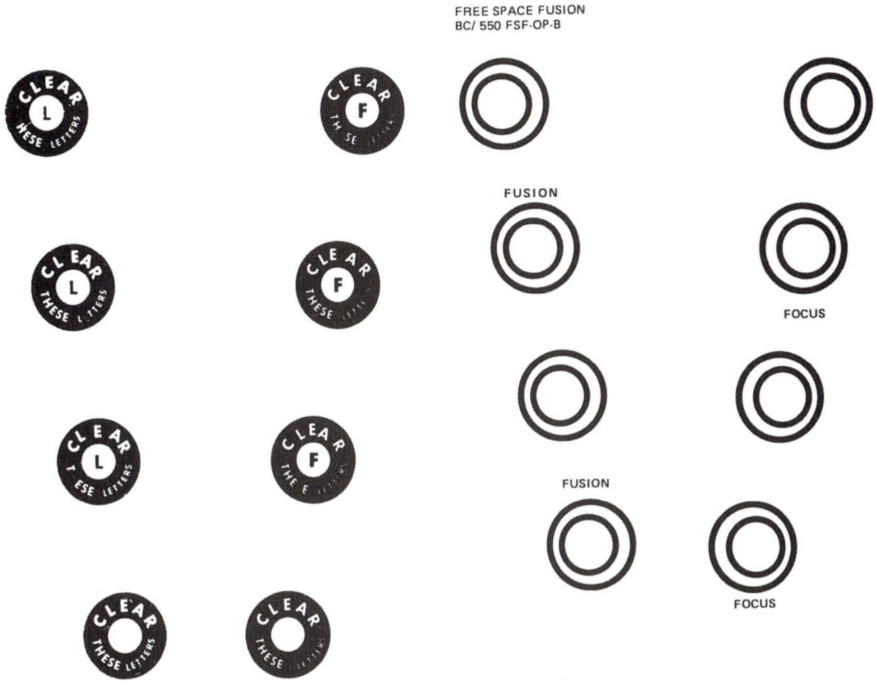

그림 5.17. Lifesaver Card 및 Free Space Fusion Cards B

Space Fusion Cards A와 동일하다. 한 가지 중요한 차이는 카드의 분리도를 증가시켜 버전스 요구량을 변화시키는 것이 아니라 카드에 타게트의 분리상태가 각기 다르게 인쇄되어 있다는 점이다(그림 5.17).

Lifesaver Cards/Free Space Fusion Cards B를 이용한 훈련방법

Lifesaver Card 및 Free Space Fusion Cards B를 이용하여 폭주 훈련을 실시할 때 피검자에게 버전스 요구량이 가장 적은 상단의 타게트를 융합하고 10 초 정도 융합 상태를 유지하다가 다음 타게트로 시선을 옮겨서 융합하도록 한다. 이러한 방법으로 한 번 훈련할 때 몇 분에 걸쳐서 카드에 있는 모든 타게트에 대하여 훈련을 반복한다. 개산 훈련을 할 때에는 일반적으로 투명한 카드를 사용한다. 피검자가 chiastopic 융합이나 orthopic 융합을 하는데 어려움을 겪으면 Eccentric Circle 및 Free Space Fusion Card A에 대하여 설명한 방법을 적용하면 도움이 된다.

다른 훈련법, 고려할 중요한 사항 및 훈련의 난이도를 증감시킬 수 있는 방법 등은 표 5.2, 5.3 및 5.4와 같다.

종료점

다음 수준에 도달하면 훈련을 마친다 :

- Lifesaver Card 및 Free Space Fusion Card B 에 있는 모든 타게트에 대하여 선명하게 chiastopic 융합 및 orthopic 융합 상태를 얻을 수 있다.
- Lifesaver Card 및 Free Space Fusion Card B 에 있는 모든 타게트에 대하여 chiastopic 융합 및 orthopic 융합 상태를 교대로 얻을 수 있다.
- 카드를 수평선이나 원 모양으로 움직이면서 Lifesaver Card 및 Free Space Fusion Card B 에 있는 모든 타게트에 대하여 chiastopic 융합과 orthopic 융합 상태를 유지할 수 있다.

융합버전스 훈련(입체경)

Brewster 입체경

목적

Brewster 유형의 입체경을 사용하는 목적은 다음에 열거된 사항과 비슷하다 :

양안시기능 훈련의 목적

1. 음성 및 양성 융합버전스의 폭을 증가시킴.
2. 융합 버전스 반응의 잠복성을 감소시킴.
3. 융합 버전스 반응의 속도를 증가시킴.

필요 장비

1. Keystone 입체경
2. Bernell-O-Scope
3. Bernell Variable Prismatic Trainer
4. Stereoscopic card
   a. Bioptogram
   b. Bernell prism BI/BO slide

   c. Keystone AN Series
   d. Keystone BU Series
   e. 기타
5. 플립 렌즈
6. 플립 프리즘
7. 포인터

장치 구성 및 설명

Brewster 유형의 입체경은 격벽을 사용하여 두 눈의 시야를 분리시키도록 고안된 장치이다(그림 5.18). 광학계는 +5.00D 구면렌즈로 구성된다. 보통 광학중심점이 95 mm 분리되어 있어서(평균 피검자의 동공거리보다 더 크게 분리된 상태) BO 프리즘 효과가 유발된다. 입체경 타게트를 원거리 주시상태(렌즈가 +5.00D 라면 20 cm)로부터 근거리 주시상태까지 다양하게 조정할 수 있다. 따라서 조절 및 폭주 요구량을 다양하게 변화시킬 수 있다.

Keystone 및 Bernell에서 최근 다른 타게트를 만들었다(그림 5.19). 다음과 같은 목적으로 많은 시리즈의 타게트가 개발되었다 :

- 폭주 및 개산 요구상태 유발
- 점프 버전스 요구상태 유발
- 눈과 손의 협응성
- 조절훈련

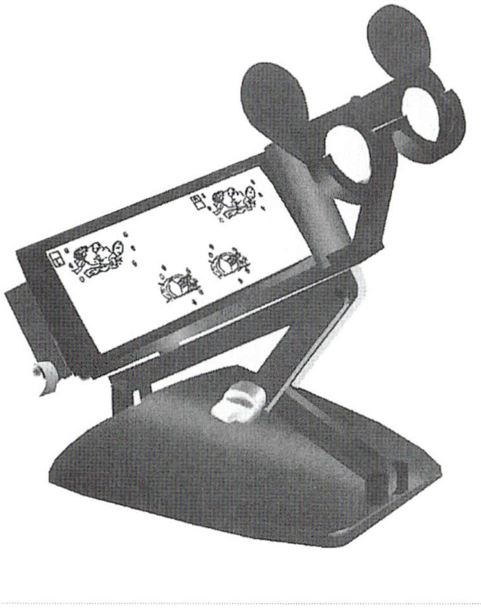

그림 5.18. Bernell-O-Scope.

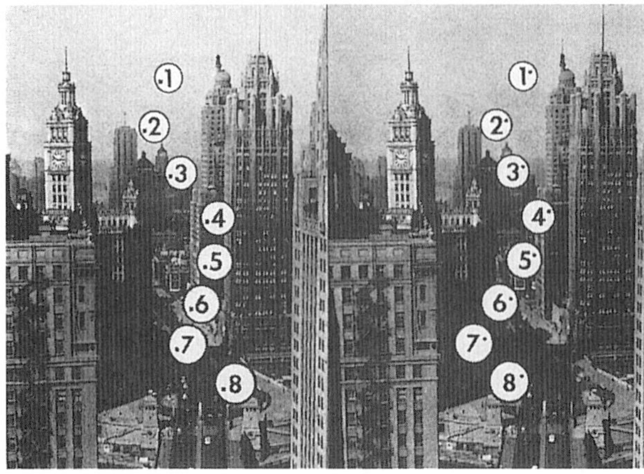

A

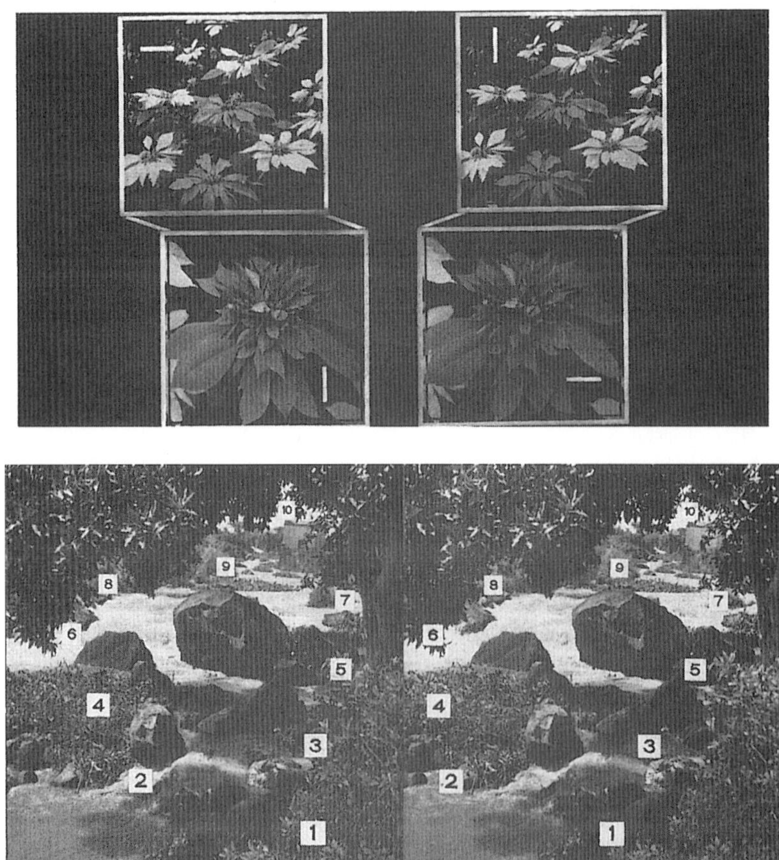

B

그림 5.19. 입체도의 표본. **A:** 기저외방 Bioptogram. **B:** Keystone 카드 AN 9 및 AN 77.

- 억제제거 훈련
- 제 1도, 제 2도 및 제 3도 융합 타게트 제시

피검자의 상태와 훈련 프로그램의 목적에 따라 특수한 카드가 선택된다. 예를 들어, 개산과다 훈련의 초기 단계에서는 제 3도 타게트가 선택된다. 치료를 진행하면서 훈련 목적에 따라 제 3도 타게트에서, 제 2도 타게트 및 제 1도 타게트로 변화시킬 수 있다. 선택된 훈련 거리 역시 피검자가 갖고 있는 문제점에 따라 다를 수 있다. 개산과다에서는 근거리에서 훈련을 시작하여 훈련을 진행하면서 원거리 쪽으로 이동한다.

다른 세팅에서 조절 및 폭주 요구량의 결정

Brewster형 입체경을 사용할 때 훈련거리에 따라 조절 및 폭주 요구량을 결정할 수 있는 것이 중요하다.

조절 요구량

입체경 렌즈의 굴절력과 렌즈면으로부터 타게트까지 거리를 알고 있으므로, 다음 공식을 사용하여 조절요구량을 쉽게 계산할 수 있다 :

$$A = 1/TD - P$$

여기서 A = 조절력(D),

TD = 타게트와 렌즈 사이의 거리(m)

P = 입체경 렌즈의 굴절력(D)

예) 렌즈의 굴절력이 +5.00D 이며 렌즈가 95 mm 분리된 입체경으로 훈련을 하고 있다. 입체시 카드를 렌즈로부터 20 cm 떨어진 곳에 놓는다면 조절요구량은 얼마인가?

$$A = 1/TD - P = 1/0.2 - 5 = 0$$

20 cm 거리에 있을 때 조절요구량은 0이다. 이것은 입체경을 원거리 주시 상태로 세팅한 것이다.

예) 이제 타게트를 13 cm 거리에 놓았다면 조절요구량은 얼마인가?

$$A = 1/TD - P = 1/0.13 - 5 = 7.6 - 5 = 2.6\ D$$

즉 13 cm 떨어진 상태에서는 조절요구량이 2.5D 정도가 된다.

폭주 요구량

Flax[13]는 Brewster형 입체경에 적용할 수 있고 임상에서 아주 간단하게 버전스 요구량을 신속하게 계산할 수 있는 공식을 제시하였다. 이 공식은 피검자의 동공거리와 무관하다.

$$C = (P \times LS) - TS/TD$$

여기서 C = 버전스 요구량(Δ)

P = 입체경 렌즈의 굴절력(D)

LS = 입체경 렌즈의 광학중심점 분리도(cm)

TS = 입체시표에서 대응점의 분리도(cm)

TD = 입체경 렌즈에서 입체시표까지 거리(m)

플러스 값은 폭주요구량, 마이너스 값은 개산요구량을 각각 나타낸다. 이 공식이 간단하게 사용되는 이유의 한 가지는 렌즈의 분리도가 고정된 특수한 장치를 사용할 때 공식의 일부분인 (P × LS)이 상수가 되기 때문이다. 따라서 동일한 장치를 사용하는 경우 공식의 이 부분은 특정한 값으로 주어진다.

예) 입체경 렌즈의 굴절력이 +5.00D이며 렌즈의 분리도가 95 mm인 기기를 사용하고 있다. 타게트의 분리도가 60 mm이고 입체경 렌즈와 타게트 사이의 거리가 20 cm일 때 버전스 요구량은 얼마인가 ?

$$C = (P \times LS) - TS/TD = (5 \times 9.5) - 6.0/0.2 = 47.5 - 30 = 17.5 \text{ BO}$$

예) 입체경 렌즈의 굴절력이 +5.00D이며 렌즈의 분리도가 95 mm인 기기를 사용하고 있다. 타게트의 분리도가 60 mm이고 입체경 렌즈와 타게트 사이의 거리가 13 cm일 때 버전스 요구량은 얼마인가?

$$C = (P \times LS) - TS/TD = (5 \times 9.5) - 6.0/0.13 = 47.5 - 46.0 = 1.5 \text{ BO}$$

Brewster 입체경을 이용한 훈련

비사시성 양안시이상인 사람을 훈련할 때 일반적으로 프로그램의 중간 단계에서 마지막 단계로 향할 때에만 입체경이 사용된다. 이러한 기기가 소개되기 전에 피검자는 이미 폭주와 개산에 대한 운동감각을 양호하게 인식할 수 있고 융합버전스의 폭이 상당히 개선된 상태이다. 덜 자연스런 상태에서 다른 종류의 타게트를 사용하여 피검자가 더 높은 수준의 훈련에 도전할 수 있도록 입체경이 사용된다. 또한 더 다양한 기술을 제공하여 피검자가 더 높은 수준의 관심과 동기를 갖도록 한다.

훈련의 목적과 치료하려는 시기능 이상의 유형을 기초로 입체경의 카드와 훈련거리가 선택된다. 피검자에게 입체경을 들여다보도록 하고 무엇이 보이는지 설명하도록 한다. 이 때 타게트가 하나로 선명하게 보이며 입체감이 느껴진다고 응답하기를 바란다. 각각의 카드에 각기 다른 분리도를 나타내는 문자나 숫자가 표시되어 있다. 피검자에게 한 숫자를 주시하다가 다른 숫자를 주시하도록 하며 각 숫자를 5초 동안 주시하도록 한다. 몇 개의 카드는 점프 버전스 타게트를 갖고 있어서, 분리도가 다른 두 개나 그 이상의 분리된 타게트로 구성되어 있다. 점프 버전스 카드를 사용할 때 피검자에게 하나의 타게트를 10초 동안 바라보면서 하나로 선명하게 보이는 상태를 유지한 다음 다른 타게트로 주시를 바꾸도록 한다. 이 훈련을 여러 번 반복하고 요구량이 약간 더 큰 카드를 선택한다.

입체경을 이용한 또 다른 보편적인 훈련방법은 tromboning이라는 것이다. 이 훈련에서 피검자가 카드를 원거리로부터 근거리로 서서히 당기면서 선명한 양안 단일시 상태를 유지하도록 시도한다. 그런 다음 카드를 뒤쪽으로 밀어서 원거리 주시상태로 만든다.

훈련의 난이도를 증감시키는 방법 및 중요하게 고려할 사항과 함께 실시할 수 있는 또 다른 훈련 방법은 표 5.2, 5.3 및 5.4에 제시된 것과 유사하다.

종료점

피검자가 임의로 선택된 거리에서 임의로 선택된 카드에 대하여 선명한 양안 단일시 상태를 유지할 수 있으면 훈련을 종료한다.

Cheiroscope

약간 다른 목적으로 사용될 수 있도록 Brewster형 기기가 개발되었다(Keystone Correct-Eye-Scope). 가끔 Cheiroscope라 부르는 이 기기는 양안시의 안정성, 양안시 정렬상태 및 억제의 존재 및 정도 등을 평가하기 위한 진단 도구로 사용할 수 있다. 양안시의 안정성을 강화시키고 억제를 제거 또는 감소시키기 위한 훈련 장치로도 사용된다(그림 5.20).

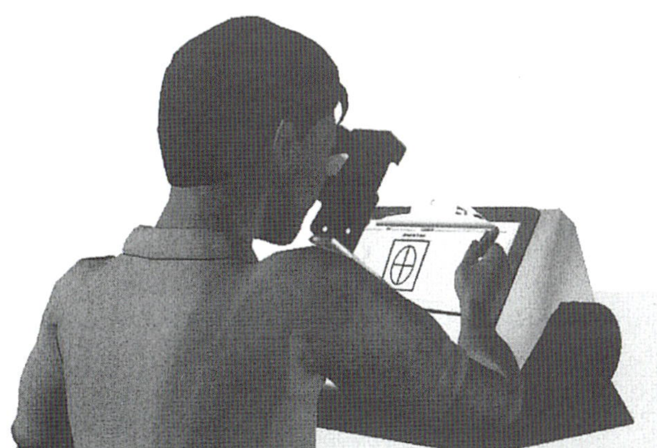

그림 5.20. cheiroscopic tracing을 훈련하기 위해 설치한 Keystone Correct-Eye-Scope.

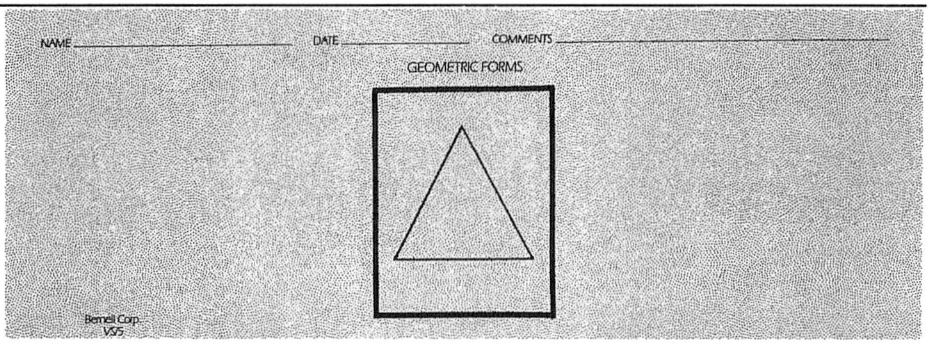

그림 5.21. cheiroscopic tracing 용지.

진단 과정

cheiroscope와 함께 사용되는 타게트는 그림 5.21과 같다. 종이의 한쪽은 타게트가 그려져 있으며 다른 쪽은 백지이다. 원거리 주시상태로 설정된 cheiroscope에 피검자의 우세한 손과 같은 쪽의 눈앞에 백지가 놓이도록 종이를 놓는다. 피검자에게 cheiroscope를 바라보도록 하고 연필로 피검자 앞에 놓여 있는 백지에 자신이 보고 있는 타게트를 그리도록 한다.

해석

피검자가 타게트를 베낄 때 연필이나 그림의 일부분이 사라지는 것처럼 보이는지 묻는다. 따라 그리기를 완성하면 대응점 사이의 분리도를 측정한다. 대응점이 77~80 mm 정도 분리되어 있으면 정위와 동일한 반응으로 간주한다. 분리도가 80 mm 이상이면 외사위 상태이고, 77 mm 이하이면 내사위 상태이다. 베낀 그림이 원래 타게트보다 높거나 낮으면 수직

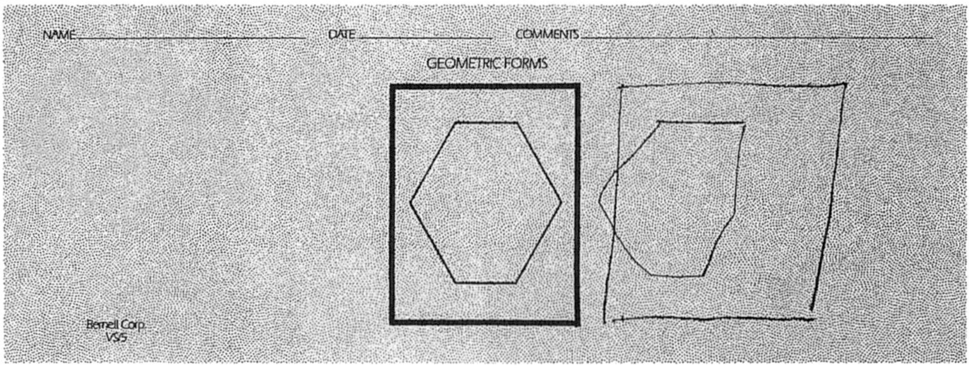

그림 5.22. Cheiroscopic tracing에서 베낀 그림의 예.

사위가 존재할 수 있다. 타게트를 왼쪽 손으로 왼쪽 눈앞에 베꼈을 때 원래 타게트보다 더 높다면 좌안 상사위가 존재할 수 있다.

피검자가 타게트를 베끼는 동안 손을 이동시키는 것이 관찰되거나 베낀 그림에서 실제로 표류한 흔적이 있으면 양안시가 불안정한 상태(binocular instability)를 암시한다(그림 5.22). 그림의 일부분이나 연필이 사라진다고 보고하면 억제가 존재한다. 그림을 베낄 수 없을 정도로 억제가 심한 상태일 수도 있다. 아주 높은 내사위나 외사위로 인해 발생하는 또 다른 문제점은 물체가 종이의 우측이나 좌측으로 아주 멀리 표류하는 것처럼 보여서 피검자가 그림을 베낄 수 없다는 점이다.

Cheiroscope를 이용한 훈련법

Cheiroscope 앞에 타게트를 놓고 기기를 원거리 주시상태로 설정한다. 우세하지 않은 손과 같은 방향에 있는 눈앞에 따라 그려야 하는 타게트를 놓고, 기기 내부를 들여다보면서 타게트를 베끼도록 한다. 억제나 주시불안정 상태가 명백하다면, 보통 다음과 같이 제안하는 것이 유익하다 :

1. 상이 종이의 바깥이나 격벽과 너무 가까워지도록 표류하기 때문에 그림을 따라 그릴 수 없으면, 종이의 공백 부분에 베껴야 하는 그림의 모서리를 미리 그려 준다.

이렇게 윤곽을 표시해 주면 불안정 상태가 감소되는 경향이다. 비슷한 점이 80 mm 정도 떨어지도록 모서리를 그려준다. 고도의 외사위라면 모서리가 서로 90 mm 나 그 이상 떨어지도록 그린다. 반대로 고도의 내사위라면 모서리가 서로 70 mm 정도로 더 가까워지도록 그린다. 피검자의 능력이 개선되면 한 번에 하나씩 모서리를 지우고, 베낀 그림이 정위상태로 설정된 80 mm에 더 가까워지도록 점차 이동할 것이다.

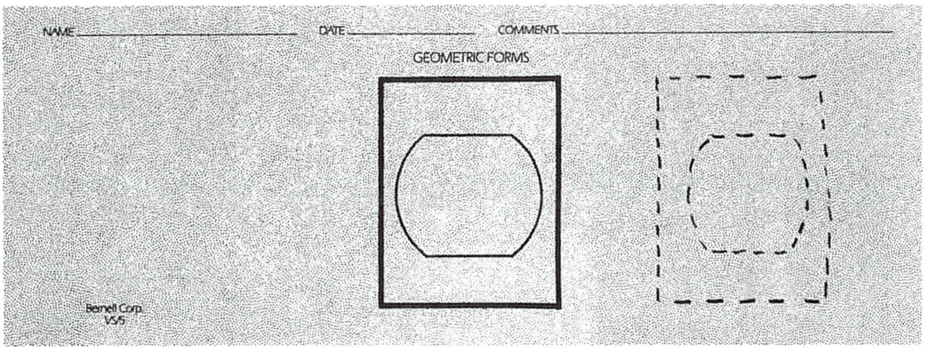

그림 5.23. Cheiroscopic tracing을 하는 동안 짧은 선을 사용하여 베낀 그림의 예.

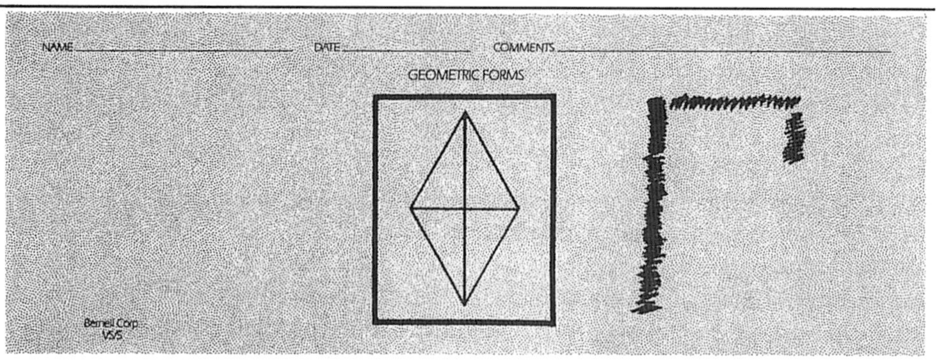

그림 5.24. 연필을 문지르면서 cheiroscope 타게트를 따라 그리는 예.

2. 피검자가 가끔씩 억제 상태를 보이면, 연필로 짧은 선을 그리고, 연필을 종이로부터 떼었다가 다시 또 다른 짧은 줄을 그리도록 한다.

피검자는 베끼기를 완성할 때까지 이러한 과정을 계속해야 한다. 피검자의 능력이 개선될수록 선을 더 길게 그릴 수 있다(그림 5.23).

3. 억제가 있을 때 가끔 도움이 되는 또 다른 방법은 그림 5.24에서 예시된 것처럼 선을 긋도록 하는 것이다.

Wheatstone 입체경(Bernell Variable Prismatic Stereoscope)

목적

Wheatstone 입체경을 사용하는 목적은 Brewster 입체경에 대한 것과 비슷하다.

필요 장비

1. Bernell Variable Prismatic Stereoscope
2. Stereoscopic card
3. Flip lens
4. Flip prism

장치 구성 및 설명

Brewster형 입체경은 격벽을 사용하여 좌우안의 시야를 분리시키지만, Wheatstone 입

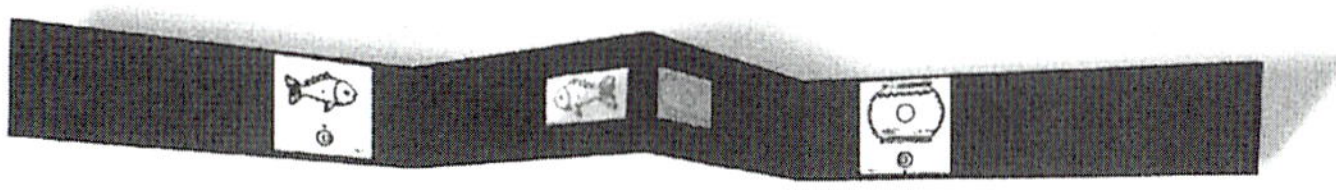

그림 5.25. Variable Prismatic Stereoscope.

체경은 어느 한 쪽에 타게트나 거울이 있는 두 개의 튜브를 사용하여 시야를 분리시킨다. 비사시성 양안시 이상을 치료하기 위해 가장 흔히 사용되는 Wheatstone 입체경은 그림 5.25에 예시된 Bernell Variable Prismatic Stereoscope이다.

사시를 진단하고 치료하기 위해 주로 사용되는 대약시경(major amblyoscope)은 또 다른 Wheatstone형 입체경이다. 비록 사시를 진단하고 치료하는데 중요한 기기지만 비사시성 양안시이상을 치료하기 위해 사용되는 경우는 드물다. 따라서 대약시경에 대해서는 언급하지 않고, Bernell Variable Prismatic Stereoscope에 국한하여 논하겠다. 이 기기의 사용거리는 33 cm 이고, 아무런 렌즈가 없으므로 조절요구량은 3D이며, 플러스 렌즈나 마이너스 렌즈를 사용하여 조절요구량을 변화시킬 수 있다. 버전스 요구량은 입체경의 분리도로 결정된다. 실제 버전스 요구량은 기기에 있는 눈금으로부터 직접 읽을 수 있다. 입체경이 멀어지도록 이동되면 BI 버전스 요구상태가 발생하며, 서로 가까워지도록 이동되면 BO 버전스 요구상태가 발생한다.

Wheatstone 입체경을 이용한 훈련법

비사시성 피검자의 융합 범위와 이용능력을 개발시키기 위해 Bernell Variable Prismatic Stereoscope가 사용될 수 있다. 이 기기의 주된 가치는 시기능 훈련 프로그램에서 약간의 다양성을 제공하고 피검자에게 높은 수준의 흥미와 동기를 유지시킬 수 있다는 점이다.

이 기기와 함께 다양한 카드를 사용할 수 있으며 융합을 자극하는 타게트를 제 1도로부터 제 3도까지 변화시킬 수 있다. 훈련 목적에 따라 카드를 선택한다. 선택된 카드를 기기의 우측과 좌측에 놓는다. 피검자에게 코를 기기의 끝에 대고 보이는 상태를 설명하도록 한다(그림 5.26). 피검자가 선명한 양안 단일시를 유지할 수 있으면, 피검자에게 입체경을 서서히 안쪽과 바깥쪽으로 움직이면서 BO 및 BI 요구 상태를 만들면서 최선을 다하여 선명한 양안 단일시 상태를 유지하도록 한다. 또 다른 방법은 피검자에게 타게트를 몇 cm 분리시키고, 다시 선명한 양안 단일시 상태를 얻었다가, 잠시 다른 곳을 바라보고 다시 타게트를 바라보도록 한다. 피검자에게 매 수준마다 이 과정을 여러 번 반복하도록 한다.

훈련의 난이도를 증감시키는 방법 및 중요하게 고려할 사항 및 또 다른 훈련 방법은 표

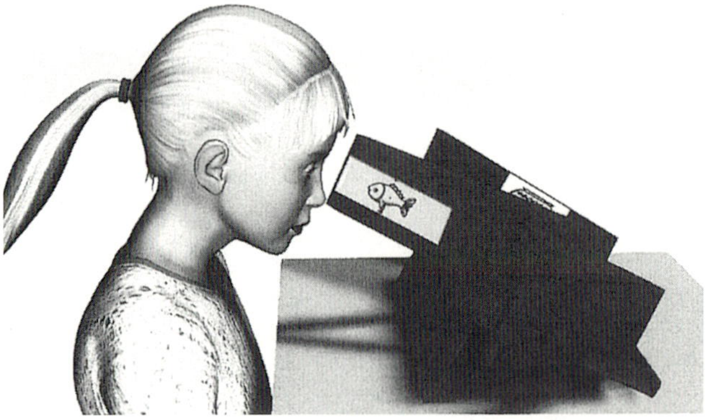

그림 5.26. Variable Prismatic Stereoscope로 훈련하는 모습.

5.2, 5.3 및 5.4에 제시된 것과 유사하다.

종료점

30△ BO 및 15△ BI 으로 선택된 카드에 대하여 선명한 양안 단일시 상태를 성공적으로 얻을 수 있을 때 이 훈련을 중지한다.

의도적 폭주훈련

Brock String

목적

Brock String 훈련의 목적은 다음과 같다 :

- 폭주와 개산 상태에 대한 운동감각의 인식능력을 개발한다.
- 의도적으로 폭주할 수 있는 능력을 개발한다.
- 폭주근점이 정상범위가 되도록 한다.

필요 장비

- Brock String
- 플립 렌즈

• 플립 프리즘
• 연필

구성 및 설명

Brock String은 흰색의 긴 줄에 3가지 다른 색의 나무 구슬이 꿰어 있는 것이다. 주로 폭주부족에서 폭주 상태를 인식하고 폭주근점을 정상범위로 개선시키기 위하여 사용된다. 내사위에서 버전스 반응의 정확성을 가르치기 위해서도 사용할 수 있다. Brock String을 사용하려면 한쪽 끝을 문의 손잡이나 다른 편리한 곳에 묶고 다른쪽 끝을 손으로 잡고 코의 중앙에 대고 팽팽한 상태로 만든다(그림 5.27A).

Brock String을 이용한 훈련방법

1 단계

길이가 120 cm 정도이며 구슬이 두 개인 줄을 사용하도록 추천한다. 피검자에게 줄을 팽팽하게 잡고 한쪽 끝을 코의 중앙에 위치시키도록 한다. 하나의 구슬(적색)을 피검자로부터 60 cm 정도 떨어지도록 하고 다른 구슬(녹색)은 30 cm 정도 떨어지도록 한다. 가까이 있는

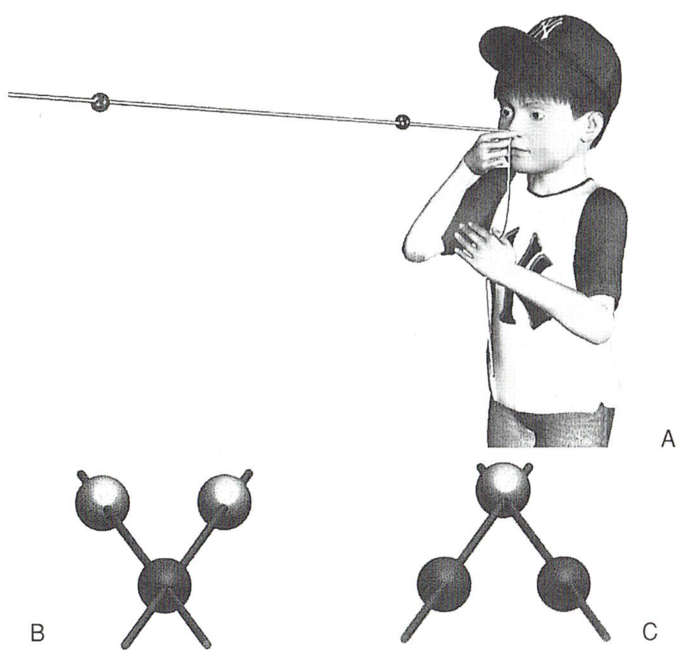

그림 5.27. A: Brock String으로 훈련하는 모습. **B, C:** 가까운 구슬과 먼 구슬을 바라볼 때 피검자에게 지각되는 모습.

구슬을 바라보도록 하고 어떻게 보이는지 묻는다. 생리적 복시로 인해 하나의 녹색 구슬과 두 개의 적색 구슬이 보인다고 응답해야 한다(그림 5.27B). 또한 한 줄은 우안에서 시작하고 다른 줄은 좌안에서 시작하여 녹색 구슬에서 두 개의 줄이 교차하는 상태로 보여야 한다. 피검자에게 멀리 있는 구슬(적색)을 주시하도록 하며, 이번에는 적색 구슬이 하나로 보이고 두 개의 줄이 적색 구슬에서 교차한다고 응답해야 한다(그림 5.27C). 또한 녹색 구슬은 두 개로 보일 것이다. 이러한 사항을 피검자에게 자세하게 설명해야 한다. 다음은 피검자에게 설명하는 내용을 소개한 것이다;

"이 훈련은 당신에게 눈을 교차시킬 수 있는 능력이 개선되는 방법을 가르치기 위한 것이다. 눈이 어떠한 작용을 하고 있는지 알 수 있는 피드백이 제공되도록 설치되었다. 시각계가 하는 일은 눈이 어느 곳을 바라보든지 하나로 인식하는 것이다. 당신이 바라보는 물체의 앞이나 뒤에 있는 모든 물체는 두 개로 보일 것이다. 녹색 구슬을 바라보면 녹색 구슬이 하나로 보이고, 뒤쪽에 적색 구슬은 두 개로 보일 것이다. 그리고 줄이 녹색 구슬에서 교차하여 "X" 자 모양으로 보일 것이며, 두 줄이 오른쪽 눈과 왼쪽 눈으로부터 뻗어나가는 것처럼 보여야 한다. 두 줄의 교차점으로 지각하는 곳이 실제 눈이 향하는 지점이다. 따라서 녹색 구슬을 바라보지만 줄이 구슬보다 더 먼 곳에서 교차하는 것처럼 보인다면, 너무 먼 곳을 바라보고 있다는 증거이다. 이러한 정보를 사용하여 눈의 위치가 정확하게 더 가까운 곳을 바라보도록 노력하세요."

피검자가 위에서 언급한 목표를 달성하는데 어려움을 겪는다면 몇 가지 방법을 사용하여 장애를 극복하는데 도움이 될 수 있다.

1. 피검자에게 구슬을 잡고 융합을 시도하도록 한다. 이러한 운동감각적 피드백을 사용하면 가끔 단일시를 얻는데 도움이 된다.
2. 마이너스 렌즈를 사용하여 조절성 폭주를 자극시킨다.
3. 피검자가 가까운 곳을 바라보고 눈이 교차하는 느낌을 갖도록 노력하라고 한다.

피검자가 근거리와 원거리에 있는 구슬을 융합할 수 있으면 가까운 구슬을 5초 정도 융합한 다음 원거리 구슬을 바라보고 5초 정도 융합상태를 유지하도록 한다. 이 과정을 3회 반복하고 원거리 구슬을 60 cm 거리에 유지시키면서 가까운 구슬을 2~3 cm 정도 피검자 쪽으로 이동시킨다. 그런 다음 3회에 걸쳐 원거리와 근거리 구슬을 교대로 5초 정도씩 융합상태를 유지하도록 한다. 그런 다음 가까운 구슬을 눈쪽으로 이동시켜 코로부터 5 cm 거리에 있을 때까지 성공적으로 융합할 수 있도록 한다.

2 단계

피검자가 코로부터 2.5~5 cm 인치 전방에 있는 구슬을 융합할 수 있다면 폭주를 하거나 가까운 곳을 바라보거나 눈이 교차하는 상태에 대하여 양호한 느낌을 갖도록 한다. 다음 단계는 "Bug On String"이라는 훈련을 실시하며, 구슬을 줄에서 뺀 점을 제외하고 나머지는 위에서 설명한 방법과 동일하게 실시한다. 피검자에게 줄의 끝부분을 주시하고 두 줄이 줄의 끝에서 교차하는 상태를 보도록 한다. 그런 다음 아주 천천히 더 가까운 곳을 바라보면서 코앞 2.5 cm 거리를 바라볼 때까지 줄이 교차하는 상태를 느끼도록 한다. 아주 서서히 원거리로부터 근거리로 주시상태를 변화시키는 것이 중요하다는 점을 강조한다. 코앞까지 폭주할 수 있으면 줄 끝까지 서서히 개산하도록 한다. 이 과정을 몇 분 동안 반복한다.

3 단계

마지막 단계는 줄을 사용하지 않고 실시한다. 피검자에게 가까운 곳을 바라보는 느낌을 갖고 눈을 폭주하도록 한다. 이와 같은 폭주는 아주 서서히 점진적으로 해야 한다.

Brock String을 이용한 다른 훈련방법

여러 가지 방식으로 Brock String을 사용할 수 있다. 플립 프리즘을 사용하여 훈련의 난이도를 증가시킬 수 있다. 줄의 어느 한 지점에 대하여 폭주하고 있을 때 눈앞에 BI과 BO 프리즘을 교대로 가입시키면서 융합상태를 유지하도록 한다.

홱보기 및 따라보기 훈련에서도 Brock String을 사용할 수 있다. 안구운동의 기능이상에 대한 마지막 치료 단계에서 중요한 목표는 버전스 및 조절 상태를 변화시키면서 홱보기 및 따라보기를 훈련시키는 것이다.

홱보기 치료의 한 가지 공통적인 방법은 여러 개의 Brock String을 사용하는 것이다. 예를 들어 3개의 줄을 각기 다른 주시방향에 원점이 위치하도록 묶는다. 즉, 하나는 전방, 나머지 두 개는 각각 좌측과 우측에 원점이 있도록 한다. 3개의 줄을 잡고서 콧등에 닿도록 한다. 각 줄에 두 개의 구슬이 있으므로 모두 6개의 주시 타게트가 거리와 방향이 다른 곳에 놓여 있는 상황이다. 피검자에게 구슬을 번갈아 가면서 주시하도록 순서를 정해준다. 각 구슬을 주시할 때마다 신속하게 양안 단일시 상태를 얻도록 한다. 박절기(metronome)를 사용하여 훈련의 난이도를 증가시킬 수 있다. 예를 들어 5회 박동할 때마다 다른 구슬을 주시하도록 한다. 구슬의 수직 위치를 다르게 하여 훈련을 실시할 수도 있다.

흔히 사용되는 따라보기 훈련법은 줄의 끝에 연필을 묶고 연필을 팔길이 정도 떨어지도록 한다(그림 5.28). 피검자에게 멀리 있거나 가까이 있는 구슬을 융합하면서 줄을 원 모양으로 서서히 회전시키도록 한다. 버전스 및 홱보기 상태를 변화시키면서 따라보기 훈련을 실

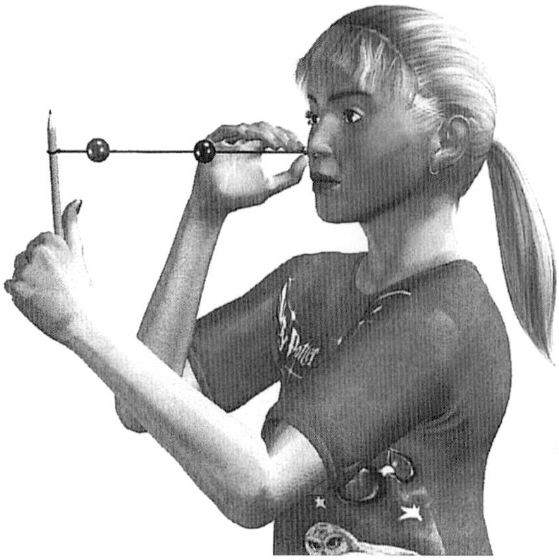

그림 5.28. Brock String을 이용한 버전스 및 따라보기 훈련법.

시할 수도 있다.

중요 사항

이 훈련을 실시할 때 다음 사항을 강조해야 한다:

1. 폭주 및 개산에 대한 운동감각의 인식.
2. 가능한 빨리 융합할 수 있는 능력.
3. 피검자 자신이 줄과 구슬을 조작하도록 한다.
4. 줄과 구슬이 어떠한 일을 하는 것이 아니라 피검자 자신의 시각계 내부에서 변화가 발생한다는 점을 강조한다.

훈련 난이도의 변화

훈련 난이도의 감소

마이너스 렌즈와 BI 프리즘을 사용하여 훈련의 난이도를 감소시킬 수 있다. 또 다른 방법은 구슬을 피검자로부터 멀어지도록 이동하는 것이다.

훈련 난이도의 증가

플러스 렌즈와 BO 프리즘을 사용하거나 주시거리를 단축하여 훈련의 난이도를 증가시킬 수 있다.

종료점

다음 사항이 가능해지면 훈련을 종료한다:

1. 코로부터 2.5 cm 정도 떨어진 곳까지 폭주할 수 있다.
2. 폭주 및 개산하는 느낌을 인식할 수 있다.
3. 의도적으로 폭주할 수 있다.
4. 정확하게 폭주 및 개산할 수 있다.

Barrel Card

목적

Barrel Card를 이용한 훈련 목적은 Brock String 훈련법과 동일하다.

필요 장비

• Barrel Card

장치 구성 및 설명

Barrel Card를 이용한 훈련법은 그림 5.29와 같다. 흰색 카드의 양쪽 면에 3개의 술통

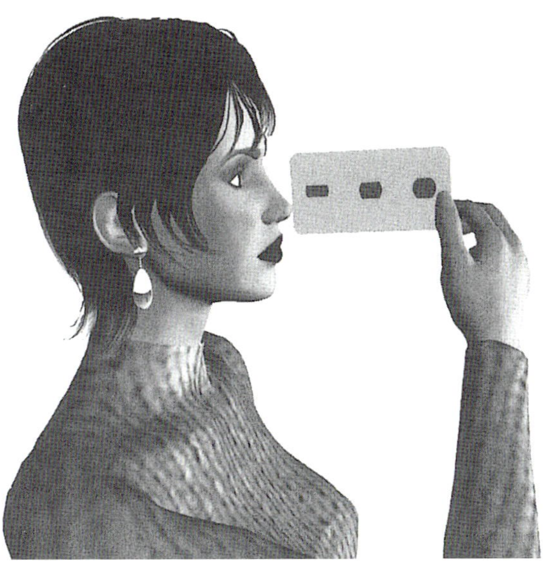

그림 5.29. Barrel Card를 이용하여 훈련하는 모습.

모양의 타게트(한쪽은 적색이고 다른쪽은 녹색)가 그려져 있다. 주로 폭주부족에서 폭주 상태를 인식할 수 있도록 하고 폭주근점이 정상범위가 되도록 훈련하는데 사용된다. 개념과 원리는 Brock String 훈련법과 동일하다. 일반적으로 Brock String 훈련을 마치고 사용한다.

Barrel Card를 이용한 훈련방법

Barrel Card를 코에 대고 가장 멀리 있는 술통을 주시하도록 한다. 술통이 적색과 녹색이 섞인 상태에서 하나로 보이고, 다른 두 개의 술통은 두 개로 보여야 한다. 그런 다음 가운데 술통을 10초 정도 주시하고 가장 가까이 있는 술통을 10초 정도 주시하도록 한다. 한 술통으로부터 다른 술통으로 주시상태를 교대로 바꾸도록 한다.

고려해야 할 중요한 사항 및 난이도의 증감 방법은 Brock String에 대한 것과 동일하다.

종료점

다음 사항이 가능해지면 훈련을 종료한다:

1. 코로부터 1인치 떨어진 곳까지 폭주할 수 있다.
2. 폭주 및 개산하는 느낌을 인식할 수 있다.
3. 의도적으로 폭주할 수 있다.

억제제거훈련

봉독서기(Bar Reader)

목적

봉독서기의 사용목적은 양안 조절 용이성이나 융합 용이성을 훈련하는 동안 억제상태를 조절하기 위한 것이다.

필요 장비

- 적녹색 봉독서기 또는 폴라로이드 봉독서기
- 적녹색 필터 또는 폴라로이드 필터
- 나이에 맞는 독서 자료

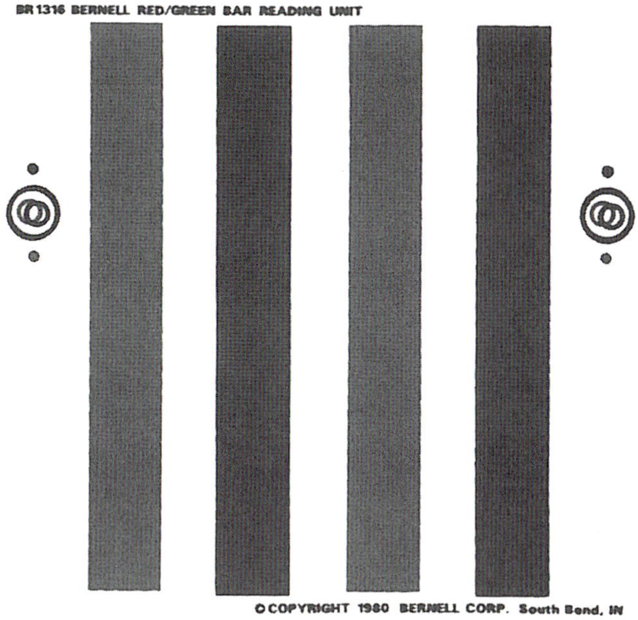

그림 5.30. 적녹색 봉독서기(적색과 녹색 줄이 교대로 그려져 있다).

- 플립 렌즈
- 휴대형 날개 프리즘
- 플립 프리즘

장치 구성 및 설명

봉독서기는 플라스틱이나 폴라로이드 재질의 판에 적녹색 줄이 교대로 그려져 있다(그림 5.30). 피검자가 봉독서기를 임의의 독서 자료에 올려놓고 적녹색 필터나 편광 필터를 착용한 상태에서 억제에 대한 피드백을 받을 수 있다. 앞에서 언급한 것처럼 모든 시기능 훈련이 효과적으로 이루어지기 위해서는 피검자에게 자신의 수행능력에 대한 피드백이 제공되어야 한다. 피검자가 양안시 상태로 훈련할 때마다 억제가 발생할 수 있다. 훈련방법이 피검자와 검사자에게 피드백을 제공하지 못한다면 효과적인 것으로 고려할 수 없다.

제 6장에서 양안 조절 용이성 훈련법을 설명하겠다. 이러한 방법은 양안시 상태로 실시하며 봉독서기를 사용하지 않고 실시할 수 있다. 그러나 억제 경향이 있는 피검자를 대상으로 훈련을 실시한다면 봉독서기와 같은 억제 조절장치를 사용해야 한다.

봉독서기(Bar reader)를 이용한 훈련 과정

봉독서기를 사용하는 것이 유용한 훈련법의 예가 제 6장에 언급되었으며, 다음 훈련법을 포함한다 :

- 양안 조절 용이성
- 루즈 프리즘 점프
- 플립 프리즘

이들 3 가지 방법 모두에 대하여 이향운동이나 조절뿐 아니라 억제를 처치하는데 봉독서기를 사용할 수 있다.

TV Trainer

목표

TV Trainer의 훈련 목적은 억제의 강도와 발생빈도를 감소시키기 위한 것이다.

필요 장비

- TV Trainer
- 적녹색 필터
- 텔레비전 세트

장치의 설치 및 해설

TV Trainer는 한쪽이 모두 녹색이고 다른쪽은 모두 적색인 플라스틱판이다. 보통 플라스틱 판에 두 개의 흡착판이 부착되어 TV Trainer를 텔레비전에 쉽게 부착시킬 수 있다(그림 5.31A). 이 장치를 텔레비전에 부착하고 피검자에게 적녹색 필터를 착용시킨다(그림 5.31B). 적색 필터 뒤쪽의 눈은 TV Trainer의 적색 부분을 통해서 바라보고 녹색 필터 뒤쪽의 눈은 TV Trainer의 녹색 부분을 통해서 바라본다. 피검자가 TV를 시청하는 동안 억제가 발생한다면 TV Trainer의 한쪽 부분이 검게 변할 것이다. 예를 들어 우안이 억제되면 TV Trainer의 적색 부분 뒤쪽에 있는 TV 화면을 볼 수 없게 될 것이다.

TV Trainer는 또한 폴라로이드 재질로 만들 수 있다. 폴라로이드 재질은 한 가지 중요한 결점이 있다. 어린이가 머리를 좌측이나 우측 어깨 쪽으로 기울이면, 비록 억제가 존재하더라도 TV Trainer를 통해서 화면 전체를 볼 수 있게 된다. TV Trainer가 흔히 어린이에게

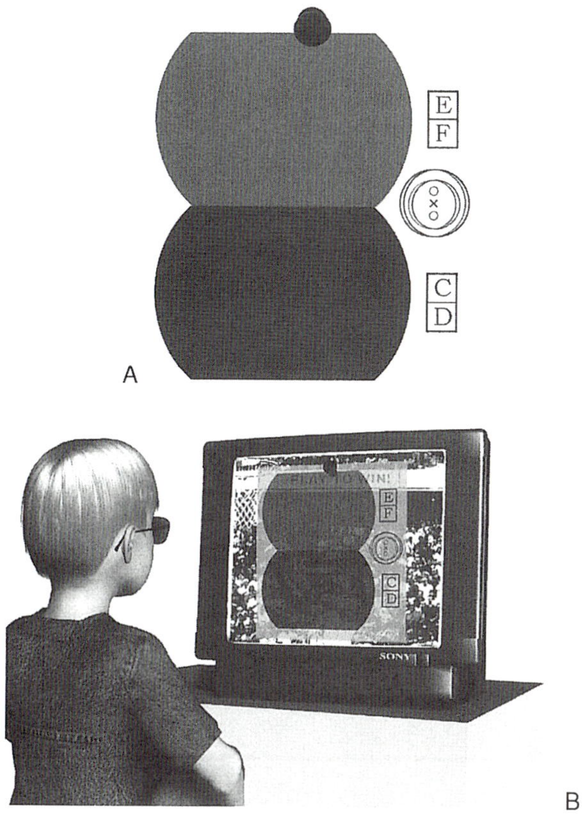

그림 5.31. A: TV Trainer. B: TV trainer를 TV에 설치한 모습.

사용되기 때문에 이 문제점은 매우 중요한 요인이 된다. 어린이가 TV Trainer를 사용할 때 머리를 똑바로 유지할 수 없거나 유지하지 않을 것으로 예상된다면 유용하지 못하다.

TV Trainer는 피검자에게 억제에 대한 피드백을 제공할 수 있는 장치이다. 피검자에게 억제를 제거하기 위하여 눈을 깜박이거나, 폭주나 개산을 시도하거나 TV로부터 멀어지거나 가까워지도록 움직여야 한다는 점을 알려주어야 한다.

TV Trainer를 이용한 훈련과정

TV Trainer는 수동적인 치료법으로 고려된다. TV Trainer가 TV에 부착된 것을 제외하고는 피검자가 일상적으로 TV를 시청하는 상황과 같다. 피검자에게 플라스틱의 양쪽을 통하여 화면을 선명하게 볼 수 있도록 노력하라고 일러주어야 한다. 억제가 발생하면 TV 시청이 불가능해진다. 이것이 억제에 대한 주의를 환기시켜서 피검자가 억제를 제거하기 위하여 무엇인가 해야 한다는 인식을 심어준다.

훈련 난이도의 변화

훈련의 난이도를 증가 또는 감소시키기 위해서는 렌즈 및 프리즘을 사용하거나 훈련 거리를 증가 또는 감소시킬 수 있다.

훈련 거리의 변화

많은 피검자는 특정 주시거리에서 다른 거리보다 억제가 더 잘 발생하는 경향을 갖는다. 예를 들어 개산과다는 원거리 물체를 주시할 때 억제가 발생하지만 근거리 물체를 볼 때에는 정상적인 양안시 상태를 가질 수 있다. 폭주부족은 반대 현상이 나타난다. 개산과다에서 TV Trainer를 사용할 때, 처음에는 짧은 거리에서 훈련을 시작한다. 피검자가 짧은 거리에서 훈련을 성공적으로 실시할 수 있으면 훈련 거리를 서서히 증가시킨다.

렌즈

특정 거리에서 TV Trainer로 훈련하는 동안 양안에 마이너스 렌즈를 가입하여 훈련의 난이도를 증가시키거나 감소시킬 수 있다. 피검자가 외사위이면 일반적으로 마이너스 렌즈를 가입시키고 융합하도록 하면 억제를 쉽게 피할 수 있다. 내사위는 마이너스 렌즈를 가입시키면 음성 융합버전스의 양이 더 많이 요구되므로 훈련의 난이도가 증가할 것이다. 조절부족이나 조절용이성이 양호하지 못한 경우 마이너스 렌즈를 사용하는 것이 효과적이지 못할 수 있다. TV Trainer는 보통 1.5미터나 그 이상 떨어진 거리에서 사용되기 때문에 플러스 렌즈의 용도는 한계가 있다.

프리즘

프리즘을 사용하여 훈련의 난이도를 증가시키거나 감소시킬 수 있다. BI 및 BO 프리즘 모두 사용할 수 있다. 한 쪽에는 BO, 다른 쪽에는 BI 프리즘이 각각 가입된 플립 프리즘을 사용하여 어린이가 TV를 시청하고 있는 동안 융합능력을 강화시키기 위한 훈련을 실시할 수 있다. 이 경우 TV Trainer는 융합 용이성을 훈련시키기 위해 억제를 조절해주는 역할을 한다. 피검자가 억제를 제거시키는데 프리즘이 유용할 수 있다. 피검자가 원거리에서 높은 외사위를 갖고 TV Trainer를 사용하는 동안 억제를 보인다면 BI 프리즘이 융합을 조장하고 억제를 감소시킬 수 있다.

종료점

이 훈련은 피검자가 해당되는 거리에서 억제를 보이지 않고 양안 단일시를 유지할 수 있을 때 종료한다.

적녹필터와 펜라이트

목표

적녹색 필터와 펜라이트를 사용하는 목적은 억제의 세기와 발생주기를 감소시키기 위한 것이다. 이 훈련을 하는 동안 피검자의 주시상태가 분리되기 때문에, 병리적 복시가 발생한다. 그러므로 이 방법은 피검자가 사시거나 이상망막대응이 있다면 사용하지 말아야 한다.

필요 장비

- 적녹색 필터
- 펜라이트 또는 투과조명장치
- 6△ 낱개 프리즘
- 실내조명이나 여러 개의 실내 조명 광원을 개별적으로 조절할 수 있는 조광장치.

장치구성 및 설명

이 훈련을 실시하기 위해서는 피검자에게 적녹색 필터를 착용시키고 피검자가 펜라이트나 투과조명장치를 바라보는 동안 우위안 앞에 6△ BD 프리즘을 가입시킨다. 이 때 중요한 요인은 실내조명이 적절하게 조절될 수 있어야 하므로 조광장치가 있는 실내에서 실시해야 한다. 제 4장에서 언급한 것처럼 억제치료에서 한 가지 중요한 사항은 억제가 유발되지 않도록 훈련조건을 만드는 것이다. 임상적으로 억제의 발생가능성을 감소시키기 위하여 자극을 수정할 수 있는 여러 가지 방법은 다음과 같다:

- 타게트의 조명을 변화시킴
- 타게트의 콘트라스트를 변화시킴
- 타게트의 선명도를 변화시킴
- 타게트를 이동시킴
- 타게트가 깜박이도록 함

조광장치(rheostat)를 이용하여 실내조명을 변화시켜서 가장 좋은 결과를 얻을 수 있는 조명 수준을 만들 수 있다. 보통 인위적인 관찰 조건에서 억제치료를 시작하여 점차적으로 자연스런 관찰 조건으로 변화시킨다. 적녹색 필터와 펜라이트가 억제치료 과정에서 사용되는 한 가지 예이다.

훈련 과정

피검자에게 적녹색 필터를 착용시키고 한쪽 눈앞에 6△ BD 프리즘을 가입시킨 다음 실내조명을 낮추어서 펜라이트나 투과조명장치의 불빛만 보이는 상태로 만든다. 피검자에게 불빛이 몇 개이고 어떠한 색으로 보이는지 묻는다. 이 상태는 아주 인위적인 관찰 조건이며 보통 억제를 제거시키기에 충분할 것이다. 그래도 억제가 발생한다면 빛을 옆으로 이동시키거나 가림판으로 신속하게 한쪽 눈을 가렸다가 다른 쪽 눈을 가린다. 이렇게 하여 피검자가 복시 상태를 유지할 수 있으면 실내의 조명을 서서히 증가시켜서 실내가 아주 밝아진 상태에서도 복시를 유지할 수 있도록 한다. 관찰조건을 더 자연스런 상태로 만들기 위해서는 적녹색 필터를 제거시키며, 보통 이 상태에서는 억제가 다시 발생할 수 있다. 억제가 다시 발생하면 피검자가 다시 복시 상태를 경험할 수 있을 때까지 실내조명을 감소시킨다. 그런 다음 다시 실내가 아주 밝고 적녹색 필터가 가입되지 않은 상태에서 복시를 인식할 때까지 실내조명을 점차적으로 감소시킨다. 이 상태가 되려면 일반적으로 클리닉과 집에서 2~4주 정도 훈련이 필요하다.

종료점

정상적인 실내조명에서 적녹색 필터가 가입되지 않았을 때 복시 상태를 유지할 수 있으면 이 훈련을 종료한다.

수직프리즘 분리

목표

수직프리즘 분리법의 훈련 목적은 피검자의 억제 경향을 감소시키기 위한 것이다. 양안으로 타게트를 바라보는 동안 수직 프리즘을 가입시켜 복시를 유발시킨다.

수직프리즘 분리법은 억제 상태가 중간이나 아주 강할 때 사용한다. 이러한 피검자는 보통 부동시 및 고도의 사위 또는 가끔 사시 상태일 것이다. 그러한 경우 억제가 융합버전스 훈련을 방해한다. Vectogram, Tranaglyph, Aperture Rule 및 Eccentric Circle 이나 Free Space Card 등과 같은 훈련법이 사용된다면 가끔 억제가 발생하기 때문에 피검자가 좌절하거나 훈련이 진행되지 못할 수 있다.

필요 장비

• 펜라이트나 피검자가 식별할 수 있는 크기의 단일시표

• 6~8△의 휴대형 프리즘

설명 및 장치

억제를 치료할 때 억제를 제거시킬 수 있는 실내조명과 타게트를 선택하는 것이 중요하다. 이러한 내용은 제 4장에서 이미 언급하였다.

보통 실내 조명이 낮은 상태에서 펜라이트를 사용하여 훈련을 시작한다. 펜라이트를 1.5~3미터 정도 거리에 놓는다. 피검자가 갖고 있는 문제점을 기초로 훈련 거리를 선택한다. 피검자의 억제 상태가 원거리에서 더 악화된다면 근거리에서 훈련을 시작한다. 피검자의 억제 상태가 근거리에서 더 악화된다면 더 먼 거리에서 훈련을 시작한다. 일반적으로 피검자가 성공적으로 실시할 수 있는 거리에서 훈련을 시작하여 어려움을 겪는 거리로 점차적으로 이동하면서 훈련을 실시하는 것이다.

피검자에게 타게트를 바라보도록 하고 우위안(우위안은 억제가 나타나지 않는 눈을 의미한다)앞에 6△ BD 프리즘을 가입시킨다. 피검자의 나이가 훈련을 하기에 충분하다면 프리즘을 손으로 잡고 훈련을 하도록 하는 것이 가장 좋다. 프리즘이 가입되었을 때 복시를 느껴야 한다. 피검자가 복시를 느끼는 상태에서 실내조명을 서서히 증가시킨다. 조명을 조광장치로 조절할 수 있는 상태가 가장 바람직하다. 그렇지 못하면 여러 개의 광원을 이용하는 것이 효과적일 것이다. 훈련 목적은 실내의 조명을 낮은 상태에서 정상적인 상태로 변화시키면서 복시가 인식되도록 하는 것이다.

또한 홱보기 및 따라보기 능력을 강화시키는 훈련의 난이도를 증가시키기 위하여 수직 프리즘을 사용할 수도 있다. 여러 개의 타게트가 사용될 수 있으며 피검자가 한 타게트를 주시하다가 다른 타게트를 주시하기 위하여 홱보기 운동을 할 때 계속 복시 상태가 유지되어야 한다. 흔히 Hart Chart를 사용하여 위쪽 이미지를 바라보면서 첫째 줄의 문자를 읽도록 하고 아래쪽 이미지를 바라보며 그 다음 줄을 읽도록 한다. 피검자가 위쪽과 아래쪽 이미지를 교대로 바라보면서 훈련을 계속한다.

타게트를 회전 장치에 놓고 피검자가 복시 상태를 유지하면서 위쪽과 아래쪽 이미지를 교대로 바라보면서 회전하는 타게트를 정확하게 주시하도록 한다.

이러한 억제제거 훈련은 폭주 및 개산 상태를 느끼도록 하는 훈련과 병행하여 실시할 수 있다. 피검자가 복시를 경험하면서 폭주나 개산을 하면서 이미지가 옆으로 움직이는 상태가 나타나도록 노력하라고 한다. 예를 들어 피검자가 외사위이고 우안으로 아래쪽 이미지를 볼 수 있다면, 아래쪽 이미지가 위쪽 이미지의 좌측에 있어 보이는 교차성 복시를 경험할 것이다.

피검자에게 폭주를 하여 아래쪽 이미지가 위쪽 이미지의 우측으로 이동하는 상태를 만들도록 지시한다. 피검자가 교차성 복시와 동측성 복시를 교대로 느낄 수 있다면 박절기(metronome)를 사용하는 것이 유용하다. 피검자에게 폭주상태에서 처음 5회 진동하는 동안 그대로 유지하고, 다음 5회 진동하는 동안 수직방향으로 정렬시키도록 노력하고, 마지막으로 개산상태에서 5회 진동하는 동안 그대로 유지하도록 한다. 이 훈련을 몇 분 동안 실시할 수 있다.

종료점

정상적인 실내 조명에서 복시 상태를 유지할 수 있으면 훈련을 마친다.

거울 중첩

목표

거울 중첩 훈련법의 목적은 억제의 세기와 발생빈도를 감소시키는 것이다.

필요 장비

- 작은 거울(2인치 × 2인치 정도)
- 다양한 종류의 주시용 타게트

장치 구성 및 설명

거울 중첩법을 실시하려면 피검자에게 작은 거울을 한쪽 눈앞에 45°로 유지하고 거울을 통해서 타게트를 보도록 한다. 다른쪽 눈으로는 다른 타게트를 바라보도록 한다. 피검자는 하나의 상을 다른 상에 중첩시키려고 노력해야 한다.

이 훈련은 일반적으로 억제 상태가 강하여 Tranaglyph, Vectogram, Aperture Rule 및 Eccentric Circle이나 Free Space Card 등을 이용하는 양안시기능 훈련이 방해되는 상황에서만 필요하다.

거울중첩법의 훈련과정

피검자가 한쪽 눈으로 타게트를 주시하는 동안 다른쪽 눈앞에 거울을 45° 각으로 갖다대고 다른 타게트를 바라보도록 한다(그림 5.32). 훈련 목적은 피검자가 양쪽 상을 동시에 인식할

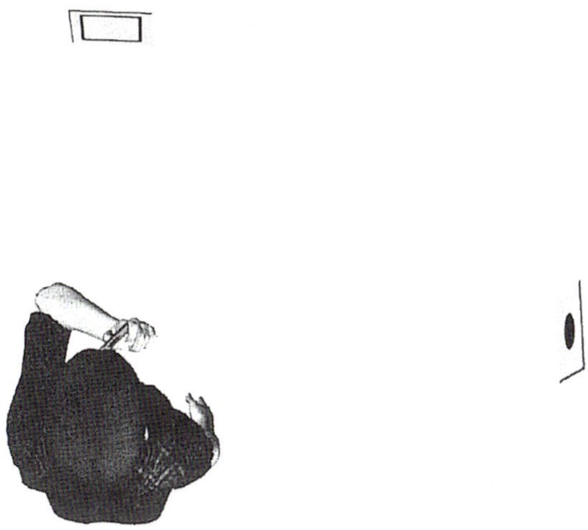

그림 5.32. 거울중첩 훈련법.

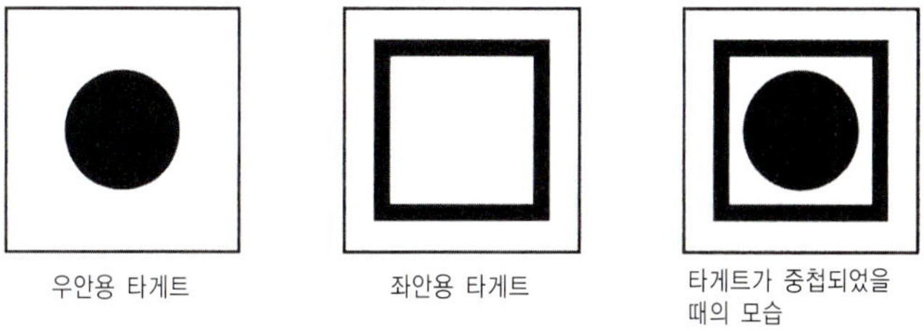

그림 5.33. 거울중첩 훈련법에서 사용되는 제 1 도 타게트.

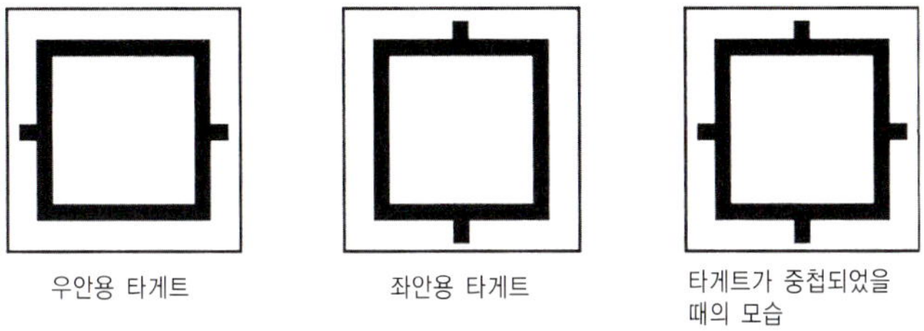

그림 5.34. 거울중첩법에서 사용되는 제 2도 융합타게트.

수 있도록 하는 것이다. 거울 중첩법에서 훈련의 난이도를 변화시키기 위하여 여러 가지 타게트를 사용할 수 있다. 보통 제 1도 및 제 2도 타게트가 사용된다(그림 5.33 및 5.34).

중첩 타게트라고도 하는 제 1도 타게트는 모양이 전혀 다른 두 개의 타게트를 사용한다. 그림 5.33은 거울중첩법에서 사용되는 전형적인 제 1도 타게트를 예시한 것이다. 이러한 타게트를 사용하여 원과 사각형이 동시에 보이는지 보고하도록 한다. 그러한 타게트는 억제를 유발시키기가 어려우며 일반적으로 억제제거 훈련의 초기 단계에서 사용된다.

제 2도 또는 2차원 융합 타게트는 억제 상태를 확인할 수 있는 디자인이 가입되었다. 제 2도 타게트의 한 가지가 그림 5.34에 예시되었다. 거울중첩법에서 그러한 타게트를 사용할 때 피검자는 수직 및 수평 방향에서 억제 유무를 확인할 수 있는 마크가 있는 사각형을 본다.

거울중첩법에서 중요한 또 다른 변수는 타게트의 크기이다. 제 4장에서 억제제거 훈련에서 고려해야 할 여러 가지 요인을 살펴보았다. 이러한 요인의 한 가지는 타게트의 크기이다. 일반적으로 크고 주변부 융합자극이 있는 타게트를 이용하여 억제제거 훈련을 시작하고 점차적으로 작고 중심부 융합자극이 있는 타게트로 바꾸어가면서 훈련을 진행한다.

종료점

이 훈련은 보통 작고 중심부 융합자극이 있는 제 1도 타게트가 사용되더라도 복시를 인식할 수 있을 때까지 계속한다. 이 훈련을 중지할 것인지 결정할 때 적용할 수 있는 또 다른 기준은 피검자가 다른 양안시기능 훈련을 수행할 수 있는 능력이 있는지 여부이다. Tranaglyph, Vectogram, Aperture Rule 및 Eccentric Circle이나 Free Space Card 등으로 훈련을 성공적으로 수행할 수 있다면 더 이상 거울중첩법 훈련이 필요하지 않다.

참고문헌

[1] Bogdanovich G, Roth N, Kohl P. Properties of anaglyphic materials that affect the testing and training of binocular vision. *J Am Optom Assoc* 1986;57:899-903.

[2] Press LJ. Computers and vision therapy programs. Optometric Extension Program. Santa Ana, CA Curr II, 1987, vol 60(1):29-32.

[3] Maino DM. Applications in pediatrics, binocular vision, and perception. In: Maino JH, Maino DM, Davidson DW, eds. *Computer applications in optometry*. Boston: Butterworth-Heineman, 1989:99-112.

[4] Cooper J. Review of computerized orthoptics with specific regard to convergence insufficiency. *Am J Optom Physiol Opt* 1988;65:455-463.

[5] Cooper J, Feldman J. Operant conditioning of fusional convergence ranges using random dot stereograms. *Am J Optom Physiol Opt* 1980;57:205-213.

[6] Daum KM, Rutstein RP, Eskride JB. Efficacy of computerized vergence therapy. *Am J Optom Physiol Opt* 1987;64:83-89.

[7] Cooper J, Selenow A, Ciuffreda KJ, et al. Reduction of asthenopia in patients with convergence insufficiency after fusional vergence training. *Am J Optom Physiol Opt* 1983;60:982-989.

[8] Cooper J, Feldman J, Selenow A, et al. Reduction of asthenopia after accommodative facility training. *Am J Optom Physiol Opt* 1987;64:430-436

[9] Kertesz AE, Kertesz J. Wide-field fusional stimulation in strabismus. *Am J Optom*

Physiol Opt 1986;63:217–222.
[10] Somers WW, Happel AW, Phillips JD. Use of a personal microcomputer for orthoptic therapy. *J Am Optom Assoc* 1984;55:262–267.
[11] Griffin JR. Efficacy of vision therapy of non strabismic vergence anomalies. *Am J Optom Physiol Opt* 1987;64:411.
[12] Cooper J, Citron M. Microcomputer produced anaglyphs for evaluation and therapy of binocular anomalies. *J Am Optom Assoc* 1983;54:785–788.
[13] Flax N. Simple formulas for computation of prism vergence and accommodation stimulation in a Brewster stereoscope. *Am J Optom Physiol Opt* 1976;53(6):297–302.

장비구입처

(a) Bernell Corporation: 4016 North Home Street, Mishawaka, IN 46545; 800–348–2225.
(b) GTVT: 29425 144th Avenue SE, Kent, WA 98042; 800–848–8897.
(c) Keystone View Company: 2200 Dickerson Road, Reno, NV 89503; 800–806–6569.
(d) RC Instruments: 21444 Hague Road, Noblesville, IN 46060; 800–348–2225.
(e) Computer Assisted Vision Therapy (CAVT). Contact Bernell Corporation.

06 조절기능 훈련법

훈련방법

Anaglyph 및 Polaroid

1. Red-red rock

렌즈, 프리즘 및 거울

1. 렌즈 분류(sorting)
2. Loose lens rock
3. Bi-ocular loose lens rock
4. 양안 조절 용이성

종이, 연필 및 기타 도구

1. Hart chart 조절훈련법

조절훈련(Anaglyph와 Polaroid)

Red-Red Rock

목적

조절력과 조절 용이성을 개선시키기 위한 anaglyph 훈련의 한 예이다. 이 훈련을 위해 양안이 개방된 상태지만, 중심부 융합이 가능하지 않기 때문에 실제로 양안시 조건은 아니며, 복안시(Biocular) 상태의 훈련이라 한다. 적녹색 필터가 양쪽 눈에 가입되며 타게트의 특성으로 인하여 어느 쪽 눈도 양쪽 타게트를 모두 볼 수는 없다.

필요 장비

- Red-Red Rock 부속품과 함께 Cheiroscope
- Red-Red Rock 타일
- 적녹색 필터
- Halberg 타입의 클립
- 트라이얼 렌즈

설명 및 설치

이 훈련을 위한 부품의 설치상태가 그림 6.1A에 예시되었다. 검사자가 흰색 타일 및 흑색의 동일한 문자가 인쇄된 적색의 투명한 슬라이드를 선택한다. 타일과 슬라이드는 그림 6.1B와 같다. 검은 글씨가 있는 적색의 투명한 슬라이드를 카이로스코프의 뒤쪽에서 조명되는 스크린에 부착시킨다. 피검자에게 우안 앞에 적색 렌즈, 좌안 앞에 녹색 렌즈가 각각 놓이도록 적녹색 필터를 착용시키고, 적색으로 단어가 인쇄된 한 세트의 흰색 타일을 준다. 투명한 적색 슬라이드(피검자 전방의 40 cm 거리에 있는)에는 타일에 새겨진 것과 똑같은 단어가 검은색으로 보인다. 적색 필터가 가입된 눈은 적색 슬라이드에 있는 단어만 볼 수 있으며, 희고 불투명한 타일에 있는 단어는 녹색 필터가 가입된 눈으로만 볼 수 있다. 처음에 흰 타일을 바라보고 단어를 확인하도록 하면 녹색렌즈가 가입된 눈으로 단어를 선명하게 볼 수 있다. 그런 다음 똑같은 단어가 있는 적색 슬라이드를 찾도록 한다. 글씨를 발견하려면 적색 필터가 가입된 우안을 사용해야 한다. 이처럼 양쪽 눈이 개방된 상태이지만 중심부 융합이 가능하지 못하며, 훈련을 제대로 수행하려면 우안과 좌안을 교대로 사용해야 한다. 적녹색 필터 앞에 클립온 렌즈를 가입시켜서 조절 훈련을 첨가시킬 수 있다. 우안 앞에는 플러스 렌즈, 좌안 앞에는 마이너스 렌즈가 각각 가입된다. 피검자가 흰색 타일로부터 적색 슬라이드, 그 다음 흰색 타일로 주시상태를 바꾸면서 교대로 조절을 억제 및 자극해야 한다. 여기서 사용되는 렌즈의 굴절력은 적은 단계로 증가시켜서 +2.50D와 −6.00D 범위까지 조절을 억제 및 자극할 수 있는 상태로 만든다.

수준 1

피검자에게 시간에 구애받지 않고 좌우측에 있는 서로 같은 단어를 찾도록 한다. 클리닉을 방문할 때마다 플러스 및 마이너스 렌즈를 교대로 가입시키고 훈련을 실시한다. 즉, 한 번은 우안 앞에 플러스 렌즈를 가입시키고, 다음에는 마이너스 렌즈를 가입시키고 타게트를 바라보도록 한다.

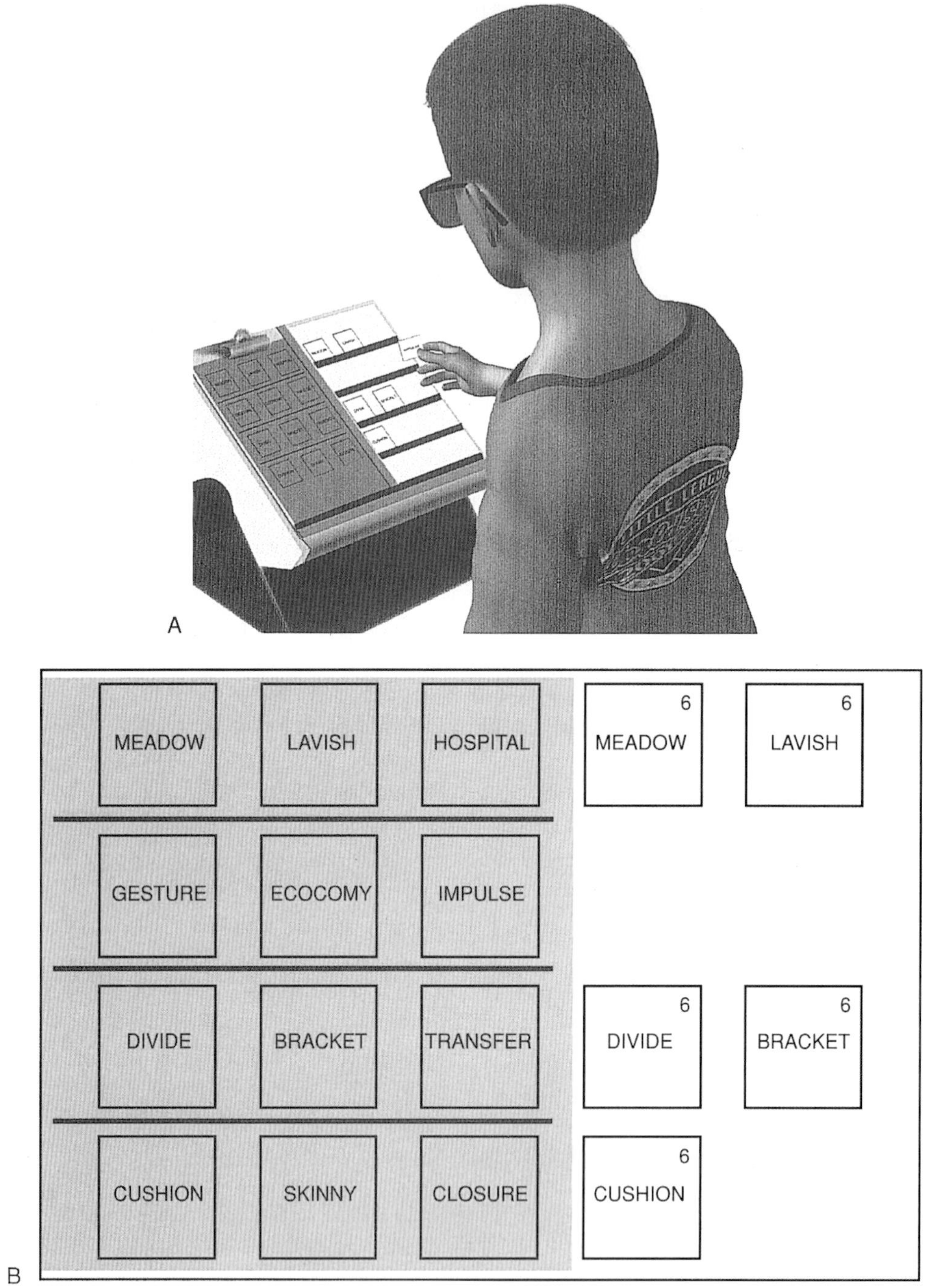

그림 6.1. A: Red-Red Rock 훈련을 위한 Cheiroscope(슬라이드가 좌측에 있음). **B:** Red-Red Rock 타일 및 슬라이드를 확대시킨 모습.

표 6.1. *조절기능 훈련에서 강조해야 할 중요한 요인*

- 피검자 스스로 조절 자극 및 이완 상태를 느껴야 한다.
- 렌즈를 교환할 때 가능한 빠르게 타게트를 선명하게 볼 수 있어야 한다.
- 검사자가 아닌 피검자가 렌즈를 잡고 눈앞에 가입시킨다.
- 피검자 자신의 시각계에서 변화가 발생해야 한다.
- 양쪽 눈의 능력이 동일해지도록 한다.
- 복안시(biocular) 상태의 훈련에서는 복시 상태를 인식해야 한다.

표 6.2. *조절기능 훈련에서 난이도를 수정하는 방법*

훈련의 난이도를 감소시키는 방법

- 렌즈의 굴절력을 감소시킨다.
- 글자의 크기를 증가시킨다.
- 플러스 렌즈에 대해서는 훈련 거리를 감소시킨다.
- 마이너스 렌즈에 대해서는 훈련 거리를 증가시킨다.

훈련의 난이도를 증가시키는 방법

- 렌즈의 굴절력을 증가시킨다.
- 글자의 크기를 감소시킨다.
- 플러스 렌즈에 대해서는 훈련 거리를 증가시킨다(증가시킬 수 있는 한계는 렌즈 굴절력의 역수로 제한된다).
- 마이너스 렌즈에 대해서는 훈련 거리를 감소시킨다.

수준 2

훈련의 난이도를 증가시키기 위하여 점차적으로 짧은 시간에 훈련을 마치도록 한다.

훈련의 난이도를 증가 또는 감소시키는 방법과 고려할 중요한 사항은 표 6.1 및 6.2와 같다.

종료점

20세 이하에서는 +2.50D와 −6.00D 렌즈가 가입되었을 때 1분 동안 20회 타게트를 선명하게 볼 수 있으면 훈련을 중지한다. 20세 이상에서 이 훈련의 종료점은 조절력에 따라 다르다. 피검자가 조절력의 절반에 해당하는 굴절력의 마이너스 렌즈가 가입되었을 때 타게트를 선명하게 볼 수 있으면 이 훈련을 종료한다.

조절훈련(렌즈, 프리즘 및 거울)

Lens sorting(단안)

목적

Lens sorting은 조절 이완 및 자극 능력의 인지도를 개발시키기 위하여 고안된 단안 조절능력 훈련법이다. 두 번째 목적은 피검자에게 의도적으로 조절하거나 조절을 이완시키는 방법을 습득시키는 것이다.

필요 장비

- 자르지 않은 낱개 렌즈
- Accommodation Rock Card(그림 6.2) 또는 기타 20/80부터 20/30까지 여러 가지 크기의 글자로 구성된 나이에 적합한 독서자료.
- 눈 가림판

설치 및 설명

이 훈련에서 사용되는 실제 렌즈는 피검자의 나이에 따라 다르다. 모든 경우에서 마이너스 렌즈를 선택할 때 피검자가 갖고 있는 조절력의 절반 이하가 되도록 주의를 기울여야 한다. 조절력이 8D인 30세라면 사용할 수 있는 가장 높은 마이너스 렌즈는 4D이다. 아래의 예에서 피검자의 나이가 20세 이하라고 가정한다. 한쪽 눈을 가리고 피검자에게 대략 20/30 크기의 글자로 구성된 나이에 적합한 독서자료를 바라보도록 한다. 적절한 도수의 마이

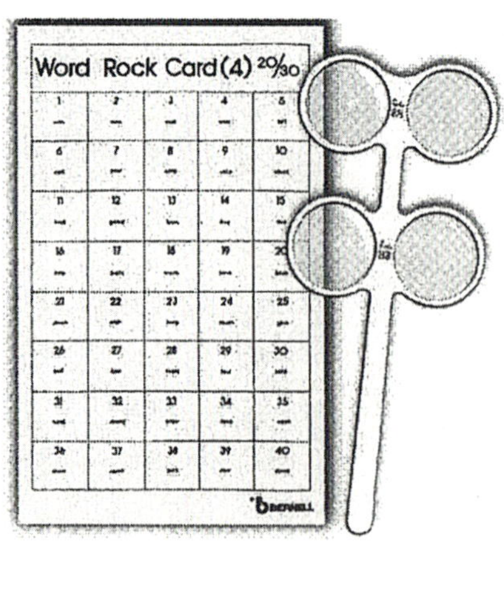

그림 6.2. Loose lens rock을 위한 타게트로 사용될 수 있는 accommodative rock card.

너스 렌즈(−3.00 ~ −5.00 D)를 피검자의 우안 앞에 대고 글씨를 선명하게 보도록 한다. 다음 마이너스 렌즈를 제거하고 낮은 도수의 플러스 렌즈(+1.00 ~ +1.50 D)를 갖다 댄다. 피검자에게 다시 글씨가 선명하게 보이는지 묻는다. 이 과정을 여러 번 반복하고 마이너스 렌즈와 플러스 렌즈가 가입되었을 때 경험한 차이점을 설명하도록 한다. 처음에는 자유롭게 답변할 수 있는 질문을 해야 한다. 차이를 설명할 수 없으면 다음과 같이 묻는다 :

- 어떠한 렌즈가 가입되었을 때 글씨가 더 커 보이거나 작아 보였는가?
- 어떠한 렌즈가 가입되었을 때 글씨를 선명하게 보는데 더 노력이 필요했는가?
- 어떠한 렌즈가 가입되었을 때 글씨가 더 가까이 보이거나 멀어져 보였는가?

훈련 목적은 피검자에게 조절계가 자극되거나 이완되는 상태를 깨닫고 의도적으로 조절을 이완시키거나 자극시키는 방법을 터득하도록 하는 것이다. 피검자가 이러한 훈련 목적을 이룰 수 있도록 하는 다른 질문을 사용해도 무방하다.

마이너스 렌즈를 가입시켰을 때 글씨가 더 작아지며 더 가깝거나 멀어져 보인다고 일관되게 설명할 수 있으면, 두 번째 목적은 조절에 대한 운동생리학적 인식이 개발되도록 하는 것이다. 피검자가 조절을 이완시키고 자극할 때 느낌의 차이를 인식할 수 있어야 한다. 가끔 피검자에게 특별한 질문을 하여 자신이 경험하는 내용을 설명하는데 약간의 시간을 소비하도록 할 필요가 있다. 다음은 그러한 설명의 한 가지 예이다.

"지금 눈이 긴장하고 있거나 더 어려워진다고 느껴지는가? 그것이 초점을 맞추는 느낌이다. 이 렌즈가 가입되었을 때 선명하게 볼 수 없으면 눈이 초점을 맞추거나, 가까운 곳을 보거나 긴장되는 느낌을 얻도록 노력해야 한다. 플러스 렌즈가 가입되었을 때에는 멀리 있는 물체를 바라보거나 눈을 이완시키는 느낌을 갖도록 노력해야 한다."

피검자가 플러스 렌즈와 마이너스 렌즈를 통해서 글씨를 바라볼 때 차이를 구별할 수 있으면 실제 lens sorting 훈련을 시작할 준비가 되었다. 피검자 앞의 테이블에 6~8 개의 표시가 없고 자르지 않은 렌즈를 올려놓는다. 그런 다음 피검자에게 도수가 가장 강한 렌즈부터 가장 약한 것까지 순서대로 정렬하도록 한다 ; 가장 강한 렌즈는 조절을 가장 강하게 자극시키고 가장 약한 렌즈는 조절을 가장 크게 이완시키는 것이다. +2.50 D, +1.25 D, −1.00 D, −2.00 D, −3.00 D, −4.00 D 등처럼 처음에는 도수 차이가 큰 렌즈로 시작한다. 조절 자극과 이완 상태의 차이를 느끼고 구별할 수 있는 능력이 개선되면 렌즈의 도수 차이를 더 작은 단계로 만든다. 결국 0.50 D 차이를 구별할 수 있을 때까지 훈련을 실시한다.

중요한 요인

이 훈련을 실시할 때 다음 사항을 강조해야 한다(표 6.1) :

- 조절 자극 및 이완 상태를 느껴야 한다.
- 렌즈 도수를 더 작은 단계로 변화시키면서 차이를 느껴야 한다.
- 가능한 신속하게 렌즈 도수를 차례대로 정렬시켜야 한다.

훈련 난이도의 변화

훈련 난이도의 감소

가끔 피검자가 조절부족이나 조절과다 상태로 인해 플러스 렌즈나 마이너스 렌즈가 가입되었을 때 글씨를 선명하게 볼 수 없는 경우가 있다. 이러한 문제점을 극복하기 위해서는 피검자가 성공할 수 있는 도수의 렌즈를 사용한다. 예를 들어 피검자가 조절과다 상태이고 낮은 도수의 플러스 렌즈가 가입되었을 때조차 글씨를 선명하게 볼 수 없다면, 마이너스 렌즈만 사용한다. 이 때 목표는 조절자극이 낮고 높은 정도를 구별할 수 있도록 한다. 치료를 진행하면서 조절능력이 개선되면 플러스 렌즈를 가입시킬 수 있다. 이 문제점을 극복할 수 있는 또 다른 방법은 피검자가 어려움을 갖는 렌즈를 사용하지만 더 큰 글씨를 보도록 하는 것이다.

조절 용이성에 문제가 있어서 플러스 렌즈와 마이너스 렌즈가 가입되었을 때 글씨를 선명하게 보는데 어려움을 갖는 피검자에게 훈련을 좀 더 쉽게 만들 수 있는 가장 좋은 방법은 사이즈가 더 큰 글씨를 사용하는 것이다. 이 훈련을 서서히 진행해야 하며 피검자가 조절능력이 개선되는 상태를 보이면 글씨의 크기를 더 작은 것으로 교체하여 정상적인 훈련에서 사용되는 크기로 바꾼다.

훈련 난이도의 증가

훈련의 난이도를 증가시키려면 렌즈 도수의 차이를 0.25D 단계로 만든다. 또 다른 방법은 8 개의 렌즈를 순서대로 정렬시킬 수 있는 시간을 가능한 단축시키도록 하는 것이다.

종료점

피검자가 8 개의 렌즈를 0.50D 단계로 마이너스 도수가 가장 높은 렌즈로부터 플러스 도수가 가장 높은 렌즈까지 순서대로 정렬시킬 수 있으면 훈련을 마친다.

Loose Lens Rock(단안)

목표

이 훈련의 목적은 조절력과 조절 용이성을 정상적인 상태로 복원시키는 것이다. 이 훈련에서는 피검자가 조절할 수 있는 범위와 조절반응의 속도가 중요하게 고려된다.

필요 장비

- 20/80부터 20/30까지 여러 가지 크기의 글자로 구성된 나이에 적합한 독서자료
- −6.00D부터 +2.50D까지 0.25D 단계의 자르지 않은 플라스틱 렌즈
- 눈가림용 안대

설치 및 설명

1 단계

필요한 장비의 설치가 그림 6.3에 예시되었다. 피검자의 왼쪽 눈을 가리고 오른쪽 눈앞에 플러스 렌즈와 마이너스 렌즈를 교대로 가입시키면서 40 cm 거리에 있는 글자가 선명하게 보일 때 크게 읽도록 한다. 처음 가입시킬 렌즈는 진단 검사 결과로부터 경험적으로 결정한다.

처음 단계에서는 피검자에게 글자를 선명하게 보고 읽을 수 있도록 충분한 시간을 준다. 목표는 시간에 상관없이 글자를 선명하게 보도록 하는 것이다. 어린이나 10대에서 +2.50D

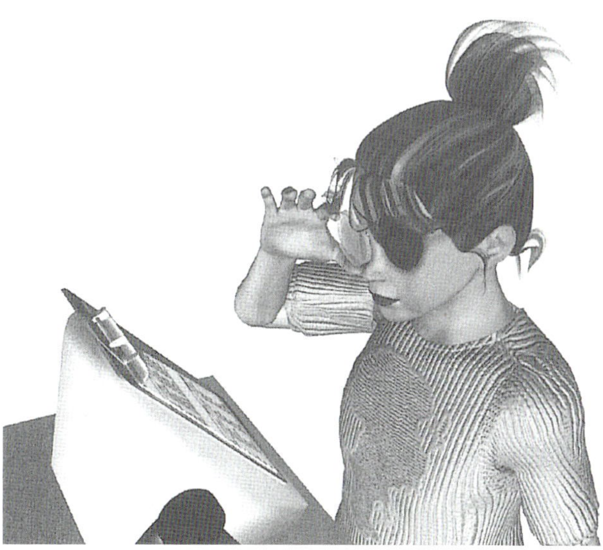

그림 6.3. Loose Lens Rock 훈련법.

부터 -6.00D까지 가입되었을 때 선명하게 볼 수 있으면 다음 목표는 속도를 증가시키는 것이다. 성인의 경우 글자를 선명하게 인식할 수 있는 가장 강한 마이너스 렌즈는 피검자의 예상 조절력의 절반이 되어야 한다.

2 단계

이제 피검자에게 가능한 빨리 글자를 선명하게 보도록 한다. 낮은 도수의 렌즈로부터 시작하여 +0.50D 와 -0.50D 렌즈를 1분에 20회 가입시켰을 때 글자를 선명하게 볼 수 있도록 한다. 이 훈련이 가능해지면 렌즈의 도수를 증가시켜서 +2.00D 렌즈와 -4.00D 렌즈가 1분에 20회 교대로 가입되는 상태에서 글자를 선명하게 볼 수 있도록 한다. 성인에서는 마이너스 렌즈의 도수가 예상되는 조절력의 절반을 초과하지 않아야 한다.

난이도를 증가시키거나 감소시키는 방법과 함께 고려해야 할 중요한 사항은 표 6.1 및 6.2에 예시되었다.

종료점

20세 이하에서는 +2.50D와 -6.00D 렌즈가 1분에 20회 교대로 가입될 때 글자를 선명하게 볼 수 있으면 훈련을 종료한다. 20세 이상에서는 조절력에 따라 종료점이 다르며, 피검자가 자신의 조절력 절반에 해당하는 도수의 마이너스 렌즈가 가입되었을 때 글자를 선명하게 볼 수 있으면 훈련을 마친다.

Bi-Ocular Loose Lens Rock

목표

이 훈련의 목표는 억제를 제거시키는 동안 조절력과 조절 용이성이 정상적으로 복원되도록 하는 것이다. 피검자가 조절할 수 있는 범위와 조절반응의 속도 모두 중요하게 고려한다. 이 훈련이 필요한 경우는 드물지만 억제제거가 치료목적일 때 고려해 볼 수 있다.

필요 장비

- 20/80부터 20/30 까지 여러 가지 크기의 글자로 구성된 나이에 적합한 독서자료
- -6.00D부터 +2.50D까지 0.25D 단계의 자르지 않은 플라스틱 렌즈
- Halberg Clip
- 6△의 낱개 프리즘

장치 및 설명

1 단계

Loose Lens Rock에서 설명한 내용과 동일한 상태로 장치를 구성해야 한다. 주된 차이점은 양안을 뜨고 한쪽 눈앞에 6△ 수직프리즘을 가입시켜 양안 주시상태를 분리시키는 것이다. 시험테 또는 피검자의 현재 처방안경이나 평면렌즈가 가입된 안경에 Halberg 클립을 끼워서 프리즘을 가입시킬 수 있다. 안경을 착용하지 않더라도 시험테가 무겁기 때문에 평면렌즈가 가입된 훈련용 안경을 이용하는 것이 바람직하다.

피검자의 독서 수준에 적합한 20/20~20/30 크기의 글자로 구성된 독서자료를 사용하며 40 cm 거리에서 실시해야 한다. 수직 프리즘이 가입된 상태에서 한쪽 눈앞에 낮은 도수의 플러스 렌즈를 가입시키고 다른 쪽 눈앞에는 낮은 도수의 마이너스 렌즈를 가입시킨다. 이때 피검자가 복시를 느껴야 한다. 먼저 아래쪽 타게트에 주의를 집중하고 글자가 선명하게 보이면 한 줄을 읽고, 다음에는 위쪽의 타게트를 바라보고 선명해지면 한 줄을 읽도록 한다. 이 훈련의 초기 단계에서는 시간에 관계없이 피검자가 글자를 선명하게 볼 수 있는 능력을 개선시키는 것이 목표이기 때문에, 충분한 시간을 제공하여 글자가 선명해지면 읽도록 한다. 피검자가 +2.50D부터 −6.00D까지 가입된 상태에서 글자를 선명하게 볼 수 있으면 다음 목표는 속도를 증가시키는 것이다.

2 단계

이 단계에서는 피검자에게 가능한 빨리 글자를 선명하게 보도록 한다. 낮은 도수의 렌즈로부터 시작하며 +0.50D 와 −0.50D 렌즈가 1분에 20회 가입되었을 때 글자를 선명하게 볼 수 있는지 묻는다. 이 훈련이 가능해지면 렌즈의 도수를 증가시켜서 +2.00D 렌즈와 −4.00D 렌즈가 1분에 20회 교대로 가입되는 상태에서 글자를 선명하게 볼 수 있도록 한다.

난이도를 증가시키거나 감소시키는 방법과 함께 고려해야 할 중요한 사항은 표 6.1 및 6.2에 예시되었다.

종료점

20세 이하에서는 +2.50D와 −6.00D 렌즈가 1분에 20회 정도 교대로 가입될 때 글자를 선명하게 볼 수 있으면 훈련을 종료한다. 20세 이상에서는 조절력에 따라 종료점이 다르며, 피검자가 자신의 조절력 절반에 해당하는 도수의 마이너스 렌즈가 가입되었을 때 글자를 선명하게 볼 수 있으면 훈련을 마친다.

양안 조절 용이성

목표

양안의 조절 용이성에 대한 훈련 목표는 양안시 상태에서 조절반응의 지체시간을 감소시키고 조절반응의 속도를 증가시키는 것이다.

필요 장비

- 여러 가지 도수의 플립 렌즈: ±0.50D, ±0.75D, ±1.00D, ±1.25D, ±1.50D, ±1.75D, ±2.00D, ±2.25D 및 ±2.50D
- Accommodation Rock Card 또는 20/80부터 20/30까지 여러 가지 크기의 글자로 구성된 나이에 적합한 독서매체
- 폴라로이드 또는 적녹색 봉 독서기
- 폴라로이드 또는 적녹색 안경
- Vectogram, Tranaglyph, Aperture Rule, Eccentric Circle 또는 Free Space Fusion Card 등과 같은 양안시 타게트

설치 및 방법

1 단계

이 훈련을 위한 장치는 그림 6.4와 같다. 나이에 적합한 독서자료와 함께 적녹색 봉 독서

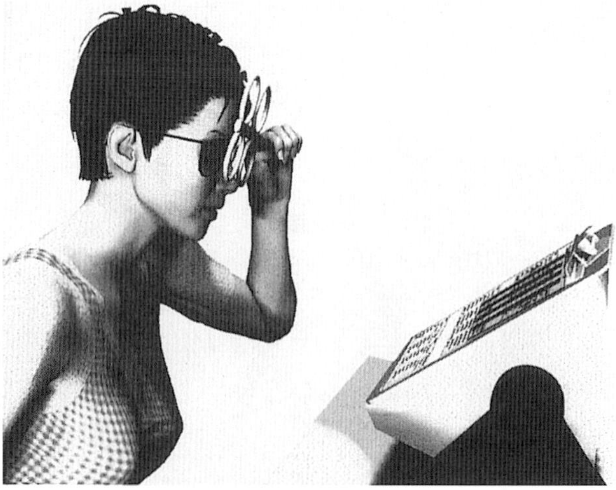

그림 6.4. 봉 독서기를 이용한 양안 조절 용이성 훈련.

기 및 적녹색 안경이 사용된다. 피검자에게 적녹색 안경을 쓰고 20/30 정도 크기의 글자로 구성된 독서자료를 바라보도록 한다. 봉 독서기를 독서자료에 올려 놓는다. ±0.50D 렌즈나 경험에 의해 피검자가 최소로 노력하여 선명하게 볼 수 있을 것으로 판단되는 렌즈로부터 훈련을 시작한다. 피검자가 갖고 있는 문제점에 따라 다르지만 이 단계에서 플러스 렌즈나 마이너스 렌즈가 가입되었을 때 선명하게 보는데 더 어려움을 갖는 경우가 있다. 플립 렌즈를 피검자의 눈앞에 가입시키고 글자가 선명하게 보이는지 묻는다. 피검자가 한 줄을 읽으면 플립 렌즈를 뒤집어서 반대쪽 면이 눈앞에 오도록 하여 조절자극 상태가 바뀌도록 한다. 피검자에게 다시 글자가 선명하게 보이면 한 줄을 읽도록 한다. 독서매체가 항상 적녹색의 4줄을 통해 보이는 상태를 유지하도록 강조한다.

이것을 여러 번 반복한 후 마이너스 렌즈와 플러스 렌즈가 가입되었을 때 어떠한 차이를 느꼈는지 설명하도록 한다. 처음에는 자유롭게 답변할 수 있는 질문을 해야 한다. 피검자가 차이를 설명할 수 없으면 다음과 같이 묻는다:

- 어떠한 렌즈가 가입되었을 때 글씨가 더 커 보이거나 작아보였는가?
- 어떠한 렌즈가 가입되었을 때 글씨를 선명하게 보는데 더 노력이 필요했는가?
- 어떠한 렌즈가 가입되었을 때 글씨가 가까워지거나 멀어졌는가?
- 어떠한 렌즈가 가입되었을 때 4개의 줄을 모두 읽기가 가장 쉬웠는가?

훈련 목적은 피검자에게 조절계가 자극되거나 이완되는 상태를 깨닫고 의도적으로 조절을 이완시키거나 자극시키는 방법을 터득하도록 하는 것이다. 피검자가 이러한 훈련 목적을 이룰 수 있도록 하는 다른 질문을 사용해도 무방하다.

마이너스 렌즈를 가입시켰을 때 글씨가 더 작아지며 더 가깝거나 멀어져 보인다고 일관되게 설명할 수 있으면, 두 번째 목적은 조절에 대한 운동생리학적 인식이 개발되도록 하는 것이다. 피검자가 조절을 이완시키고 자극할 때 느낌의 차이를 인식할 수 있어야 한다. 가끔 피검자에게 특별한 질문을 하여 자신이 경험하는 내용을 설명하는데 약간의 시간을 소비하도록 할 필요가 있다. 다음은 그러한 설명의 한 가지 예이다.

지금 눈이 긴장하고 있거나 더 어려워진다고 느껴지는가? 그것이 초점을 맞추는 느낌이다. 이 렌즈가 가입되었을 때 선명하게 볼 수 없으면 눈이 초점을 맞추거나, 가까운 곳을 보거나 긴장되는 느낌을 얻도록 노력해야 한다. 플러스 렌즈가 가입되었을 때에는 피검자에게 멀리 있는 물체를 바라보거나 눈을 이완시키는 느낌을 갖도록 노력하라고 한다.

폴라로이드 안경과 폴라로이드 봉 독서기를 사용하는 훈련과 똑같은 방법으로 실시한다.

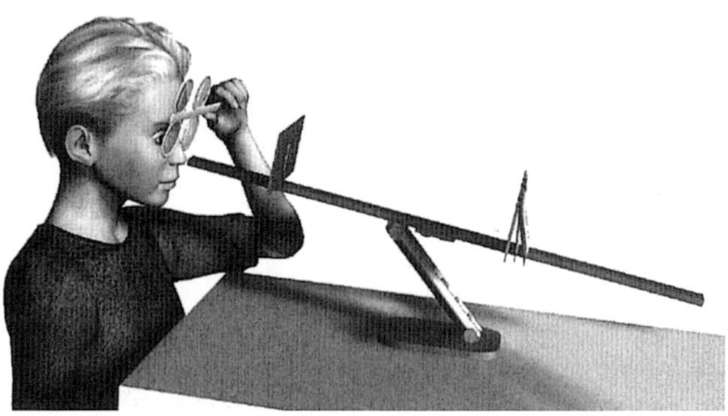

그림 6.5. 양안 조절 용이성 훈련에 사용되는 Aperture Rule.

2 단계

융합버전스 훈련용 타게트를 사용하여 양안 조절 용이성 훈련을 실시할 수 있다. Vectogram, Tranaglyph, Aperture Rule 및 Eccentric Circle 등을 이용하는 훈련 역시 양안 조절 용이성을 훈련하는데 아주 유용하다(그림 6.5). 이러한 훈련법은 제 5장에서 설명하였다.

훈련의 난이도를 조정하는 방법과 함께 고려해야 할 중요한 사항은 표 6.1 및 6.2와 같다.

종료점

억제가 나타나지 않고 +2.50D와 -2.50D 렌즈가 1분에 20회씩 교대로 가입되었을 때 글자를 선명하게 볼 수 있으면 훈련을 종료한다.

조절훈련(종이, 연필 및 기타 도구)

Hart Chart 원근 조절변동(단안)

목적

Hart Chart Rock 훈련법의 목적은 조절력과 조절 용이성을 정상 범위로 복원시키기 위한 것이다. 이 훈련에서는 피검자가 조절할 수 있는 범위와 조절 반응의 속도 모두 중요하게 고려한다.

필요 장비

- 원거리에 놓고 보는데 적합한 커다란 Hart Chart
- 근거리에 놓고 보는데 적합한 작은 Hart Chart
- 안대

장치 구성 및 설명

이 훈련을 위한 장치 구성은 그림 6.6과 같다.

1 단계

안대로 왼쪽 눈을 가리고, 작은 차트를 40 cm 거리에 유지시키고 제일 위쪽 줄에 시선을 집중하고 선명해지면 큰 소리로 읽도록 한다. 근거리에 있는 차트에서 위쪽 줄을 읽고 원거리에 있는 차트에서 두 번째 줄을 보고 선명해지면 큰 소리로 읽도록 한다. 몇 분 동안 이 과정을 반복한 다음, 이제 우안을 가리고 왼쪽 눈으로 실시한다.

2 단계

작은 카드를 팔길이 정도로 유지시키고 차트를 천천히 눈에 가까워지도록 이동시키면서 위쪽 줄의 글자를 큰 소리로 읽도록 한다. 더 이상 선명하게 볼 수 없을 때까지 가까이 이동시킨 다음 3미터 정도 거리에 있는 큰 차트의 두 번째 줄을 바라보도록 한다. 다 읽고 나면 가까이 있는 작은 차트를 가깝게 이동시키면서 세 번째 줄의 글자를 읽도록 한다. 우안을 가리고 이 과정을 반복한다.

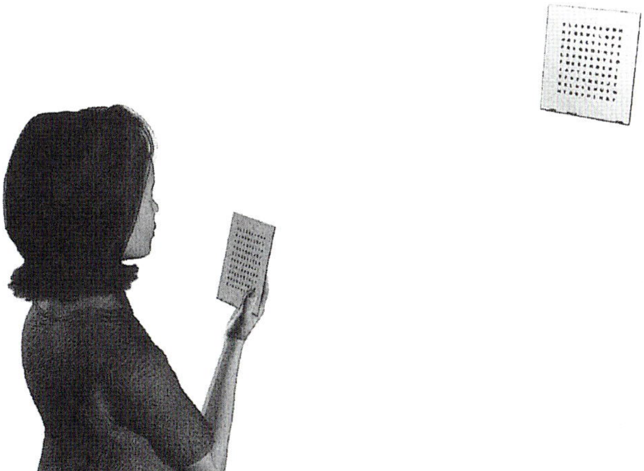

그림 6.6. Accommodative rock 훈련을 위한 Hart Chart.

3 단계

훈련의 난이도를 증가시키기 위하여 근거리 차트를 흐려 보이는 지점보다 2.5~5 cm 정도 더 먼 거리에 놓고 원거리 차트와 근거리 차트를 교대로 바라본다. 주시를 바꿀 때마다 줄을 읽도록 한다.

중요하게 고려할 사항 및 훈련의 난이도를 변화시키는 방법은 표 6.1 및 6.2와 같다.

종료점

20세 이하의 피검자는 근거리 차트가 눈으로부터 3인치 떨어져 있을 때까지 글자를 선명하게 읽고 나서 3미터 정도 떨어져 있는 원거리 차트의 줄을 선명하게 읽을 수 있으면 훈련을 마친다. 20세 이상의 피검자는 조절력에 따라 다르며, 자신이 갖고 있는 조절력의 절반에 해당하는 거리에서 근거리 차트를 선명하게 읽을 수 있으면 훈련을 마친다.

장비 공급처

a. Bernell Corporation : 4016 North Home Street, Mishawaka, IN 46545 ; 800-348-2225.
b. GTVT : 29425 14th Avenue SE, Kent, WA 98042 ; 800-848-8897.
c. Keystone View Company : 2200 Dickerson Road, Reno, NV 89503; 800-806-6569.

07 안구운동 훈련법

훈련방법

렌즈, 프리즘 및 거울 사용법

1. Loose prism jump

종이, 연필 및 기타 도구 사용법

1. Hart Chart – 핵보기 훈련
2. Letter tracking
3. Symbol tracking
4. Visual Tracing
5. Rotating Pegboard
6. Flashlight Tag
7. 핵보기 및 따라보기 훈련용 컴퓨터 프로그램

잔상 훈련법

1. 잔상을 이용한 핵보기와 따라보기 훈련

안구운동훈련(렌즈, 프리즘 및 거울)

Loose Prism Jump

목표

이 훈련의 목표는 핵보기 운동의 정확성과 속도를 개선시키는 것이다. 이 훈련은 항상 단안시 상태로 실시한다.

필요 장비

- 다음 도수의 루즈 프리즘: 12△, 10△, 8△, 6△, 5△, 4△, 3△, 2△, 1△ 및 0.5△
- 원거리와 근거리에서 사용될 수 있는 여러 가지 주시용 타게트. 시표의 크기는 20/60 ~20/20 사이여야 한다.

설명 및 장치

피검자가 단안으로 타게트를 바라보는 동안 주시하고 있는 눈앞에 프리즘을 갖다 댄다. 프리즘이 주시 물체의 상을 중심와로부터 벗어나도록 만들기 때문에, 다시 중심와 주시를 하려면 홱보기 운동이 필요할 것이다. 이 훈련의 목표는 피검자가 신속하고 정확하게 다시 주시할 수 있는 능력을 얻도록 하는 것이다. 덧붙여 또 다른 중요한 목표는 피검자가 아주 적은 양의 프리즘에 예민해지도록 하는 것이다. 홱보기 운동의 치료 목표는 크고 거친 상태의 홱보기 운동을 작고 미세하게 움직일 수 있도록 하는 것이다. 그러므로 훈련은 처음에 도수가 높은 프리즘으로부터 시작하여 도수를 점차적으로 감소시키면서 0.50△가 가입되었을 때 홱보기 운동이 일어날 수 있을 때까지 진행한다. 여기서 또 다른 중요한 변수는 주시 물체의 크기이다. 큰 타게트(20/60)로부터 시작하여 타게트의 크기를 점차로 감소시키면서 0.50△가 가입된 상태에서 20/20 시표를 주시할 수 있을 때까지 진행한다.

훈련을 하는 동안 프리즘을 가입시킬 때마다 기저방향을 위쪽, 아래쪽, 우측, 좌측 또는 대각선 방향으로 변화시켜야 한다. 이처럼 다음에 요구되는 홱보기 운동의 방향을 예측하지 못하도록 한다.

종료점

피검자가 원거리 및 근거리에서 0.50△가 가입되고 20/20 시표에 대하여 정확하고 신속하게 홱보기 운동을 할 수 있으면 훈련을 마친다.

안구운동훈련(종이, 연필 및 기타 도구)

Hart chart－홱보기 훈련

목표

Hart Chart를 이용한 홱보기 훈련의 목적은 홱보기의 속도와 정확도를 증가시키기 위한 것이다.

필요 장비

1. 원거리 주시용 커다란 Hart Chart
2. 안대

구성 및 설명

Hart Chart를 1.5~3미터 거리에 놓고 왼쪽 눈을 가리고 첫 번째 열에 있는 처음 글자를 큰 소리로 읽은 다음 열 번째 열에 있는 처음 글자를 크게 읽고, 첫 번째 열에 있는 두 번째 글자를 크게 읽은 다음 열 번째 열에 있는 두 번째 글자를 크게 읽고, 첫 번째 열에 있는 세 번째 글자를 크게 읽은 다음 열 번째 열에 있는 세 번째 글자를 크게 읽도록 하여, 첫 번째 열과 열 번째 열의 모든 글자를 읽도록 한다. 피검자가 큰 소리로 글자를 읽을 때 그의 반응을 기록하여 훈련을 마쳤을 때 피검자가 자신의 정확도를 평가하도록 한다. 실수를 스스로 체크하도록 하는 것 자체가 또 다른 홱보기 훈련법이다. 피검자에게 원거리와 근거리 시표에서 실수한 내용을 확인하려면 홱보기를 해야 한다.

이 훈련을 실수하지 않고 15초 정도에 마칠 수 있으면 여러 방식으로 훈련의 난이도를 증가시킬 수 있다. 피검자에게 다른 열의 글자를 큰 소리로 읽도록 한다. 특히 첫 번째 열과 열 번째 열의 글자를 모두 읽은 후 두 번째 열과 아홉 번째 열의 글자를 읽도록 하고, 세 번째 열과 여덟 번째 열, 네 번째 열과 일곱 번째 열, 다섯 번째 열과 여섯 번째 열의 글자를 읽도록 하는 순서로 진행한다. 안쪽에 있는 열은 다른 시표로 둘러싸여 있으므로 읽기가 더욱 어렵다.

한 열의 상단으로부터 다른 열의 하단에 있는 글자를 읽도록 홱보기 운동을 강요하여 난이도를 증가시킬 수 있다. 좌측에서 우측으로 또는 우측에서 좌측으로 홱보기를 강요하는 대신에 대각선 방향으로 홱보기 운동을 요구할 수도 있다. 예를 들어 첫 번째 열의 상단에 있는 문자를 읽고 열 번째 열의 하단에 있는 문자를 읽은 다음, 첫 번째 열의 상단에 있는 두 번째 문자를 읽고 열 번째 열의 하단에 있는 두 번째 문자를 읽는 방식으로 차트에 있는 모든 문자를 읽도록 한다.

여러 개의 Hart Chart나 분할된 Hart Chart를 사용하고 박절기를 이용하며, 훈련을 하는 동안 밸런스 보드에 서서 균형을 유지하도록 하는 등 여러 가지 방법으로 난이도를 증가시킬 수 있다.

Letter 및 Symbol Tracking

목적

문자 및 그림 찾기 훈련의 목적은 훽보기 주시운동의 속도와 정확도를 증가시키는 것이다. 이 훈련은 일반적으로 어린이를 대상으로 실시한다.

필요 장비

1. Letter and Symbol Tracking workbooks
2. 플라스틱 판(8.5 인치 × 11 인치)
3. 종이 클립
4. 오버헤드 투명지에 사용할 수 있는 수성 펜
5. 안대

장치 구성 및 설명

그림 7.1 및 7.2는 두 가지 연습장을 예시한 것이다. 두 가지 모두 훽보기 운동의 속도와 정확성을 개선시키기 위하여 고안된 것이다. 연습장을 반복적으로 사용할 수 있도록 하려면

A B C D E F G H I J K L M N O P Q R S T U V W X Y Z
a b c d e f g h i j k l m n o p q r s t u v w x y z 19

Iln chako evi nomd zeby thipg nare.
Zuth pirm nuroc dif stok. Nileg myt
lolf. Tixs nom raus zab tuin lugah.
Marb sewt rotsir puje. Yonak nesud
voz alee. Xart chod bugm turh sref
trea gen foru. Vab reps tique kowj.
Dagh meulb fwer ilg sida. Ubc they
bouf yed neoph vaik. Wolen kig peab
nad tenc xerb. Rait rebey fal zibt

____Min. ____Sec.

그림 7.1. 문자 찾기 훈련용 연습장.

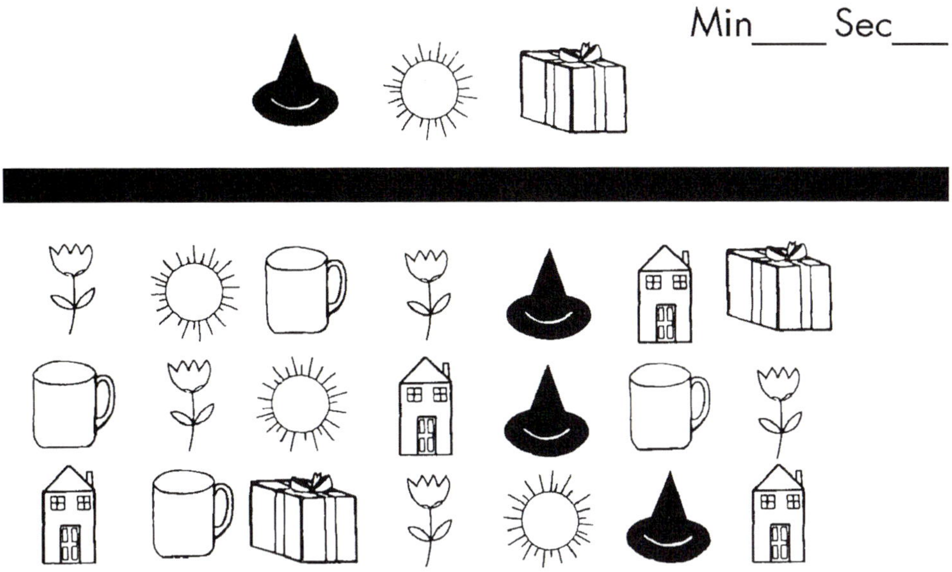

그림 7.2. 그림 찾기 훈련용 연습장.

투명한 플라스틱 판으로 덮개를 씌우고 페이퍼 클립으로 안전하게 고정시켜야 한다. 이 목적으로 오버헤드용 투명지를 사용한다.

그림 7.1에서 볼 수 있는 것처럼 문자 찾기 연습장의 각 페이지는 무작위로 글자가 조합된 두 개나 그 이상의 단원이 있다. 피검자의 한쪽 눈을 가리고 상단에서 시작하여 좌측으로부터 우측으로 가면서 처음 "a" 문자를 찾아서 밑줄을 긋도록 한다. 그런 다음 "b" 문자를 찾고 알파벳 순서대로 문자를 찾도록 한다. 목표는 이 훈련을 가능한 신속하게 마치도록 한다. 검사자가 소요 시간을 측정하고, 아울러 정확도를 평가한다. 예를 들어 피검자가 가장 먼저 나타나는 "d" 문자를 건너뛰고 다음에 있는 "d" 문자를 찾았다면, 문장에서 알파벳 순서대로 전체 문자를 찾을 수 없다. 연습장은 5가지 크기의 문자로 되어 있어서 난이도를 조정할 수 있다.

어린이가 특정 문자를 찾아서 표시를 한 뒤 훽보기를 사용하여 다음 문자를 찾을 수 있도록 펜을 들어 올리도록 지시한다.

어린이가 이 훈련에 어려움을 겪으면 그림 찾기 연습장(그림 7.2)을 사용할 수 있다. 초등학교 1학년 정도의 어린이는 가끔 알파벳 문자에 친숙하지 못하기 때문에 이 훈련에 어려움을 가질 수 있으며, 이러한 경우 훈련에 흥미를 잃게 되므로 좋은 방법이 되지 못한다. 그러한 경우 큰 그림, 기호, 숫자 및 소수의 문자로 구성된 Symbol Tracking을 사용하게 되면 훈련이 쉬워져서 나이가 어리거나 안구운동 장애가 심한 어린이에게 아주 유익하다.

종료점

좌우 안의 수행능력이 비슷해지고 1분 정도에 걸쳐 문장을 끝까지 읽을 수 있으면 훈련을 마친다.

Visual Tracing

목적

이 훈련의 목적은 따라보기 운동의 정확도와 속도를 개선시키는 것이다.

필요 장비

1. Visual Tracing workbook
2. 플라스틱 판(8.5 인치 × 11 인치)
3. 종이 클립
4. 오버헤드 투명지에 사용할 수 있는 수성 펜
5. 안대

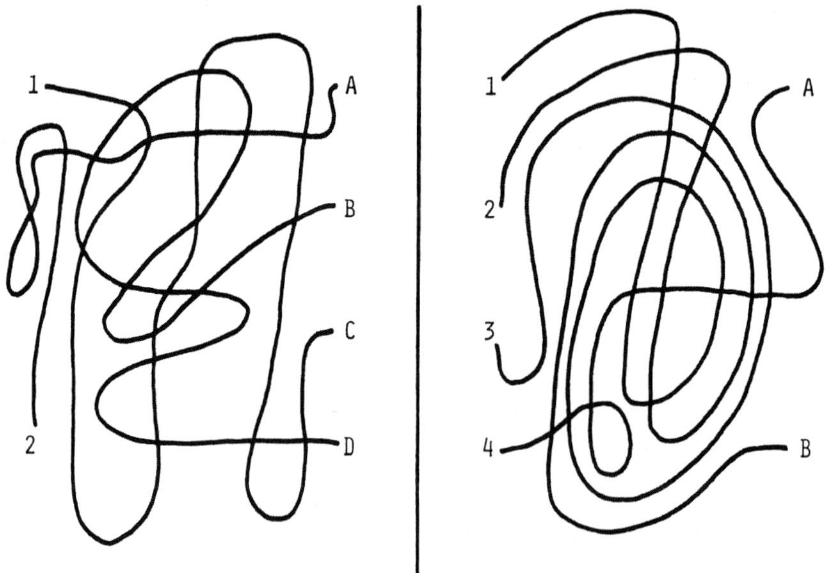

그림 7.3. Visual tracing 연습장.

장치 구성 및 설명

그림 7.3은 Visual Tracing 연습장을 예시한 것이다. 연습장은 앞에서부터 끝까지 난이도가 점차적으로 증가하는 내용을 포함하고 있다. 두 가지 훈련방법을 사용할 수 있다.

가장 쉬운 방법은 피검자의 한쪽 눈을 가리고 펜을 문자 "A"에 놓고 줄의 끝까지 선을 따라가도록 한다. 목표는 문자 "A"에서 시작하여 줄의 끝에 있는 숫자가 무엇인지 결정하도록 한다. 각 줄에 대한 답을 찾을 때까지 계속 훈련하도록 한다.

피검자의 정확도와 속도가 개선되면 훈련의 난이도를 증가시킬 수 있다. 이 훈련에서 피검자는 눈만 사용하여 똑같은 훈련을 실시해야 한다. 연필을 이용하여 줄을 따라가지 않고 따라보기 운동만 해야 한다.

종료점

이 훈련에 대한 특별한 임상적인 가이드라인은 없다. 상당한 정도의 정확도와 속도를 가질 수 있을 때까지 훈련을 계속한다.

Rotator-type Instruments

목적

이 훈련의 목적은 따라보기 운동의 정확도와 속도를 개선시키는 것이다.

필요 장비

1. Rotating pegboard
2. 자동 회전 장치
3. 골프 티
4. 안대

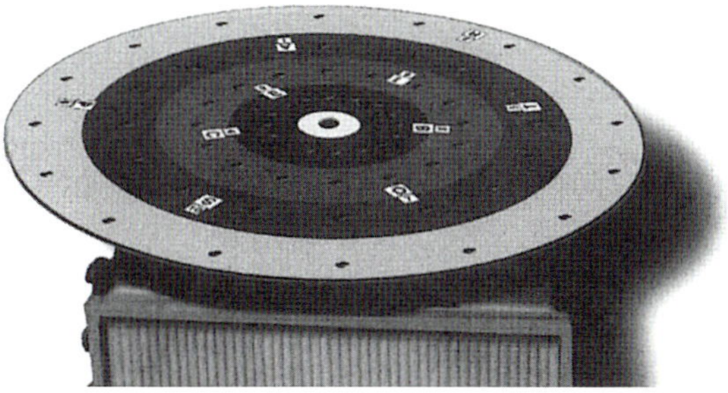

그림 7.4. Rotating pegboard(동심원은 서로 다른 색 즉, 적색, 황색 및 청색으로 되어 있다).

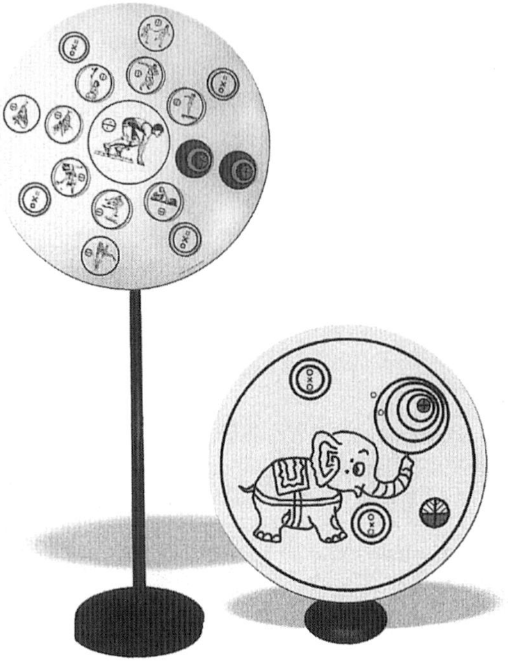

그림 7.5. 자동 회전장치.

장치 구성 및 설명

그림 7.4와 7.5는 따라보기 안구운동의 이상상태를 치료하는데 사용될 수 있는 두 가지 회전장치를 예시한 것이다. 그림 7.4에 예시된 장치는 회전 못 말판(Rotating pegboard)이라는 것이며, 이를 이용하여 여러 가지 다른 훈련을 실시할 수 있다. 한쪽 눈을 가리고 골프티를 회전판의 구멍에 꽂도록 한다. 피검자가 먼저 티를 꽂아야 하는 하나의 특정한 구멍을 결정하고 한 동작으로 티를 꽂는 것이 중요하다고 강조한다. 피검자가 이 훈련을 할 수 있으면 회전판의 스위치를 켠다. 이제 피검자에게 첫 번째 구멍을 알려주고 회전판이 한 번 완전하게 회전하는 동안 골프 티로 해당 구멍을 가리키도록 한다. 회전판의 속도를 충분히 따라갈 수 있으면 한 동작으로 티를 구멍에 꽂도록 한다. 모든 홀에 티를 꽂을 때까지 이 동작을 계속하도록 한다. 회전판의 가장 안쪽의 구멍에 티를 꽂는 것이 가장 쉽고 바깥쪽의 구멍에 티를 꽂는 것이 제일 어렵다.

홱보기 운동과 따라보기 운동이 결합되도록 하려면 회전판 뒤쪽의 벽에 피검자가 티를 꽂아야 할 구멍의 위치를 표시할 수 있다. 전형적인 패턴은 피검자에게 매 번 세 번째 홀에만 못을 꽂도록 하는 것이다. 피검자의 능력에 따라서 훈련 내용을 간단하거나 복잡하게 할 수 있다.

종료점

피검자가 티를 꽂도록 지정한 방식에 따라 펙보드 전체의 구멍에 정확하게 티를 꽂을 수 있으면 훈련을 마친다.

Flashlight Tag

목적

이 훈련의 목적은 따라보기 운동의 속도 및 정확도를 개선시키는 것이다.

필요 장비

1. 두 개의 flashlight
2. 안대

장치 구성 및 설명

검사사와 피검자가 각각 플래시를 하나씩 들고 있는 상태에서 실시할 수 있는 간단한 방법이다. 단안시 상태에서 실시한다. 검사자가 플레시를 벽에 비추어 움직이는 패턴을 만들고 피검자에게 들고 있는 플래시로 벽에 비친 불빛을 포개도록 한다. 플래시로 비추는 모양을 예측할 수 있으며 반복적인 양상으로 시작하여 점차 예측할 수 없는 양상으로 훈련을 진행한다.

Computer Software 훈련법

최근 시기능 훈련 장치에서 한 가지 중요한 변화는 컴퓨터를 이용한다는 점이다. 컴퓨터를 이용하여 시기능 훈련법에 필요한 자극 및 변화상태를 적절하게 만들 수 있다. 이것은 특히 안구운동 훈련에 적합하며, 이러한 목적을 위한 우수한 프로그램이 몇 가지 있다. 이용할 수 있는 두 가지 주요한 시스템은 Computer Orthoptics 및 Computer Assisted Vision Therapy사에서 제공하는 소프트웨어이다. 두 가지 시스템 모두 홱보기 및 따라보기 훈련을 할 수 있는 많은 프로그램을 갖고 있다. 이들 모든 프로그램은 검사자가 변수를 아주 다양한 범위로 변화시키고 훈련 과정을 정확하게 조정할 수 있다. 통제된 방식으로 자극을 변화시킬 수 있기 때문에 피검자가 성공할 수 있는 수준에서 훈련을 시작하여 점차적으로 난이도를 증가시킬 수 있다. 따라서 컴퓨터 시기능 훈련법의 사용을 권장한다[1-3].

목적

이러한 훈련법의 목적은 따라보기 및 홱보기 안구운동의 정확도와 속도를 개선시키려는 것이다.

필요 장비

1. Computer Orthoptics 소프트웨어 및 적절한 하드웨어
2. Computer Assisted Vision Therapy 소프트웨어 및 적절한 하드웨어
3. 안대

장치 구성 및 설명

해당 매뉴얼을 참고하기 바란다.

Computer Assisted Vision Therapy

권장 훈련법 :

- 무작위 안구운동
- 큰 각도의 안구운동
- 숫자 찾기
- 연속 찾기
- 단어 찾기
- 내용 찾기

Computer Orthoptics System

권장 훈련법 :

- 따라보기
- 홱보기
- Visual memory
- Tachistoscope
- Visual search
- Visual scan
- Visual tracing

안구운동훈련(잔상법)

목적

이 방법의 목적은 수행능력에 관한 피드백을 제공하여 홱보기 및 따라보기 안구운동의 정확성을 개선시키려는 것이다.

필요 장비

1. 카메라 플래시 장치
2. 안대

장치 구성 및 설명

거의 모든 카메라 플래시 장치를 사용하여 잔상을 만들 수 있다. 검은 전기용 테이프로 플래시 장치에 좁은 슬릿을 만든다. 잔상을 만들려면 피검자의 한쪽 눈을 가리고 플래시 장치에 있는 수직방향 슬릿의 중앙을 바라보도록 한다. 플래시가 터지면 신속하게 눈을 감도록 하거나 검사실의 불을 끈다. 피검자가 다른 곳을 바라볼 때 잔상이 따라다니는지 확인한다. 피검자에게 눈이 사물을 제대로 겨냥하는지 알아보기 위해 잔상을 사용한다고 설명한다. 잔상을 사용하여 거의 모든 안구운동을 강화시킬 수 있다. 가끔 Hart Chart 홱보기 훈련법 및 자동회전장치와 함께 사용된다.

장비공급원

a. Computer Assisted Vision Therapy, Bernell Corporation 공급 : 750 Lincolnway East, PO Box 4637, South Bend, IN 46634; 800-348-2225.
b. RC Instruments : 1558 East Port Court, PO Box 197, Cicero, IN 46034; 800-348 -2225.

참고문헌

[1] Press LJ. Computers and vision therapy programs. Optometric Extension Program. Curr II, vol 60, no. 2:69-73.
[2] Maino DM. Applications in pediatrics, binocular vision, and perception. In: Maino JH, Maino DM, Davidson DW, eds. *Computer applications in optometry*. Boston: Butterworth-Heineman, 1989:99-113.
[3] Vogel GL. Saccadic eye movements: theory, testing, and therapy. *J Behav Optom* 1995;6:3-12.

Part III

처치

Management

08 낮은 AC/A 비 : 폭주부족과 개산부족

이 장에서는 AC/A 비가 낮은 상태와 관련된 비사시성 양안시 이상의 특징, 진단 및 처치에 관하여 다루었다. 실제 이 부류에 속하는 유형 사이에 약간의 중요한 차이가 있으나 유일한 공통점은 AC/A 비가 낮다는 점이다. 처치계획을 세우는데 AC/A 비가 중요한 요소로 고려된다. 특히 AC/A 비는 사위자의 처치방법을 결정하는데 중요하게 고려된다. 낮은 AC/A 비와 연관된 모든 양안시 상태는 일반적인 처치방법이 공통적으로 적용된다. 하지만 이러한 양안시 이상 사이에서도 중요한 차이가 있다. 낮은 AC/A 비와 연관되는 모든 양안시 이상의 처치원리를 고찰한 후 각각의 특징, 진단 및 처치에 대한 차이점을 구분할 수 있도록 따로 설명하였다.

이 장에서 언급된 양안시 이상은 개산부족과 여러 가지 유형의 폭주부족이다.

낮은 AC/A 비와 연관된 사위의 일반적인 처치 원리

표 8.1은 여러 가지 고려할 사항을 순서대로 나타낸 것이다. 이러한 요인이 고려되는 순서는 주로 AC/A비와 관계가 있다. 따라서 AC/A 비의 정도(낮은지, 정상인지 또는 높은지 여부)가 처치 순서를 결정해준다. 사위의 종류(외사위, 내사위 또는 상사위)는 프리즘의 기저방향 또는 시기능훈련의 초기 단계에서 폭주 또는 개산을 강화시킬 것인지 여부와 처치방법을 결정해준다. AC/A 비가 낮은 것과 연관된 양안시 이상에 대하여 제시된 처치 순서는 표 8.2 및 8.3과 같다.

표 8.1. *비사시성 양안시 이상의 처치순서에 대한 고려 사항*

비정시의 광학적 교정	약시안의 시기능훈련
구면굴절력의 가입	억제제거를 위한 시기능훈련
수평프리즘	융합운동 기능을 위한 시기능훈련
수직프리즘	수술
약시안의 가림	

표 8.2. *폭주부족의 처치를 위해 연속적으로 고려할 사항*

비정시의 광학적 교정	융합운동 기능을 위한 시기능훈련
수직프리즘	수평프리즘
약시안의 가림	구면굴절력의 가입
약시안의 시기능훈련	수술
억제제거를 위한 시기능훈련	

표 8.3. *개산부족의 처치를 위해 연속적으로 고려할 사항*

비정시의 광학적 교정	억제제거를 위한 시기능훈련
수직프리즘	융합운동 기능을 위한 시기능훈련
수평프리즘	구면굴절력의 가입
약시안의 가림	수술
약시안의 시기능훈련	

표 8.1, 8.2 및 8.3을 비교해 보면 약간 유사하지만 접근하는데 중요한 차이가 있음을 알 수 있다. AC/A 비가 높거나 정상인 것과 관련된 양안시이상과 비교하여 AC/A 비가 낮은 상태의 양안시이상은 사위의 정도를 변화시키는데 렌즈가 상대적으로 효과적이지 못하다는 점이 가장 큰 차이이다. 사례 8.1이 대표적인 예이다.

사례 8.1

21세인 피검자가 원거리를 바라볼 때 더 불편을 갖는 간헐성 복시로 불편을 겪고 있다. 몇 년 전부터 이러한 문제점이 존재하였다. 굴절이상도는 양안 모두 S +0.50D이며, 원거리 주시상태에서 10△ 내사위, 근거리 주시상태에서 정위이다. 계산 AC/A비는 2 : 1이다.

이 사례에서 비정시를 교정하기 위해 S +0.50D를 처방하면 원거리 주시상태에서 10△ 내사위가 9△ 내사위로 감소될 것이므로 거의 영향을 주지 못한다. 물론 개산부족인 경우 원거리에 대하여 플러스 도수를 가입시키면 원거리시력이 저하되기 때문에 처치방법으로 고려될 수 없다.

사례 8.2는 AC/A 비가 낮은 경우 구면굴절력을 가입시키는 것이 효과가 없음을 나타낸

사례 8.2

14세 소녀이며 10분 정도 독서를 하면 안정피로, 흐린 시력 및 유루로 불편을 겪고 있다. 폭주근점은 20 cm, 원거리 주시상태에서 정위이고 근거리 주시상태에서 10△ 외사위이다. 자각식 굴절검사값은 양안 모두 S −2.00D이다. AC/A 비는 2 : 1이다(PD = 60 mm).

것이다.

사례 8.2에서 비정시를 교정하거나 구면굴절력을 가입시켜도 편위도에 거의 영향을 주지 못한다.

결과적으로 표 8.2와 8.3에서 볼 수 있는 것처럼 처치방법을 고려할 때 구면굴절력을 가입시키는 방법은 순서가 마지막 근처에 놓이게 된다. 그러나 비정시의 광학적인 교정은 제일 먼저 고려할 사항이다. 조절성 및 비사시성 양안시이상을 가진 모든 피검자에서 제일 먼저 고려할 사항은 비정시를 광학적으로 교정하는 것이다. AC/A 비가 낮은 경우 렌즈가 편위도에 거의 영향을 주지 못하지만, 굴절이상을 교정하지 않으면 두 눈 사이에 불균형 상태를 만들어 감각성융합을 방해하거나 망막상이 흐려서 융합능력이 저하될 수 있다.

일반적으로 폭주부족이 0.50D 이상의 부동시와 연관될 때에는 비정시를 교정해야 한다. 폭주부족이 근시와 연관되어 존재한다면 처치가 간단하지 않다. 근시도가 약하다면 근시가 폭주부족으로 인한 2차성일 수 있다. 조절경련이 존재하는지 밝히기 위해서는 조절마비 굴절검사가 도움이 될 수 있다. 그러한 경우 근시는 양안시와 관련된 문제점으로 인해 2차적으로 발생하였기 때문에 마이너스 렌즈를 처방하여도 치료될 수 없다. 시기능훈련이 처방되고 굴절이상이 조정되어야 한다. 이 내용은 뒤에서 좀 더 자세히 언급하겠다. 중도 및 고도 근시에서는 안경을 처방해야 한다. 중도의 난시 특히 도난시 및 사난시가 있는 경우 근거리작업을 하는 동안 불편을 초래할 수 있다. 0.50D나 그 이상의 도난시나 사난시 또는 1D 이상의 직난시는 교정되어야 한다.

개산부족에서 원시나 부동시가 존재하는 것은 의미가 있다. 이러한 경우 비정시를 처방하는 것이 중요하지만 편위도에 미치는 영향이 거의 없기 때문에 다른 치료를 하기 전에 4~6주 정도 안경을 착용하도록 할 필요는 없다.

이러한 경우 최종적인 처방을 고려할 때 첫 번째로 수직사위가 존재하는지 여부를 결정하는 것이 중요하다. London과 Wick[1]는 적은 양의 수직사위에 대한 처방이 수평사위에 대하여 아주 긍정적인 효과를 줄 수 있다는 점을 입증하였다. 수직사위는 0.50△ 정도라 하더라도 주시시차 측정값을 기초로 처방할 것을 추천한다(제 14장).

폭주부족과 개산부족의 치료 순서에 있어서 중요한 차이점은 이들 두 가지 상태에 대한 수평프리즘의 미세한 효과이다. 프리즘의 사용이 개산부족에 대하여 초기에 고려할 사항의 한 가지이다. BO 프리즘 처방이 개산부족의 가장 효과적인 치료법이라고 보고되었다[2-5]. 그러나 폭주부족에 대해서 BI 프리즘 처방은 처치순서에서 상대적으로 낮게 고려된다. 폭주부족에 대하여 시기능훈련이 우선적으로 고려되지만 개산부족에서는 가치가 훨씬 더 떨어진다. 시기능훈련에서 원거리에 대한 융합성개산을 개선시키는 것이 더 어려운 목표의 한 가지이기 때문에 개산부족에서 시기능훈련은 처방하기 곤란하다.

비사시성 양안시이상에서 약시가 존재할 가능성은 드물지만 사위가 상당한 정도의 부등시와 연관되면 약시가 존재할 수 있다. 그러한 경우 우선적으로 고려할 사항의 한 가지는 가림법 및 시기능훈련을 이용하여 약시를 치료하는 것이다. 항상 부등시를 처방한 후 즉시 약시 및 이와 연관된 억제를 치료하기 위한 가림법과 특수 시기능훈련을 고려하고 수직사위를 보정하기 위한 프리즘처방을 고려한다. 부등시와 관련된 개산부족이나 폭주부족에서는 하루에 가끔씩 가리는 방법을 추천한다. 약시제거 훈련과 함께 불투명한 안대를 이용하여 눈을 2~3시간 정도 가려서 약시를 충분히 치료할 수 있다. 부등시성 약시의 검사와 처치에 관해서는 제 16장에서 자세하게 다루겠다.

그러나 거의 모든 경우 폭주부족이나 개산부족에서 약시가 존재하지 않는다. 따라서 비정시의 교정과 프리즘 처방을 고려한 후 그 다음 과정으로 시기능훈련이 고려된다. 폭주부족에서 시기능훈련이 효과가 있는 것으로 입증되었기 때문에 치료법을 선택할 때 항상 고려해야 한다.

표 8.2와 8.3의 치료순서에서 마지막으로 제시된 방법이 수술이다. 제 3장에서 폭주부족에 대하여 수술이 거의 추천되지 않는 이유를 설명하였다. 또한 비수술적인 접근방법이 효과가 없다 하더라도 폭주부족에 대한 수술의 효과 역시 명확하지 않은 것으로 보고된다[5-7]. 개산부족에 대해서도 수술이 필요하지 않은 것 같다. 일반적으로 비수술적인 치료법을 혼합시키는 것이 효과적일 것이다. 그러나 원거리 편위도가 크고 비수술적인 치료법이 불편한 증상을 해결하지 못하는 경우 가끔 수술이 효과적일 수 있다.

낮은 AC/A 비와 연관된 양안시이상 처치법의 예후

앞에서 제시된 여러 가지 치료법을 사용한 폭주부족의 처치에 대한 예후는 우수하다. 시기능훈련은 폭주부족에서 가장 우선적으로 고려할 방법이며, 많은 연구에서 시기능훈련의 성공률이 85~95% 정도로 높게 보고되었다[9-21]. 모든 교과서에서도 폭주부족에 대하여 가장 우선적으로 접근할 치료법은 시기능훈련이라고 제시한다[22-28]. 시기능훈련은 또한 모든 연령에서 효과가 입증되었다[19-21]. 시기능훈련은 피검자의 동기와 협조가 양호하다면 모든 경우에서 효과적이다.

개산부족에 대해서는 렌즈처방, 가입도 처방 및 시기능훈련도 도움이 될 수 있지만 가장 먼저 고려할 처치법이 프리즘처방이다[8]. 개산부족의 치료에 프리즘처방이 중요하기 때문에 편위량이 특히 결정적인 요인이 된다. 원거리에서 내사위도가 15△나 그 이하라면 대부분 성공적으로 치료할 수 있다. 원거리 편위도가 증가할수록 불편한 증상을 완전히 없앨 수 있는 가능성이 줄어든다. 비록 개산부족이 교재에서 언급한 비사시성 양안시이상의 유형 가운데 처치에 대한 예후가 가장 양호하지 못하지만, 이러한 상태에서도 치료효과가 양호하다는 점을 이해하는 것이 중요하다.

낮은 AC/A 비와 연관된 사위의 처치시 고려 사항

낮은 AC/A 비와 연관된 양안시이상의 치료순서에서 중요한 사항은 가입도의 처방이 거의 중요하지 않다는 점이다. AC/A 비가 낮기 때문에 가입도가 편위도에 거의 영향을 주지 못한다. 이러한 경우 수평프리즘과 시기능훈련이 우선적으로 고려되어야 한다. 개산부족에서는 수평프리즘이 가장 효과적이며 폭주부족에서는 시기능훈련이 가장 효과적이다.

폭주부족

배경

정의 및 발생빈도

폭주부족은 근거리에서 외사위, 원거리에서 정위 또는 낮은 외사위, 폭주근점의 후퇴, 양성융합버전스의 감소 및 AC/A 비가 낮다는 특징을 갖는다. 여러 가지 비사시성 양안시이상의 유형에서 폭주부족이 가장 흔하며 가장 주목을 받는다. 폭주부족은 전 인구의 3~5% 정도에서 발생하는 것으로 보고된다[29-31]. 초기 연구에 대하여 한 가지 검토할 사항은 폭주부족을 정의하는데 표준과 균일성이 없었다는 것이다. 최근 Scheiman 등[32] 및 Rouse 등[33,34]은 학생을 대상으로 클리닉과 학교에서 폭주부족의 발생빈도를 조사하였다. 이들은 폭주부족을 명확하게 정의하는데 주의를 기울였다. Scheiman 등[32]은 폭주부족을 폭주근점이 후퇴하고, 적어도 3가지 특징(양성융합버전스의 직접 또는 간접 측정값이 낮음, 원거리보다 근거리 외사위가 더 높음, 낮은 AC/A 비)을 갖는 상태로 정의하였다. 그들은 또한 1650명의 학생(6 - 18세)의 5.3%가 폭주부족이었다고 보고했다. Rouse 등[33,34]은 폭주부족을 정의하는데 원거리보다 근거리에서 외사위가 4△ 이상 높고, 폭주근점이 후퇴하며 양성융합버전스가 불충분한 상태를 적용하였다. 이 기준을 적용하였을 때 클리닉을 방문한 8-12세 어린이의 6%가 폭주부족이었고[33], 학교에서 시기능 선별검사를 실시한 9-12세 어린이의 4.2%가 폭주부족인 것으로 나타났다[34]. Porcar와 Nartinez-Palomera [35]는

표 8.4. *폭주부족의 증상과 징후*

증상

이러한 증상은 일반적으로 독서나 다른 근거리작업을 위해 눈을 사용하는 것과 관련된다

눈피로	독서매체를 집중하기 곤란함
두통	시간이 지날수록 독서내용을 이해할 수 없음
시력저하	눈 주위가 잡아 당겨지는 느낌
복시	글자가 움직임
졸림	

징후

폭주근점의 후퇴
원거리보다 근거리에서 외사위도가 높음
낮은 AC/A 비

양성융합버전스의 직접 측정값

smooth vergence의 감소
step vergence의 감소
융합 용이성의 감소

양성융합버전스의 간접 측정값

NRA(음성상대조절력)이 낮음
양안 조절 용이성 검사에서 플러스렌즈 가입시 어려움을 느낌
MEM 측정값이 낮음

조절과다(accommodative excess) 상태가 존재한다면 ;

단안 조절 용이성 검사에서 플러스 렌즈 가입시 어려움을 느낌

조절부족(accommodative insufficiency) 상태가 존재한다면 ;

단안 및 양안 조절 용이성 검사에서 마이너스 렌즈 가입시 어려움을 느낌
PRA(양성상대조절력)이 낮음
조절력이 낮음
플러스렌즈를 가입시키고 폭주근점을 측정하면 개선 가능성이 있음

대학생을 대상으로 비슷한 연구를 실시하였다. 원거리보다 근거리에서 외사위가 6△ 이상 높고, AC/A 비가 낮으며 근거리에서 양성융합버전스가 낮고 폭주근점이 후퇴하는 상태를 기준으로 폭주근점을 정의한 결과 65명의 대학생에서 7.7%가 폭주부족으로 나타났다.

특징

증상

대부분의 증상은 독서나 기타 근거리에서 작업할 때 나타난다. 흔히 나타나는 불편한 증상은 짧은 시간동안 독서한 후에 눈의 피로감이나 두통, 흐려 보임, 복시, 졸림, 집중하기

곤란함, 시간이 지날수록 이해력이 떨어짐, 당기는 느낌 및 글자가 움직이는 느낌 등이다(표 8.4)[30]. 폭주부족인 사람 가운데 일부는 불편한 증상을 느끼지 못한다. Cooper와 Duckman[36]은 이처럼 불편을 느끼지 않는 이유는 억제, 근거리작업의 회피, 불편을 참을 수 있는 역치가 높은 상태 또는 독서할 때 한쪽 눈을 감는 것 등이 원인이라고 했다. 폭주부족인 사람이 평소에 불편을 느끼지 않는다고 대답하면 독서나 근거리작업을 회피하는지 항상 확인해야 한다. 이처럼 근거리작업의 회피는 폭주부족과 관련된 다른 증상의 어느 한 가지와 마찬가지로 시기능훈련을 추천하는 중요한 이유이다.

폭주부족에 대한 증상이 많이 소개되었지만, 최근까지 증상의 유형과 주기를 분석하기 위한 표준 설문조사가 이루어지지 않았다. Borsting 등[37]은 폭주부족 증상에 대한 설문을 어린이와 부모에게 실시하여 신뢰도와 관련된 증거를 수집하였다(표 8.5). 나이, 성별 및 인식수준이 비슷한 14명(8-13세)의 어린 학생을 대상으로 불편한 증상을 전향적으로 측정하였다. 학습장애나 주의력결핍이 있는 어린이는 대상에서 제외하였다. 폭주부족인 어린이와 부모에 대한 설문 점수는 양안시가 정상인 어린이와 부모의 설문 점수보다 유의하게 높았다. 따라서 폭주부족은 어린이의 시각적 편안함에 상당히 부정적인 영향을 주는 것으로 나타났으며, 9점 이상은 폭주부족과 연관된 증상이 유의한 수준을 의미한다고 결론지었다(없

표 8.5. *폭주부족과 관련된 증상을 조사하기 위한 설문지*

증상	없음	가끔	흔히	아주 흔히
독서나 공부할 때 눈이 피로하거나 불편한가?				
독서나 공부할 때 머리가 아픈가?				
독서나 공부할 때 졸음이 오는가?				
독서나 공부할 때 집중력이 떨어지는가?				
독서한 내용을 기억하는데 어려움이 있는가?				
독서나 공부할 때 글자가 두 개로 보이는가?				
독서나 공부할 때 글자가 움직이거나 흔들리거나 종이로부터 떠올라 보이는가?				
독서 속도가 느리다고 생각되는가?				
독서나 공부할 때 눈이 쑤시거나, 전에 눈을 다친 적이 있는가?				
독서나 공부할 때 눈 주위가 당겨지는 느낌이 있는가?				
독서나 공부할 때 단어가 흐려지거나 선명하다가 흐려지는가?				
독서나 공부할 때 읽던 곳을 잃어버리는가?				
독서할 때 똑같은 줄을 반복해서 다시 읽는가?				

음 = 0, 가끔 = 1, 자주 = 2, 아주 자주 = 3). 이 설문지를 임상 진단도구 및 시기능훈련이나 다른 처치법의 예후를 판단하는데 사용할 수 있다.

징후

폭주부족과 관련된 징후는 표 8.4와 같다.

굴절이상

폭주부족에서 굴절이상과 관련된 명백한 추이가 확인되지는 않았다.

폭주근점

폭주부족에서 가장 일관되게 발견되는 사항은 폭주근점이 멀다는 점이다[38]. Rouse 등[38]의 조사에서 옵토메트리스트의 94% 정도가 폭주부족을 진단하는데 폭주근점의 후퇴 여부를 적용하는 것으로 나타났다. 의사의 35%가 폭주부족을 진단하는데 한 가지 기준만 적용해도 충분하다고 생각하며, 가장 자주 사용되는 진단기준이 폭주근점인 것으로 밝혀졌다.

최근 어린 학생과 청소년에서 폭주근점의 예상값이 보고되었다. Hayes 등[39]은 297명의 유치원생, 초등학교 3학년 및 6학년을 대상으로 폭주근점을 측정하였으며, 어린이에서 기준값을 6-10 cm라고 제시하였다. Scheiman 등[40]은 175명의 젊은이를 대상으로 폭주근점을 측정한 결과 폭주부족의 판단 기준으로 5~7 cm를 제시하였다.

폭주근점은 일반적으로 피검자가 복시를 보고하거나 검사자가 피검자의 융합이 분리되는 상태를 주목할 때까지 눈쪽으로 시표를 천천히 접근시키면서 측정한다. 이 방법의 정확도를 개선시키기 위하여 몇 가지 수정된 방법이 제시되었다. Wick[41] 및 Mohindra와 Molinari[42]는 폭주근점을 4~5회 반복 측정하도록 제시하였다. Davis[43]는 증상이 없는 피검자라면 반복측정 시 근점거리가 거의 변하지 않지만, 증상이 있는 피검자는 반복측정 시 폭주능력이 상당히 감소한다고 보고하였다. 이러한 추천내용은 폭주근점 검사에서 분리점의 진단적 감도를 개선시키기 위해 고안되었다. 최근 연구에서 Scheiman 등[40]은 폭주근점의 반복측정에 대한 가치를 확인했다. 그들은 정상인 사람과 폭주부족인 사람에서 모두 반복측정 시 폭주근점이 후퇴하는 것을 발견했다. 그러나 양안시가 정상인 사람은 후퇴하는 양이 1 cm 이하로 적었으며, 폭주부족에서는 5회 반복측정 후 1.5 cm 정도가 후퇴하고 10회 반복측정 후에는 4 cm 정도가 후퇴하였다. 이러한 점으로부터 폭주근점을 반복 측정하여 임상적으로 유용한 정보를 얻을 수 있으며 최소 10회 정도 반복측정이 필요하다고 제시하였다.

폭주능력을 평가하는데 적용할 수 있는 또 다른 기준은 푸쉬업 방법으로 폭주근점을 측정하는 동안 융합을 잃어버렸다가 다시 융합상태를 얻게 되는 점인 회복점이다. Capobianco

[44]는 회복점이 분리점과 크게 차이를 보인다면 폭주로 인한 문제점이 더 심한 상태를 의미한다고 보고하였다. 그는 또한 펜라이트로 폭주근점을 측정한다면 펜라이트와 적색필터를 피검자의 우안에 놓을 경우 더 정확하게 검사할 수 있다고 제시하였다. 많은 연구자들이 이 방법은 폭주량을 평가하는 표준방법의 일부라고 제시하였다[41,42,45,46]. Scheiman 등[40]은 조절을 자극하는 타게트, 펜라이트 또는 적녹필터와 결합시킨 펜라이트 등으로 측정하였을 때 정상인 사람의 폭주근점은 중요한 차이가 없음을 발견하였다. 그러나 폭주부족에서는 조절자극 타게트를 사용할 때보다 펜라이트와 적녹필터를 결합시키고 측정할 때 분리점과 회복점 모두 더 크게 후퇴함을 보였다. 조절자극 시표를 사용했을 때 평균 분리점은 9.3 cm였고, 펜라이트와 적녹필터를 결합시켰을 때에는 14.8 cm였다. 또한 조절자극 시표를 사용했을 때 평균 회복점은 12.2 cm였고, 펜라이트와 적녹필터를 결합시켰을 때에는 17.6 cm였다. 따라서 분리점과 회복점 모두 조절자극 시표와 비교하여 펜라이트와 적녹필터를 결합시키고 측정하였을 때 5.5 cm 정도의 차이가 있었다. 조절자극 시표와 펜라이트를 사용했을 때 및 펜라이트와 펜라이트 + 적녹필터를 사용했을 때 측정값은 각각 통계학적으로 유의한 차이가 없었다. 따라서 펜라이트 + 적녹필터를 사용하는 것이 정상인 사람과 폭주부족인 사람을 구별하는데 약간의 진단적인 가치가 있는 것으로 생각된다.

마지막으로 Pickwell 등[47]은 또 다른 폭주능력을 평가할 수 있는 방법 즉, "jump convergence"를 소개하였다. 이 방법은 피검자에게 먼저 6 cm 거리에 있는 시표를 바라보도록 하고 다음 15 cm 거리에 있는 시표를 주시하도록 하는 것이다. Pickwell 등[47] 및 Pickwell과 Hampshire[48]는 jump convergence를 측정하는 것이 임상적으로 더 중요한 의미를 가지며, 폭주로 인한 문제점이 있는지 결정하는데 폭주근점 검사보다 더 민감한 방법이라고 보고하였다.

편위상태의 특징

폭주부족은 일반적으로 근거리에서 외사위도가 더 높고 양성융합버전스가 감소하며 폭주근점이 후퇴된다.

일부 전문가는 원거리와 근거리의 사위도가 10△ 이상 차이나는 것을 유용한 지침이라고 제시한다. 그러나 이러한 주장은 확실한 연구결과가 없으므로 지침으로만 사용되어야 한다. 이 지침에 의존하기 보다는 낮은 AC/A 비의 존재를 기초로 예상되는 차이를 고려하는 것이 더 유용하다. AC/A 비가 3 : 1 이하면 낮은 것으로 고려하므로, 원거리와 근거리 사위도가 8△만 차이나더라도 폭주부족으로 진단하기에 충분하다.

전문가는 또한 진단을 내릴 때 원거리와 근거리에서 편위량에 덧붙여 다른 특징을 살펴보고 자신의 판단기준을 적용할 수 있다. 예를 들어 근거리에서 편위는 간헐성 또는 항상 사시이며 원거리는 사위일 수 있다. 폭주근점이 후퇴된 상태와 함께 이러한 사항이 발견되면 비록 원거리와 근거리 사위도의 차이가 8△ 이하라 할지라도 폭주부족으로 진단할 수 있다. 따라서 원거리와 근거리에서 사위도뿐 아니라 편위가 나타나는 시간을 비교하는 것이 진단 과정에서 중요한 요소이다.

AC/A 비

AC/A 비가 3 : 1 이하로 낮으면 일반적으로 폭주부족이 존재한다고 고려한다. 계산 AC/A 비를 기초로 판단할 수 있으며 치료방법을 고려할 때 중요한 요소이다.

양안시 및 조절상태 검사결과의 분석

양성융합버전스에 대한 모든 직접적인 측정값은 폭주부족에서 낮게 나타나는 경향이다(표 8.4). 이것은 step vergence, smooth vergence 및 jump vergence를 포함한다. 덧붙여 양성융합버전스에 대한 간접적인 측정값(표 8.4) 역시 낮게 나타날 것이다. 플러스 렌즈를 가입시키고 양안시 상태에서 측정한 값은 피검자가 조절을 이완시키고 양성융합버전스를 이용하여 양안주시 상태를 조정할 수 있는 능력을 나타낸다. 두 가지 예가 음성상대조절력과 양안 조절용이성의 측정이다. 이 두 가지 검사에서 어느 한 가지가 낮게 측정되면 조절을 충분히 이완시키지 못하거나 양성융합버전스가 감소된 점이 원인일 것이다. 정밀진단은 단안시 상태에서 측정한 조절력을 기초로 결정한다. 쉽고 유용한 방법은 음성상대조절력 검사에서 흐려 보인다고 보고하면 한쪽 눈을 가린다. 이 때 흐린 상태가 지속되면 문제점의 원인은 조절성(조절과다 ; accommodative excess)이다. 반대로 시표가 선명해지면 문제는 양안시상태(양성융합버전스)와 관련된 것이다. 다른 검사에서 단안 조절 용이성이 정상인 것으로 나타나면 양성융합버전스가 감소된 상태를 의미한다.

또 다른 중요한 간접적인 검사는 MEM 검영법이다. 폭주부족에서 이 검사결과가 비정상적인 경우를 흔히 발견할 수 있다. 예상보다 MEM 검사결과가 플러스쪽으로 낮게 나타나면 양안시를 유지하기 위하여 조절성폭주를 사용하여 부적절한 양성융합버전스를 보충하고 있음을 의미한다.

일부 예에서 폭주부족과 함께 2차성 조절과다 상태가 존재한다. 그러한 경우 위에서 언급한 징후에 덧붙여 플러스 렌즈를 가입시키고 단안 조절능력을 측정할 때 불량한 반응을 보일 것이다. 음성상대조절력을 측정하고 한쪽 눈을 가리고 정밀진단을 하는 것이 유용하다. 폭주부족과 함께 조절과다 상태가 존재할 때 조절과 관련된 문제점은 부적절한 양성융합버전스를 보충하기 위하여 2차적으로 조절성폭주를 과다하게 사용하는 점이 원인으로 생각된다.

표 8.6. *폭주부족의 정밀진단*

다음 사항의 2 차성으로 인한 폭주마비	다음 사항으로 인한 내직근 쇠약상태
기능적인 이상을 배제시켰을 때	
거짓 폭주부족	
기본 외사위	
개산과다	
다음과 같은 심각한 질환을 배제시켰을 때	
다음 사항의 2 차성으로 인한 폭주마비	**다음 사항으로 인한 내직근 쇠약상태**
허혈성 골굴절(Ischemic infraction)	다발성경화증(Multiple sclerosis)
수초탈락(Demyelination)	중증근무력증(Myasthenia gravis)
바이러스감염(Flu or other viral infection)	이전의 사시수술
파킨슨병(Parkinson's disease)	
파리노증후군(Parinaud's syndrome)	

이처럼 과다한 조절노력이 지속되면 조절경련이 유발될 수 있다. 그러한 경우 원거리물체가 흐려 보인다고 보고할 것이다. 처음에는 일시적으로 원거리시력이 저하된다. 이러한 상태가 치료되지 않고 지속되면 근시가 발달한 것처럼 원거리시력이 지속적으로 흐려 보일 것이다.

정밀진단

폭주부족의 정밀진단을 위한 정보가 표 8.6에 제시되었다.

폭주부족은 표 8.4에 있는 시각적인 증상 이외에 심각한 결과를 초래하지 않는 양성 상태로 고려된다. 기본 외사위(원거리와 근거리 사위도가 거의 같은)와 개산과다(원거리에서 외사위도가 더 높은)처럼 외사위와 연관된 다른 유형의 양안시이상과 구별하는 것이 상대적으로 용이하다.

Richman과 Cron[49]은 폭주부족과 혼동할 수 있는 거짓 폭주부족(Pseudoconvergence insufficiency)을 설명했다. 거짓 폭주부족은 조절부족이 제 1차적인 문제점이다. 조절력과 조절을 자극시키는 능력을 평가하는 모든 측정값이 감소한다. 이 상태는 기본적으로 조절부족으로 인해 폭주부족이 2 차성으로 발생한 것으로 믿어진다. 이러한 경우 주어진 조절요구에 대하여 거의 조절하지 못하는 경향이다. 결과적으로 조절성폭주가 감소하여 더 많은 양의 양성융합버전스가 요구된다. 피검자가 이미 양성융합버전스를 거의 사용하고 있는 중도의 외사위라면 이처럼 부가적인 폭주요구가 폭주부족처럼 만들 수 있다. 사례 8.3은 거짓 폭주부족을 나타낸 것이다.

지금 이 피검자를 처음 검사하였다면 검사결과로부터 실제 폭주부족으로 쉽게 혼동했을

사례 8.3

13세로 10분 정도 독서하면 안정피로와 시력저하로 불편을 겪고 있다. 그는 건강하고 어떤 의학적인 처치를 받지 않는다. 몇 년 전부터 클리닉을 방문하였고 가장 최근의 검사는 2년 전에 실시하였다. 그 때 불편한 점이 없었다. 이전 및 현재 검사결과는 다음과 같다.

검사항목	이전 검사내용	현재 검사내용
폭주근점	10 cm	20 cm
조절력	15 D	6 D
원거리사위	정위	정위
근거리사위	5△ 외사위	11△ 외사위
계산 AC/A 비	4 : 1	1.6 : 1
근거리 BO 검사값	10 / 18 / 10	4 / 12 / 4
버전스 용이성	12 cpm	6 cpm(BO 가입시 느림)
음성상대조절력	+2.50	+2.50
양성상대조절력	−2.50	−1.75
양안 조절 용이성	12 회/분	4 회/분(마이너스 렌즈 실패)
MEM 검영법	양안 +0.25D	양안 +1.00D
IPD	58 mm	58 mm

것이다. 정밀진단을 위한 핵심 검사항목은 조절력과 조절자극 능력을 입증할 수 있는 검사내용이다. 실제 폭주부족에서는 이러한 검사결과가 정상이다. 그러나 조절상태가 비정상적이라면 조절과다 상태가 되는 경향이다. 따라서 조절을 자극시킬 수 있는 능력을 입증하는 다른 검사 내용과 함께 조절력이 감소된다면 거짓 폭주부족으로 진단할 수 있다. 피검자는 조절자극에 가능한 적게 반응하기 때문에 근거리 외사위도가 증가하며 양성융합버전스가 낮게 측정된다. 거짓 폭주부족에서는 +0.75D나 +1.00D 렌즈를 가입시키고 폭주근점을 반복 측정하면 폭주능력이 개선될 것이다. 낮은 도수의 플러스 렌즈를 가입시키면 더욱 정확하게 조절하여 폭주근점이 개선될 것이다.

폭주부족은 또한 심각한 질환과 연관될 수 있다. 폭주부족과 구별되어야 하는 폭주마비(convergence paralysis)는 상핵주시이상(supranuclear gaze disorder)이며, 이러한 경우 피검자는 공액 주시운동을 하는 동안 눈을 충분히 내전시킬 수 있으며 편위는 일치성이다. 폭주마비는 허혈성골굴절(ischemic infarction), 수초탈락(demyelination) 및 유행성감기나 기타 바이러스 감염에 의한 2차적으로 발생할 수 있다[50]. 유행성감기의 2차성으로 발생하였을 때 일시적이거나 영구적일 수 있다. 폭주마비가 조절성이나 동공과 관련된 상태 또는 중추신경계 질환의 다른 증거와 고립되어 존재한다면 기능성 폭주부족과 구별하기 곤란할 수 있다. 이 때 주로 고려할 사항은 과거력이다. 복시나 안정피로가 최근에 발생하였다면 폭주마비를 의심하여야 한다. 폭주부족인 사람은 일반적으로 불편감이 장기간 지속되고 만성적인 과거력을 갖고 있다.

파킨슨병, 파리노 증후군, 다발경화증 및 중증근무력증으로 인한 내직근쇠약 등의 2차성으로 폭주근점이 후퇴된다는 보고가 있다. 따라서 폭주부족을 정밀하게 진단할 수 있는 사항을 알아야 하며 폭주부족을 유발시킬 수 있는 더 심각한 비정상 상태가 있는지 우선적으로 구별해야 한다. 표 8.6은 폭주부족을 정밀 진단하는데 고려해야 할 여러 가지 상태를 나타낸 것이다.

정밀감별 : 요약

폭주부족의 모든 경우에서 심각한 병인이 있는지 확인해야 한다. 이러한 정밀진단은 피검자가 갖는 증상의 특성과 크게 관계된다. 전형적으로 폭주부족은 장기간 지속되는 만성적인 불편감과 건강상태가 양호하지 못한 과거력을 갖는다. 조절에 영향을 주는 것으로 알려진 의학적인 처치에 대한 과거력도 특이한 사항이 없다. 폭주부족과 구분해야 할 주요한 기능성 이상은 조절성 원인을 갖는 거짓 폭주부족이다. 기능성 문제점을 갖는 것으로 생각되는 폭주부족을 치료할 때 증상이 개선되지 않고 예상되는 검사결과가 나타나지 않는다면 현재 상태의 원인을 다시 고려하는 것이 현명하다.

심각한 원인 질환과 연관된 폭주마비(convergence paresis)는 급성으로 발생하며 보통 의학적인 문제점이나 신경학적인 증상이 나타난다.

처치

치료순서는 표 8.2와 같다.

굴절이상의 교정

양안시이상, 안구운동이상 및 조절기능이상의 모든 경우에서 가장 먼저 처치할 사항은 굴절이상을 교정하는 것이다. 폭주부족에서 상당한 정도의 근시가 존재한다면 안경을 처방하는 것이 중요하다. 근시도가 낮을 때에는 폭주부족의 2차성으로 나타났을 가능성이 있다. 조절과다가 존재하면 그러한 결론이 뒷받침된다. 그러한 경우 낮은 정도의 근시는 처방하지 않도록 추천한다. 폭주부족과 조절과다를 모두 치료할 수 있는 시기능훈련이 처방되어야 한다. 시기능훈련을 진행하면서 굴절이상을 지켜보아야 한다. 근시도가 변하지 않는다면 시기능훈련을 마친 후 안경을 처방할 수 있다.

폭주부족에서 원시의 발생빈도는 일반적인 사람과 비교하여 더 높은 것 같지는 않다. 그러나 원시가 존재한다면 처치하기가 까다롭다. 비록 AC/A 비가 낮더라도 상당한 정도의 원시가 존재할 때, 굴절이상을 교정하면 외사위도가 증가될 것이다. 이것은 이미 적절하지 못한 상태인 양성융합버전스의 요구를 더욱 증가시키고 불편한 증상을 더욱 악화시킬 것이다. 일부에서는 불편감을 가까스로 견딜만한 상태가 임상적으로 중요한 상태로 발전하거나 근거리에서 외사위가 보정되지 않아 간헐성 외사시로 발전할 수 있다. 사례 8.4는 폭주부족의 증상을 견딜만한 상태에서 원시를 교정하므로 나타난 효과를 예시한 것이다.

사례 8.4

Robert는 41세로 회계사이며 안정피로, 시력저하, 열감 및 전두통으로 불편을 겪고 있다. 이러한 문제점은 일주일동안 매일 근무하는 날 오후부터 나타나며 지난 6 개월 동안 지속되고 있다. 전에 안경을 쓰지 않았다. 검사결과 좌우안 모두 S +2.50D이고, 나안상태에서 원거리는 정위, 근거리는 8 △ 외사위였다. 안경으로 교정하였을 때 원거리는 6△ 외사위이고 근거리는 15 △ 외사위였다.

	나안 상태	안경교정시
근거리 BO 검사	8 / 16 / 8	4 / 10 / 4
폭주근점(분리점/회복점)	7.5 cm / 15 cm	15 cm / 25 cm

이러한 경우 피검자의 증상이 굴절이상의 미교정으로 인한 2차성인지, 폭주부족으로 인한 2 차성인지 아니면 두 가지 모두에 의한 2 차성인지 여부를 결정해야 한다. 위의 예에서 독서할 때 불편을 느끼고 원시에 대한 교정이 요구된다. 그러나 원시를 교정하면 검사값이 폭주부족 상태를 제시한다. 이 피검자에게 추천될 수 있는 몇 가지 대안은 다음과 같다:

- 완전교정을 처방하고 항상 안경을 착용하다가 4~6주 후에 방문하여 다시 검사받도록 하고, 불편한 증상이 지속되면 시기능훈련을 추천할 수 있다.
- 부분교정을 처방하고 항상 안경을 착용하다가 4~6주 후에 방문하여 다시 검사받도록 하고, 불편한 증상이 지속되면 시기능훈련을 추천할 수 있다.
- 완전교정을 처방하고 항상 안경을 착용하도록 지시하고 동시에 시기능훈련을 시작한다.
- 부분교정을 처방하고 동시에 시기능훈련을 시작한다. 시기능훈련을 마친 후 처방을 변화시키고 플러스 도수를 증가시킬 것인지 검토한다.

가장 좋은 방법은 상황과 검사자의 처치철학에 좌우될 것이다. 사례 8.4에서 시기능훈련과 함께 부분교정(좌우안 모두 S +1.50D)을 처방하는 것이 불편한 증상을 가장 신속하게 구제할 수 있을 것이다. 양성 융합버전스와 폭주근점이 개선되면 플러스 도수를 증가시킬 수 있다.

프리즘

수직편위가 존재한다면 시기능훈련을 시작하기에 앞서 수직프리즘을 처방하도록 추천한다. 수직프리즘의 양을 결정하는데 가장 효과적인 방법은 주시시차 장치로 측정할 수 있는 일부 융합제거 사위도(associated phoria)를 고려하는 것이다.

아주 많은 경우에서 폭주부족에 대하여 BI 보정프리즘을 사용할 필요가 없다. 일시적으로 BI 프리즘을 사용하는 것이 의미가 있을지 모르겠지만 폭주부족에서 BI 프리즘의 처방이 유효하다고 뒷받침하는 연구결과가 거의 없다. BI 프리즘은 폭주부족에서 시기능훈련이 효과가 없거나 시기능훈련을 제대로 수행할 수 없는 경우에 국한하여 사용될 수 있다. 폭주부족에서 BI 프리즘이 필요한 경우라면 주시시차 측정결과를 분석하여 처방해야 된다.

시기능훈련

가정훈련법/연필을 이용한 푸쉬업훈련법

폭주부족에서 흔히 연필푸쉬업법 또는 가정훈련법이 추천된다. Scheiman 등[51]은 무작위로 선정한 863명의 옵토메트리스트와 863명의 안과의사를 대상으로 연구를 실시하였다. 미국 전역에 걸쳐 증상을 갖는 폭주부족에게 가장 효과적이라고 생각하는 처치법 및 실제 처치한 방법을 묻는 설문조사를 실시하였다. 옵토메트리스트의 응답은 연필푸쉬업법이 36%로 가장 많이 처치되었으며, 다음에 집에서 실시하는 훈련(22%)과 클리닉에서 실시하는 훈련(16%)이었다. 안과의사는 연필푸쉬업법이 50%로 가장 많이 처치되었으며, 다음에 집에서 실시하는 훈련(21%)과 클리닉에서 실시하는 훈련(10%)이었다.

이처럼 많은 전문가가 폭주부족에 대하여 연필 푸쉬업법이 가장 효과적인 처치법이라고 생각하며 집에서 훈련하도록 가장 자주 처방되는 방법으로 나타났다. 연필 푸쉬업법은 Duke-Elder와 Wybar[52]가 다음과 같이 소개하였다 :

> "폭주근점을 개선시키기 위한 훈련으로, 피검자가 타게트를 팔길이 정도로 유지시키고, 항상 양안중심와 주시상태를 유지하면서, 점차적으로 눈을 향해 접근시킨다. 이 훈련을 매일 몇 분 정도씩 실시해야 한다."

일반적으로 생리적복시를 제공하는 타게트를 사용해야 한다. 연필푸쉬업법이 아주 많이 처방되지만, 효과를 입증하는 임상연구는 없다. Gallaway 등[53]은 폭주부족의 처치를 위한 연필푸쉬업법의 효과에 대한 예비연구를 실시하였다. 폭주부족으로 불편한 증상을 갖는 9-51세 사이의 25명을 대상으로 처치를 시작하기에 앞서 증상에 대한 설문을 조사하였다. 일주일에 5일 동안 집에서 매일 15분씩 연필푸쉬업법을 실시하도록 했다. 집에서 제대로 실시하는지 확인하기 위해 6주 동안 매일 훈련 결과를 기록하도록 했다. 6주 후에 방문했을 때 처음에 실시했던 검사를 다시 실시하였다. 6주 후에 12명만 방문했으며, 이 가운데 4명만 검사결과를 기초로 훈련을 실시한 후에 정상으로 분류되었다. 1명은 증상이 어느 정도 개선되었으며, 1명은 증상이 사라졌다고 보고했다. 이 연구에서 훈련을 계속 실시한 숫자가 낮은 점이 의미가 있으며 이 방법과 관련된 본질적인 문제점이라고 생각된다.

연필푸쉬업법이 간단하고 저렴하지만 과학적으로 입증되지 않았으며 대다수의 피검자가 흥미를 잃고 훈련을 중단한다. 연필푸쉬업법이 폭주부족을 위한 실용적인 처치법이거나 독점적으로 사용될 수 있는 방법이라고 생각하지는 않는다.

그러나 폭주부족을 위해 집에서 훈련하는 방법은 클리닉에서 훈련할 수 없는 사람에게는 실용적인 방법이다. 최근 집에서 실시할 수 있는 소프트웨어가 개발되었다.

연필푸쉬업, Stereogram, Brock string, Lifesaver Card 또는 Eccentric Circle 등의 훈련법이 가정훈련법으로 처방되고 있다. 이러한 방법을 효과적으로 사용하기 위해서는 피검자의 반응을 해석하고 양안시 반응을 개선시키기 위해 자극 조건을 변화시킬 수 있는 경험이 많은 검사자가 필요하다. 피검자나 부모는 이러한 경험이 없기 때문에, 전적으로 집에서만 훈련한다면 효과적이지 못할 것이다. 또한 어린 아이나 여러 가지 이유로 정확하게 반응하지 못하는 피검자에게 전통적인 훈련법은 사용하기가 어렵고 신뢰하지 못한다. 예상되는 반응을 터득하고 부모를 즐겁게 하려는 욕망이 강한 어린이라면 요구되는 목표를 달성하지 못하더라도 정확한 반응을 보일 수 있다. 경험이 많은 검사자는 이러한 행동을 발견할 수 있지만 부모는 그렇지 못하다.

Home Therapy System이라는 시기능훈련 컴퓨터 프로그램은 위에서 언급한 모든 문제점을 해결해준다. 반응을 해석할 필요가 거의 없고, 컴퓨터가 항상 적절한 훈련 수준을 유지하며, 어린이가 훈련할 때 부모가 감독할 필요가 없다. 이 프로그램은 주로 무작위점입체도를 타게트로 사용한다. Cooper 등[54-57]은 시기능을 개선시키는데 무작위점 입체도의 효능을 입증하는 상당한 연구를 실시하였다.

검사실훈련

일반적으로 폭주부족을 위한 검사실 훈련 프로그램을 추천한다. 그러한 프로그램은 12~24회 정도의 방문이 필요하다. 시기능훈련의 전체 횟수는 상태의 심각성, 피검자의 나이, 동기 및 집에서 실시하는 훈련의 충실도 등과 관계가 있다. 동기가 강한 성인이라면 12회 정도의 검사실 훈련으로 폭주부족을 성공적으로 처치할 수도 있다.

특정 시기능훈련 프로그램

다음에 추천되는 모든 시기능훈련은 제 5-7장에서 자세하게 설명되었다.

제 1단계

시기능훈련의 1단계는 표 8.7에 명시된 목표를 달성하는 것이다.

시기능훈련은 검사자와 피검자 사이에 원만한 의사소통과 협조관계가 요구되므로, 처음 방문하였을 때 피검자와 협력관계를 개발시키는 것이 중요하다. 시기능훈련을 성공하려면 이러한 관계가 아주 필요하며 따라서 처음 방문시 첫째 목표로 삼아야 한다. 상의가 필요한 몇 가지 주요한 사항은 처치하려는 시각적인 문제점의 특성, 시기능훈련이 필요한 이유 및 시기능 훈련의 목표 등이다. 일반적으로 이러한 사항이 시기능훈련을 시작하기 전에 논의되지만, 많은 사람들이 시기능훈련에 대하여 알지 못하기 때문에 오해가 발생할 수 있다. 이러한 관점에 대하여 전에 논의했던 내용을 간단하게 반복하는 것이 매우 중요하다.

표 8.7. *폭주부족을 위한 시기능훈련*

	훈련 목표
1 단계	- 피검자와 협동관계를 개발 - 훈련을 통하여 사용될 수 있는 다양한 피드백 기전을 인식시킴 - 의식적인 폭주운동(voluntary convergence)을 개발시킴 - 양성융합버전스량(smooth 또는 tonic vergence demand)의 정상화 - 조절력 및 조절 이완과 자극 능력의 정상화
2 단계	- 음성융합버전스(smooth 또는 tonic vergence demand) 양의 정상화 - 양성융합버전스 용이성(jump 또는 phasic vergence demand)의 정상화 - 음성융합버전스 용이성(jump 또는 phasic vergence demand)의 정상화
3 단계	- 폭주요구로부터 개산요구로 버전스를 변화시킬 수 있는 능력의 개발 - 조절요구량 변화시 버전스의 협응성 개발 - 단안동향운동 및 핵보기와 버전스의 협응성 개발

표 8.8. *시기능훈련 과정에서 사용되는 피드백 단서*

1. 복시(diplopia)	6. SILO(small in, large out)
2. 흐린 상태(blur)	7. 떠오름(float)
3. 억제(suppression)	8. 위치 인식(localization)
4. 광택(luster)	9. 시차(parallax)
5. 운동감각성 인식(kinesthetic awareness)	

처음 단계에서 피검자에게 시기능훈련 과정에서 사용하게 될 여러 가지 피드백 기전을 이해시키는 것이 중요하다. 피검자가 표 8.8에 예시된 9가지의 피드백 단서를 충분히 이해하게 되면 시기능훈련을 더욱 신속하게 진행할 수 있다. 이러한 피드백 단서는 제 4장에서 언급되었다.

시기능훈련의 첫 번째 목표는 폭주에 대한 개념과 폭주할 때 느낌을 갖도록 하는 것이다. 피검자는 의도적으로 5 cm ~ 60 cm 사이의 거리에 대하여 폭주와 개산할 수 있어야 한다. 피검자가 의식적으로 조절할 수 있는 폭주운동을 시작할 수 있게 되면 시기능훈련 프로그램의 다른 목적이 더욱 쉽게 달성된다. 첫 번째 목적을 달성하기 위하여 일반적으로 실시되는 3가지 훈련은 Brock String, Bug On String 및 Red/Green Barrel Card 등이다.

폭주부족인 사람은 일반적으로 BO 흐린점, 분리점, 회복점이 아주 제한적이다. 따라서 시기능훈련의 제 1단계에서 또 다른 목적은 양성융합버전스의 양이 정상범위가 되도록 하는 것이다. 초기의 목표는 smooth 또는 tonic 버전스 요구에 대한 정상적인 범위를 다시 설정하는 것이다. 시기능훈련 프로그램의 초기에서는 피검자가 smooth vergence 요구량을 더욱 쉽게 달성할 수 있다. 피검자에게 동일한 평면에서 조절과 폭주를 하는 상태로 훈련을 시작한다. 그런 다음 40 cm 거리에 대하여 조절을 유지하도록 하고 폭주면을 더욱 눈에 가까워지도록 이동시키면서 폭주요구량을 서서히 가입시킨다. 가능한 빠르게 jump vergence를 포함하는 다음 훈련 단계로 이동하는 것이 중요하다. 그렇게 하므로 훈련기간을 단축시킬 수 있다.

Smooth vergence 훈련부터 시작하는 또 다른 장점은 일부 경우에서 폭주요구량이 소개되면 억제나 복시가 유발될 수 있다는 점이다. 이러한 경우 smooth vergence 훈련이 시기능훈련의 출발점을 제공한다. 피검자가 어떠한 양의 폭주요구에 대하여 융합할 수 없다면 개산요구상태로 훈련을 시작한다. 예를 들어 가변 Tranaglyph를 10△ BI으로 설정하여 점차적으로 0으로 감소시킬 수 있다. 이러한 접근은 적어도 피검자가 훈련을 시작하여 약간 성공을 경험할 수 있도록 해주며, 10△ BI에서 0까지 변화시키면서 출발점과 관련하여 폭주훈련이 진행되는 상태를 보여줄 수 있다. 초기에 변화속도는 거의 중요하지 않으며, 폭주요구가 서서히 증가할 때 융합을 유지할 수 있으면 충분하다.

이러한 목적을 달성하는데 사용될 수 있는 도구는 Bernell사로부터 공급되는 Variable Tranaglyph, Variable Vectogram 및 Variable Prismatic Stereoscope 등이다. 이러한 3가지 장치를 이용하여 폭주요구량을 부드럽게 점차적으로 증가시킬 수 있다.

예비노안에서 폭주부족을 갖는 대다수의 사람은 조절로 인한 문제점도 존재한다. 그러한 경우 제 1단계의 훈련에서 마지막 목표는 조절력, 조절이완 및 반응 능력을 정상화시키는 것이다. 조절기능이 정상이라면 일반적으로 조절계를 훈련시키는데 많은 시간을 소비할 필요가 없다. 조절기능 훈련법은 제 6장과 7장에서 소개되었다. 이 훈련의 제 1단계에서는 보통 Lens Sorting, Loose Lens Rock 및 Hart Chart를 이용한 훈련이 사용된다.

종료점

다음과 같은 수준에 도달했을 때 제 1 단계 훈련을 마친다 ;

- 의도적으로 폭주상태를 만들 수 있다.
- Tranaglyph나 다른 비슷한 방법에서 BO 30△ 정도까지 융합할 수 있다.
- 20/30 시력의 타게트를 사용하여 +2.00D/−2.00D로 조절 용이성을 측정할 때 12회/분까지 가능하다.

제 1 단계에 대한 시기능훈련 프로그램의 견본은 표 8.9와 같다. 이 프로그램은 검사실 훈련을 보충하기 위해 집에서 훈련하는데 사용될 수 있는 여러 가지 방법을 포함한다.

제 2단계

두 번째 훈련 단계는 표 8.9에 열거된 목표를 달성하기 위한 것이다.

Smooth 양성융합버전스가 정상적인 상태로 개선되면, jump vergence 요구가 강조되어야 한다. 가변 Tranaglyph와 Vectogram을 계속 사용할 수 있다. 그러나 제 5장에서 설명한 step vergence 요구상태를 만들기 위해 다음과 같은 수정사항이 보충되어야 한다 :

1. 주시상태를 타게트로부터 공간에 있는 다른 점으로 변화
2. 한쪽 눈의 가림/벗김
3. 루즈 프리즘이나 플립 프리즘 사용
4. 버전스가 요구되는 상태에서 플립렌즈를 사용하여 step vergence를 변화시킴
5. Dual Polachrome Illuminated Trainer에 설치된 두 가지 다른 Tranaglyph 사용
6. 폴라로이드나 적녹 플리퍼 사용

이 단계에서 가치가 있는 다른 방법은 고정 Tranaglyph, Aperture Rule, Eccentric

표 8.9. *폭주부족을 위한 표준 시기능훈련*

제 1 단계

제 1 과정 및 제 2 과정

검사실 훈련

- 시각적 문제점의 특성, 시기능훈련의 목표, 여러 가지 피드백 단서, 훈련의 중요성 등을 논의한다.
- Brock String
- Lens Sorting
- Loose Lens Rock(조절과다는 플러스 렌즈, 조절부족은 마이너스 렌즈로 시작)
- Tranaglyph 또는 Vectogram: BO
  1. Tranaglyph 515나 Quoit Vectogram처럼 주변부 융합 타게트로 시작
- Computer Orthoptics Random Dot Program : BO

집에서 훈련

- Brock String

제 3 과정 및 제 4 과정

검사실에서 훈련

- Bug On String
- Loose Lens Rock
- Tranaglyph 또는 Vectogram: BO
  1. Clown, Bunny Tranaglyphs; Clown, Topper Vectograms처럼 중심부 융합이 더욱 요구되는 타게트를 사용
- Computer Orthoptics Random Dot Program: BO

집에서 훈련

- Loose Lens Rock 훈련법을 첨가

제 5 과정에서 제 8 과정

검사실에서 훈련

- Barrel Card
- 의도적 폭주 훈련
- Loose Lens Rock
- Tranaglyph 또는 Vectogram: BO
  1. Tranaglyph Sports slide, Faces target 및 Spirangle Vectogram 등과 같이 전체적으로 더 세밀한 타게트를 사용.
- Computer Orthoptics Random Dot Program: BO

집에서 훈련

- Tranaglyph: BO

제 2 단계

제 9 과정 및 제 10 과정

검사실에서 훈련

- jump vergence 요구를 만들기 위해 Tranaglyph나 Vectogram을 수정 : BO
- 고정 Tranaglyph
- Tranaglyph 515 나 Quoit Vectogram : BI
- 양안 조절 훈련법 : ±렌즈를 사용하는 위에서 열거한 양안 훈련법 사용

집에서 훈련

- 고정 Tranaglyph

표 8.9. *폭주부족을 위한 표본 시기능훈련(계속)*

제 11 과정 및 제 12 과정

검사실에서 훈련

- jump vergence 요구를 만들기 위해 Tranaglyph나 Vectogram을 수정: BO
- Aperture Rule : BO
- 더 중심부 융합자극이 있는 Tranaglyph 또는 Vectogram : BI
- 양안 조절 훈련법: ±렌즈를 사용하는 위에서 열거한 양안 훈련법을 사용

집에서 훈련

- loose prism jump와 함께 고정 Tranaglyph

제 13 과정에서 제 16 과정

검사실에서 훈련

- Aperture Rule : BO
- Eccentric Circle 이나 Free Space Fusion Card
- Computer Orthoptics Random Dot Vergence Program : BI과 BO 모두
- Aperture Rule : BI
- jump vergence 요구를 만들기 위해 Tranaglyph나 Vectogram을 수정 : BI
- 양안 조절 훈련법: ±렌즈를 사용하는 위에서 열거한 다른 양안 훈련법을 사용

집에서 훈련

- Eccentric Circle 이나 Free Space Fusion Card

제 3 단계

제 17 과정에서 제 20 과정

검사실에서 훈련

- 편광필터나 적녹 플리퍼와 함께 Tranaglyph나 Vectogram
- Eccentric Circle 이나 Free Space Fusion Card
- Computer Orthoptics Random Dot Vergence Program: step – jump vergence

집에서 훈련

- Eccentric Circle 이나 Free Space Fusion Card: BO

제 21 과정 및 제 22 과정

검사실에서 훈련

- 편광필터나 적녹 플리퍼와 함께 Tranaglyph나 Vectogram
- Eccentric Circle 이나 Free Space Fusion Card
- Lifesaver Card
- Computer Orthoptics Random Dot Vergence Program: jump – jump vergence

집에서 훈련

- Eccentric Circle 이나 Free Space Fusion Card: BI

제 23 과정에서 제 24 과정

검사실에서 훈련

- 편광필터나 적녹 플리퍼와 함께 Tranaglyph나 Vectogram
- rotation 및 version과 함께 Eccentric Circle이나 Free Space Fusion Card
- rotation 및 version과 함께 Lifesaver Card
- rotation과 함께 Computer Orthoptics Vergence Program

집에서 훈련

- Eccentric Circle이나 Free Space Fusion Card: BI/BO

Circle, Free Space Fusion Card, Lifesaver Card 및 Computer Orthoptics Jump Vergence Program 등이다.

속도가 중요한 요인이 아닌 제 1단계와 대조적으로, 제 2단계 훈련을 실시할 때에는 융합 상태의 양적 개념(크기)이 아닌 질적 개념(속도, 정확도)이 강조되어야 한다. 융합버전스의 반응속도와 융합이 회복되는 질을 향상시키는 것이 중요하다.

이 훈련단계에서 두 번째 목적은 음성 융합버전스의 폭을 증가시키는 훈련을 함께 시작하는 것이다. 전체 시기능훈련 프로그램에서 폭주능력만 강조할 때, 폭주부족에서 음성 융합버전스가 감소되는 것을 흔히 발견하게 된다. smooth 양성 융합버전스가 정상적인 상태를 보이기 시작하면, smooth 음성 융합버전스를 증가시키는 훈련을 보충해야 한다. 음성융합버전스 훈련은 양성융합버전스 훈련에 대하여 제 1단계에서 사용된 똑같은 방법이 적용된다. 마지막으로 이 훈련단계가 끝나면 위에서 열거한 양성융합버전스에 대한 jump 이향운동의 요구량을 증가시키기 위한 훈련과 동일한 방법을 사용하여 음성 융합버전스 능력을 훈련시키는 방법을 추가한다.

종료점

다음 상태에 도달했을 때 제 2단계 훈련을 마친다 ;

1. Aperture Rule에서 폭주를 사용하여 12번 카드를 융합하고 개산을 사용하여 6번 카드를 융합할 수 있을 때.
2. 폭주(12 cm 떨어진 상태) 및 개산(6 cm 떨어진 상태) 상태에서 Eccentric Circle이나 Free Space Fusion Card를 융합할 수 있을 때.

제 2단계에 대한 표본 시기능훈련 프로그램이 표 8.9에 요약되었다. 이 프로그램은 피검자가 검사실의 훈련을 보충하기 위해 집에서 훈련하는데 사용될 수 있는 여러 가지 방법을 포함한다.

제 3단계

훈련의 제 3단계는 표 8.9에 열거된 목표를 달성하기 위한 것이다.

이 시기까지 피검자는 폭주훈련이나 개산훈련을 분리하여 실시한다. 이 단계에서는 폭주 요구로부터 개산요구로 변화시킬 수 있는 능력을 개발시키고 이향운동과 동향운동을 통합시키는 것이다. 이러한 목적을 달성하는데 도움이 되는 몇 가지 훈련법을 이용할 수 있다. 폴라로이드 플리퍼를 이용한 벡토그램이나 적녹 플리퍼를 이용한 Tranaglyph를 사용할 수 있다. 매 번 플리퍼를 반전시켜서 개산 및 폭주 요구가 교대로 바뀌도록 한다. 이러한 목적을 달성하는데 투명한 Keystone Eccentric Circle이나 투명한 Bernell Free Space Fusion Card가 비싸지 않고 우수한 방법이다. 피검자는 이 단계까지 이러한 카드를 이용하여 개산이나 폭주가 별도로 요구될 때 융합할 수 있는 방법을 이미 습득한 상태이다. 이제부터 피검자에게 폭주로부터 개산상태를 교대로 변화시킬 수 있는 방법을 습득시킨다. 이 기술이 개선되면, 속도 또는 분 당 횟수를 증가시키도록 강조한다.

이 훈련의 최종적인 목적은 동향운동과 홱보기를 이향운동에 통합시키는 것이다. 정상적인 조건에서 한 곳을 주시하다가 다른 곳으로 주시상태를 변화시키면서 항상 정확한 이향운동 상태를 유지하도록 노력한다. 그러므로 버전스 훈련에 동향운동 및 홱보기를 통합시키는 것이 중요하다. 회전운동과 함께 Brock String 훈련 및 회전운동이나 측면운동 및 홱보기와 함께 Eccentric Circle 또는 Lifesaver Card 훈련을 사용하여 이 목표를 달성할 수 있다. 수평방향 이향운동과 회전운동을 결합시킨 Computer Orthoptics Program 역시 이러한 목적을 달성하는데 유용하다.

종료점

폭주 및 개산 훈련을 하는 동안 카드를 느리게 회전시키면서 Eccentric Circle 카드로 선명한 양안 단일시를 유지할 수 있을 때 3단계 훈련을 마친다.

시기능 훈련의 목적은 피검자의 불편한 증상을 제거시키고 양안시 및 조절 관련 검사값이 정상으로 되도록 하는 것이므로, 시기능훈련 프로그램의 중간 정도에 평가하고 훈련을 마칠 때 다시 평가해야 한다. 언제 처음으로 재검사를 실시할 것인지 여부를 결정하는데 참고할 수 있는 상황은 피검자가 Aperture Rule과 같은 점프 버전스 훈련을 시작할 수 있을 때이다. 이러한 평가를 하는 동안 피검자에게 원래 불편했던 상황을 돌이켜보도록 하고 이제 편안한지 여부를 확인해야 한다. 양안시기능 및 조절기능에 대한 모든 검사를 반복하고 처음 검사값 및 정상적으로 예상되는 값과 비교해야 한다.

시기능훈련의 모든 목적을 달성하고 시기능훈련 프로그램이 완료되었을 때, 표 8.10처럼 집에서 시기능 훈련을 지속할 수 있는 프로그램을 추천한다. 시기능 훈련을 마치고 처음 3개월 동안 Eccentric Circles이나 Free Space Fusion Cards를 이용하여 매 주 3회씩 5~10분 정도 훈련을 실시한다. 3개월 후에 다시 평가하고, 모든 검사값이 정상범위이며 피검자가 편안한 상태를 유지하면, 집에서 훈련하는 양을 줄일 수 있다. 다음 6개월 동안 똑같은 훈련을 매 주 1회씩 5~10분 정도 실시하도록 하고, 다시 시기능 상태를 평가한다. 모든 검사값이 정상이고 여전히 피검자가 편안하다고 하면, 피검자에게 매 월 첫째 날에 Eccentric Circles이나 Free Space Cards로 시기능을 확인하도록 지시한다. 기능이 정상적으로 수행된다면 그 달에는 훈련할 필요가 없다. 기능이 약간 저하되었다고 느끼면, 정상적인 수준으로 되돌아올

표 8.10. *시기능 유지 프로그램*

1. 3 개월 동안 일주일에 3회씩 Eccentric Circles이나 Free Space Fusion Cards를 이용한 훈련 실시. 매 번 5~10분 동안 실시. 3 개월 후에 다시 평가.
2. 다음 6개월 동안 매 주 1 회씩 5~10 분 동안 동일한 과정을 반복 실시. 6개월 후에 다시 평가.
3. 매 월 첫째 날에 Eccentric Circles이나 Free Space Cards로 시기능을 확인. 기능이 정상적으로 수행되면 그 달은 훈련할 필요가 없음. 기능이 약간 저하되었다고 느껴지면, 정상적인 수준으로 되돌아올 때까지 훈련 실시. 1 년 주기로 시기능 검사 실시.

때까지 훈련을 실시한다. 1년 주기로 시기능 검사를 받도록 권고한다.

폭주부족 시기능 훈련법의 요약

위에서 설명하고 표 8.9에 열거된 표준 시기능훈련 프로그램은 피검자의 불편한 증상을 성공적으로 제거하고 검사값을 정상으로 회복시킬 수 있는 한 가지 접근방법을 제시한다. 훈련 기간은 근사치에 불과하며 피검자에 따라 다를 수 있다. 이 장에서 제시된 모든 훈련이 필요하지 않은 경우가 흔하다는 점을 기억해야 한다. 목적은 가능한 신속하게 성공적인 결과를 얻는 것이다. 추천된 훈련이 피검자에게 용이한 것으로 입증되면 다음 단계로 진행한다. 경험에 의하면 성인은 일반적으로 어린이에게 필요한 시간의 절반 정도에 시기능훈련 프로그램을 마칠 수 있다.

또 다른 변수는 검사실에서 실시하는 훈련을 보충하기 위해 집에서 실시할 수 있는 프로그램을 사용하는 것이다. 의욕이 아주 강한 성인이라면 집에서 실시하는 훈련이 유익할 수 있다. 또한 어린아이가 의욕이 강하고 말을 잘 듣고 부모가 집에서 훈련을 조정할 수 있는 능력이 있을 때에도 집에서 훈련을 실시할 수 있다. 그러나 부모의 능력이 충분하지 못하다면 집에서 실시하는 훈련이 유익하지 못하다.

부록 1은 가정훈련에 대한 설명서의 목록을 나타낸 것이다. 시기능 훈련 지침서[49,58]를 부가적인 훈련법과 함께 이용할 수 있으며, 현재는 가정훈련 결과를 기록하는 양식과 특정 피검자를 위한 지침서를 만들 수 있는 컴퓨터 프로그램을 이용할 수 있다.

위에서 제시된 훈련법을 사용하여 폭주부족에 관한 문헌에서 보고된 것처럼 우수한 성공률을 달성할 수 있을 것이다.

수술

폭주부족의 처치에서 렌즈, 프리즘 및 시기능 훈련의 사용은 매우 성공적이어서 실제로 수술이 거의 필요하지 않다.

사례연구

다음 사례는 임상 실무에서 접할 수 있는 폭주부족의 대표적인 유형이다.

2차성 조절과다와 연관된 폭주부족 사례

사례 8.5 : 2차성 조절과다와 연관된 폭주부족

내 력

11세의 초등학교 6학년이며, 독서와 연관되어 눈 피로감, 흐려 보임 및 눈물을 흘린다. 이러한 문제점은 학기가 시작된 후 얼마 지나지 않아서 나타나기 시작했다. 15분 정도 독서하면 불편을 느끼기 시작한다. 또한 15분 정도 과제물을 읽고 나서 칠판에 쓰여 있는 글씨를 보면 몇 분 동안 흐리게 보이다가 선명해지는 불편을 호소한다. 이러한 모든 문제점은 하루 일과가 끝나갈수록 더 심해진다. 의학적인 내력은 특이한 사항이 없으며, 특별히 약을 복용하지도 않는다. 학교에서 주기적으로 시력 선별검사를 받은 것을 제외하고 이번에 처음으로 눈검사를 받았다. 스스로 문제점이 있다고 한번도 말한 적이 없었다.

검사 결과	
시력(원거리, 미교정 상태) :	OD : 20/20-2, OS : 20/20-2
시력(근거리, 미교정 상태) :	OD : 20/20, OS : 20/20
폭주 근점: 조절자극 타게트 :	10 cm
펜라이트 :	25 cm
가림검사(원거리) :	정위
가림검사(근거리) :	10△ 외사위
자각식 굴절검사 :	OD: -0.25DS(20/20), OS: Plano -0.25×90(20/20)
조절마비 굴절검사 :	OU: +0.50DS, 20/20
원거리 수평사위 :	정위
BI 버전스(원거리) :	X / 9 / 4
BO 버전스(원거리) :	10 / 18 / 10
일부융합제거 수직사위(원거리) :	편위 없음
근거리 수평사위 :	9△ 외사위
-1.00D 가입 경사 사위도 :	7△ 외사위
경사 AC/A 비 :	2/1
계산 AC/A 비 :	2/1
BI 버전스(근거리) :	12 / 22 / 10
BO 버전스(근거리) :	4 / 6 / 1
융합 용이성 :	3cpm(BO 가입시 느림)
일부융합제거 수직사위(근거리) :	편위 없음
음성상대조절/양성상대조절 :	+1.50/-2.50
조절력(푸쉬업) :	OD: 13D, OS : 13D
단안 조절 용이성 :	OD : 0 cpm, 〈+〉 렌즈 실패 OS : 0 cpm, 〈+〉 렌즈 실패
양안 조절 용이성 :	0 cpm, 〈+〉 렌즈 실패
단안평가검영법(MEM Retinoscopy) :	OD : plano, OS : plano
동공 기능은 정상, 모든 외안부 및 내부 건강상태는 양호, 편위는 일치성이며, 색각검사 결과 정상으로 나타남.	

분석

피검자의 불편한 증상은 눈을 사용하는 것과 연관되어 보인다. 불편한 증상은 학기 초부터 시작하여 독서를 시작하면 바로 나타나기 시작한다. 근거리에서 외사위도가 높기 때문에, 양성융합버전스와 관련된 항목부터 분석해야 한다. 펜라이트를 사용하면 폭주근점이 멀어지며, 직접측정값(근거리에서 BO 버전스와 버전스 용이성)과 간접측정값(음성상대조절, 양안 조절 용이성 및 MEM 검영법)이 모두 낮다. 덧붙여 AC/A 비가 낮으므로 폭주부족이라는 진단이 확신되었다.

이 사례에서 또 관심을 가져가야 할 사항은 칠판을 바라볼 때 흐려 보이는 점이다. 원거리 시력은 약간만 저하된 상태이며 자각식 굴절검사값은 우안이 낮은 근시이고 좌안은 약한 정도의 도난시이다. 그러나 조절마비 굴절검사 결과는 낮은 원시였다. 따라서 피검자의 조절 이완 능력을 입증할 수 있는 모든 데이터를 분석할 때, 조절과다로 인한 문제점도 존재하는 것이 분명하다. 음성상대조절력과 MEM 검영값은 예상값보다 낮으며, 양안 및 단안 조절 용이성 검사에서 모두 플러스 렌즈를 가입시켰을 때 사물을 선명하게 볼 수 없었다.

그러므로 이 사례에서 진단은 폭주부족 및 2 차성 조절과다 상태이다. 외사위도가 높기 때문에, 양성융합버전스가 감소되고 폭주근점이 멀어졌으며 양안단일시를 유지하는데 도움이 되도록 조절성폭주를 사용한다고 가정할 수 있다. 이처럼 조절을 과다하게 사용하면 조절경련이나 조절과다 상태를 유발할 수 있다.

처치

원거리 시력이 약간 저하된 상태지만 조절과다 상태이기 때문에 비정시를 교정하지 않았다. 수직사위가 존재하지 않으므로 수직 프리즘이 필요하지 않고, 시기능 훈련 결과가 알려질 때까지 수평 프리즘 처방을 지연시켰다. AC/A 비가 낮기 때문에 가입도를 추천하지 않았다. 시기능훈련 프로그램을 처방하였고, 45분씩 18회의 검사실 훈련을 실시하였다. 표 8.9의 순서에 따라 훈련을 실시하였다. 피검자에게 1주일에 두 번씩 방문하도록 하였다. 9주가 지난 후 처음 불편했던 사항이 모두 사라지고 원하는 시간만큼 편안하게 독서할 수 있다고 보고하였다. 이 시점에서 다시 검사한 결과는 다음과 같다 :

폭주근점 :	5 cm
근거리에서 BO 버전스 :	16/32/18
음성상대조절 :	+2.50D
융합용이성 :	18 cpm
단안 조절 용이성 :	12 cpm
양안 조절 용이성 :	10 cpm
자각식 굴절검사 :	OD : +0.25D(20/20), OS : +0.25D(20/20)

표 8.10에서 추천된 시기능 유지 프로그램을 적용하여 3개월 후에 다시 검사하고, 그 다음 6개월 후에 또다시 검사하였다. 9개월 동안 두 번 추적검사를 한 후, Eccentric Circles을 사용하여 한 달에 한 번씩 시기능 상태를 확인하였고, 1년에 한 번씩 정기검사를 받도록 권고했다.

이 사례는 폭주부족의 가장 흔한 상태를 대표한다. 보통 굴절이상 교정렌즈, 프리즘 및 가입도가 거의 필요하지 않으며, 불편한 증상을 없애고 시기능을 정상으로 회복시키는데 시기능훈련이 가장 효과적이다.

원시와 연관된 폭주부족 사례

사례 8.6 : 원시와 연관된 폭주부족

내 력

19세의 대학 신입생이며, 10~15분 정도 공부하면 두통, 눈의 피로감 및 흐려 보임 등으로 불편을 겪는다. 또한 저녁에 전반적으로 눈이 피로하고 운전할 때 특히, 야간에 물체가 흐려 보이므로 불편을 겪는다. 고등학교를 다니는 동안에도 독서할 때 문제가 있었지만 안과의사에게 진찰을 받아야 할 정도는 아니었다. 초등학교에 다닐 때 독서용 안경을 착용했던 기억이 있지만 도움이 되었는지 여부는 떠오르지 않는다고 한다. 4년 전에 마지막으로 검사를 받았다. 시각적으로 중요한 다른 내력은 없다. 의학적인 특별한 내력은 없다.

검사 결과	
시력(원거리, 미교정 상태) :	OD: 20/20, OS: 20/20
시력(근거리, 미교정 상태) :	OD: 20/20, OS: 20/20
폭주 근점 :	
조절자극 타게트(자각식검사 결과 착용) :	25 cm
펜라이트(자각식검사 결과 착용) :	30 cm
가림검사(원거리, 미교정상태) :	2△ 내사위
가림검사(근거리, 미교정상태) :	6△ 외사위
자각식 굴절검사 :	OD: +1.75(20/20), OS: +1.75(20/20)
원거리 수평사위 :	정위
BI 버전스(원거리) :	X / 8 / 4
BO 버전스(원거리) :	X / 16 / 10
일부융합제거 수직사위(원거리) :	편위 없음
근거리 수평사위 :	10△ 외사위
−1.00D 가입 경사 사위도 :	7△ 외사위
경사 AC/A 비 :	3/1
계산 AC/A 비 :	2/1
BI 버전스(근거리) :	12 / 19 / 11

BO 버전스(근거리):	4 / 8 / 2
버전스 용이성:	0 cpm(BO 가입시 융합실패)
일부융합제거 수직사위(근거리):	편위 없음
음성상대조절/양성상대조절:	+2.50/−2.50
조절력(푸쉬업):	OD: 12D, OS: 12D
단안 조절 용이성:	OD: 9 cpm, OS: 9 cpm
양안 조절 용이성:	2 cpm, 〈+〉 렌즈 가입시 반응이 느림
단안평가검영법(MEM Retinoscopy):	OD: +0.25, OS: +0.25
동공 기능은 정상, 모든 외안부 및 내부 건강상태는 양호, 편위는 일치성이며, 색각검사 결과 정상으로 나타남.	

분석

교정안경을 착용한 상태에서 근거리 고도 외사위가 분석을 위한 출발점이며, 양성융합버전스 그룹 데이터의 조사가 필요하다는 점을 제시한다. 이 데이터는 양성융합버전스의 직접 측정값(근거리에서 BO 버전스와 버전스 용이성) 및 간접 측정값(+2.00D를 이용한 양안 조절 용이성) 모두 문제가 있음을 나타낸다. 분명히 폭주부족 상태이다. 그러나 이 사례에서 복잡한 요인은 중도의 원시가 존재한다는 점이다.

처치

이 사례에서 다음 사항을 고려하여 처치를 결정해야 한다:

- 피검자의 불편한 증상이 미교정 원시, 폭주부족 또는 이 두 가지 모두에 의하여 부차적으로 발생하는가?
- 외사위도를 더 크게 만들고 이미 부적합한 상태의 양성융합버전스에 대한 요구를 더 크게 증가시키더라도 원시를 교정해야 하는가?
- 폭주부족 상태만 처치하면, 미교정 원시로 인한 불편한 증상이 계속 남을 것인가?

이 사례에서는 원시도가 상당하기 때문에 굴절이상을 교정하기 위한 렌즈를 처방하였다. 그러나 폭주부족 상태를 감안하여 일부만 교정하였다. 처음 처방은 좌우안 모두 +1.00D였다. 운전할 때 안정피로와 흐려 보이는 불편함을 갖기 때문에 항상 안경을 착용하도록 했다. 이 사례에서 수직 편위가 없고 AC/A 비가 낮기 때문에 프리즘과 가입도는 처방하지 않았다. 안경을 착용했을 때 곧바로 불편한 증상이 어느 정도 사라지는 경험을 하였고, 불편을 느끼지 않고 30분 정도 독서가 가능하였으며, 하루 일과가 끝났을 때 전보다 더 편안하고, 운전할 때 시력이 더 선명하다고 했다.

폭주부족을 치료하기 위하여 시기능 훈련 프로그램을 추천하고 12주 동안 지속하도록 했다(훈련은 표 8.9의 순서를 따르도록 했다). 1주일에 한 번씩 검사실에 와서 훈련하고 다른 날에는 집에서 훈련하도록 했다.

가정 훈련은 Brock String, 가변 Tranaglyph, Eccentric Circles, Lifesaver Cards 및 플러스/마이너스 플리퍼 렌즈를 사용하도록 했다. 시기능 훈련을 마치고 다시 검사한 결과는 다음과 같다 :

폭주근점	1"/2"
근거리에서 BO 버전스 :	18/36/24
음성상대조절 :	+2.50D
단안 조절 용이성 :	15 cpm
양안 조절 용이성 :	15 cpm
자각식 굴절검사 :	OD : +1.75(20/20), OS : +1.75(20/20)

12주 동안 시기능 훈련을 마쳤을 때, 안경을 착용하고 몇 시간 동안 불편없이 공부할 수 있게 되었다. 안경 처방도수를 OU +1.50D로 바꾸고 항상 착용하도록 했으며, 표 8.10에서 추천된 시기능을 유지하기 위한 훈련 프로그램을 지속하도록 했다.

노안과 연관된 폭주부족 사례

사례 8.7 : 노안과 연관된 폭주부족

내 력

78세로 공구절단 작업을 하며, 가끔 복시가 발생하여 작업에 지장을 주는 점이 불편하다고 한다. 몇 년 동안 이러한 상태로 불편을 느끼며 이미 3명의 다른 의사에게 검사를 받았다고 한다. 한 의사는 안경 도수를 바꾸고 프리즘을 처방하였고, 다른 의사는 아무런 잘못된 점이 없다고 했으며, 세 번째 의사는 연필을 가지고 푸쉬업 훈련을 하도록 권유했다. 그러나 이러한 어느 것도 불편한 상태를 개선시키지 못했다. 건강은 양호한 편이며 어떠한 약을 복용하지도 않는다.

검사 결과	
현재 처방 :	OD : +1.25 −1.00×90, Add +2.25D
	OS : +1.00 −0.75×90, Add +2.25D
프리즘을 처방한 의사의 처방서는 위의 처방 내용과 같고 좌우안 모두 2△ BI이 처방되었다.	
시력(원거리, 교정 상태) :	OD : 20/20, OS: 20/20
시력(근거리, 교정 상태) :	OD : 20/20, OS: 20/20
폭주 근점 : 펜라이트(자각식검사착용) :	40 cm
가림검사(원거리) :	2△ 외사위

가림검사(근거리) :	14△ 외사위
자각식 굴절검사 :	OD : +1.25 −1.00×90, Add +2.25D OS : +1.00 −0.75×90, Add +2.25D
원거리 수평사위 :	1△ 외사위
BI 버전스(원거리) :	X / 6 / 2
BO 버전스(원거리) :	X / 16 / 8
일부융합제거 수직사위(원거리) :	편위 없음
+2.25D를 가입한 근거리검사 :	
근거리 수평사위 :	10△ 외사위
계산 AC/A 비 :	2/1
BI 버전스(근거리) :	X / 22 / 12
BO 버전스(근거리) :	X / 8 / −4
버전스 용이성 :	2cpm(BO 가입시 느림)
일부융합제거 수직사위(근거리) :	편위 없음
음성상대조절/양성상대조절 :	+0.75/−0.75
조절력(푸쉬업) :	OD: 0.50D, OS: 0.50D
동공 기능은 정상, 모든 외안부 및 내부 건강상태는 양호, 편위는 일치성이며, 색각검사 결과 정상으로 나타남.	

분석

근거리에서 고도 외사위가 존재하기 때문에, 이 사례에서 양성융합버전스 그룹 데이터부터 분석하는 것이 타당하다. 직접 측정값(근거리에서 BO 버전스와 버전스 용이성)과 간접 측정값(폭주근점과 음성상대조절력)이 모두 낮다. 고도 외사위와 폭주근점이 멀고 양성융합버전스가 감소된 점이 폭주부족으로 인한 문제점이 존재함을 암시한다. 이 사례에서 관심있는 사항은 폭주부족이 노안과 결합되어 있다는 점이다.

처치

시기능훈련 프로그램을 처방하였다. 불편한 증상을 없애고 완전히 처치하는데 12번의 방문치료가 필요하였다. 훈련 내용은 조절훈련을 제외하고 표 8.9에 제시된 사항을 따랐다. 훈련을 마쳤을 때 폭주근점은 5~7 cm였고, 근거리에서 양성 융합버전스는 X/36/28이었다. Eccentric Circles을 사용하여 1주일에 세 번씩 폭주 및 조절 훈련을 계속하였다. 2년 후 검사했을 때 불편한 사항이 없었고 양안시기능 검사 결과는 기본적으로 동일한 상태를 유지하였다.

폭주부족이 노안과 연관되는 경우가 흔하다. 폭주부족은 노안에서 가장 흔한 양안시관련 문제점이며, 흔히 안정피로, 복시 및 다른 불편한 증상을 유발시킨다. 그러나 이와 같은 문제점이 이러한 연령층에서 무시되거나 처치하지 않고 방치되는 경우가 있는데, 그 이유는 시기능훈련이 성인에서는 효과적이지 못하다고 오해하기 때문이다. 그러나 노안에서 폭주부족을 성공적으로 처치한 사례가 많이 보고되었다[19-21]. 따라서 폭주부족이 있는 노안은 노안 이전의 피검자와 동일한 방법으로 처치해야 한다. 그러한 피검자는 일반적으로 동기가 매우 강하며 시기능 훈련을 사용하여 처치하기가 가장 쉬운 부류에 속한다.

거짓 폭주부족 사례

사례 8.8 : 거짓 폭주부족

내 력

10세의 초등학교 5학년 여학생이며, 5~10분 정도 독서하면 시야가 흐리고 눈이 피로해지는 불편을 겪는다. 언제부터 이러한 문제점이 시작되었는지 확실히 모르지만, 4학년 때부터 불편을 느꼈다고 한다. 전에 한 번도 눈검사를 받지 않았으며, 건강상태는 양호하다.

검사 결과	
시력(원거리, 미교정 상태) :	OD : 20/20, OS : 20/20
시력(근거리, 미교정 상태) :	OD : 20/20, OS : 20/20
폭주 근점: 조절자극 타게트 : 펜라이트 :	20 cm 20 cm
가림검사(원거리) :	정위
가림검사(근거리) :	8△ 외사위
자각식 굴절검사 :	OD : +0.50(20/20), OS : +0.50(20/20)
원거리 수평사위 :	1△ 외사위
BI 버전스(원거리) :	X / 7 / 4
BO 버전스(원거리) :	X / 20 / 10
근거리 수평사위 : -1.00D 경사 :	7△ 외사위 3△ 외사위
경사 AC/A 비 : 계산 AC/A 비 :	4/1 3.6/1
BI 버전스(근거리) :	6 / 18 / 10
BO 버전스(근거리) :	4 / 12 / 8
버전스 용이성 :	9 cpm(BO 가입시 느림)
음성상대조절/양성상대조절 :	+2.50/-1.00
조절력(푸쉬업) :	OD : 8D, OS: 8D
단안 조절 용이성 :	OD : 2 cpm, -2.00D 가입시 반응 느림 OS : 2 cpm, -2.00D 가입시 반응 느림
양안 조절 용이성 :	2 cpm, -2.00D 가입시 어려움, +2.00D 가입시 정상
MEM 검영법 :	양안 모두 +1.25D
동공 기능은 정상, 모든 외안부 및 내부 건강상태는 양호, 편위는 일치성이며, 색각검사 결과 정상으로 나타남.	

분석

근거리에서 외사위도가 높기 때문에, 사례 분석의 첫 단계는 양성 융합버전스 관련 데이터를 조사하는 것이다. 양성 융합버전스의 직접 측정값(BO 버전스와 버전스 용이성)은 낮지만, 간접 측정값은 정상(음성상대조절, +2.00D를 이용한 양안 조절 용이성)이거나 높다(MEM). 이처럼 근거리에서 외사위이고 폭주근점이 멀며 양성융합버전스가 감소된 점이 폭주부족 상태를 제시하지만, 또 다른 문제점이 함께 존재한다. 데이터를 더욱 자세하게 조사하면 피검자의 조절 자극 능력을 평가하는 모든 검사값 역시 비정상적인 상태임을 알 수 있다.

단안 조절 용이성, 조절력, 양성상대조절 및 MEM 검영값이 조절부족의 진단을 암시한다.

처치

폭주부족이 조절부족과 연관될 때, 거짓 폭주부족의 가능성을 고려하는 것이 중요하다. 조절에 어려움을 겪는 피검자는 조절을 덜 하며, 따라서 외사위도가 증가하고 폭주근점이 멀어질 것이다. 가끔 가림검사와 플러스렌즈를 이용한 폭주근점 검사를 반복적으로 실시하면 실제로 외사위도가 감소하고 폭주근점이 개선될 것이다. 이러한 방식으로 가성 폭주부족의 진단을 확인한다. 그러나 많은 경우에 플러스 렌즈를 사용하더라도 개선되지 않을 것이다. 플러스 렌즈를 사용하여 양안시기능이 즉시 개선되지 않더라도 가성 폭주부족이 존재할 수 있다.

이 사례에서 낮은 도수의 플러스 렌즈가 폭주근점에 긍정적인 효과를 주지 못했다. 그렇지만 폭주와 관련된 문제점과 함께 조절부족을 처치했다. 시기능훈련 프로그램(표 8.9)과 함께 독서용으로 OU +0.75D를 처방했다. 검사실에서 18회의 45분씩 훈련을 실시한 후, 편안해졌고 모든 검사값이 정상으로 회복되었다. 독서용 안경을 계속 착용하면서 표준 시기능 유지 프로그램을 실시하였다.

요약 및 결론

폭주부족이 실무에서 접하는 양안시이상의 가장 흔한 유형이다. 노안 연령층을 포함하는 모든 연령에 걸쳐 존재한다. 연구 결과 위에서 설명한 방법이 거의 항상 이 상태에서 효과적이었고 모든 연령에서 똑같이 잘 적용되는 것으로 밝혀졌다.

개산부족

배경

개산부족이라는 용어는 Duane[29]이 처음으로 사용하였다. 원거리에서 내사위가 2~8° 이고 근거리에서 약한 내사위이며 동향운동은 정상이고 원거리에서 개산능력이 감소된 상태를 개산부족이라고 했다. 여러 가지 비사시성 양안시이상의 문제점 가운데, 개산 부족이 가장 드물며 주목을 가장 덜 받는다. 개산부족이 흔하지는 않지만 상당히 심한 불편을 겪게 만드는 원인이며, 적절하게 진단되면 불편한 증상을 개선시킬 수 있다. 개산부족은 또한 여러 가지 심각한 병인을 갖는 다른 시각이상과 혼동될 수 있다.

특징

표 8.11은 개산부족의 증상과 징후를 열거한 것이다.

징후

편위량

개산부족인 사람은 근거리보다 원거리에서 내사위도가 더 높고, 음성융합버전스가 낮으며, 일치성 편위를 갖는다. 현저한 특징은 사위, 가끔 내사시 또는 항상 내사시의 정도가 원거리에서 더 크다. Duane[29]은 원래 원거리에서 2~8° 내사위와 근거리에서 약한 내사위를 갖는 것이 비정상적인 상태의 특징이라고 했으나, 원거리와 근거리에서 편위도의 차이를 더 구체적으로 보고하지는 않았다. Prangen과 Koch[2], Oaks[3] 및 Burian[4]은 특정한 양을 제시하지는 않고 내편위도가 근거리보다 원거리에서 더 커야 한다고만 언급했다. Moore 등[59]은 16명의 개산부족 사례를 설명하면서, 원거리 내편위량이 8~30△범위이며 평균 16△이라고 보고했다. 근거리에서 편위량은 원거리와 비교하여 4~18△ 정도 차이가 나며 항상 내편위도가 더 낮다고 했다.

다른 연구자는 원거리와 근거리에서 편위도가 10△ 차이나면 유의한 지표라고 제시했다. 그러나 이 제안은 확실한 연구를 기초로 한 것이 아니므로 단지 지침으로만 사용되어야 한다. 이 지침에 의존하는 것보다 낮은 AC/A 비의 존재를 기초로 예상되는 차이를 고려하는 것이 더 유용한 것으로 나타났다. AC/A 비가 3/1 이하이면 낮은 것으로 고려하므로, 원거리와 근거리에서 8△ 정도 차이가 있으면 개산부족으로 진단하기에 충분하다.

그러므로 진단을 내리기 위해서는 검사자 자신의 판단을 적용하고 일반적으로 원거리와 근거리 편위량에 덧붙여 다른 특성을 고려해야 한다. 이러한 부가적인 특성이 밑에 언급되었다.

표 8.11. *개산부족의 증상과 징후*

징후	
근거리보다 원거리에서 내사위도가 더 높다.	원거리에서 음성융합버전스가 낮다.
근거리보다 원거리에서 내편위의 빈도가 악화된다.	상당한 정도의 굴절이상이 없다.
AC/A 비(계산에 의한)가 낮다.	일치성 편위를 갖는다.
증상	
오래 전부터 지속된다.	졸림
원거리에서 가끔 복시	열차나 자동차를 탈 때 멀미가 난다.
피곤할 때 복시 증상이 악화	머리 전체적으로 두통
두통	시야가 흐림
안정피로	원거리로부터 근거리로 초점을 맞추기가 곤란
메스꺼움	빛에 예민함

편위가 나타나는 시간의 비율

중요한 특성은 원거리와 근거리에서 편위가 나타나는 시간의 비율이다. 가끔 사시가 존재하는 경우 편위가 나타나는 시간의 비율을 분류하는 것이 중요하다. 예를 들어, 두 사람 모두 원거리에서 간헐성 내사시가 나타난다. 언뜻 보기에 동일한 상태로 보일지 모르지만, 편위가 나타나는 시간의 양에서 차이가 있기 때문에 실제로는 아주 다를 수 있다. 한 사람은 전체 시간의 95% 정도에서 간헐성 내사시가 존재하지만, 다른 사람은 전체 시간의 5% 정도만 편위가 발생할 수 있다. 편위의 발생빈도에서 현격한 차이가 있다면 처치 계획을 다르게 세워야 한다.

이 특성은 또한 원거리와 근거리에서 편위상태를 분석할 때에도 고려되어야 한다. 개산부족은 근거리보다 원거리에서 내편위가 약간 더 크며, 편위 상태는 원거리에서 간헐성 내사시이고 근거리에서는 내사위일 수 있다. 따라서 편위가 나타나는 시간의 비율에서 상당한 차이가 존재하면 원거리와 근거리에서 편위량의 차이도 상당할 것이다.

AC/A 비

개산부족에서는 AC/A 비가 낮다[29]. 이것은 일반적으로 계산 AC/A 비를 적용했을 때 잘 받아들여지며, 처치 방법을 고려할 때 중요하게 고려할 사항이다.

융합버전스의 양과 용이성

개산부족은 원거리에서 음성융합버전스의 모든 직접 측정값(smooth, step 또는 jump 버전스 측정과 관계없이)이 낮을 것이다. 근거리에서 양안시 상태를 평가하는 것과 달리 원거리에서는 음성융합버전스를 간접적으로 평가할 수 있는 표준화된 검사법이 없다.

굴절이상

개산부족에서 굴절이상에 관한 명확한 추이는 확인되지 않았다. 원시의 발생빈도가 일반대중보다 개산부족에서 더 큰 것으로 나타나지는 않는다. 이것은 임상적으로 중요한 특성이다. 미교정 원시의 존재는 원거리에서 내사위가 발생할 수 있는 병인학적 요인이다. 처치를 위한 관점에서 안경으로 교정하여 원인이 되는 원시를 제거시키기 쉽다는 점은 바람직한 특성이다. 그러나 원시가 개산부족과 연관되는 경우는 드물다.

일치성 여부

개산부족의 중요한 특징은 편위가 일치성이라는 점이다[3,4,29,59]. 이것은 동향운동이 모든 주시위치에서 정상이며, 각기 다른 주시위치 또는 어느 한쪽 눈으로 주시하는 상태에서 측정할 때 사위나 사시의 양이 차이가 없음을 의미한다. 일치성여부는 개산부족을 제6뇌신경마비와 같은 더 심각한 상태와 구별할 때 중요하게 고려되는 사항이다.

증상

개산부족과 연관된 가장 흔한 증상은 가끔 복시가 발생하는 것이다[3,4,29,59]. 복시는 원거리에서 가장 명백하다. 이 증상의 중요한 특징은 복시가 갑자기 발생하지 않는다는 것이다. 일반적으로 복시가 장기간에 걸쳐 지속되며 상태가 변하지 않는다. 휴식 후에는 복시가 완전히 사라지거나 감소한다. 기타 증상은 두통, 눈 피로감, 메스꺼움, 졸림, 차멀미, 머리 전체에 걸친 두통, 흐린 시력, 원거리로부터 근거리 물체에 초점을 맞추기가 곤란함 및 빛에 예민함 등이다[8].

정밀진단

개산부족은 표 8.11에 열거한 시각적인 증상 이외에 심각한 결과를 초래하지 않는 양성 상태로 고려된다. 그러나 몇 가지 다른 상태와 유사하며, 정밀진단이 중요하다. 이러한 사항은 원거리에서 내편위가 존재할 수 있는 모든 유형 즉, 폭주과다, 기본 내사위, 개산마비 및 제 6 뇌신경마비 등을 포함한다. 마지막 두 가지 상태는 흔히 생명을 위협할 수 있다. 그러므로 개산부족의 정밀진단법을 알고 있어야 하며, 가장 먼저 개산부족 상태와 비슷한 증상

표 8.12. *개산부족의 정밀진단법*

구별해야 할 기능적 이상	구별해야 할 심각한 잠재적 질환
폭주과다	제6뇌신경마비
기본 내사위	개산마비

을 유발시키는 개산마비와 제6신경마비처럼 더 심각한 이상상태와 구별해야 한다. 표 8.12는 개산부족의 정밀진단에서 고려해야 하는 여러 가지 상태를 열거한 것이다.

폭주과다와 기본 내사위

구별해야 할 4가지 가운데, 폭주과다와 기본내사위는 근거리보다 원거리에서 내편위가 크지 않고 근거리보다 원거리에서 내편위의 발생빈도가 악화되지 않기 때문에 쉽게 구별할 수 있다. 폭주과다는 원거리보다 근거리에서 내편위가 더 크며, 기본 내편위는 원거리와 근거리에서 편위량이 거의 같다.

제 6 뇌신경 마비

단안 및 양안 제 6 뇌신경마비 모두 불일치성 편위가 존재하는 점을 제외하고 개산부족 상태와 아주 유사하다. 주요 주시위치에서 편위도의 측정, 적색유리검사법 및 Hess-Lancaster 스크린 등과 같은 여러 가지 임상적인 방법을 사용하여 일치성 여부를 결정할 수 있다.

개산 마비

임상에서 개산마비와 개산부족을 구별하는 것이 가장 어렵다.

증상 및 징후

표 8.13은 개산마비의 증상과 징후를 열거한 것이다. 가장 중요한 특성은 원거리에서 심한 내사시와 함께 복시가 갑작스럽게 발생하는 것이다. 원거리에서 복시의 정도 및 편위량은 주시물체가 피검자 쪽으로 접근할수록 감소하며, 특정 거리에서는 양안시가 가능하다. Duane[29]은 또한 개산부족처럼 개산마비도 일치성 편위를 갖는다고 보고했다. 개산마비와 가끔 연관되는 또 다른 증상은 두통이다. 개산부족과 개산마비에서 나타나는 두통의 중요한

표 8.13. *개산마비의 증상과 징후*

징후	증상
근거리보다 원거리에서 내사위가 더 크다	최근 원거리에서 간헐성 복시가 발생
내편위 빈도가 근거리보다 원거리에서 더 심함	최근 두통이 발생
AC/A 비가 낮다(계산법에 의한)	최근 안정피로가 발생
원거리에서 음성융합버전스가 감소	
상당한 정도의 굴절이상이 없다	
일치성 편위	
유두부종이 존재할 수 있다	
"A"형 내편위가 존재할 수 있다	

차이는 개산마비에서 증상이 갑작스럽게 나타나는 점이다.

항상 그렇지는 않지만 가끔 개산마비에서 검안경으로 안저를 관찰하면 유두부종이 드러나기도 한다. 상방주시에서 내편위가 더 크고 하방주시에서 감소하는 "A"형 내편위가 존재할 수 있다.

개산마비가 분명하게 존재하는가?

개산마비의 특성에 관하여 상당한 반대 의견이 존재하며, 일부 전문가는 진단 실체로서 개산마비의 타당성에 대하여 의문을 제기한다. 대다수의 전문가는 개산마비를 위에서 언급한 특성이 존재하는 상태라고 설명한다[61-64]. 그러나 Jampolsky[65]는 소위 말하는 개산마비의 임상적인 증상과 징후는 약하거나 중도의 제 6 뇌신경마비의 진단과 일치한다고 했다. 약한 정도의 양안 제 6 뇌신경마비는 개산마비와 비슷할 가능성이 있다. 개산마비를 정밀하게 감별하는 과정에서 일치성 편위가 존재하는지 주의하여 평가해야 한다. 덧붙여 양쪽 제 6 뇌신경마비의 진단을 지지하는 경향이 있는 끝점 안진(endpoint nystagmus; 정상인에서 시야의 끝에 있는 점을 바라보려고 할 때 발생하는 생리적 안진)의 존재여부를 세밀하게 관찰해야 한다.

개산 마비의 병리적 원인

개산마비는 중추신경계에 영향을 주는 여러 가지 상태에서 관찰된다. 무도병(chorea), 뇌염(encephalitis), 매독(lues), 동맥경화(multiple sclerosis), 머리 외상, 대뇌출혈, 두개골내 압력 증가, 대뇌 종양 및 대뇌 혈관병변 등에서 개산마비를 보인다.

정밀진단법 : 요약

개산부족은 제 6 뇌신경마비, 폭주과다 및 기본 내사위뿐 아니라 개산마비와 구별되어야 한다(표 8.12). 이러한 정밀진단은 피검자가 갖고 있는 증상의 특성과 아주 밀접한 관계가 있다. 전형적으로 개산부족은 만성적으로 원거리 물체를 볼 때 간헐성 복시가 현저하게 나타나는 내력을 갖는다. 개산마비와 제 6 뇌신경마비에서도 원거리물체를 볼 때 복시가 더 악화되지만 갑자기 발생한다. 개산부족과 개산마비 모두 복시가 모든 주시방향에서 동일하지만, 제 6 뇌신경마비에서는 편위가 불일치성이다. 양쪽이나 한쪽의 제 6 뇌신경마비에서 끝점안진이 존재할 수 있다. 또한 개산부족을 폭주과다(내편위가 원거리보다 근거리에서 더 크고 근거리에서 증상이 더 심한) 및 기본 내사위(편위량이 원거리와 근거리에서 동일한)와 구별할 수 있다. 다른 구별되는 특성은 다음과 같다:

- 개산부족은 피곤할 때 더 악화되지만, 개산마비나 제 6 뇌신경마비는 나타나는 정도가 안정적이다. 따라서 개산부족에서는 피검자가 피곤할 때 복시가 더 악화된다.
- 개산부족에서 주목되는 복시는 일반적으로 개산마비나 제 6 뇌신경마비보다 더 약하다.
- 펜라이트로 측정한 단일시 범위는 개산부족에서 더 크고 개산마비에서 더 작다.
- 시신경 유두부종은 가끔 개산마비 및 제 6 뇌신경마비와 연관된다.
- 개산마비나 제 6 뇌신경마비에서 졸림, 혼수상태, 구토, 잦은 흥분, 걷기 장애 및 말초신경의 불규칙적인 기능항진 등과 같은 다른 연관된 징후나 증상을 가질 수 있다.
- 제 6 뇌신경마비에서 편위는 불일치성이며 끝점안진이 존재할 수 있다.

앞에서 언급한 것처럼 고려해야 할 여러 가지 상태의 원인이 사소한 것부터 생명을 위협하는 것까지 다양하기 때문에 정밀진단이 아주 중요하다. 개산부족은 양성이자 독립적으로 나타나는 현상인 반면, 개산마비와 제 6 뇌신경마비는 대뇌 병리 및 혈관 질환 등과 연관될 수 있다. 급성 신경성 안구운동 마비는 심각한 상태를 제시한다. 그러한 피검자의 1/3 정도는 5년 이상을 살지 못한다. 개산마비나 제 6 뇌신경마비를 갖는 것으로 의심되는 모든 피검자는 즉시 정밀한 신경학적 검사가 필요하다.

처치

표 8.3에 열거된 처치 순서를 추천한다.

굴절이상 교정렌즈

모든 유형의 양안시 및 조절 기능이상의 처치에 대하여 처음 고려할 사항은 굴절이상을 교정하는 것이다. 그러나 개산부족의 경우 일반적으로 굴절이상의 교정이 편위각을 감소시키는데 거의 효과적이지 않다. 앞에서 언급한 것처럼 개산부족에서 원시의 발생빈도는 일반 대중에서 발생빈도보다 더 높지 않은 것으로 나타났다. 덧붙여, 개산부족은 보통 계산 AC/A 비가 낮다. 이러한 요인이 모두 이 상태의 처치를 위한 렌즈의 유용성을 크게 감소시킨다. 그러나 원시가 존재한다면 편위도가 최대한 많이 감소되도록 가장 높은 플러스 도수를 처방해야 한다.

프리즘

수직 편위가 존재한다면 수직 프리즘을 처방해야 한다. 개산부족에서 수평 프리즘은 일반적으로 가장 중요한 처치방법이다. 아주 많은 경우에서 수평 프리즘이 필요하고, 개산부족에서 가장 먼저 프리즘을 처방해야 하고 가장 효과적인 처치법으로 고려된다.

프리즘의 양을 결정할 때 몇 가지 방법이 적용될 수 있다. 본 그레페법에 의한 사위도처럼 융합이 제거된 상태에서 양안시 상태를 평가하고 셔드기준을 적용한 버전스 분석방법을 사용할 수 있다. 이보다 더 좋은 방법은 주시시차 분석법을 이용하는 것이다. 대다수 전문가는 융합이 부분적으로 제거되고 더 자연스런 상황에서 양안시 상태를 평가할 수 있는 주시시차 분석법을 선택해야 한다고 주장한다[41,67]. 일반적으로 피검자의 증상을 제거시키는데 요구되는 가장 적은 양의 프리즘이 처방되어야 한다. 주시시차 분석에서 제시된 프리즘 처방도수는 일반적으로 다른 방법으로 제시된 것보다 더 낮다.

Mallett unit와 American vectographic slide로 측정할 수 있는 일부 융합제거 사위는 필요한 프리즘의 양보다 과다하게 평가되는 경향이 있으며[68], 그러므로 수평프리즘의 처방도수를 결정하는 방법으로 선호하지 않는다. 버전스가 강요된 상태에서 주시시차 곡선을 얻기 위해 Wesson Card가 사용될 수 있다. 이 방법으로 일부 융합제거 사위와 함께 실제 주시시차, 주시시차 곡선의 유형 및 경사도를 측정할 수 있다. 이러한 4가지 측정값 가운데 프리즘을 처방하는데 주요한 정보를 제공하는 것은 주시시차 곡선의 경사도이다[61]. 그러한 곡선을 그리는데 적용되는 지침 및 이 정보를 바탕으로 프리즘을 처방하는 방법은 제 14장에 자세하게 언급되었다. 그러나 Wesson 카드는 근거리 검사용으로만 고안된 것이다. B-VAT는 원거리에서 주시시차를 평가하는데 사용할 수 있는 기기이다. 이 기기를 이용하여 원거리에서 일부 융합제거 사위를 측정하고 강제 버전스 주시시차 곡선을 그릴 수 있다. 또한 AO 사의 vectographic slide를 사용하여 일부 융합제거 사위를 측정할 수 있다.

개산부족은 보통 원거리에서만 불편한 증상이 나타나므로, 원거리와 관련된 업무용으로나 항상 착용할 수 있는 교정도수가 처방될 수 있다. 흔히 개산부족은 양성 융합버전스가 적절하기 때문에 근거리에서 부가적으로 적용되는 BO 프리즘을 참을 수 있다. 근거리작업을 할 때 부가적으로 가입된 BO 프리즘을 참을 수 없다면 양성 융합버전스를 증가시키기 위한 시기능훈련이 처방될 수 있다.

시기능 훈련

불편한 증상을 제거시키는데 프리즘 처방이 성공적이지 못하다면 시기능 훈련이 제시된다. 개산부족에서 시기능 훈련의 유용성에 대하여 이용할 수 있는 특별한 데이터가 없지만, 다른 유형의 내편위와 관련해서는 시기능훈련이 내편위를 처치하는데 효과적이라고 제시하는 충분한 정보가 있다[9,10].

일반적으로 다음 지침이 적합하다:

- 피검자가 훈련을 성공적으로 할 수 있는 근거리에서 시기능 훈련을 시작하여, 점차적으로 더 먼 거리로 이동한다.
- 특정 거리에서 주변부 융합자극이 있는 타게트로 시작하여, 중심부 융합자극이 있는 타게트로 진행한다.
- 제 3도 융합 자극이 있는 타게트로 훈련을 시작하여, 제 2도 및 제 1도 융합 자극이 있는 타게트로 진행한다.

전반적인 목표는 원거리에서 음성 융합버전스의 폭을 증가시키고, 융합버전스의 용이성을 개선시켜서 복시가 나타나지 않고 조절과 버전스를 편안하고 빠르게 변화시킬 수 있도록 하는 것이다.

시기능훈련 프로그램

제 1단계

제 1단계 훈련은 표 8.14에 열거된 목표를 달성하는 것이다.

첫 번째 목표는 개산할 때의 느낌과 개념을 가르치고 근거리에서 음성융합버전스와 관련된 훈련을 시작하는 것이다. 개산부족의 궁극적인 훈련목표는 원거리에서 음성융합버전스를 개선시키는 것이지만, 근거리에서 훈련을 시작하는 것이 더 쉽다. 이러한 첫 번째 목표를 이루기 위하여 사용할 수 있는 방법은 Brock String, Bug On String, Variable Tranaglyph 및 Vectogram이다.

표 8.14. *개산부족을 위한 시기능 훈련의 목표*

제 1 단계

- 피검자와 같이 훈련할 수 있는 여건을 조성한다.
- 훈련을 실시하는 동안 사용될 여러 가지 피드백 기전의 인식능력을 개발시킨다.
- 개산하는 느낌을 가질 수 있도록 한다.
- 근거리에서 음성융합버전스 폭(smooth vergence demand)이 정상이 되도록 한다.
- 조절력과 조절 자극 및 이완 능력이 정상이 되도록 한다.

제 2 단계

- 양성융합버전스 폭(smooth vergence demand)이 정상이 되도록 한다.
- 근거리에서 음성융합버전스 용이성(jump vergence demand)이 정상이 되도록 한다.
- 양성융합버전스 용이성(jump vergence demand)이 정상이 되도록 한다.

제 3 단계

- 중간거리 및 원거리에서 음성융합버전스 폭을 정상이 되도록 한다.
- 중간거리 및 원거리에서 음성융합버전스 용이성을 정상이 되도록 한다.

종료점

다음 조건을 만족하면 제 1 단계 훈련을 마친다 :

- Tranaglyph 또는 다른 비슷한 방법으로 근거리에서 15△ 정도의 BI 가입시 융합할 수 있을 때.
- 조절 용이성이 20/30 크기의 시표를 사용하여 +2.00/−2.00 렌즈로 12 cpm 정도일 때.

제 1단계의 표준 시기능훈련 프로그램은 표 8.15와 같다.

제 2단계

제 2단계의 훈련은 표 8.14에 열거된 목표를 달성하는 것이다.

근거리에서 smooth 음성 융합버전스가 정상으로 되면, jump vergence의 요구에 대한 반응을 중점적으로 실시해야 한다. 이 때 역시 가변 Tranaglyph 및 Vectogram이 사용될 수 있다. 그러나 제 5장에서 언급한 것처럼 step 버전스 요구상태를 만들기 위해서는 특수한 수정이 보충되어야 한다.

이 단계에서 다른 가치가 있는 방법은 고정 Tranaglyph, Aperture Rule, Eccentric Circles, Free Space Fusion Cards, Lifesaver Cards 및 Computer Orthoptics Jump Vergence Program 등이다.

표 8.15. *개산부족을 위한 표준 시기능훈련*

제 1 단계

제 1 과정 및 제 2 과정

검사실에서 훈련

- 시각적 문제점의 특성, 시기능훈련의 목표, 여러 가지 피드백 단서, 훈련의 중요성 등을 논의한다.
- Brock String
- Tranaglyph 또는 Vectogram: BI
  1. Tranaglyph 515나 Quoit Vectogram처럼 주변부 융합 타게트로 시작.
- Computer Orthoptics Random Dot Program: BI

집에서 훈련

- Brock String

제 3 과정 및 제 4 과정

검사실에서 훈련

- Bug On String
- Tranaglyph 또는 Vectogram: BI
- Clown, Bunny Tranaglyphs; Clown, Topper Vectograms처럼 중심부 융합이 더욱 요구되는 타게트를 사용.
- Computer Orthoptics Random Dot Program: BI

집에서 훈련

- Loose Lens Rock 훈련법을 첨가

제 5 과정에서 제 8 과정

검사실에서 훈련

- Bug On String
- Tranaglyph 또는 Vectogram: BI
  1. Tranaglyph Sports slide, Faces target 및 Spirangle Vectogram 등과 같이 전체적으로 더 세밀한 타게트를 사용.
- Computer Orthoptics Random Dot Program : BI

집에서 훈련

- Tranaglyph : BI

제 2 단계

제 9 과정 및 제 10 과정

검사실에서 훈련

- jump vergence 요구를 만들기 위해 Tranaglyph나 Vectogram을 수정 : BI
- 고정 Tranaglyph
- Tranaglyph 515나 Quoit Vectogram : BO
- 양안 조절 훈련법: ±렌즈를 사용하는 위에서 열거한 양안 훈련법을 사용

집에서 훈련

- 고정 Tranaglyph

제 11 과정 및 제 12 과정

검사실에서 훈련

- jump vergence 요구를 만들기 위해 Tranaglyph나 Vectogram을 수정: BI
- Aperture Rule : BI
- 더 중심부 융합자극이 있는 Tranaglyph 또는 Vectogram : BO
- 양안 조절 훈련법: ±렌즈를 사용하는 위에서 열거한 양안 훈련법을 사용

집에서 훈련

- loose prism jump와 함께 고정 Tranaglyph

표 8.15. *개산부족을 위한 표준 시기능훈련(계속)*

제 13 과정에서 제 16 과정
검사실에서 훈련 • Aperture Rule: BI • Eccentric Circle이나 Free Space Fusion Card: BI • Computer Orthoptics Random Dot Vergence Program : BI과 BO 모두 • Aperture Rule: BO • jump vergence 요구를 만들기 위해 Tranaglyph나 Vectogram을 수정 : BO • 양안 조절 훈련법 : 위에 열거한 ±렌즈를 사용하는 양안 훈련법을 사용 *집에서 훈련* • Eccentric Circle: BI
제 3 단계
제 17 과정에서 제 20 과정
검사실에서 훈련 • 1m 거리에서 Tranaglyph나 Vectogram • Eccentric Circle이나 Free Space Fusion Card : 1 m에서 BI • Computer Orthoptics Random Dot Vergence Program : 1 m에서 step-jump 버전스 *집에서 훈련* • 1 m 거리에서 큰 Eccentric Circle
제 20 과정에서 제 24 과정
검사실에서 훈련 • 오버헤드 프로젝터를 이용한 Tranaglyph나 Vectogram • 원거리에서 큰 Eccentric Circle *집에서 훈련* • 원거리에서 큰 Eccentric Circle

제 1단계는 속도가 중요한 요인이 아니지만, 제 2단계는 융합의 양보다는 질적인 면을 중점적으로 실시한다. 융합버전스의 반응 속도와 융합 회복능력을 증가시키는 것이 중요하다. 이 단계에서 두 번째 목표는 양성 융합버전스의 양과 용이성에 대한 훈련을 함께 시작하는 것이다.

제 2 단계의 훈련은 다음 사항이 가능할 때 마친다 :

- Aperture Rule을 사용하여 폭주상태에서 12번 카드를 융합하고 개산상태에서 6번 카드를 융합할 수 있을 때.
- Eccentric Circles이나 Free Space Fusion Cards를 사용하여 폭주상태에서 12 cm와 개산상태에서 6 cm 분리된 타게트를 융합할 수 있을 때.

제 2단계의 표본 시기능 훈련 프로그램은 표 8.15와 같다.

제 3단계

제 1단계와 2단계의 목표를 달성한 후, 다음 목표는 훈련 거리를 근거리에서 원거리로 이동시키면서 시작하는 것이다. 이것은 몇 단계로 나누어서 실시할 수 있다. 예를 들어, 40 cm 거리에서 Tranaglyphs, Vectogram 및 Eccentric Circles 등으로 훈련하고, 똑같은 과정을 1 m 거리에서 반복한다. 이 거리에서 훈련이 성공적으로 이루어지면 거리가 증가할수록 다른 타게트를 사용해야 한다. Tranaglyph 및 Vectogram을 오버헤드 프로젝터로 투사시키거나 A4 크기의 종이에 인쇄된 큰 Eccentric Circles을 사용할 수 있다. 원거리에서 음성융합버전스를 훈련하는데 사용할 수 있는 또 다른 방법은 억제를 조절할 수 있는 적절한 타게트와 함께 낱개 프리즘을 사용하는 것이다. 그러한 타게트의 예가 제 5 장에서 예시되었다(그림 5.30 및 5.31).

개산부족에서 BO 프리즘을 처방할 때 시기능 훈련이 필요할 수도 있다. 이 프리즘이 원거리에서 피검자의 불편한 증상을 제거시키는데 가끔 성공적일 수 있지만, 프리즘을 항상 착용하게 되면 근거리에서 불편을 초래할 수 있다. 이때 한 가지 선택할 수 있는 방법은 두 벌의 안경을 처방하고, 프리즘이 가입된 안경을 원거리용으로만 사용하도록 하는 것이다. 또 다른 방법은 시기능훈련을 실시하여 근거리에서 양성융합버전스의 폭을 증가시켜서 피검자가 부가적으로 폭주가 요구되는 상태에서 편안하게 양안시가 이루어지도록 하는 것이다. 이 장의 앞에서 폭주부족에 대하여 설명한 것과 비슷한 시기능훈련 프로그램이 적합할 것이다.

시기능 훈련을 실시하고 중간 정도 지났을 때와 훈련을 마쳤을 때 재평가를 실시해야 한다. 원래 불편했던 점을 고려하여 이제 편안해졌는지 여부를 결정해야 한다. 양안시 및 조절 기능에 관한 모든 검사를 반복하고 처음 검사값 및 예상값과 비교해야 한다.

모든 시기능 훈련의 목표가 달성되고 시기능 훈련 프로그램을 마쳤을 때 표 8.10처럼 집에서 실시할 수 있는 시기능 유지 프로그램을 추천한다.

개산부족을 위한 시기능훈련법의 요약

시기능훈련으로 처치하기 가장 쉬운 사위성 양안시 이상인 폭주부족과 대조적으로, 개산부족은 시기능훈련으로 처치하기가 가장 어렵다. 피검자의 증상을 제거시키는데 렌즈 및 BO 프리즘을 처방해도 효과가 충분하지 않다면 위에서 언급한 시기능훈련 프로그램을 시도해야 한다.

수술

개산부족의 옵토메트리 처치는 렌즈, 프리즘 및 시기능훈련을 현명하게 적용시키는 것이다. 아주 극단적인 경우만 수술이 필요하다. Prangen과 Koch[2]는 개산부족에서 수술이 양호하지 않다고 했으며, Dunnington[68]은 다른 처치로 개선되지 않을 때에만 수술을 추천했다. Burian은 양측 외직근 절제술을 실시할 수 있지만 프리즘 치료를 시도한 다음에만 실시해야 한다고 믿었다.

사례분석

사례 1

사례 8.9

내 력

16세의 고등학교 2학년 여학생이며, 가끔 복시가 발생하므로 불편을 겪는다. 특히 학교에서 칠판을 보고 노트에 필기할 때와 운전할 때 복시로 불편하다고 한다. 2년 전에 마지막으로 눈 검사를 받았으며, 그 당시 아무런 문제점을 발견하지 못했다. 그러나 그녀의 어머니는 4년 전쯤 복시로 불편을 겪었다고 이야기했다. 그 당시 의사는 시각적 문제점이 있지만, 처치할 정도로 심하지는 않다고 하였다.
건강은 양호한 편이며 특별히 복용하는 약이 없다. 학교에서 잘 지내고, 식욕도 정상이며 잠자는 습관도 정상이다.

검사 결과	
시력(원거리, 미교정 상태):	OD: 20/20, OS: 20/20
시력(근거리, 미교정 상태):	OD: 20/20, OS: 20/20
폭주 근점:	
조절자극용 타게트:	6 cm
펜라이트:	6 cm
가림검사(원거리):	12△ 내사위
가림검사(근거리):	2△ 외사위
자각식 굴절검사:	OD: +1.00(20/20), OS: +1.00(20/20)
원거리 수평사위:	12△ 내사위
BI 버전스(원거리):	X / 2 / −4
BO 버전스(원거리):	12 / 28 / 18
일부융합제거 수직사위(원거리):	편위 없음
근거리 수평사위:	정위
−1.00D 경사 사위도:	2△ 내사위

경사 AC/A 비:	2/1
계산 AC/A 비:	1.2/1
BI 버전스(근거리):	X / 16 / 12
BO 버전스(근거리):	12 / 26 / 12
일부융합제거 수직사위(근거리):	편위 없음
음성상대조절/양성상대조절:	+2.50/−2.50
조절력(푸쉬업):	OD: 12D, OS: 12D
단안 조절 용이성 검사:	OD: 9 cpm, OS: 9 cpm
양안 조절 용이성 검사:	8 cpm
MEM 검영법:	+0.50 OD 및 OS
동공 기능은 정상, 모든 외안부 및 내부 건강상태는 양호, 편위는 일치성이며, 색각검사 결과 정상으로 나타남.	

분석

근거리에서 검사한 모든 데이터는 정상이다. 그러나 원거리에서 상당한 정도의 내사위가 있으며 원거리에서 음성융합버전스가 낮다. 가장 가능한 진단은 개산부족이다. 그러나 그러한 경우 표 8.12에 예시된 정밀진단을 생각하는 것이 중요하다. 과거력으로부터 문제점이 급성으로 나타나지 않은 것으로 나타났다. 이 피검자는 적어도 4년 전부터 복시로 불편을 겪고 있다. 학교에서 칠판을 보고 노트에 필기하는 양이 증가하고 운전을 시작하였기 때문에 복시로 인한 불편이 더 증가했다. 건강은 양호한 편이고 먹는 것과 잠자는 것도 양호하다. 학교 생활에서 상태가 더 악화되었다는 징후가 관찰되지 않았다. 가끔 복시로 불편을 겪는 것 이외에는 모든 점이 양호하고 왕성하게 자라는 사춘기이다. 이러한 내력으로부터 개산부족이 제시되며, 편위가 일치성인 점으로 제 6 뇌신경마비 가능성이 배제된다. 따라서 가장 가능한 진단은 개산부족이다.

처치

렌즈를 착용했을 때 편위도가 약간 감소되기 때문에, 비록 AC/A 비는 낮지만 원시를 교정하기 위한 안경이 처방되었다. 덧붙여, 안경에 BO 프리즘을 가입하였다. 프리즘 양은 American Optical Fixation Disparity 타게트를 사용하여 원거리에서 측정한 일부융합제거 사위도를 기초로 결정하였다. 이 때 측정된 일부융합제거사위도는 6△ BO 이었다. 최종 처방은 다음과 같았다:

OD : +1.00D, 3△ BO

OS : +1.00D, 3△ BO

이 안경을 4주 동안 학교생활 및 운전할 때 착용하도록 하였고, 4주 후에 다시 검사하기로 약속했다. 다시 검사했을 때, 새로운 안경을 착용하고 나서 불편감이 사라졌다고 보고했다. 안경을 착용한 상태에서 가림검사를 했을 때 원거리에서 3△ 내사위, 근거리에서 6△ 외사위였다. 원거리에서 BI 버전스는 X/7/3 이었다.

똑같은 방법으로 안경을 계속 착용하고 1년 정도 지난 후 방문하여 어떤 부가적인 문제점이 있는지 확인하자고 약속했다. 이것은 개산부족을 처치하는데 아주 전형적인 방법이다. 시기능 훈련이 요구되지 않고 낮은 플러스 도수와 BO 프리즘을 가입시킨 안경이 효과적이었다.

사례 2

사례 8.10

내 력

22세의 회계사로, 가끔 복시와 안정피로로 불편을 겪는다. 운전하거나 영화를 볼 때와 같이 원거리 시작업과 관련해서만 복시로 불편하다고 한다. 하루 일과가 끝났을 때 흔히 눈의 피로감을 느끼며, 일반적으로 눈 주위가 당겨지는 느낌이 있다고 설명한다. 이러한 문제점으로 여러 해 동안 불편을 느꼈으며, 과거에 안경이 처방되었다. 안경을 착용했을 때 이러한 문제가 완화되었지만 완전히 사라지지는 않았다고 한다. 실제로, 1년 전에 다시 맞춘 가장 최근의 안경은 독서할 때 약간 덜 편안했다. 가끔 새로운 안경을 착용하더라도 독서할 때 안정피로를 경험했다. 건강은 양호한 편이며 어떠한 약을 복용하지도 않는다.

검사 결과	
현재 안경 처방:	OD: Plano, 5△ BO, OS: Plano, 5△ BO
시력(원거리, 미교정 상태):	OD: 20/20 교정시력: OD: 20/20 OS: 20/20 교정시력: OD: 20/20
시력(근거리, 미교정 상태):	OD: 20/20 교정시력: OD: 20/20 OS: 20/20 교정시력: OD: 20/20
폭주 근점:	
조절자극용 타게트:	5 cm
펜라이트:	5 cm
가림검사(원거리, 미교정 상태):	15△ 내사위
가림검사(근거리, 미교정 상태):	정위
가림검사(근거리, 교정 상태):	10△ 외사위
자각식 굴절검사:	OD: Plano(20/20), OS: Plano(20/20)
원거리 수평사위:	15△ 내사위
BI 버전스(원거리):	X / 2 / −4
BO 버전스(원거리):	10 / 14 / 8
일부융합제거 수직사위(원거리):	편위 없음

근거리 수평사위: -1.00D 경사 사위도:	정위 2△ 내사위
경사 AC/A 비:	2/1
BI 버전스(근거리):	12 / 18 / 9
BO 버전스(근거리):	10 / 14 / 10
일부융합제거 수직사위(근거리):	편위 없음
음성상대조절/양성상대조절:	+2.25/-2.50
조절력(푸쉬업):	OD: 10D, OS: 10D
단안 조절 용이성 검사:	OD: 9 cpm, OS: 9 cpm
양안 조절 용이성 검사:	7 cpm
MEM 검영법:	+0.50 OD 및 OS
동공 기능은 정상, 모든 외안부 및 내부 건강상태는 양호, 편위는 일치성이며, 색각검사 결과 정상으로 나타남.	

분석

복시와 안정피로가 장기간 지속되고 원거리에서 고도 내사위이며 AC/A 비가 낮은 점으로 보아 분명히 개산부족으로 진단된다. 피검자는 이미 과거에 프리즘으로 치료를 받았고, 이 안경이 도움을 주었지만 불편한 증상을 완전히 제거시키지는 못했다. 이 사례에서 중요한 점은 진단보다는 처치에 대한 것이다.

처치

이 사례에서 제기되어야 하는 것은 두 가지 문제점이다. 첫 번째 문제점은 현재의 처방안경(10△ BO)을 착용하고도 약간의 복시와 불편감이 있다는 점이다. 두 번째 문제점은 안경을 착용하고 독서할 때 부가적으로 안정피로가 나타난다는 점이다. 현재 안경을 착용하고 근거리에서 검사한 데이터를 분석한 결과 이 문제에 대한 이유가 드러났다. 처방도수를 착용하고 근거리에서 가림검사를 했을 때 10△ 외사위였다. 미교정 상태에서 근거리 양성 융합버전스는 10/14/10 이었다. 10△ BO을 가입시켰을 때 양성융합버전스는 10△ 정도 감소하였다. 따라서 안경을 착용했을 때 근거리에서 양성융합버전스가 감소하고 고도 외사위를 보였다.

이 사례에서 프리즘을 가입하지 말아야 한다. 주시시차 검사로 결정된 일부 융합제거 사위는 8~10△ BO이 적절한 것으로 확인되었다. 위에서 언급한 두 가지 문제점을 해결하기 위하여 시기능 훈련이 처방되었다. 첫 번째 목표는 근거리에서 양성 융합버전스를 개선시키는 것이고, 두 번째 목표는 원거리에서 음성 융합버전스를 개선시키는 것이다. 이 시기능훈련 프로그램은 3개월 동안 14번 검사실을 방문하도록 일정을 만들었으며, 훈련 내용은 표

8.15와 같다.

시기능훈련을 마쳤을 때 독서하는 동안 프리즘 안경을 더 편하게 착용할 수 있었고, 원거리 작업과 관련하여 더 이상 불편을 느끼지 않았다. 처방 도수를 착용하고 가림검사를 했을 때 원거리에서 4△ 내사위이고 근거리에서 10△ 외사위였다. 안경을 착용하고 근거리에서 양성융합버전스는 18/28/24이고, 원거리에서 음성융합버전스는 X/7/5였다.

요약 및 결론

개산부족은 양안시 문제점 가운데 발생빈도가 가장 낮지만 임상적으로 아주 중요하고 대표적인 비정상적인 상태이다. 근거리보다 원거리에서 내편위가 더 크고, 일치성 편위를 보이며 복시를 갖는 사람은 임상적으로 진단하는데 상당한 어려움이 따른다. 양성 상태인 개산부족은 흔히 심각한 상태의 병인을 갖는 개산마비 및 제 6 뇌신경마비와 정밀하게 구별되어야 한다. 따라서 이러한 상태의 특징적인 증상 및 징후를 정확하게 알아야 한다.

개산마비나 제 6 뇌신경마비가 의심되는 경우 신경학적인 검사를 받도록 전문의에게 의뢰해야 한다. 개산부족이라고 잠정적으로 진단되면, 일반적으로 프리즘, 렌즈 및 시기능훈련을 결합하여 처치한다.

장비공급원

[a] RC Instruments: 21444 Hague Road, Noblesville, IN 46060; 800-348-2225.
[b] Available from Bruce Wick, O.D., PhD., University of Houston, College of Optometry, 4901 Calhoun, Houston, TX 77204.

참고문헌

[1] London RF, Wick B. The effect of correction of vertical fixation disparity on the horizontal forced vergence fixation disparity curve. *Am J Optom Physiol Opt* 1987;64:653-656.
[2] Prangen A, Koch FL. Divergence insufficiency: a clinical study. *Am J Ophthalmol* 1938;21:510-518.
[3] Oaks LW. Divergence insufficiency as a practical problem. *Arch Ophthalmol* 1949;41:562-569.
[4] Burian HM. Anomalies of convergence and divergence functions and their treatment. *Symposium on strabismus*, 3rd ed. St. Louis: Mosby, 1971:223-232.
[5] Hermann JS. Surgical therapy for convergence insufficiency. *J Pediatr Ophthalmol Strabismus* 1981;18:28-31.

[6] von Noorden GK. Resection of both medial rectus muscles in organic convergence insufficiency. *Am J Ophthalmol* 1976;81 :223-230.
[7] Haldi BA. Surgical management of convergence insufficiency. *Am J Ophthalmol* 1978;28: 106-109.
[8] Scheiman M. Divergence insufficiency: characteristics, diagnosis, and treatment. *Am J Optom Physiol Opt* 1986;63(6):425-431.
[9] The efficacy of optometric vision therapy. The 1986/1987 AOA Future of Visual Development/Performance Task Force. *J Am Optom Assoc* 1988;59:95-105.
[10] Suchoff IB, Petito GT. The efficacy of visual therapy. *J Am Optom Assoc* 1986;57:119-125.
[11] Grisham JD. Visual therapy results for convergence insufficiency: a literature review. *Am J Optom Physiol Opt* 1988;65:448-454.
[12] Hoffman L, Cohen A, Feuer G. Effectiveness of non-strabismic optometric vision training in a private practice. *Am J Optom & Arch Am Acad Opt* 1973;50:813-816.
[13] Daum K. The course and effect of visual training on the vergence system. *Am J Optom Physiol Opt* 1982;59:223-227.
[14] Daum K. Convergence insufficiency. *Am J Optom Physiol Opt* 1984;61:16-22.
[15] Daum K. Double blind placebo-controlled examination of timing effects in the training of positive vergences. *Am J Optom Physiol Opt* 1986;63:807-812.
[16] Vaegan JL. Convergence and divergence show longer and sustained improvement after short isometric exercise *Am J Optom Physiol Opt* 1979;56:23-33.
[17] Cooper J, Selenow A, Ciuffreda KJ, et al. Reduction of asthenopia in patients with convergence insufficiency after fusional vergence training. *Am J Optom Physiol Opt* 1983; 60:982-989.
[18] Daum K. A comparison of results of tonic and phasic training on the vergence system. *Am J Optom Physiol Opt* 1983;60:769-775.
[19] Wick B. Vision therapy for presbyopic nonstrabismic patients. *Am J Optom Physiol Opt* 1977;54:244-247.
[20] Cohen AH, Soden R. Effectiveness of visual therapy for convergence insufficiencies for an adult population. *J Am Optom Assoc* 1984;55:491-494.
[21] Birnbaum MH, Soden R, Cohen AH. Efficacy of vision therapy for convergence insufficiency in an adult male population. *J Am Optom Assoc* 1999;70:225-232.
[22] Duke-Elder S. *System of ophthalmology: ocular motility and strabismus,* vol. 7. London: Henry Kimpton. 1973:570-571.
[23] Hugonnier R, Hugonnier SC. *Strabismus, heterophoria, and ocular motor paralysis*. St. Louis: Mosby, 1969:427-429.
[24] von Noorden GK, Burian HM. *Binocular vision and ocular motility: theory and management of strabismus*, 5th ed. St. Louis: Mosby-Year Book, 1996:470-471.
[25] Lyle TK, Wybar KC. *Practical orthoptics in the treatment of squint*, 5th ed. London: NK Lewis, 1967:427-429.
[26] Griffin JR, Grisham JD. *Binocular anomalies: procedures for vision therapy*, 3rd ed. Boston: Butterworth-Heinemann, 1995:431-435.
[27] Pickwell LD. *Binocular vision anomalies: investigation and treatment*, 2nd ed. London:

Butterworth-Heinemann, 1989.

[28] Press LJ. *Applied concepts in vision therapy.* Boston: Mosby, 1997.

[29] Duane A. A new classification of the motor anomalies of the eye based upon physiological principles. *Ann Ophthalmol Otolaryngol*, 1886:247-260.

[30] Nom MS. Convergence insufficiency: incidence in ophthalmic practice-results of orthoptics treatment. *Acta Ophthalmol* 1966;44:132-138.

[31] Kent PR, Steeve JH. Convergence insufficiency: incidence among military personnel and relief by orthoptics methods. *Milit Surg* 1953;112:202-205.

[32] Scheiman M, Gallaway M, Coulter R, et al. Prevalence of vision and ocular disease conditions in a clinical pediatric population. *J Am Optom Assoc* 1996;67: 193-202.

[33] Rouse MW, Hyman L, Hussein M, et al. Frequency of convergence insufficiency in optometry clinic settings. *Optom Vis Sci* 1998;75:88-96.

[34] Rouse MW, Borsting E, Hyman L, et al. Frequency of convergence insufficiency among fifth and sixth graders. *Optom Vis Sci* 1999;76:643-649.

[35] Porcar E, Nartinez-Palomera A. Prevalence of general dysfunctions in a population of university students. *Optom Vis Sci* 1997;74:111-113.

[36] Cooper J, Duckman R. Convergence insufficiency: incidence, diagnosis, and treatment. *J Am Optom Assoc* 1978;49:673-680.

[37] Borsting E, Rouse MW, De Land PN, et al. Prospective comparison of convergence insufficiency and normal binocular vision on CIRS symptom surveys. *Optom Vis Sci* 1999;76:221-228.

[38] Rouse MW, Hyman L, Hussein M, et al. *J Optom Vis Devel* 1997;28:91-97.

[39] Hayes GJ, Cohen BE, Rouse MW, et al. Normative values for the near point of convergence of elementary schoolchildren. *Optom Vis Sci* 1998;75:506-512.

[40] Scheiman M, Gallaway M, Frantz KA, et al. Near point of convergence: test procedure, target selection, and expected findings. *Optom Vis Sci* 2001 (*in press*).

[41] Wick BC. Horizontal deviations. In: Amos J, ed. *Diagnosis and management in vision care.* Boston: Butterworth-Heinemann, 1987:473.

[42] Mohindra I, Molinari J. Convergence insufficiency: its diagnosis and management-Part 1. *Optom Monthly* 1980;71(3):38-43.

[43] Davis CE. Orthoptics treatment in convergence insufficiency. *J Can Med Assoc* 1956;55:47-49.

[44] Capobianco M. The subjective measurement of the near point of convergence and its significance in the diagnosis of convergence insufficiency. *Am Orthoptic J* 1952;2:40-42.

[45] Rosner J. Pediatric optometry. Boston: Butterworth-Heineman, 1982:258.

[46] von Noorden GK, Brown DJ, Parks M. Associated convergence and accommodative insufficiency. *Doc Ophthalmol* 1973;34:393-403.

[47] Pickwell LD, Dorth, Stephens LC. Inadequate convergence. *Brit J Physiol Opt* 1975;30:34-37.

[48] Pickwell LD, Hampshire R. The significance of inadequate convergence. *Ophthalmic Physiol Opt* 1981;1:13-18.

[49] Richman JE, Cron MT. *Guide to vision therapy.* South Bend, IN: Bernell Corporation, 1989.

[50] Burde RM, Savino PJ, Trobe JD. *Clinical decisions in neuro-ophthalmology*. 2nd ed. St. Louis: Mosby-Year Book, 1992:284-285.
[51] Scheiman M, Cooper J, Mitchell GL, et al. A survey of treatment modalities for convergence insufficiency. *Optom Vis Sci* 2001;79:151-157.
[52] Duke-Elder S, Wybar K. Ocular motility and strabismus. In: Duke-Elder S. *System of ophthalmology* St. Louis: Mosby, 1973;6:547-551.
[53] Gallaway M, Scheiman M, Malhotra K. The effectiveness of pencil pushups treatment for convergence insufficiency. *Optom Vis Sci* 2001 (*in press*).
[54] Cooper J, Feldman J. Operant conditioning of fusional convergence ranges using random dot stereograms. *Am J Optom Physiol Opt* 1980;57:205-213.
[55] Cooper J, Citron M. Microcomputer produced anaglyphs for evaluation and therapy of binocular anomalies. *J Am Optom Assoc* 1983;54:785-788.
[56] Cooper J, Selenow A, Ciuffreda KJ, et al. Reduction of asthenopia in patients with convergence insufficiency after fusional vergence training. *Am J Optom Physiol Opt* 1983;60:982-989.
[57] Cooper J. Review of computerized orthoptics with specific regard to convergence insufficiency. *Am J Optom Physiol Opt* 1988;65:455-463.
[58] Swartout JB. *Manual of procedures and forms for in-office and out-of-office optometric vision training programs*. Santa Ana, CA: Vision Extension, 1991.
[59] Moore S, Harbison JW, Stockbridge L. Divergence insufficiency. *Am Orthop J* 1971;21: 59-63.
[60] Lyle DJ. Divergence insufficiency. *Arch Ophthalmol* 1954;52:858-864.
[61] Chamlin M, Davidoff LM. Divergence paralysis with increased intracranial pressure. *J Neurosurg* 1950;7:539~543.
[62] Bruce GM. Ocular divergence: its physiology and pathology. *Arch Ophthalmol* 1935;13: 639-660.
[63] Bielchowsky A. Lectures on anomalies of the eyes. III. Paralysis of conjugate movements of the eyes. *Arch Ophthalmol* 1935;13:569-583.
[64] Bender MB, Savitsky N. Paralysis of divergence. *Arch Ophthalmol* 1940;23:1046-1051.
[65] Jampolsky A. Ocular divergence mechanisms. *Trans Am Ophthalmol Soc* 1971;68:730-822.
[66] Higgins JD. Oculomotor system. In: Barresi BJ, ed. *Ocular assessment: the manual of diagnosis for office practice*. Boston: Butterworth-Heinemann, 1984:201.
[67] London R. Fixation disparity. In: Barresi BJ, ed. *Ocular assessment: the manual of diagnosis for office practice*. Boston: Butterworth-Heinemann, 1984:148.
[68] Dunnington JH. Paralysis of divergence with report of three cases due to epidemic encephalitis. *Arch Ophthalmol* 1923;52:39-49.

09 높은 AC/A 비 : 폭주과다 및 개산과다

이 장에서는 AC/A 비가 높은 상태와 관련된 비사시성 양안시이상의 특징, 진단 및 처치에 관하여 다루었다. 앞에서 언급한 것처럼 AC/A 비는 사위가 있는 피검자에서 일련의 처치순서를 결정하는데 중요하게 고려된다. 결과적으로 AC/A 비가 높은 것과 연관된 모든 양안시상태에 대하여 일반적인 처치전략이 공통적으로 적용된다. 하지만 AC/A 비가 높은 폭주과다와 개산과다는 중요한 차이가 있다. AC/A 비가 높은 것과 연관된 모든 양안시 상태에 대한 처치원리를 살펴본 후 각각의 상태에 대하여 특징, 진단 및 처치에 대한 차이점을 강조하기 위하여 별도로 나누어서 설명하였다.

이 장에서는 여러 가지 유형의 폭주과다 및 개산과다와 관련된 양안시 이상을 다루겠다.

높은 AC/A 비와 연관된 사위의 일반적인 처치 원리

높은 AC/A 비와 연관된 양안시 이상에 대한 처치순서는 표 9.1 및 9.2와 같다. 낮거나 중간 정도인 AC/A 비와 연관된 양안시 이상과 높은 AC/A 비와 연관된 문제점을 구분하는데 주요한 차이는 사위량의 변화에 영향을 주는 가입도 렌즈의 상대적인 유효성이다. 이에 대한 예가 폭주과다의 사례(사례 9.1)에서 예시되었다.

표 9.1. *폭주과다를 처치할 때 순차적으로 고려할 사항*

비정시의 광학적 교정	약시안의 시기능훈련
구면굴절력의 가입	억제제거를 위한 시기능훈련
수직프리즘	감각운동 기능을 위한 시기능훈련
수평프리즘	수술
약시안의 가림	

표 9.2. *개산과다를 처치할 때 순차적으로 고려할 사항*

비정시의 광학적 교정	억제제거를 위한 시기능 훈련
수직프리즘	감각운동 기능을 위한 시기능 훈련
마이너스 굴절력의 가입	수평 프리즘
약시안의 가림	수술
약시제거를 위한 시기능 훈련	

사례 9.1

10세이며, 독서할 때 10분 정도가 지나면 안정피로, 흐린 시력 및 집중곤란 등으로 불편을 겪고 있다. 이러한 문제점이 학기가 시작된 이후부터 그를 괴롭히고 있다. 굴절검사 결과 좌우안 모두 +1.00D 이고, 원거리 사위도는 4△ 외사위, 근거리 사위도는 10△ 내사위이다(동공간거리는 58 mm). 계산 AC/A 비는 8/1. 자각식 굴절검사값을 착용시키고 측정한 근거리 검사값은 다음과 같다:

음성상대조절 :	+2.50
양성상대조절 :	−1.00
근거리 수평 사위도 :	3△ 내사위
BI 버전스(근거리) :	4 / 10 / 4
BO 버전스(근거리) :	16 / 26 / 16
버전스 용이성	0 cpm(BI 가입시 복시)
단안 조절 용이성 :	12 cpm
양안 조절 용이성 :	0 cpm(−2.00D 가입시 복시)
MEM 검영값 :	양안 모두 +1.25D

AC/A 비가 높기 때문에, 비정시를 교정하는 것이 중요하다. S+1.00D를 처방하면 근거리 사위가 2△ 내사위로 감소할 것이다. 근거리 측정 데이터를 분석하면 음성융합버전스의 직접 및 간접 측정값 모두 낮다. 이 경우 플러스 가입도가 제시되며, 그러한 경우 잔여 내사위를 제거시키고, 음성 및 양성 상대조절의 균형상태를 만들며, MEM 검영값 및 BI 검사값을 정상으로 만들 것이다. 이 경우 근거리 검사 결과를 분석하면, +0.75 − +1.00D 가입도가 적절하다.

사례 9.2에서 AC/A 비가 높은 경우에 가입도 렌즈가 유용한 또 다른 예를 소개하였다.

비정시의 광학적 교정이 첫 번째로 고려할 사항이다. 그러나 앞의 사례에서 증명된 것처럼, 가입도 렌즈를 고려하는 것이 표 9.1의 목록에서 위쪽 근처에 있다. AC/A 비가 높은 경우 굴절이상의 교정이 두 가지 이유로 도움이 될 수 있다. 첫 번째는 굴절이상이 미교정 상태이면 두 눈 사이에 불균형 상태를 만들어서 감각성 융합의 장애를 유발시키거나 망막상이 흐려서 융합능력을 감소시킬 수 있다는 점이다. 두 번째 이유는 AC/A 비가 높기 때문에 비정시의 교정이 편위량에 유익한 효과를 줄 것이라는 점이다.

이러한 피검자에게 최종적인 처방을 고려할 때 처음에 수직방향 편위가 존재하는지 결정하는 것이 중요하다. 앞 장에서 언급한 것처럼, 비록 수직 편위도가 낮더라도 교정하면 수평방향의 편위에 긍정적인 효과를 준다. 수직방향의 편위는 0.5△ 정도로 낮더라도 처방할 것을 제안한다(제 13장).

사례 9.2

4세 소녀이며, 부모가 그녀의 우안이 늦은 오후나 피곤할 때 바깥쪽으로 돌아가는 상태를 발견하고 검사를 받으러 왔다. 지난 1년 동안 이러한 상태가 지속되고 눈이 돌아가는 시간의 비율이 증가함을 느꼈다. 굴절검사 결과 양안 모두 S +0.25D 였다. 원거리 가림검사에서 우안 25△ 간헐성 외사시(빈도는 10% 정도)였다. 가림검사에서 근거리 5△ 외사위였고, 계산 AC/A 비는 13/1 이었다.

이 경우 비정시도는 무시할 수 있지만, 가입도 렌즈를 처방하는 것이 유익하다. AC/A 비가 높기 때문에, 편위도의 조절을 돕기 위해 안경을 처방할 수 있다. 양안 S −1.50D 안경을 사용하면 원거리에서 편위각이 크게 줄어든다. 또한 근거리에서 고도 내사위를 유발할 수 있으므로, 바이포칼 렌즈의 사용을 검토하는 것이 적합하다. 이 사례에서 AC/A 비가 높기 때문에 양안 S −1.50D이고 가입도 +1.00D인 안경을 사용하는 광학적 처치법이 가치가 있다. 나이가 더 많아지면, 개산과다를 처치하는데 아마 시기능훈련이 적절할 것이다. 시기능 훈련을 실시하기 곤란할 수 있는 취학하기 전의 어린이는 일시적인 처치법으로 가입도를 처방하는 것이 중요하다.

폭주과다 및 개산과다의 처치 순서에서 중요한 차이는 내사위자는 외사위자보다 수평 프리즘이 더 유익할 것이라는 점이다. 폭주과다에서 BO 프리즘 처방을 초기에 처치방법으로 고려하지만, 개산과다에서는 프리즘처방이 처치순서의 마지막 부분에서 고려된다(표 9.1 및 9.2 참고). 가입도 렌즈가 유용하기 때문에, 긴장성폭주가 정상범위(원거리 정위)인 폭주과다에서 프리즘이 필요한 경우는 드물다. 그러나 폭주과다를 처치할 때 BO 프리즘이 유용한 경우는 다음 사례와 같다.

사례 9.3

21세 여성이며, 운전 및 독서할 때 가끔 복시가 발생하는 점이 주 불편함이다. 독서할 때 복시가 더 심하며, 15분 이상 독서할 때 안정피로를 느낀다. 항상 이러한 문제점을 갖지만, 책상에서 하루에 8시간 이상 서류 작업을 하는 새로운 일을 시작한 이후에 더 악화되었다. 조절마비 굴절검사 결과 OU Plano였다. 가림검사에서 원거리 8△ 내사위, 근거리 16△ 내사위였다. 계산 AC/A 비는 9.4/1이었다(동공간거리는 62 mm).

이것은 긴장성폭주가 높거나 원거리에서 내사위가 적당히 높은 폭주과다의 사례이다. 굴절이상이 없으므로, 원거리에서 안경을 처방할 필요가 없다. AC/A 비가 높고 가입도 렌즈를 사용하면 근거리 편위가 쉽게 감소될 수 있다. 그러나 가입도가 +1.50D 인 Plano 렌즈를 처방하면 근거리에서만 불편한 증상이 제거되므로, 운전할 때에는 계속 복시를 경험할 것이다. 이러한 유형에서는 BO 프리즘을 사용하는 것이 중요한 선택사항이다. 프리즘 처방도수는 주시시차 측정 결과를 기초로 결정해야 한다(제 14장). 이 사례에서 최종 처방은 다음과 같다 :

OD : Plano, 2△ BO
OS : Plano, 2△ BO
가입도 +1.00D

이처럼 긴장성폭주가 높은 것과 연관된 폭주과다의 경우 수평프리즘의 처방이 중요하게 고려된다. 긴장성폭주가 낮거나 정상인 상태와 폭주과다가 연관될 때에는 일반적으로 프리즘이 필요하지 않다.

비사시성 양안시 이상에서 약시가 흔하지 않지만, 사위가 상당한 정도의 부등시와 연관된다면 약시가 발생할 수 있다. 부등시성 약시는 전형적으로 정도가 약하지만(20/60~20/80 정도), 초기에 고려할 사항의 한 가지는 가림법과 시기능훈련을 사용하여 약시를 치료하는 것이다. 항상 부등시 교정안경을 처방하고 수직사위를 보정하기 위한 프리즘을 고려한 후 즉시 약시 및 이와 연관된 억제를 치료하기 위한 가림법 및 특정 시기능 훈련을 고려해야 한다. 부등시와 연관된 폭주과다 및 개산과다의 경우 일정 시간 가림치료(part-time occlusion)를 추천한다. 약시치료 훈련과 함께 몇 시간씩(2~4시간 정도) 안대로 가리면 약시를 충분히 치료할 수 있다. 부등시성 약시의 평가 및 처치에 관한 자세한 사항은 뒤에서 언급하겠다. 그러나 거의 모든 경우 폭주과다나 개산과다 상태에서 약시가 존재하지 않을 것이다. 따라서 비정시의 교정, 가입도 렌즈 및 프리즘 처방을 고려한 후 그 다음 처치 과정으로 시기능 훈련이 고려된다.

폭주과다의 많은 경우에서 가입도 렌즈 및 프리즘을 사용하여 성공적으로 처치할 수 있을 것이다. 음성융합버전스가 심하게 감소되고, 내사위가 아주 높거나, 안경을 착용한 후에도 불편한 상태가 남아 있다면, 시기능 훈련을 추천해야 한다. 이와 대조적으로 개산과다에서는 시기능 훈련이 우선적으로 고려할 사항이다. 일반적으로 개산과다에서 시기능 훈련이 더 효과적인 반면에 폭주과다에서는 BO 프리즘과 플러스 가입도 렌즈의 처방이 더 효과적인 경향이다.

표 9.1과 9.2의 목록에서 마지막으로 고려하는 처치법은 수술이다. 폭주과다는 여러 가지 비수술적인 방법을 결합시켜서 거의 항상 성공적으로 처치할 수 있다. 개산과다는 원거리에서 아주 심한 외사시가 존재할 수 있다. 편위도가 30~35△ 보다 더 높을 때, 비수술적인 처치법을 보완하기 위해 수술이 요구되는 경우가 있다.

높은 AC/A 비와 연관된 양안시이상의 처치에 대한 예후

폭주과다는 예후가 우수하며 성공적으로 처치할 수 있다. 많은 경우에 굴절이상 교정렌즈, 가입도 렌즈 및 프리즘 처방으로 충분히 처치할 수 있다. 이러한 처치에도 불구하고 불편한 증상이 지속되면, 시기능 훈련이 실시될 수 있고 일반적으로 성공적으로 처치할 수 있을 것이다. 그러므로 폭주과다를 성공적으로 처치할 수 없는 경우가 드물다. 이러한 경우 처치에 실패하는 원인은 거의 항상 피검자가 안경착용을 거부하거나 시기능 훈련을 제대로 실시하지 않는 점과 연관된다.

최근 시기능훈련에 의한 폭주과다의 처치에 대하여 많은 관심을 보이고 있다. Short와 Hatch[1]는 시기능훈련을 받은 12명의 폭주과다인 사람의 기록을 분석하여, 8명(66%)은 불편한 증상이 개선되었고, 8명 가운데 완전한 데이터가 확보된 5명(62.5%)은 음성융합버전스가 증가되었음을 보였다. 그러나 변화도는 통계적으로 유의하지 않았다. Grisham 등[2]과 Wick[3]은 폭주과다에서 시기능훈련을 실시했을 때 음성융합버전스가 증가하였고 불편한 증상이 감소하였다고 각각 보고하였다. Ficarra 등[4]은 폭주과다자 31명(평균 나이 15.9세)에 대하여 역추적 연구를 실시하였다. 시기능훈련의 평균 횟수는 19.4회였다. 불편한 증상이 상당히 감소하고 음성융합버전스와 양성상대조절력이 상당히 개선되었다. 저자는 시기능훈련의 성공여부를 결정하는데 가장 중요한 요인은 시기능 훈련을 실시하기 전의 근거리 사위도였음을 발견하였다. Gallaway와 Scheiman[5] 역시 폭주과다를 위해 시기능훈련을 실시한 83명을 대상으로 역추적 분석을 실시하였다. 옵토메트리 대학의 클리닉에서 데이터를 수집한 Ficarra 등[4]의 연구와 대조적으로, 이 연구는 개인 클리닉에서 데이터를 수집하였다. 따라서 클리닉 내에서 검사가 표준화되고 두 명의 검사자가 모든 측정을 실시하였다. 음성융합버전스의 직접 및 간접 측정값에서 통계적으로 유의한 변화가 있었으며, 84%는 불편한 증상이 전체적으로 사라졌다. 따라서 시기능훈련이 폭주과다의 처치에서 선택될 수 있는 방법으로 보인다.

폭주과다는 가입도 렌즈를 처방하여 성공적으로 처치할 수 있는 것과 대조적으로, 개산과다는 시기능 훈련에 대한 반응이 가장 좋다. 많은 연구에서 개산과다에 대한 시기능 훈련의 효과를 평가하였다. Goldrich[6]는 개산과다를 가진 28명에서 시기능 훈련의 성공을 보고하였다. 그는 처치 수준에 대하여 우수, 양호, 보통 및 불량에 대한 기준을 개발하였다. 우수한 수준에 속하려면 안정피로가 없고, 항상 사위상태를 유지하고 있으며, 양안시 검사값이 정상 범위이어야 한다. 양호한 수준의 범주는 안정피로가 없고, 항상 사위를 갖지만, 몇 가지 양안시 검사값에 결함이 있는 상태를 의미한다. 보통 수준은 가림검사에서 경우에 따라 간헐성 사시가 관찰되는 상태이며, 불량한 수준은 거의 개선되지 않는 상태이다.

20명(71.7%)은 우수한 수준으로 개선되었고, 3명(10.7%)은 양호한 수준의 결과를 얻었다. 이처럼 대상의 82.1%에서 시기능 훈련이 간헐성 사시와 안정피로를 제거시키는데 성공적이었다. 우수한 수준으로 개선된 사람은 훈련을 위한 평균 방문 회수가 20.2회였고, 양호한 그룹은 28.3회였다. 1명의 대상자만 처치 후에 불량한 판정을 받았다.

Pickwell[7]은 14명의 개산과다인 사람에서 시기능 훈련의 결과를 보고했다. 10명은 만족스런 수준을 얻었고, 두 명은 측정할 수 있는 정도의 개선을 보였으며, 두 명은 훈련을 종료하기 전에 포기하였다. Daum[8]은 18명의 개산과다인 사람을 대상으로 역추적 연구를 실시하였다. 처치 기간은 5.2주로 처치 결과의 의미에 의문을 제기할 수 있을 정도로 보통과 다르게 짧았다. 그러나 그는 예후와 관련이 있는 몇 가지 흥미로운 점을 제시하였으며, 수직편위가 없고 편위도가 더 낮은 사람에서 성공률이 더 높은 점을 발견하였다.

간헐성 외사시에 대한 시기능 훈련의 유용성을 연구한 다른 저자는 개산과다와 간헐성 외사시의 다른 유형을 별도로 구별하지는 않았다. 이것이 결과를 분석하는데 더 어렵게 만들었지만, 결과는 개산과다에 대한 시기능 훈련의 유용성을 이해하는데 타당성을 갖는다. 개산과다는 수술이 추천되기 쉬운 간헐성 외사시의 가장 흔한 유형이다. 결과적으로 후속 연구에서 보고된 많은 피검자는 개산과다성 사시였다.

Sanfilippo와 Clahane[9]은 37명의 외사시자에 대한 연구에서 우수한 결과가 64.5%, 양호한 결과가 9.7% 그리고 보통 수준의 결과는 22.6%였다고 밝혔다. 한 명(3.2%)만이 불량한 결과를 얻었다. 따라서 64.5%는 완치되었으며, 32.3%는 상태가 즉시 개선되었다고 결론을 내릴 수 있다. 또한 처치의 유용성에 영향을 주는 여러 가지 요인에 관한 데이터를 제공하였다. 약시, 항상 편위, 불일치성 및 수직 편위는 부정적인 요인이었다.

Cooper와 Leyman[10]은 사시교정학(orthoptics)만을 처치한 182명의 간헐성 외사시자에 대한 후향 추적 연구에서, 양호한 결과가 58.7%, 보통 수준의 결과가 38.4%였으며, 5.6%만 사시교정학 한 가지 처치로 상당한 진전을 얻는데 실패했다고 보고하였다.

Coffey 등[11]은 간헐성 외사시의 처치에 대하여 59명을 대상으로 성공률을 분석하였다. 마이너스 가입도 처치는 28%, 프리즘 처치는 28%, 가림치료는 37%, 수술은 46% 그리고 시기능훈련은 59%로 나타났다. Cooper 등[12]은 또한 문헌을 고찰하고 6세 이하의 개산과다는 약시가 발달하거나 영구적으로 입체시가 손실될 가능성을 줄이거나 없애기 위해 조심스럽게 처치해야 한다고 결론지었다. 그들은 가림, 마이너스 가입도 및 집에서 실시하는 억제 제거 처치법 등과 같은 여러 가지 수술 이외의 처치방법을 초기에 실시하도록 제안하였다. 편위가 지속되거나 증가하는 경우만 수술이 고려되어야 한다. 6세 이상의 어린이에서 편위가 35△ 이상이 아니라면 시기능 훈련을 선택할 수 있다.

이처럼 여러 문헌에서 개산과다의 처치를 위한 시기능 훈련의 유용성을 지지하며, 이 장의 뒷부분에 언급된 수술에 의한 완치율과 비교할 때, 시기능 훈련이 첫 번째 처치방법으로 선택되어야 하는 점이 분명하게 제시된다. 위에서 언급된 연구에서 제시된 예후에 관한 몇 가지 부정적인 요인을 명심하는 것이 중요하다. 부정적인 요인은 높은 편위도(35△ 이상), 높은 수직 편위 및 불일치성 편위 등을 포함한다.

높은 AC/A 비와 연관된 사위의 처치시 중요 사항의 요약

AC/A 비가 높은 양안시 이상의 처치 순서를 결정하는데 주된 결정인자는 가입도 렌즈의 유용성이다. AC/A 비가 높기 때문에, 가입도 렌즈가 편위도에 상당한 영향을 주며, 그러므로 초기 처치에 중요하게 고려할 사항이다. 원거리에서 내사위가 존재하고 원시의 교정이 사위를 조정할 수 있는 수준으로 충분히 감소시키지 않을 때, 가끔 BO 프리즘이 유용하다. 때때로 굴절이상 교정렌즈, 가입도 렌즈 및 프리즘을 사용하여 편안한 상태로 충분하게 복원시키지 못하여 시기능 훈련이 필요한 경우가 있다.

폭주과다

폭주과다는 근거리에서 내사위, 원거리에서 정위나 낮은 내사위, 음성융합버전스의 감소 및 높은 AC/A비를 갖는 상태이다. 실무에서 접하는 여러 가지 비사시성 양안시이상 가운데 가장 흔한 유형의 한 가지가 폭주과다이다. Hokoda[13]는 불편한 증상으로 시기능처치를 원하는 사람 가운데 폭주과다의 발생빈도가 5.9%였고 폭주부족은 4.2%였다고 하였다. Scheiman 등[14]은 폭주과다의 발생빈도가 폭주부족보다 더 높다고 보고했다. 그들은 6~18세 사이의 1650명에 대한 전향추적 연구에서 폭주과다의 발생빈도가 8.2%였다고 보고했다. Porcar와 Nartinez-Palomera[15]는 대학생 집단에서 폭주과다의 발생빈도가 1.5%였다고 보고했다.

특징

증상

대다수의 증상은 독서나 기타 근거리 작업과 연관된다. 공통적으로 갖는 불편한 사항은 짧은 시간 독서한 후 눈 피로와 두통, 흐린 시력, 복시, 졸림, 집중 곤란 및 시간이 지날수록 이해력 저하(표 9.3) 등을 포함한다. 폭주과다에서 일부는 불편한 증상을 갖지 않는다.

표 9.3. *폭주과다의 증상과 징후*

징후	음성 융합버전스의 간접 측정
원거리보다 근거리에서 내사위가 더 높다 원거리보다 근거리에서 내편위 빈도가 더 악화 높은 AC/A 비(계산 AC/A 비) 중도 원시 일치성 편위	낮은 양성상대조절력 −2.00D에 의한 양안 조절용이성 검사에서 실패 MEM 검사값이 높음
음성 융합버전스의 직접 측정	**증상**
근거리에서 smooth 음성융합버전스의 감소 근거리에서 jump 음성융합버전스의 감소	독서와 연관된 눈 피로 독서와 연관된 두통 독서할 때 집중하기가 곤란함 독서내용의 이해력과 관련된 문제점 간헐성 복시 발생 흐린 시력

이것은 억제, 근거리 시작업의 회피, 통증을 참을 수 있는 능력이 높음 또는 독서할 때 한쪽 눈을 감는 것 등이 원인일 수 있다. 폭주과다에서 다른 증상이 없다고 보고하면 항상 독서나 기타 근거리 작업을 회피하는지 여부에 관하여 질문해야 한다.

근거리 작업을 회피하는 점이 폭주과다와 연관된 다른 증상과 마찬가지로 시기능 훈련을 추천하는데 중요하게 고려할 사항이다.

징후

폭주과다의 징후는 표 9.3과 같다.

굴절이상

폭주과다가 원시와 연관될 수 있으며, 이것은 바람직한 특징이다. AC/A 비가 높기 때문에, 원시를 교정하면 근거리 및 원거리 내사위도가 감소될 것이다. 앞에서 언급한 것처럼, 폭주과다의 처치에서 성공하지 못하는 주된 이유의 한 가지는 피검자가 안경 착용을 거절하는 것이다. 비록 이러한 경우는 매우 드물지만, 이러한 경우에 다른 대체할 수 있는 방법을 고려할 수 있다.

피검자에게 안경이나 콘택트렌즈를 착용하도록 시도하여 실패했을 때 시도할 수 있는 마지막 대체 방법은 약물로 치료하는 것이다. 이러한 약물을 사용할 때 부작용과 합병증이 있기 때문에, 이 방법은 피검자가 불편한 증상을 심하게 느끼거나 가끔 눈이 돌아가며, 눈이 돌아가는 시간의 비율이 상당하고 증가할 때에만 사용해야 한다. 약물 치료는 Echothiophate Iodide(Phospholine Iodine) 용액이나 Diisopropyl Flurophosphate(DFP) 연고를 투여하는 것이다. 두 가지 모두 축동 및 모양체경련을 만드는 항콜린에스터레이스 약제이다. 이것은 조절노력의 요구를 감소 또는 제거시켜서 조절성폭주가 덜 작용되도록 하여 내사위를 감소시킨다.

Echothiophate Iodide 용액은 0.03%, 0.06%, 0.125% 및 0.25% 농도로 공급된다. 보통 0.03% 용액을 1 주일 동안 하루 1회(야간에) 투여하도록 추천한다. 첫째 주에 타이레놀을 사용하면 초기에 발생하는 모양체경련과 연관된 두통을 감소시키는데 도움이 된다. 첫째 주가 지난 후, 0.06% 용액으로 바꾸고 2 주 동안 피검자의 상태를 다시 평가한다. Echothiophate Iodide와 연관된 부작용과 합병증은 두통, 가역적인 홍채 포낭, 백내장 및 망막박리의 높은 위험성 등을 포함한다. 2.5% Phenylephrine을 사용하면 홍채 포낭의 형성을 최소화할 수 있는 것으로 나타났다.

Diisopropyl Flurophosphate(DFP) 연고 역시 폭주과다를 치료하는데 사용할 수 있는 항콜린에스터레이스이다. 매일 밤 0.025% 연고를 5 mm 정도 길이로 투여한다. 첫째 주나 둘째 주에는 모양체경련과 연관된 두통을 없애기 위해 타이레놀을 사용해야 한다. 부작용은 Echothiophate Iodide를 사용할 때와 비슷하다.

어느 약을 사용하든지 부작용이나 합병증을 조정하고 처치 효과를 평가하기 위해 1개월 간격으로 재평가 계획을 세워야 한다. 증상이 감소하거나 편위가 발생하는 시간의 비율이 크게 감소하면, 매달 재평가와 함께 처치를 계속할 수 있다.

편위 상태의 특성

폭주과다는 일반적으로 근거리에서 내사위가 더 높고, AC/A 비가 높으며, 음성융합버전스가 감소된 상태를 갖는다.

일부 전문가는 특정 거리와 다른 주시거리에서 차이가 10△ 이상이면 유의한 지표라고 제안하였다. 이 지표에 의지하기 보다는 높은 AC/A 비의 존재를 기초로 예상되는 차이를 고려하는 것이 더 유용한 것으로 밝혀졌다. AC/A 비가 7/1 이상이면 높기 때문에, 원거리와 근거리에서 3△ 정도의 차이가 있더라도 폭주과다로 진단하기에 충분하다.

전문가는 자신의 판단을 적용하고, 진단을 내릴 때 일반적으로 원거리와 근거리의 편위도에 덧붙여 다른 특성을 고려해야 한다. 예를 들어, 근거리 편위는 원거리 편위와 비교하여 가끔 또는 항상 사시일 수 있다. 이러한 점 역시 폭주과다로 진단할 수 있다. 따라서 원거리 및 근거리에서 편위가 나타나는 시간의 비율뿐 아니라 편위도를 비교하는 것이 진단을 내리는 과정에서 중요하다.

AC/A비

높은 AC/A 비(7/1 이상)는 항상 폭주과다에서 나타난다. 이것은 계산 AC/A 비를 기초로 할 때 잘 적용되며, 처치방법을 고려할 때 중요한 사항이다.

양안시 및 조절기능 검사결과의 분석

폭주과다에서 음성융합버전스의 직접 측정값은 모두 낮은 경향이다(표 9.3). 이것은 step, smooth 및 jump 버전스를 모두 포함한다. 또한 음성 융합버전스의 간접 측정값(표 9.3) 역시 낮을 것이다. 마이너스 렌즈를 이용하여 양안으로 측정한 값은 피검자의 조절 자극능력 및 음성융합버전스를 사용하여 양안시 상태를 정렬시킬 수 있는 능력을 평가한다. 두 가지 예는 마이너스 렌즈를 이용한 양성상대조절 및 양안 조절 용이성 검사이다. 폭주과다의 특징은 양성상대조절 및 양안 조절 용이성 검사에서 한계점은 흐린 점이 아니라 복시를 보고하는 것이다. 실제로, 폭주과다가 의심되는 사람에게 이러한 검사를 실시할 때 복시에 관하여 특별히 질문하는 것이 중요하다.

양성상대조절이나 양안 조절 용이성 검사값이 낮은 것은 조절 자극능력이 없거나 음성 융합버전스가 감소된 점이 원인일 수 있다. 단안시 상태에서 평가한 조절력을 기초로 정밀 진단을 한다. 쉽고 유용한 방법은 양성상대조절력 검사에서 피검자가 흐린 점을 보고하면 간단히 한쪽 눈을 가리는 것이다. 이때 흐린 상태가 지속된다면, 문제점은 보통 조절(조절 용이성 부족이나 조절 지속능력 결함)과 관련된다. 피검자의 시력이 선명하다면, 문제점은 양안시 상태(음성 융합버전스)와 연관된다. 다른 검사에서 단안 조절능력이 정상으로 나타났으면 음성 융합버전스가 감소되었음을 제시한다.

음성 융합버전스에 대하여 또 다른 중요한 간접적인 측정법은 MEM 검영법이다. 폭주과다에서 이 검사는 흔히 비정상적인 결과를 보인다. MEM 검사결과가 예상보다 플러스 쪽으로 더 높게 나타나면 피검자가 조절성 폭주의 사용을 감소시키기 위하여 가능한 범위까지 조절을 거의 사용하지 않음을 의미한다. 이렇게 하여 내사위도와 음성융합버전스 요구량을 감소시킨다.

폭주과다의 일부 예에서, 원거리에서도 낮거나 중간 정도의 내사위가 존재한다. 이것은 긴장성 버전스가 중간 이상으로 높은 점이 원인이다. 그러한 경우 근거리에서 음성 융합버전스가 낮은 점에 덧붙여 원거리 검사값도 낮을 것이다.

정밀진단

폭주과다의 모든 경우에서 잠재하는 심각한 병인을 제외시키는 것이 중요하다. 정밀진단(표 9.4)은 증상의 특성에 크게 좌우된다. 폭주과다는 전형적으로 장기간에 걸친 만성적인 불편함이 존재한다. 건강과 관련한 특별한 내력이 없으며, 조절에 영향을 준다고 밝혀진 약을 복용하지 않는다. 잠재적인 심각한 질환과 연관된 폭주과다는 갑자기 발생하며 보통 의학적인 문제점이나 신경학적 증상이 존재한다. 실제 폭주과다와 정밀하게 감별되어야 하는 기능적으로 주된 비정상적인 상태는 기본 내사위, 개산부족 및 조절이상에 의한 2차성 근거리 내사위 등이다.

폭주과다는 표 9.4에 예시된 시각적인 증상 이외에 심각한 결과를 초래하지 않는 양성 상태로 고려된다. 기본 내사위(원거리와 근거리에서 편위도가 같은) 및 개산부족(원거리에서 내사위가 더 큰) 등과 같은 내사위와 연관된 다른 양안시 이상과 구별하기가 상대적으로 쉽다. 폭주과다는 조절이상에 의한 2차성 근거리 내사위와 구별되어야 한다. 그러기 위해서는 조절 및 양안시 관련 모든 데이터를 주의깊게 분석해야 한다. 제 2장의 사례 1~4는 검사자가 따라야 하는 분석 과정의 예를 나타낸 것이다.

폭주과다 또는 근거리 내사위는 잠재적인 심각한 상태와 연관될 수 있다. 조절경련 또는 폭주경련이 발생할 수 있고, 결과적으로 근거리에서 내사위가 발견될 수 있다. 조절경련의 원인이 기능성일 수 있지만, 잠재적으로 더욱 심각한 질환이 원인일 수도 있다. 보다 흔한 원인의 몇 가지는 국소 감염 및 중추신경계 병변 등을 포함한다. 공막염, 홍채염 및 포도막염 등과 같은 안질환이 한쪽 눈의 조절경련 및 내사위의 원인이 될 수 있다. 이것은 폭주과다를 정밀하게 진단하기 위해서 세극등검사가 중요하다는 점을 제시한다.

교감신경마비 및 매독과 같은 중추신경계 이상 역시 조절경련 및 내사위를 유발할 수 있다. 또한 여러 가지 약물이 양안 조절경련 및 내사위를 만들 수 있다. 이러한 영향을 줄 수

표 9.4. *폭주과다의 정밀진단*

구분해야 할 기능적 비정상적인 상태

1. 기본 내사위
2. 개산부족
3. 조절 비정상

구분해야 할 잠재적인 심각한 질환

1. 공막염, 홍채염, 포도막염 등과 같은 국소 질환으로 인한 조절/폭주 경련
2. 교감성 마비, 매독 등으로 인한 조절/폭주 경련
3. 에젤린, 필로카핀, 비타민 B_1의 과다복용, 술폰아미드 등의 약물로 인한 조절/폭주 경련

있는 보다 흔한 몇 가지 약은 에제린, 필로카핀, 비타민 B_1의 과다 복용 및 술폰아미드 등을 포함한다.

기능적인 점이 원인으로 생각되는 폭주과다를 처치할 때, 증상 및 검사값이 예상되는 것처럼 개선되지 않는다면, 병인을 다시 고려하는 것이 현명하다.

처치

표 9.1에 열거한 처치 순서를 따르도록 추천한다.

굴절이상 교정렌즈

양안시와 조절기능이 비정상적인 모든 경우에서 첫 번째 고려하는 처치법은 굴절이상이 상당하다면 굴절이상을 교정하는 것이다. 폭주과다에서 +0.50D 이상의 원시가 존재한다면 최대 플러스 도수를 처방하는 것이 중요하다. 강한 긴장성 버전스와 연관된 폭주과다를 처치할 때, 처방을 결정하기 전에 조절마비 굴절검사를 실시해야 한다.

가입도 렌즈

폭주과다의 경우 AC/A 비가 높기 때문에, 근거리에서 플러스 도수의 가입도 렌즈를 사용하면 매우 효과적이다. 제 3장에서 가입도 렌즈가 처방되어야 하는지 여부를 결정하는데 사용되는 임상적으로 중요한 데이터를 논의하였다. 비록 AC/A 비가 핵심 사항이지만, 표 9.5에 열거된 모든 데이터를 고려하는 것이 중요하다.

표 9.5. *플러스 가입도 렌즈를 처방할 때 고려할 사항*

검사항목	가입도 렌즈 사용 고려	가입도 렌즈 불필요
AC/A 비	높다	낮다
굴절이상	원시	근시
근거리 사위	내사위	외사위
음성상대조절/양성상대조절	양성상대조절력이 낮음	음성상대조절력이 낮음
근거리 BO 검사	정상이거나 높음	낮음
MEM 검영값	높음	낮음
조절력	낮음	정상
조절 용이성 검사	마이너스 렌즈 검사에서 실패	플러스 렌즈 검사에서 실패

처방할 가입도의 양

플러스 가입도 렌즈를 처방할 때, 목표는 피검자의 불편한 증상을 제거시키고 검사 데이터를 정상 범위로 만들 수 있는 가장 낮은 플러스 도수를 결정하는 것이다. 폭주과다에서 처방해야 하는 플러스 가입도의 양을 계산하는데 여러 가지 방법이 제시된다. 보다 일반적인 방법의 몇 가지는 음성상대조절과 양성상대조절의 관계, MEM 검영값이나 다른 근거리 검영값, AC/A 비의 사용 및 주시시차 분석 등이다. 한 가지 검사값이 아닌 그룹으로 검사값을 분석하도록 추천한다. 제 2장에서 언급한 것처럼, 어느 한 가지 검사에 의존하면 때때로 실수할 수 있다. 표 9.5에 열거된 검사항목을 사용하여 처방할 플러스 도수를 결정할 수 있다.

이에 대한 한 가지 예가 앞에서 소개한 사례 9.1이다. 원시를 교정하기 위하여 +1.00D를 처방한 후, 아직도 근거리에서 3△ 내사위, 낮은 양성상대조절, 근거리 BI 흐린 값의 감소, MEM 검영값이 +1.25D 및 양안 조절 용이성 검사를 하는 동안 마이너스 렌즈 가입시 흐린 상태 등이 남아있다.

음성상대조절력/양성상대조절력(NRA: +2.50D, PRA: −1.00D)의 관계 및 MEM 검영값 모두 근거리에 대하여 +0.75 – +1.00D의 가입도 처방이 필요함을 제시한다. 덧붙여 AC/A 비를 고려하면 이 처방으로 근거리는 3△ 정도의 외사위가 될 것이다.

프리즘

수직편위가 존재하면 수직 프리즘을 처방해야 한다. 수직 프리즘의 양을 결정하는데 가장 효과적인 방법은 주시시차 장치로 측정할 수 있는 일부 융합제거 사위이다.

AC/A 비가 높기 때문에 렌즈를 사용하는 것이 효과적이며, 높은 긴장성 버전스(원거리에서 중도 이상의 내사위)와 연관된 폭주과다를 제외하고 수평 프리즘이 필요한 경우는 드물다. 원거리에서 중도 이상의 내사위가 존재할 때 BO 프리즘을 고려해야 한다. BO 프리즘을 처방할 것인지 결정할 때 원거리 주시와 관련하여 불편한 증상이 존재하는지 여부를 기초로 한다. 프리즘 처방이 고려된다면, 주시시차 검사를 기초로 수평 프리즘의 양을 결정하는 것이 가장 효과적인 방법이다.

시기능훈련

음성 융합버전스가 상당한 정도로 감소되거나, 내사위도가 아주 높거나 피검자가 안경을 착용한 후에도 불편함이 지속된다면, 시기능훈련이 추천되어야 한다. 폭주과다에 대한 시기능훈련 프로그램은 일반적으로 12~24회 정도 방문 훈련이 요구된다. 굴절이상의 교정 및 가입도 렌즈가 처방된다면 훈련 횟수가 줄어들 수 있다. 시기능 훈련의 전체 횟수는 피검자의 나이, 의욕 및 협조상태에 따라 달라진다.

특수 시기능훈련 프로그램

다음에 추천된 모든 시기능 훈련법은 제 5장부터 7장까지 자세하게 설명되었다.

제 1단계

훈련의 제 1단계는 표 9.6에서 제 1단계 훈련에 열거된 목적을 달성하기 위하여 고안된 것이다.

제 8장에서 언급한 것처럼, 시기능 훈련은 검사자와 피검자 사이의 의사소통과 협조체제가 요구되며, 처음 몇 번 훈련하는 동안 피검자와 원만하게 훈련할 수 있는 관계를 개발시키는 것이 중요하다.

훈련의 첫 번째 목표는 개산하는 개념과 느낌, 및 정확하게 개산할 수 있는 능력을 가르치는 것이다. 피검자는 5 cm에서 6m 사이의 거리에 대하여 의식적으로 폭주 및 개산할 수 있어야 한다. 첫 번째 목표를 달성하는데 공통적으로 사용되는 방법은 Brock String 및 Bug On String 훈련법이다.

폭주과다는 일반적으로 BI 가입시 흐린점, 분리점 및 회복점이 아주 낮다. 그러므로 시기능 훈련의 제 1 단계에서 또 다른 목적은 음성 융합버전스의 폭을 정상범위로 회복시키는 것이다. 초기의 목표는 smooth 또는 tonic 버전스 요구에 대하여 버전스 범위를 정상으로 복구시키는 것이다. 시기능 훈련 프로그램의 초기에 smooth 버전스 요구를 정상범위로 복구시키는 것이 더 쉽다. 그러한 요구상태는 피검자가 조절요구 평면을 40 cm 거리에 유지시키고 폭주요구 평면이 멀어지도록 이동시켜야 한다.

Smooth 버전스 훈련으로부터 시작하는 것의 또 다른 장점은 일부 경우에서 개산 요구상태를 만들면 억제나 복시가 발생할 수 있다는 점이다. Smooth 버전스 훈련은 그러한 피검자에게 훈련의 출발점을 제공한다. 피검자가 임의의 개산 요구상태에서 융합할 수 없다면, 폭주 요구상태에서 훈련을 시작할 수 있다. 예를 들어 가변 Tranaglyph를 10△ BO으로 설정하고 점차적으로 감소시켜 0이 되도록 한다. 이러한 접근은 적어도 피검자가 훈련을 무난하게 시작하고 약간의 성공을 경험할 수 있도록 한다. 10△ BO에서 0으로 변화시키는 것은 출발점과 관련하여 개산훈련으로 간주할 수 있다. 처음에 속도는 거의 중요하지 않다. 개산 요구량이 서서히 증가할 때 단순히 융합상태를 유지할 수 있으면 된다. 개산 요구량을 서서히 매끄럽게 증가시키는데 사용될 수 있는 기기는 가변 Tranaglyph, 가변 Vectogram 및 가변 Prismatic Stereoscope 등이다.

예비노안에서 일부 폭주과다의 경우, 조절과 관련된 문제가 존재할 수 있다. 그러한 경우, 시기능 훈련의 제 1단계에서 마지막 목표는 조절력과 조절 이완 및 자극 능력을 정상범위로 만드는 것이다. 그러나 조절기능이 정상이라면, 일반적으로 조절체계에 대하여 많은 시간을 훈련할 필요가 없다. 대다수의 조절과 관련된 훈련법은 제 6장에서 소개하였으며, Lens Sorting, Loose Lens Rock 및 Hart Chart 훈련법이 훈련의 제 1단계에서 흔히 사용된다.

제 1단계 훈련의 종료점은 다음과 같다 :

- Brock String을 사용하여 10피트 거리까지 정확하게 개산할 수 있을 때.
- Tranaglyph나 다른 개산 훈련장치를 사용하여 40 cm 거리에서 15△ BO 정도까지 융합할 수 있을 때.
- 20/30 타게트에 대하여 ±2.00D 렌즈로 단안 조절 용이성이 12 cpm 이상일 때.

제 1 단계 시기능 훈련 프로그램의 예를 표 9.7에 요약하였다.

제 2단계

훈련의 제 2 단계는 표 9.6에 열거된 목표를 달성하기 위해 고안되었다.

표 9.6. *폭주과다를 위한 시기능훈련 : 일반적인 목표*

제 1 단계 : 목표

- 피검자와 원만하게 훈련할 수 있는 관계 개발
- 훈련 과정에서 사용될 다양한 피드백 기전의 인식능력을 개발
- 의도적인 폭주/개산 능력 개발
- 음성 융합버전스량(smooth 또는 긴장성 버전스 요구량)의 정상화
- 조절력 및 조절의 이완 및 자극 능력의 정상화

제 2 단계 : 목표

- 양성 융합버전스량(smooth 또는 긴장성 버전스 요구량)의 정상화
- 음성 융합버전스 용이성(jump 또는 phasic 버전스 요구량)의 정상화
- 양성 융합버전스 용이성(jump 또는 phasic 버전스 요구량)의 정상화

제 3 단계 : 목표

- 폭주 요구상태에서 개산 요구상태로 변화시킬 수 있는 능력을 개발
- 조절 요구상태의 변화에 따른 이향운동의 조정능력 개발
- 동향운동에 따른 이향운동의 조정능력 개발

Smooth 음성 융합버전스가 정상범위로 되면, phasic 또는 jump 버전스 요구가 강조되어야 한다. 여기에서도 가변 Tranaglyph나 Vectogram을 사용할 수 있다. 그러나 제 5장에서 설명한 step 버전스 요구상태를 만들기 위해서 다음과 같이 별도의 수정방법이 보충되어야 한다 :

1. 주시상태를 타게트로부터 공간의 다른 지점으로 바꾼다.
2. 한쪽 눈을 가렸다가 가림판을 제거한다.
3. 낱개 프리즘이나 플립 프리즘을 사용한다.
4. 플립 렌즈를 사용하여 조절요구를 변화시키고 융합상태를 유지하기 위해 버전스가 바뀌도록 한다.
5. Dual Polachrome Illuminated Trainer에 두 가지 다른 Tranaglyph를 설치한다.
6. 폴라로이드나 적녹 플리퍼를 사용한다.

이 단계에서 또 다른 유용한 방법은 고정 Tranaglyph, Aperture Rule, Eccentric Circle, Free Space Fusion Card, Lifesaver Card 및 컴퓨터 Orthoptics Jump Vergence Program 등이다.

속도가 중요한 요인이 되지 않는 제 1단계와 대조적으로, 제 2단계 훈련을 하는 동안 융합의 양이 아닌 질적인 양상이 강조되어야 한다. 융합이 회복되는 상태를 개선시키고 융합 버전스 반응속도를 증가시키는 것이 중요하다.

제 2단계 훈련에서 두 번째 목표는 양성 융합버전스폭을 강화시키는 훈련을 함께 시작하는 것이다. 양성 융합버전스 훈련을 위하여 음성 융합버전스 훈련과 함께 제 1단계에서 사용된 똑같은 방법을 반복한다. 마지막으로 이 훈련 단계가 끝날 때까지 음성 융합버전스에 대한 jump 버전스 요구상태에 대하여 위에 열거한 것과 똑같은 방법을 사용하는 양성 융합버전스 용이성 훈련을 첨가하기 시작한다.

종료점

다음 사항이 가능하면 제 2 단계를 종료한다 :

- Aperture Rule을 이용하여 폭주상태에서 카드 12번 및 개산 상태에서 카드 6번을 융합할 수 있을 때.
- 폭주 상태(12 cm 분리) 및 개산 상태(6 cm 분리)에서 Eccentric Circle 또는 Free Space Fusion Card를 융합할 수 있을 때.

제 2단계를 위한 표준 시기능 훈련 프로그램은 표 9.7과 같다.

표 9.7. *폭주과다를 위한 표준 시기능훈련*

제 1단계

제 1 과정 및 제 2 과정

검사실에서 훈련

- 시각적 문제점의 특성, 시기능 훈련의 목표, 여러 가지 피드백 단서, 훈련의 중요성 등에 관하여 논의한다
- Brock String(개산하는 느낌을 개발시키는데 집중)
- Lens Sorting
- Loose Lens Rock(조절과다는 플러스 렌즈, 조절부족은 마이너스 렌즈로 시작)
- Tranaglyph 또는 Vectogram: 개산훈련
  1. Tranaglyph 515나 Quoit Vectogram 처럼 주변부 융합 타게트로 시작.
- Computer Orthoptics Random Dot Program: 개산훈련

집에서 훈련

- Brock String

제 3 과정 및 제 4 과정

검사실에서 훈련

- Bug On String(개산하는 느낌을 개발하도록 집중)
- Loose Lens Rock
- Tranaglyph 또는 Vectogram: 개산훈련
  1. Clown, Bunny Tranaglyphs; Clown, Topper Vectograms 처럼 중심부 융합이 더욱 요구되는 타게트를 사용.
- Computer Orthoptics Random Dot Program:개산훈련

집에서 훈련

- Loose Lens Rock 훈련법을 첨가

제 5 과정에서 제 8 과정

검사실에서 훈련

- Loose Lens Rock
- Tranaglyph 또는 Vectogram: 개산훈련
  1. Tranaglyph Sports slide, Faces target 및 Spirangle Vectogram 등과 같이 전체적으로 더 세밀한 타게트를 사용.
- Computer Orthoptics Random Dot Program: 개산훈련

집에서 훈련

- Tranaglyph: 개산

제 2단계

제 9 과정 및 제 10 과정

검사실에서 훈련

- jump vergence 요구를 만들기 위해 Tranaglyph나 Vectogram을 수정 : 개산훈련
- 고정 Tranaglyph
- Tranaglyph 515나 Quoit Vectogram : 폭주훈련
- 양안 조절 훈련법 : ±렌즈를 사용하는 위에서 열거한 다른 양안 훈련법을 사용

집에서 훈련

- 고정 Tranaglyph

표 9.7. *폭주과다를 위한 표준 시기능훈련(계속)*

제 11 과정 및 제 12 과정

검사실에서 훈련

- jump vergence 요구를 만들기 위해 Tranaglyph나 Vectogram을 수정 : 개산훈련
- Aperture Rule : 개산훈련
- 날개 프리즘 점프와 함께 더 중심부 융합자극이 있는 Tranaglyph : 폭주훈련
- 양안 조절 훈련법 : ±렌즈를 사용하는 위에서 열거한 다른 양안 훈련법을 사용

집에서 훈련

- loose prism jump와 함께 고정 Tranaglyph

제 13 과정에서 제 16 과정

검사실에서 훈련

- Aperture Rule : 개산훈련
- Eccentric Circle이나 Free Space Fusion Card : 개산
- Computer Orthoptics Random Dot Vergence Program : 개산 및 폭주 모두
- Aperture Rule : 폭주
- jump vergence 요구를 만들기 위해 Tranaglyph나 Vectogram을 수정 : 폭주
- 양안 조절 훈련법 : ±렌즈를 사용하는 위에서 열거한 다른 양안 훈련법을 사용

집에서 훈련

- Eccentric Circle 이나 Free Space Fusion Card : 개산훈련

제 3단계

제 17 과정에서 제 20 과정

검사실에서 훈련

- 편광필터나 적녹 플리퍼와 함께 Tranaglyph나 Vectogram
- Eccentric Circle 이나 Free Space Fusion Card
- Computer Orthoptics Random Dot Vergence Program : step – jump vergence

집에서 훈련

- Eccentric Circle이나 Free Space Fusion Card: 개산훈련

제 21 과정 및 제 22 과정

검사실에서 훈련

- 편광필터나 적녹 플리퍼와 함께 Tranaglyph나 Vectogram
- Eccentric Circle이나 Free Space Fusion Card
- Lifesaver Card
- Computer Orthoptics Random Dot Vergence Program : jump – jump vergence

집에서 훈련

- Eccentric Circle이나 Free Space Fusion Card: 폭주 및 개산

제 23 과정에서 제 24 과정

검사실에서 훈련

- 편광필터나 적녹 플리퍼와 함께 Tranaglyph나 Vectogram
- rotation 및 version과 함께 Eccentric Circle이나 Free Space Fusion Card
- rotation 및 version과 함께 Lifesaver Card
- rotation과 함께 Computer Orthoptics Vergence Program

집에서 훈련

- Eccentric Circle이나 Free Space Fusion Card : 개산 및 폭주

제 3단계

훈련의 제 3 단계는 표 9.6에 열거된 목표를 달성하기 위한 것이다.

이 시점까지 폭주나 개산 훈련을 별도로 실시하였다. 이제 목표는 폭주요구에서 개산요구로 변화시키고 동향운동 및 홱보기와 함께 버전스 조정능력을 개발시키는 것이다. 이러한 목표를 달성하는데 도움이 되는 몇 가지 우수한 방법을 이용할 수 있다. 폴라로이드 플리퍼와 함께 Vectogram이나 적녹 플리퍼와 함께 Tranaglyph를 사용할 수 있다. 플리퍼를 바꿀 때마다 개산요구로부터 폭주요구로 바뀐다. 이 목표를 달성하는데 저렴하고 우수한 방법은 투명한 Keystone Eccentric Circle이나 투명한 Bernell Free Space Fusion Card를 사용하는 것이다. 이때까지 이미 폭주나 개산을 사용하여 이러한 카드를 융합할 수 있는 방법이 숙달된 상태이다. 이제 개산 요구상태로부터 폭주 요구상태로 바꾸는 것을 가르치는 것이다. 이 기술이 개선되면 속도나 1분당 시행 횟수를 강조한다.

훈련의 마지막 목표는 동향운동 및 홱보기 운동과 버전스 운동을 통합시키는 것이다. 정상적인 관찰 조건에서 한 곳으로부터 다른 곳으로 주시를 바꾸면서 계속 버전스 상태를 유지하도록 노력한다. 따라서 동향운동 및 홱보기와 시기능 훈련을 결합시키는 것이 중요하다. 회전운동과 함께 Brock String, 회전 및 측면 움직임과 함께 Eccentric Circle 및 Free Space Fusion Card 그리고 회전운동과 함께 Lifesaver Card를 사용하는 방법 등이 이 목표를 달성하기 위해 이용할 수 있는 방법이다. 회전과 함께 수평방향 버전스를 결합시킨 컴퓨터 Orthoptics 프로그램 역시 이 목표를 달성하는데 유익하다.

종료점

Eccentric Circle이나 Free Space Fusion Card를 천천히 회전시키는 동안 선명한 양안단일시를 유지할 수 있을 때 이 단계의 훈련을 종료한다.

시기능 훈련의 목표는 불편한 증상을 제거시키고 양안시 및 조절 관련 검사값을 정상으로 복원시키는 것이므로, 시기능 훈련 프로그램을 진행하고 6주 정도가 지난 후와 훈련이 끝났을 때 다시 측정해야 한다. 원래의 불편했던 점을 기준으로 더 편안해졌는지 여부를 결정한다. 양안시 및 조절 기능에 대한 모든 검사를 반복적으로 실시하고 처음 검사값 및 정상적으로 예상되는 값과 비교해야 한다.

모든 시기능 훈련의 목표가 달성되고 시기능 훈련 프로그램을 마칠 때 제 8장에서 설명하고 표 8.10에 언급한 시기능을 유지시키기 위한 가정치료 프로그램을 추천한다.

폭주과다에 대한 시기능 훈련법의 요약

앞에서 언급했고 표 9.6 및 표 9.7에서 나타낸 훈련 단계 및 목표는 불편한 증상을 성공적으로 제거시키고 제반 기능에 대한 검사값을 정상범위로 복원시켜줄 수 있는 한 가지 접근법을 나타낸 것이다. 훈련 횟수는 대략적으로 결정한 것이며 대상에 따라서 달라질 수 있다. 경험에 의하면 성인은 일반적으로 어린이에게 필요한 시기능 훈련 프로그램 시간의 절반 정도에 마칠 수 있다. 또 다른 변수는 검사실 치료에 사용되는 훈련을 보충하기 위해 집에서 훈련을 실시하는 것이다. 집에서 실시하는 훈련은 동기가 아주 강한 성인에게 유익할 수 있다. 또한 어린이의 의지가 강하고 부모가 훈련을 관리할 수 있는 능력이 있을 때 효과적일 것이다. 그러나 일부 경우 부모가 어린이의 훈련을 적절하게 관리하지 못한다면 가정 치료법은 도움이 되지 않을 것이다. 교재 뒤쪽의 부록 A에서 가정 치료법에 사용될 수 있는 시기능 훈련을 위한 여러 가지 소개서를 예시하였다. 앞에서 제시된 방법을 사용하여 폭주과다에 대하여 여러 문헌에 소개된 아주 높은 성공률을 달성할 수 있다.

수 술

폭주과다를 치료하는데 렌즈, 프리즘 및 시기능훈련이 아주 성공적이어서 수술은 거의 필요하지 않다.

사례연구

사례 9.4

내력

10세의 초등학교 5학년이며, 15~20분 정도 독서하고 나면 눈이 피로하고 흐려 보이므로 불편을 겪고 있다. 이러한 문제점은 선생님이 숙제를 많이 주기 시작했을 때인 5학년 때부터 나타나기 시작했다. 전에 눈 검사를 받아본 적이 없다. 의학적인 내력은 특이한 사항이 없으며, 어떤 약을 복용하지도 않는다.

검사 결과	
시력(원거리, 미교정 상태) :	OD : 20/20, OS : 20/20
시력(근거리, 미교정 상태) :	OD : 20/20, OS : 20/20
폭주 근점 :	
조절자극 타게트 :	5 cm
펜라이트 :	5 cm

가림검사(원거리) :	정위
가림검사(근거리) :	10△ 내사위
자각식 굴절검사 :	OD : Plano(20/20), OS : Plano(20/20)
원거리 수평사위 :	정위
BI 버전스(원거리) :	X / 7 / 4
BO 버전스(원거리) :	12 / 24 / 15
근거리 수평사위 :	10△ 내사위
−1.00D 가입 경사 사위도 :	18△ 내사위
경사 AC/A 비 :	8/1
계산 AC/A 비 :	10/1
BI 버전스(근거리) :	X / 4 / −4
BO 버전스(근거리) :	14 / 30 / 18
버전스 용이성 :	0 cpm, BI 가입시 복시
음성상대조절/양성상대조절 :	+2.50/−0.25D 가입시 복시
조절력(푸쉬업) :	OD : 15D, OS : 15D
단안 조절 용이성 :	OD : 12 cpm, OS : 12 cpm
양안 조절 용이성 :	−2.00D 가입시 복시
단안평가검영법(MEM Retinoscopy) :	OD : +1.50, OS : +1.50
동공 기능은 정상, 모든 외안부 및 내부 건강상태는 양호, 편위는 일치성이며, 색각검사 결과 정상으로 나타남.	

사례 분석

근거리에서 내사위가 높으므로, 이 사례에서 가장 좋은 접근 방법은 음성 융합버전스 그룹 데이터를 분석하는 것이다. 이 사례에서 음성 융합버전스를 입증하는 모든 직접 및 간접 측정값은 비정상적이다. 또한 음성융합버전스의 간접 측정값인 양성상대조절력, 양안 조절 용이성 및 MEM 검영값 모두 내사위와 낮은 음성 융합버전스와 관련된 문제점을 제시한다.

원거리 사위는 정위이고 계산 AC/A 비 및 경사 AC/A 비는 모두 높다. 이러한 값은 분명히 긴장성 버전스가 정상인 폭주과다로 진단할 수 있음을 제시한다.

처치

굴절이상이 없으므로 이 사례에서 처음 접근법은 근거리에 대해서만 가입도 렌즈를 처방하는 것이었다. 처방할 플러스 도수를 결정하기 위해 AC/A 비, NRA/PRA 관계, 융합 버전스 측정값 및 MEM 검영값을 포함하는 몇 가지 핵심적인 검사값을 분석하였다. 이 사례에서 NRA/PRA의 관계는 MEM 검영값에서 제시된 것처럼 가입도가 +1.25D 정도 필요한 것으로 나타났다. AC/A 비로부터 가입도 +1.25D는 근거리 사위를 거의 정위로 감소시키고 근거리에서 음성 융합버전스 범위를 10△ 정도까지 증가시킬 것임을 알 수 있다. 따라서 근거리용으로 양안 +1.25D 가입도를 처방하였다.

플러스 가입도 렌즈를 처방할 때 결정해야 할 사항은 단초점 렌즈나 바이포칼 렌즈 가운데 어느 것을 추천할 것인지 여부이다. 일반적으로 초등학생에게는 선생님이나 칠판을 볼 때 안경을 벗지 않아도 되도록 바이포칼을 추천한다. 경험에 의하면 단초점 렌즈를 착용하는 어린 아이는 안경을 자주 벗어야 하기 때문에 종종 안경을 분실하거나 깨지거나 흠이 발생한다.

어린이가 점차 성장하고 안경을 적절하게 다룰 수 있게 되면 단초점 안경을 선택할 수 있다. 나이가 많은 사춘기 어린이나 성인에게는 단초점 및 바이포칼 렌즈의 장단점을 자세하게 설명하여 피검자가 최종적으로 결정할 수 있도록 도움을 주어야 한다. 그러나 대부분의 피검자는 적절하게 처방된 바이포칼을 가장 만족스럽게 사용한다.

초등학생에게 바이포칼을 가장 먼저 추천하지만, 어린이에게 바이포칼을 씌우는 점에 대하여 부모가 강한 거부 반응을 보이는 것을 종종 직면하게 된다. 이러한 경우 바이포칼의 장점을 다시 한 번 자세하게 설명해주고, 그래도 부모가 거절한다면 단초점 렌즈를 처방한다. 부모에게 어린이가 안경을 지시한대로 착용할 수 있도록 잘 지켜보고 도와주도록 요청한다. 부모에게 항상 나중에라도 바이포칼로 바꿀 수 있다는 점을 설명하면, 단초점 렌즈와 관련된 문제점을 경험한 뒤에는 바이포칼로 쉽게 교체할 수 있다.

이 사례에서, 6주 후 정기방문에서 안경을 잘 착용하고 있었고, 불편한 증상이 완전히 사라졌다고 보고하였다. 따라서 별도의 다른 처치법을 권유하지 않았다.

사례 9.5

내력

16세의 고등학생이며, 10분 이상 편안하게 독서할 수 없으므로 불편을 겪는다. 더 오랫동안 독서하면, 눈이 전체적으로 당기는 느낌이 발생하고 즉시 두통이 나타난다. 이해력이 저하되는 것을 경험하고, 가끔 독서할 때 졸린다. 마지막 눈 검사는 이와 비슷한 증상으로 불편을 갖기 시작한 1년 전에 실시하였다. 의사는 이러한 상태에 도움이 되도록 독서용 안경을 처방하였다. 그러나 독서할 때 불편함이 지속되었다. 건강상태는 특이한 사항이 없다.

검사 결과	
시력(원거리, 미교정 상태) :	OD : 20/20, OS : 20/20
시력(근거리, 미교정 상태) :	OD : 20/20, OS : 20/20
폭주 근점 :	
조절자극 타게트 :	5 cm
펜라이트 :	5 cm

가림검사(원거리) :	정위
가림검사(근거리) :	15△ 내사위
자각식 굴절검사 :	OD : Pl −0.25×180(20/20), OS : Plano(20/20)
원거리 수평사위 :	1△ 외사위
BI 버전스(원거리) :	X / 8 / 5
BO 버전스(원거리) :	X / 20 / 10
근거리 수평사위 :	16△ 내사위
−1.00D 가입 경사 사위도 :	25△ 내사위
경사 AC/A 비 :	9/1
계산 AC/A 비 :	12.5/1
BI 버전스(근거리) :	X / 2 / −2
BO 버전스(근거리) :	10 / 16 / 6
버전스 용이성 :	0 cpm, BI 가입시 복시
음성상대조절/양성상대조절 :	+2.50/Plano 에서 복시
조절력(푸쉬업) :	OD : 13D, OS : 13D
단안 조절 용이성 :	OD : 10 cpm, OS : 11 cpm
양안 조절 용이성 :	−2.00D 가입시 복시
단안평가검영법(MEM Retinoscopy) :	OD : +1.50, OS : +1.50
동공 기능은 정상, 모든 외안부 및 내부 건강상태는 양호, 편위는 일치성이며, 색각검사 결과 정상으로 나타남. 현재 착용하는 근용안경 : OD : +1.75D, OS : +1.75D	

사례 분석

사례 9.4에 대한 분석과 아주 비슷하다. 내사위가 존재하기 때문에, 먼저 음성 융합버전스 관련 모든 데이터를 조사한다. AC/A 비가 높고 직접 및 간접적으로 측정한 음성 융합버전스 관련 데이터가 낮은 점을 기초로 긴장성 버전스가 정상인 폭주과다 상태로 진단하였다. MEM 검영값 및 NRA/PRA 관계 모두 +1.25D 정도의 근용가입도가 적합한 것으로 제시되었다.

처치

이 사례에서 흥미로운 점은 양안 +1.75D 근용 안경을 이미 착용하고 있다는 것이다. 이것은 기본적으로 사례 분석을 기초로 처방된 것이다. 안경을 썼을 때 불편한 증상이 감소되었지만, 독서할 때 편안한 상태가 아직도 만족스럽지 못한 편이다. 따라서 안경을 계속 착용하면서 시기능 훈련 프로그램을 시작하도록 추천하였다.

시기능 훈련 프로그램은 20회 방문 치료 기간을 정하였고 표 9.7에 추천된 순서를 따르도록 구성하였다. 1주일에 2번 방문하고, 5일은 집에서 10분 정도 치료를 실시하도록 했다. 훈련을 마치고 다시 평가했을 때 다음과 같았다 :

(모든 측정은 Plano 상태에서 실시하였음)

근거리 수평사위 :	14△ 내사위
근거리 BI 검사값 :	12/16/12
근거리 BO 검사값 :	22/32/24
버전스 용이성 :	9 cpm
NRA :	+2.50D
PRA :	−1.25D
MEM :	좌우안 모두 +1.00D

독서용 안경을 계속 착용하였고, 원하는 시간 동안 편안하게 독서할 수 있다고 했다. 표 9.9에 제시된 시기능 유지 훈련을 추천하였다.

사례 9.6

내력

6세의 초등학교 1학년생이며, 눈을 자주 비비고 독서할 때 가끔 한쪽 눈을 감는 것을 목격한 어머니가 눈 검사를 받으러 데리고 왔다.
이러한 문제점은 1학년에 들어와서 한 달이 지났을 때부터 시작되었다. 그의 어머니는 아들이 3세 때 눈이 돌아가서 수술을 받은 경력이 있으며, 어렸을 때 가끔 눈이 돌아갔으나 그 후 멈춘 것처럼 보인다고 말했다. 눈 검사는 받지 않았었고, 건강상태는 특이한 사항이 없다.

검사 결과	
동공간거리 :	54 mm
시력(원거리, 미교정 상태) :	OD : 20/20, OS : 20/20
시력(근거리, 미교정 상태) :	OD : 20/20, OS : 20/20
폭주 근점 :	
조절자극 타게트 :	5 cm
펜라이트 :	5 cm
가림검사(원거리) :	15△ 내사위
가림검사(근거리) :	22△ 가끔(오랫동안 가리면 편위됨), 교대성 내사시
가림검사(근거리)(+2.00D 가입시) :	6△ 내사위
자각식 굴절검사 :	OD : +1.00(20/20), OS : +1.00(20/20)
조절마비 굴절검사 :	OD : +1.50(20/20), OS : +1.50(20/20)
BI 버전스(원거리) :	X / 2 / 0
BO 버전스(원거리) :	X / 14 / 10
일부융합제거사위 (AO 벡토그래프 타게트로 측정) :	3△ BO

경사 AC/A 비 :	8/1
계산 AC/A 비 :	8.8/1
BI 버전스(근거리) :	X / 1 / -4
BO 버전스(근거리) :	X / 28 / 16
버전스 용이성 :	0 cpm, BI 가입시 복시
음성상대조절/양성상대조절 :	+2.50/Plano 에서 복시
조절력(푸쉬업) :	OD: 15D, OS: 15D
단안 조절 용이성 :	OD: 6 cpm, OS: 6 cpm
양안 조절 용이성 :	-2.00D 가입시 복시
단안평가검영법(MEM Retinoscopy) :	OD: +1.75, OS: +1.75
동공 기능은 정상, 모든 외안부 및 내부 건강상태는 양호, 편위는 일치성이며, 색각검사 결과 정상으로 나타남.	

사례 분석

이 사례에서 원거리 및 근거리 모두 내편위가 심한 상태이다. 그러나 근거리 편위도가 원거리 사위보다 훨씬 더 크다. 음성 융합버전스는 직접 및 간접 측정값 모두 상당히 적다. 경사 AC/A 비와 계산 AC/A 비는 모두 높다. 이러한 정보를 바탕으로 긴장성 버전스가 높은 폭주과다로 진단하였다.

처치

긴장성 버전스가 높기 때문에, 원시를 교정하기 위한 최대 플러스 도수를 처방하는 것이 중요하다. 그러나 +1.00D를 가입시켰을 때 원거리 사위는 아직도 7△ 내사위를 보였다. +1.00D를 가입시키고 근거리에서 측정한 가림검사에서는 12~14△ 내사위로 나타났다. NRA/PRA 관계 및 MEM 검영값을 분석한 결과 +1.25 ~ +1.50D 가입도가 필요할 것으로 보였다. 이 가입도를 착용했을 때 근거리 편위도가 2△ 정도의 내사위로 감소하였다.

OU: +1.00D, 가입도 +1.50D를 처방한다면, 원거리에서 7△ 내사위, 근거리에서 2△ 내사위가 남을 것이다. 원거리에서 잔여 편위 상태가 너무 크다고 느꼈고, 따라서 일부 융합제거 사위도를 근거로 BO 프리즘을 처방하였다. BO 프리즘을 처방하고 가입도를 +1.00D로 줄였다.

최종 처방은 다음과 같다 :

OD: +1.00, 1.5△ BO, +1.00D Add

OS: +1.00, 1.5△ BO, +1.00D Add

안경에 잘 적응하였고, 4주 후에 다시 평가한 결과, 처음 검사했을 때 나타났던 불편한 사항이 더 이상 없는 것으로 나타났다.

요약 및 결론

폭주과다는 가장 흔한 양안시이상의 한 가지이다. AC/A 비가 높기 때문에, 굴절이상 교정 렌즈 및 가입도 렌즈가 매우 효과적이며 많은 경우 폭주과다를 충분히 치료할 수 있다. 높은 긴장성 버전스와 연관된 폭주과다의 경우, BO 프리즘이 요구될 것이다. 내사위도가 크고 음성 융합버전스가 아주 낮을 때에는 시기능 훈련이 필요할 것이다.

개산과다

배경

개산과다는 근거리보다 원거리에서 외사위가 더 높은 상태이다[16]. 다른 중요한 기본적인 특징은 편위가 간헐적으로 나타나고 주의력에 따라 달라지는 경향이며[17], 약시가 없고 근거리에서 입체시가 정상인 상태 등을 포함한다[18].

여러 연구에서 사시 가운데 개산과다의 발생빈도를 조사하였다. Bair[19]는 1,000명의 외사시자 가운데 개산과다가 7.5%임을 발견했다. Pickwell[7] 역시 비슷한 연구에서 250명의 사시자 가운데 7%가 개산과다로 진단되었음을 발견하였다. Wick 등[18]은 최근의 연구에서 개산과다의 발생빈도가 더 높다는 점을 발견했으며, 간헐성 외사시자의 24%가 개산과다 유형이었다고 보고했다.

특징

표 9.8은 개산과다의 증상과 징후를 열거한 것이다.

표 9.8. *개산과다의 징후 및 증상*

징후	증상
근거리보다 원거리에서 외사위가 더 크다	외모에 대하여 걱정한다
근거리보다 원거리에서 외편위 빈도가 더 악화된다	밝은 빛이나 해변가에서 한쪽 눈을 감는다
높은 AC/A 비(계산법에 의한)	
원거리와 근거리에서 기본적으로 양성 융합버전스가 정상범위이다	
상당한 정도의 굴절이상이 없다	
편위가 일치성이다	

징후

편위량

개산과다는 근거리보다 원거리에서 외사위가 더 크다. Bair[19]은 76명의 개산과다에서 평균 편위도가 원거리 29△, 근거리 13△이었다고 밝혔다. 개산과다에서 편위는 항상 일치성이며, 이것은 편위도가 모든 주시방향에서 똑같은 상태를 의미한다. 다른 상태와 구별되는 특징은 원거리에서 편위도가 더 높으며, 편위상태는 사위, 간헐성 외사시 또는 항상 외사시일 수 있다. 일부 전문가는 주시거리에 따라 10-15△의 차이가 유의한 지표라고 제시하였다. 그러나 이 제안은 단지 지침으로만 사용해야 한다. 앞에서 언급한 것처럼, 임상에서 자신의 판단기준을 적용하고 원거리와 근거리에 대한 편위도에 덧붙여 다른 특징을 고려하여 진단을 내려야 한다. 이들 부가적인 특징을 밑에 소개하였다.

개산과다의 50% 정도에서 수직편위가 존재하는 것으로 보고되었다[20]. Dunlap[20]은 이러한 수직편위는 하사근의 과다한 작용이 원인일 수 있다고 판단하였다. 융합된 상태에서 수직편위가 나타나지 않는다면, 보통 임상적으로 중요하지 않으며 특별한 처치가 필요하지 않다.

편위가 나타나는 시간의 비율

중요한 특징은 원거리와 근거리에서 편위가 나타나는 시간의 비율이다. 개산과다는 흔히 원거리에서 평균 편위도가 30△ 정도이기 때문에 원거리에서 간헐성 외사시가 존재한다. Cooper[17]는 이처럼 간헐성 편위가 나타나는 것은 몇 가지 유발 기전이 있다고 지적하였다. 간헐성 편위는 주의를 집중하지 않은 상태에서 원거리 작업을 하거나, 피곤하거나, 병을 앓거나 낮잠을 잘 때 더 현저해지는 경향이다. 주의력이 집중된 상태에서 가림검사를 실시하기 때문에, 부모가 자녀의 눈이 돌아간다고 보고함에도 불구하고 검사실에서 간헐성사시를 발견하기 어려울 때가 있다. Cooper는 그러한 경우 검사자가 실시하는 가림검사보다 부모의 관찰이 더 정확할 것이라고 하였다.

원거리 및 근거리 편위를 분석할 때 편위가 발생하는 비율의 특징도 고려해야 한다. 개산과다는 근거리보다 원거리에서 외편위가 약간 더 크며, 원거리에서는 간헐성 외사시이고 근거리에서는 외사위일 수 있다. 따라서 편위가 발생하는 시간의 비율이 크게 차이나면 원거리와 근거리에서 편위도의 차이가 상당할 것이다.

AC/A비

개산과다에서 높은 AC/A비가 존재한다는 생각은 근거리보다 원거리에서 외편위가 더 크다는 사실을 기초로 한 것이다. 예를 들어, Bair[19]이 보고한 것처럼, 평균 편위도가 원거리에서 29△이고 근거리에서 9△인 값을 적용하면, 평균 계산 AC/A 비는 14.0/1 이다. 그러나 주시시차[12]나 경사 AC/A비를 결정한 연구에서는, 평균 AC/A비가 훨씬 더 낮은 것으로 보고되었다. Ogle 등[21]은 주시시차법을 사용하여 얻은 평균 자극 AC/A비가 3.0/1 이었으며, von Noorden[22]은 평균 자극 경사 AC/A 비가 3.3/1~9.0/1 이었다고 보고했다.

Cooper 등[23]은 보다 최근의 연구에서 개산과다의 소규모 표본을 대상으로 적외선 굴절계를 사용하여 조절반응을 타각적으로 측정하였다. 이 방법을 사용하여 자극 및 반응 AC/A비를 측정할 수 있었다. 원거리와 근거리에서 가림검사 결과를 사용하여 구한 자극 AC/A비는 높았으나(10.4/1), 타각적으로 평가한 반응 AC/A비는 3.6/1~4.9/1(평균 4.2/1)로 나타났다.

이들 결과는 개산과다에서 AC/A비가 높다고 흔히 생각하지만, 이것은 사실이 아님을 제시한다. 이것은 개산과다의 기본적인 특성을 이해하는데 직접적으로 영향을 주기 때문에 중요한 점이다. 근거리와 원거리에서 편위각의 차이는 주로 개산과다와 연관된 높은 AC/A비가 원인으로 제시된다. 그러나 경사법을 사용한 다른 연구와 함께 Cooper 등[23]이 AC/A비가 정상이라고 입증하여 이러한 개념에 이의가 제기되었다. 저자는 개산과다에서 계산 AC/A비가 높게 나타나는 점은 융합성 폭주의 잔여효과 및 근접성 폭주가 개입되기 때문이라고 생각한다. 융합성폭주의 잔여효과는 짧은 기간동안 버전스가 지속된 후 눈의 융합자극이 제거된 위치가 일시적으로 변화하는 것과 관계가 있다. 이러한 현상을 흔히 경험할 수 있는 예는 양성 융합버전스폭을 측정한 후 내사위가 상대적으로 높게 발견되는 것이다.

이 개념은 모의 개산과다(simulated divergence excess)라고 부르는 상태에서 측정된 값을 설명하는데 도움이 될 것이다. 이 상태에서 30~45분 정도 가린 후 근거리 편위도가 원거리 편위도와 거의 비슷해진다. 이처럼 근거리 편위도가 변하는 것은 융합성 폭주의 잔여효과가 전반적으로 손실되는 것과 일치한다. 융합된 상태에서는 근거리에서 심한 외편위를 극복하기 위하여 폭주를 계속 사용한다. 가림검사로 근거리 편위도를 측정할 때, 융합성폭주의 잔여효과로 인하여 충분한 양이 드러나지 않는다. 그러나 가림검사가 끝나면 융합성폭주의 잔여효과가 사라지면서 전체 편위도가 명백하게 나타난다.

일부 개산과다의 경우에서, 오랫동안 가린 후에도 근거리 편위도가 원거리 편위보다 훨씬 더 낮게 유지된다. 이것을 실제 개산과다(true divergence excess)라 한다. 그러나 이러한 경우라도, 경사 AC/A비는 정상을 보이는 경향이다. 그러한 경우 근거리에서 편위도가 더 적은 것을 높은 AC/A비나 융합성폭주의 잔여효과로 설명할 수 없다. Cooper 등[23]은 실제 개산과다에서 발견된 값은 근접성폭주의 영향을 받은 것이라고 제시하였다.

그러므로 개산과다에서 계산 및 경사 AC/A비를 모두 평가하는 것이 중요하다. 두 가지가 모두 높다면 높은 AC/A비에 대하여 제시된 처치순서를 적용할 수 있다. 그러나 경사 AC/A 비가 높지 않다면, 처치 전략으로 가입도 렌즈의 사용이 효과적이지 않을 수 있으며, 오히려 AC/A비가 정상인 상태와 연관된 양안시이상에 대하여 제시된 처치법을 적용해야 할 것이다.

CA/C비

CA/C비가 아직은 임상에서 공통적으로 평가되지는 않지만, 앞으로 옵토메트리 데이터를 분석하는데 중요한 항목이 될 것이다. 원거리에서 외사위가 높은 개산과다 및 다른 경우에서, CA/C비가 적절한 처치법을 결정할 때 중요한 역할을 할 것이다. 예를 들어 개산과다인 사람이 원거리에서 융합하려고 폭주할 때, 보통 폭주성조절로 인하여 조절이 과다하게 사용될 것이다. 이처럼 과다한 조절을 억제할 수 없는 개산과다에서는, 적은 양의 마이너스 가입도 렌즈를 처방하면 선명한 양안 단일시를 유지하는데 도움이 될 것이다.

융합버전스의 양과 용이성

개산과다에서 흥미로운 점은 높은 외사위에도 불구하고 보통 양성 융합버전스가 정상이라는 점이다[17,24,25]. Bernell Vectogram과 같은 타게트를 사용하여 융합버전스를 측정할 때, 폭주 및 개산 범위가 정상인 사람에서 발견되는 값과 비슷하다[17]. 이것은 중요한 사실이며, 개산과다를 단순히 사위도가 높고 이를 보정할 수 있는 융합버전스가 낮다는 점이 문제라고 생각하는 것이 적절하지 못할 것이라는 점을 제시한다. 비록 이 모델이 폭주부족 및 폭주과다와 같은 일부 양안시상태를 설명할 때에는 유익하지만, 개산과다는 다른 원인을 가질 수 있다.

굴절이상

Wick 등[18]은 최근의 연구에서 정상인 사람보다 개산과다에서 근시와 부등시의 발생빈도가 더 높다는 사실을 발견하였다.

감각적응(sensory adaptation)

개산과다에서 간헐성 외사시가 흔하지만, 복시로 불편을 느끼는 경우는 드물다. 개산과다의 경우 복시를 피하려면 억제, 이상대응 또는 이 두 가지가 결합되어야 한다. 일부 전문가는 편위가 현성일 때 억제가 발생한다고 보고하였다[18]. Cooper와 Feldman[25]은 개산과다인 사람이 원거리에서 사시일 때 조화성 이상 망막대응 상태(harmonious anomalous correspondence)임을 발견하였다. Wick 등[18]은 개산과다의 25%에서 편위가 현성으로 나타났을 때 억제와 이상대응이 결합된 상태를 발견하였다. 그들은 또한 원거리에서 항상 편위를 보이는 사람의 55%에서 이상대응 상태임을 발견하였다. 이상대응은 흔히 개산과다에서 편위가 현성으로 나타날 때 존재하기 때문에, 시기능 훈련 프로그램을 설정할 때 이 사항을 고려하는 것이 중요하다. 예를 들어 개산과다에서 시기능 훈련의 처음 목표의 한 가지는 눈이 편위되었을 때 복시를 느끼도록 하는 것이다. 이러한 훈련법은 피검자가 정상대응을 갖는 경우만 적절하다. 그러므로 개산과다인 사람을 평가할 때 이상대응이 있는지 특별히 검사하는 것이 중요하다.

개산과다에서 이상대응을 평가할 때 Hering-Bielschowsky 잔상검사를 사용하도록 추천한다. 이 검사를 실시하려면 피검자가 플래시에 있는 타게트를 주시하는 동안 좌안을 가린다. 스위치를 켜서 우안에 수평방향의 잔상이 생기도록 한다. 그런 다음 우안을 가리고 좌안에 수직 잔상이 생기도록 한다. 빈 벽에 있는 작은 타게트를 바라보고 수평 및 수직 잔상의 위치를 보고하도록 한다. 이 검사를 하는 동안 피검자에게 융합자극이 분리되도록 하는 것이 중요하다. 완벽한 모양의 십자가가 보인다면 정상망막대응을 의미하며, 그렇지 않으면 이상망막대응 상태를 의미한다.

증상

피검자가 갖는 가장 흔한 증상은 미용적인 외모에 관해서이다. 일반적으로 부모가 어린이의 눈이 가끔 돌아가는 것을 목격하고 검사를 하기 위해 어린이를 데려온다. 개산과다에서 자각적인 증상은 드물다. 억제 및 이상대응이 존재하기 때문에, 복시를 가끔 보고하기는 하지만 드문 편이다. 개산과다에서는 다른 양안시 및 조절 이상의 특징인 안정피로를 보고하는 경우가 드문 편이다. 미용적인 불편함 이외에 개산과다와 관련하여 유일하게 보고하는 증상은 눈부심 및 밝은 햇빛에서 눈을 찡그리거나 가리는 것이다.

정밀진단

개산과다는 폭주부족 및 기본형 외사위와 같은 다른 외편위 상태와 구별되어야 한다. 폭주부족과 개산과다의 차이는 매우 크기 때문에 아주 쉽게 구별할 수 있다. 그러나 실제 개산과다와 모의 개산과다 또는 기본형 외사위의 구별에 관해서는 많은 의견이 있다. 모의 개산과다와 실제 개산과다의 구별은 주로 수술과 관련된다는 점을 이해하는 것이 중요하다[26,27]. Burian과 Spivey[26]는 실제 개산과다의 경우 양쪽 외직근의 후퇴술을 추천하고, 모의 개산과다에 대해서는 똑같은 눈의 외직근 후퇴술과 내직근 절개술의 결합을 추천하였다. von Noorden[27]은 91명의 개산과다인 사람을 대상으로 모의 및 실제 개산과다의 수술 성공률을 비교한 결과, 수술하기 전에 모의 및 실제 개산과다가 구별되고 적절한 수술방법이 선택되었을 때 수술 결과가 개선될 수 있음을 발견하였다. 그러나 이러한 발견은 결코 일반적이지 않다. Wickens[28]는 50명의 개산과다 표본에서 시행된 수술 유형에 관계없이 모의 또는 실제 개산과다의 수술결과에 거의 차이가 없었다고 보고했다.

구별해야 할 기능 이상 :

기본형 외사위
모의 개산과다
폭주 부족

그러므로 개산과다의 수술과 관련해서는 정밀감별이 중요하다. 개산과다의 옵토메트리 처치와 관련해서는 임상적으로 중요한 점이 비슷하게 입증되지 않았다. Kran과 Duckman [29]은 두 가지 상태에 대한 처치방법이 달라야 한다고 추정하였다. 그러나 그들의 가설을 지지할 만한 연구는 아직 없다. Pickwell[7]은 이에 대하여 연구하였으며, 실제 및 모의 개산과다가 시기능 훈련에 다르게 반응하지 않음을 발견하였다. 어떠한 상태라도 시기능 훈련이 첫 번째 치료법이며, 특정 치료법이 유형에 따라 크게 다르지 않다. 한 가지 중요한 차이는 실제 개산과다에서 가입도 렌즈의 잠재적인 가치이다. 그러나 Cooper 등[23]은 실제 개산과다로 입증된 두 명의 대상에서 AC/A 비가 정상임을 발견했다는 점을 기억하는 것이 중요하다.

이처럼 모의 개산과다로부터 실제 개산과다를 구별해야 하는 임상적인 중요성이 입증된 연구는 거의 없다. 수술에 대해서조차 이러한 감별의 중요성이 명백하게 입증되지 않았다. 그렇지만 용어가 존재하고 이에 관하여 다른 전문가와 대화할 기회가 필요할 수 있으므로, 몇 가지 논의할 가치는 있다.

실제 개산과다는 근거리보다 원거리에서 외사위도가 더 크고, AC/A 비가 높고, 약시가 존재하지 않으며, 근거리에서 입체시가 정상이다. 모의 개산과다도 비슷한 특징을 갖지만, 부가적인 검사에서 근거리 외사위도가 원거리와 거의 같다는 점이 명백하게 드러난다.

제시되는 두 가지 특별한 검사는 가림검사 및 양안 +3.00D 검사이다. 어느 한 가지 검사에서 근거리 편위도가 원거리 편위도(10△ 이내)와 같으면, 모의 개산과다라 한다. Burian과 Franceshetti[30]은 30~45분 정도 가리도록 추천했다. 이 정도 가리고 나서 가림검사를 시행하기 전에 피검자가 양안시 상태를 다시 얻도록 하지 않는 것이 중요하다. 따라서 한쪽 눈을 가리고 안대를 제거시킨 다음 교대가림검사를 실시하여 편위각을 측정한다.

+3.00D 검사[30]는 자각식 검사값으로 편위각을 측정하고 +3.00D 가입도를 통하여 편위각을 다시 측정하는 것이다. 원거리와 근거리에서 편위도가 각각 10△ 이내 차이가 있다면 모의 개산과다이다.

정밀진단의 요약

사시수술에서는 모의 및 실제 개산과다의 수술법이 다르기 때문에 이를 구분하는 것이 중요하다. 시기능 훈련과 관련해서도 두 가지 상태를 구별할 필요가 있다고 입증되었다. 일부 전문가는 실제 및 모의 개산과다에서 시기능 훈련의 처치법이 달라야 한다고 제시하였지만, 이것이 필요한지 여부를 결정할 수 있는 임상연구는 없다. 경험에 의하면 밑에서 언급한 시기능훈련 프로그램이 두 가지 상태 모두 잘 적용되므로, 실제 및 모의 개산과다를 구별할 필요는 없다.

처치

표 9.2에서 연속적으로 고려할 처치법을 제시하였다.

굴절이상 교정렌즈

개산과다에서 상당한 정도의 굴절이상은 처방하는 것이 중요하다. AC/A비가 높다면 근시성 굴절이상의 처방이 원거리에서 편위도에 유의한 영향을 준다. 중도 이상의 원시가 존재하지 않으면, 편위도가 증가할 것으로 예상되기 때문에 처방하지 않는 것이 좋다. 앞에서 제시한 것처럼, 부등시가 상당한 경우 안경을 처방하는 것이 중요하다.

프리즘

수직편위가 존재한다면 수직프리즘을 처방하도록 추천한다. 수직 프리즘의 양을 결정하는데 가장 효과적인 방법은 주시시차 장치로 측정할 수 있는 일부 융합제거 사위도이다. 개산과다에서 사시성일 때 수직편위가 흔히 발견될 수 있다. 그러나 융합된 상태에서는 일반적으로 수직 편위가 나타나지 않는다. 따라서 개산과다의 경우 보통 수직 프리즘을 사용하는 것이 필요하지 않다.

개산과다에서 시기능 훈련의 성공률이 높기 때문에 수평 프리즘이 필요한 경우는 거의 없다.

원용 마이너스 가입도 렌즈

개산과다 치료에서 전반적인 처치 계획의 일부분으로 가끔 마이너스 가입도 렌즈가 고려된다. 가입도 렌즈가 유익할 수 있는 여러 가지 상태가 있다. 앞에서 설명한 것처럼, CA/C비가 높다면 원거리에서 조절을 저지시키지 못할 것이며 적은 양의 마이너스 가입도 렌즈가 선명한 양안 단일시를 유지하는데 도움이 될 것이다(제 15장).

시기능 훈련을 실시하는 동안 피검자에게 도움을 주는 장치로 마이너스 가입도의 사용을 고려할 수 있다. 이 목적을 위해서는 더 높은 마이너스 도수가 처방될 수 있다. 고도 외사위나 외사시에 대하여 훈련용 렌즈로 흔히 6~7D 정도의 부가적인 마이너스 렌즈가 처방될 수 있다. 처방도수를 결정할 때 피검자가 융합할 수 있는 최소 마이너스 도수를 찾아야 한다. 훈련이 진행되고 피검자의 융합 능력이 개선될수록 렌즈의 도수를 점차적으로 감소시킨다. 이러한 렌즈는 적극적인 시기능 훈련을 하는 동안에만 사용될 것이다.

특히 어린이가 너무 어려서 검사실에서 시기능 훈련이 곤란하고, 편위가 간헐적이고 원거리를 볼 때 항상 사시로 더 악화되는 것처럼 보인다면, 개산과다를 가진 취학 전 어린이에게 마이너스 가입도 렌즈의 처방이 고려되어야 한다. 그러한 경우 렌즈가 일시적으로 편위각을 감소시키는데 도움이 되며 일반적으로 항상 착용하도록 한다. 목표는 간헐성 외사시가 발생하는 시간의 비율을 감소시키는 것이다. 이 목적으로 처방할 때 더 적은 양의 마이너스(즉, 1.00~2.00D) 렌즈가 사용된다. 이러한 경우 처방하려는 마이너스 도수를 결정하는데 AC/A 비가 결정적인 요인이 아니다. 마이너스 가입도 렌즈의 목표는 폭주자극을 만들기 위한 것이다. 이렇게 되면 피검자는 융합성 버전스를 사용하여 융합을 유지할 수 있다. 항상 착용하기 위한 마이너스 가입도 렌즈의 사용은 근거리에서 부가적인 조절요구를 만들므로, 이러한 방법은 일반적으로 취학 이전의 어린이에게만 유용하다. 이 방법을 나이가 더 많은 어린이에게 사용한다면, 독서할 때 편안한 시각을 제공하도록 일반적으로 바이포칼이 필요하다. 표 9.99는 마이너스 가입도 렌즈의 처방을 위해 고려해야 할 검사항목과 지침을 제공하는 검사값을 열거한 것이다.

시기능훈련

개산과다에 대하여 적어도 3가지 다른 시기능 훈련법이 제안된다. 첫 번째 방법은 억제를 제거시키기 위하여 가림판을 사용하여 복시 인식능력을 개발시키는 방법이다[4,31]. 이 방법은 사시가 현성으로 된 상태를 인식하게 되면 다시 융합할 수 있다는 개념을 기초로 한다. 이 방법에서 처음 단계는 2개월 정도까지 항상 가리는 것이다. 1개월 정도 가린 후 복시를 인식할 수 있는 훈련이 처방된다. 훈련 내용은 병리적 복시(피검자가 사시일 때 발생하는 복시)와 생리적 복시(피검자가 융합할 때 발생하는 복시)를 모두 인식할 수 있도록 한다.

앞에서 언급한 것처럼 병리적 복시를 인식시키는 훈련을 실시할 때 피검자가 이상대응 상태일 수 있다는 점을 명심해야 한다. 이상대응이 존재하면 훈련 내용을 수정해야 한다. 생리적 복시를 기초로 하는 훈련이 계속 실시될 수 있지만, 특히 병리적 복시의 인식을 기초로 하는 억제제거 훈련을 피해야 한다.

일부 시기능훈련사는 복시인식을 위한 훈련으로 제한하며[31], 다른 전문가는 복시인식 훈련과 함께 융합버전스 훈련을 제시한다[4]. 그러나 주요 강조사항은 가림 및 억제제거 훈련이다.

Brock이 발견하고 Flax와 Selenow[32]에 의해 보편화된 두 번째 방법은 상당히 독특하며 특히 병리적 복시를 인식시키는 훈련을 피한다. 대신에 Flax와 Selenow는 양안시를 증진시키기 위하여 훈련조건을 주의깊게 선택하는 것이 중요하다고 강조하였다. 목표는 가장 적합한 조건에서 훈련을 시작하고 점차적으로 간헐성 사시를 일으키는 경향이 있는 자극 조건으로 이동하는 것이다. 개산과다는 근거리에 있는 세밀한 입체시(3차원 융합) 타게트를 관찰할 때 양안시 상태를 가장 쉽게 얻을 수 있다. 그러므로 Flax와 Selenow의 접근법은 처음에 세밀한 3차원 융합 타게트를 사용하고, 연속적으로 2차원 융합 타게트, 마지막으로 1차원 융합 타게트를 사용하여 훈련할 것을 강조한다. 또한 이 훈련은 근거리에서 시작하여, 중간거리, 그 다음 20피트 정도 거리의 원거리에 타게트를 놓고 훈련을 계속한다. 훈련을 마쳤을 때 피검자는 20피트 거리의 제 1도 융합 타게트를 융합할 수 있다. 이러한 상태는 개산과다를 현성으로 만드는 경향이 있는 조건이다. 이러한 훈련 전략의 목표는 피검자에게 양안시를 증진시키는 단서가 없는 상태에서 양안시를 유지할 수 있도록 가르치는 것이다.

Flax와 Selenow는 이 훈련의 자연스런 결과로 복시 인식능력이 발달하며 특별히 의도적으로 실시할 필요가 없다고 했다. 그들은 복시를 회피하는 것은 정상인이 양안시를 유지하려고 사용하는 기전이 아니며, 따라서 시기능 훈련에서 개산과다인 사람이 정상적인 양안시를 다시 얻는데 도움이 되도록 강조할 기전이 아니라고 주장했다. 대신에 개산과다인 사람이 정상적인 양안시를 다시 얻으면 양안시의 운동감각적 느낌 또는 자세인식(postural awareness) 능력이 발달한다고 주장한다.

표 9.9. *마이너스 가입도 렌즈를 처방할 때 고려할 사항*

검사항목	마이너스 가입도 렌즈의 사용을 고려	마이너스 가입도 렌즈가 필요하지 않음
AC/A 비	높다	낮다
CA/C 비	높다	낮다
사위	외사위	내사위
근거리에서 BI 검사값	정상이거나 높다	낮다
조절력	정상	낮다
조절 용이성 검사	플러스 렌즈 가입시 실패	마이너스 렌즈 가입시 실패
나이	6세 이하	9세 이상

Cooper와 Leyman[10]이 추천한 세 번째 방법은 앞에서 설명한 두 가지 방법을 결합시키는 것이다. 그는 복시 인식법으로 훈련을 시작하고, 다음 Flax와 Selenow가 추천한 훈련 순서를 따르도록 제시하였다. Cooper는 처음에 복시 인식능력이 개발되면 편위가 발생했을 때 피검자가 다시 융합할 수 있도록 해주며 훈련 기간을 단축시키기 때문에 유익하다고 했다. 시기능 훈련의 전반적인 목표는 가능한 빨리 불편한 증상을 제거시키고 양안시를 정상적으로 복원시켜야 하므로, Cooper가 제시한 방법을 따르도록 추천한다. Flax와 Selenow의 방법이 비록 개산과다를 처치하는데 효과적일 수 있지만, 훈련 프로그램의 초기 단계에서 복시인식의 중요성을 강조하면 훈련 기간이 단축되는 경향을 발견하였다.

그러나 정상대응을 갖는 개산과다인 사람의 30~35%는 비록 훈련이 성공적일 수는 있지만 복시인식이 발달될 수 없기 때문에 유연하게 대처하는 것이 중요하다.

특수 시기능훈련 프로그램

다음에 설명할 시기능 훈련 프로그램은 주로 외사위를 갖거나 편위가 현성일 때 정상대응을 갖는 개산과다를 위한 것이다. 원거리에서 항상 사시가 존재하거나 대부분의 시간에 편위가 존재한다면, 이상대응이 존재할 것이다. 그렇다면 다음에 설명한 프로그램을 변경시켜야 한다. 주로 수정할 내용은 병리적 복시를 기초로 하는 모든 억제제거 훈련을 없애는 것이다.

개산과다를 위한 시기능훈련은 일반적으로 24~36회의 방문치료가 필요하다. 전체 치료 횟수는 상태의 심한 정도, 피검자의 나이, 의지 및 집에서 실시하는 훈련의 준수 정도 등에 따라 다르다.

개산과다를 위한 시기능훈련은, 처음에 근거리에서 훈련을 시작하여 원거리로 이동시키고 복시 인식을 위한 훈련이 필요하기 때문에, 대부분의 다른 조절이상 및 비사시성 이상상태보다 더 많은 시간이 걸린다. 그러나 훈련 초기에 억제제거 훈련이 시행되는 것 이외에, 여러 가지 초기의 치료목적이 다른 부류의 양안시 이상 상태와 연관된 치료법과 비슷하기 때문에, 처음에는 다른 치료 프로그램과 아주 유사하다. 개산과다는 주로 원거리에 대하여 문제가 있지만, 초기의 목표는 근거리에서 조절 및 융합버전스 능력을 정상으로 복원시키는 것이다. 이러한 능력이 개선되면, 훈련 거리를 점차 증가시키고 제 3도 융합, 제 2도 융합 및 제 1도 융합 타게트로 변화시키면서, 중간거리 및 마지막으로 원거리에서 훈련을 반복한다.

제 1단계

훈련의 제 1단계는 표 9.10에 열거된 목표를 달성하기 위한 것이다. 모든 훈련에 대하여

표 9.10. *개산과다를 위한 시기능 훈련*

제 1 단계: 목표

- 피검자와 함께 훈련할 수 있는 여건을 조성한다.
- 훈련을 실시하는 동안 사용될 여러 가지 피드백 기전의 인식능력을 개발시킨다.
- 근거리에서 세밀한 제 3 도 융합 타게트를 사용하여, 양성 및 음성 융합버전스의 폭을 향상시킬 수 있는 훈련을 시작한다.
- 복시 인식 능력을 개발시킨다.
  A. 정상대응이 존재한다면, 병리적 복시와 생리적 복시를 사용한다.
  B. 이상대응이 존재한다면, 생리적 복시만 사용한다.
  C. 정상대응을 갖는 사람의 30-35%는 복시 인식 능력을 얻을 수 없음을 기억하라.
- 조절력과 조절 자극 및 이완 능력이 정상이 되도록 한다.

제 2 단계: 목표

- 근거리에서 제 2도 및 제 1도 융합 타게트를 사용하여, 양성 및 음성 융합버전스의 폭을 향상시킬 수 있는 훈련을 계속한다.
- 양성 및 음성 융합버전스 용이성(jump vergence demand)이 발달되도록 집중한다.

제 3 단계: 목표

- 중간거리에서 제 3도, 제 2도 및 제 1도 융합 타게트를 사용하여, 양성 및 음성 융합버전스의 폭을 향상시킬 수 있는 훈련을 계속한다.
- 중간거리에서 양성 및 음성 융합버전스 용이성(jump vergence demand)이 발달되도록 집중한다.
- 폭주요구에서 개산요구로 변화시킬 수 있는 능력을 개발시킨다.
- 조절요구의 변화와 함께 버전스를 조정할 수 있는 능력을 훈련한다.

제 4 단계: 목표

- 10~20 피트의 원거리에서 제 3도, 제 2도 및 제 1도 융합 타게트를 사용하여, 양성 및 음성 융합버전스의 폭을 향상시킬 수 있는 훈련을 계속한다.
- 조절요구의 변화와 함께 버전스를 조정할 수 있는 능력을 훈련한다.
- 동향운동과 함께 버전스를 조정할 수 있는 능력을 훈련한다.

추천한 것처럼, 처음 몇 번 방문하는 동안에는 피검자와 편안한 분위기를 조성하고, 훈련 과정에서 사용될 여러 가지 피드백 기전을 인식시키는 것이 중요하다(표 8.8).

제 1단계 훈련의 우선순위는 억제제거 치료이다. 이 목표를 달성하기 위해 사용할 수 있는 방법은 여러 가지가 있으며, 가장 일반적인 방법을 제 5~7장에서 자세하게 설명하였다. 이들은 Brock String, TV trainer, 적녹 필터 및 펜라이트, 수직 프리즘 주시분리법, 거울 중첩법 및 Cheiroscopic Tracing 등이다. 물론 양안을 이용한 모든 훈련이 억제제거를 위한 단서를 이용하므로 모든 훈련이 간접적으로 억제를 제거하도록 실시된다.

억제제거 훈련은 다른 목표가 있다는 점을 기억하는 것이 중요하다. 한 가지 목표는 편위가 현성일 때 복시(병리적 복시)의 인식능력을 유발시키는 것이다. 이 유형의 억제제거 훈련은 눈이 편위된 상태에서 정상대응이 존재할 때에만 적절하다. 이상대응이 존재하면 생리적 복시를 기초로 한 억제제거 훈련만 사용해야 한다. 병리적 복시 훈련을 위한 효과적인 방법은 적녹 필터 및 펜라이트, 수직프리즘 주시분리법 및 거울중첩법 등을 포함한다. 두 번째 목표는 편위가 잠복성일 때 복시(생리적 복시)의 인식능력을 유발시키는 것이다. 이러한 방법은 편위가 현성일 때 이상대응을 갖는 사람에게도 사용될 수 있다. Brock String과 Barrel Convergence Card 가 이 목표를 달성하는데 사용되는 훈련법의 예이다. 억제제거 훈련의 마지막 목표는 피검자가 융합하고 있을 때 중심부와 주변부의 억제를 제거시키는 것이다. TV Trainer, 거울중첩법, Cheiroscopic Tracing, Vectogram, Tranaglyph, Aperture Rule 및 거의 모든 양안시 훈련법이 이 목적을 위해 사용될 수 있다.

이 훈련 단계에서 또한 폭주 및 개산을 위해 융합버전스의 폭을 정상범위로 개선시킬 수 있는 훈련을 시작하는 것이 중요하다. 이 장의 앞에서 언급한 것처럼, 개산과다는 폭주부족 및 폭주과다 등과 생리적으로 기반이 다른 것으로 여겨진다. 단순하게 양성 융합버전스가 낮은 원거리 외편위 상태로 취급될 수 없다. 선행 연구에서 개산과다는 양성 융합버전스가 일반적으로 정상이며 음성 융합버전스가 부족한 것으로 밝혀졌다.

대다수의 양안시 상태에서 초기에 강조할 사항은 융합 버전스의 폭을 연장시키고 융합버전스의 보정 능력을 개선시키는 것이다. 예를 들면 폭주부족에서는 먼저 양성 융합버전스가 강조되고, 폭주과다에서는 음성 융합버전스가 강조된다. 그러나 개산과다에서는 훈련 초기 단계에서 양성 융합버전스를 강조하면서 아울러 양성 및 음성 융합버전스 모두 개선되도록 한다.

융합을 위한 가장 적합한 상태를 만드는 타게트를 선택하는 것이 개산과다 훈련에서 매우 중요하다. 제 1단계에서부터 전체 훈련 과정에 걸쳐 타게트를 주의깊게 선택해야 한다. 그러므로 제 1단계에서는 근거리에서 섬세한 제 3도 융합 타게트를 사용하여 양성 및 음성 융합버전스의 폭을 개선시키는 훈련을 실시한다. 다른 양안시 조건에서 사용되는 것과 동일한 방법이 개산과다에서도 효과적이다. 제 8장에서 설명한 폭주부족을 위한 양안시기능 훈련법이 개산과다를 위한 초기의 근거리 훈련에서도 잘 적용된다. Tranaglyph 및 Vectogram에 이어 고정 Tranaglyph, Aperture Rule, Free Space Fusion Card 또는 Eccentric Circle 등을 사용한다.

제 1단계의 최종 목표는 조절력과 조절 용이성을 정상으로 복원시키는 것이다. 개산과다는 대부분 조절이상과 연관된다. 그렇다면 초기에 조절에 대하여 부족한 부분을 개선시켜야 한다. 예를 들어 조절부족(accommodative insufficiency) 상태가 존재하면, 초기에 피검자가 조절을 자극시킬 수 있는 능력을 개선시키는데 목표를 두어야 한다. 그러나 조절이 적절한 것처럼 보일지라도, 조절능력을 극대화시키기 위해서는 훈련 초기에 일부 조절을 치료하는 훈련이 실시되어야 한다. 복시를 인식할 수 있는 능력이 발달하기 시작하면, 일반적으로

표 9.11. *개산과다를 위한 표준 시기능훈련*

제 1 단계

제 1과정 및 제 2과정

검사실에서 훈련
- 시각적 문제점의 특성, 시기능 훈련의 목표, 여러 가지 피드백 단서, 훈련의 중요성 등을 논의한다.
- Brock String : 억제제거 훈련
- Lens Sorting
- Loose Lens Rock(조절과다는 플러스 렌즈로, 조절부족은 마이너스 렌즈로 시작)
- Tranaglyph 또는 Vectogram : 폭주 및 개산
  1. Tranaglyph 515나 Quoit Vectogram 처럼 주변부 융합 타게트로 시작
- Computer Orthoptics Random Dot Program : 폭주 및 개산

집에서 훈련
- Loose Lens Rock
- Brock String
- 억제제거를 위한 적녹 필터 및 펜라이트 훈련

제 3과정 및 제 4과정

검사실에서 훈련
- 수직 프리즘 / 억제제거
- Loose Lens Rock
- Tranaglyph 또는 Vectogram : 폭주 및 개산
  1. Clown, Bunny Tranaglyphs; Clown, Topper Vectograms처럼 중심부 융합이 더욱 요구되는 타게트를 사용
- Computer Orthoptics Random Dot Program: 폭주 및 개산

집에서 훈련
- Loose Lens Rock
- 억제제거를 위한 적녹 필터 및 펜라이트 훈련
- TV 트레이너

제 5과정에서 제 8과정

검사실에서 훈련
- 수직 프리즘/억제제거
- Loose Lens Rock
- Tranaglyph 또는 Vectogram : 폭주 및 개산
  1. Tranaglyph Sports slide, Faces target 및 Spirangle Vectogram 등과 같이 전체적으로 더 세밀한 타게트를 사용.
- Computer Orthoptics Random Dot Program: 폭주 및 개산

집에서 훈련
- Tranaglyph: 폭주 및 개산
- 적녹 필터 및 펜라이트 : 억제제거
- TV 트레이너

제 2단계

제 9과정 및 제 10과정

검사실에서 훈련
- jump vergence 요구를 위해 Tranaglyph나 Vectogram을 수정 : 폭주 및 개산
- 고정 Tranaglyph
- 양안 조절 훈련법 : ±렌즈를 사용하는 위에서 열거한 다른 양안 훈련법을 사용
- 컴퓨터 Orthoptics Random Dot 프로그램 : 개산
- 입체경 : 제 2도 융합 타게트

집에서 훈련
- 펜라이트: 억제제거
- TV 트레이너
- 고정 Tranaglyph

표 9.11. *개산과다를 위한 표준 시기능훈련(계속)*

제 11과정 및 제 12과정

검사실에서 훈련
- jump vergence 요구를 위해 Tranaglyph나 Vectogram을 수정 : 폭주 및 개산
- Aperture Rule : 폭주 및 개산
- 양안 조절 훈련법 : ±렌즈를 사용하는 위에서 열거한 다른 양안 훈련법을 사용
- 입체경 : 제 2 도 융합 타게트
- 컴퓨터 Orthoptics 제 2 도 융합 타게트 : 폭주 및 개산

집에서 훈련
- 펜라이트 : 억제제거
- TV 트레이너
- loose prism jump 와 함께 고정 Tranaglyph

제 13과정에서 제 16과정

검사실에서 훈련
- Eccentric Circle이나 Free Space Fusion Card
- Computer Orthoptics 제 2 도 융합 타게트 : 개산 및 폭주 모두
- Aperture Rule : 폭주 및 개산
- 양안 조절 훈련법 : ±렌즈를 사용하는 위에서 열거한 다른 양안 훈련법을 사용
- 입체경 : 제 2 도 융합 타게트

집에서 훈련
- TV 트레이너
- Eccentric Circle 또는 Free Space Fusion Cards

제 3단계

제 17과정에서 제 20과정

검사실에서 훈련
- 1~5 피트 거리에 Tranaglyph나 Vectogram을 투사 : 폭주 및 개산
- Computer Orthoptics 제 2도 융합 타게트 : 폭주 및 개산
- 중간거리에서 제 2 도 융합타게트를 이용한 입체경 훈련

집에서 훈련
- Eccentric Circle이나 Free Space Fusion Card : 폭주 및 개산
- Lifesaver Cards
- 집에서 제작한 제 2도 융합 타게트

제 21과정에서 제 22과정

검사실에서 훈련
- 1~5 피트 거리에 Tranaglyph나 Vectogram 투사 : 폭주 및 개산
- 컴퓨터 Orthoptics 제 2 도 융합 타게트 : 폭주 및 개산
- 제 2 도 및 제 1도 융합 타게트를 이용한 입체경 훈련
- 1~5 피트 거리에서 제 1 도 융합 타게트를 이용한 입체경 훈련

집에서 훈련
- Lifesaver Cards
- 1~5 피트 거리에서 제 2 도 및 제 1도 융합타게트를 이용한 훈련

제 23과정에서 제 24과정

검사실에서 훈련
- 1~5 피트 거리에 Tranaglyph나 Vectogram 투사 : 폭주 및 개산
- 컴퓨터 Orthoptics 제 2도 융합 타게트 : 폭주 및 개산
- 제 1도 융합 타게트를 이용한 입체경 훈련
- 1~5피트 거리에서 제 1도 융합 타게트를 이용한 입체경 훈련

집에서 훈련
- Lifesaver Cards
- 1~5피트 거리에서 제 2 도 및 제 1 도 융합타게트를 이용한 훈련

표 9.11. *개산과다를 위한 표준 시기능훈련(계속)*

제 4단계
제 25과정에서 제 28과정
검사실에서 훈련 • 10~20피트 거리에 Tranaglyph나 Vectogram 투사 : 폭주 및 개산 • Computer Orthoptics Random Dot 버전스 프로그램 : jump - jump 버전스 • 제 1도, 제 2도 및 제 3도 융합타게트를 이용한 입체경 훈련 • Cheiroscopic tracing • 원거리에서 동향운동 및 확보기와 함께 융합 훈련
집에서 훈련 • 10~15피트 거리에서 Eccentric Circle • 10~15피트 거리에서 제 2도 및 제 1도 융합 타게트를 이용한 훈련
제 29과정에서 제 32과정
검사실에서 훈련 • 제 2도 및 제 1도 융합 타게트를 이용한 입체경 훈련 • Cheiroscopic tracing • 10~15피트 거리에서 제 1도 및 제 2도 융합 타게트를 이용한 훈련 • 오버헤드 프로젝터로 Tranaglyph나 Vectogram 투사 • 원거리에서 동향운동 및 확보기와 함께 융합 훈련
집에서 훈련 • 10~15 피트 거리에서 Eccentric Circle을 이용한 훈련 • 10~15 피트 거리에서 제 2도 및 제 1도 융합타게트를 이용한 훈련

폭주가 작용되도록 조절성폭주를 사용하여 다시 융합을 얻을 수 있기 때문이다.

종료점

다음 상태가 가능하면 제 1단계 훈련을 마친다 :

- 근거리 및 원거리에서 Brock String으로 생리적 복시를 경험할 수 있다.
- 근거리에서 섬세한 제 3도 융합 타게트에 대하여 30△ BO과 15△ BI이 가입되었을 때 융합할 수 있다.
- ±2.00D 렌즈를 가입시킬 때 20/30 타게트를 1분에 12회 이상 선명하게 볼 수 있다.

피검자가 정상대응을 갖는다면 :

- 항상 병리적 복시를 경험할 수 있다.

제 1단계를 위한 표준 시기능 훈련 프로그램이 표 9.11에 요약되었다.

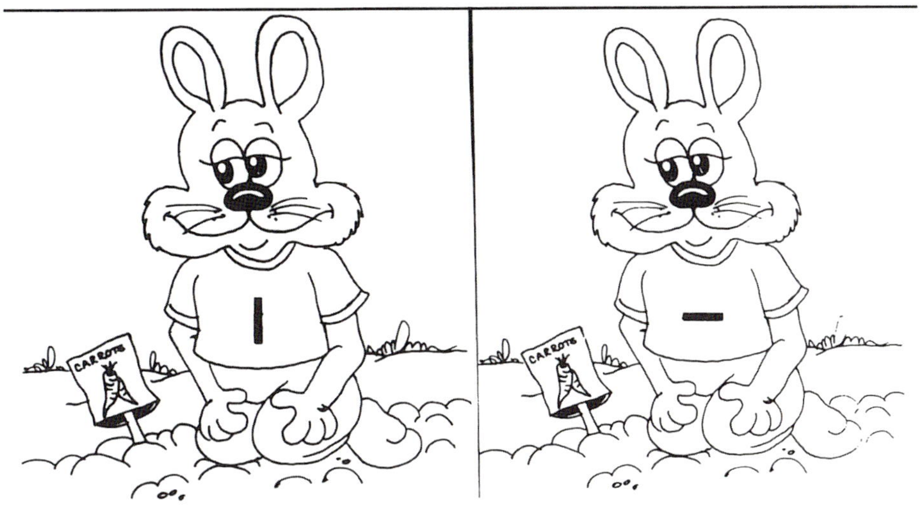

그림 9.1. 제 2도 융합 타게트를 만들기 위하여 그림을 수정한 모습.

제 2단계

제 2단계 훈련은 표 9.10에 열거된 목표를 달성하기 위한 것이다. 폭주 및 개산 훈련을 하는 동안 근거리에서 제 3도 융합 타게트를 효과적으로 융합할 수 있으면, 근거리에서 제 2도 및 제 1도 융합 타게트를 사용한다. 양성 및 음성 융합 버전스 훈련을 모두 실시해야 한다. 사용될 수 있는 훈련은 Aperture Rule, Lifesaver Card, 거울중첩, 입체시 장치 및 컴퓨터 소프트웨어 프로그램 등이다. Eccentric Circle, Free Space Fusion Card 및 Lifesaver Card처럼 제 1도 및 제 2도 융합 타게트를 쉽게 제작하여 사용할 수 있다. 그러한 타게트의 예가 제 5장의 그림 5.30 및 5.31에 소개되었다. 이러한 작업을 위해 컴퓨터 그래픽 소프트웨어를 이용할 수 있다(예, 페인트브러시).

물론 컴퓨터 프로그램을 사용하지 않고서도 간단한 그림이나 잡지에 있는 그림을 이용하여 제 1도 및 제 2도 타게트를 쉽게 만들 수 있다. 가장 일반적인 방법은 두 권의 잡지를 구입하여 같은 그림 두 개를 준비한다. 제 2도 타게트를 만들려면 한 그림에 수직선, 다른 그림에 수평선을 그린다. 피검자가 이 타게트를 융합하면 십자선을 지각할 것이다(그림 9.1).

Aperture Rule은 더욱 일반적인 시기능 훈련법의 한 가지이며, 주로 제 2도 융합 타게트가 포함되어 있다. 그림 9.2에 예시한 것처럼, 각 카드의 편심된 원을 포함하는 보조 타게트를 제외하고 입체시에 대한 요구가 없다. 그러나 주요 타게트는 제 2도 융합 타게트이다. 이 훈련 단계에서 또 다른 우수한 기기는 입체경이다. 제 1도, 제 2도 및 제 3도 융합 타게트를 포함하는 여러 가지 다양한 입체시 카드를 이용할 수 있다.

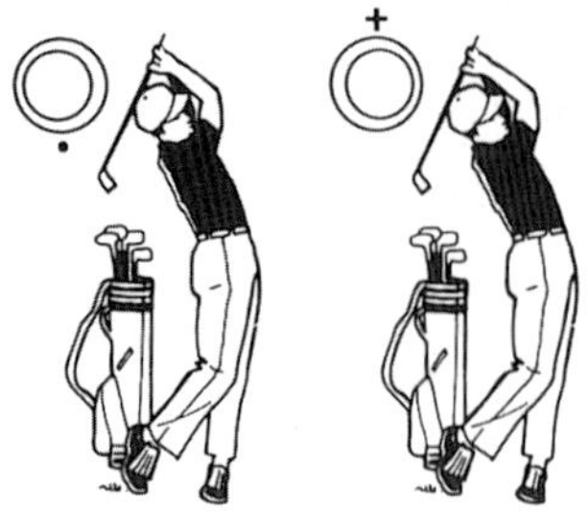

그림 9.2. Aperture Rule 타게트를 확대시킨 모습.

이 훈련 단계의 다른 목표는 음성 및 양성 융합버전스 용이성(jump 또는 phasic 버전스 요구)이 개발되도록 집중하는 것이다. 적절한 방법은 제 8 장에서 폭주부족 훈련에 대하여 설명한 방법과 비슷하다.

종료점

다음 사항이 가능하면 제 2단계 훈련을 마친다 :

- 근거리에서 30△ BO과 15△ BI이 가입된 상태에서 제 2 도 및 제 1도 융합 타게트를 융합할 수 있다.
- Aperture Rule을 사용하여 폭주상태에서 카드 12번, 개산상태에서 카드 6번을 각각 융합할 수 있다
- Eccentric Circle이나 Free Space Fusion Card를 폭주상태(12 cm 분리) 및 개산상태(6 cm 분리)에서 융합할 수 있다

제 2단계를 위한 표준 시기능 훈련 프로그램은 표 9.11과 같다.

제 3단계

훈련의 제 3단계는 표 9.10에 열거된 목표를 달성하기 위한 것이다. 이 단계에서 가장 중요한 목표는 중간거리에서 훈련을 시작하는 것이다. 이제 피검자는 근거리에서 여러 가지 기기 및 훈련을 성공적으로 실시할 수 있으며, 더 먼 거리에서 비슷한 훈련을 쉽게 반복할 수 있을 것이다. 아주 효과적인 방법은 오버헤드 프로젝터로 벽이나 스크린에 Tranaglyph를 투사시키는 것이다. 피검자가 제 1단계 및 제 2단계에서 훈련한 내용과 비슷하므로 이전 단계에서 배운 방법을 똑같이 적용하면 된다.

제 1도 및 제 2도 타게트를 사용하고자 할 때 오버헤드 프로젝터가 유용하다. 근거리 훈련용으로 제작한 타게트를 오버헤드용 필름에 인쇄하여 확대시킬 수 있다. A4 크기의 종이

에 손이나 컴퓨터 그래픽 프로그램을 이용하여 커다란 제 1도 및 제 2도 융합자극 타게트를 쉽게 그릴 수도 있다. Eccentric Circle과 비슷한 커다란 제 3도 융합 타게트를 구입할 수도 있다.

중간거리에서 자극을 투사시킬 수 있는 또 다른 방법은 입체경을 사용하는 것이다. 대부분의 Brewster 입체경에 대하여 훈련거리를 편리하게 바꿀 수 있으며, 아주 다양한 타게트를 쉽게 이용할 수 있다.

제 3단계 훈련의 두 번째 목적은 중간거리에서 음성 및 양성 융합 버전스 용이성(jump 또는 phasic 버전스 요구)을 개발시키는 것이다. 이를 위해서는 커다란 Eccentric Circle, Jump Duction Stereogram 또는 집에서 제작한 제 1도 및 제 2도 융합자극 타게트처럼 jump vergence 요구를 만들 수 있는 타게트와 훈련법을 선택할 수 있다.

종료점

다음 사항이 가능하면 제 3단계 훈련을 마친다 :

- 중간거리에서 20△ BO과 10△ BI이 가입된 상태에서 제 3도, 제 2도 및 제 1도 융합타게트를 융합할 수 있다.

제 3단계의 표준 시기능 훈련 프로그램은 표 9.11에 요약되었다.

제 4단계

훈련의 마지막 단계는 표 9.10에 열거된 제 4단계의 목표를 달성하기 위한 것이다. 이 마지막 단계에서 주요한 훈련 목표는 10~15피트 거리에서 제 3도, 제 2도 및 제 1도 융합 타게트를 사용하여 양성 및 음성 융합버전스를 훈련하는 것이다. 제 3단계와 똑같은 기기와 방법을 사용하여 더 먼 거리에서 반복적으로 훈련한다.

이 단계에서 사용되는 중요한 훈련방법은 Cheiroscopic Tracing이다. 가장 힘든 조건에서 자극을 출현시키는 방법이기 때문에 개산과다를 치료하는 마지막 단계에서 이상적이다. 개산과다에서 가장 어려운 조건은 원거리에 제 1도 융합타게트가 놓여 있는 상황이다. 제 5장에서 자세하게 설명한 Cheiroscopic Tracing은 처음에 광학적으로 무한대거리에 세팅되고 자극에 대한 단서가 거의 없기 때문에 개산과다인 사람에게 아주 힘든 상황이다.

최종 목표는 동향운동 및 핵보기와 버전스 훈련을 병행시키는 것이다. 폭주과다에 대하여 앞에서 설명한 방법을 사용할 수 있다. 개산과다에서는 이 훈련을 중간거리와 원거리에서 실시하는 것이 중요하다.

종료점

제 4단계 훈련은 다음 사항이 가능하면 종료한다 :

- 원거리에서 20△ BO과 10△ BI이 가입된 상태에서 제 2도 및 제 1도 융합 타게트를 융합할 수 있다.

제 4단계를 위한 표준 훈련 프로그램은 표 9.10에 요약되었다.

시기능 훈련 프로그램을 절반 정도 진행했을 때와 마쳤을 때 시기능 상태를 다시 평가해야 한다. 원래 불편했던 사항을 참고하여 이제 편안해졌는지 여부를 평가한다. 양안시 및 조절 기능과 관련된 모든 검사를 실시하여 초기값 및 정상값과 비교해야 한다.

모든 시기능 훈련의 목표가 달성되어 훈련을 마쳤을 때 표 9.10에 열거한 시기능을 유지하기 위한 가정치료법을 추천한다.

개산과다를 위한 시기능훈련의 요약

위에서 언급하고 표 9.10 및 표 9.11에 제시된 표준 시기능 훈련 프로그램은 피검자의 불편한 증상을 성공적으로 제거시키고 옵토메트리 데이터를 정상으로 복원시킬 수 있는 체계적인 접근 방법을 제시하였다. 훈련의 횟수는 피검자에 따라 약간씩 다를 수 있으며, 모든 사람에게 똑같은 방법을 적용할 필요는 없다. 목표는 가능한 신속하게 성공적인 결과를 얻는 것이다. 훈련이 너무 쉽다고 판단되면 다음 단계로 넘어간다. 제 8장에서 언급한 것처럼, 가정치료법의 변수 역시 중요하다. 집에서 훈련을 많이 하는 동기가 강한 성인은 위에서 언급한 것보다 더 짧은 시간에 치료를 마칠 수 있다.

이 장에서 제시된 접근법을 사용하면 개산과다에 대하여 여러 문헌에서 보고한 높은 성공률을 얻을 수 있을 것이다.

수술

개산과다를 가진 사위 및 간헐성 사시자의 치료는 렌즈, 프리즘 및 시기능 훈련 등을 현명하게 적용해야 한다. 이러한 접근으로 아주 높은 성공률을 얻을 수 있다. 결과적으로 이러한 처치의 결과가 확인되기 전까지 수술이 연기되어야 한다. 피검자가 비수술적인 치료법에 관심이나 의욕이 없거나 편위도가 크다면, 수술이 필요할 것이다. 편위도가 30~35△ 이상이라면[2,5], 가장 좋은 결과를 얻기 위하여 시기능 훈련에 이어 수술 및 수술 후 시기능 훈련을 병행하도록 제시한다.

그러나 개산과다의 독단적인 치료법으로 수술의 성공률은 실망스러운 것으로 나타났다. Flax와 Selenow[32]는 방대한 문헌을 고찰하여 간헐성 외사시자 1,490명에 대한 수술 경과를 분석하였다. 외사시의 다른 유형을 구분하지 않았지만, 폭주부족에 대한 수술은 극히 드물기 때문에 거의 대부분 개산과다였을 것이다. 표본의 2/3만이 미용적인 치료 효과를 얻었고, 1/3만 양안시 기능이 정상으로 회복되었다. 또한 이 표본의 6명 가운데 1명은 수술로 아무런 이익이 없거나 오히려 더 악화되었다. Cooper와 Leyman[10]은 또한 개산과다에 대한 수술의 효능을 고찰한 결과 기능적으로 치료된 비율이 12~37%였음을 발견하였다.

따라서 렌즈, 프리즘 및 시기능 훈련을 적용한 후에만 수술이 고려되어야 할 것이다. 비수술적인 방법으로 85~90% 정도의 성공률을 얻을 수 있다.

사례분석

사례 9.7

내력

10세의 초등학교 5학년 남학생이며, 왼쪽 눈이 가끔 바깥쪽으로 돌아가기 때문에 눈 검사를 받으러 왔다. 그의 어머니는 이러한 현상을 2~3세 때부터 주목했지만, 최근들어 더 악화되었다고 느꼈다. 과거에는 피곤하거나 늦은 오후에만 눈이 돌아갔다고 한다. 소년은 전혀 불편을 느끼지 않으며, 물체가 선명하며 전혀 둘로 보이지 않는다고 한다. 그의 어린 시절 사진을 얻을 수 있었다. 이 사진으로부터 2세 때부터 눈이 돌아갔음을 확인하였으며, 눈이 똑바로 정렬된 사진으로부터 어릴 때에는 가끔 돌아갔음을 확인할 수 있었다. 그는 건강하며 특별하게 약을 복용하지도 않는다.

검사 결과	
시력(원거리, 미교정 상태) :	OD : 20/20, OS : 20/20
시력(근거리, 미교정 상태) :	OD : 20/20, OS : 20/20
동공간거리 :	58 mm
폭주 근점 : 조절자극용 타게트 :	7 cm
펜라이트 :	7 cm
가림검사(원거리) :	20△ 좌안 간헐성 외사시(편위시간 25%)
가림검사(근거리) :	5△ 외사위
자각식 굴절검사 :	OD : +0.25(20/20), OS : +0.25(20/20)
원거리 수평사위 :	억제
BI 버전스(원거리) :	억제
BO 버전스(원거리) :	억제
근거리 수평사위 :	6△ 외사위
−1.00D 경사 사위도 :	2△ 외사위

경사 AC/A비 :	4/1
계산 AC/A비 :	12/1
BI 버전스(근거리) :	10 / 16 / 12
BO 버전스(근거리) :	X / 15 / 10
음성상대조절/양성상대조절 :	+1.75/−1.50
조절력(푸쉬업) :	OD : 13D, OS : 13D
단안 조절 용이성 검사 :	OD : 4 cpm, OS : 4 cpm
양안 조절 용이성 검사 :	3 cpm
MEM 검영값 :	+0.25 OD 및 OS
동공 기능은 정상, 모든 외안부 및 내부 건강상태는 양호, 편위는 일치성이며, 색각검사 결과 정상으로 나타남.	

분석

가림검사에서 근거리보다 원거리에서 외편위가 훨씬 더 높았고, 계산 AC/A비가 높았다. 사위가 상당한 정도의 외편위를 보일 때, 데이터의 분석은 양성 융합버전스 관련 데이터로부터 시작해야 한다. 이 경우에서 이들 결과는 개산과다의 진단을 제시한다. 덧붙여 조절 관련 데이터의 분석은 조절 자극 및 이완 모두와 관련하여 문제점이 있음을 제시한다. 이 소년은 음성상대조절 및 양성상대조절 모두에 대하여 어려움을 가지며, 단안 조절 용이성과 마찬가지로 양안 조절 용이성도 감소되었다. 단안 조절 용이성이 낮다는 점은 문제가 단안성이라는 점이다 ; 즉 양안시가 아닌 조절과 관련된 문제점이다. 따라서 개산과다 및 조절 용이성 부족이라고 진단을 내렸다.

처치

이 경우 굴절이상은 무시할 수 있는 것으로 고려되어 안경을 처방하지 않았다. 개산과다 및 조절 용이성 부족 모두를 치료하기 위한 시기능 훈련이 추천되었다. 가정 치료와 함께 3 개월 동안 22회 방문 치료가 필요하였다. 표 9.11에 열거된 시기능 훈련 프로그램을 실시하였다.

훈련을 마치고 마지막으로 얻은 검사결과는 다음과 같다 :

가림검사(원거리) :	16△ 외사위
가림검사(근거리) :	4△ 외사위
자각식 굴절검사 :	OD : +0.25(20/20), OS : +0.25(20/20)

원거리 수평사위 :	14△ 외사위
BI 버전스(원거리) :	X / 10 / 3
BO 버전스(원거리) :	12 / 28 / 16
근거리 수평사위 :	4△ 외사위
−1.00D 경사 사위도 :	1△ 내사위
경사 AC/A비 :	5/1
계산 AC/A비 :	10/1
BI 버전스(근거리) :	16 / 24 / 14
BO 버전스(근거리) :	X / 35 / 20
음성상대조절/양성상대조절 :	+2.75/−2.50
조절력(푸쉬업) :	OD : 13D, OS : 13D
단안 조절 용이성 검사 :	OD : 14 cpm, OS : 14 cpm
양안 조절 용이성 검사 :	10 cpm
MEM 검영값 :	+0.25 OD 및 OS

동공 기능은 정상, 모든 외안부 및 내부 건강상태는 양호, 편위는 일치성이며, 색각검사 결과 정상으로 나타남.

요약 및 결론

이 장에서 AC/A 비가 높은 양안시이상의 진단 및 치료에 관하여 논의하였다. 이러한 상태는 개산과다 및 두 가지 유형의 폭주과다(하나는 원거리에서 정위인 긴장성 폭주가 정상인 상태와, 원거리에서 내사위인 긴장성 폭주가 높은 상태와 연관된)이다.

이 세 가지 모두 굴절이상 교정렌즈, 가입도 렌즈, 프리즘 및 시기능 훈련을 결합하여 아주 성공적으로 치료할 수 있다. 상태에 따라 다른 치료 방법 및 순서를 제시하였다. 폭주과다에서는 가입도 렌즈와 수평 프리즘이 더욱 효과적이며, 개산과다에서는 시기능훈련이 더 유용하다.

참고문헌

[1] Shorter AD, Hatch SW. Vision therapy for convergence excess. *N Eng J Optom* 1993;45:51–53.

[2] Grisham JD, et al. Vergence orthoptics: validity and persistence of the training effect. *Optom Vis Sci* 1991;68:441–451.

[3] Wick B. Binocular vision therapy for general practice. *J Am Optom Assoc* 1977;48:461–466.

[4] Ficcara AP, Berman J, Rosenfield M, et al. Vision therapy: predictive factors for success in visual therapy for patients with convergence excess. *J Optom Vis Dev* 1996;27:213–

219.
[5] Gallaway M, Scheiman M. The efficacy of vision therapy for convergence excess. *J Am Optom Assoc* 1997;68:81-86.
[6] Goldrich SG. Optometric therapy of divergence excess strabismus. *Am J Optom Physiol Opt* 1980;57:7-14 .
[7] Pickwell LD. Prevalence and management of divergence excess. *Am J Optom Physiol Opt* 1979;56:78-81.
[8] Daum KM. Divergence excess: characteristics and results of treatment with orthoptics. *Ophthalmol Physiol Opt* 1984;4:15-24.
[9] Sanfilippo S, Clahane AC. The effectiveness of orthoptics alone in selected cases of exodeviation: the immediate results and several years later. *Am Orthoptic J* 1970;20: 104-117.
[10] Cooper EL, Leyman IA. The management of intermittent exotropia: a comparison of the results of surgical and non-surgical treatment. *Am Orthoptic J* 1977;27:61-67.
[11] Coffey B, Wick B, Cotter S, et al. Treatment options in intermittent exotropia: a critical appraisal. *Optom Vis Sci* 1992;69:386-404.
[12] Cooper J, Medow N. Intermittent exotropia of the divergence excess type: basic and divergence excess type. *Bin Eye Mus Surg Qtly* 1993;8:187-222.
[13] Hokoda SC. General binocular dysfunctions in an urban optometry clinic. *J Am Optom Assoc* 1985;56:560-562.
[14] Scheiman M, Gallaway M, Coulter R, et al. Prevalence of vision and ocular disease conditions in a clinical pediatric population. *J Am Optom Assoc* 1996;67:193-202.
[15] Porcar E, Nartinez-Palomera A. Prevalence of general dysfunctions in a population of university students. *Optom Vis Sci* 1997;74:111-113.
[16] Duane A. A new classification of the motor anomalies of the eye based upon physiological principles. *Ann Ophthalmol Otolaryngol* 1886;247-260.
[17] Cooper J. Intermittent exotropia of the divergence excess type. *J Am Optom Assoc* 1977;48:1261-1273.
[18] Wick B, et al. Characteristics and prevalence of exotropia in clinic populations. Poster Program, American Academy of Optometry, Nashville, TN, 1990.
[19] Bair DR. Symposium: intermittent exotropia, diagnosis and incidence. *Am Orthoptic J* 1952;2:12-17.
[20] Dunlop EA, Gaffney RB. Surgical management of intermittent exotropia. *Am Orthoptic J* 1963;13:20-33.
[21] Ogle KN, Martens TG, Dyer JA. *Oculomotor imbalance in binocular vision and fixation disparity*. Philadelphia: Lea & Febiger, 1967.
[22] von Noorden GK. Divergence excess and simulated divergence excess : dignosis and surgical management. *Doc Ophthalmol* 1969;26:719-727.
[23] Cooper J, Ciuffreda KJ, Kruger PB. Stimulus and response AC/A ratios in intermittent exotropia of the divergence excess type. *Br J Ophthalmol* 1982;66:398-404.
[24] Flax N. The optometric treatment of intermittent divergent strabismus. Proceedings from the Eastern Seaboard V.T. (Visual Training) Conference, Washington: 1963:52-57.
[25] Cooper J, Feldman J. Panoramic viewing, visual acuity of the deviating eye, and ano-

malous correspondence in the intermittent exotrope of the divergence excess type. *Am J Optom Physiol Opt* 1979;56:422–429.

[26] Burian HM, Spivey BE. The surgical management of exodeviations. *Am J Ophthalmol* 1965;59:603–620.

[27] von Noorden GK. Divergence excess and simulated divergence excess: diagnosis and surgical management. *Doc Ophthalmol* 1969;26:719–727.

[28] Wickens R. Results of surgery in distance exotropia. *B Orthop J* 1984;41:66–72.

[29] Kran BS, Duckman R. Divergence excess exotropia. *J Am Optom Assoc* 1987;58:921–930.

[30] Burian HM, Franceshetti AT. Evaluation of diagnostic methods for the classification of exodeviations. *Trans Am Ophthalmol Soc* 1970;68:56–71.

[31] Moore S. Orthoptic treatment for intermittent exotropia. *Am Orthop J* 1963;3:14–20.

[32] Flax N, Selenow A. Results of surgical treatment of intermittent divergent strabismus. *Am J Optom Physiol Opt* 1985;62:100–104.

10 정상 AC/A 비 : 융합버전스 기능이상, 기본형 내사위, 기본형 외사위

이 장에서는 정상 AC/A 비와 연관된 비사시성 양안시 이상의 특징, 진단 및 처치에 관하여 다루었다. 이들 상태 사이에 몇 가지 중요한 차이가 있지만, 제 2장에서 설명한 분류법을 기초로 함께 분류하였다. 이 장에서 설명하는 상태의 공통적인 특징은 AC/A 비가 정상이라는 점이며, 처치계획을 세우는데 기본이 되기 때문에 중요한 사항이다. 특히 AC/A 비는 사위자의 처치 순서를 결정하는데 주요한 요인이다(제 3장 참고). 결과적으로, 정상 AC/A 비와 연관된 모든 양안시 상태에 대하여 일반적인 처치전략이 공통적으로 적용된다. 하지만 이들 상태 사이에는 중요한 차이가 있다. 정상 AC/A 비와 연관된 모든 양안시 이상에 적용되는 일반적인 처치원리를 고찰한 후, 각각의 상태에 대하여 특징, 진단 및 처치에 대한 차이점을 구분하기 위하여 각각 분리하여 설명하였다.

이 장에서 논의될 특별한 상태는 융합버전스 기능이상, 기본형 외사위 및 기본형 내사위이다.

정상 AC/A 비와 연관된 사위에 대한 일반적인 처치의 고찰

표 10.1은 제 3장에서 제시한 여러 가지 치료법의 처치 순서를 열거한 것이다. 이들 요인이 고려되어야 하는 특정한 순서는 주로 AC/A비에 달려 있다. 정상 AC/A비와 연관된 양안시 이상에 대하여 제시하는 처치 순서는 표 10.2, 10.3 및 10.4와 같다.

가입도 렌즈의 사용이 효과적이지 못한 낮은 AC/A 비와 관련된 양안시 이상과 대조적으로, 정상 AC/A비와 연관된 상태에서는 가입도 렌즈가 어느 정도 효과적이다. 결과적으로

표 10.1. *비사시성 양안시이상의 처치를 위해 순차적으로 고려할 사항*

비정시의 광학적 교정	약시안의 시기능훈련
구면 굴절력의 가입	억제제거를 위한 시기능훈련
수평프리즘	감각운동 기능을 위한 시기능훈련
수직프리즘	수술
약시안의 가림	

표 10.2. *융합버전스 기능이상의 처치를 위해 순차적으로 고려할 사항*

비정시의 광학적 교정	감각운동 기능을 위한 시기능 훈련
수직프리즘	가입도 렌즈
약시안의 가림	수평 프리즘
약시제거를 위한 시기능 훈련	수술
억제제거를 위한 시기능 훈련	

표 10.3. *기본 내편위의 처치를 위해 순차적으로 고려할 사항*

비정시의 광학적 교정	약시제거를 위한 시기능 훈련
수직프리즘	억제제거를 위한 시기능 훈련
가입도 렌즈	감각운동 기능을 위한 시기능 훈련
수평 프리즘	수술
약시안의 가림	

표 10.4. *기본 외편위의 처치를 위해 순차적으로 고려할 사항*

비정시의 광학적 교정	억제제거를 위한 시기능 훈련
수직프리즘	감각운동 기능을 위한 시기능 훈련
가입도 렌즈	수평 프리즘
약시안의 가림	수술
약시제거를 위한 시기능 훈련	

표 10.3 및 10.4에서 가입도 렌즈의 사용에 대한 고려가 목록의 위쪽으로 이동된다.

비정시의 광학적 교정을 첫 번째로 고려해야 한다. 제 3장에서 언급한 것처럼, 조절성 및 비사시성 양안시이상을 가진 모든 사람에 대하여 가장 먼저 고려할 사항은 비정시의 광학적 교정이다. 정상 AC/A비에서 렌즈처방이 편위도의 크기에 대하여 적절한 효과를 가질 것이다. 기본 내사위에서 원시의 처방이나 기본 외사위에서 근시의 처방이 일반적으로 도움이 될 것이다.

최종 처방을 고려할 때 가장 먼저 수직 편위가 존재하는지 여부를 결정하는 것이 중요하다. 수직편위는 0.50△ 정도로 낮더라도 처방하고, 주시시차 측정값을 기초로 처방할 것을 추천한다.

앞 장에서 언급한 것처럼 내사위와 외사위에서 처치방법의 주요한 차이는 이들 상태에 대한 수평 프리즘과 시기능 훈련의 미세한 효능이다. 외사위보다 내사위에서 수평 프리즘이 더 효과적인 경향이다. 따라서 기본 외사위보다 기본 내사위에서 프리즘의 사용을 더 먼저 고려한다. 정의에 의하면 융합버전스 기능이상은 아주 작은 양의 수평사위와 연관이 있다. 결과적으로 이 상태에서는 수평 프리즘의 사용이 결코 유익하지 않다. 기본 외사위를 치료하는데 흔히 수평 프리즘을 처방하지 않고 시기능훈련을 실시하는 것만으로 충분하다. 이러한 차이가 표 10.2, 10.3 및 10.4의 처치 순서를 고려할 때 반영된다.

비사시성 양안시 이상에서 약시가 드물지만, 사위가 상당한 정도의 부등시와 연관된다면 약시가 발생할 수 있다. 그러한 경우 먼저 고려할 사항의 한 가지는 가림 및 시기능 훈련을 이용한 약시의 치료이다. 항상 부등시를 처방하고 수직 사위를 보정하기 위한 프리즘을 고려한 후 즉시 약시 및 이와 연관된 억제를 치료하기 위한 가림법 및 특수한 시기능 훈련을 실시할 것인지 고려할 필요가 있다. 기본 내사위, 기본 외사위 및 부등시와 연관된 융합버전스 기능이상의 경우 파트타임 가림법을 추천한다. 보통 약시제거 훈련과 함께 불투명한 가림판을 이용하여 몇 시간(보통 2~3시간) 동안 가려서 약시를 충분히 제거할 수 있다.

그러나 대다수의 경우 비사시성이며 AC/A비가 정상인 양안시 이상에서는 약시가 존재하지 않을 것이다. 이처럼 비정시의 교정 및 프리즘 처방을 고려한 후 억제제거와 감각 및 안구운동의 개선을 위한 시기능 훈련을 고려한다.

표 10.2, 10.3 및 10.4에서 마지막으로 고려하는 사항이 수술이다. 융합버전스 기능이상은 항상 아주 적은 양의 사위와 연관되기 때문에 결코 수술이 필요하지 않다. 기본 내사위 및 기본 외사위에 대해서도 수술이 필요하지 않을 것이다. 일반적으로 비수술적인 처치방법을 결합하는 것이 효과적일 것이다. 그러나 편위량이 크고 모든 비수술적인 처치법이 불편한 증상을 없애는데 성공적이지 못하였다면 가끔 수술이 유익할 수 있다.

정상 AC/A 비와 연관된 양안시 상태의 처치에 대한 예후

이 장에서 설명한 모든 상태는 제시된 처치 순서를 이용하여 아주 효과적으로 치료될 수 있다. 비록 기본 내사위의 처치에 대하여 조사된 연구가 거의 없지만, 기본 내사위에 대한 렌즈, 프리즘 및 시기능 훈련의 결합 처치가 폭주과다 및 개산부족 등과 같은 다른 내편위보다 덜 효과적이라고 믿을만한 이유는 없다. Daum[1]은 34명의 불편한 증상을 갖지 않는 성인을 대상으로 융합버전스폭을 개선시키기 위한 시기능 훈련의 효능을 연구하여, 긴장성 및 phasic 버전스 훈련을 사용했을 때 양성 및 음성 융합버전스가 모두 상당히 증가하는 점을 입증하였다. 따라서 기본 내사위에서 시기능 훈련으로 음성 융합버전스를 개선시킬 수 있다는 점이 뒷받침되었다.

시기능 훈련은 또한 기본형 외편위에 대하여 매우 성공적인 것으로 밝혀졌다. Daum[2]은 기본형 외편위자의 96%에서 시기능 훈련으로 전체 또는 부분적으로 치료가 가능함을 발견하였다. 덧붙여 많은 다른 연구자들도 시기능 훈련이 양성 융합버전스를 개선시키는데 매우 성공적이라는 점을 일관되게 입증하였다[3-10].

여러 연구자가 융합버전스 기능이상 및 일반적인 기능에 대하여 시기능 훈련의 효능을 조사하였다. Hoffman 등[10]은 그러한 경우 양안시기능의 검사값을 정상화시키고 불편한 증상을 제거시키는데 성공률이 94%였다고 보고하였다. Grisham[11,12]은 융합버전스 기능이상을 갖는 대상을 연구하여 시기능 훈련이 버전스 용이성을 정상적으로 만드는데 사용될 수 있다고 입증하였다.

정상 AC/A비와 연관된 사위 치료시 핵심 사항 요약

AC/A 비가 정상이기 때문에 가입도 렌즈가 편위각에 대하여 적절한 효과를 갖는다. 기본 내사위에 대하여 수평 프리즘과 시기능 훈련이 종종 필요하지만 가입도 렌즈가 아주 도움이 될 수 있다. 기본 외사위 및 융합버전스 기능이상에 대하여 시기능훈련이 주된 처치방법이 되는 경향이다.

융합버전스 기능이상

배경 정보

이 교재에서 설명한 대부분의 다른 비사시성 양안시이상과 달리, 융합 버전스 기능이상은 Duane이 분류한 일부가 아니다. Duane의 양안시 이상에 대한 분류 및 설명은 AC/A 비 및 원거리나 근거리에서 사위도와 관련된 것이다. 편위도가 근거리에서 평균 4~6△ 외사위보다 더 크거나 작고 원거리에서 정위인 비정상적인 상태를 주로 분류한 것이다. 불편한 증상을 가지며 원거리 및 근거리 모두 정상 범위에 속하는 사위를 갖는 사람은 Duane이 분류한 범주에 속하지 않는다.

그러한 상태가 존재하는가? 원거리와 근거리에서 사위도가 정상이며 조절기능이 정상임에도 불구하고 굴절이상을 교정한 후에 불편한 증상을 갖는 사람이 있는가? 융합버전스 기능이상이라는 용어를 일관되게 사용하지 않지만 많은 연구자가 그러한 문제점에 대하여 설명하였다[10–15]. Schapero[13]는 옵토메트리 실무에서 접하는 10가지 기본적인 시기능 훈련과 관련된 문제점의 특성을 설명하였다. 그의 아홉번째 부류는 긴장성 버전스가 정상(원거리에서 사위도가 정상)이고, AC/A비가 정상이며, 양성 및 음성 융합버전스가 모두 낮은 상태이다. 그는 그러한 경우의 병인을 미교정 굴절이상이나 부등상시, 적은 양의 수직 편위, 또는 일부 잠재적인 전신질환 등과 같은 감각성 융합과 관련된 문제점일 것이라고 제시하였다. 그는 전신 질환을 밝혀내고 렌즈와 프리즘을 사용하여 감각성 융합에 대한 장애물을 제거하도록 권유하였다. Schapero는 대다수의 경우 감각성 장애를 제거시키면 시기능 훈련을 하지 않더라도 운동성 융합이 개선될 수 있다고 하였다.

Hoffman 등[10]은 일반적인 능력을 예시한 사례를 설명하였다. 저자에 의하면 이것은 융합버전스의 폭이 제한적이며 적은 양의 내사위나 외사위가 있고, 확보기와 따라보기가 부적절하고, 억제 및 조절상태가 정상인 상태이다. 다른 저자는 기본적으로 Hoffman 등이 구분한 특성과 똑같이 설명하고, 비능률적인 양안시(inefficient binocular vision)[14] 또는 감각융합 결핍(sensory fusion deficiency)[15] 등과 같은 용어를 사용하였다.

Grishman[11,12]은 융합버전스의 역학적인 상태에 결함이 있는 양안시이상을 설명하는데 융합버전스 기능이상이라는 용어를 사용하였다. 실험조건에서 하플러스코프를 사용하여 양성 및 음성 융합버전스에 대하여 버전스 반응의 지체와 속도 및 추적능력 등을 평가하였다. 그는 원거리나 근거리에서 상당한 정도의 사위가 없지만 버전스 반응의 지체와 속도에 결함을 보인 그룹을 구분할 수 있었다. 또한 그는 버전스 능력을 검사하여 그러한 사람을 임상적으로 확인할 수 있음을 입증하였다. 이 검사는 제 1장에서 설명하였다.

임상적으로 AC/A비가 정상이며, 원거리 및 근거리에서 사위가 정상 범위에 속하고, 융합버전스 검사값이 양성 및 음성 모두 제한적인 상태가 있다는 점에 동의한다. 가끔 Grisham [11]이 설명한 것처럼, smooth 융합버전스의 폭은 정상이지만 버전스 용이성에 문제가 있는 경우가 있다. 이러한 사람은 또한 중심부 억제 및 다른 양안시 이상에서 특징적인 불편한 증상을 갖는 경향이다. 이러한 상태를 설명하는데 Grisham[11]이 사용한 용어인 '융합버전스 기능이상(fusional vergence dysfunction)'이 가장 적합한 것으로 생각된다.

융합버전스 기능이상은 중요한 부류이며 임상에서 이 상태를 알지 못하여 쉽게 놓치거나 무시될 수 있다. 예를 들어 안정피로를 느끼지 못하며, 굴절이상이 없고, 눈의 건강상태와 조절기능 및 AC/A비가 정상이며, 원거리와 근거리 사위도가 모두 정상 범위인 사람이 있다. 이러한 경우 많은 검사자는 사위가 모든 거리에서 정상이기 때문에 버전스 검사를 실시하지 않을 것이며, 이러한 검사 결과를 기초로 피검자에게 불편한 증상을 설명할 수 있는 시각적인 문제점이 존재하지 않는다고 말할 것이다. 그러나 이러한 상황이 융합버전스 기능이상의 특징이며, 진단을 내리는데 필요한 smooth 버전스 및 버전스 용이성을 검사하여야 한다.

이러한 상태의 발생빈도가 명확하게 밝혀지지는 않았다. Scheiman 등[16]은 1650명(6 ~ 18세)을 대상으로 한 연구에서 발생빈도가 0.6%였다고 했으며, Porcar와 Nartinez-Palomera[17]는 대학생 집단에서 발생빈도가 1.5%였다고 보고했다. 이 두 가지 연구를 기초로 하면, 융합버전스 기능이상은 폭주부족이나 폭주과다보다 상당히 드문 편이다.

표 10.5. *융합버전스 기능이상의 증상 및 징후*

증상(모든 증상은 독서나 지속적인 근거리작업과 연관됨)	
눈피로	독서내용의 이해력 저하
두통	심한 눈물흘림
집중력 결여	흐린 시력
징후	
정상 AC/A 비	
원거리 및 근거리 사위도 정상	
원거리 및 근거리에서 양성 및 음성 smooth 융합버전스 감소	
양성 및 음성 버전스 용이성 감소	
양성 및 음성 상대조절력이 낮음	
±2.00D에 의한 양안 조절 용이성 검사 실패	
단안 조절 용이성 검사 통과	
조절력 정상	
간헐적인 중심부 억제	

특징

증상

대다수의 증상(표 10.5)은 독서나 근거리 작업과 연관된다. 흔하게 겪는 불편 사항은 짧은 시간 독서 후 눈의 피로감 및 두통, 흐린 시력, 졸림, 집중하기 곤란함 및 시간이 지날수록 이해력의 저하 등이다. 융합버전스 기능이상인 사람의 일부에서는 불편한 증상을 갖지 않는다. 제 8장 및 9장에서 언급한 것처럼 불편한 증상을 느끼지 못하는 이유는 억제, 근거리 시작업의 회피, 통증에 대한 높은 역치 또는 독서할 때 한쪽 눈을 감는 것 등이 원인일 것이다. 융합버전스 기능이상에서 불편한 증상이 없다고 한다면 반드시 독서나 기타 근거리 작업을 회피하는지 확인해야 한다. 융합 버전스 기능이상과 연관된 다른 증상처럼 근거리 작업을 회피하는 점이 시기능 훈련을 추천하는 이유로 중요하다.

징후

융합버전스 기능이상과 관련된 징후는 표 10.5와 같다.

굴절이상

굴절이상과 관련하여 명확한 추이가 확인되지 않았지만, 경험에 의하면 융합버전스 기능이상을 갖는 사람의 대다수는 상당한 정도의 굴절이상을 갖지 않는다.

편위의 특징

융합버전스 기능이상을 갖는 사람은 Morgan 표의 정상값을 적용하면 정상범위에 속하는 사위를 갖는다. 일반적으로 원거리에서 정위이고 근거리에서는 약한 정도의 내사위나 외사위를 갖는다.

AC/A 비

융합버전스 기능이상에서 AC/A비는 정상이다.

양안시 및 조절 관련 데이터의 분석

융합버전스 기능이상은 양성 및 음성 융합버전스가 모두 낮은 비정상적인 상태이므로, 버전스의 범위와 용이성을 직접 또는 간접적으로 평가하는 모든 검사를 실시하는 것이 중요하다. 원거리 및 근거리에서 양성 및 음성 smooth 버전스 측정 등과 같은 버전스 폭의 직접 측정값은 정상보다 더 낮은 경향을 보일 것이다. 이러한 측정값이 정상이라면 버전스 용이성을 평가해야 한다. Smooth 버전스가 정상 범위이지만 버전스 용이성은 비정상적일 수 있다.

NRA, PRA 및 양안 조절 용이성 등과 같은 버전스에 대한 간접적인 측정값 역시 낮을 수 있다. 앞 장에서 언급한 다른 양안시 상태와 대조적으로, NRA 및 PRA 모두 낮으며, 피검자가 양안 조절 용이성 검사에서 플러스 및 마이너스 렌즈를 가입했을 때 모두 어려움을 가질 것이다. 이러한 결과는 양성 및 음성 융합버전스 모두 문제점이 있음을 제시한다. 물론 NRA, PRA 및 양안 조절 용이성에 대한 값이 낮은 점은 조절 용이성이 비정상적인 상태를 제시할 수 있다. 그러므로 단안 조절 용이성을 검사하는 것이 중요하다. 융합버전스 기능이상에서 이 검사의 결과는 정상일 것이며, 이러한 경우 문제점의 원인은 조절이 아닌 버전스와 관련된 점이 확인될 것이다.

양안시검사를 하는 동안 흔히 간헐적으로 중심부 억제가 발견된다. 사위, 버전스 및 양안 조절 용이성을 검사하는 동안 이러한 유형의 억제가 발견될 수 있다.

정밀 감별

표 10.6은 융합버전스 기능이상의 정밀감별에 대한 사항이다.

그림 2.2는 융합버전스 기능이상의 진단과 관련하여 제시한 임상적인 추정 과정을 예시한 것이다. 이러한 사람은 불편한 증상을 가지며 모든 거리에서 사위가 정상인 경향이므로, 가장 가능성이 높은 가설은 조절이상이다. 조절 관련 검사가 정상이라면 융합버전스 기능이상일 것이다. 또한 주시시차, 잠복원시, 회선사위, 적은 양의 수직편위 및 부등상시 등을 배제시켜야 한다. 이러한 병인학적 요인이 제거되면, 융합버전스 기능이상이 가장 가능한 진단이 된다(제 2장 그림 2.2 참고).

표 10.6. *융합버전스 기능이상의 정밀진단*

배제시켜야 할 기능적인 이상상태	배제시켜야 할 심각한 잠재적 질환
조절 용이성 부족	쇠약상태를 유발시키는 전신질환
잠복 원시	약물치료
수직편위 또는 회선편위	
주시시차	
부등상시	

융합버전스 기능이상과 혼동될 수 있는 한 가지는 조절 용이성 부족(accommodative infacility)이다. 조절 용이성 부족은 융합버전스 기능이상과 똑같은 여러 가지 증상과 징후를 갖는다. 융합버전스 기능이상은 모든 단안 조절관련 검사값이 정상이라는 점이 주된 차이를 보이는 징후이다.

처치

표 10.2에 예시된 처치 순서를 추천한다.

굴절이상 교정렌즈

융합버전스 기능이상에서 흔히 발견되는 증상이 미교정 굴절이상이나 잠복원시를 가진 사람에서도 존재할 수 있다. 그러므로 조절마비 굴절검사를 실시하여 잠복원시를 제거시키고 상당한 양의 굴절이상이 있으면 교정하는 것이 중요하다.

프리즘

수직편위가 존재하면 시기능 훈련을 시작하기 전에 수직 프리즘을 먼저 처방해야 한다. 수직 프리즘의 양을 결정하는데 가장 효과적인 방법은 주시시차 장치로 측정할 수 있는 일부 융합제거 사위이다.

융합버전스 기능이상은 원거리 및 근거리 사위가 모두 정상이기 때문에 BI 프리즘을 사용할 필요는 없다.

시기능 훈련

융합버전스 기능이상에 대한 시기능 훈련 프로그램은 일반적으로 검사실에서만 실시한다면 12~24회 방문훈련이 필요하다. 전체 훈련 횟수는 피검자의 나이, 의욕 및 협조상태 등에 따라 다르다. 의욕이 강한 성인은 가끔 융합버전스 기능이상에 대한 시기능 훈련을 10~12회 방문으로 마칠 수도 있다.

표준 시기능 훈련 프로그램

밑에 추천된 모든 시기능 훈련법은 제 5~7장에서 자세하게 설명하였다.

제 1단계

이 훈련의 제 1단계는 표 10.7에 명시된 목표를 달성하기 위한 것이다.

표 10.7. *융합버전스 기능이상을 위한 시기능훈련*

제 1단계 : 목표

- 피검자와 원만하게 훈련할 수 있는 관계 개발
- 훈련 과정에서 사용될 다양한 피드백 기전의 인식능력을 개발
- 의도적인 폭주/개산 능력 개발
- 양성 및 음성 융합버전스량(smooth 또는 긴장성 버전스 요구량)의 정상화
- 조절력 및 조절의 이완 및 자극 능력의 정상화

제 2단계 : 목표

- 양성 융합버전스 용이성(jump 또는 phasic 버전스 요구량)의 정상화
- 음성 융합버전스 용이성(jump 또는 phasic 버전스 요구량)의 정상화

제 3단계 : 목표

- 폭주 요구상태에서 개산 요구상태로 변화시킬 수 있는 능력을 개발
- 조절 요구상태의 변화에 따른 이향운동의 조정능력 개발
- 동향운동 및 확보기와 함께 이향운동을 조정할 수 있는 능력을 개발

앞 장에서 언급한 것처럼 처음 몇 회까지는 피검자가 편안한 마음으로 훈련할 수 있는 분위기를 조성하고, 훈련과정에서 사용될 여러 가지 피드백 기전을 인식시키는 것이 중요하다. 융합버전스 기능이상에 대하여 사용되는 기본적인 접근방법은 양성 및 음성 융합버전스의 폭과 용이성이 정상으로 회복되도록 하는 것이다. 일반적으로 양성 융합버전스를 강화시키는 훈련이 더 쉽기 때문에, 폭주를 사용하는 훈련부터 시작하도록 제안한다.

그러므로 훈련의 첫 번째 목표는 폭주의 개념과 느낌을 가르치는 것이다. 피검자가 5 cm에서 6 m 사이의 거리에 대하여 의도적으로 폭주와 개산할 수 있어야 한다. 피검자가 의도적으로 폭주상태를 조정할 수 있으면, 다른 훈련 목표를 설정하기가 더 쉬워진다. 첫 번째 목표를 달성하기 위해 흔히 사용되는 3가지 방법은 Brock String, Bug On String 및 적녹 Barrel Card 등이다.

동시에 양성 융합버전스 폭을 정상화시키기 위한 훈련을 시도한다. 시작할 때의 목표는 smooth 또는 tonic 버전스 요구에 대한 정상적인 버전스 범위를 다시 설정하는 것이다. 시기능 훈련의 초기 단계에서는 smooth 버전스 요구상태를 훈련하는 것이 더 쉽다(제 4 장 참고). 이 목표를 달성하는데 사용될 수 있는 기기는 Variable Tranaglyph, Variable Vectogram 및 Bernell사 제품의 Variable Prismatic Stereoscope 등이다. 이들 3가지 장치는 폭주 요구상태를 매끄럽고 점차적으로 증가시키는데 사용될 수 있다. 피검자가 양성 융합버전스를 작용시키기 시작하면 똑같은 방법을 사용하여 음성 융합버전스 훈련을 시작한다.

정의에 의하면, 융합버전스 기능이상으로 진단된 사람은 조절과 관련된 문제점을 갖지 않는다. 그럼에도 불구하고 훈련 초기 단계에서는 조절훈련이 원거리와 근거리를 바라보고 폭주와 개산하는 느낌을 개발시키는 과정에 도움이 되기 때문에 유익한 경우가 종종 있다. 분명히 피검자가 융합 버전스 기능이상과 함께 조절이상을 갖고 있다면, 조절과 관련된 훈련이 중요하다. 대다수의 조절 훈련은 제 6장에서 설명하였다. 훈련의 제 1단계에서는 흔히 Lens Sorting, Loose Lens Rock 및 Hart Chart 등이 사용된다.

종료점

다음 사항이 가능하면 제 1 단계 훈련을 마친다 :

- 의도적으로 폭주상태를 입증할 수 있다.
- Tranaglyph 또는 기타 비슷한 훈련법을 사용하여 30△ BO 및 15△ BI 정도까지 융합할 수 있다.
- 20/30 타게트를 사용하여 ±2.00D 렌즈를 이용한 조절 용이성 훈련에서 12 cpm이 가능하다.

제 1단계의 표준 시기능 훈련이 표 10.8에 요약되었다. 이 프로그램은 피검자가 검사실에서 실시한 훈련을 집에서 보충할 때 사용될 수 있는 여러 가지 훈련을 포함한다.

표 10.8. *융합버전스 기능이상을 위한 표준 시기능훈련*

제 1단계

제 1 과정 및 제 2 과정

검사실에서 훈련

- 시각적 문제점의 특성, 시기능 훈련의 목표, 여러 가지 피드백 단서, 훈련의 중요성 등에 관하여 논의한다.
- Brock String
- Lens Sorting
- Loose Lens Rock(조절과다는 플러스 렌즈, 조절부족은 마이너스 렌즈로 시작)
- Tranaglyph 또는 Vectogram : 폭주
  1. Tranaglyph 515나 Quoit Vectogram처럼 주변부 융합 타게트로 시작
- Computer Orthoptics Random Dot Program : 폭주

집에서 훈련

- Brock String

제 3 과정 및 제 4 과정

검사실에서 훈련

- Bug On String(개산하는 느낌을 개발하도록 집중)
- Loose Lens Rock
- Tranaglyph 또는 Vectogram : 폭주 및 개산
  1. Clown, Bunny Tranaglyphs; Clown, Topper Vectograms처럼 중심부 융합이 더욱 요구되는 타게트를 사용.
- Computer Orthoptics Random Dot Program: 폭주 및 개산

집에서 훈련

- Loose Lens Rock 훈련법을 추가

제 5 과정에서 제 8 과정

검사실에서 훈련

- Barrel Card
- 의도적 폭주 훈련
- Loose Lens Rock
- Tranaglyph 또는 Vectogram: 폭주 및 개산
  1. Tranaglyph Sports slide, Faces target 및 Spirangle Vectogram 등과 같이 전체적으로 더 세밀한 타게트를 사용
- Computer Orthoptics Random Dot Program: 폭주 및 개산

집에서 훈련

- Tranaglyph: 폭주 및 개산

표 10.8. *융합버전스 기능이상을 위한 표준 시기능훈련(계속)*

제 2단계

제 9 과정 및 제 10 과정

검사실에서 훈련

- jump 버전스 요구를 만들기 위해 Tranaglyph나 Vectogram을 수정 : 폭주
- 고정 Tranaglyph : 폭주
- Tranaglyph 515나 Quoit Vectogram : 폭주
- 양안 조절 훈련법 : ±렌즈를 사용하는 위에서 열거한 양안 훈련법을 사용

집에서 훈련

- 고정 Tranaglyph : 폭주

제 11 과정 및 제 12 과정

검사실에서 훈련

- jump 버전스 요구를 만들기 위해 Tranaglyph나 Vectogram을 수정 : 폭주 및 개산
- Aperture Rule : 폭주 및 개산
- 양안 조절 훈련법 : ±렌즈를 사용하는 위에서 열거한 양안 훈련법을 사용

집에서 훈련

- loose prism jump와 함께 고정 Tranaglyph : 폭주 및 개산

제 13 과정에서 제 16 과정

검사실에서 훈련

- Aperture Rule : 폭주 및 개산
- Eccentric Circle이나 Free Space Fusion Card : 폭주 및 개산
- Computer Orthoptics Random Dot Vergence Program : 개산 및 폭주 모두
- 양안 조절 훈련법 : ±렌즈를 사용하는 위에서 열거한 다른 양안 훈련법을 사용

집에서 훈련

- Eccentric Circle이나 Free Space Fusion Card

제 2단계

이 훈련의 제 2단계는 표 10.7에 명시된 목표를 달성하기 위한 것이다.

Smooth 양성 및 음성 융합버전스가 정상으로 회복되면, phasic 또는 jump 버전스 요구를 강조해야 한다. 가변 Tranaglyph와 Vectogram을 사용할 수 있다. 그러나 step 버전스 요구상태를 만들기 위해 다음과 같은 수정이 필요하다 :

- 주시상태를 타게트로부터 공간의 다른 지점으로 변화시킨다.
- 한쪽 눈에 대한 가림/가림제거를 실시한다.
- 낱개 프리즘이나 플립 프리즘을 사용한다.
- 버전스 요구상태에서 플립 렌즈를 사용하여 step 버전스를 변화시킨다.

• 폴라로이드나 적녹 플리퍼를 사용한다.

이 단계에서 가치가 있는 다른 방법은 고정 Tranaglyph, Aperture Rule, Eccentric Circle, Free Space Fusion Card, Lifesaver Card 및 컴퓨터 Orthoptics Jump Vergence 훈련 등이다.

속도가 중요한 요인이 아닌 제 1단계 훈련과 대조적으로, 제 2단계 훈련을 하는 동안 융합에 대한 양보다는 질(속도와 정확도)이 강조되어야 한다. 융합버전스의 반응속도와 융합능력이 회복되는 질을 개선시키는 것이 중요하다.

종료점

다음 사항이 가능하면 제 2단계 훈련을 마친다 :

• Aperture Rule을 사용하여 폭주상태에서 카드 12번 및 개산상태에서 카드 6번을 융합할 수 있다.
• 폭주상태(12 cm 분리) 및 개산상태(6 cm 분리)에서 Eccentric Circle이나 Free Space Fusion Card를 융합할 수 있다.

제 2단계의 표준 시기능 훈련이 표 10.8에 요약되었다. 이 프로그램은 피검자가 검사실에서 실시한 훈련을 집에서 보충할 때 사용할 수 있는 여러 가지 훈련을 포함한다.

제 3단계

훈련의 제 3단계는 표 10.7에 열거된 목표를 달성하기 위한 것이다.

이 시점까지 피검자는 폭주나 개산 훈련을 별도로 실시하였다. 이제 목표는 폭주요구에서 개산요구로 변화시키고 동향운동과 버전스를 조정할 수 있는 능력을 개발시키는 것이다. 이러한 목표를 달성하는데 도움이 되는 몇 가지 우수한 방법을 이용할 수 있다. 편광 플리퍼와 함께 Vectogram을 사용하거나 적녹 플리퍼와 함께 Tranaglyph를 사용할 수 있다. 플리퍼를 바꿀 때마다 개산 요구로부터 폭주요구로 바뀐다. 이 목표를 달성하는데 저렴하고 우수한 방법은 투명한 Keystone Eccentric Circle이나 투명한 Bernell Free Space Fusion Card를 사용하는 것이다. 이 때까지 피검자는 이미 폭주나 개산이 별도로 요구되는 상태에서 이러한 카드를 융합할 수 있는 방법을 터득한 상태이다. 이제 피검자에게 폭주 요구상태로부터 개산 요구상태로 바꾸는 것을 가르친다. 이 기술이 개선되면, 속도나 1분당 시행 횟수를 강조한다.

훈련의 마지막 목표는 동향운동 및 홱보기 운동과 버전스 운동을 통합시키는 것이다. 정

표 10.8. *융합버전스 기능이상을 위한 표준 시기능훈련(계속)*

제 3 단계
제 17 과정에서 제 20 과정 *검사실에서 훈련* • 편광필터나 적녹 플리퍼와 함께 Tranaglyph나 Vectogram • Eccentric Circle이나 Free Space Fusion Card • Computer Orthoptics Random Dot Vergence Program : step – jump vergence *집에서 훈련* • Eccentric Circle이나 Free Space Fusion Card : 폭주
제 21 과정 및 제 22 과정 *검사실에서 훈련* • 편광필터나 적녹 플리퍼와 함께 Tranaglyph나 Vectogram • Eccentric Circle 이나 Free Space Fusion Card • Lifesaver Card • Computer Orthoptics Random Dot Vergence Program : jump – jump vergence *집에서 훈련* • Eccentric Circle이나 Free Space Fusion Card : 개산
제 23 과정에서 제 24 과정 *검사실에서 훈련* • 편광필터나 적녹 플리퍼와 함께 Tranaglyph나 Vectogram • rotation 및 version과 함께 Eccentric Circle이나 Free Space Fusion Card • rotation 및 version과 함께 Lifesaver Card • rotation 과 함께 Computer Orthoptics Vergence Program *집에서 훈련* • Eccentric Circle이나 Free Space Fusion Card : 개산 및 폭주

상적인 관찰 조건에서 한 곳으로부터 다른 곳으로 주시를 바꾸면서 끊임없이 버전스 상태를 정확하게 유지하도록 노력한다. 따라서 동향운동 및 홱보기와 시기능 훈련을 결합하는 것이 중요하다. 회전과 함께 Brock String, 회전이나 측면 움직임 및 홱보기와 함께 Eccentric Circle 및 Free Space Fusion Card나 Lifesaver Card를 사용하는 방법 등이 이 목표를 달성하기 위해 사용될 수 있다. 회전과 함께 수평방향 버전스를 결합시킨 컴퓨터 Orthoptics 프로그램 역시 이 목표에 대하여 유익하다.

종료점

다음 사항이 가능하면 제 3단계의 훈련을 마친다 :

• Eccentric Circle 및 Free Space Fusion Card가 함께 놓여 있을 때, 카드를 천천히 회

전시키면서 폭주 및 개산하는 동안 선명한 양안 단일시를 유지할 수 있다.

시기능 훈련의 목표는 피검자의 불편한 증상을 제거시키고 양안시 및 조절 관련 검사값을 정상으로 복원시키는 것이므로, 시기능 훈련 프로그램을 진행하고 6주 정도가 지난 후와 훈련이 끝났을 때 시기능 상태를 다시 측정해야 한다. 처음 재평가를 실시해야 하는 시기를 결정할 때 참고 사항은 피검자가 Aperture Rule 등과 같은 jump 버전스 훈련을 실시할 수 있을 때가 기준이 된다. 이러한 평가를 하는 동안 원래 불편했던 점을 고려하여 현재 편안해졌는지 여부를 결정해야 한다. 양안시 및 조절 기능에 대한 모든 검사를 반복적으로 실시하고 처음 검사값 및 정상적으로 예상되는 값과 비교해야 한다.

모든 시기능 훈련의 목표가 달성되고 시기능 훈련 프로그램을 마칠 때 표 8.10에서 언급한 시기능을 유지시키기 위한 집에서 실시하는 훈련 프로그램을 추천한다.

융합버전스 기능이상을 위한 시기능 훈련의 요약

위에서 설명하고 표 10.8에서 언급한 표준 시기능 훈련 프로그램은 피검자의 불편한 증상을 성공적으로 제거시키고 제반 기능에 대한 검사값을 정상범위로 복원시켜줄 수 있는 한 가지 접근법을 나타낸 것이다. 훈련 횟수는 대략적으로 결정한 것이며 피검자에 따라서 달라질 수 있다. 이 장에서 제시된 훈련이 모두 필요하지 않은 경우가 종종 있다는 점을 명심해야 한다. 훈련의 목표는 가능한 빨리 성공적인 결과를 얻는 것이다. 추천된 훈련이 피검자에게 쉬운 것으로 판단되면 다음 훈련으로 넘어간다.

수술

융합버전스 기능이상에서는 수술이 필요하지 않다.

사례연구

사례 10.1

내력

16세의 고등학생이며, 20분 정도 독서하면 눈이 피로하고 흐려 보이므로 불편을 겪는다. 이러한 문제점이 몇 년 동안 지속되었지만, 전에 안과를 방문했을 때 아무도 그에게 도움을 주지 못했다. 1년 전에 그를 마지막으로 검사했던 의사는 독서용 안경을 처방하였다. 그러나 안경을 1개월 정도 착용하다가 도움이 안 된다고 느껴서 착용을 중지하였다. 의학적인 내력은 특이한 사항이 없으며, 어떤 약을 복용하지도 않는다.

검사 결과	
이전 처방 :	OD : S +0.50D,　OS : S +0.50D
동공간거리 :	62 mm
시력(원거리, 미교정 상태):	OD : 20/20,　OS : 20/20
시력(근거리, 미교정 상태):	OD : 20/20,　OS : 20/20
폭주 근점 : 조절자극 타게트 :	5 cm
펜라이트 :	5 cm
가림검사(원거리) :	정위
가림검사(근거리) :	2△ 외사위
자각식 굴절검사 :	OD : +0.25 −0.25×180(20/20) OS : +0.25 −0.25×180(20/20)
조절마비 굴절검사 :	OD : +0.75 −0.25×180(20/20) OS : +0.75 −0.25×180(20/20)
원거리 수평사위 :	정위
BI 버전스(원거리) :	X / 4 / 2
BO 버전스(원거리) :	6 / 10 / 6
근거리 수평사위:	3△ 외사위
−1.00D 가입 경사 사위도 :	1△ 내사위
경사 AC/A 비 :	4/1
계산 AC/A 비 :	4.8/1
BI 버전스(근거리) :	4 / 8 / 6
BO 버전스(근거리) :	6 / 10 / 2
버전스 용이성 :	3 cpm, BO 및 BI 모두 어려움
음성상대조절/양성상대조절 :	+1.50/−1.25D
조절력(푸쉬업) :	OD : 11D, OS : 11D
단안 조절 용이성 :	OD : 11 cpm, OS : 11 cpm
양안 조절 용이성 :	2 cpm
단안평가검영법(MEM Retinoscopy) :	+0.25D
동공 기능은 정상, 모든 외안부 및 내부 건강상태는 양호, 편위는 일치성이며, 색각검사 결과 정상으로 나타남.	

분석

원거리와 근거리에서 사위가 정상이기 때문에 불편한 증상의 가장 가능한 원인은 조절이상이다. 조절 관련 검사값을 분석한 결과 조절력, 조절 용이성 및 조절반응이 정상이었다. 음성상대조절과 양성상대조절 모두 낮았지만, 조절기능이 정상이므로, 이러한 결과는 융합버전스와 관련된 문제점일 가능성을 나타낸다. 가장 가능성이 높은 가정은 융합버전스 기능이상이다. 양성 및 음성 융합버전스 검사값이 직접 및 간접 검사에서 모두 감소된 상태였다.

양성 및 음성 상대조절이 낮고 양안 조절 용이성이 감소된 상태는 융합버전스와 관련된 문제임을 제시한다. 이러한 점을 기초로 융합버전스 기능이상으로 진단하였다.

처치

피검자에게 이전 안경을 착용해도 불편한 증상이 사라지지 않을 것이라고 했다. 비정시도는 무시할 수 있는 정도라고 판단되었으며, 수직편위가 없었기 때문에 안경을 처방하지 않았다. 융합버전스를 정상으로 복원시키고 불편한 증상을 없애기 위하여 시기능 훈련 프로그램을 처방하였다.

1주일에 두 번씩 방문하도록 하고 집에서도 훈련을 하도록 했다. 표 10.8에 제시된 순서대로 훈련을 실시하고 16회 방문했을 때 성공적인 결과를 얻었다. 훈련을 마쳤을 때 불편을 느끼지 않고 원하는 시간동안 독서할 수 있다고 했다.

16주 방문 훈련을 마치고 다시 평가한 결과는 다음과 같았다:

원거리 BI 검사값:	X / 8 / 6
원거리 BO 검사값:	X / 20 / 16
근거리 수평사위:	2△ 외사위
근거리 BI 검사값:	14/26/22
근거리 BO 검사값:	20/32/28
버전스 용이성	14 cpm
NRA:	+2.50D
PRA:	−2.50D
양안 조절 용이성:	11 cpm

표 8.10에서 제시된 시기능 유지 프로그램을 따라서 훈련하고 6개월 후에 다시 평가했을 때 편안한 상태가 지속되었고 검사값이 정상을 유지하고 있었다.

기본형 내사위

배경

Duane이 처음으로 기본형 내사위를 설명하였다[18]. 긴장성 버전스가 높고 AC/A 비가 정상인 상태이다. 결과적으로 원거리와 근거리에서 음성 융합버전스가 감소되고, 원거리와 근거리에서 내사위도가 거의 비슷하다.

발병률이 정확하게 제시되지는 않았지만, Scheiman 등[16]은 6-18세 사이의 어린이 1650

명을 대상으로 한 연구에서 발병률이 0.7%였다고 밝혔으며, Porcar와 Nartinez-Palomera [17]는 대학생 집단에서 발병률이 1.5%였다고 보고했다.

특징

증상

모든 거리에서 내사위가 존재하기 때문에, 원거리 활동과 연관된 증상뿐 아니라 독서 및 기타 근거리 작업과 연관된 증상이 존재할 것이다. 독서 및 근거리작업에서 공통적인 불편함은 눈피로, 두통, 흐린 시력, 복시, 졸림, 집중하기 곤란함 및 시간이 지날수록 이해력이 떨어지는 점 등이다(표 10.9). 원거리작업과 관련된 문제점은 운전, TV 시청이나 영화 관람 또는 수업시간에 흐린 시력이나 복시가 발생하는 것을 포함한다. 다른 양안시이상처럼 기본 내사위에서 불편한 증상을 가지지 않을 수도 있다.

징후

기본형 내편위의 징후는 표 10.9와 같다.

표 10.9. *기본형 내편위의 증상 및 징후*

증상
두통, 흐린 시력 및 눈피로가 장기간 지속
징후
원거리와 근거리에서 내사위도가 동일하다
AC/A 비가 정상(계산 AC/A 비)
종종 원시가 존재
원거리 및 근거리에서 음성융합버전스의 직접측정 결과
낮은 step 버전스
낮은 smooth 버전스
낮은 jump 버전스
근거리에서 음성융합버전스의 간접측정 결과
낮은 PRA
마이너스 렌즈에 의한 양안 조절 용이성이 낮음
MEM 검영값이 높음

굴절이상

기본 내사위는 종종 원시와 연관된다. AC/A비가 정상이므로 원시를 교정하면 원거리와 근거리에서 내사위도가 감소할 것이다. 따라서 약간의 원시가 존재하는 것은 바람직한 상태이다.

편위의 특징

기본 내사위자는 원거리 및 근거리에서 음성 융합버전스가 감소되고 사위도가 거의 동일하다. 일반적으로 편위도가 5△ 이내 차이를 보이면 동일한 것으로 간주한다. 편위 상태는 사위, 간헐성 또는 항상 사시일 수 있으나, 이들 각각의 발생빈도에 대한 정보는 거의 없다. 경험에 의하면 기본 내사위의 대부분은 사위나 간헐성 사시이다.

AC/A비

기본 내사위는 항상 AC/A비가 정상(계산 AC/A 비를 적용했을 때)이며, 처치방법을 고려할 때 중요한 요인이다.

양안시 및 조절 관련 데이터의 분석

제 2장의 그림 2.3에 예시한 것처럼, 기본 내사위에 대한 데이터를 분석하기 위한 출발점은 원거리와 근거리에서 내편위 여부를 조사하는 것이다. 기본 내사위에서는 원거리 및 근거리에서 직접 측정한 음성 융합버전스가 낮을 것이다(표 10.9). 이것은 step, smooth 및 jump 버전스 모두를 포함한다. 덧붙여 음성 융합버전스를 간접적으로 측정한 모든 근거리 검사값(표 10.9) 역시 낮을 것이다. 마이너스 렌즈로 양안시 상태에서 실시하는 검사는 피검자가 조절자극 및 음성 융합버전스를 사용하여 양안 정렬상태를 조정할 수 있는 능력을 평가하는 것이다. 두 가지 예는 양성상대조절력과 마이너스 렌즈를 이용한 양안 조절 용이성 검사이다. 기본 내사위에서 특징적인 것은 양성상대조절력 및 양안 조절 용이성 검사에서 흐린 상태가 없이 복시를 보고하는 것이다. 실제로 기본 내사위라고 의심되는 경우 이러한 검사를 실시할 때 복시에 대하여 특별히 질문하는 것이 중요하다.

또 다른 중요한 음성 융합버전스의 간접적인 측정법은 MEM 검영법이다. 기본 내사위에서 흔히 이 검사결과가 비정상적인 것으로 나타난다. MEM 검사값이 예상보다 더 높은 플러스값을 가지면 피검자가 조절성 폭주의 사용을 감소시키기 위하여 가능한 범위에서 조절을 거의 사용하지 않음을 의미한다. 이것이 음성 융합버전스에 대한 요구를 감소시킨다.

표 10.10. *기본 내편위의 정밀 감별*

구별해야 할 기능적 이상	구별해야 할 심각한 잠재성 질환
개산 부족	제 6 뇌신경 마비
폭주 과다	개산 마비

정밀 감별

기본형 내편위에 대한 정밀감별은 표 10.10과 같다.

기본 내사위는 표 10.9에 명시된 시각적인 증상 이외에 심각한 결과가 없는 양성 상태인 것으로 고려된다. 폭주과다(근거리에서 내사위도가 더 높음) 및 개산부족(원거리에서 내사위도가 더 높음) 등처럼 내사위와 연관된 다른 양안시 이상과 구별하는 것이 상대적으로 쉽다.

기본 내사위 또는 근거리에서 내사위 역시 더 심각한 잠재적인 상태와 연관될 수 있다. 특히 중요한 점은 내력이다. 전에 언급한 것처럼, 양안시와 관련된 문제점이 갑자기 발생하면 심각한 문제점을 의심해야 한다. 내사위가 갑자기 발생하면 제 6 뇌신경 마비 및 개산마비 등과 같은 문제점을 확인해야 한다.

정밀 감별 : 요약

기본 내사위의 모든 경우에서 심각한 잠재적인 병인이 있는지 확인해야 한다. 이러한 정밀감별은 피검자의 증상에 크게 좌우된다. 전형적으로 기본 내사위는 장기간 지속되는 만성적인 불편함이 존재한다. 건강상태의 내력은 특이한 사항이 없으며 피검자가 조절에 영향을 주는 것으로 알려진 약을 복용하지 않는다. 심각한 잠재적인 질환과 연관된 기본 내사위는 갑자기 발생하며, 보통 의학적인 문제점이나 신경학적인 증상이 나타난다. 실제 기본 내사위와 구별되어야 하는 주요한 기능적인 이상은 폭주과다 및 개산부족이다. 기능적인 점이 기초가 되는 것으로 생각되는 기본 내사위를 처치할 때, 불편한 증상 및 검사값이 예상되는 것처럼 나타나지 않는다면, 상태의 병인을 다시 검토해야 한다.

처치

표 10.3에 명시한 처치 순서를 따르도록 추천한다.

굴절이상 교정렌즈

기본 내사위에서 상당한 정도의 원시가 존재한다면 최대 플러스 도수를 처방하는 것이 중요하다. 처방을 결정하기 전에 조절마비 굴절검사를 실시하는 것이 가장 좋다.

가입도 렌즈

AC/A 비가 정상이기 때문에 기본 내사위의 경우 근거리에서 플러스 가입도 렌즈를 처방하는 것이 효과적이다. 제 3장에서 플러스 가입도가 처방되어야 하는지 여부를 결정할 때 고려해야 할 중요한 임상적인 데이터를 언급하였다. AC/A비가 주요 사항이지만, 표 10.11에 명시된 모든 데이터를 고려하는 것이 중요하다.

플러스 가입도

플러스 가입도를 처방할 때, 목표는 불편한 증상을 제거시키고 옵토메트리 데이터를 정상으로 만드는 가장 낮은 플러스 도수를 결정하는 것이다. 기본형 내사위자에게 처방할 플러스 가입도를 계산할 수 있는 여러 가지 방법이 제시되었다. 몇 가지 자주 사용되는 방법은 NRA /PRA 관계의 분석, MEM 검영법이나 다른 근거리 검영법, AC/A비의 사용 및 주시시차의 분석 등이다. 한 가지 검사값에 의존하기 보다는 검사값을 그룹으로 분석해야 한다. 제 3 장에서 언급한 것처럼, 한 가지 검사값에 의존하면 가끔 실수할 수 있다. 표 10.11의 옵토메트리 데이터는 처방하려는 플러스 가입도를 결정하는데 사용할 수 있다.

프리즘

수직편위가 존재한다면 수직프리즘을 처방한다. 수직 프리즘의 양을 결정하는데 가장 효과적인 방법은 주시시차 장치로 측정할 수 있는 일부 융합제거 사위이다.

표 10.11. *플러스 가입도를 처방할 때 고려할 사항*

검사항목	플러스 가입도 사용을 고려	플러스 가입도가 불필요
AC/A 비	높다	낮다
굴절이상	원시	근시
근거리 사위	내사위	외사위
NRA/PRA	낮은 PRA	낮은 NRA
근거리에서 BO	정상이거나 높다	낮다
MEM 검영값	높다	낮다
조절력	낮다	정상
조절 용이성 검사	마이너스 렌즈 사용시 실패	플러스 렌즈 사용시 실패

AC/A 비가 정상이기 때문에, 렌즈 한 가지만 사용하는 것이 항상 효과적이지는 않을 것이다. 이것은 특히 원시도가 상당하지 않을 때 그렇다. 그러한 경우 수평 프리즘이 고려되어야 한다. BO 프리즘 처방을 고려한다면, 수평 프리즘의 양을 결정하는데 주시시차 검사가 가장 효과적인 방법이다.

시기능 훈련

기본 내사위가 원시와 연관되지 않는다면, 일반적으로 시기능 훈련이 필요하다. 다른 중요한 변수는 음성 융합버전스의 상태 및 내사위의 양이다. 원거리와 근거리에서 내사위의 양이 클수록 시기능 훈련이 더욱 필요할 것이다. 기본 내사위를 위한 시기능훈련 프로그램은 일반적으로 12~24회의 방문 치료가 필요하다. 전체 치료 횟수는 피검자의 나이, 의욕 및 훈련 태도에 따라 다르다.

기본 내사위를 위한 시기능 훈련 프로그램은 제 9장에서 폭주과다에게 추천된 훈련과 동일하며, 단지 제 2단계 및 제 3단계 훈련이 중간거리 및 원거리에서 실시된다는 점만 다르다.

특수 시기능 훈련 프로그램

밑에 추천된 모든 시기능 훈련법은 제 5~7장에서 자세하게 소개되었다.

제 1단계

제 1 단계 훈련은 표 10.12에 명시된 목표를 달성하기 위한 것이다.

훈련 자체의 첫 번째 목표는 개산에 대한 개념과 느낌 및 정확하게 개산할 수 있는 능력을 가르치는 것이다. 피검자는 5 cm ~ 6 m 거리에서 의도적으로 폭주와 개산할 수 있어야 한다. 이 첫 번째 목표를 달성하는데 흔히 사용되는 방법은 Brock String과 Bug On String이다.

기본 내사위자는 일반적으로 BI blur, break 및 recovery 값이 아주 낮다. 그러므로 시기능 훈련의 제 1단계에서 또 다른 목표는 음성 융합버전스의 폭을 정상으로 회복시키는 것이다. 초기의 목표는 smooth 또는 tonic 버전스 요구에 대한 정상적인 버전스의 폭을 다시 설정하는 것이다. 예비 노안자에서 기본 내사위의 일부 경우는 조절과 관련된 문제가 존재할 수 있다. 그렇다면 제 1단계 훈련의 마지막 목표는 조절력과 조절 이완 및 자극 능력을 정상화시키는 것이다. 그러나 조절기능이 정상이라면 일반적으로 조절체계에 대한 훈련에 많은 시간을 소비할 필요가 없다. 제 1단계 훈련에서 Lens Sorting, Loose Lens Rock 및 Hart Chart 등이 흔히 사용된다.

표 10.12. *기본 내사위를 위한 시기능 훈련*

제 1 단계 : 목표
- 피검자와 함께 훈련할 수 있는 여건을 조성한다.
- 훈련을 실시하는 동안 사용될 여러 가지 피드백 기전의 인식능력을 개발시킨다.
- 개산하는 느낌을 개발시킨다.
- 음성 융합버전스의 폭(smooth 또는 tonic 버전스 요구)을 향상시킨다.
- 조절력과 조절 자극 및 이완 능력이 정상이 되도록 한다.

제 2 단계 : 목표
- 양성 융합버전스의 폭(smooth 또는 tonic 버전스 요구)이 정상이 되도록 한다.
- 음성 융합버전스 용이성(jump 또는 phasic 버전스 요구)이 정상이 되도록 한다.
- 양성 융합버전스 용이성(jump 또는 phasic 버전스 요구)이 정상이 되도록 한다.
- 중간거리에서 음성 융합버전스가 정상이 되도록 한다.

제 3 단계 : 목표
- 폭주요구에서 개산요구로 변화시킬 수 있는 능력을 개발시킨다.
- 조절요구의 변화와 함께 버전스를 조정할 수 있는 능력을 훈련한다.
- 동향운동과 함께 버전스를 조정할 수 있는 능력을 훈련한다.
- 원거리에서 음성 융합버전스가 정상이 되도록 한다.

종료점

다음 사항이 가능하면 제 1단계 훈련을 마친다 :

- Brock String을 사용하여 3 m 거리까지 정확하게 개산할 수 있다.
- Tranaglyph나 다른 비슷한 방법에서 15△ BI 정도를 융합할 수 있다.
- 20/30 타게트를 사용하고 ±2.00D 렌즈에 의한 양안 조절 용이성 검사에서 12 cpm 을 완성할 수 있다.

제 1단계 훈련의 표준 프로그램을 표 10.13에 요약하였다.

제 2단계

시기능 훈련의 제 2단계는 표 10.12에 명시된 목표를 달성하기 위한 것이다.

smooth 음성 융합버전스가 정상으로 회복되면, phasic 또는 jump 버전스 요구가 강조되어야 한다. 이 단계에서도 가변 Tranaglyph 및 Vectogram을 사용할 수 있다. 그러나 제 5장에서 설명한 것처럼 장치를 수정하여 step 버전스 요구상태를 만들어야 한다. 이 단계에서 유용한 방법은 고정 Tranaglyph, Aperture Rule, Eccentric Circle, Free Space Fusion

Card, Lifesaver Card 및 Computer Orthoptics Jump Vergence 훈련 등이다.

속도가 중요한 요인이 아닌 제 1단계 훈련과 대조적으로, 제 2단계 훈련을 실시하는 동안 융합 상태의 양적인 면보다는 질적인 면이 강조되어야 한다. 융합버전스의 반응속도를 증가시키고 융합 회복능력을 개선시키는 것이 중요하다.

이 훈련 단계의 두 번째 목표는 양성 융합버전스의 폭을 증가시키는 것이다. 제 1단계에

표 10.13. *기본형 내편위를 위한 표준 시기능훈련*

제 1단계

제 1 과정 및 제 2 과정

검사실에서 훈련

- 시각적 문제점의 특성, 시기능 훈련의 목표, 여러 가지 피드백 단서, 훈련의 중요성 등에 관하여 논의한다
- Brock String(개산하는 느낌을 개발하는데 집중)
- Lens Sorting
- Loose Lens Rock(조절과다는 플러스 렌즈, 조절부족은 마이너스 렌즈로 시작)
- Tranaglyph 또는 Vectogram: 개산
  1. Tranaglyph 515나 Quoit Vectogram처럼 주변부 융합 타게트로 시작.
- Computer Orthoptics Random Dot Program: 개산

집에서 훈련

- Brock String

제 3 과정 및 제 4 과정

검사실에서 훈련

- Bug On String(개산하는 느낌을 개발하도록 집중)
- Loose Lens Rock
- Tranaglyph 또는 Vectogram : 개산
  1. Clown, Bunny Tranaglyphs ; Clown, Topper Vectograms처럼 중심부 융합이 더욱 요구되는 타게트를 사용.
- Computer Orthoptics Random Dot Program : 개산

집에서 훈련

- Loose Lens Rock 훈련법을 추가

제 5 과정에서 제 8 과정

검사실에서 훈련

- Loose Lens Rock
- Tranaglyph 또는 Vectogram : 개산
  1. Tranaglyph Sports slide, Faces target 및 Spirangle Vectogram 등과 같이 전체적으로 더 세밀한 타게트를 사용.
- Computer Orthoptics Random Dot Program: 개산

집에서 훈련

- Tranaglyph : 개산

서 음성융합버전스 훈련에 사용되었던 똑같은 방법을 양성융합버전스 훈련에도 적용한다. 이 단계의 훈련을 마치는 동안, 음성 융합버전스 훈련을 위한 jump 버전스 요구상태에 대하여 위에 열거된 똑같은 방법을 사용하여, 양성 융합버전스 용이성을 증가시키기 위한 훈련을 추가한다.

마지막으로 이 단계의 훈련에서 중요한 목표는 중간거리에 대하여 훈련을 시작하는 것이다. 이제 피검자가 여러 가지 기기 및 방법을 이용하여 근거리에서 성공적으로 훈련할 수 있으며, 보통 더 먼 거리에서 비슷한 훈련을 아주 쉽게 반복할 수 있다. 아주 효과적인 방법은 오버헤드 프로젝터를 이용하여 Tranaglyph를 벽이나 스크린에 투사시키고 훈련하는 것이다. 피검자가 훈련 내용에 익숙해졌고, 이전의 단계에서 배운 똑같은 기술을 적용하고 시

표 10.13. *기본형 내편위를 위한 표준 시기능훈련(계속)*

제 2단계
제 9 과정 및 제 10 과정
검사실에서 훈련
• jump vergence 요구를 만들기 위해 Tranaglyph나 Vectogram을 수정: 개산
• 고정 Tranaglyph
• Tranaglyph 515나 Quoit Vectogram: 폭주
• 양안 조절 훈련법: ±렌즈를 사용하는 위에서 열거한 양안 훈련법을 사용
집에서 훈련
• 고정 Tranaglyph
제 11 과정 및 제 12 과정
검사실에서 훈련
• jump vergence 요구를 만들기 위해 Tranaglyph나 Vectogram을 수정 : 개산
• Aperture Rule : 개산
• 중심부 융합자극이 더 많은 Tranaglyph나 Vectogram : 폭주
• 양안 조절 훈련법 : ±렌즈를 사용하는 위에서 열거한 양안 훈련법을 사용
집에서 훈련
• loose prism jump와 함께 고정 Tranaglyph
제 13 과정에서 제 16 과정
검사실에서 훈련
• Aperture Rule : 개산 및 폭주
• Eccentric Circle이나 Free Space Fusion Card : 개산
• Computer Orthoptics Random Dot Vergence Program : 개산 및 폭주 모두
• jump vergence 요구를 만들기 위해 Tranaglyph나 Vectogram을 수정 : 폭주
• 1m 거리에서 Tranaglyph나 Vectogram
집에서 훈련
• Eccentric Circle이나 Free Space Fusion Card : 개산

도하기 때문에 이 방법이 효과적이다.

중간거리에서 자극을 출현시키는 또 다른 방법은 입체경을 사용하는 것이다. 대부분의 Brewster 유형의 입체경에 대하여 훈련거리를 편리하게 바꿀 수 있으며, 아주 다양한 범위의 타게트를 쉽게 이용할 수 있다.

종료점

제 2단계 훈련은 다음 사항이 가능하면 종료한다 :

- Aperture Rule을 사용하여 폭주 상태에서 카드 12번, 개산 상태에서 카드 6번을 융합할 수 있다.
- Eccentric Circle이나 Free Space Fusion Card를 폭주 상태(12 cm 분리)와 개산 상태(6 cm 분리)에서 융합할 수 있다.
- 오버헤드 프로젝터를 이용하여 투사된 Tranaglyph 타게트를 20△ BO 및 10△ BI 정도까지 융합할 수 있다.

제 2단계 훈련의 표준 프로그램을 표 10.13에 요약하였다.

제 3단계

제 3단계 훈련은 표 10.12에 열거된 목표를 달성하기 위한 것이다.

이 시점까지 피검자는 폭주나 개산 훈련을 별도로 실시하였다. 이제 목표는 피검자가 폭주요구에서 개산요구로 변화시키고 동향운동 및 핵보기와 함께 버전스의 조정 능력을 개발시키는 것이다. 이러한 목표를 달성하는데 도움이 되는 몇 가지 우수한 방법을 이용할 수 있다. 편광 플리퍼와 함께 Vectogram이나 적녹 플리퍼와 함께 Tranaglyph를 사용할 수 있다. 플리퍼를 바꿀 때마다 개산 요구로부터 폭주 요구로 바뀐다. 이 목표를 달성하는데 저렴하고 우수한 방법은 투명한 Keystone Eccentric Circle이나 투명한 Bernell Free Space Fusion Card를 사용하는 것이다.

훈련의 또 다른 목표는 동향운동 및 핵보기와 함께 버전스 상태를 조정하는 것이다. 회전과 함께 Brock String, 회전이나 측면 움직임과 함께 Eccentric Circle 및 Free Space Fusion Card 그리고 회전운동과 함께 Lifesaver Card를 사용하는 방법 등이 이 목표를 달성하기 위해 사용될 수 있다. 회전과 함께 수평방향 버전스를 결합시킨 컴퓨터 Orthoptics 프로그램 역시 이 목표에 대하여 유익하다.

훈련의 마지막 단계에서 최종적인 목표는 3~6미터 거리에서 개산훈련을 실시하는 것이다. 제 2단계에서 1.5~3미터 거리에 대하여 실시한 똑같은 방법을 더 먼 거리에서 반복할 수 있다. 덧붙여 원거리에서 개산과다인 사람의 훈련을 위해 추천된 방법이 사용될 수 있다(제 9장).

표 10.13. *기본형 내편위를 위한 표준 시기능훈련(계속)*

제 3단계

제 17 과정에서 제 20 과정

검사실에서 훈련

- 편광필터나 적녹 플리퍼와 함께 Tranaglyph나 Vectogram
- Eccentric Circle이나 Free Space Fusion Card
- Computer Orthoptics Random Dot Vergence Program : step – jump vergence
- 1 m 거리에서 Tranaglyph나 Vectogram
- Eccentric Circle이나 Free Space Fusion Card : 1m 거리에서 개산
- Computer Orthoptics Random Dot Vergence Program: 1m에서 step – jump vergence

집에서 훈련

- Eccentric Circle이나 Free Space Fusion Card : 개산

제 21 과정 및 제 22 과정

검사실에서 훈련

- 편광필터나 적녹 플리퍼와 함께 Tranaglyph나 Vectogram
- Eccentric Circle이나 Free Space Fusion Card
- Lifesaver Card
- Computer Orthoptics Random Dot Vergence Program : jump – jump vergence
- 오버헤드 프로젝터를 이용한 Tranaglyph나 Vectogram
- 원거리에서 커다란 Eccentric Circle을 이용한 훈련

집에서 훈련

- Eccentric Circle이나 Free Space Fusion Card : 폭주 및 개산

제 23 과정에서 제 24 과정

검사실에서 훈련

- 편광필터나 적녹 플리퍼와 함께 Tranaglyph나 Vectogram
- rotation 및 version과 함께 Eccentric Circle이나 Free Space Fusion Card
- rotation 및 version과 함께 Lifesaver Card
- rotation과 함께 Computer Orthoptics Vergence Program
- 오버헤드 프로젝터를 이용한 Tranaglyph나 Vectogram
- 원거리에서 커다란 Eccentric Circle을 이용한 훈련

집에서 훈련

- Eccentric Circle이나 Free Space Fusion Card: 개산 및 폭주

종료점

다음 사항이 가능하면 제 3단계의 훈련을 마친다 :

- Eccentric Circle 및 Free Space Fusion Card가 함께 놓여 있을 때, 카드를 천천히 회전시키고 폭주 및 개산 훈련을 하는 동안 선명한 양안 단일시를 유지할 수 있다.
- 원거리에서 Eccentric Circle이나 다른 타게트로 선명한 양안 단일시를 유지할 수 있다.

모든 시기능 훈련의 목표가 달성되고 시기능 훈련 프로그램을 마칠 때, 제 8장에서 자세하게 소개하고 표 8.10에서 언급된 시기능을 유지시키기 위한 가정 치료 프로그램을 추천한다.

기본형 내사위를 위한 시기능 훈련의 요약

위에서 언급하고 표 10.12 및 10.13에 명시한 표준 시기능 훈련 프로그램과 목표는 피검자의 불편한 증상을 성공적으로 제거시키고 제반 기능에 대한 검사값을 정상범위로 복원시켜줄 수 있는 한 가지 접근법을 나타낸 것이다. 훈련 횟수는 대략적으로 결정한 것이며 피검자에 따라서 달라질 수 있다.

수술

기본 내사위를 치료하는데 렌즈, 프리즘 및 시기능 훈련이 매우 성공적이므로 수술이 필요하지 않다.

사례연구

사례 10.2

내력

14세의 중학교 3학년이며, 학교에서 간헐적으로 복시가 발생하므로 불편을 겪는다. 이러한 문제점은 선생님이나 칠판을 보기 위하여 위쪽을 바라볼 때 더욱 심해진다. 몇 년 동안 이러한 문제점에 대하여 때때로 불편을 겪었지만, 아무런 처치를 받지 않았다. 어머니는 학생이 2~3세경에 눈이 돌아가는 것을 보고 안과를 방문한 적이 있다고 회상했다. 의사는 눈이 약간 돌아갔으며 너무 성장하여 약간 벗어났다고 하였다. 건강은 양호한 편이며, 어떤 약을 복용하지도 않는다.

검사 결과	
동공간거리 :	58 mm
시력(원거리, 미교정 상태) :	OD : 20/20, OS : 20/20
시력(근거리, 미교정 상태) :	OD : 20/20, OS : 20/20
폭주 근점 :	5 cm
가림검사(원거리) :	16△ 내사위
가림검사(근거리) :	14△ 내사위
자각식 굴절검사 :	OD : S +1.00D(20/20), OS : S +1.00D(20/20)
조절마비 굴절검사 :	OU : S +1.50D
원거리 수평사위 :	18△ 내사위
BI 버전스(원거리) :	복시 ; 융합을 위해 8△ BO 필요
BO 버전스(원거리) :	복시 ; 융합을 위해 8△ BO 필요, X/26/18
일부융합제거 수직사위(원거리) :	편위 없음
근거리 수평사위 :	16△ 내사위
-1.00D 가입 경사 사위도 :	22△ 내사위
경사 AC/A비 :	6/1
계산 AC/A비 :	5/1
BI 버전스(근거리) :	X / 2 / -4
BO 버전스(근거리) :	X / 28 / 20
버전스 용이성 :	0 cpm, BI 가입시 복시
음성상대조절/양성상대조절 :	+2.50/-0.25D
조절력(푸쉬업) :	OD : 12D, OS : 12D
단안 조절 용이성 :	OD : 10 cpm, OS : 10 cpm
양안 조절 용이성 :	-2.00D 가입시 복시
단안평가검영법(MEM Retinoscopy) :	OD : +1.50, OS : +1.50
원거리에서 AO vectographic slide를 이용한 주시시차 검사에서 일부 융합제거 사위가 4△ BO 으로 나타났다.	
동공 기능은 정상, 모든 외안부 및 내부 건강상태는 양호, 편위는 일치성이며, 색각검사 결과 정상으로 나타남.	

분석

이 사례에서 데이터를 분석하는 출발점은 원거리 및 근거리에서 내사위도가 큰 점을 고려하는 것이다. 원거리 및 근거리에서 음성 융합버전스는 아주 낮은 상태로 원거리에서 BI 검사시 복시가 발생한다. 원거리와 근거리에서 내사위도가 같고, 음성 융합버전스가 낮은 상태이며, 버전스 용이성이 양호하지 못하고 AC/A 비가 정상인 점으로부터 기본 내사위라는 진단이 명백해진다.

처치

표 10.3의 처치 순서에 따라 원시를 완전 교정하여 편위각이 원거리에서 12△, 근거리에서 10△으로 감소되도록 하였다. 주시시차 검사 결과를 기초로 4△ BO을 처방하였다. 최종적인 처방 내용은 OU : S +1.00D, 가입도 S +1.00D, 각 눈 2△ BO이다. 이 안경을 4주 동안 착용하고 다시 검사를 하였다. 불편한 증상이 사라지고 더 이상 다른 처치가 필요하지 않았다.

기본형 외사위

배경

기본형 외사위는 처음 Duane이 설명하였으며[18], 긴장성 버전스가 낮고 AC/A비가 정상인 상태이다. 결과적으로 원거리와 근거리에서 양성 융합버전스가 감소되고, 원거리와 근거리에서 외사위도가 거의 비슷하다. 최근 연구에서 Daum[1]은 177명의 외편위자에서 폭주부족이 62.1%로 가장 흔하고, 그 다음으로 기본형 외편위가 27.6%였다고 보고했다.

Scheiman 등[16]은 1650명(6~18세)의 어린이에서 기본형 외편위의 발생빈도가 0.3%였

표 10.14. *기본형 외편위의 증상 및 징후*

증상 : 일반적으로 독서나 근거리작업을 위해 눈을 사용한 것과 관계됨

눈피로	독서내용에 집중하기 곤란
두통	시간이 지날수록 이해력 저하
원거리 및 근거리에서 흐린 시력	눈 주위가 당겨지는 느낌
원거리 및 근거리에서 복시	활자가 움직임
졸림	

징후

폭주근점이 멀어진다.
원거리와 근거리에서 외사위도가 동일하다.
AC/A 비가 정상

원거리 및 근거리에서 양성융합버전스의 직접측정 결과

step 버전스, smooth 버전스 및 jump 버전스가 낮음

근거리에서 양성융합버전스의 간접측정 결과

낮은 NRA
플러스 렌즈에 의한 양안 조절 용이성이 낮음
MEM 검영값이 낮음

다고 보고했으며, Porcar와 Nartinez-Palomera[17]는 대학생 집단에서 3.1%였다고 보고했다.

특징

증상

모든 거리에서 외사위가 존재하기 때문에, 원거리 활동과 연관된 증상뿐 아니라 독서 및 기타 근거리 작업과 연관된 증상이 존재할 것이다. 독서 및 근거리작업에서 공통적인 불편함은 눈 피로, 두통, 흐린 시력, 복시, 졸림, 집중하기 곤란함 및 시간이 지날수록 이해력이 떨어지는 점이다(표 10.14). 원거리작업과 관련된 문제점은 운전, TV 시청이나 영화 관람 또는 수업시간에 흐린 시력이나 복시가 발생하는 것을 포함한다. 다른 양안시 이상처럼 기본 외사위인 사람이 불편한 증상을 갖지 않을 수도 있다.

징후

기본형 외편위의 징후는 표 10.14와 같다.

굴절이상

기본 외사위에서 굴절이상은 중요한 병인이 아니다[7]. 근시가 존재하면 굴절이상을 교정하여 원거리와 근거리에서 외사위도를 적절하게 감소시킬 수 있다.

폭주 근점

기본 외사위에서는 외편위의 양이 높은 경향이므로, 흔히 폭주근점이 눈으로부터 멀어진다.

편위의 특징

기본 외사위는 원거리 및 근거리에서 양성 융합버전스가 감소되고 원거리 및 근거리에서 외사위도가 거의 동일하다. 일반적으로 편위도가 5△ 이내 차이나면 동일한 것으로 간주한다. Daum[19]은 원거리 편위도가 6△ 이상이며 근거리 편위도가 9△ 이내라면 기본형 외사위로 고려될 수 있으며, 원거리 편위도가 5△ 보다 적으면 근거리 편위도는 3△ 이내여야 한다고 제안하였다. Daum의 연구로부터 발견된 또 다른 흥미로운 사실은 외편위를 갖는 3가지 부류에서 항상 사시의 발생빈도가 기본 외사위에서 가장 높았다는 것이다. 그의 연구 대상에서 기본 외편위의 16%가 항상 사시였고, 49%는 간헐성 사시였으며 35%는 잠복성 사시였다. 이와 대조적으로 폭주부족은 2% 및 개산과다는 1%가 항상 사시였다. 기본 외편위에서 원거리와 근거리 모두 평균 편위도는 15.5△였다.

AC/A비

기본 외사위는 항상 AC/A비가 정상(계산 AC/A비 적용시)이며, 이 점은 처치방법을 고려할 때 중요한 요인이다. Daum[1]은 원거리와 근거리에서 외편위가 동일하다고 간주되는 49명에서 AC/A 비가 평균 6.2/1이었다고 보고했다.

양안시 및 조절 관련 데이터의 분석

기본 외사위에 대한 데이터를 분석하는 출발점은 원거리와 근거리에서 외편위도에 관한 것이다. 기본 외사위는 원거리 및 근거리에서 양성 융합버전스를 직접 측정한 값이 낮을 것이다(표 10.14). 이것은 step, smooth 및 jump 버전스 모두를 포함한다. 덧붙여 양성 융합버전스를 간접적으로 측정한 모든 근거리 검사값(표 10.14) 역시 낮을 것이다. 플러스 렌즈로 양안시 상태에서 실시한 검사는 양성 융합버전스를 사용하여 양안 정렬상태를 조정하고 조절을 이완시킬 수 있는 능력을 평가한다. 두 가지 예는 플러스 렌즈를 이용한 음성상대조절력 및 양안 조절 용이성 검사이다. 또 다른 중요한 양성 융합버전스의 간접적인 측정은 MEM 검영법이다. 기본 외사위에서 흔히 이러한 검사값이 비정상적으로 나타난다. MEM 검사값이 예상보다 더 낮은 플러스 값을 가지면 피검자가 조절성 폭주의 사용을 증가시키기 위하여 가능한 범위에서 조절을 많이 사용하고 있음을 의미한다. 이것이 양성 융합버전스에 대한 요구를 감소시킨다.

정밀 감별

기본형 외사위의 정밀감별법은 표 10.15와 같다.

기본 외사위는 표 10.14에 명시된 시각적인 증상 이외에 심각한 결과가 없는 비교적 무난한 상태라고 생각된다. 폭주부족(근거리에서 외사위도가 더 높음) 및 개산과다(원거리에서 외사위도가 더 높음) 등처럼 외사위와 연관된 다른 양안시 이상과 구별하는 것이 상대적으로 쉽다.

기본 외사위가 보다 심각한 잠재적인 문제와 연관되는 경우는 드물지만, 이러한 가능성을 항상 고려해야 한다. 특히 중요한 점은 편위상태의 내력이다. 일반적으로 기능적 외편위는 장기간 지속되며, 이러한 피검자는 과거에 만성적인 불편함을 해결하기 위한 시도가 있었다는 내력을 갖고 있다. 편위가 갑자기 발생된 것으로 판단되면 병인을 의심하는 것이 중요하

표 10.15. *기본 외편위의 정밀 감별*

구별해야 할 기능적 이상 :

폭주 부족, 개산 과다

구별해야 할 심각한 잠재성 질환(2차성 폭주마비의 원인) :

허혈성골굴절(Ischemic infarction)
수초탈락(Demyelination)
인플루엔자 또는 바이러스 감염(Flu or other viral infection)
파킨슨병(Parkinson's disease)
파리노증후군(Parinaud's syndrome)

구별해야 할 심각한 잠재성 질환(내직근 쇠약의 원인) :

다발성경화증(Multiple sclerosis)
중증근무력증(Myasthenia gravis)
과거 사시 수술

다. 심각한 잠재적인 질환과 연관된 기본 외사위는 편위가 갑자기 발생하며, 보통 의학적인 문제점이나 신경학적인 증상이 나타난다.

표 10.15는 기본 외사위와 정밀하게 구분되어야 하는 상태를 나타낸 것이다. 기능적인 점이 기초가 되어 발생된 것으로 생각되는 기본 외사위를 처치할 때, 불편한 증상 및 검사값이 예상되는 것처럼 개선되지 않는다면, 상태의 병인을 다시 고려하는 것이 현명하다.

처치

표 10.4에 명시한 처치 순서를 따르도록 추천한다.

렌즈

기본 외편위에서는 보통 상당한 정도의 굴절이상이 존재하지 않는다. 근시가 존재한다면 안경을 처방하는 것이 유익하다. AC/A비가 정상이기 때문에 마이너스 렌즈를 처방하면 원거리 및 근거리에서 편위도가 적절하게 감소될 것이다. 원시가 존재하는 경우 처방 여부의 결정이 더욱 복잡하다. 원시도가 +1.50D 이하일 때에는 시기능 훈련을 시작할 때까지 기다리는 것이 좋다. 시기능 훈련을 하기 전에 교정안경을 처방하면 외편위도를 증가시켜서 불편한 증상을 더욱 악화시킬 것이다. 원시도가 +1.50D 이상일 때에는, 일반적으로 처음에 일부분만 처방하고, 피검자가 시기능 훈련을 실시할 때 수정하는 것이 바람직하다. 앞에서 추천한 것처럼, 상당한 정도의 난시와 부등시는 처방해야 한다.

가입도 렌즈

AC/A비가 정상이기 때문에 기본 외편위를 치료하는데 가입도 렌즈가 효과적인 도구가 될 수 있다. 내편위에서는 흔히 가입도 렌즈가 항상 착용될 수 있도록 바이포칼 형태로 처방된다. 외편위에서는 일반적으로 가입도 렌즈가 항상 착용되지는 않는다. 기본 외편위에서 융합을 도와주거나 시기능 훈련을 하는 동안 보조수단으로 사용된다. 편위도가 크고, 간헐성이나 항상 사시이며, 시기능 훈련의 초기 단계에서 어려움을 겪는다면, 가입도 렌즈가 도움이 될 수 있다.

프리즘

Daum의 연구에서 대상자의 51%가 수직편위를 갖는 것으로 나타났다[2]. 융합된 상태에서 수직편위가 존재한다면 수직프리즘의 처방을 추천한다. 수직 프리즘의 양을 결정하는데 가장 효과적인 방법은 주시시차 장치로 측정할 수 있는 일부 융합제거 사위이다.

기본 외편위에서 불편한 증상을 완화시키기 위한 수평프리즘의 처방이 고려되어야 한다. 그러나 시기능 훈련의 예후가 우수하기 때문에, 이 상태에 대하여 BI 프리즘의 사용이 일반적으로 필요하지 않다. 초기의 편위도가 높고(30△ 이상) 시기능 훈련이 끝났을 때에도 피검자가 완전하게 편안하지 않다면 BI 프리즘이 도움을 줄 것이다.

시기능 훈련

기본 외사위에 대한 시기능 훈련 프로그램은 편위가 잠복성이나 간헐성이라면 일반적으로 12~24회의 방문 치료가 필요하다. 항상 사시가 존재한다면 치료 기간이 더 길어질 수 있다. 전체 치료 횟수는 피검자의 나이, 의욕 및 훈련 태도에 따라 다르다.

기본 외사위를 위한 시기능 훈련 프로그램은, 제 2단계 및 제 3단계 훈련이 중간거리 및 원거리에서 실시된다는 점을 제외하고, 제 8장에서 폭주부족에게 추천된 방법과 동일하다.

특수 시기능 훈련 프로그램

밑에서 추천된 모든 시기능 훈련법은 제 5~7장에서 자세하게 언급되었다.

제 1단계

시기능 훈련의 1단계는 표 10.16에 명시된 목표를 달성하기 위한 것이다.

시기능 훈련의 첫 번째 목표는 폭주에 대한 개념과 폭주할 때 느낌을 갖도록 하는 것이

표 10.16. *기본 외사위를 위한 시기능 훈련*

	훈련 목표
1 단계	- 피검자와 협동관계를 개발 - 훈련하는 동안 사용될 수 있는 다양한 피드백 기전을 인식 - 의식적인 폭주운동(voluntary convergence)을 개발 - 양성융합버전스량(smooth 또는 tonic vergence demand)의 정상화 - 조절력 및 조절 이완과 자극 능력의 정상화
2 단계	- 음성융합버전스량(smooth or tonic vergence demand)의 정상화 - 양성융합버전스 용이성(jump or phasic vergence demand)의 정상화 - 음성융합버전스 용이성(jump or phasic vergence demand)의 정상화 - 중간거리에서 양성융합버전스의 정상화
3 단계	- 폭주요구로부터 개산요구로 변화시킬 수 있는 능력의 개발 - 조절요구량 변화시 버전스의 협응성 개발 - 동향운동 및 핵보기와 버전스의 협응성 개발 - 원거리에서 양성융합버전스의 정상화

다. 피검자가 5 cm~6 m 사이의 거리에 대하여 의식적으로 폭주와 개산할 수 있어야 한다. 의식적으로 폭주운동을 조절할 수 있게 되면 다른 시기능훈련 프로그램의 목표를 더욱 쉽게 달성할 수 있다. 첫 번째 목적을 달성하기 위하여 일반적으로 실시되는 3가지 방법은 Brock String, Bug On String 및 Red/Green Barrel Card 등이다.

기본 외사위자는 일반적으로 BO 흐림값, 분리값 및 회복값이 아주 낮다. 따라서 시기능 훈련의 제 1단계에서 또 다른 목표는 양성 융합버전스의 폭이 정상범위가 되도록 하는 것이다. 초기의 목표는 smooth 또는 긴장성 버전스 요구상태에 대한 정상적인 버전스 범위를 다시 설정하는 것이다. 그러나 가능한 빠르게 jump 버전스를 포함하는 다음 단계로 이동하는 것이 중요하다. 그렇게 하므로 훈련기간을 단축시킬 수 있다.

이러한 목적을 달성하는데 사용될 수 있는 도구는 Bernell사로부터 공급되는 가변 Tranaglyph, 가변 Vectogram 및 가변 Prismatic Stereoscope 등이다. 이러한 3 가지 장치를 이용하여 폭주 요구상태를 매끄럽고 점차적으로 증가시킬 수 있다.

조절과 관련된 문제점이 존재한다면, 제 1단계의 최종 훈련 목표는 조절력 및 조절 이완과 자극 능력을 정상화시키는 것이다. 그러나 조절기능이 정상이라면, 일반적으로 조절계를 훈련시키는데 많은 시간을 소비할 필요가 없다. 대다수의 조절훈련은 제 6장에서 설명하였으며, 훈련의 제 1단계에서는 보통 Lens sorting, Loose Lens Rock 및 Hart Chart 등이 사용된다.

종료점

다음 과정에 도달했을 때 제 1단계 훈련을 마친다 ;

- 의도적으로 폭주상태를 만들 수 있다.
- Tranaglyph나 다른 비교할 수 있는 방법에서 BO 30△ 정도까지 융합할 수 있다.
- 20/30 시력의 타게트를 사용하여 ±2.00D 렌즈로 조절 용이성을 측정할 때 12 cpm이 가능하다.

제 1단계에 대한 표준 시기능훈련 프로그램은 표 10.17과 같다. 이것은 피검자가 검사실의 훈련을 보충하기 위해 집에서 훈련하는데 사용될 수 있는 여러 가지 방법을 포함한다.

제 2단계

제 2단계 훈련은 표 10.16에 열거된 목표를 달성하기 위한 것이다.

smooth 양성 융합버전스가 정상적인 상태로 회복되면, jump 버전스 요구가 강조되어야 한다. 가변 Tranaglyph와 Vectogram을 계속 사용할 수 있다. 그러나 제 5장에서 설명한 step 버전스 요구를 만들기 위한 수정사항이 보충되어야 한다. 이 단계에서 유익한 다른 방법은 고정 Tranaglyph, Aperture Rule, Eccentric Circle, Free Space Fusion Card, Life-saver Card 및 Computer Orthoptics Jump Vergence Program 등이다.

속도가 중요한 요인이 아닌 제 1단계와 대조적으로, 제 2단계 훈련을 실시하는 동안, 융합 상태의 양적 개념(크기)이 아닌 질적 개념(속도, 정확도)이 강조되어야 한다. 융합 버전스의 반응속도와 융합 회복상태의 질을 향상시키는 것이 중요하다.

이 훈련 단계에서 두 번째 목적은 음성 융합버전스의 폭을 증가시키는 훈련을 시작하는 것이다. Smooth 양성 융합버전스가 정상적인 상태를 보이기 시작하면, smooth 음성 융합버전스 요구상태에 대한 훈련을 보충해야 한다. 양성 융합버전스 훈련에 대하여 제 1단계에서 사용된 똑같은 방법이 음성 융합버전스 훈련에 대해서도 반복된다. 또한 양성 융합버전스에 대한 jump 버전스 요구상태에 대하여 위에 열거된 동일한 방법을 사용하는 음성 융합버전스 용이성을 훈련시키는 방법을 추가한다.

마지막으로 이 단계의 훈련에서 중요한 목표는 중간거리에서 훈련을 시작하는 것이다. 이제 피검자는 근거리에서 여러 가지 도구나 방법으로 훈련을 잘 할 수 있으므로, 더 먼 거리에서 비슷한 훈련을 쉽게 할 수 있을 것이다. 아주 효과적인 방법은 오버헤드 프로젝터를 사용하여 Tranaglyph를 벽이나 스크린에 투사시키고 훈련하는 것이다. 피검자가 훈련 내용에 친숙하고, 이전의 단계에서 배운 똑같은 기술을 적용하고 시도하기 때문에 이 방법이 효과적이다. 개산부족에 대하여 제 8장에서 설명한 것처럼 A4 크기의 종이에 인쇄된 타게트가 기본 외사위에서도 유용하다. 중간거리에서 자극을 가할 수 있는 또 다른 방법은 입체경을 사용하는 것이다. 대부분의 Brewster 유형의 입체경에 대하여 훈련거리를 편리하게 바꿀 수 있으며, 아주 다양한 범위의 타게트를 쉽게 이용할 수 있다.

표 10.17. *기본 외사위를 위한 표준 시기능훈련*

제 1단계

제 1 과정 및 제 2 과정

검사실에서 훈련

- 시각적 문제점의 특성, 시기능 훈련의 목표, 여러 가지 피드백 단서, 훈련의 중요성 등을 논의한다.
- Brock String
- Lens Sorting
- Loose Lens Rock(조절과다는 플러스 렌즈, 조절부족은 마이너스 렌즈로 시작)
- Tranaglyph 또는 Vectogram : BO
    1. Tranaglyph 515나 Quoit Vectogram처럼 주변부 융합 타게트로 시작.
- Computer Orthoptics Random Dot Program : BO

집에서 훈련

- Brock String

제 3 과정 및 제 4 과정

검사실에서 훈련

- Bug On String
- Loose Lens Rock
- Tranaglyph 또는 Vectogram : BO
    1. Clown, Bunny Tranaglyphs; Clown, Topper Vectogram처럼 중심부 융합이 더욱 요구되는 타게트를 사용.
- Computer Orthoptics Random Dot Program: BO

집에서 훈련

- Loose Lens Rock 훈련법을 첨가

제 5 과정에서 제 8 과정

검사실에서 훈련

- Barrel Card
- 의도적 폭주 훈련
- Loose Lens Rock
- Tranaglyph 또는 Vectogram : BO
    1. Tranaglyph Sports slide, Faces target 및 Spirangle Vectogram 등과 같이 전체적으로 더 세밀한 타게트를 사용.
- Computer Orthoptics Random Dot Program : BO

집에서 훈련

- Tranaglyph: BO

표 10.17. *기본 외사위를 위한 표준 시기능훈련(계속)*

제 2단계

제 9 과정 및 제 10 과정

검사실에서 훈련

- jump 버전스 요구를 만들기 위해 Tranaglyph나 Vectogram을 수정: BO
- 고정 Tranaglyph
- Tranaglyph 515나 Quoit Vectogram : BI
- 양안 조절 훈련법: ±렌즈를 사용하는 위에서 열거한 다른 양안 훈련법을 사용

집에서 훈련

- 고정 Tranaglyph

제 11 과정 및 제 12 과정

검사실에서 훈련

- jump vergence 요구를 만들기 위해 Tranaglyph나 Vectogram을 수정: BO
- Aperture Rule: BO
- 더 중심부 융합자극이 있는 Tranaglyph 또는 Vectogram: BI
- 양안 조절 훈련법: ±렌즈를 사용하는 위에서 열거한 다른 양안 훈련법을 사용

집에서 훈련

- loose prism jump와 함께 고정 Tranaglyph

제 13 과정에서 제 16 과정

검사실에서 훈련

- Aperture Rule: 폭주 및 개산
- Eccentric Circle이나 Free Space Fusion Card
- Computer Orthoptics Random Dot Vergence Program: BI 과 BO 모두
- jump vergence 요구를 만들기 위해 Tranaglyph나 Vectogram을 수정: BI
- 양안 조절 훈련법: ±렌즈를 사용하는 위에서 열거한 다른 양안 훈련법을 사용
- 1 m 거리에서 Tranaglyph나 Vectogram

집에서 훈련

- Eccentric Circle이나 Free Space Fusion Card

종료점

제 2단계 훈련은 다음 사항이 가능하면 종료한다 :

- Aperture Rule을 사용하여 폭주 상태에서 카드 12번, 개산 상태에서 카드 6번을 융합할 수 있다.
- Eccentric Circle이나 Free Space Fusion Card를 폭주 상태(12 cm 분리)와 개산 상태(6cm 분리)에서 융합할 수 있다.
- 오버헤드 프로젝터를 이용하여 10피트 거리에 투사된 Tranaglyph 타게트를 폭주 상태

에서 20△ 및 개산 상태에서 10△ 정도까지 융합할 수 있다.

제 2단계 훈련의 표준 프로그램을 표 10.17에 요약하였다.

제 3단계

제 3단계의 훈련은 표 10.16에 열거된 목표를 달성하기 위한 것이다.

이 시기까지 피검자는 폭주훈련이나 개산훈련을 분리하여 실시하였다. 이제 목적은 폭주요구로부터 개산요구로 변화시킬 수 있는 능력을 개발시키고 이향운동과 동향운동을 통합시키는 것이다. 이러한 목적을 달성하는데 도움이 되는 몇 가지 훈련법을 이용할 수 있다.

표 10.17. *기본 외사위를 위한 표준 시기능훈련*

제 3단계
제 17 과정에서 제 20 과정
검사실에서 훈련
• 편광필터나 적녹 플리퍼와 함께 Tranaglyph나 Vectogram
• Eccentric Circle이나 Free Space Fusion Card
• Computer Orthoptics Random Dot Vergence Program: step – jump vergence
• 원거리에서 Tranaglyph나 Vectogram
집에서 훈련
• Eccentric Circle이나 Free Space Fusion Card: BO
제 21 과정 및 제 22 과정
검사실에서 훈련
• 편광필터나 적녹 플리퍼와 함께 Tranaglyph나 Vectogram
• Eccentric Circle이나 Free Space Fusion Card
• Lifesaver Card
• Computer Orthoptics Random Dot Vergence Program: jump – jump vergence
• 원거리에서 원거리 융합 타게트
집에서 훈련
• Eccentric Circle이나 Free Space Fusion Card: BI
제 23 과정에서 제 24 과정
검사실에서 훈련
• 편광필터나 적녹 플리퍼와 함께 Tranaglyph나 Vectogram
• rotation 및 version과 함께 Eccentric Circle이나 Free Space Fusion Card
• rotation 및 version과 함께 Lifesaver Card
• rotation과 함께 Computer Orthoptics Vergence Program
집에서 훈련
• Eccentric Circle이나 Free Space Fusion Card: BI/BO

편광 플리퍼를 이용한 벡토그램이나 적녹 플리퍼를 이용한 Tranaglyph를 사용할 수 있다. 매 번 플리퍼가 반전될 때마다 개산 및 폭주 요구가 교대로 바뀐다. 이러한 목적을 달성하는데 투명한 Keystone Eccentric Circle이나 투명한 Bernell Free Space Fusion Card가 비싸지 않고 우수한 방법이다.

훈련의 또 다른 목적은 동향운동 및 확보기를 이향운동에 통합시키는 것이다. 회전운동과 함께 Brock String 훈련, 회전운동이나 측면운동과 함께 Eccentric Circle 및 Free Space Fusion Card, 회전운동과 함께 Lifesaver Card 등의 훈련으로 이 목표를 달성할 수 있다. 수평방향 이향운동과 회전운동을 결합시킨 Computer Orthoptics Program 역시 이러한 목적을 달성하는데 유용하다.

마지막 단계의 훈련에서 최종적인 목표는 3~6 m 거리에서 폭주할 수 있도록 하는 것이다. 제 2단계에서 중간거리에 대하여 실시했던 동일한 방법을 더 먼 거리에서 반복한다.

종료점

다음 사항이 가능하면 제 3단계의 훈련을 마친다:

- Eccentric Circle 및 Free Space Fusion Card가 함께 놓여 있을 때, 카드를 천천히 회전시키고 폭주 및 개산 훈련을 하는 동안 선명한 양안 단일시를 유지할 수 있다.
- 원거리에서 Eccentric Circle이나 다른 타게트로 선명한 양안 단일시를 유지할 수 있다.

모든 시기능 훈련의 목표가 달성되고 시기능 훈련 프로그램을 마칠 때, 제 8장에서 자세하게 소개하고 표 8.10에서 언급된 시기능을 유지시키기 위한 가정 치료 프로그램을 추천한다.

기본형 외사위를 위한 시기능 훈련의 요약

위에서 설명하고 표 10.16 및 표 10.17에 열거된 표준 시기능훈련 프로그램과 훈련 목표는 피검자의 불편한 증상을 성공적으로 제거시키고 검사 데이터를 정상수준으로 만들 수 있는 한 가지 접근방법을 제시한 것이다. 훈련 기간은 근사치에 불과하며 피검자에 따라 다를 수 있다.

수 술

기본 외사위의 처치에서 렌즈, 프리즘 및 시기능 훈련의 사용은 매우 성공적이어서 실제로 수술이 필요하지 않다. 그러나 편위도가 30△ 이상이라면, 일부에서 불편한 증상을 충분히 제거시키지 못할 수도 있다. 그러한 경우에는 수술을 고려한다.

참고문헌

[1] Daum K. A comparison of results of tonic and phasic training on the vergence system. *Am J Optom Physiol Opt* 1983;60:769–775.
[2] Daum KM. Equal exodeviations: characteristics and results of treatment with orthoptics. *Aust J Optom* 1984;67:53–59.
[3] The efficacy of optometric vision therapy. In: The 1986/1987 AOA Future of Visual Development/Performance Task Force. *J Am Optom Assoc* 1988;59:95–105.
[4] Suchoff IB, Petito GT. The efficacy of visual therapy. *J Am Optom Assoc* 1986;57:119–125.
[5] Daum K. Double blind placebo–controlled examination of timing effects in the training of positive vergences. *Am J Optom Physiol Opt* 1986;63:807–812.
[6] Vaegan JL. Convergence and divergence show longer and sustained improvement after short isometric exercise. *Am J Optom Physiol Opt* 1979;56:23–33.
[7] Cooper J, Selenow A, Ciuffreda KJ, et al. Reduction of asthenopia in patients with convergence insufficiency after fusional vergence training. *Am J Optom Physiol Opt* 1983;60:982–989.
[8] Wick B. Vision therapy for presbyopic nonstrabismic patients. *Am J Optom Physiol Opt* 1977;54:244–247.
[9] Cohen AH, Soden R. Effectiveness of visual therapy for convergence insufficiencies for an adult population. *J Am Optom Assoc* 1984;55:491–494.
[10] Hoffman L, Cohen A, Feuer G. Effectiveness of nonstrabismic optometric vision training in a private practice. *Am J Optom Arch Am Acad Opt* 1973;50:813–816.
[11] Grisham JD. The dynamics of fusional vergence eye movements in binocular dysfunction. *Am J Optom Physiol Opt* 1980;57:205–213.
[12] Grisham JD. Vergence orthoptics: validity and persistence of the training effect. *Am J Optom Physiol Opt* 1991;68:441–451.
[13] Schapero M. The characteristics of ten basic visual training problems. *Am J Optom Arch Am Acad Optom* 1955:32:333–342.
[14] Richman JE, Cron MT. *Guide to vision therapy*. South Bend, IN: Bernell Corp., 1988.
[15] Faibish BH. Enhancing sensory fusion response through short training program. *Rev Optom* 1978(Oct):25–27.
[16] Scheiman M, Gallaway M, Coulter R, et al. Prevalence of vision and ocular disease conditions in a clinical pediatric population. *J Am Optom Assoc* 1996;67:193–202.
[17] Porcar E, Nartinez–Palomera A. Prevalence of general dysfunctions in a population of university students. *Optom Vis Sci* 1997;74:111–113.
[18] Duane A. A new classification of the motor anomalies of the eye based upon physiological principles. *Ann Ophthalmol Otolaryngol* 1886(Oct):247–260.
[19] Daum KM. Characteristics of exodeviations. I. A comparison of three classes. *Am J Optom Physiol Opt* 1986:63:237–243.

11 조절기능 이상

많은 전문가들이 실무에서 조절이상을 흔히 접한다고 주장한다[1-7]. 일반 대중이나 옵토메트리 클리닉을 방문한 사람을 대상으로 조절이상의 발생빈도를 조사한 연구가 거의 없지만, 이러한 생각에 많은 전문가가 동의한다. Hokoda[7]는 불편한 증상을 갖는 119명의 대상에서 조절 기능이상이 가장 흔한 상태임을 발견하였다. 119명 가운데 25명이 양안시나 조절에 이상이 있었고, 25명의 85%가 조절과 관련된 문제점을 갖고 있었다. Hoffman 등[8]은 129명을 대상으로 비사시성 시기능이상에서 시기능 훈련의 유용성을 연구하였으며, 129명 가운데 62%가 조절 기능이상자였다고 보고했다. 6~18세 사이 1650명의 어린이를 대상으로 한 Scheiman 등[9]의 연구에서는 2.2%가 조절과다, 1.5%는 조절 용이성부족 및 2.3%는 조절부족이었고, 조절관련 문제점의 전체적인 발생빈도는 6%인 것으로 나타났다. Porcar와 Nartinez-Palomera[10]는 65명의 대학생에서 조절과다 10.8%와 조절부족 6.2%로 전체 17%에서 조절관련 문제가 있었다고 보고했다.

Duane은 1915년 170명의 피검자를 분석하여 조절관련 이상을 조절부족(insufficiency of accommodation), 조절지속능력부족(ill-sustained accommodation), 조절불능(inertia of accommodation), 조절과다(excessive accommodation), 조절부등(inequality of accommodation) 및 조절마비(paralysis of accommodation) 등으로 분류하였다[11]. 이 분류 내용은 높은 지지를 받았으며, 조절이상의 분류와 진단 및 처치에 대하여 논의할 때 많은 전문가들이 Duane이 제시한 분류를 기본적으로 사용하고 있다[1,2,12-16]. 이 장에서 사용하는 조절이상의 분류 역시 Duane의 분류를 기초로 한 것이다.

조절이상의 분류 :

조절부족(Accommodative insufficiency)

- 조절지속능력부족(Ill-sustained accommodation)
- 조절마비(Paralysis of accommodation)
- 조절부등(Unequal accommodation)

조절과다(Accommodation excess)

조절 용이성부족(Accommodative infacility)

조절기능의 이상에 대한 일반적인 처치 원리

조절 기능이상의 치료에서 고려할 처치 순서

비정시의 교정
가입도 렌즈
시기능 훈련

양안시이상의 처치에서 순차적으로 고려할 사항에 대하여 논의한 개념이 조절 관련 문제점에도 적용된다. 조절피로(accommodative fatigue)는 원시와 난시 등의 굴절이상을 교정하지 않았을 때 2차적으로 발생할 수 있다[14]. 3D 원시인 사람이 40 cm 거리에서 작업할 때 2.50D의 조절을 해야 하고 원시를 보정하기 위해 부가적으로 3D의 조절을 더 해야 한다. 흔히 5.50D의 조절로 인한 안근의 피로가 조절과 연관된 불편한 증상으로 나타날 것이다. 낮은 정도의 난시 및 부등시 역시 선명한 망막상을 얻기 위하여 조절수준이 변할 때 조절성 피로를 유발시킬 수 있다. 또한 근시인 사람이 안경을 쓰고 독서할 때 불편한 상태를 흔히 경험할 수 있다. 이것은 조절성 피로가 원인일 것이며 처치 계획을 세울 때 고려해야 한다. 따라서 굴절이상의 교정을 첫 번째 처치사항으로 고려해야 한다. 제 3장에서 언급한 처방에 대한 기준을 똑같이 적용하도록 추천한다.

조절 기능이상의 치료에서 가입도 렌즈 역시 중요한 역할을 한다. 조절과 관련된 여러 가지 문제점 가운데, 조절부족(accommodation insufficiency)과 조절지속능력부족(ill-sustained accommodation)이 플러스 가입도 렌즈를 처방했을 때 가장 좋은 반응을 보인다. 중요한 개념은 피검자가 조절을 자극하는데 문제점을 경험하는 조절이상에서 플러스 가입도 렌즈가 유익하다는 것이다. 조절이완이나 조절 용이성에 어려움이 있는 조절이상은 가입도 렌즈에 대한 반응이 양호하지 않다. 따라서 조절과다(accommodation excess)나 조절 용이성부족(accommodative infacility)은 일반적으로 가입도 렌즈가 아닌 다른 처치법이 필요하다.

양안시 이상에서 프리즘이 매우 중요하지만, 조절 기능이상에서는 양안시 이상과 관련되지 않는 한 사용되지 않는다. 이 장에서는 조절 기능이상이 양안시 이상과 관련되지 않은 상태만을 고려할 것이다. 그러므로 조절 기능이상의 처치법으로 프리즘이 거론되지 않는다.

조절기능을 정상적으로 복원시키기 위하여 마지막 처치법으로 시기능 훈련이 고려된다. 시기능 훈련은 일반적으로 조절과다(accommodation excess)나 조절 용이성부족(accommodative infacility)을 처치하는데 필요하다. 많은 경우에서 조절부족(accommodative insufficiency) 및 조절지속능력부족(ill-sustained accommodation)을 처치할 때에도 중요하다.

양안시 이상에서 고려되었던 수술은 조절 기능이상과 관련하여 아무런 역할을 하지 못한다.

조절 이상의 처치 예후

조절기능을 개선시키는데 시기능 훈련이 유효하다는 많은 연구가 있으며[17-19], 최근에 Rouse[19]는 다음과 같은 결론을 내렸다 :

- 많은 문헌에서 시기능 훈련이 조절부족에 대한 효과적인 치료법으로 제시되었다.
- 시기능 훈련이 조절 기능을 효과적으로 개선시키고 조절과 관련된 증상을 제거 또는 감소시킨다.
- 실제 생리학적인 조절 반응에 대한 변수가 시기능 훈련으로 수정된다는 점이 입증되었고, 치료의 성공에 관한 Hawthorne 효과 또는 위약 효과의 가능성이 없었다.
- 치료 후에도 조절기능이 개선된 상태로 잘 지속된다.

이러한 점은 과학적인 기초 연구와 임상 연구를 바탕으로 입증된 것이다. 기초 과학자들은 대상자가 조절반응을 의도적으로 변화시키는 능력을 배울 수 있다고 밝혔다[20,21]. 이러한 연구는 조절을 의도적으로 조정하도록 훈련시킬 수 있고 여러 가지 다른 상태의 자극으로 이동시킬 수 있음을 입증하였다. 다른 연구자는 개선된 조절기능에 관여하는 생리학적 근원을 밝히려고 시도하였다. Liu 등[3] 및 Bobier와 Sivak[22]은 조절의 양상이 시기능 훈련에 영향을 받는 점을 확인하려는 연구계획을 세웠다. 이들 두 가지 연구의 중요성은 조절기능을 조정하기 위해 타각적인 방법을 사용했다는 점이다. 이들 두 가지 연구에서 조절반응의 기전이 타각적으로 개선됨을 분명히 입증하였다. 두 가지 연구에서 모두 조절반응의 속도가 증가하고 반응의 지체시간이 감소하였다. 또한 Liu 등 및 Bobier와 Sivak 모두 조절 용이성의 임상적인 검사가 타각적 실험실 방법과 좋은 상관성이 있음을 보였다. 이 결과는 조절 용이성의 검사가 임상적으로 중요하다는 점을 강조한다.

조절 기능이상에 대한 시기능 훈련의 유효성에 관한 임상 연구에서 성공률이 매우 우수하다고 입증되었다. 거의 300명을 대상으로 한 후향추적 연구에서 Hoffmam 등[8]은 조절 기능이상자 80명에서 87.5%가 조절능력이 정상으로 회복됨을 발견하였다. 요구된 평균 방문 횟수는 25회 정도였다. Wold 등[23]은 100명의 피검자를 대상으로 시기능 훈련의 효과를 연구하여, 조절력 및 조절 용이성 모두에서 통계적으로 의미가 있는 변화를 발견하였다. 피검자들은 1주일에 3회씩 평균 35회 정도 방문하였다. Daum[16]은 조절 기능이상자 114명의 후향추적 연구에서 평균 4주 정도 훈련하였을 때 96%가 전체 또는 부분적으로 성공적인 효과를 얻었다.

여러 가지 전향추적 연구에서도 위약효과 또는 Hawthorne 효과를 조정하려고 시도하였다. 위에서 언급한 Liu 등[3] 및 Bobier와 Sivak[22]의 연구에 덧붙여, Cooper 등[24]이 위약 효과를 조절하기 위하여 짝을 이루는 대상을 사용하여 교차 연구를 실시하였다. 그들은 조절이상과 안정피로가 있는 5명의 대상을 연구하였으며, 대상을 대조군과 실험군으로 나누었다. 실험군은 조절치료를 30분씩 12회 받았고, 대조군은 평면 렌즈를 사용하여 같은 기간 동안 치료를 받았다. 제 1단계 훈련을 마치고 실험군은 별도로 6주 동안 대조군이 받은 치료와 동일한 내용을 실시하고, 대조군은 실험군이 받은 치료와 동일한 내용을 실시하였다. 치료 후에 5명 가운데 4명은 조절력과 조절 용이성이 증가하고 불편한 증상이 개선됨을 보였다. 이러한 변화는 실험군에게 실시한 훈련을 받을 때에만 나타났다.

두 가지 다른 통제된 연구[25,26]에서 조절기능의 개선과 불편한 증상이 제거되었을 뿐만 아니라 수행능력이 변화되는 효과를 입증할 수 있었다. Weisz[25]는 조절치료 후 종이와 연필을 이용하는 작업이 개선됨을 보았고, Hoffman[26]은 치료 후 자각능력이 개선됨을 입증하였다.

조절 기능이상에 대한 또 다른 중요한 치료 방법은 플러스 렌즈를 사용하는 것이다. 이 장의 뒤에서 언급된 것처럼, 조절부족(accommodative insufficiency) 및 조절지속능력부족(ill-sustained accommodation)에서 플러스 가입도 렌즈가 처방된다. Daum[27]은 조절부족의 치료에 대한 플러스 렌즈의 유효성을 평가하였다. 17명의 대상 가운데 53%는 불편한 증상이 완전히 사라졌다고 보고했으며, 35%는 어려움이 부분적으로 완화됨을 경험하였다. 시기능 훈련과 비교하여 플러스 렌즈로 불편한 증상이 전혀 개선되지 않은 비율이 더 높았다(플러스 렌즈 12% 대 시기능 훈련 4%). 이것은 비록 조절부족(accommodation insufficiency)에 속하더라도 시기능 훈련이 유일한 효과적인 처치법이 될 수 있는 몇 가지 상황이 있다는 점을 제시한다. Daum은 "대다수에서 상대적으로 쉽게 훈련을 마칠 수 있으며 근용 플러스 렌즈의 가입이 불편하고 광학적으로 한계가 있기 때문에, orthoptic therapy가 선택될 수 있는 것처럼 보인다"고 결론지었다.

조절부족(조절지속능력부족, 조절 부분마비, 부등조절)

배경

조절부족은 조절을 자극하는데 어려움을 갖는 상태이다. 특징은 조절력이 나이에 대하여 예상되는 최저치보다 더 낮다. 피검자에 대한 최저치를 결정할 때, Hofstetter 공식(최저치 = 15 − 0.25 × 피검자 나이)을 사용하도록 제안한다[26]. 조절력이 이 값보다 2D 이상 낮으면 비정상적인 것으로 간주한다. 조절부족은 보증수표인 낮은 조절력에 덧붙여 다른 중요한 특징이 있다.

정의에 의하면 노안은 조절부족과 다른 상태라는 점을 인식해야 한다. 노안은 조절력이 근거리에서 선명하거나 편안한 시력을 얻을 수 없는 상태까지 감소된 상태이며, 보통 40~45세 사이에 발생한다. 노안의 증상은 조절부족의 증상과 동일하다. 그러나 노안에서 조절력은 피검자의 나이와 비교하여 비정상적인 상태가 아니다. 피검자의 나이에 비하여 조절력은 적절한 편이지만, 근거리에서 선명하고 편안한 시력을 갖기에 너무 낮은 편이다. 그러므로 조절부족은 노안이 되기 전부터 영향을 주는 상태로 간주한다.

조절지속능력부족(Ill-sustained accommodation)이나 조절피로(accommodative fatigue)는 대다수의 전문가에 의해 조절부족(accommodative insufficiency)의 범주로 구분된다. Duane[11] 및 Duke-Elder와 Abrams[2] 모두 조절지속능력부족을 조절부족의 초기 단계로 설명하였다. 전형적인 검사 조건에서 조절력이 정상이지만 시간이 지날수록 악화되는 상태이다. 그러므로 조절지속능력부족(Ill-sustained accommodation)이 의심되면 조절력을 여러 번 반복적으로 측정하는 것이 중요하다(제 1장 참고).

조절부족에서 세분될 수 있는 또 다른 상태는 조절부분마비(accommodative paralysis)이다. 감염, 녹내장, 외상, 납중독 및 당뇨 등과 같은 다양한 기질성 원인과 연관되는 아주 드문 상태이다. 또한 머리 외상의 일시적이거나 영구적인 결과로 발생할 수 있다. 조절마비는 단안이나 양안, 갑자기 또는 잠복상태로 서서히 나타날 수 있다. 단안에 나타난다면 부등조절이라는 조절 기능이상의 다른 부류에 해당한다. 부등조절의 또 다른 가능한 원인은 기능성 약시이다.

여러 가지 조절 관련 문제점 가운데, 조절부족이 가장 흔한 유형이다. 조절이상 및 양안시 이상의 발생빈도에 관한 연구에서, Hokoda[7]는 조절이상자의 55%가 조절부족임을 발견했다. Daum[16]은 조절 기능이상으로 진단된 114명의 피검자에서 84%가 조절부족이었다고 보고했다. 그러나 Scheiman 등[9]의 연구에서 조절과 관련된 3가지 주요한 문제점이 비슷하게 분포하는 것으로 나타났다(조절과다 2.2%, 조절 용이성부족 1.5% 및 조절부족 2.3%). Porcar와 Nartinez-Palomera[10]의 연구에서는 대상자의 10.8%가 조절과다였고 6.2%는 조절부족이었다.

특징

증상

조절부족의 증상은 표 11.1과 같다.

표 11.1. *조절부족(Accommodative insufficiency)의 증상과 징후*

증상	
이들 증상은 일반적으로 독서 및 기타 근거리 작업을 위한 눈의 사용과 관계있다 :	
장기간 지속됨	피로 및 졸림
흐린 시력	시간이 지날수록 이해력 저하
두통	눈 주위가 당기는 느낌
눈피로	글씨가 움직임
독서시 문제점	독서 및 기타 근거리 작업을 회피
징후	
조절 자극의 직접 측정	
조절력의 감소	
단안 조절 용이성 검사에서 −2.00D 렌즈 가입시 선명도를 유지하기 어려움	
MEM 검영값이 높음	
양안시 크로스실린더 검사값이 높음	
조절 자극의 간접 측정	
양성상대조절력의 감소	
양안 조절 용이성 검사에서 −2.00D 렌즈 가입시 선명도를 유지하기 어려움	
근거리에서 BO blur 값이 낮음	

가장 흔한 불편함은 흐림, 두통, 눈피로, 복시, 독서 관련 문제점, 피곤함, 한 거리에서 다른 거리에 초점을 맞추는데 어려움 및 빛에 예민함 등을 포함한다[16]. 피검자는 또한 집중할 수 없음, 시간이 지날수록 이해력 저하 및 종이에서 활자가 움직임 등으로 불편을 느낄 수 있다. 이러한 모든 증상은 독서 및 기타 근거리 작업과 연관될 수 있다. 조절부족인 사람의 일부는 불편한 증상을 느끼지 못한다. 예를 들어, Daum[16]은 대상의 2%는 분명히 조절부족 상태임에도 불구하고 불편한 증상을 갖지 않음을 발견했다. 그러한 경우 가장 흔한 원인은 독서 및 근거리 작업을 회피하는 것이다. 일반적으로 처치 여부를 결정할 때 피검자가 불편한 증상을 갖는지 여부와 그 정도를 기초로 하기 때문에, 근거리 작업의 회피는 일종의 불편한 증상으로 간주해야 하고, 조절부족과 연관된 다른 증상과 마찬가지로 시기능 훈련을 추천하는 이유로 중요하다.

징후

조절부족의 징후는 표 11.1과 같다.

조절부족은 조절 자극을 필요로 하는 옵토메트리 검사에서 어려움을 경험하는 이상상태이다. 일반적으로 마이너스 렌즈를 사용하는 검사값이 감소된 상태를 보일 것이다. 가장 특징적인 징후는 조절력 감소이다. 조절부족은 양성상대조절력, 마이너스 렌즈에 의한 단안 및 양안 조절 용이성 검사값이 낮고, MEM 검영값 및 양안시 크로스실린더 검사값이 예상보다 플러스 도수가 더 높을 것이다.

조절부족은 또한 양안시 관련 문제점과 연관될 수 있다. 흔히 조절부족에서 적은 양의 내사위를 발견할 수 있다. 조절 관련 문제점을 극복하기 위해 부가적인 신경지배가 작용하면 조절성폭주가 자극되어 내사위가 된다는 점이 적당한 설명이다. 가성폭주부족(pseudoconvergence insufficiency) 역시 조절부족과 연관될 수 있다. 그러한 경우, 피검자가 조절하는데 어려움을 가지며, 따라서 조절 자극에 비해 조절을 더 적게 한다[29]. 결과적으로 조절성 폭주를 덜 이용하게 되어, 외사위가 더 높게 측정되고 더 많은 양의 양성융합폭주가 요구된다. 그러한 경우 전형적으로 조절력이 감소되고 조절성폭주가 부족하기 때문에 폭주근점이 멀어질 것이다. 제 8장에서 가성폭주부족의 사례를 제시하였다.

양안시 및 조절상태 검사값의 분석

조절 및 양안시 관련 데이터의 분석을 위한 출발점은 원거리 및 근거리의 사위도에 관한 것이다. 조절 기능이상의 경우 사위도가 흔히 예상값을 벗어난다. 위에서 언급한 것처럼 조절부족은 외사위나 내사위와 연관될 수 있다. 그러한 경우 관련 그룹의 데이터를 주의하여 분석해야 한다. 예를 들어 사례 11.1의 피검자는 15분 정도 독서하면 흐린 시력과 눈 피로의 증상이 나타난다. 원거리에서 가림검사 결과 정위이고 근거리에서는 2△ 내사위이다. 굴절이상과 기질적인 원인을 제거시킨 후 초기에 가장 좋은 접근법은 근거리에서 내사위 및 음성융합버전스가 낮은 유형의 문제점이 있는지 검토하는 것이다. 그러므로 근거리에서 BI 버전스, PRA, 마이너스 렌즈에 의한 양안 조절 용이성 검사, MEM 검영법 및 양안시 크로스실린더 검사 등을 포함하는 음성 융합버전스 관련 그룹의 데이터를 분석한다. 사례 11.1은 음성융합버전스의 간접 측정값이 비정상임을 예시한다. 피검자는 PRA 및 양안 조절 용이성 검사값이 낮으며 MEM 검영값은 예상보다 플러스 도수가 더 높다. 이 데이터는 피검자가 조절을 자극하는데 어려움이 있는 조절 관련 문제점이나 폭주과다 상태를 암시할 수 있다. 이들 두 가지 가정을 구분하는데 핵심은 음성 융합버전스의 직접 측정값을 분석하는 것이다. 이 경우 smooth 및 step 버전스 값은 기본적으로 정상이다. 이것은 양안시와 관련된 문제점을 제거시킨다. 양안시와 관련된 문제점이 제거되면, 조절 관련 그룹 데이터를 분석해야 한다. 이 데이터는 조절력이 낮고, 양성상대조절력이 낮음과 동시에 단안 조절 용이성 검사에서 -2.00D 렌즈가 가입되었을 때 선명하게 볼 수 없으며, MEM 검사값이 높고, 양안 조절 용이성 검사에서 -2.00D 렌즈가 가입되었을 때 선명하게 볼 수 없는 상태를 드러낸다. 이러한 검사값을 그룹으로 분석하면 조절부족의 진단이 확실해진다.

정밀진단

조절부족의 정밀진단 내용이 표 11.2에 제시되었다.

표 11.2. *조절부족(Accommodative insufficiency)의 정밀 진단*

구별해야 할 기능적 이상상태	
가성폭주부족	기본 외사위
개산 과다	조절 과다
조절 용이성부족	
조절부족의 비기능적 원인	
양측성	단안성
약물	**눈의 국부 질환**
알콜	홍채모양체염(Iridocyclitis)
아르테인(Artane; 항콜린약제)	녹내장
Lystrone	맥락막전이(Choroidal Metastasis)
신경절차단제(Ganglion Blockers)	홍채 괄약근 파열(Tear in Iris Sphincter)
Phenothiazides	외상(Blunt Trauma)
항히스타민제(Antihistamines)	모양체발육부전증(Ciliary Body Aplasia)
조절마비제	공막염
중추신경자극제(CNS Stimulus)	아디증후군(Adie's syndrome)
마리화나(Marijuana)	
일반적인 질환 : 성인	**일반적인 질환 : 성인**
빈혈	부비강염(Sinusitis)
뇌염(Encephalitis)	치과골양(Dental caries)
진성당뇨증(Diabetes mellitus)	후부전달동맥
다발성 경화증	동맥류(Aneurysm)
근긴장성이영양증(Myotonic dystrophy)	파킨슨병(Parkinsonism)
말라리아	윌슨병(Wilson's Disease)
장티푸스(Typhoid)	중뇌병변(Midbrain lesions)
임신중독증(Toxemia)	
보툴리누스중독(Botulism)	
일반적인 질환 : 어린이	**일반적인 질환 : 어린이**
빈혈(Anemia)	백일해(Whooping cough)
유행성이하선염(Mumps)	편도선염(Tonsillitis)
홍역(Measles)	디프테리아(Diphtheria)
성홍열(Scarlet fever)	납 및 비소 중독
신경안과	**신경안과**
Edinger-Westphal 증후군 병변	관다발신경(Fascicular nerve) Ⅲ 병변
머리목부분(craniocervical region) 편타성 손상(whiplash)	대상포진(Herpes zoster)
뇌의 송과선종양(Pineal tumor)	호너증후군(Horner's syndrome)
파리노 증후군	
신경병(Polyneuropathy)	
소아마비(Anterior poliomyelitis)	

양안과 관련된 문제점이 처음에 단안으로 시작할 수 있다.

조절부족은 표 11.1에서 언급된 것처럼 시각적인 문제점 이외에 심각한 결과를 초래하지 않는 양성 상태로 고려되며, 다른 조절 이상과 구별하기가 상대적으로 쉽다. 조절부족은 조절력이 감소된 것과 연관되는 유일한 상태이다. 또한 조절부족은 조절자극이 요구되는 모든 검사에 어려움을 갖지만, 조절과다는 조절이완이 요구되는 모든 검사에서 어려움을 갖는다. 조절 용이성부족은 조절 자극 및 이완 모두에 대하여 어려움을 갖는다. 조절부분마비는 조절력이 크게 감소된 상태이며, 보통 문제점을 설명할 수 있는 약물이나 일부 국소 또는 전신 질환을 갖는다.

조절부족은 일반적으로 기능적인 병인을 갖지만, 1차성 안질환, 보편화된 전신 및 신경성 이상, 모양체의 부교감신경 지배를 국소적으로 차단시키는 병변과 연관되어 발생할 수 있다[10]. 여러 가지 눈 및 전신에 대한 약물이 조절부족을 유발할 수 있다. 이러한 비기능적인 병인을 상세하게 설명하는 몇 가지 교재가 있다[12,13]. London이 작성한 표 11.2는 조절 관련 문제점의 비기능성 원인에 대한 목록이다[13]. 조절부족에 대한 처치 계획을 세우기 전에 이러한 비기능성 원인을 배제시켜야 한다. 이러한 정밀 진단은 내력에 크게 좌우된다. 표 11.2에 열거된 질환에 의해 2차적으로 조절부족이 존재하는 피검자는 과거나 현재에 해당하는 질환을 앓았던 내력을 가질 것이다. 예를 들어 당뇨, 뇌염, 다발성경화증, 말라리아, 장티푸스 등과 같은 질환의 내력은 이러한 문제점을 가진 사람을 구별하기가 쉬울 것이다. 표 11.2에 열거된 여러 가지 약물과 관련된 문제점 역시 구별하기가 쉽다. 기능성 원인에 의한 2차성 조절부족은 장기간 지속되는 만성적인 불편함과 건강상태가 양호하지 못하고 약물을 복용하는 내력을 보일 것이다.

그러므로 대부분의 경우 정밀진단이 어렵지 않다. 그러나 기능성 원인을 갖는 것으로 판단되는 조절부족을 처치할 때 증상이나 검사값이 예상했던 것처럼 개선되지 않는다면, 상태의 병인을 다시 고려할 필요가 있음을 암시한다.

처치

굴절이상 교정렌즈

미교정 굴절이상이 조절피로(accommodative fatigue)의 원인이 될 수 있기 때문에, 비정시의 교정을 첫 번째 치료법으로 고려할 것을 추천한다. 조절부족을 치료할 때, 굴절이상이 낮더라도 상당한 영향을 줄 수 있다. 적은 양의 원시, 난시 및 부동시를 처방하면 즉시 불편한 증상을 약간 감소시킬 수 있다.

가입도 렌즈

조절부족의 근거리 검사값을 분석하면 분명히 플러스 가입도 렌즈가 도움이 될 것이라는 점을 알 수 있다. 낮은 양성상대조절력, 조절 용이성 검사를 하는 동안 마이너스 렌즈를 가입시켰을 때 선명하게 보기 어려움, 낮은 조절력 및 높은 MEM 검영값 등은 모두 근거리에서 플러스 도수가 필요함을 제시하는 데이터의 예이다. 이 데이터를 분석하여 플러스 가입도의 양을 쉽게 결정할 수 있다. 사례 11.1을 고려하면 음성상대조절력은 +2.50D, 양성상대조절력은 −1.00D이다. 이로부터 +0.75D 가입도가 제시된다. 이 피검자는 조절 용이성 검사에서 −2.00D가 가입되었을 때 선명하게 볼 수 없으며, MEM 검영값은 +1.00D이다. 정상값이 +0.50D이므로 이 값 역시 +0.50D의 가입도를 제시한다.

가끔 근시자는 안경을 처음 쓰거나 처방도수가 크게 바뀌었을 때 조절과 관련하여 어려움을 겪을 수 있다. 그러한 경우 흔히 근거리에서 내사위를 발견할 수도 있다. 조절부족으로 드러나면 바이포칼이 처방되어야 한다.

조절부족이나 조절마비가 기능적인 원인일 때, 가입도 렌즈가 중요한 처치법으로 고려되어야 한다. 일부 경우에서는 조절마비가 일시적이다. 플러스 가입도 렌즈가 잠복된 상태를 치료하는 동안 일시적인 해결법으로 유용하다. 조절마비의 잠복적인 원인이 제거될 수 없고 상태가 진행성이 아니고 지속적으로 안정된 상태를 보인다면, 영구적으로 플러스 가입도 렌즈가 필요할 것이다. 의학적으로 관련된 사항을 처치한 후 시험적으로 시기능 훈련을 시도할 수도 있다.

기질적 원인의 2차성으로 인한 부등조절 역시 플러스 가입도 렌즈에 대한 반응이 양호할 것이다. 그러한 경우 흔히 부등 가입도의 처방을 고려할 필요가 있다.

시기능훈련

조절부족에 대한 시기능 훈련 프로그램은 검사실에서만 실시된다면 일반적으로 12~24회 방문이 필요하다. 시기능 훈련의 전체 횟수는 피검자의 나이, 동기 및 훈련 태도에 따라 다르다.

특수 시기능 훈련 프로그램

밑에서 추천된 모든 시기능 훈련법은 제 5~7장에서 자세하게 언급되었다.

제 1단계

훈련의 제 1단계는 표 11.3에 열거된 목표를 달성하기 위한 것이다.

표 11.3. *조절부족 및 조절지속능력부족을 위한 시기능 훈련*

제 1 단계 : 목표
- 피검자와 함께 훈련할 수 있는 여건을 조성한다.
- 훈련을 실시하는 동안 사용될 여러 가지 피드백 기전의 인식능력을 개발시킨다.
- 조절력과 조절 자극 능력이 정상이 되도록 한다.
- 의도적으로 폭주할 수 있는 능력을 개발시킨다.
- 조절하면서 가까운 곳을 바라보는 느낌을 개발시킨다.
- 양성 융합버전스의 폭(smooth 또는 tonic 버전스 요구상태)을 정상화시킨다.

제 2 단계 : 목표
- 조절 자극 및 이완 능력이 정상이 되도록 한다.
- 조절 훈련에 반응 속도를 첨가시킨다.
- 음성 융합버전스의 폭(smooth 또는 tonic 버전스 요구상태)을 정상화시킨다.
- 양성 융합버전스 용이성(jump 또는 phasic 버전스 요구)을 정상화시킨다.
- 음성 융합버전스 용이성(jump 또는 phasic 버전스 요구)을 정상화시킨다.

제 3 단계 : 목표
- 조절 용이성 훈련과 양안시 훈련을 결합시킨다.
- 폭주요구에서 개산요구로 변화시킬 수 있는 능력을 개발시킨다.
- 동향운동 및 핵보기와 함께 버전스를 조정할 수 있는 능력을 훈련한다.

피검자와 편안한 분위기를 조성하고, 훈련기간 전체에 사용될 여러 가지 피드백 기전을 인식시킨 다음, 훈련 자체의 첫 번째 목표는 피검자의 조절 자극 능력을 개선시키고 조절력을 정상화시키는 것이다. 이 단계에서 강조할 사항은 조절 반응의 속도가 아닌 양이다. 초기에는 주로 마이너스 렌즈가 사용되며, 제 1단계 훈련이 끝날 무렵 플러스 및 마이너스 렌즈 모두를 사용한다. Lens Sorting, Hart Chart 및 Loose Lens Rock 등이 유용한 훈련이다.

조절과 버전스 사이에 발생하는 상호작용으로 인해 폭주 훈련을 동시에 실시하는 것도 유익하다. 목표는 피검자가 가까운 곳을 바라보고 폭주하며 조절하는 느낌과 개념을 인식할 수 있도록 돕기 위한 것이다. 그러므로 제 1단계 훈련을 실시하는 동안 폭주 훈련을 실시하는 것이 유익하다. 유용한 방법은 Brock String, Tranaglyph 및 컴퓨터 Orthoptics Random Dot 프로그램 등이다.

종료점

다음 과정에 도달했을 때 제 1단계 훈련을 마친다 ;

- +2.00D/−6.00D 렌즈가 가입되었을 때 단안으로 20/30 크기의 시표를 선명하게 볼 수 있다.

• Tranaglyph나 다른 폭주 훈련에서 30△ 정도까지 폭주하며 융합할 수 있다.
• 컴퓨터 Orthoptics Random Dot 프로그램에서 45△ 정도까지 폭주하며 융합할 수 있다.

표 11.4. *조절부족을 위한 표준 시기능훈련*

제 1단계

제 1 과정 및 제 2 과정

검사실에서 훈련

- 시각적 문제점의 특성, 시기능 훈련의 목표, 여러 가지 피드백 단서, 훈련의 중요성 등을 논의한다
- Lens Sorting
- Loose Lens Rock(마이너스 렌즈로 시작)
- Brock String
- Tranaglyph 또는 Vectogram: BO
  1. Tranaglyph 515나 Quoit Vectogram처럼 주변부 융합 타게트로 시작.
- Computer Orthoptics Random Dot Program: BO

집에서 훈련

- Loose Lens Rock
- Brock String

제 3 과정 및 제 4 과정

검사실에서 훈련

- Hart Chart Rock
- Loose Lens Rock: 마이너스 렌즈
- Bug On String
- Tranaglyph 또는 Vectogram : BO
  1. Clown, Bunny Tranaglyphs ; Clown, Topper Vectograms처럼 중심부 융합이 더욱 요구되는 타게트를 사용.
- Computer Orthoptics Random Dot Program: BO

집에서 훈련

- Loose Lens Rock
- Brock String

제 5 과정에서 제 8 과정

검사실에서 훈련

- Hart Chart Rock
- Loose Lens Rock: 플러스 렌즈 훈련 첨가
- Barrel Card
- 의도적인 폭주 훈련
- Tranaglyph 또는 Vectogram : BO
  1. Tranaglyph Sports slide, Faces target 및 Spirangle Vectogram 등과 같이 전체적으로 더 세밀한 타게트를 사용.
- Computer Orthoptics Random Dot Program : BO

집에서 훈련

- Hart Chart Rock
- Tranaglyph : BO

제 1단계에 대한 표준 시기능훈련 프로그램은 표 11.4와 같다. 이 프로그램은 검사실의 훈련을 보충하기 위해 집에서 훈련할 때 사용될 수 있는 여러 가지 방법을 포함한다.

제 2단계

제 2단계 훈련은 표 11.3에 열거된 목표를 달성하기 위한 것이다.

제 1단계와 대조적으로, 이제 조절반응의 속도가 강조된다. 덧붙여, 마이너스 렌즈뿐 아니라 플러스 렌즈를 사용하여 훈련을 계속하는 것이 중요하다. 목표는 가능한 신속하게 조

표 11.4. *조절부족을 위한 표준 시기능훈련(계속)*

제 2단계

제 9 과정 및 제 10 과정

검사실에서 훈련

- Loose Lens Rock : 플러스 및 마이너스 렌즈를 사용하고 속도를 변수에 추가
- jump vergence 요구를 만들기 위해 Tranaglyph나 Vectogram을 수정 : BO
- 고정 Tranaglyph
- Tranaglyph 515나 Quoit Vectogram : BI
- 양안 조절 훈련법 : ±렌즈를 사용하는 위에서 열거한 다른 양안 훈련법을 사용

집에서 훈련

- 고정 Tranaglyph
- Loose Lens Rock(속도를 강조)

제 11 과정 및 제 12 과정

검사실에서 훈련

- Loose Lens Rock : 플러스 및 마이너스 렌즈를 사용하고 속도를 변수에 추가
- 양안 조절 훈련법 : ±렌즈를 사용하는 위에서 열거한 다른 양안 훈련법을 사용
- jump vergence 요구를 만들기 위해 Tranaglyph나 Vectogram을 수정 : BO
- Aperture Rule : BO
- 더 중심부 융합자극이 있는 Tranaglyph 또는 Vectogram : BI

집에서 훈련

- ± 플리퍼 렌즈를 이용한 고정 Tranaglyph

제 13 과정에서 제 16 과정

검사실에서 훈련

- 양안 조절 훈련법 : ±렌즈를 사용하는 위에서 열거한 다른 양안 훈련법을 사용
- Aperture Rule : BO
- Eccentric Circle이나 Free Space Fusion Card : BO
- Computer Orthoptics Random Dot Vergence Program : BI과 BO 모두
- Aperture Rule : BI
- jump vergence 요구를 만들기 위해 Tranaglyph나 Vectogram을 수정 : BI

집에서 훈련

- Eccentric Circle이나 Free Space Fusion Card : BO

절을 자극하고 이완할 수 있도록 하는 것이다. 조절반응의 속도를 강조하면서 플러스 및 마이너스 렌즈를 사용하여 제 1단계에서 적용된 방법을 반복하여 실시할 수 있다. 또한 Red Red Rock과 Bar Reader 등의 양안 조절 용이성 훈련 및 Vectogram과 Tranaglyph 등의 타게트를 가진 양안 융합버전스 용이성 훈련을 병행한다.

이제 폭주 훈련에 덧붙여 개산 훈련을 추가시키고, phasic 버전스의 변화에 중점을 두는 양안시 훈련 쪽으로 이동한다. 이 단계의 마지막에는 폭주 및 개산 훈련을 위하여 Aperture Rule 및 컴퓨터 Orthoptics Random Dot 프로그램을 실시해야 한다.

종료점

제 2단계 훈련은 다음 사항이 가능하면 종료한다:

- +2.00D/−6.00D 렌즈가 가입되었을 때 단안으로 20/30 크기의 시표를 1분에 20회 선명하게 볼 수 있다.
- +2.00D/−2.00D 렌즈가 가입되었을 때 양안으로 20/30 크기의 시표를 1분에 15회 선명하게 볼 수 있다.
- Aperture Rule을 사용하여 폭주 상태에서 카드 12번, 개산 상태에서 카드 6번을 융합할 수 있다.

제 2단계에 대한 표준 시기능훈련 프로그램은 표 11.4와 같다. 이 프로그램은 검사실의 훈련을 보충하기 위해 집에서 훈련하는데 사용될 수 있는 여러 가지 방법을 포함한다.

제 3단계

제 3단계의 훈련은 표 11.3에 열거된 목표를 달성하기 위한 것이다.

제 3단계 훈련을 실시하는 동안 조절과 양안시의 통합 훈련을 중점적으로 실시한다. Aperture Rule, Eccentric Circle, Free Space Card 및 Computer Orthoptics의 step-jump 버전스 훈련 프로그램 등과 같은 phasic 양안시 훈련이 유익하다. 위에 열거된 phasic 양안시 훈련과 함께 플립 렌즈를 이용한 양안 조절 용이성 훈련을 실시해야 한다. 또한 조절 훈련과 홱보기 및 동향운동을 병행한 양안시 훈련을 가입시켜야 한다. Eccentric Circle이나 Free Space Fusion Card를 다른 주시 위치로 이동시키거나 플립 렌즈와 함께 여러 가지 위치에 있는 여러 세트의 카드를 사용하는 것이 이러한 목표를 달성하는데 우수한 방법이다. Rotation과 함께 Brock String 훈련 및 Rotation과 함께 Computer Orthoptics 버전스 훈련과 같은 다른 방법 역시 유익하다.

표 11.4. *조절부족을 위한 표준 시기능훈련(계속)*

제 3단계

제 17 과정에서 제 20 과정

검사실에서 훈련

- ±렌즈 및 Aperture Rule을 사용한 양안 조절 훈련
- 폴라로이드나 적녹 플리퍼와 함께 Tranaglyph나 Vectogram
- Eccentric Circle이나 Free Space Fusion Card : BO
- Computer Orthoptics Random Dot Vergence Program : step – jump vergence

집에서 훈련

- Eccentric Circle이나 Free Space Fusion Card : BO

제 21 과정 및 제 22 과정

검사실에서 훈련

- ±렌즈 및 Aperture Rule을 사용한 양안 조절 훈련
- 폴라로이드나 적녹 플리퍼와 함께 Tranaglyph나 Vectogram
- Eccentric Circle이나 Free Space Fusion Card : BI
- Computer Orthoptics Random Dot Vergence Program : jump – jump vergence

집에서 훈련

- Eccentric Circle이나 Free Space Fusion Card : BI

제 23 과정에서 제 24 과정

검사실에서 훈련

- ±렌즈 및 Eccentric Circle을 사용한 양안 조절 훈련
- 폴라로이드나 적녹 플리퍼와 함께 Tranaglyph나 Vectogram
- rotation 및 version과 함께 Eccentric Circle이나 Free Space Fusion Card
- rotation 및 version과 함께 Lifesaver Card
- rotation 과 함께 Computer Orthoptics Vergence Program

집에서 훈련

- Eccentric Circle이나 Free Space Fusion Card : ± 플립 렌즈와 함께 BI/BO

종료점

다음 사항이 가능하면 제 3 단계의 훈련을 마친다 :

- Eccentric Circle 및 Free Space Fusion Card가 함께 놓여 있을 때, 카드를 천천히 회전시키면서 +2.00/−2.00 렌즈가 가입될 때 선명한 양안 단일시를 유지할 수 있다.

훈련을 실시하고 성과가 있는지 여부를 파악하기 위하여 3~4주 지난 다음 다시 평가해야 한다. 성과가 없다면 조절력을 낮게 만드는 잠재적인 기질적 원인이 있을 것이며, 플러스 렌즈를 가입시키고 시기능 훈련을 중지한다. 적절하게 개선된다면 시기능 훈련이 절반 정도 진행되었을 때 다시 평가하고 훈련을 마친 다음 또 다시 평가한다. 시기능 훈련의 모든 목표를 달성하고 시기능 훈련을 마쳤을 때, 제 8장에서 자세하게 소개하고 표 8.10에서 언급

된 시기능을 유지시키기 위한 가정 치료 프로그램을 추천한다.

사례(조절부족)

다음 사례는 임상에서 접할 수 있는 조절부족 사례를 예시한 것이다.

사례 11.1 조절부족

내력

17세의 고등학교 2학년이며, 15분 이상 독서하고 나면 눈이 피로하고 시력이 흐려서 불편을 겪는다. 고등학교에 다니는 동안 이와 비슷한 문제점을 계속 호소하였으나, 신학기가 시작된 이래 더욱 악화되었다. 건강은 양호한 편이며, 어떤 약을 복용하지도 않는다. 2년 전에 검사를 받았고, 그 당시 눈이 정상이라고 했다.

검사 결과	
시력(원거리, 미교정 상태):	OD : 20/20, OS: 20/20
시력(근거리, 미교정 상태):	OD : 20/20, OS: 20/20
폭주 근점 :	
조절자극용 타게트:	7 cm
펜라이트 :	7 cm
가림검사(원거리) :	정위
가림검사(근거리) :	2△ 내사위
자각식 굴절검사 :	OD : S +0.50D(20/20), OS : S +0.50D(20/20)
조절마비 굴절검사 :	OU : S +1.50D
원거리 수평사위 :	정위
BI 버전스(원거리) :	X / 7 / 4
BO 버전스(원거리) :	X / 18 / 10
근거리 수평사위 :	2△ 내사위
−1.00D 가입 경사 사위도 :	8△ 내사위
경사 AC/A비 :	6 / 1
계산 AC/A비 :	6.8 / 1
BI 버전스(근거리) :	8 / 20 / 12
BO 버전스(근거리) :	6 / 17 / 10
버전스 용이성 :	14 cpm
음성상대조절/양성상대조절 :	+2.50 / −1.00D
조절력(푸쉬업) :	OD : 7D, OS : 7D
단안 조절 용이성 :	OD : 0 cpm, 마이너스 렌즈 가입시 실패 OS : 0 cpm, 마이너스 렌즈 가입시 실패

양안 조절 용이성 :	0 cpm, 마이너스 렌즈 가입시 실패
단안평가검영법(MEM Retinoscopy) :	OD : +1.50, OS : +1.50

동공 기능은 정상, 모든 외안부 및 내부 건강상태는 양호, 편위는 일치성이며, 색각검사 결과 정상으로 나타남.

분석

내력으로부터 불편한 증상은 눈의 사용과 연관된 것으로 보인다. 의학적인 내력은 특이한 사항이 없으며, 약을 복용하지도 않는다. 신학기가 시작되고 문제점이 악화되었고, 독서를 시작하고 난 후 바로 불편한 증상이 발생한다. 내력에 의하면 문제점의 원인은 기질적이 아니라 기능적인 것으로 보인다. 근거리에서 내사위이기 때문에 음성융합버전스 그룹의 데이터부터 분석하였다. 간접 측정값(양성상대조절력, 양안 조절 용이성, MEM 검영값) 모두 음성융합버전스와 관련된 잠재적인 문제점을 제시한다. 그러나 직접 측정값인 근거리 BI 버전스와 버전스 용이성은 정상이다. 마이너스 렌즈를 가입했을 때 어려운 점은 낮은 음성융합버전스가 원인이 아닌 것으로 보인다. 가장 가능성이 높은 원인은 조절과 관련된 문제점이다. 조절 관련 그룹의 데이터를 분석하면 조절 자극이 요구되는 모든 작업을 할 때 어려움이 명백해진다. 낮은 조절력, 감소된 양성상대조절력, 단안 및 양안 조절 용이성의 불량함 및 높은 MEM 검영값 등이 모두 조절부족의 특징이다.

처치

독서용 안경을 처방하였다. 최종 처방은 조절 및 양안시 관련 검사와 굴절검사 결과의 분석을 기초로 하였다. 자각식 굴절검사, NRA/PRA 관계로부터 가입도가 +0.75D 필요한 것으로 제시되었고, MEM 검영값은 예상값보다 +1.00D가 더 높았으며, 근거리 사위는 2△ 내사위였고 AC/A 비는 6/1 이었다. 이러한 결과를 기초로 근용 안경을 OU S +1.25D로 처방하였다. 이 안경을 독서용으로 착용하도록 하고 6주일이 지난 다음 검사를 받으러 방문하도록 했다.

6주일이 지난 후 안경을 사용할 때 불편한 증상이 완전히 사라졌다고 보고했다. 이 때 자각식 검사값을 착용시키고 검사한 결과는 다음과 같다 :

음성상대조절 :	+2.50D
양성상대조절 :	−1.50D
단안 조절 용이성 :	4 cpm

양안 조절 용이성 :	4 cpm
MEM 검영값 :	+1.00D
조절력 :	좌우안 모두 9D

불편한 증상을 느끼지 않지만, 검사값은 조절자극과 관련하여 계속 어려움이 있음을 보였다. 비록 독서용 안경을 사용해야 하지만 결과에 아주 만족하기 때문에 부가적인 처치를 추천하지 않기로 했다. 또 다른 가능한 선택은 독서용 안경에 덜 의존하게 되도록 조절기능을 정상화시키기 위하여 시기능 훈련을 추천할 수 있다.

이 사례는 가장 흔한 조절부족 유형의 대표적인 것이다. 굴절이상을 교정하고 가입도 렌즈를 처방하여 흔히 불편한 증상을 충분히 제거시킬 수 있다. 독서용 안경을 4~6주 동안 착용한 후에도 불편한 증상이 제거되지 않거나 검사값이 정상으로 되지 않는다면, 표 11.3 및 11.4에 열거한 시기능 훈련 프로그램을 추천할 수 있다.

사례 11.2 조절지속능력부족(Ill-Sustained Accommodation)

내력

13세의 중학교 1학년이며, 30~40 분 정도 독서하고 나면 불편하고 시력이 흐리며 눈물을 흘린다. 이러한 문제점이 6~9개월 전부터 시작되었고, 두 명의 다른 안과의사를 방문했었다. 그러나 아무도 그의 눈과 관련된 문제점을 발견하지 못했다. 전에 눈과 관련된 문제점이 없었고 안경을 착용하지 않았다. 건강은 양호한 편이며, 약을 복용하지도 않는다.

검사 결과	
시력(원거리, 미교정 상태) :	OD : 20/20, OS : 20/20
시력(근거리, 미교정 상태) :	OD : 20/20, OS : 20/20
폭주 근점 :	
조절자극용 타게트 :	5 cm
펜라이트 :	5 cm
가림검사(원거리) :	정위
가림검사(근거리) :	4△ 외사위
자각식 굴절검사 :	OD : plano, OS : plano
조절마비 굴절검사 :	OU : S +0.50D
원거리 수평사위 :	정위
BI 버전스(원거리) :	× / 6 / 4
BO 버전스(원거리) :	× / 16 / 9
근거리 수평사위 :	4△ 외사위
−1.00D 가입 경사 사위도 :	정위

경사 AC/A비 :	4 / 1
계산 AC/A비:	4.4 / 1
BI 버전스(근거리) :	9 / 15 / 10
BO 버전스(근거리) :	10 / 17 / 10
버전스 용이성 :	16 cpm
음성상대조절/양성상대조절 :	+2.50 / −2.00D
조절력(푸쉬업) :	OD : 10D, OS : 10D
단안 조절 용이성 :	OD : 5 cpm, 〈−〉 렌즈 가입시 어려움, 30초 후 악화 OS : 5 cpm, 〈−〉 렌즈 가입시 어려움, 30초 후 악화
양안 조절 용이성 :	3 cpm, 〈−〉 렌즈 가입시 어려움, 30초 후 악화
단안평가검영법(MEM Retinoscopy) :	OD : +0.75, OS : +0.75

동공 기능은 정상, 모든 외안부 및 내부 건강상태는 양호, 편위는 일치성이며, 색각검사 결과 정상으로 나타남.

분석

이 사례에서 원거리와 근거리 사위는 모두 정상이다. 그러므로 초기 접근법은 조절 관련 그룹의 데이터를 분석하는 것이다. 이 데이터를 조사하면 단안 및 양안 조절 용이성에서 구별하기 곤란한 어려움이 드러난다. 전반적인 수행능력은 경계치에 해당한다. 그러나 중요한 사항은 마이너스 렌즈가 가입되었을 때 30초가 지나면 수행능력이 악화된다는 점이다. 이 사항을 관찰한 후, 1분에 걸쳐 조절력을 10회 정도 반복하여 측정했다. 측정을 반복할수록 조절력이 점차 감소하여 마지막 측정값은 좌우안 모두 8D였다. 양성상대조절력은 약간 감소되고 MEM 검사값은 정상보다 약간 높은 편이었지만, 다른 모든 검사값은 기본적으로 정상 범위였다.

이 사례는 조절지속능력부족(ill-sustained accommodation)의 특징이다. 이전에 두 명의 의사가 문제점을 발견하지 못한 점을 쉽게 이해할 수 있다. 조절 용이성 검사를 하지 않았고 조절력을 한 번만 측정했을 가능성이 높다. 따라서 이처럼 구별하기 곤란한 상태를 인식하고 진단하는데 도움을 주는 결과가 나타날 수 있는 검사를 실시하는 것이 중요하다.

처치

이 사례에서 첫 번째 고려할 사항은 굴절이상의 교정 렌즈 및 가입도 렌즈를 처방하는 것이다. 굴절이상이 없지만, 양성상대조절이 미세하게 감소되고 MEM 검사값이 정상보다 약간 높은 편이었다. 이들 검사값 모두 근용으로 플러스 가입도 렌즈가 도움이 될 것임을 제시한다. 당사자 및 부모와 함께 처치법을 상의할 때, 가능하면 안경을 사용하지 않고 이 문제점을 해결하기 원하는 것으로 나타났다. 그러므로 시기능 훈련을 처방하고, 표 11.3 및 11.4에 명시된 표준 시기능 훈련 프로그램을 실시하도록 추천했다. 18회의 방문 치료가 필요하였고, 치료를 마치고 검사했을 때 다음과 같은 결과를 얻었다:

조절력 :	좌우안 모두 14D
단안 조절 용이성 :	좌우안 모두 18 cpm
양안 조절 용이성 :	15 cpm
MEM 검영값 :	좌우안 모두 +0.50D

이제 독서할 때 편안해졌고, 요구하는 시간만큼 흐린 상태나 불편을 느끼지 않고 독서할 수 있게 되었다.

시기능 강화 훈련을 중단시키고 앞 장에서 설명한 것처럼 시기능 유지 프로그램을 처방하였다.

사례(폭주부족과 연관된 조절부족 ; 거짓 폭주부족)

조절부족은 가끔 폭주부족과 연관될 수 있다. 그러한 경우 조절이상이 주된 문제점이 될 수 있다. 가성 폭주부족의 예는 제 8장의 사례 8.3을 참고하기 바란다.

조절과다(Accommodative Excess)

배경

조절과다는 조절이완이 요구되는 모든 작업에 어려움을 갖는 상태이다. 이 상태에 대하여 문헌마다 일치하지 않고 몇 가지 혼란스러운 점이 있다. 조절과다와 교대로 사용되는 몇 가지 용어는 모양체경련(ciliary spasm), 조절경련(accommodative spasm), 근접반사경련(spasm of near reflex) 및 가성근시(pseudomyopia) 등이다. Rutstein 등[30]은 최근 연구에서 조절경련에 대한 17개의 사례를 고찰하였다. 그들은 조절경련을 조절 반응이 조절자극을 초과하는 상태라고 정의하였고, 동적검영법을 사용하여 조절반응을 측정하였다. 4년 동안 자신의 클리닉에서 얻은 조절경련에 관한 17개 사례만의 경험을 부분적으로 적용하여, 조절경련은 드문 상태라고 결론지었다. Daum의 연구에서 조절 관련 문제점을 가진 114명 가운데 2.6%만 조절과다였다[16]. Rouse 등[31]은 721명의 초등학생을 대상으로 MEM 검영법을 실시하여 1% 만이 0.50D 이상의 과조절 상태였음을 발견하였다. Miller[12]는 조절경련과 근접반사경련에 관한 논의에서, 기질적인 질환이 없는 피검자에서 기능적인 이상으로 가장 자주 발견되는 상태라고 정의하였다. 그는 조절, 폭주 및 축동이 간헐적으로 침범을 받는 특징을 가진 문제점이라고 설명하였다. 그는 축동이 항상 존재하며 상당한 정도라고 강조하였다. 그가 설명한 상태는 또한 흔히 단안이나 양안의 외전이 충분하지 못하며 심한 근시와 연관이 있다. 이것은 발생빈도가 충분히 밝혀지지 않은 상태를 기초로 할 때 실제 드문 상태인, 근접반사경련(spasm of near reflex)의 고전적인 정의이다.

그러나 이 상태는 우리가 여기에서 설명하는 것이 아니다. 위에서 설명하고 요즘까지 실시된 대부분의 연구에서 사용하고 있는 조절경련/조절과다의 정의는 너무 한정적이라고 생각된다. 다른 보고에서 조절경련이나 근접반사경련이라고 부르는 이상상태는, 여기에서 조절과다라고 설명하는 더 약한 이상상태에 속하지만 정도가 아주 심한 유형일 것이다. 그러나 여기서 조절과다라고 설명한 이상상태는, 진단하는데 제 2 장에서 설명한 모든 조절 관련 그룹 데이터의 분석이 요구되며 정확하게 구분하기가 더욱 애매한 상태이다. 이것은 조절력, 단안 및 양안 조절 용이성, 음성상대조절과 양성상대조절력, MEM 검영법 및 양안시 크로스실린더 검사 등이 포함된다. MEM 및 양안시 크로스실린더 검사에 대한 반응이 plano 나 +0.25D 이지만, 단안 조절 용이성 및 음성상대조절력 검사에서 플러스 렌즈가 가입되었을 때 선명하게 볼 수 없는 문제점이 있는 조절 기능이상의 경우를 가끔 발견한다. 아직도 그러한 상태를 과조절(overaccommodation), 축동 또는 외전의 제한 상태 등이 심하지 않지만 조절과다로 구분한다. 밑에서 설명한 조절과다의 진단 기준을 사용하면 이 상태가 그렇게 드문 것은 아니다. 이 장에서 언급한 것처럼 구분하기가 더욱 애매한 상태에 대하여 조절과다라는 용어를 사용하고, 근접반사경련은 조절경련의 심한 상태를 나타내는데 사용할 것을 제안한다. 조절과다에 대한 동의어로 가성근시라는 용어를 사용하는 것은 혼란을 일으킬 수 있는 또 다른 부분이다. 확실히 조절과다는 가성근시와 연관될 수 있다. 그러나 가끔 가성근시가 고립적으로 발생하는 경우도 있다. 여기서 제시하는 조절과다의 정의는 조절과다의 여러 가지 징후 가운데 한 가지로 가성근시를 포함하고 있다. 그러나 조절과다를 진단 할 때 가성근시가 필수적인 징후는 아니다.

Scheiman 등[9] 및 Porcar와 Nartinez-Palomera[10]는 이처럼 덜 제한적인 정의를 사용하여, 조절과다가 이전에 보고된 것보다 더 흔한 상태임을 밝혔다. Scheiman 등은 1650명의 어린이 가운데 2.2%가 조절과다였다고 보고했으며, Porcar와 Nartinez-Palomera는 대학생 집단에서 10.8%가 조절과다였다고 보고했다.

특징

증상

대부분의 증상은 독서나 기타 근거리 작업과 연관되며, 공통적인 불편함은 짧은 시간 독서한 후 나타나는 흐려 보임, 두통 및 눈의 피로감, 눈부심, 독서에 집중하기 어려움 및 복시 등을 포함한다(표 11.5). 흐려 보이는 증상은 근거리 작업 및 칠판을 보거나 TV를 시청하거나 운전하는 등의 원거리 작업과도 연관될 수 있다. 조절과다와 연관된 흐려 보임의 특징은 흔히 상태가 변동적이며 하루 일과가 끝날 무렵이나 근거리 작업을 과도하게 한 후에 더 악화된다.

징후

조절과다의 징후는 표 11.5와 같다.

조절과다에서는 조절을 이완시켜야 하는 모든 옵토메트리 검사값이 감소할 것이다. 단안 및 양안 조절 용이성 검사에서 플러스 렌즈를 가입시켰을 때와 음성상대조절력을 측정할 때 어려움을 가질 것이다. MEM 검영값 및 양안시 크로스실린더 검사값은 예상보다 플러스 도수가 더 낮을 것이다. 모든 조절이상과 마찬가지로, 흔히 양안시 관련 문제점과 연관될 수 있다(표 11.5). 이러한 기준은 다른 연구자가 제시한 것보다 더 광범위하다는 점을 기억할 필요가 있다.

내사위 및 외사위가 조절과다와 함께 존재할 수 있다. 조절 관련 문제점이 제 1차적인 상태라면, 조절 자극에 비해 과다하게 조절할 것이다. 이것은 과다한 조절성폭주와 근거리에서 내사위를 유발한다. 또 다른 가능한 상황은 폭주부족이 1차적인 이상이고 조절과다가 2차적인 것이다. 예를 들어 많은 폭주부족자는 부적합한 양성융합버전스를 보충하기 위하여 조절성폭주를 사용한다. 조절성폭주를 과다하게 지속적으로 사용하면 조절과다 상태가 유발될 수 있다.

양안시 및 조절 관련 검사결과의 분석

조절 및 양안시 관련 데이터의 분석을 위한 출발점은 원거리 및 근거리의 사위도에 관한 것이다. 조절 기능이상의 경우 흔히 사위도가 예상값을 벗어난다. 위에서 언급한 것처럼 조절과다는 외사위나 내사위와 연관될 수 있다. 그러한 경우 관련 그룹의 데이터를 주의하여 분석해야 한다. 예를 들어 사례 11.4에서 15~20분 정도 독서하면 흐려 보이는 증상이 나타

표 11.5. *조절과다(Accommodative excess)의 증상과 징후*

증상

이들 증상은 일반적으로 독서 및 기타 근거리 작업을 위한 눈의 사용과 관계있다:

장기간 지속된 상태
독서나 기타 근거리 작업을 한 후 흐려 보이는 상태가 악화됨
두통
눈 피로
독서시 문제점
원거리에서 근거리 물체로 초점을 맞추기가 어려움
빛에 예민함

징후

조절 이완의 직접 측정

단안 조절 용이성 검사에서 +2.00D 렌즈 가입시 선명도를 유지하기가 어려움
MEM 검영값이 낮음

조절 이완의 간접 측정

양안 조절 용이성 검사에서 +2.00D 렌즈 가입시 선명도를 유지하기가 유지가 어려움
양안시 크로스실린더 검사값이 낮음
근거리에서 BI 흐린 값이 낮음

난다. 또한 하루 일과가 끝나고 귀가하기 위하여 운전할 때 아침과 비교하여 사물이 흐려 보이므로 불편을 겪는다. 가림검사 결과 원거리는 정위이고 근거리는 2△ 내사위이다. 제 2장의 그림 2.4에 예시된 것처럼, 굴절이상과 기질적인 원인을 제거시킨 후, 초기에 가장 좋은 접근법은 근거리에서 내사위 및 음성 융합버전스가 낮은 유형의 문제점을 검토하는 것이다. 그러므로 근거리에서 BI 버전스, 양성상대조절력, 마이너스 렌즈에 의한 양안 조절 용이성 검사, MEM 검영법 및 양안시 크로스실린더 검사 등을 포함하는 음성 융합버전스 관련 그룹의 데이터를 분석한다. 사례 11.4는 음성 융합버전스의 간접 측정값이 모두 정상임을 나타낸다. 양성상대조절력 및 마이너스 렌즈를 가입시켰을 때 양안 조절 용이성 검사값이 정상이다. MEM 검영값은 예상보다 플러스 도수가 더 낮다. smooth 및 step 버전스 검사값 역시 정상이다. 그러므로 이 데이터는 폭주과다나 음성 융합버전스가 낮은 내사위 등의 문제점을 제시하지 않는다. 제 2장의 그림 2.5에 예시된 것처럼, 양안시와 관련된 문제점이 제거되면, 조절 관련 그룹의 데이터를 분석해야 한다. 이 데이터는 조절력이 정상이고, 음성상대조절이 감소된 점과 함께 단안 조절 용이성 검사에서 +2.00D 렌즈가 가입되었을 때 선명하게 볼 수 없으며, MEM 검영값이 낮고, 양안 조절 용이성 검사에서 +2.00D 렌즈가 가입되었을 때 선명하게 볼 수 없는 상태를 드러낸다. 이러한 검사값을 그룹으로 분석하면 조절이완이 요구되는 모든 검사에 어려움이 있음을 나타내며, 이로부터 조절과다의 진단을 확신할 수 있다.

정밀진단

조절과다의 정밀진단은 표 11.6과 같다.

조절과다는 표 11.5에서 언급된 것처럼 시각적인 문제점 이외에 심각한 결과를 초래하지 않는 양성 상태로 고려되며, 다른 유형의 조절 이상과 구별되어야 한다. 정밀하게 진단하는데 주요한 사항은 조절이완 능력을 평가하는 모든 검사에서 반응이 불량하다는 점이다. 조절부족에서 마이너스 렌즈를 가입시켰을 때 문제가 있으며, 조절 용이성부족은 플러스 및 마이너스 렌즈를 가입시켰을 때 검사값이 감소할 것이다.

이 장의 앞에서 언급한 것처럼, 기질적인 원인을 가질 수 있는 조절과다의 유형은 흔하지 않은 것으로 보고되었다. 근접반사경련은 표 11.6에 열거된 질환이나 약물에 의해 2차적으로 발생할 수 있다고 보고되었다. 조절과다의 모든 경우에서 이처럼 보다 심각한 잠재적인 병인이 배제되어야 한다. 이러한 정밀 진단은 내력에 크게 좌우된다. 전형적으로 조절과다는 장기간 지속되며 만성적인 불편함 및 건강에 대한 특이한 내력이 없으며, 조절에 영향을 주는 것으로 알려진 약물에 대해서도 별다른 내력이 없다. 기능적인 원인을 갖는 것으로 생각되는 조절과다를 처치할 때, 증상이나 검사값이 예상했던 것처럼 개선되지 않는다면, 상태에 대한 병인을 다시 검토하는 것이 현명하다.

표 11.6. *조절과다의 정밀 진단*

구별해야 할 기능적 이상상태	
폭주 과다	기본 내사위
조절부족	조절 용이성부족
조절과다의 비기능적 원인	
양측성	단안성
약물	**눈의 국부 질환**
콜린성제제(Cholinergic drugs)	없음
모르핀	
강심제(Digitalis)	
Sulfonamides 및 carbonic anhydrase inhibitor	
일반적인 질환 : 성인	**일반적인 질환 : 성인**
뇌염	삼차신경통(Trigeminal neuralgia)
매독	
일반적인 질환 : 어린이	
유행성 감기(influenza)	
뇌염	
뇌막염(Meningitis)	

양안과 관련된 문제점이 처음에 단안으로 시작할 수 있다.

처치

굴절이상 교정렌즈

미교정 굴절이상이 조절피로의 원인이 될 수 있기 때문에, 비정시의 교정을 첫 번째 치료법으로 고려할 것을 추천한다. 조절과다를 치료할 때, 굴절이상이 낮더라도 상당한 영향을 줄 수 있다. 적은 양의 원시, 난시 및 부등시를 처방하면 즉시 불편한 증상이 어느 정도 개설될 수 있다.

가입도 렌즈

조절과다에서 근거리 검사값을 분석하면 플러스 가입도 렌즈가 도움이 되지 않을 것이라는 점을 분명히 알 수 있다. 낮은 음성상대조절력, 조절 용이성 검사를 하는 동안 플러스 렌즈를 가입시켰을 때 선명하게 보기 어려움, 정상적인 조절력 및 낮은 MEM 검영값 등은 모두 근거리에서 플러스 도수가 도움이 되지 않는다는 점을 제시하는 데이터의 예이다.

시기능 훈련

조절과다에 대한 시기능 훈련 프로그램은 검사실에서만 실시할 경우 일반적으로 12~24회 방문이 필요하다. 시기능 훈련의 전체 횟수는 피검자의 나이, 동기 및 훈련 태도에 따라 다르다.

특수 시기능훈련 프로그램

밑에 추천된 모든 시기능 훈련은 제 5~7장에서 자세하게 설명되었다.

제 1단계

훈련의 제 1단계는 표 11.7에 열거된 목표를 달성하기 위한 것이다.

피검자와 편안한 분위기를 조성하고, 훈련기간 전체에 사용될 여러 가지 피드백 기전을 인식시킨 다음, 훈련 자체의 첫 번째 목표는 피검자의 조절 이완 능력을 개선시키는 것이다. 이 단계에서 강조할 사항은 조절 반응의 속도가 아닌 양이다. Lens Sorting, Hart Chart 및 Loose Lens Rock 등이 유용한 훈련이다.

조절과 버전스 사이에 발생하는 상호작용으로 인해 개산 훈련을 동시에 실시하는 것도 유

표 11.7. *조절과다를 위한 시기능 훈련*

제 1단계 : 목표
- 피검자와 함께 훈련할 수 있는 여건을 조성한다.
- 훈련을 실시하는 동안 사용될 여러 가지 피드백 기전의 인식능력을 개발시킨다.
- 개산 및 조절이완 상태의 느낌을 개발시킨다.
- 근거리에서 음성 융합버전스의 폭(smooth 또는 tonic 버전스 요구)을 정상화시킨다.
- 조절력 및 조절 자극과 이완 능력을 정상화시킨다.

제 2단계 : 목표
- 양성 융합버전스의 폭(smooth 또는 tonic 버전스 요구상태)을 정상화시킨다.
- 근거리에서 음성 융합버전스 용이성(jump 또는 phasic 버전스 요구)을 정상화시킨다.
- 양성 융합버전스 용이성(jump 또는 phasic 버전스 요구)을 정상화시킨다.

제 3단계 : 목표
- 중간거리에서 음성 융합버전스의 폭을 정상화시킨다.
- 원거리에서 음성 융합버전스 용이성을 정상화시킨다.

익하다. 목표는 피검자가 조절과 폭주를 이완시키는 느낌과 개념을 인식하도록 돕기 위한 것이다. 그러므로 제 1단계 훈련을 실시하는 동안 개산 훈련을 실시하는 것이 유익하다. 유용한 방법은 Vectogram, Tranaglyph 및 컴퓨터 Orthoptics Random Dot 프로그램 등이다.

종료점

다음 과정에 도달했을 때 제 1단계 훈련을 마친다 ;

- +2.00D 렌즈가 가입되었을 때 단안으로 20/30 크기의 시표를 선명하게 볼 수 있다.
- Tranaglyph나 다른 개산 훈련에서 15△ 정도까지 개산하며 융합할 수 있다.
- 컴퓨터 Orthoptics Random Dot 프로그램에서 15△ 정도까지 개산하며 융합할 수 있다.

제 1단계에 대한 표준 시기능훈련 프로그램은 표 11.8과 같다. 이 프로그램은 검사실의 훈련을 보충하기 위해 집에서 훈련하는데 사용될 수 있는 몇 가지 방법을 포함한다.

제 2단계

제 2단계 훈련은 표 11.7에 열거된 목표를 달성하기 위한 것이다.

제 1단계와 대조적으로, 이제 조절반응의 속도를 강조한다. 또한 플러스 렌즈뿐 아니라 마이너스 렌즈를 사용하여 계속 훈련하는 것이 중요하다. 목표는 가능한 신속하게 조절을 자극하고 이완할 수 있도록 하는 것이다. 조절반응의 속도를 강조하면서 플러스 및 마이너스 렌즈를 사용하여 제 1단계에서 적용된 방법을 반복하여 실시할 수 있다. 또한 Red Red Rock과 Bar Reader 등의 양안 조절 용이성 훈련 및 Vectogram과 Tranaglyph 등의 타게트를 사용하여 양안 융합버전스 용이성 훈련을 병행한다.

이제 개산 훈련과 함께 폭주 훈련을 추가하고, phasic 버전스의 변화를 강조하는 양안시

표 11.8. *조절과다를 위한 표준 시기능훈련*

제 1단계

제 1 과정 및 제 2 과정

검사실에서 훈련

- 시각적 문제점의 특성, 시기능 훈련의 목표, 여러 가지 피드백 단서, 훈련의 중요성 등을 논의한다.
- Lens Sorting
- Loose Lens Rock(플러스 렌즈로 시작)
- Brock String
- Tranaglyph 또는 Vectogram: BI
  1. Tranaglyph 515나 Quoit Vectogram처럼 주변부 융합 타게트로 시작.
- Computer Orthoptics Random Dot Program: BI

집에서 훈련

- Loose Lens Rock
- Brock String

제 3 과정 및 제 4 과정

검사실에서 훈련

- Hart Chart Rock
- Loose Lens Rock: 플러스 렌즈
- Bug On String
- Tranaglyph 또는 Vectogram : BI
  1. Clown, Bunny Tranaglyphs; Clown, Topper Vectogram처럼 중심부 융합이 더욱 요구되는 타게트를 사용.
- Computer Orthoptics Random Dot Program: BI

집에서 훈련

- Loose Lens Rock
- Bug On String

제 5 과정에서 제 8 과정

검사실에서 훈련

- Hart Chart Rock
- Bug On String
- Loose Lens Rock: 마이너스 렌즈 훈련 첨가
- Tranaglyph 또는 Vectogram : BI
  1. Tranaglyph Sports slide, Faces target 및 Spirangle Vectogram 등과 같이 전체적으로 더 세밀한 타게트를 사용
- Computer Orthoptics Random Dot Program: BI

집에서 훈련

- Hart Chart Rock
- Tranaglyph : BI

훈련으로 진행한다. 이 단계의 마지막에는 폭주 및 개산 훈련을 위하여 Aperture Rule 및 컴퓨터 Orthoptics Random Dot 프로그램을 실시해야 한다.

종료점

제 2단계 훈련은 다음 사항이 가능하면 종료한다:

- +2.00D/−6.00D 렌즈가 가입되었을 때 단안으로 20/30 크기의 시표를 1분에 20회 선명하게 볼 수 있다.

표 11.8. *조절과다를 위한 표준 시기능훈련(계속)*

제 2 단계

제 9 과정 및 제 10 과정

검사실에서 훈련

- Loose Lens Rock : 플러스 및 마이너스 렌즈를 사용하고 속도를 변수에 추가
- jump vergence 요구를 만들기 위해 Tranaglyph나 Vectogram을 수정 : BI
- 고정 Tranaglyph
- Tranaglyph 515나 Quoit Vectogram: BO
- 양안 조절 훈련법 : ±렌즈를 사용하는 위에서 열거한 다른 양안 훈련법을 사용

집에서 훈련

- 고정 Tranaglyph
- Loose Lens Rock(속도를 강조)

제 11 과정 및 제 12 과정

검사실에서 훈련

- Loose Lens Rock : 플러스 및 마이너스 렌즈를 사용하고 속도를 변수에 추가
- 양안 조절 훈련법 : ±렌즈를 사용하는 위에서 열거한 다른 양안 훈련법을 사용
- jump vergence 요구를 만들기 위해 Tranaglyph나 Vectogram을 수정 : BI
- Aperture Rule : BI
- 더 중심부 융합자극이 있는 Tranaglyph 또는 Vectogram : BO

집에서 훈련

- ± 플리퍼 렌즈를 이용한 고정 Tranaglyph

제 13 과정에서 제 16 과정

검사실에서 훈련

- 양안 조절 훈련법 : ±렌즈를 사용하는 위에서 열거한 다른 양안 훈련법을 사용
- Aperture Rule : BI 및 BO
- Eccentric Circle이나 Free Space Fusion Card : BI
- Computer Orthoptics Random Dot Vergence Program : BI과 BO 모두
- jump vergence 요구를 만들기 위해 Tranaglyph나 Vectogram을 수정 : BO

집에서 훈련

- Eccentric Circle이나 Free Space Fusion Card : BI

- +2.00D/-2.00D 렌즈가 가입되었을 때 양안으로 20/30 크기의 시표를 1분에 15회 선명하게 볼 수 있다.
- Aperture Rule을 사용하여 폭주 상태에서 카드 12번, 개산 상태에서 카드 6번을 융합할 수 있다.

제 2단계에 대한 표준 시기능훈련 프로그램은 표 11.8과 같다. 이 프로그램은 검사실의 훈련을 보충하기 위해 집에서 훈련하는데 사용될 수 있는 여러 가지 방법을 포함한다.

제 3단계

제 3단계의 훈련은 표 11.7에 열거된 목표를 달성하기 위한 것이다.

표 11.8. *조절과다를 위한 표준 시기능훈련(계속)*

제 3 단계
제 17 과정에서 제 20 과정 *검사실에서 훈련* • ±렌즈 및 Aperture Rule을 사용한 양안 조절 훈련 • 폴라로이드나 적녹 플리퍼와 함께 Tranaglyph나 Vectogram • Eccentric Circle이나 Free Space Fusion Card: BI 및 BO • Computer Orthoptics Random Dot Vergence Program: step – jump vergence *집에서 훈련* • Eccentric Circle이나 Free Space Fusion Card: BI 및 BO
제 21 과정 및 제 22 과정 *검사실에서 훈련* • ±렌즈 및 Aperture Rule을 사용한 양안 조절 훈련 • 폴라로이드나 적녹 플리퍼와 함께 Tranaglyph나 Vectogram • Eccentric Circle이나 Free Space Fusion Card: BI 및 BO • Computer Orthoptics Random Dot Vergence Program: jump – jump vergence *집에서 훈련* • Eccentric Circle이나 Free Space Fusion Card: BI 및 BO
제 23 과정 및 제 24 과정 *검사실에서 훈련* • ±렌즈 및 Eccentric Circle을 사용한 양안 조절 훈련 • 폴라로이드나 적녹 플리퍼와 함께 Tranaglyph나 Vectogram • rotation 및 version과 함께 Eccentric Circle이나 Free Space Fusion Card • rotation과 함께 Computer Orthoptics Vergence Program *집에서 훈련* • Eccentric Circle이나 Free Space Fusion Card: ± 플립 렌즈와 함께 개산/폭주

제 3단계 훈련을 실시하는 동안 조절과 양안시의 통합 훈련을 중점적으로 실시한다. Aperture Rule, Eccentric Circle, Free Space Card 및 Computer Orthoptics의 Step-Jump 버전스 훈련 프로그램 등과 같은 phasic 양안시 훈련이 유익하다. 위에 열거된 phasic 양안시 훈련과 함께 플립 렌즈를 이용한 양안 조절 용이성 훈련을 실시해야 한다. 또한 조절 훈련과 홱보기 및 동향운동을 병행한 양안시 훈련을 추가해야 한다. Eccentric Circle이나 Free Space Fusion Card를 다른 주시 위치로 이동시키거나 플립 렌즈와 함께 여러 가지 위치에 있는 여러 세트의 카드를 사용하는 것이 이러한 목표를 달성하는데 우수한 방법이다. Rotation과 함께 Brock String 훈련 및 Rotation과 함께 Computer Orthoptics 버전스 훈련과 같은 다른 방법 역시 유익하다.

종료점

다음 사항이 가능하면 제 3단계의 훈련을 마친다 :

- Eccentric Circle 및 Free Space Fusion Card가 함께 놓여 있을 때, 카드를 천천히 회전시키고 +2.00/−2.00 렌즈가 가입될 때 선명한 양안 단일시를 유지할 수 있다.

앞 장에서 설명한 것처럼, 훈련을 실시하고 성과가 있는지 여부를 파악하기 위하여 절반 정도 진행한 다음 다시 평가하고, 훈련을 마칠 때 다시 평가해야 한다. 시기능 훈련의 모든 목표를 달성하고 시기능 훈련을 마쳤을 때, 제 8장에서 자세하게 소개하고 표 8.10에 언급된 시기능을 유지시키기 위한 가정 치료 프로그램을 추천한다.

사례(조절과다)

다음 사례는 임상에서 접할 수 있는 조절과다를 예시한 것이다.

사례 11.4 조절과다

내력

22세의 회계업무를 하며, 운전할 때 가끔 사물이 흐려 보이고 하루 일과가 끝났을 때 눈이 피로하므로 불편을 겪는다. 가끔 눈이 매우 피곤해서 저녁에 집에서 신문을 읽고 싶은 기분조차 들지 않을 때도 있다. 운전할 때 시각적으로 불편을 느끼는 것과 관련하여, 회사에 출근할 때에는 시력이 좋지만, 야간에 귀가할 때에는 흐려 보인다. 대학을 졸업하고 1년 전부터 현재 직장에 근무하고 있으며, 문제점이 진행한다고 주장했다. 어릴 때 여러 번 눈검사를 받았으며, 검사할 때마다 눈이 정상이라고 판정을 받았다. 최근 건강검진을 받았을 때 정상이었고 아무런 약도 복용하지 않는다.

검사 결과	
시력(원거리, 미교정 상태) :	OD : 20/20-2, OS : 20/20-2
시력(근거리, 미교정 상태) :	OD : 20/20, OS : 20/20
폭주 근점 :	
조절자극용 타게트 :	5 cm
펜라이트 :	5 cm
가림검사(원거리) :	정위
가림검사(근거리) :	2△ 내사위
자각식 굴절검사 :	OD : S -0.25D(20/20), OS : Plano -0.25 X 90(20/20)
원거리 수평사위 :	정위
BI 버전스(원거리) :	X / 6 / 3
BO 버전스(원거리) :	10 / 20 / 9
근거리 수평사위 :	2△ 내사위
-1.00D 가입 경사 사위도 :	5△ 내사위
경사 AC/A비 :	3 / 1
계산 AC/A비 :	6.8 / 1
BI 버전스(근거리) :	4 / 16 / 12
BO 버전스(근거리) :	18 / 25 / 16
버전스 용이성 :	12 cpm
음성상대조절/양성상대조절 :	+1.25/-2.50D
조절력(푸쉬업) :	OD : 10D, OS : 10D
단안 조절 용이성 :	OD : 2 cpm, 플러스 렌즈 가입시 반응 느림 OS : 2 cpm, 플러스 렌즈 가입시 반응 느림
양안 조절 용이성 :	0 cpm, 플러스 렌즈 가입시 선명하게 볼 수 없음
단안평가검영법(MEM Retinoscopy) :	OD : -0.25, OS : -0.25
동공 기능은 정상, 모든 외안부 및 내부 건강상태는 양호, 편위는 일치성이며, 색각검사 결과 정상으로 나타남.	

분석

근거리에서 내사위이기 때문에 음성융합버전스 그룹의 데이터를 분석하였다. 이 사례에서 직접 및 간접 측정한 음성 융합버전스가 모두 적절하였다. Smooth 버전스는 양성상대조절력 및 양안 조절 용이성 검사값처럼 정상이다. 제 2장에서 제시한 것처럼, 다음 단계는 조절 관련 그룹의 데이터를 분석하는 것이다. 모든 조절 관련 검사값은 조절을 이완시키는 데 어려움이 있음을 보였다. 음성상대조절력 및 단안 조절 용이성 검사값이 모두 낮았고, MEM 검영값은 과조절 상태를 보였다. 이러한 분석을 기초로 조절과다라고 진단하였다.

이 사례에서 증상은 조절과다 상태의 특징이다. 하루 일과를 마쳤을 때 원거리 시력이 더욱 흐려지기 때문에 불편을 겪는다. 이것은 진단을 기초로 쉽게 설명할 수 있다. 하루 종일 작업한 후 조절경련 상태가 되어 원거리 시력이 흐려진다.

처치

3개월에 걸쳐 15회 방문하도록 시기능 훈련 프로그램을 처방하였다. 시기능 훈련을 마치고 검사한 결과는 다음과 같다 :

시력(원거리, 미교정 상태) :	OD : 20/20, OS : 20/20
시력(근거리, 미교정 상태) :	OD : 20/20, OS : 20/20
가림검사(원거리) :	정위
가림검사(근거리) :	정위
자각식 굴절검사 :	OD : Plano(20/20), OS : Plano(20/20)
원거리 수평사위 :	정위
BI 버전스(원거리) :	X / 7 / 4
BO 버전스(원거리) :	10 / 20 / 10
근거리 수평사위 :	정위
-1.00D 가입 경사 사위도 :	4△ 내사위
BI 버전스(근거리) :	9 / 20 / 14
BO 버전스(근거리) :	22 / 30 / 20
버전스 용이성 :	16 cpm
음성상대조절/양성상대조절 :	+2.25 / -2.50D
조절력(푸쉬업) :	OD : 10D, OS : 10D
단안 조절 용이성 :	OD : 10 cpm OS : 10 cpm
양안 조절 용이성 :	8 cpm
단안평가검영법(MEM Retinoscopy) :	OD : +0.25, OS : +0.25

사례(폭주부족으로 인한 2차성 조절과다)

조절과다는 흔히 폭주부족과 연관이 있다. 대다수의 경우 조절이상은 폭주 관련 문제점이 원인이 되어 2차적으로 발생한다. 폭주부족인 사람은 일반적으로 폭주근점의 후퇴, 근거리 외사위 및 양성융합버전스의 감소가 나타난다. 그러한 사람은 흔히 부적합한 양성융합버전스를 보충하기 위하여 조절성폭주를 자극하려고 과다하게 조절한다. 이러한 상태가 오랫동안 지속되면 조절과다 상태가 발생한다. 그러한 경우의 예는 제 8장의 사례 8.5를 참고하기 바란다.

조절 용이성부족(Accommodative Infacility)

배경

조절 용이성부족은 조절 반응의 수준을 변화시킬 때 어려움을 갖는 상태이다. 조절 용이성부족의 중요한 특징은 조절반응의 지체 및 속도(조절반응의 기전)가 비정상적인 상태라는 점이다. 따라서 조절력은 정상이지만 조절력을 신속하게 그리고 장시간 사용할 수 있는 능력이 부적절한 상태이다. 조절력과 조절반응의 용이성 사이에 이러한 차이가 있는 점은 양안시 이상에 대하여 존재하는 것과 비슷하다. 이전의 장에서 폭주부족과 폭주과다처럼 융합버전스 폭의 비정상 상태와 융합버전스 기능이상처럼 융합버전스 용이성의 비정상적인 상태를 설명하였다.

조절반응의 양만 평가한다면 조절 용이성부족의 진단을 놓칠 수밖에 없을 것이다. 이 상태에 대하여 학생이나 전문가에게 부각되는 공통적인 사항은 "피검자의 조절력이 15D라면, 그가 조절을 2D 이완 및 자극시킬 수 있을 것이라고 예상한다"는 것이다. 많은 전문가가 이것이 반드시 사실이 아님을 분명하게 입증하였다[3,5,32-34]. 조절력이 정상일 때 조절반응의 기전이 비정상일 가능성이 있다. Wick과 Hall의 연구[35]는 조절력에 덧붙여 조절 용이성과 반응을 포함하는 조절에 대한 임상적인 평가의 중요성을 강조하였다. 그들은 123명의 초등학생을 대상으로 조절상태를 선별 검사하여 조절력과 래그상태 및 용이성을 평가한 결과, 조절에 대한 한 가지 양상만 평가한다면 조절 기능이상을 놓칠 가능성이 높은 것으로 나타났다. 실제로 조절 기능이상이 있을 때에도 문제가 없는 것으로 판정될 수 있다.

아직까지 조절 용이성부족의 발생빈도에 대하여 충분한 연구가 이루어지지 않았다. 이 장의 앞에서 언급한 Hokoda[7]의 연구에서, 자신의 표본에서 발견된 조절 관련 문제점의 30%는 조절 용이성부족, 55%는 조절부족, 15%는 조절과다였다고 보고했다. Daum[16]의 연구에서는 조절 기능이상자의 12%가 조절 용이성부족이었다. Scheiman 등[9]은 1650명의 어린이에서 1.5%가 조절 용이성부족이었다고 발표하였다.

특징

증상

대다수의 증상은 독서나 근거리 작업과 연관된다. 공통적인 불편함은 짧은 시간 독서한 후 나타나는 흐려 보임, 한 거리에서 다른 거리의 물체로 초점을 변화시키는데 어려움, 두통, 눈의 피로감, 독서 및 기타 근거리 작업을 집중하고 지속하기 어려움 및 피로감 등을 포함한다(표 11.9). 조절 용이성부족에서 가장 특징적인 증상은 한 거리에서 다른 거리의 물체로 초점을 변화시키기가 어렵다는 점이다. Daum은 조절 용이성부족의 43%가 이 증상으로 불편을 겪으며, 조절부족은 7%만 이러한 증상을 가졌다고 밝혔다. 다른 유형의 조절 및 양안시 이상처럼 조절 용이성부족을 가진 사람의 일부는 불편한 증상을 갖지 않을 수 있다. 독서나 근거리 작업을 회피하는 점도 조절 용이성부족의 증상으로 고려해야 한다.

징후

조절 용이성부족의 징후는 표 11.9와 같다.

조절 용이성 부족은 조절을 자극 및 이완시켜야 하는 모든 옵토메트리 검사값이 감소할 것이다. 특징적인 검사값은 단안 및 양안 조절 용이성 검사에서 플러스 및 마이너스 렌즈를 가입시켰을 때 반응이 불량하며, 음성상대조절력과 양성상대조절력이 감소된다. 조절 용이성부족의 진단은 조절 자극 및 이완 모두 결함이 있을 때에만 적용된다. 이것은 흔히 조절 용이성부족의 검사 결과를 기초로 진단을 내리기 때문에 중요한 특성이다. 예를 들어 20세인 사람이 이 검사에서 3 cpm만 가능하다면, 조절 용이성부족이라는 용어가 흔히 잘못 사용

표 11.9. *조절 용이성부족의 증상과 징후*

증상

이들 증상은 일반적으로 독서 및 기타 근거리 작업을 위한 눈의 사용과 연관된다:

- 장기간 지속됨
- 특히 근거리에서 원거리 또는 원거리에서 근거리를 볼 때 흐려 보임
- 두통
- 눈 피로
- 독서 관련 문제점
- 피로감 및 졸림
- 시간이 지날수록 이해력이 감소
- 눈 주위가 당기는 느낌
- 글씨가 움직이는 느낌
- 독서 및 기타 근거리 작업을 피함

징후

조절 용이성의 직접 측정

- 단안 조절이용능력 검사에서 −2.00D 및 +2.00D 렌즈 가입시 선명하게 보는데 어려움

조절 용이성의 간접 측정

- 양성상대조절 및 음성상대조절 모두 감소
- 양안 조절용이성 검사에서 −2.00D 및 +2.00D 렌즈 가입시 선명하게 보는데 어려움
- 근거리에서 BO 및 BI 흐린 값이 낮음

될 수 있다. 이 값이 낮은 점만 기초로 조절 용이성부족이라고 진단할 수는 없다. 플러스 및 마이너스 렌즈가 가입되었을 때 모두 선명하게 보는데 어려움이 있기 때문에 이 값이 낮다면 조절 용이성부족이라는 진단은 적절하다. 그러나 마이너스 렌즈가 가입되었을 때 반응이 느리고 플러스 렌즈가 가입되었을 때에는 정상이거나, 플러스 렌즈가 가입되었을 때 반응이 느리고 마이너스 렌즈가 가입되었을 때에는 정상이기 때문에 이 값이 낮다면, 조절 용이성부족이라는 진단은 옳지 않다.

조절력, MEM 검영값 및 양안시 크로스실린더 검사값은 일반적으로 정상 범위일 것이다. 모든 조절이상과 마찬가지로, 흔히 양안시 관련 문제점과 연관될 수 있다. 외사위 및 간헐성 외사시가 보고되기도 하지만[36], 조절 용이성부족과 연관된 가장 흔한 양안시 관련 문제점은 근거리 내사위이다.

양안시 및 조절 관련 검사결과의 분석

조절 및 양안시 관련 데이터의 분석을 위한 출발점은 원거리 및 근거리 사위에 대한 것이다. 조절 기능이상의 경우 흔히 사위도가 예상값을 벗어난다. 위에서 언급한 것처럼 조절 용이성부족은 외사위나 내사위와 연관될 수 있다. 제 2 장의 그림 2.4에 예시된 것처럼, 굴절이상과 기질적인 원인을 제거시킨 후, 초기에 가장 좋은 접근법은 내사위나 외사위를 검토하고 양성융합버전스나 음성 융합버전스 그룹의 데이터를 분석하는 것이다. 제 2장의 그림 2.5에 예시된 것처럼, 양안시와 관련된 문제점이 제거되면, 조절 관련 그룹의 데이터를 분석해야 한다. 조절 용이성부족의 경우 이 데이터는 조절력이 정상이고, 양성상대조절과 음성상대조절이 감소된 점과 함께 단안 및 양안 조절 용이성 검사에서 −2.00D 및 +2.00D 렌즈가 가입되었을 때 모두 선명하게 볼 수 없는 상태를 나타낸다. 이러한 검사값을 그룹으로 분석하면, 조절 이완 및 자극이 요구되는 모든 검사에 어려움을 가질 것이며, 이로부터 조절 용이성부족의 진단을 확신할 수 있게 된다.

정밀진단

조절 용이성부족의 정밀감별은 표 11.10과 같다.

조절 용이성부족은 표 11.10에서 언급된 것처럼 시각적인 문제점 이외에 심각한 결과를 초래하지 않는 양성 상태로 고려되며, 다른 유형의 조절 이상과 구별되어야 한다. 조절 용이성부족이라고 진단할 때 가장 중요한 검사값은 단안 조절 용이성 검사에서 반응이 양호하지 않다는 점이다. 그러나 모든 유형의 조절 이상에 대해서도 똑같다. 중요하게 구별할 사항은 조절 용이성부족만 플러스 및 마이너스 렌즈 모두에 대하여 어려움을 갖는다는 점이다. 조절부족에서는 −2.00D 렌즈가 가입되었을 때 선명하게 볼 수 없기 때문에 조절 용이

표 11.10. *조절 용이성부족의 정밀 진단*

구별해야 할 기능적 이상상태	
폭주 과다	기본 내사위
조절부족	조절 용이성부족
조절 용이성부족의 비기능적 원인	
양측성	단안성
약물	**눈의 국부 질환**
알콜	홍채모양체염(Iridocyclitis)
아르테인(Artane; 항콜린약제)	녹내장
Lystrone	맥락막전이(Choroidal Metastasis)
신경절차단제(Ganglion Blockers)	홍채괄약근파열(Tear in Iris spincter)
Phenothiazides	외상(Blunt Trauma)
항히스타민제(Antihistamines)	모양체발육부전증(Ciliary Body aplasia)
조절마비제	공막염(Scleritis)
중추신경자극제(CNS Stimulants)	아디 증후군
마리화나	
콜린성약제(Cholinergic drugs)	
강심제(Digitalis)	
Sulfonamides 및 carbonic anhydrase inhibitor	
일반적인 질환: 성인	**일반적인 질환: 성인**
빈혈증(Anemia)	부비강염(Sinusitis)
뇌염(Encephalitis)	충치(Dental caries)
당뇨(Diabetes mellitus)	후방교통성동맥(Posterior communicating artery)
다발성 경화증	동맥류(Aneurysm)
근긴장성이영양증(Myotonic dystrophy)	파킨슨병(Parkinsonism)
말라리아	윌슨병(Wilson's Disease)
장티푸스(Typhoid)	중뇌 손상(Midbrain lesions)
독혈증(Toxemia)	
보툴리누스 중독(Botulism)	
일반적인 질환: 어린이	**일반적인 질환: 어린이**
빈혈증(Anemia)	성홍열(Scarlet fever)
이하선염(Mumps)	백일해(Whooping cough)
홍역(Measles)	편도선염(Tonsillitis)
유행성 감기(influenza)	디프테리아
뇌염(Encephalitis)	납 및 비소 중독
뇌막염(Meningitis)	
신경 안과	**신경 안과**
Edinger-Westphal 증후군 병변	관다발신경(Fascicular nerve) Ⅲ 병변
머리목부분(craniocervical) 편타성 외상(whiplash)	대상포진(Herpes zoster)
송과선 종양(Pineal tumor)	호르너 증후군(Horner's syndrome)
신경병질(Polyneuropathy)	
급성 회백수염(Anterior poliomyelitis)	

양안과 관련된 문제점이 처음에 단안으로 시작할 수 있다.

성 검사에서 불합격하며, 조절과다에서는 플러스 렌즈를 가입시켰을 때 문제가 있다.

많은 문헌에서 조절부족과 조절과다 모두에 대하여 기질적인 원인이 가능한 것으로 제시되었으나, 조절 용이성부족에 대해서는 비슷한 문헌이 존재하지 않는다. 이처럼 관련 자료가 부족하지만 조절 용이성부족에 대한 처치법을 추천하기에 앞서 표 11.10에 열거된 기질적인 원인을 고려하는 것이 현명하다고 믿는다. 이러한 정밀 진단은 증상의 특성에 크게 좌우된다. 전형적으로 조절 용이성부족은 장기간 지속되며 만성적인 불편함을 가지며 건강에 대한 내력은 특이한 사항이 없고, 조절에 영향을 주는 것으로 알려진 약물에 대해서도 특이한 내력이 없을 것이다. 기능적인 원인을 갖는 것으로 생각되는 조절 용이성부족을 처치할 때, 증상이나 검사값이 예상했던 것처럼 개선되지 않는다면, 상태에 대한 병인을 다시 검토하는 것이 현명하다.

처치

굴절이상 교정렌즈

첫 번째 처치법으로 고려할 사항은 비정시를 교정하는 것이다. 조절 용이성부족을 처치할 때, 굴절이상 교정도수가 낮더라도 상당한 영향을 줄 수 있다. 적은 양의 원시, 난시 및 부동시를 처방하면 즉시 불편한 증상이 어느 정도 감소될 수 있다.

가입도 렌즈

조절 용이성부족에서 근거리 검사값을 분석하면 플러스 가입도 렌즈가 도움이 되지 않을 것이라는 점을 분명히 알 수 있다. 낮은 음성상대조절력과 양성상대조절력, 조절 용이성 검사를 하는 동안 플러스 및 마이너스 렌즈를 가입시켰을 때 선명하게 보기 어려움, 정상적인 조절력 및 정상적인 MEM 검영값 등은 모두 근거리에서 플러스 도수가 도움이 되지 않는다는 점을 제시하는 데이터의 예이다.

시기능 훈련

조절 용이성부족에 대한 시기능 훈련 프로그램은 검사실에서만 실시하게 되면 일반적으로 12~24회 방문이 필요하다. 시기능 훈련의 전체 횟수는 피검자의 나이, 동기 및 훈련 태도에 따라 다르다.

특수 시기능 훈련 프로그램

밑에 추천된 모든 시기능 훈련은 제 5~7장에서 자세하게 설명되었다.

제 1단계

훈련의 제 1단계는 표 11.11에 열거된 목표를 달성하기 위한 것이다.

피검자와 편안한 분위기를 조성하고, 훈련기간 전체에 걸쳐 사용될 여러 가지 피드백 기전을 인식시킨 다음, 훈련 자체의 첫 번째 목표는 피검자의 조절 자극 및 이완 능력을 개선시키는 것이다. 이 단계에서 강조할 사항은 조절 반응의 속도가 아닌 양이다. Lens Sorting, Hart Chart 및 Loose Lens Rock 등이 유용한 훈련이다.

조절과 버전스 사이에 발생하는 상호작용으로 인해 폭주 및 개산 훈련을 동시에 실시하는 것도 유익하다. 목표는 피검자가 가까운 곳과 먼 곳을 바라보며, 폭주와 조절을 하고, 개산과 조절을 이완시키는 느낌과 개념을 인식하도록 돕기 위한 것이다. 그러므로 제 1단계 훈련을 실시하는 동안 폭주와 개산 훈련을 실시하는 것이 유익하다. 유용한 방법은 Brock String, Tranaglyph 및 컴퓨터 Orthoptics Random Dot 프로그램 등이다.

종료점

다음 과정에 도달했을 때 제 1단계 훈련을 마친다 ;

표 11.11. *조절 용이성부족을 위한 시기능 훈련*

제 1 단계 : 목표
- 피검자와 함께 훈련할 수 있는 여건을 조성한다.
- 훈련을 실시하는 동안 사용될 여러 가지 피드백 기전의 인식능력을 개발시킨다.
- 개산과 폭주, 가까운 곳과 먼 곳을 보고, 조절과 조절이완 상태의 느낌을 개발시킨다.
- 근거리에서 음성 및 양성 융합버전스 폭(smooth 또는 tonic 버전스 요구)을 정상화시킨다.
- 조절력 및 조절 자극과 이완 능력을 정상화시킨다.

제 2 단계 : 목표
- 양성 융합버전스의 폭(smooth 또는 tonic 버전스 요구상태)을 정상화시킨다.
- 근거리에서 음성 융합버전스 용이성(jump 또는 phasic 버전스 요구)을 정상화시킨다.
- 양성 융합버전스 용이성(jump 또는 phasic 버전스 요구)을 정상화시킨다.

제 3 단계 : 목표
- 중간거리에서 음성 융합버전스의 폭을 정상화시킨다.
- 원거리에서 음성 융합버전스 용이성을 정상화시킨다.

- +2.00D/−6.00D 렌즈가 가입되었을 때 단안으로 20/30 크기의 시표를 선명하게 볼 수 있다.
- Tranaglyph나 다른 폭주 훈련에서 30△ 폭주상태와 15△ 정도의 개산상태까지 융합할 수 있다.
- 컴퓨터 Orthoptics Random Dot 프로그램에서 45△ 폭주상태와 15△ 정도의 개산상태까지 융합할 수 있다.

제 1단계에 대한 표준 시기능훈련 프로그램은 표 11.12와 같다. 이 프로그램은 검사실의 훈련을 보충하기 위해 집에서 훈련하는데 사용될 수 있는 몇 가지 방법을 포함한다.

제 2단계

제 2단계 훈련은 표 11.11에 열거된 목표를 달성하기 위한 것이다.

제 1단계와 대조적으로, 이제 조절반응의 속도가 강조된다. 목표는 가능한 신속하게 조절을 자극하고 이완할 수 있도록 하는 것이다. 조절반응의 속도를 강조하면서 플러스 및 마이너스 렌즈를 사용하여 제 1단계에서 적용된 방법을 반복하여 실시할 수 있다. 또한 Red Red Rock과 Bar Reader 등의 양안 조절 용이성 훈련 및 Vectogram과 Tranaglyph 등의 타게트를 이용한 양안 융합버전스 용이성 훈련을 병행하여 훈련을 시작할 수 있다.

덧붙여 이제 phasic 버전스 훈련을 강조한다. 이 단계의 마지막에는 폭주 및 개산 훈련을 위하여 Aperture Rule 및 컴퓨터 Orthoptics Random Dot 프로그램을 실시해야 한다.

종료점

제 2단계 훈련은 다음 사항이 가능하면 종료한다 :

- +2.00D/−6.00D 렌즈가 가입되었을 때 단안으로 20/30 크기의 시표를 1분에 20회 선명하게 볼 수 있다.
- +2.00D/−2.00D 렌즈가 가입되었을 때 양안으로 20/30 크기의 시표를 1분에 15회 선명하게 볼 수 있다.
- Aperture Rule을 사용하여 폭주 상태에서 카드 12번, 개산 상태에서 카드 6번을 융합할 수 있다.

제 2단계에 대한 표준 시기능훈련 프로그램은 표 11.12와 같다. 이 프로그램은 검사실의 훈련을 보충하기 위해 집에서 훈련하는데 사용될 수 있는 여러 가지 방법을 포함한다.

표 11.12. *조절 용이성부족을 위한 표준 시기능훈련*

제 1단계

제 1 과정 및 제 2 과정

검사실에서 훈련

- 시각적 문제점의 특성, 시기능 훈련의 목표, 여러 가지 피드백 단서, 훈련의 중요성 등을 논의한다.
- Lens Sorting
- Loose Lens Rock(마이너스 렌즈로 시작)
- Brock String
- Tranaglyph 또는 Vectogram: BO
  1. Tranaglyph 515나 Quoit Vectogram처럼 주변부 융합 타게트로 시작.
- Computer Orthoptics Random Dot Program: BO

집에서 훈련

- Loose Lens Rock
- Brock String

제 3 과정 및 제 4 과정

검사실에서 훈련

- Hart Chart Rock
- Loose Lens Rock: 마이너스 렌즈
- Bug On String
- Tranaglyph 또는 Vectogram: BO
  1. Clown, Bunny Tranaglyphs; Clown, Topper Vectogram처럼 중심부 융합이 더욱 요구되는 타게트를 사용.
- Computer Orthoptics Random Dot Program: BO

집에서 훈련

- Loose Lens Rock
- Brock String

제 5 과정에서 제 8 과정

검사실에서 훈련

- Hart Chart Rock
- Loose Lens Rock: 플러스 렌즈 훈련 첨가
- Tranaglyph 또는 Vectogram: BO 및 BI
  1. Tranaglyph Sports slide, Faces target 및 Spirangle Vectogram 등과 같이 전체적으로 더 세밀한 타게트를 사용
- Computer Orthoptics Random Dot Program: BO

집에서 훈련

- Hart Chart Rock
- Tranaglyph: BO

표 11.12. *조절 용이성부족을 위한 표준 시기능훈련(계속)*

제 2단계

제 9 과정 및 제 10 과정

검사실에서 훈련

- Loose Lens Rock: 플러스 및 마이너스 렌즈를 사용하고 속도를 변수에 추가
- jump vergence 요구를 만들기 위해 Tranaglyph나 Vectogram을 수정: BO
- 고정 Tranaglyph
- Tranaglyph 515나 Quoit Vectogram: BI
- 양안 조절 훈련법: ±렌즈를 사용하는 위에서 열거한 다른 양안 훈련법을 사용

집에서 훈련

- 고정 Tranaglyph
- Loose Lens Rock(속도를 강조)

제 11 과정 및 제 12 과정

검사실에서 훈련

- Loose Lens Rock: 플러스 및 마이너스 렌즈를 사용하고 속도를 변수에 추가
- 양안 조절 훈련법: ±렌즈를 사용하는 위에서 열거한 다른 양안 훈련법을 사용
- jump vergence 요구를 만들기 위해 Tranaglyph나 Vectogram을 수정: BO
- Aperture Rule: BO
- 더 중심부 융합자극이 있는 Tranaglyph 또는 Vectogram: BI

집에서 훈련

- ± 플리퍼 렌즈를 이용한 고정 Tranaglyph

제 13 과정에서 제 16 과정

검사실에서 훈련

- 양안 조절 훈련법: ±렌즈를 사용하는 위에서 열거한 다른 양안 훈련법을 사용
- Aperture Rule: BO
- Eccentric Circle이나 Free Space Fusion Card: BO
- Computer Orthoptics Random Dot Vergence Program: BI 과 BO 모두
- Aperture Rule: BI
- jump vergence 요구를 만들기 위해 Tranaglyph나 Vectogram을 수정: BI

집에서 훈련

- Eccentric Circle이나 Free Space Fusion Card: BO

제 3단계

제 3단계의 훈련은 표 11.11에 열거된 목표를 달성하기 위한 것이다.

제 3단계 훈련을 실시하는 동안 조절과 양안시의 통합 훈련을 중점적으로 실시한다. Aperture Rule, Eccentric Circle, Free Space Card 및 Computer Orthoptics의 Step-Jump 버전스 훈련 프로그램 등과 같은 phasic 양안시 훈련이 유익하다. 위에 열거된 phasic 양안시 훈련과 함께 플립 렌즈를 이용한 양안 조절 용이성 훈련을 실시해야 한다. 또한

표 11.12. *조절 용이성부족을 위한 표준 시기능훈련(계속)*

제 3단계

제 17 과정에서 제 20 과정

검사실에서 훈련

- ± 렌즈 및 Aperture Rule을 사용한 양안 조절 훈련
- 폴라로이드나 적녹 플리퍼와 함께 Tranaglyph나 Vectogram
- Eccentric Circle이나 Free Space Fusion Card: BO
- Computer Orthoptics Random Dot Vergence Program: step – jump vergence

집에서 훈련

- Eccentric Circle이나 Free Space Fusion Card: BO

제 21 과정 및 제 22 과정

검사실에서 훈련

- ± 렌즈 및 Aperture Rule을 사용한 양안 조절 훈련
- 폴라로이드나 적녹 플리퍼와 함께 Tranaglyph나 Vectogram
- Eccentric Circle이나 Free Space Fusion Card: BI
- Computer Orthoptics Random Dot Vergence Program: jump – jump vergence

집에서 훈련

- Eccentric Circle이나 Free Space Fusion Card: BI

제 23 과정에서 제 24 과정

검사실에서 훈련

- ± 렌즈 및 Eccentric Circle을 사용한 양안 조절 훈련
- 폴라로이드나 적녹 플리퍼와 함께 Tranaglyph나 Vectogram
- rotation 및 version과 함께 Eccentric Circle이나 Free Space Fusion Card
- rotation 및 version과 함께 Lifesaver Card
- rotation과 함께 Computer Orthoptics Vergence Program

집에서 훈련

- Eccentric Circle이나 Free Space Fusion Card: ± 플립 렌즈와 함께 BI/BO

조절 훈련과 핵보기 및 동향운동을 병행한 양안시 훈련을 가입시켜야 한다. Eccentric Circle이나 Free Space Fusion Card를 다른 주시 위치로 이동시키거나 플립 렌즈와 함께 여러 가지 위치에 있는 여러 세트의 카드를 사용하는 것이 이러한 목표를 달성하는데 우수한 방법이다. 회전과 함께 Brock String 훈련 및 회전과 함께 Computer Orthoptics 버전스 훈련과 같은 다른 방법 역시 유익하다.

종료점

다음 사항이 가능하면 제 3단계의 훈련을 마친다:

- Eccentric Circle 및 Free Space Fusion Card가 함께 놓여 있을 때, 카드를 천천히 회전시키고 +2.00/−2.00D 렌즈가 가입될 때 선명한 양안 단일시를 유지할 수 있다.

앞 장에서 설명한 것처럼, 훈련을 실시하고 성과가 있는지 여부를 파악하기 위하여 절반 정도 진행한 다음 다시 평가하고, 훈련을 마칠 때 다시 평가해야 한다. 시기능 훈련의 모든 목표를 달성하고 시기능 훈련을 마쳤을 때, 제 8장에서 자세하게 소개하고 표 8.10에 언급된 시기능을 유지시키기 위한 가정 치료 프로그램을 추천한다.

사례(조절 용이성부족)

다음 사례는 임상에서 접할 수 있는 조절 용이성부족을 예시한 것이다.

사례 11.6 조절 용이성부족

내력

8세의 초등학교 3학년이며, 학교에서 흐려 보이므로 불편을 겪는다. 자세하게 질문했을 때, 전에는 시력이 흐린 적이 없었다는 점이 명백해졌다. 독서나 다른 근거리 작업을 하고 칠판을 볼 때에만 흐려 보였다. 눈 검사는 이번이 처음이다. 건강하고 약을 복용하지 않는다.

검사 결과	
시력(원거리, 미교정 상태) :	OD : 20/20, OS : 20/20
시력(근거리, 미교정 상태) :	OD : 20/20, OS : 20/20
폭주 근점 :	
조절자극용 타게트 :	5 cm
펜라이트 :	5 cm
가림검사(원거리) :	정위
가림검사(근거리) :	2△ 외사위
자각식 굴절검사 :	OD : S +0.25D(20/20), OS : S +0.25D(20/20)
원거리 수평사위 :	정위
BI 버전스(원거리) :	X / 7 / 3
BO 버전스(원거리) :	X / 20 / 11
근거리 수평사위 :	2△ 외사위
−1.00D 가입 경사 사위도 :	2△ 내사위
경사 AC/A비 :	4 / 1
계산 AC/A비 :	5.2 / 1
BI 버전스(근거리) :	9 / 18 / 10
BO 버전스(근거리) :	10 / 20 / 10
버전스 용이성 :	13 cpm
음성상대조절/양성상대조절 :	+1.25D/−1.50D
조절력(푸쉬업) :	OD : 13D, OS : 13D

단안 조절 용이성 :	OD : 0 cpm, 〈+〉나 〈−〉 렌즈로 선명하게 볼 수 없음 OS : 0 cpm, 〈+〉나 〈−〉 렌즈로 선명하게 볼 수 없음
양안 조절 용이성 :	0 cpm, 〈+〉나 〈−〉 렌즈로 선명하게 볼 수 없음
단안평가검영법(MEM Retinoscopy) :	OD : +0.50, OS : +0.50

동공 기능은 정상, 모든 외안부 및 내부 건강상태는 양호, 편위는 일치성이며, 색각검사 결과 정상으로 나타남.

분석

굴절이상이 상당하지 않고 어떠한 기질적인 원인을 암시하는 점이 없다. 사위도가 상당하지 않으므로 먼저 조절 관련 그룹의 데이터부터 분석해야 한다. 이 분석에서 조절 용이성 검사 및 음성상대조절력과 양성상대조절력 검사에서 플러스 및 마이너스 렌즈가 가입되었을 때 모두 어려움이 있음을 나타낸다. 한 곳을 바라보다가 다른 곳을 바라볼 때 흐려 보이는 증상과 함께 이러한 검사값이 조절 용이성부족의 진단을 확신시킨다. 이것은 조절력이 정상이지만 조절 이상을 갖는 예이다. 조절력만 측정하여 조절 상태를 평가한다면 이 진단을 놓칠 수 있다.

처치

굴절이상이 상당하지 않고 검사값에서 플러스 렌즈가 유익하다는 지표가 없기 때문에, 이 사례에서 굴절이상 교정렌즈나 플러스 가입도 렌즈가 사용되지 않는다. 음성상대조절력과 양성상대조절력이 모두 낮지만 균형을 이루며 MEM 검영값은 정상이다. 그러므로 시기능 훈련을 처방하고 표 11.11 및 11.12에 열거된 프로그램을 따르도록 했다. 21회 방문(1 주일에 2회)이 필요했으며, 훈련을 마쳤을 때 흐려 보이는 점이 모두 제거되었다고 보고했다. 시기능 훈련을 마치고 검사한 결과는 다음과 같다 :

근거리 수평사위 :	4△ 외사위
BI 버전스(근거리) :	12 / 24 / 16
BO 버전스(근거리) :	18 / 34 / 22
음성상대조절/양성상대조절 :	+2.25D / −2.50D
조절력(푸쉬업) :	OD : 15D, OS : 15D
단안 조절 용이성 :	OD : 12 cpm, OS : 12 cpm
양안 조절 용이성 :	12 cpm
단안평가검영법(MEM Retinoscopy) :	OD : +0.50, OS : +0.50

요약 및 결론

조절 이상은 흔히 발생하며, 이러한 상태의 처치는 만족스런 결과를 얻을 수 있다. 피검자는 일반적으로 학교 및 작업 능력을 방해하는 귀찮은 증상을 갖는다. 조절기능의 모든 양상을 평가하고, 조절 기능이상을 유발시키는 기질적인 원인을 구분하는 것이 중요하다. 특정 유형의 조절이상으로 진단되면 렌즈, 가입도 렌즈 및 시기능 훈련을 사용하여 거의 항상 성공적으로 처치할 수 있다.

참고문헌

[1] Benjamin WJ, Borish IM. *Borish's clinical refraction*. St. Louis: WB Saunders, 1998: 807–811.

[2] Duke-Elder S, Abrams D. Ophthalmic optics and refraction. In: Duke-Elder S, ed. *System of ophthalmology*. St. Louis: Mosby, 1970;5:451–474.

[3] Liu JS, Lee M, Jang J, et al. Objective assessment of accommodative orthoptics. I. Dynamic insufficiency. *Am J Optom Physiol Opt* 1979;56:285–291.

[4] Daum KM. Predicting the results in the orthoptic treatment of accommodative dysfunction. *Am J Optom Physiol Opt* 1984;61:184–189.

[5] Levine S, Ciuffreda KJ, Selenow A, et al. Clinical assessment of accommodative facility in symptomatic and asymptomatic individuals. *J Am Optom Assoc* 1985;56:286–290.

[6] Bennett GR, Blondin M, Ruskiewicz J. Incidence and prevalence of selected visual conditions. *J Am Optom Assoc* 1982;53:647–656.

[7] Hokoda SC. General binocular dysfunction in an urban optometry clinic. *J Am Optom Assoc* 1985;56:560–562.

[8] Hoffman L, Cohen A, Feuer G. Effectiveness of non-strabismic optometric vision training in a private practice. *Am J Optom Arch Am Acad Opt* 1973;50:813–816.

[9] Scheiman M, Gallaway M, Coulter R, et al. Prevalence of vision and ocular disease conditions in a clinical pediatric population. *J Am Optom Assoc* 1996;67:193–202.

[10] Porcar E, Nartinez-Palomera A. Prevalence of general dysfunctions in a population of university students. *Optom Vis Sci* 1997;74:111–113.

[11] Duane A. Anomalies of accommodation clinically considered. *Trans Am Ophthalmol Soc* 1915;1:386–400.

[12] Miller NR. In: Walsh FB, and Hoyt WF, eds. *Clinical neuro-ophthalmology*, 3rd ed. Baltimore: Williams & Wilkins, 1969:534–548.

[13] London R. Accommodation. In: Barresi BJ, ed. *Ocular assessment: the manual of diagnosis for office practice*. Butterworth-Heineman, 1984:123–130.

[14] Cooper J. Accommodative dysfunction. In: Amos JF, ed. *Diagnosis and management in vision care*. Boston: Butterworth-Hε ineman, 1987:431–454.

[15] Griffin JR, Grisham JD. *Binocular anomalies: procedures for vision therapy*, 3rd ed. Boston: Butteworth-Heineman, 1995:474–478.

[16] Daum KM. Accommodative dysfunction. *Doc Ophthalmol* 1983;55:177–198.
[17] Suchoff IB, Petito GT. The efficacy of visual therapy. *J Am Optom Assoc* 1986;57:119–125.
[18] The efficacy of optometric vision therapy. The 1986/1987 AOA Future of Visual Development/Performance Task Force. *J Am Optom Assoc* 1988;59:95–105.
[19] Rouse MW. Management of binocular anomalies: efficacy of vision therapy in the treatment of accommodative deficiencies. *Am J Optom Physiol Opt* 1987;64:415–420.
[20] Cornsweet TN, Crane HD. Training the visual accommodative system. *Vision Res* 1973;13:713–715.
[21] Provine RR, Enoch JM. On voluntary ocular accommodation. *Percept Psychophysiol* 1975;17:209–212.
[22] Bobier WR, Sivak JG. Orthoptic treatment of subjects showing slow accommodative responses. *Am J Optom Physiol Opt* 1983;60:678–687.
[23] Wold RM, Pierce JR, Keddington J. Effectiveness of optometric vision therapy. *J Am Optom Assoc* 1978;49:1047–1054.
[24] Cooper J, Feldman J, Selenow A, et al. Reduction of asthenopia after accommodative facility training. *Am J Optom Physiol Opt* 1987;64:430–436.
[25] Weisz CL. Clinical therapy for accommodative responses: transfer effects upon performance. *J Am Optom Assoc* 1979;50:209–216.
[26] Hoffman LG. The effect of accommodative deficiencies on the developmental level of perceptual skills. *Am J Optom Physiol Opt* 1982;59:254–262.
[27] Daum KM. Accommodative insufficiency. *Am J Optom Physiol Opt* 1983;60:352–359.
[28] Carlson NB, Kurtz D, Heath DA, et al. *Clinical procedures for ocular examination*. Stanford, CT: Appelton & Lange: 1996.
[29] Richman JE, Cron MT. *Guide to vision therapy*. South Bend, IN: Bernell Corp. 1988: 15–18.
[30] Rutstein RP, Daum KM, Amos JP. Accommodative spasm: a study of 17 cases. *J Am Optom Assoc* 1988;59:527–538.
[31] Rouse MW, Hutter RF, Shiflett R. A normative study of the accommodative lag in elementary schoolchildren. *Am J Optom Physiol Opt* 1984;61:693–697.
[32] Zellers JA, Alpert TL, Rouse MW. A review of the literature and a normative study of accommodative facility. *J Am Optom Assoc* 1984;55:31–37.
[33] Scheiman M, Herzberg H, Frantz K, et al. Normative study of accommodative facility in elementary schoolchildren. *Am J Optom Physiol Opt* 1988;65:127–134.
[34] Siderov J, DiGuglielmo L. Binocular accommodative facility in prepresbyopic adults and its relation to symptoms. *Am J Optom Physiol Opt* 1991;68:49–53.
[35] Wick B, Hall P. Relation among accommodative facility, lag, and amplitude in elementary school children. *Am J Optom Physiol Opt* 1987;64:593–598.
[36] Stark L, Ciufreda KJ, Grisham D, et al. Accommodative dysfacility presenting as intermittent exotropia. *Ophthalmol Physiol Opt* 19844:233–244.

12 안구운동 이상

이 장에서는 주시이상 및 휙보기와 따라보기 안구운동 이상에 대한 특징, 진단 및 처치에 관하여 알아보겠다. 3가지 안구운동 기능 모두 문제가 있는 상태에 대하여 안구운동 기능이상(ocular motor dysfunction)이라는 용어를 사용할 것이다. 경험에 의하면 이것이 가장 흔한 임상적 표현이다. 주시이상이나 따라보기 이상이 없는 상태에서 휙보기 기능만 이상이 있거나, 주시이상이나 휙보기 이상이 없는 상태에서 따라보기 기능이상이 나타나는 경우는 드물다.

안구운동 이상은 개인의 기능적인 능력에 영향을 주므로 진단 및 처치에 대하여 많은 관심을 갖는다. 유아기부터 아주 일찍 성인 수준으로 발달하는 조절[1] 및 양안시 능력[2]과는 달리, 안구운동의 발달은 임상적으로 평가할 때 상당히 느리고 초등학교 시절까지 지속되는 것으로 나타났다[3,4]. 임상적으로 안구운동을 평가했을 때 느리게 발달하는 모습이 대략 1~2세경에 안구운동이 정상적으로 이루어진다고 제시한 기초 연구 데이터와 일치하지는 않는다. 이러한 명백한 차이는 12세경까지 안구운동에 영향을 미치는 인식 및 주의력과 연관되는 것으로 생각된다. 안구운동의 조정에 대한 발달과정이 길기 때문에, 느리게 발달하면 어린이가 학교생활에서 요구되는 기술을 제대로 수행하지 못하도록 만들 수 있다[5]. 그러므로 일부 전문가는 이러한 문제점이 성인에서도 존재한다고 보고하지만, 휙보기 및 따라보기 기능이상은 주로 초등학생의 수학 능력을 방해한다[6,7].

연구자와 임상가 모두 안구운동과 독서 사이의 관계에 대하여 훨씬 더 강조한다. 독서하는 동안 발생하는 안구운동의 3가지 중요한 성분은 휙보기, 주시 및 되돌아가기 등이다. 휙보기는 독서 시간의 대략 10 %를 차지한다. 평균 휙보기는 대략 8~9개의 글자가 차지하는 공간인 시각 2° 정도이다[8]. 휙보기가 지속되는 시간은 동시에 볼 수 있는 범위와 관계가 있다. 예를 들어 2° 의 휙보기는 25~30 ms 정도가 걸리며, 5° 의 휙보기는 35~40 ms 정도가 걸린다[8]. 휙보기를 하는 사이에, 눈은 상대적으로 주시 자세를 취하고 있다. 정상적으로 독서할 때 주시상태를 지속하는 평균 시간은 200~250 ms이다. 정상적인 독서에서 안구운동의 중요한 특징은 대상 사이 및 대상 내에서도 편차가 매우 크다. 휙보기의 길이는 사람에 따라서 2~18개의 글자가 이루는 공간까지 차이가 날 수 있으며, 한 명의 독자가 한 번 이동할 때 100~500 ms 범위로 차이가 날 수 있다[8]. 독서할 때 안구운동의 세 번째 중요한 특징은 되돌아가기이다. 되돌아가기는 오른쪽에서 왼쪽으로 움직이며, 능숙한 독자라면 독서 시간의 10~20%에 발생한다. 독자가 타게트를 지나쳤거나, 내용을 잘못 해석하였거나 또는 내용을 이해하기 어려울 때 되돌아가기(regression)가 발생한다.

안구운동 결함은 직관적으로 독서와 밀접하게 관련이 있는 것처럼 보이기 때문에, 많은 연구에서 이 관계를 조사하였다. 그러나 이러한 조사 결과는 분명하지 않고 때때로 혼동을 초래하였다. 이러한 연구 사이에서 실험 디자인, 방법, 통계처리 및 가설의 차이와 제한점 등으로 결과를 해석하는데 어려움이 있다[6]. 두 가지 기본적인 관점은 안구운동과 독서 사이의 관계에 대하여 전개되었다. 첫 번째는 안구운동 이상이 독서능력을 평균 이하로 만드는 원인임을 제시한다[9-27]. 안구운동을 여러 가지 방법으로 평가한 연구자는 독서능력이 부족한 사람이 정상인 사람보다 주시 및 되돌아가기를 더 많이 하는 경향이라고 했다[10-21]. 두 번째는 독서능력이 부족한 사람에서 관찰되는 무작위 및 능숙하지 못한 안구운동 능력이 독서 불량 상태를 만드는 원인인 언어 능력의 결핍에 의한 2차성으로 발생한다는 것이다. 이처럼 독서 곤란 자체가 잘못되고 일치하지 않는 안구운동을 유발시킨다[27-32].

세 번째 견해가 아마 가장 정확할 것이며, 기본적으로 처음 두 가지 관점이 결합된 것이다. 이 관점은 일부 경우에서 주시 및 홱보기 능력과 관련된 문제점이 어린이가 빠르고 편안하게 독서하며 적절하게 이해할 수 있는 능력을 방해하는 주된 요인임을 제시한다[4]. 다른 경우 독서하는 동안 관찰되는 안구운동 결함은 단순히 불량한 독서능력이 반영된 것일 수 있다.

또 다른 중요한 배경은 독서하는 동안 안구운동이 주의력, 기억력 및 지각된 시각정보의 이용능력 등을 포함하는 더 높은 수준의 인식과정과 합쳐진다는 것이다[3,33-36]. 일부 옵토메트리스트는 불량한 안구운동 능력 및 주의력과 관련된 문제점 사이에 관계가 있다고 믿는다[37]. 그러한 관계가 존재할 때, 안구운동 이상을 치료하면 주의력 및 집중력을 개선시킬 수 있다[37].

안구운동 이상의 발생빈도에 대하여 특히 정상적인 어린이와 성인 연령을 대상으로 실시된 연구가 거의 없다. 몇 가지 연구에서 독서 및 다른 학습 능력이 곤란한 어린이 가운데 안구운동 이상의 발생빈도가 아주 높다는 사실이 발견되었다[38-40]. Sherman은 6~13세 사이의 학습장애(learning disability) 어린이 50명 가운데 96%에서 안구운동이 비능률적인 문제점(홱보기 및 따라보기에 문제)을 발견했다[38]. 그는 안구운동의 평가 방법이나 안구운동 무능으로 진단한 기준을 언급하지는 않았다. Hoffman[39]은 학습장애가 있는 5~14세 사이의 어린이 107명을 대상으로, Eye Trac을 사용한 타각적 측정과 함께 제 1 장에서 설명한 질에 대한 척도를 사용하여 따라보기와 홱보기 능력을 평가하였다. 자각적 관찰에서 수행능력이 3+ 이하이거나 타각적 평가에서 예상되는 나이가 실제보다 2세 이상 낮은 경우

되어 있다. 이처럼 미리 조정된 유형으로 자극을 변화시킬 수 있기 때문에 성공할 수 있는 수준에서 시작하여 점차 요구도를 증가시키면서 훈련을 진행할 수 있다. 컴퓨터 시기능 훈련 장치의 사용을 적극 추천한다. 시기능 훈련의 제 1 단계를 실시하는 동안 Computer Aided Vision Therapy로부터 무작위 안구운동과 큰 각도의 안구운동 훈련을 실시하거나, Computer Orthoptics 시기능 훈련 소프트웨어로부터 따라보기와 홱보기 훈련을 실시하도록 추천한다[70,72].

기타 흔히 사용할 수 있는 방법은 피드백을 위해 잔상으로 벽을 주시하기, Hart Chart를 사용한 홱보기, pegboard rotator 및 Groffman tracing 등을 포함한다.

거의 모든 경우 안구운동 이상과 함께 조절이나 폭주와 관련된 문제점이 존재할 것이다. 그러므로 처치 계획에 조절 및 양안시 훈련법을 포함시킨다. 조절 및 양안시 기능이 정상이더라도, 조절 및 양안시 훈련을 적절하게 수행할 수 있는 능력은 양호한 주시 능력 및 주의력에 좌우되기 때문에, 조절 및 양안시 훈련을 추가한다.

종료점

다음 과정에 도달했을 때 제 1단계 훈련을 마친다 ;

- 실수없이 15초 이내에 Hart Chart 훈련을 마칠 수 있다.
- 실수없이 5 세트의 Groffman tracing을 마칠 수 있다.
- 30△ BO의 폭주 요구상태와, 15△ BI의 개산요구 상태에서 융합할 수 있다.
- +2.00/−2.00D 렌즈를 교대로 가입시키면서 20/30 타게트를 1분에 12회 이상 선명하게 볼 수 있다.

제 1단계에 대한 표준 시기능훈련 프로그램은 표 12.6과 같다. 이 프로그램은 검사실의 훈련을 보충하기 위해 집에서 훈련하는데 사용될 수 있는 몇 가지 방법을 포함한다.

제 2단계

제 2단계 훈련은 표 12.5에 열거된 목표를 달성하기 위한 것이다.

제 2단계 훈련을 하는 동안 목표는 더 가늘고 미세한 타게트를 사용하여 더 정확한 홱보기 능력과, 더 큰 이동반경을 사용하여 더 정확한 따라보기 능력을 개발시키는 것이다. 흔히 사용되는 홱보기 훈련은 Ann Arbor Letter Tracking 및 Loose Prism Jump(단안)이 있다. pegboard rotator를 사용하여 따라보기 훈련을 계속하며 플래시를 이용한 따라보기 훈련을 추가한다. 또한 홱보기 및 따라보기 훈련을 위해 컴퓨터 시기능 훈련을 추가한다. 가장 유익하다고 밝혀진 몇 가지 프로그램은 Computer Orthoptics의 홱보기, 따라보기,

표 12.6. *안구운동 기능이상을 위한 표준 시기능훈련*

제 1단계

제 1 과정 및 제 2 과정

검사실에서 훈련

- 시각적 문제점의 특성, 시기능 훈련의 목표, 여러 가지 피드백 단서, 훈련의 중요성 등을 논의한다.
- 잔상으로 벽을 주시한다
- Computer Orthoptics saccades
- Computer Aided Vision Therapy: 무작위 안구운동
- Lens Sorting
- Loose Lens Rock(조절과다는 플러스 렌즈, 조절 부족은 마이너스 렌즈로 시작)
- Tranaglyph 또는 Vectogram: BO
  1. Tranaglyph 515나 Quoit Vectogram처럼 주변부 융합 타게트로 시작.
- Computer Orthoptics Random Dot Program: BO

제 3 과정 및 제 4 과정

검사실에서 훈련

- Hart Chart saccades
- Computer Orthoptics saccades
- Computer Aided Vision Therapy: 큰 각도의 안구운동
- Computer Aided Vision Therapy: 무작위 안구운동
- Groffman Tracing
- Loose Lens Rock
- Tranaglyph 또는 Vectogram: BO
  1. Clown, Bunny Tranaglyphs; Clown, Topper Vectogram처럼 중심부 융합이 더욱 요구되는 타게트를 사용.
- Computer Orthoptics Random Dot Program: BO

집에서 훈련

- Hart Chart saccades
- Loose Lens Rock

제 5 과정에서 제 8 과정

검사실에서 훈련

- Symbol Tracking
- Hart Chart saccades
- Computer Orthoptics saccades
- Computer Aided Vision Therapy: 큰 각도의 안구운동
- Computer Aided Vision Therapy: 무작위 안구운동
- Groffman Tracing
- Loose Lens Rock
- Tranaglyph 또는 Vectogram: BO
  1. Tranaglyph Sports slide, Faces target 및 Spirangle Vectogram 등과 같이 전체적으로 더 세밀한 타게트를 사용
- Computer Orthoptics Random Dot Program: BO

집에서 훈련

- Tranaglyph: BO
- Hart Chart saccades
- Groffman Tracing

표 12.6. *안구운동 기능이상을 위한 표준 시기능훈련(계속)*

제 2단계

제 9 과정 및 제 10 과정

검사실에서 훈련

- Letter Tracking
- Computer Orthoptics scan
- Computer Orthoptics pursuits
- Computer Aided Vision Therapy: 큰 각도의 안구운동
- Computer Aided Vision Therapy: 무작위 안구운동
- Tranaglyph 515나 Quoit Vectogram: BI
- 양안 조절 훈련법: ±렌즈를 사용하는 위에서 열거한 다른 양안 훈련법을 사용

집에서 훈련

- Letter Tracking
- Groffman Tracings

제 11 과정 및 제 12 과정

검사실에서 훈련

- Letter Tracking
- Computer Orthoptics search
- Computer Orthoptics scan
- Computer Orthoptics pursuits
- Computer Aided Vision Therapy: 숫자/순서 추적
- jump vergence 요구를 만들기 위해 Tranaglyph나 Vectogram을 수정: BO
- Aperture Rule: BO
- 양안 조절 훈련법: ±렌즈를 사용하는 위에서 열거한 다른 양안 훈련법을 사용

집에서 훈련

- Letter Tracking
- Groffman Tracings
- 고정 Tranaglyph

제 13 과정에서 제 16 과정

검사실에서 훈련

- Letter Tracking
- Computer Orthoptics search
- Computer Orthoptics scan
- Computer Orthoptics tracings
- Computer Aided Vision Therapy: 숫자/순서 추적
- Aperture Rule: 폭주 및 개산
- Eccentric Circle이나 Free Space Fusion Card
- Computer Orthoptics Random Dot Vergence Program: BI 과 BO 모두
- 양안 조절 훈련법: ±렌즈를 사용하는 위에서 열거한 다른 양안 훈련법을 사용

집에서 훈련

- Letter Tracking
- Groffman Tracings
- Eccentric Circle이나 Free Space Fusion Card

표 12.6. *안구운동 기능이상을 위한 표준 시기능훈련(계속)*

제 3단계
제 17 과정에서 제 20 과정 *검사실에서 훈련* • Letter Tracking; 시간 제한 • Computer Orthoptics search: 속도 강조 • Computer Orthoptics scan: 속도 강조 • Computer Orthoptics pursuits • Computer Aided Vision Therapy: 숫자/순서 추적 • Eccentric Circle이나 Free Space Fusion Card *집에서 훈련* • Eccentric Circle이나 Free Space Fusion Card: BO • Letter Tracking
제 21 과정 및 제 22 과정 *검사실에서 훈련* • 여러 개의 Brock Strings • 여러 세트의 Eccentric Circle, Free Space Fusion Card 또는 Lifesaver Card *집에서 훈련* • 여러 개의 Brock Strings • Computer Aided Vision Therapy: 단어 추적
제 23 과정에서 제 24 과정 *검사실에서 훈련* • 여러 개의 Brock Strings • 여러 세트의 Eccentric Circle, Free Space Fusion Card 또는 Lifesaver Card *집에서 훈련* • 여러 개의 Brock Strings • 여러 세트의 Eccentric Circle • Computer Aided Vision Therapy : 이야기 추적

visual memory, visual search, visual scan, tachistoscope 및 Computer Aided Vision Therapy의 무작위 안구운동, 큰 각도의 안구운동, 숫자 추적, 순서 추적 및 단어 추적 등이 있다. 또한 두 눈에서 미세한 핵보기와 따라보기 능력이 같아질 때까지 단안으로 훈련하는 것이 중요하다.

제 2단계 훈련의 또 다른 목표는 smooth 또는 tonic 버전스 요구상태와 jump 또는 phasic 버전스 요구 상태를 사용하여 양성 및 음성 융합버전스의 폭을 정상화시키는 것이다.

종료점

다음 사항이 가능할 때 제 2단계 훈련을 종료한다 :

- 1분 이내에 문자를 추적하여 문장 전체를 성공적으로 추적할 수 있다.
- pegboard rotator를 1분에 33회 회전되도록 설정하고 바깥쪽 원에 대한 훈련을 성공적으로 마칠 수 있다.
- Aperture Rule을 사용하여 폭주 상태에서 카드 12번, 개산 상태에서 카드 6번을 융합할 수 있다.

제 2단계에 대한 표준 시기능훈련 프로그램은 표 12.6과 같다. 이 프로그램은 검사실의 훈련을 보충하기 위해 집에서 훈련하는데 사용될 수 있는 여러 가지 방법을 포함한다.

제 3단계

제 3단계의 훈련은 표 12.5에 열거된 목표를 달성하기 위한 것이다.

이 단계까지 정상적인 주시능력 및 단안 홱보기와 따라보기 능력뿐 아니라 조절 및 융합 버전스의 폭과 용이성이 양호하게 개발되어야 한다. 훈련의 마지막 단계는 주로 조절과 버전스 요구를 변화시키면서 홱보기 및 따라보기 안구운동을 통합시키기 위한 것이다. 따라서 이 단계에서는 모든 훈련을 양안으로 실시해야 한다.

두 개 이상의 Brock String을 사용하여 이 시점에서 요구되는 모든 필요한 요소를 간단하게 결합시킬 수 있다. 피검자의 콧등에 하나가 아닌 2~3개의 줄을 잡는다. Brock String의 시작점은 피검자의 우측, 좌측 및 정면에 위치할 수 있다. 각 줄에 두 개의 구슬이 들어 있으므로, 다양한 주시위치에 여러 개의 타게트가 있는 상황이다. 피검자에게 주어진 패턴으로 주시를 바꾸도록 하고, 주시변화의 속도를 조절하기 위한 청각 자극을 제공하도록 박절기를 사용한다. 이 훈련을 완수하려면 정확한 홱보기 및 정확한 조절과 폭주가 필요하다.

Brock String은 또한 따라보기와 조절 및 폭주훈련을 통합시키는데 사용될 수 있다. Brock String의 끝을 연필에 묶는다. Brock String의 한쪽을 콧등에 대고 다른쪽 끝(연필에 묶여 있는 쪽)은 손으로 잡고 팔을 쭉 펴도록 한다. 팔을 천천히 회전시켜 원을 그리면서 5초 간격으로 먼 구슬을 주시하다가 가까운 구슬을 주시하도록 한다. 회전하는 pegboard 장치를 이용할 수 있다면, Brock String의 한쪽 끝을 회전장치에 묶어서 똑같은 효과를 얻을 수 있다.

또 다른 흔한 방법은 두 개 이상의 Tranaglyph, Vectogram 또는 Eccentric Circle을 사용하는 것이다. 피검자는 이미 익숙해진 상태이고 이러한 모든 훈련을 성공적으로 수행할 수 있다. 이 단계에서 목표는 피검자가 한 타게트로부터 다른 타게트를 주시하면서 신속하게 선명한 양안 단일시를 얻도록 하는 것이다. 마지막으로 Eccentric Circle 및 Lifesaver

Card를 손으로 잡고 원이나 다른 모양으로 회전시킨다. 이것은 버전스와 조절 자극의 수준을 변화시키면서 따라보기를 훈련시키는 또 다른 우수한 방법이다.

종료점

다음 사항이 가능하면 제 3 단계의 훈련을 마친다 :

- Eccentric Circle을 융합하면서 정확한 홱보기와 따라보기를 할 수 있다.

위에서 제시한 훈련을 실시하여 증상을 제거시키고, 주시와 홱보기 및 따라보기 기능을 개선시킬 수 있다.

사례 연구 1

다음 사례는 임상에서 접할 수 있는 안구운동 이상의 유형을 대표하는 것이다.

사례 12.1

내력

8세의 초등학교 3학년이며, 독서 가정교사가 시기능 검사를 받아보라고 권유하여 클리닉을 방문하였다. 자주 읽던 곳을 잃어버리고, 줄을 건너뛰고, 독서를 지속할 수 없으며, 이해력이 불량한 점이 관찰되었다고 한다. 이러한 행동의 가능한 원인으로 시각적인 문제점을 배제시키려고 했다. 이전에 학교에서 실시한 시각 선별검사를 모두 통과했지만 정밀 검사는 받은 적이 없었다. 눈 피로, 흐려 보임 또는 복시 증상은 보고하지 않았다. 학업과 관련하여 주로 독서영역에서 어려움을 경험하였다. 독서와 관련된 문제점이 금년에 악화되었지만 1학년 때부터 약간 문제가 있었다. 어휘력과 읽기 능력은 평균 이상이었으나, 이해력은 항상 낮은 점수를 기록하였다. 덧붙여 독서 속도는 정상보다 상당히 느렸다. 이러한 어려움 때문에 그의 부모는 독서를 위한 가정교사를 구했다. 가정교사가 몇 주 동안 독서를 지도한 후 위에서 언급한 내용을 관찰하여 시력검사를 받아 보도록 권유했다. 최근에 건강검진을 받았을 때 정상이었고 아무런 약도 복용하지 않는다.

검사 결과	
시력(원거리, 미교정 상태) :	OD: 20/20, OS: 20/20
시력(근거리, 미교정 상태) :	OD: 20/20, OS: 20/20
폭주 근점 :	
조절자극용 타게트 :	1 - 2인치
펜라이트 :	2 - 3인치
가림검사(원거리) :	정위
가림검사(근거리) :	2△ 외사위
자각식 굴절검사 :	OD : S +0.25D, OS : Plano

원거리 수평사위 :	정위
BI 버전스(원거리) :	X / 6 / 5
BO 버전스(원거리) :	X / 16 / 12
근거리 수평사위 :	3△ 외사위
−1.00D 가입 경사 사위도 :	2△ 내사위
경사 AC/A비 :	5 / 1
계산 AC/A비 :	4.8 / 1
BI 버전스(근거리) :	8 / 16 / 10
BO 버전스(근거리) :	10 / 15 / 9
버전스 용이성 :	14 cpm
음성상대조절/양성상대조절 :	+2.50/−1.00D
조절력(푸쉬업):	OD : 9D, OS : 9D
단안 조절 용이성 :	OD : 0 cpm, −2.00D 가입시 실패 OS : 0 cpm, −2.00D 가입시 실패
양안 조절 용이성 :	0 cpm, −2.00D 가입시 실패
단안평가검영법(MEM Retinoscopy) :	OD : +1.25, OS : +1.25
NSUCO 홱보기 :	머리움직임(3), 능력(4), 정확도(2)
DEM :	ratio 스코어 : 5% 이하 error 스코어 : 1% 이하
NSUCO 따라보기 :	머리움직임(2), 능력(4), 정확도(3)
동공 기능은 정상, 모든 외안부 및 내부 건강상태는 양호, 편위는 일치성이며, 색각검사 결과 정상으로 나타남.	

분 석

이 사례에서 읽던 곳을 자주 잃어버리고, 줄을 건너뛰며, 이해력이 불량한 내력은 안구운동에 문제가 있을 것이라는 점을 강하게 제시한다. 안구운동 관련 그룹의 데이터를 분석하여 안구운동 기능이상이라는 진단을 확신하였다. DEM 검사에서 어려움을 경험하였고 속도 및 정확도의 점수가 불량하였다. NSUCO 안구운동검사법으로 홱보기와 따라보기를 직접 관찰한 결과 안구운동 능력이 양호하지 못한 것으로 밝혀졌다.

또한 조절 관련 그룹의 데이터를 분석했을 때 조절자극 능력을 평가하는 모든 검사에서 어려움이 있었다. 낮은 조절력, 높은 MEM, 낮은 양성상대조절력 및 단안 조절 용이성 부족 등을 감안하여 조절부족이라고 진단할 수 있다.

처 치

이것은 전형적인 안구운동 기능이상의 사례이다. 앞에서 강조한 것처럼 흔히 조절이상이나 폭주이상과 연관된다. 이 사례에서 조절부족을 처치하기 위하여 플러스 가입도 렌즈를 처방하였다. MEM 검사값 및 NRA/PRA 관계 모두 +0.75D 정도의 가입도가 제시되었다. 우안 S +0.25D, 좌안 Plano 및 좌우안 가입도 S +0.75D를 처방하였다. 학교 및 모든 근거리 작업을 할 때 이 안경을 사용하도록 했다. 또한 안구운동 기능이상 및 조절 관련 문제점을 치료하기 위하여 시기능 훈련 프로그램을 처방하였다.

표 12.6에 열거된 훈련을 실시하도록 하고, 18회 방문하도록 했다. 18회 방문 치료를 마치고 검사한 결과는 다음과 같다:

가림검사(원거리):	정위
가림검사(근거리):	2△ 외사위
자각식 굴절검사:	OD: S +0.25D, OS: Plano
근거리 수평사위:	3△ 외사위
BI 버전스(근거리):	12 / 24 / 12
BO 버전스(근거리):	20 / 30 / 22
음성상대조절/양성상대조절:	+2.50/−2.25D
조절력(푸쉬업):	OD: 13D, OS: 13D
단안 조절 용이성:	OD: 10 cpm OS: 10 cpm
양안 조절 용이성:	8 cpm
단안평가검영법(MEM Retinoscopy):	OD: +0.75, OS: +0.75
NSUCO 홱보기:	머리움직임(5), 능력(5), 정확도(4)
DEM:	ratio 스코어: 45% error 스코어: 65%
NSUCO 따라보기:	머리움직임(5), 능력(4), 정확도(5)

그의 부모와 가정교사는 읽던 곳을 잃어버리고 줄을 건너뛰는 것이 상당히 감소하였다고 보고했다. 덧붙여 그의 가정교사는 독서 속도와 이해력이 증가함을 발견했고, 이제 한 시간 동안 보다 효율적으로 지도할 수 있다고 느꼈다. 시기능 훈련을 중단하고 학교와 독서할 때 안경을 계속 착용하도록 지시했다.

이 사례는 안구운동 이상, 조절이상 및 폭주이상이 독서를 방해할 수 있다는 점을 입증해 준다. 이러한 시각적인 문제점은 독서한 내용을 해석하고 표현할 수 있는 기본적인 능력을 가진 어린이의 이해력을 저하시키고 독서속도를 비효율적으로 느리게 만드는 원인이 될 수 있다. 이러한 상태를 치료하면 독서 속도와 이해력이 증가할 수 있다. 물론 그러한 문제가 있는 어린이는 독서와 관련된 다른 문제점을 가질 수 있으며, 일반적으로 이러한 문제를 해결하는데 부가적으로 독서능력을 향상시키기 위한 과외가 필요할 것이다.

사례 연구 2

사례 12.2

내력

14세의 중학교 3학년이며, 다른 옵토메트리스트가 시기능 훈련을 받도록 소개하였다. 이 옵토메트리스트는 1년반 동안 근시증가에 대하여 치료를 하고 있다. 덧붙여, 지난 9개월 동안 읽던 위치를 자주 잃어버리므로 악보를 보는데 어려움이 있다고 불편을 호소한다. 또한 독서 및 기타 책상에서 작업하는 것과 연관되어 눈이 피로하고 편하지 않다고 한다. 다른 옵토메트리스트는 증상을 없애기 위하여 3개월 전에 바이포칼을 처방하였다. 그러나 이 방법은 성공적이지 못하였다.
현재 처방은 OD −1.75 −0.75×15, OS −2.25 −0.75×165, 가입도 OU S +1.00D였다.

검사 결과	
시력(원거리, 미교정 상태) :	OD : 20/20−2, OS : 20/20−2
시력(근거리, 미교정 상태) :	OD : 20/25, OS : 20/25
폭주 근점 :	
조절자극용 타게트 :	3" / 4"
펜라이트 :	3" / 5"
가림검사(원거리) :	정위
가림검사(근거리) :	2△ 외사위, 2△ 우안 상사위
아래쪽을 볼 때 편위도는 10△ 내사위였다. 좌측을 볼 때 2△ 우안상사위, 우측을 볼 때에는 2△ 좌안 상사위였다. 핵보기 테스트에서 핵보기 운동을 개시하는데 큰 어려움을 드러냈다. 또한 표적에 상당히 미치지 못하는 부정확한 상태였다.	
자각식 굴절검사 :	OD : −1.75 −0.75×15, OS: −2.25 −0.75×165
원거리 수평사위 :	정위
원거리 수직사위 :	정위
BI 버전스(원거리) :	X / 6 / 2
BO 버전스(원거리) :	8 / 17 / 12
근거리 수평사위 :	3△ 내사위
−1.00D 가입 경사 사위도 :	9△ 내사위
경사 AC/A 비 :	6 / 1
계산 AC/A 비 :	7.2 / 1
근거리 수직사위 :	우안 1△ BD
BI 버전스(근거리) :	X / 8 / 4
BO 버전스(근거리) :	X / 12 / 6
음성상대조절/양성상대조절 :	+1.75 / −1.75D
조절력(푸쉬업) :	OD : 10D, OS : 10D
단안 조절 용이성 :	OD : 3 cpm, OS : 3 cpm
양안 조절 용이성 :	2 cpm
단안평가검영법(MEM Retinoscopy) :	OD : +0.25, OS : +0.25
동공 기능은 정상, 모든 외안부 및 내부 건강상태는 양호하였다.	

분석

서로 다른 주시위치에 대한 가림검사나 안구운동 평가결과를 주의깊게 조사하지 않더라도, 첫 번째 옵토메트리스트가 시기능 훈련을 받도록 소개한 이유를 쉽게 알 수 있다. 조절 및 양안시 관련 데이터의 분석으로부터 근거리에서 융합버전스와 관련된 문제점 및 조절 용이성부족 상태가 제시되었다. 이 데이터가 특수한 진단을 제시하지 않지만, 융합버전스 기능이상 및 조절 용이성부족의 확실한 징후를 보인다.

물론 핵보기 테스트 결과 및 수직편위와 주시위치가 다를 때 상사위도가 달라지는 점은 무시할 수 없다. 이러한 것은 중요한 것이며, 심각한 잠재적인 질환이 존재할 가능성을 제시한다. 이러한 검사 결과를 기초로, 신경과 검사를 받도록 권유했다. 신경과의사는 검사의 일부분으로 MRI를 받도록 권유했다. 이 검사 결과를 기초로 시각적으로 드러난 상태는 낭종이 뇌간에 압력을 가하여 2차적으로 발생된 상태가 분명해졌다. 신경과 수술이 추천되었다.

처치

2주 후에 밤에 토하면서 잠에서 깨어났으며, 낭종이 뇌간의 압력을 상승시키는 상태를 제거하기 위해 신경과 수술이 필요하였다. 수술은 성공적이었고, 4주 동안 정기적으로 관찰한 후 핵보기 운동이 거의 정상으로 돌아왔다. 아래쪽을 바라볼 때 내사위가 약간 더 증가하지만 상사위는 더 이상 존재하지 않았다.

이 경우는 안구운동 능력을 주의하여 평가하는 것이 중요하며, 항상 조절이상과 양안시이상 이외에 안구운동 능력이 정밀하게 구별되어야 하는 점을 강조한다.

요 약

안구운동 이상의 평가와 처치는 그러한 문제가 각 개인의 기능적인 능력에 영향을 미치기 때문에 임상 전문가의 관심사이다. 핵보기 및 따라보기 이상은 병인이 전적으로 기능적인 것이지만, 정밀 진단에서 우선적으로 안구운동 기능이상의 심각한 원인을 배제시키는 것이 중요하다.

기능적 원인으로 안구운동 기능이상이 존재하는 점이 명백해지면, 이 장에서 제시된 처치 순서를 따를 경우 대부분 이러한 문제점을 제거시킬 수 있다.

장비 공급원

a. Instructional Communications Technology, Inc. : 10 Stepar Pl, Huntington Station, NY 11746.
b. Computer Aided Vision Therapy, Bernell Corporation: 750 Lincolnway East, PO Box 4637, Southbend, IN 46634; 800-348-2225.
c. RC Instruments, 1558 Eastport Court, PO Box 197, Cicero, IN 46034; 800-346- 4925.

참고문헌

[1] Brookman KE. Ocular accommodation in human infants. *Am J Optom Physiol Opt* 1980;60:91-95.
[2] Birch EE, Gwiazda J, Held R. Stereoacuity development for crossed and uncrossed disparities in human infants. *Vision Res* 1982;22:507-510.
[3] Garzia RP, Richman JE, Nicholson SB, et al. A new visual-verbal saccade test: the Developmental Eye Movement test (DEM). *J Am Optom Assoc* 1990;61:124-135.
[4] Grisham D, Simons H. Perspectives on reading disabilities. In: Rosenbloom AA, Morgan MW, eds. *Principles and practice of pediatric optometry*. Philadelphia: JB Lippincott, 1990:518-559.
[5] Kulp MT, Schmidt PP. Effect of oculomotor and other visual skills on reading performance: a literature review. *Optom Vis Sci* 1996;73:283-292.
[6] Solan HA. Eye movement problems in achieving readers: an update. *Am J Optom Physiol Opt* 1985;62:812-819.
[7] Solan HA, Feldman J, Tujak L. Developing visual and reading efficiency in older adults. *Optom Vis Sci* 1995;72:139-145.
[8] Rayner K. Eye movements in reading and information processing. *Psychol Bull* 1978;85:618-660.
[9] Poynter HL, Schor C, Haynes HM, et al. Oculomotor functions in reading disability. *Am J Optom Physiol Optics* 1982;59:116-127.
[10] Taylor EA. *Controlled reading*. Chicago: University of Chicago Press, 1937.
[11] Gilbert LC. *Functional motor efficiency of the eye and its relation to reading*. University of California Press, Publications in Education, 195311:159-232.
[12] Taylor EA. The spans, perception, apprehension and recognition. *Am J Ophthalmol* 1957;44:501-507.
[13] Taylor SE. Eye movements in reading: facts and fallacies. *Am Educ Res J* 1965;2:4.
[14] Zangwill OL, Blakemore C. Dyslexia: reversal of eye movements during reading. *Neuropsychologica* 1972;10:371-373.
[15] Rubino CA, Minden H. An analysis of eye movements in children with a reading disability. *Cortex* 1973;9:217220.
[16] Griffin DC. Saccades as related to reading disorders. *J Learn Disabil* 1974;7:50-58.
[17] Goldrich SG, Sedgwick H. An objective comparison of oculomotor functioning in reading disabled and normal children. *Am J Optom Physiol Opt* 1982;59:82P.

[18] Raymond JE, Ogden NA, Fagan JE, et al. Fixational stability in dyslexic children. *Am J Optom Physiol Opt* 1982;65:174-179.

[19] Jones A, Stark L. Abnormal patterns of normal eye movemε nts in specific dyslexia. In: Rayner K, ed. *Eye movements in reading: perceptual and language processes*. New York: Academic Press, 1983:481-498.

[20] Pavlidis GT. Eye movement differences between dyslexics, normal, and retarded readers while sequentially fixating digits. *Am J Optom Physiol Opt* 1985;62:820-832.

[21] Pavlidis GT. Eye movements in dyslexia: diagnostic significance. *J Learn Disabil* 1985;18:42.

[22] Flax N. Problems in relating visual function to reading disorder. *Am J Optom Arch Am Acad Optom* 1970;47:366-372.

[23] Ludlam WM, Twarowski C, Ludlam DP. Optometric visual training for reading disability -a case report. *Am J Optom Arch Am Acad Optom* 1973;50:58-66.

[24] Heath EJ, Cook P, O' Dell N. Eye exercises and reading efficiency. *Acad Therapy* 1976;11:435-445.

[25] Pierce JR. Is there a relationship between vision therapy and academic achievement? *Rev Optom* 1977;114:48-63.

[26] Getz D. Learning enhancement through vision therapy. *Acad Therapy* 1980;15(4):457-466.

[27] Geiger G, Lettvin JY. Peripheral vision in persons with dyslexia. *N Engl J Med* 1987;316:1238-1243.

[28] Adler-Grinberg D, Stark L. Eye movements, scanpaths, and dyslexia. *Am J Optom Physiol Opt* 1978;55:557-570.

[29] Brown B, Haegerstrom-Portney G, Adams A, et al. Predictive eye movements do not discriminate between dyslexic and control children. *Neuropsychologica* 1983;21:121-128.

[30] Olsen RK, Kliegl R, Davidson BJ. Dyslexic and normal readers eye movements. *J Exp Psychol (Hum Percept)* 1983;816-825

[31] Stanley G, Smith GA, Howell EA. Eye movements and sequential tracking in dyslexic and control children. *Br J Psychol* 1983;74:181-187.

[32] Black JL, Collins DWK, De Roach IN, et al. Dyslexia: a detailed study of sequential eye movements for normal and poor reading children. *Percept Mot Skills* 1984;59:423-434.

[33] Richman JE. Use of a sustained visual attention task to determine children at risk for learning problems. *J Am Optom Assoc* 1986;57:20-27.

[34] Simon MJ. Use of a vigilance task to determine school readiness in preschool children. *Percept Mot Skills* 1982;54:1020-1022.

[35] Richman JE. The influence of visual attention and automaticity on the diagnosis and treatment of clinical oculo, accommodative, and vergence dysfunctions. *J Optom Vis Dev* 1999;30:132-141.

[36] Coulter RA, Shallo-Hoffmann J. The presumed influence of attention on accuracy in the Developmental Eye Movement (DEM) test. *Optom Vis Sci* 2000;77:428-432.

[37] Flax N. The relationship between vision and learning. In: Scheiman M, Rouse M, eds. *Optometric management of learning related vision problems*. St. Louis: CV Mosby, 1994.

[38] Sherman A. Relating vision disorders to learning disability. *J Am Optom Assoc* 1973;44

:140-141.

[39] Hoffman LG. Incidence of vision difficulties in children with learning disabilities. *J Am Optom Assoc* 1980;51:447-451.

[40] Lieberman S. The prevalence of visual disorders in a school for emotionally disturbed children. *J Am Optom Assoc* 1985;56:800-803.

[41] Berthoz A, Melville Jones G. Preface: a review of an unanswered question? In Berthoz A, Melville Jones G, eds. *Adaptive mechanisms in gaze control*. Amsterdam: Elsevier Science, 1985:1-3.

[42] Optican LM. Adaptive properties of the saccadic system. In: Berthoz A, Melville Jones G, eds. *Adaptive mechanisms in gaze control*. Amsterdam: Elsevier Science, 1985:71-79.

[43] (Deleted in proofs.)

[44] Moidell BG, Bedell HE. Changes in oculocentric visual direction induced by the recalibration of saccades. *Vision Res* 1988;8:329-336.

[45] McLaughlin Sc. Parametric adjustment in saccadic eye movements. *Percept Psychophys* 1967;2:359-362 .

[46] Vissius G. Adaptive control of saccadic eye movements. *Bibl Ophthalmol* 1972;82: 244-250 .

[47] Hallett PE, Lightstone AD. Saccadic eye movements towards stimuli triggered during prior saccades. *Vision Res* 1976;16:88-106.

[48] Kommerell G, Olivier D, Theopold H. Adaptive programming of phasic and tonic components in saccadic eye movements: investigations in patients with abducens palsy. *Invest Ophthalmol Vis Sci* 1976;15:657-660.

[49] Abel LA, Schmidt D, Dell' Osso LF, et al. Saccadic system plasticity in humans. *Ann Neurol* 19784:313-318.

[50] Wold RM, Pierce JR, Keddington J. Effectiveness of optometric vision therapy. *J Am Optom Assoc* 1978;49:1047-1053.

[51] Solan HA. The improvement of reading efficiency: a study of sixty-three achieving high school students. In: Solan HA, ed. *The psychology of learning and reading difficulties*. New York: Simon and Schuster, 1973:363-370.

[52] Rounds BB, Manley CW, Norris RH. The effect of oculomotor training on reading efficiency. *J Am Optom Assoc* 1991;6:92-99.

[53] Young BS, Pollard T, Paynter S, et al. Effect of eye exercises in improving control of eye movements during reading. *J Optom Vis Dev* 1982;13:4-7.

[54] Fujimoto DH, Christensen EA, Griffin JR. An investigation in use of videocassette techniques for enhancement of saccadic movements. *J Am Optom Assoc* 1985;56:304-308.

[55] Punnett AF, Steinhauer GD. Relationship between reinforcement and eye movements during ocular motor training with learning disabled children. *J Learn Disabil* 1984;17 :16-19.

[56] Goldrich SG. Emergent textual contours: a new technique for visual monitoring in nystagmus, oculomotor dysfunction, and accommodative disorders. *Am J Optom Physiol Opt* 1981;58:451-459.

[57] Ciuffreda KJ, Goldrich SG, Neary C. Use of eye movement auditory feedback in the control of nystagmus. *Am J Optom Physiol Opt* 1982;59:396-409.

[58] Abadi RV, Carden D, Simpson J. A new treatment for congenital nystagmus. *Br J Ophthalmol* 1980;64:2-4.

[59] Flom MC, Kirschen DG, Bedell HE. Control of unsteady, eccentric fixation in amblyopic eyes by auditory feedback of eye position. *Invest Ophthalmol Vis Sci* 1980;19:1371-1381.

[60] Fayos B, Ciuffreda KJ. Oculomotor auditory biofeedback training to improve reading efficiency. *J Behav Optom* 1998;9:143-152.

[61] Sohrab-Jam G. Eye movement patterns and reading performance in poor readers: immediate effects of convex lenses indicated by book retinoscopy. *Am J Optom Physiol Optics* 1976;53:720-726.

[62] Leigh RJ, Zee DS. The neurology of eye movement, 3rd ed. New York: Oxford University Press, 1999.

[63] Lieberman S, Cohen AH, Rubin J. NYSOA K-D test. *J Am Optom Assoc* 1983;54:631-637.

[64] Griffin JR. Pursuit fixations: an overview of training procedures. *Optom Monthly* 1976;67:35-38.

[65] Groffman S. Visual tracing. *J Am Optom Assoc* 1966;37:139-141.

[66] Burde RM, Savino PJ, Trobe JD. *Clinical decisions in neuro-ophthalmology*, 2nd ed. St. Louis: Mosby-Year Book, 1992:200-202.

[67] Dejong JD, Melville Jones G. Akinesia, hypokinesia, and bradykinesia in the oculomotor system of patients with Parkinson's disease. *Exp Neurol* 1971;32:58-62.

[68] Higgins JD. Oculomotor system. In: Barresi B, ed. *Ocular assessment*. Boston: Butterworth-Heinemann, 1984:201-208.

[69] Griffin JR. Saccadic eye movements-recommended testing and training procedures. *Optom Monthly* 1981;72(July):27-28.

[70] Press LJ. *Computers and vision therapy programs*. Optometric Extension Program, Curriculum II, Series 1. Santa Ana, CA: 1988;60.

[71] Maino DM. Applications in pediatrics, binocular vision, and perception. In: Maino JH, Maino DM, Davidson DW, eds. *Computer applications in optometry*. Boston: Butterworth-Heinemann, 1989:99-113.

[72] Vogel GL. Saccadic eye movements: theory. Testing and therapy. *J Behav Optom* 1995;6:3-12.

13 회선수직 사위

미교정 회선수직 사위는 흔히 신속한 시각적 치료가 필요한 증상을 유발시키는 원인이지만, 아직까지도 임상 전문가가 그러한 편위상태를 처치하는데 불안감을 갖고 있다. 회선수직 사위의 처치법을 처방하는 것이 꺼림칙한 몇 가지 이유는, 이러한 상태를 이해하기가 더 어렵고, 가끔 일상적인 측정법으로 양과 방향을 정확하게 평가하기가 어려우며, 치료가 아주 성공적이지 못하다는 잘못된 믿음을 갖고 있다는 것이다. 이 장에서는 회선수직 사위의 주된 임상적 양상을 고찰하였다. 아울러 정의, 간단한 역사적 배경, 회선사위의 예상되는 빈도 및 진단, 임상적으로 적용할 수 있는 처치법 등을 다루었다.

회선수직 사위 : 배경

정의 및 용어

주시물체로부터 한쪽 눈의 시선이 위쪽이나 아래쪽으로 어긋난 수직 편위는[1] 전형적으로 수직방향으로 어긋난 정도를 프리즘디옵터로 측정한다. 회선편위는 눈이 전후축을 중심으로 회전된 상태이며 회전된 각으로 측정된다[1a]. 수평 및 회선수직 편위는 다음과 같이 구분된다 :

사위 - 양안단일시를 유지하는데 필요한 상대적인 위치로부터 잠복으로 편위된 상태[1b]. 융합버전스로 확인할 때에는 잠복성 편위상태가 유지된다[2].

사시 - 양안단일시 위치로부터 현성 편위상태[1c].

수직편위를 나타내는 용어는 위쪽 편위 및 아래쪽 편위가 있다. 일반적으로 수직사위는 수직방향으로 더 높게 어긋난 눈을 기준으로 나타낸다[3]. 따라서 하사위보다는 상사위를 많이 사용한다. 일반적으로 수직편위의 원인이 되는 병리적인 상태가 진단되지 않은 경우 상사위를 사용한다. 예를 들어 갑상선 안질환에서 하사위가 하직근의 이상과 연관된다면 다른쪽 눈의 상사위가 아니라 실제 편위된 눈의 하사위를 사용하는 것이 임상적으로 더 정확하다. 또한 사시가 있을 때 사시안을 상사시나 하사시로 기록한다. 회선 편위에 대하여 최근 자주 사용하는 용어는 외회선사위와 내회선사위이다. 외회선사위는 융합자극이 제거되었을 때 각막의 수직경선의 위쪽이 귀쪽 즉 바깥쪽으로 돌아가는 상태이며, 내회선사위는 코쪽 즉 안쪽으로 돌아가는 상태이다[1d].

역사적 관점

오래전부터 양안시 기능이상을 처치할 때 회선수직 편위를 고려하는 것이 임상적으로 중요하다고 인식되었다. 예를 들어 1930년대 초부터 잠복성 상사위의 존재에 대한 논의가 있었고, 1950년대부터 수직프리즘의 처방 여부를 결정하는데 프리즘 적응의 역할이 중요하다고 제시되었다[4]. 회선사위의 평가에 대해서도 비슷한 역사를 갖는다. 1891년 Savage는 "사근의 기능부전"을 보고했으며[5], 300명 이상의 회선사위에 대한 처치내용을 구체적으로 설명하였다. Jackson[6]은 "거의 모든 경우에서 비마비성 회선사위는 불편한 증상을 유발시키지 않으며 처치할 필요가 없다"는 Maddox[7]의 의견에 동의하였다. Howe[8]는 정상인의 25% 정도에서 발견된 약한 정도의 근거리 외회선사위는 아마 임상적으로 중요하지 않을 것이라고 했다. Stevens[9]와 Savage[5](회선사위가 양안시 문제에 중요한 역할을 한다) 및 Maddox[7](회선사위는 거의 문제가 되지 않는다) 사이의 상반된 견해는 아마 중도적인 견해가 정확할 것이라는 점을 의미한다.

발생빈도

상사위

수직편위의 발생빈도는 7%[10]에서 52%[11] 범위로 추정된다. 여러 가지 문헌에서 아주 다양한 범위로 보고되었기 때문에, 정확한 발생빈도를 확인하기가 어렵지만 100여년에 걸쳐 보고된 연구 결과의 평균을 기초로 하면[12], 임상 인구에서 수직편위의 발생빈도에 대한 타당한 평가는 대략 20% 정도이다. 아마 이 가운데 10% 이상은 진단을 위해 장기간 가림이 필요한 잠복성 수직사위일 것이다.

회선사위

회선사위의 측정과 분석에서 시선을 축으로 눈의 실제와 겉보기 회전 여부를 구별해야 한

표 13.1. *근거리에서 난시축의 이동*

피검자의 수 : 247명	
근거리에서 축 변동 : 189(77%)	변동하지 않음 : 58(23%)
축이 변동된 경우 : 189/247	
단안 변동 : 104(55%)	양안 모두 변동: 85(45%)
우안 : 75(72%) 좌안 : 29(28%)	

다. 회선사위를 평가할 때 유의한 정도의 회선은 융합운동(회선버전스)과 연관된다. 20피트 거리에서 수평 마독스봉으로 측정한 평균 외회선 사위는 0.752° ± 1.15° 정도이다[13]. 원거리에서 보통 존재하는 외회선 사위는 폭주가 증가할 때 증가하지만, 수평방향으로 동향운동을 할 때에는 보통 변하지 않는다. 외회선 사위는 위쪽을 볼 때 증가하고 아래쪽을 볼 때 감소한다[14].

폭주와 함께 외회선 사위가 증가한다는 점은 원거리를 주시하다가 근거리를 주시할 때 난시축이 변할 가능성이 있음을 의미한다[14]. Scobee[15]는 247명의 피검자를 대상으로 조사한 결과 근거리물체를 주시할 때 77%에서 난시축이 10° 정도까지 변하는 것을 발견했다(표 13.1). 피검자의 상당한 비율에서 근거리에서 측정될 수 있는 정도의 난시축 변동을 보였지만, 처치가 필요할 정도로 난시축이 크게 변하고 상당한 정도의 난시를 가진 사람의 비율은 적었다.

특징

원인

상당한 정도의 회선수직 편위는 안와, 신경근 또는 신경지배와 관련된 요인이 원인일 수 있다. 적은 양의 외회선 사위는 생리적으로 정상이지만, 수직 또는 회선 사위의 정확한 원인에 대해서는 거의 알려지지 않았다. 폭주 및 위쪽을 바라볼 때 외회선 사위가 증가하는 것은[16] 아마 폭주와 연관된(조절, 폭주 및 축동이 관련되는 것과 동일한 방식으로) 제 3 뇌신경을 통한 하사근에 대한 신경지배의 증가가 원인일 수 있다. 회선사위는 또한 미교정 사난시로 인해 발생할 수 있다. 난시성 회선사위는 수직선과 수평선의 상이 각막의 강주경선을 향해 경사진 것처럼 보이기 때문에 발생한다. 이러한 증상은 보통 광학적으로 적절하게 처방하면 사라진다.

운동융합 및 감각융합

비슷한 양안의 상을 통합시켜 하나로 지각하는 과정은 운동융합과 감각융합으로 나눌 수 있다[17]. 수직 사위는 전형적으로 외안근의 부분마비성 병인이 존재하지 않는 경우 원거리와 근거리에서 같은 상태를 유지하므로, 3△ 정도의 평균 수직 운동성융합 범위 역시 원거리와 근거리에서 같다[18]. 회선버전스의 범위는 내회선 버전스가 더 크다. 예를 들어 Sen 등[19]은 수직선을 기준으로 측정했을 때 제 1 안위에서 평균 내회선 버전스가 5.25 ± 2.73° 이고, 평균 외회선 버전스는 4.15 ± 1.86° 임을 발견했다. 그러나 회선수직버전스의 범위는 개인차가 있으며, 동일한 사람에서도 시간에 따라 융합제거의 속도[20], 사용된 타게트[21] 및 피검자의 주의력[22] 등에 따라 차이가 있다.

융합상태의 자각적인 측정은 운동 성분뿐 아니라 감각 성분을 갖는다. 회선융합과 수평/수직융합의 주된 차이는, 회선융합은 감각 성분이 크지만 수평/수직 융합에 대해서는 작다는 점이다[23]. 예를 들어 회선융합에 대한 운동성분은 요구되는 전체 융합반응의 50~60% 정도(5.75° 의 회선시차에 대하여 2.8~3.4°)를 차지하지만[24], 사용된 테스트에 의해 망막의 가려지는 크기에 의해 달라진다. 실제로 운동성 회선버전스가 일어나지 않고 감각성 회선융합만 발생하는 것이 가능하다[25].

증상

눈의 다른 상태처럼, 회선수직 사위와 관련된 증상은 눈, 시각 및 정밀검사가 필요한 권고 등으로 분류할 수 있다[26]. 증상은 변동적이며, 피검자의 정신적 및 신체적인 상태에 영향을 받으며, 흔히 다른 유형의 양안시 기능이상에서 나타나는 증상과 비슷하다. 그러므로 회선수직 편위의 평가에 덧붙여, 수평 버전스와 조절계를 정밀하게 검사하도록 제안한다.

회선수직 사위의 증상

- 독서하던 위치를 잃어버림
- 눈이 쉽게 피로해짐
- 똑같은 줄을 반복해서 읽거나 줄을 건너뜀
- 독서속도가 느림
- 열이 나는 느낌
- 눈 피로
- 두통
- 독서할 때 글씨가 흐려 보임

눈이 피로한 증상은 눈의 사용과 직접적으로 연관된다. 눈 주위가 당기는 느낌, 가려움, 모래가 들어간 느낌 및 열이 나는 느낌 등은 회선수직 사위와 연관되어 눈에서 나타나는 몇 가지 불편한 증상이다. 특히 상사위에서 안정피로 증상은 차멀미와 비슷하다. 흐려 보이거나 두 개로 보이는 것처럼 자각적으로 관찰되는 시각적인 증상이 눈의 불편한 증상과 연관되거나 그렇지 않을 수 있다. 회선수직 사위에서 특히 시각적인 증상은 독서할 때 읽던 곳을 잃어버리거나(상사위), 물체가 기울어져 보이거나(회선사위), 원거리를 보다가 근거리를 주시할 때 문제가 있는 점 등이다. 다른 정밀검사를 위해 권고해야 하는 증상은 두통, 매스꺼움, 졸림 및 신경과민 등이다.

임상실무에서 전체 피검자의 15~20% 정도가 아마 회선수직 편위와 연관된 증상을 가질 것이다. 회선수직 편위를 가진 피검자는 초기에 진단으로 발견되지 않을 수 있다. 정신신경학적(psychoneurotic) 요인이 일반병원에서 50%정도 발견되는 것과 비교하여 안과에서는 75%에서 발견되므로 이것은 흔한 상태이다[27].

징후

회선수직 편위를 가진 사람에게 자주 나타나는 징후는 관찰할 수 있을 정도로 머리를 기울인다는 점이다. 또 다른 관찰될 수 있는 징후는 폭주와 연관된 회선사위를 암시할 수 있을 정도로, 원거리와 근거리 굴절검사에서 난시축이 변한다는 것이다. 흐려 보이는 정도가 너무 심하거나 근거리에서 불편함이 현저하다면 교정을 위한 검사가 필요할 것이다.

회선수직 편위에서 흔히 주목할 수 있는 또 다른 사항은, 피검자가 정상적인 안근 균형상태를 갖는 것처럼 보이지만 여러 개의 안경을 갖고 있으며 아무것도 정확하지 않다고 말할 때이다. 정밀한 진단검사를 실시하여 회선수직 편위나 부등상시를 밝힐 수 있다. 일상적인 검사에서 양안시 이상이 없는 것으로 밝혀지고 굴절이상을 교정한 후에도 불편한 증상이 나타날 때에는, "눈과 관련하여 아무것도 잘못된 것이 없다"라고 이야기하면서 불편한 증상을 갖는 사람을 위한 처치방법을 결정하기 위해 한쪽 눈을 가리고 진단검사를 하는 것이 유익할 수 있다.

정밀 감별

융합제거 상태에서 검사(Dissociated Testing)

융합제거 상태에서 검사하는 원칙은 융합이 금지된 상태에서 회선수직 사위의 방향과 양을 측정하기 위한 것이다. 회선수식편위가 있는 사람을 검사할 때, 제 1안위와 모든 주시방향 그리고 피검자에게 머리를 우측과 좌측으로 기울이도록 한 상태에서 수직성분을 평가하는 것이 중요하다. 이러한 검사결과를 바탕으로 수직사위의 원인이 되는 외안근을 확인하고 처치방법을 결정하는데 도움을 얻을 수 있다.

3단계 검사(Three-step test)

모든 주시방향에서 측정할 때, 3가지 진단을 위한 측정을 하기 때문에 3단계 검사라 한다. 첫째 눈이 수직방향으로 편위되었는지 결정하고, 편위도가 우측이나 좌측을 바라볼 때 증가하는지 여부를 평가한 다음, 마지막으로 머리를 우측이나 좌측으로 기울일 때 편위도가 증가하는지 여부를 결정한다. 표 13.2는 3단계 검사에서 예상값을 나타낸 것이다. 예를 들어 우안하직근이 원인이라면, 우안상사위이고 우측을 주시할 때와 머리를 좌측으로 기울일 때 편위도가 증가한다.

3단계 검사 - 상사근마비. 활차신경의 손상 가능성이 높으므로 상사근마비는 상대적으로 흔한 편이다. 상사근마비의 3단계 검사 결과는 기억하기가 쉽다. 즉, 우측상사근마비 = 우측, 좌측, 우측이다(**우안** 상편위, **좌측** 주시 및 **우측**으로 머리를 기울일 때 편위도 증가). 좌측상사근마비 = 좌측, 우측, 좌측이다(**좌안** 상편위, **우측** 주시 및 **좌측**으로 머리를 기울일 때 편위도 증가).

수직편위를 평가하는데 일반적으로 사용되는 3가지 방법은 가림검사, 마독스봉검사 및 프리즘주시분리법 등이다.

가림 검사

수평사위와 회선수직사시의 진단에 일상적으로 사용되는 가림검사는 편위도가 적은 회선수직 사위를 진단하는 데에는 효과적이지 못하다. 흔히 사위자에서 회선수직 안구운동이 아주 작

표 13.2. *3단계 검사법*

상사위	편위도 증가 주시방향	편위도 증가 머리기울임 방향	관련된 외안근
우안	우측	우측	좌안하사근(LIO)
우안	우측	좌측	우안하직근(RIR)
우안	좌측	우측	우안상사근(RSO)
우안	좌측	좌측	좌안상직근(LSR)
좌안	우측	우측	우안상직근(RSR)
좌안	우측	좌측	좌안상사근(LSO)
좌안	좌측	우측	좌안하직근(LIR)
좌안	좌측	좌측	우안하사근(RIO)

기 때문에, 경험이 많은 전문가라 하더라도 회선수직 사위를 정확하게 측정할 수 없는 경우가 종종 있다. 결과적으로 회선수직 사위를 검사하기 위해 임상에서 마독스봉이 가장 많이 사용될 것이다.

수직사위 및 회선 사위의 마독스봉 평가

수직 사위 – 단일 마독스봉(Single Maddox Rod)

수직사위를 측정할 때, 축이 수직방향으로 정렬된 마독스봉을 한쪽 눈앞에 가입시키고 수평선(마독스봉 뒤쪽에 있는 눈에 보임)과 불빛(주시안에 보임)이 수직방향으로 어긋난 상태를 프리즘으로 일치시킨다. 그림 13.1은 사위를 평가하는 방법을 보여준다. 회선수직 편위에서는 비일치성 편위가 흔하기 때문에, 모든 주시방향에서 평가해야 한다(표 13.2의 3단계 검사결과 참고).

회선 사위 – 2개의 마독스봉(Double Maddox Rod)

회선사위를 검사할 때 각 눈앞에 마독스봉을 가입시키고, 프리즘을 사용하여 선조를 융합제거 상태로 만든 다음, 선조가 서로 평행한지 비교시킨다. 회선사위가 존재할 때에는 하나의 선조가 회전되어 보인다. 두 개의 선조가 평행할 때까지 해당 마독스봉을 회전시켜서, 회선사위의 종류와 양을 눈금으로부터 쉽게 읽을 수 있다. 한쪽 상사근마비가 있는 경우, 외회선사위가 일반적으로 3 ~ 7° 정도이며, 양쪽 상사근마비가 있으면 외회선사위가 일반적

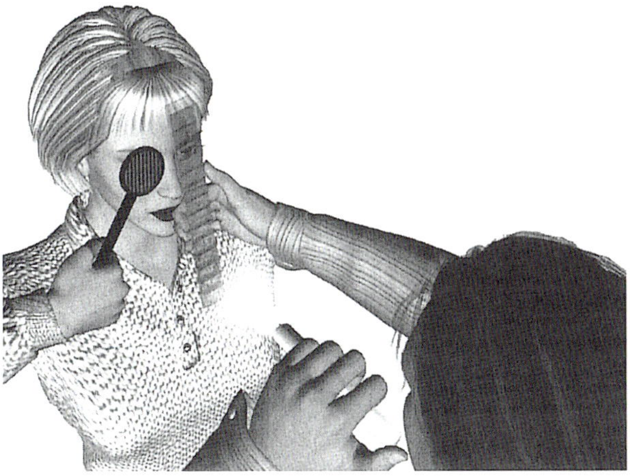

그림 13.1. 축이 수직방향인 마독스봉과 펜라이트로 눈의 수직방향 정렬상태를 평가할 수 있다. 한쪽 눈으로 펜라이트를 보고 다른쪽 눈으로는 축이 수직인 마독스봉을 통해 적색 선조를 보도록 하고, 한쪽 눈앞에 BD 프리즘을 사용하여 선조가 불빛과 일치한다고 보고할 때까지 수직 프리즘 굴절력을 천천히 증가시킨다. 프리즘 굴절력을 느리게 점차적으로 변화시켜야 한다.

으로 10° 이상이다. 피검자가 머리를 기울이지 않고 정확하게 제 1 안위를 유지하도록 주의를 기울인다. Borish[22]는 회선사위에 대한 마독스봉 검사를 "지연 자각식굴절검사(delayed subjective)"와 "원거리에서 단안운동검사"를 하는 중간에 실시하도록 제안했다.

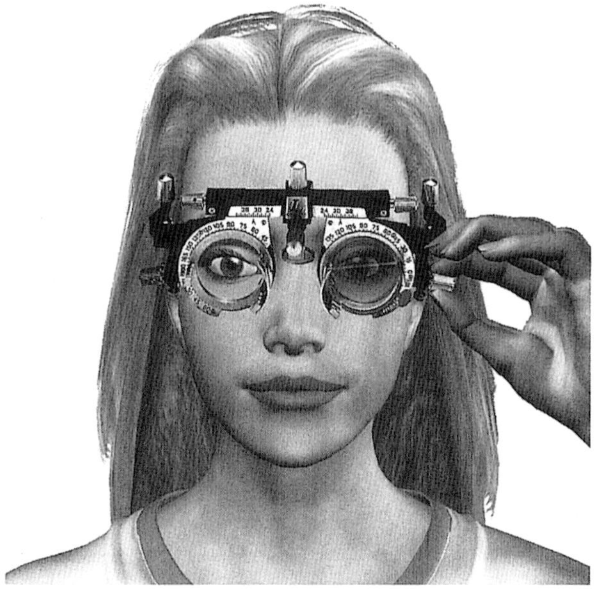

회선사위의 측정

피검자가 시험테의 회전손잡이를 회전시키면 아래와 같이 3개의 점의 모양이 변할 것이다. 피검자에게 회선편위가 없을 때처럼 3개의 점이 수직방향으로 정렬될 때까지 이중프리즘의 방향을 조정하도록 지시한다.

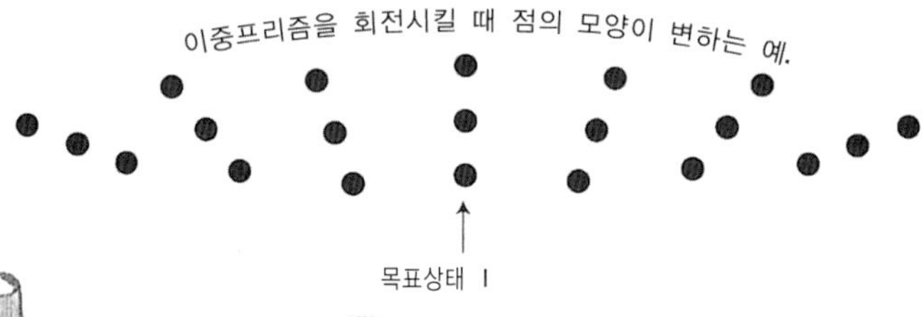

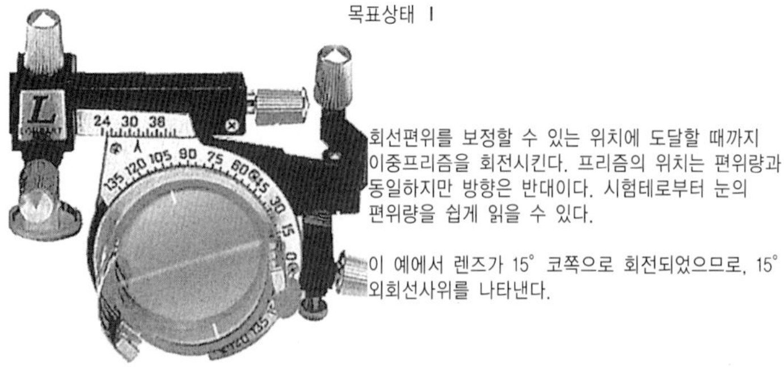

그림 13.2. 위: 하나의 점모양 타게트를 사용하여 2개의 4△ 프리즘 검사로 회선사위를 평가하는 모습. **중간**: 2개의 4△ 프리즘을 사용할 때, 피검자는 3개의 점(2개의 4△ 프리즘이 놓인 눈으로 두 개, 다른 쪽 눈으로 하나)을 볼 수 있다. **아래**: 시험테에 프리즘을 끼우고 점이 수직방향으로 정렬될 때까지 프리즘을 회전시키도록 한다. 이 때 프리즘의 회전량이 회선사위도이다.

회선사위 검사를 위한 마독스 이중 프리즘

회선사위에 대한 임상적으로 유용한 또 다른 검사는 두 개의 낮은 프리즘(3△이나 4△)을 기저와 기저가 마주보도록 결합시킨 마독스 이중프리즘 검사법이다. 기저가 수평방향으로 놓여서 동공축을 양분시키는 프리즘을 통해 타게트를 볼 때 단안 복시가 초래된다. 따라서 점모양 타게트를 사용한다면, 이중프리즘이 놓인 눈은 두 개의 점을 보고 다른 눈은 하나의 점을 보므로, 양안을 떴을 때 3개의 점을 볼 수 있다. 이중프리즘이 놓이지 않은 눈이 검사되는 눈이므로, 가운데 점에 시선을 집중하도록 한다. 그림 13.2는 시험테를 사용하여 좌안 외회선사위가 있는 사람을 검사하는 모습이다. 점이 융합되지 않으므로, 점이 수직방향으로 일렬로 정렬될 때까지 프리즘을 회전시켜 회선사위의 양을 측정할 수 있다. 이 검사에서 피검자 특히 어린이의 반응은 정확도가 크게 떨어진다.

프리즘 융합제거법(dissociation)

임상에서 마독스봉을 대신하여 수직 편위의 유무와 양을 측정하는데 흔히 사용되는 프리즘 융합제거법이 회선사위에 대해서는 별로 사용되지 않는다. 이 방법을 사용하여 수직사위를 평가할 때, 보통 수평프리즘을 사용하여 타게트가 융합될 수 없도록 분리시키고 피검자에게 타게트가 수직방향으로 정렬되었을 때 응답하도록 한다. 그림 13.3은 프리즘 융합제거법으로 좌안 상사위가 있는 피검자를 검사하는 모습이다.

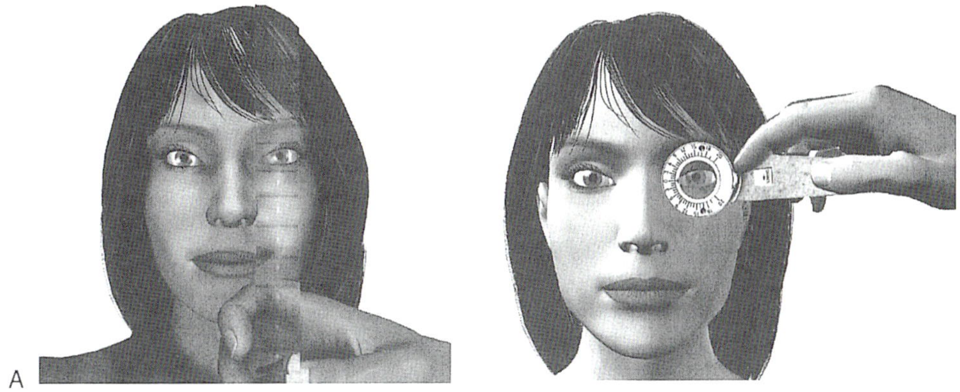

그림 13.3. 수직 프리즘바(A)나 리슬리 프리즘(B)을 사용하여 수직방향에서 눈의 정렬상태를 평가할 수 있다. 피검자에게 짧은 수평선이나 다이아몬드를 관찰하도록 하고, 8△ 정도의 수직프리즘을 이용하여 수직복시가 나타나도록 한다. 한쪽 눈을 가리고 타게트를 잠깐씩 보여준다. 두 개의 타게트가 수평방향으로 일치되었다고 할 때까지 수직 프리즘 도수를 천천히 감소시킨다. 프리즘 도수는 서서히 점차적으로 변화시켜야 한다. 수직프리즘 도수가 감소될 때 타게트가 융합되지 않도록 하려면 적은 양의 수평프리즘(보통 6-10△ BI)이 필요할 것이다.

주시시차 검사

이 검사의 원리는 융합이 가능한 조건에서 회선수직 사위의 방향과 양을 측정하는 것이다. 주시시차 검사는 융합하고 있는 상태에서 편위도가 측정되므로, 이 검사는 수평사위와 마찬가지로, 아마 회선수직 사위의 증상과 가장 상관성이 높을 것이다[28,29]. 수평 및 수직 일부융합제거 사위를 모두 평가해야 한다. 부가적으로 적은 양의 수평프리즘이 수직방향 일부융합제거 사위에 미치는 영향을 결정해야 한다.

수평방향 검사

일부 피검자에서 적은 양의 수평프리즘이 융합을 도와서 수직방향 일부융합제거 사위를 0으로 감소시키는 것이 관찰되었으며[30], 이러한 경우에는 수직프리즘이 요구되지 않는다. 이처럼 적은 양의 수평프리즘이 수직편위에 영향을 주는 이유에 대해서는 아직 정확하게 알려지지 않았다. 그러나 일반적으로 1.25△ 이하의 적은 양의 수직방향 일부융합제거 사위가 있을 때 이 영향을 평가하는 것이 바람직하다. 일반적으로 수평프리즘에 반응하는 수직편위가 있는 사람은 수평 융합버전스 훈련이 적합하며, 시기능훈련 프로그램을 마쳤을 때 프리즘이 필요한 경우는 드물다.

수직방향 검사

일부융합제거 수직사위

일반적으로 주시시차를 0으로 감소시키는 프리즘의 양이 불편한 증상을 극적으로 완화시킬 수 있다는 자신감을 갖고 처방할 수 있다. 이것은 쉽게 측정할 수 있으므로, 이러한 유형의 주시시차 검사가 수직사위에 대하여 선택할 수 있는 검사법이며, 적절하게 사용하면 불편한 증상을 가진 회선사위자를 진단하는데 유익하다. 일부융합제거 사위는 AO Vectographic slide, Turville test 및 Mallett 근거리 검사장치 등을 사용하여 측정할 수 있다(그림 13.4).

수직방향 일부융합제거 사위를 평가할 때 유용한 방법을 첨가시켜 종료점을 확인할 수 있다. 원리는 두 눈을 수직방향으로 일치시켜서 눈을 깜박일 때 두 눈의 일치상태가 변하지 않도록 하는 것이다. 이 때 nonius line이 프리즘을 통해 안정된 상태를 이룰 때까지 수직프리즘을 삽입시킨다. 그런 다음 피검자에게 1~2초 동안 양쪽 눈을 감도록 한다. 피검자에게 눈을 뜨고 처음 nonius line이 정확하게 일치하는지, 아니면 한 선을 위쪽이나 아래쪽으로 이동시켜야 일치되는지 여부를 확인하도록 한다. 눈을 감았다 떴다 반복하면서 프리즘 처방 도수를 0.50△ 단계로 수정시키면서 선이 항상 안정된 상태로 일치되도록 한다. 흔히

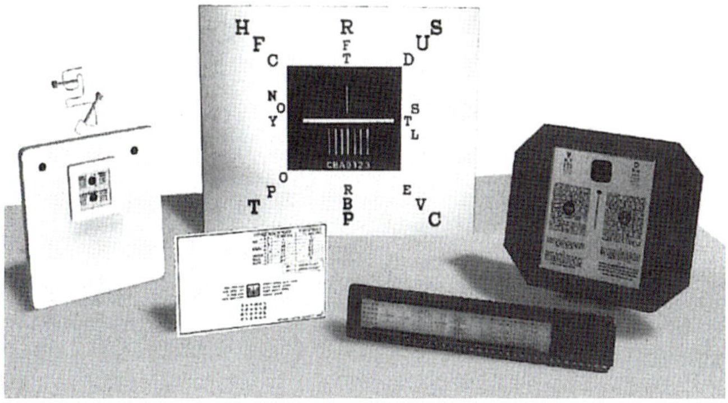

그림 13.4. 주시시차 곡선의 변수를 임상적으로 측정할 수 있는 장치는 Disparometer(좌측), Woolf(중앙), 및 Wesson 카드(아래쪽 좌측), AO Vectographic slide(아래쪽 우측), Turville testing, Mallett Near Unit (우측) 등이 있다. 이들 장치로 검사하는 동안 대부분의 시야는 양쪽 눈으로 볼 수 있어서 융합이 가능하다. 그러나 시야 중앙의 일부분은 편광필터나 격벽(Turville test)을 이용하여 한쪽 눈에만 보이도록 했다.

눈을 떴을 때 즉시 선이 안정되게 일치된 상태를 얻기 위해서는, 눈을 편안하게 뜬 상태에서 측정된 일부융합제거 사위도로부터 수직 프리즘을 약간 증가시켜야 한다. 눈을 다시 떴을 때 선이 똑바로 일치된 상태를 유지하면, 이 때 가입된 프리즘 도수를 처방할 수 있다.

강제 버전스 주시시차 곡선(Forced Vergence Fixation Disparity Curves)

강제 버전스 주시시차 곡선은 여러 가지 도수의 수직프리즘을 가입시키고 주시시차를 측정하여 얻을 수 있다. 수직사위가 있을 때 이러한 측정값은 전형적으로 곡선을 이루지 않고 선이 자주 끊어지는 모양을 이룬다. 결과적으로 위에서 설명한 일부융합제거 사위의 측정이 대다수의 피검자를 임상적으로 평가하는데 사용된다. 강제 버전스 상태의 곡선은 주로 시기능훈련 프로그램을 고려하고 조정할 때 유익하다. 주시시차 검사 및 해석에 대한 자세한 사항은 제14장을 참고하기 바란다.

회선 주시시차

Turville test에서 검사하는 동안 글자가 비스듬한 선을 만들면 회선 주시시차가 있음을 나타낸다[31]. AO Vectographic Adult slide 및 Mallett 원거리 및 근거리 검사 등의 주시시차 검사에서 수평 및 수직 주시시차를 보이고 시표가 경사져 보이면 회선 주시시차가 있음을 나타낸다[32]. 이러한 검사는 회선사위의 양을 측정하는 것이 아니며, 양은 앞에서 언급한 방법의 한 가지로 직접 측정해야 한다. 그러나 현성 회선 주시시차는 보정되지 않은 회선사위를 의미한다 ; 이러한 피검자는 회선사위의 증상에 대하여 자세하게 질문하고 필요하다면 처치를 시작해야 한다.

포롭터 바깥에서 검사

흔히 포롭터를 통해 제 1안위를 유지할 때 상당한 정도의 회선수직 사위를 가진 피검자가 더욱 편안하게 양안시가 가능한 위치를 갖도록 머리를 기울이거나 돌리는 경향이 있다. 이러한 경우 최적 교정도수를 가입시키고 시험테로 평가하면 흔히 피검자의 습관적인 양안시 상태를 더욱 정확하게 평가할 수 있다. 수직사위가 회선사위와 함께 존재한다면, 수직사위를 교정했을 때 회선사위가 감소하고 증상이 제거될 수 있다.

진단을 위한 가림검사

가렸을 때 피검자의 불편한 증상이 사라진다면, 불편한 증상의 원인은 보통 양안시에 어느 정도 장애가 있는 상태이다[33]. 따라서 위에서 설명한 일상적인 방법으로 명확한 진단을 결정할 수 없는 경우, 상사위를 가진 눈을 시험적으로 24시간 정도 가려서 피검자의 증상에 대한 영향을 확인해야 한다[34]. 표 13.3은 진단용 가림법의 적용 여부를 결정할 때 고려할 사항을 열거한 것이다. 가끔 상사위를 가진 눈을 결정하는 것이 어려울 때 가림검사(피검자가 파이현상의 움직임을 보고하는 것을 포함하는), 수직 주시시차 곡선, 주시시차 검사에서 수평방향의 nonius line이 수직방향으로 불안정한 상태를 보고하는지 여부 등을 기초로 결정한다. 가림법을 시행한 후 수직 주시시차(일부융합제거사위)를 없애는 수직프리즘을 처방하고, 수직버전스 훈련을 고려할 수 있다.

표 13.3. *진단용 가림법의 적용이 필요한 경우 및 방법*

필요한 경우 :

수직사위의 증상이 있지만,

a. 마독스봉, 가림검사, 주시시차 측정 등에서 수직사위가 없을 때

b. 적은 양의 회선수직 편위에 대한 보정이 외관상 양호할 때

방법 :

다음 사항을 기초로 상사위를 가진 눈을 24시간 동안 가림

a. 가림검사(피검자가 파이현상의 움직임을 보고하는 것을 포함)

b. 수직 주시시차 곡선

c. 주시시차 검사에서 수평방향 nonius line이 수직방향으로 불안정한 상태를 보고함

정밀 진단

제시된 처치법을 결정하는데 일차적인 사항은 회선수직 편위의 병인이다. 최근에 얻은 회선수직 편위는 다른 사항이 증명되기 전까지는 심각한 잠재적인 병인을 갖는다고 고려해야 한다. 후천적인 상태의 정밀진단은 최근 복시의 발생, 여러 주시방향에서 편위도가 변하는 비일치성 편위, 시야결함 및 유두부종이나 망막질환처럼 최근 눈의 건강상태 변화 등의 내력을 기초로 한다. 그러한 증상이나 징후가 있는 경우 전신계, 내분비계 또는 신경계에 대한 적절한 검사를 받도록 권유해야 한다. 수직편위의 처치를 동시에 지속할 수 있다.

사례 13.1 최근 발생한 수직 복시

18세 남성으로 최근 독서할 때 복시가 발생한다. 복시는 2개월 전부터 발달하였고 빈도가 점차 증가하고 있다. 검사할 당시 위쪽을 볼 때 가끔 복시가 나타난다고 보고했다. 심한 운동을 하면 복시의 양과 발생빈도가 증가하였다. 4개월 전에 자동차 사고를 당하였지만, 현기증, 보행실조나 전신계 질환은 없으며, 약을 복용하지 않는다고 했다. 검사할 때 교정안경을 착용하지 않았다.
검사 결과 각 눈의 시력은 20/15로 정시였다. 안진이 없었다. 가림검사에서 제 1 안위일 때 2△ 좌안 상사위가 아래쪽을 볼 때 25△ 좌안 상사시로 증가하였다. 동공반응은 정상이었다; 구심성 동공결함이 없었다. 40 cm에서 입체시력은 100초 각이었다(Random stereogram). 단안 외안근의 범위는 정상이었고, 양안 범위는 아래쪽을 볼 때 우측으로 복시가 증가함을 보였다.
수직사시가 최근에 발생하였기 때문에, 신경과 검사를 받도록 권유했다. 검사 결과 위에서 언급한 상태와 일치하였고, 후두와(posterior fossa)의 MRI 검사를 예약하였다. Arnold-Chiari 제 1 유형의 기형상태가 드러났다. 학기 중이라 수술을 여름까지 미루었으며, 안경을 처방하지 않았다.

장기간 지속되는 선천성 편위를 가진 피검자는 일반적으로 최근에 발생한 복시로 불편을 느끼지 않는다; 선천성 회선수직 편위자에서 복시는 전형적으로 수년에 걸쳐 발생주기가 다양한 상태로 나타난다. 나아가 후천성 회선수직 편위자에서 흔히 볼 수 있는 비일치성 편위와 대조적으로, 선천성 회선수직 사위자의 대부분은 일치성 편위를 갖는다. 선천성 편위가 있는 사람은 아래의 방법을 사용하여 치료한다.

처치

회선수직 사위의 처치는 제 3장에서 열거한 수평 사위의 처치와 똑같은 순서를 따른다(표 13.4). 초기의 처치 단계는 최적 안경으로 굴절이상을 교정하여 선명한 망막상을 제공하는 것이다. 다음으로 회선수직 편위에 대하여 주로 수직/수평 프리즘으로 구성된 부가적인 광

표 13.4. *회선수직 사위의 처치순서에 대한 고려사항*

가림(진단용)
굴절이상의 교정
광학적 처치(보통 수직프리즘, 가끔 조절관련 문제나 AC/A비가 높으면 근용 가입도)
가림(치료용)
시기능 훈련
수술

학적 처치를 한다. 조절계의 이상이 공존할 때 플러스 가입도 렌즈가 망막상을 더 선명하게 제공하거나 시선의 일치상태를 변화시켜 근거리에서 융합상태가 더 양호해진다면 중요한 역할을 한다. 회선수직 사위에서 한쪽 망막상을 차단시켜 복시를 제거시키기 위한 치료용 가림법은 좀처럼 필요하지 않다. 보통 융합이 잘 되며 단지 융합을 강화시킬 필요만 있을 것이다. 협조가 잘 되는 피검자가 처방된 방법을 잘 따를 것으로 판단될 때, 시선의 정렬 및 융합 상태를 개선시킬 수 있는 시기능 훈련이 고려된다.

회선수직 사시의 처치에서 중요한 부분인 수술이 회선수직 사위자에게 필요한 경우는 드물다. 수직편위가 15△ 이상이거나 상당한 비일치성 편위가 있을 때 회선수직 사위자에게 수술이 필요한지 검사를 받도록 권유할 것인지 고려한다.

굴절이상의 교정

회선수직 편위에서 선명한 망막상이 융합을 도와준다. 따라서 사위가 존재할 때 검영법이나 표준 자각식 굴절검사에서 플러스 쪽으로 가장 높은 최적 교정도수를 결정해야 한다. 회선사위의 굴절이상 교정은 회선사위의 종류에 좌우된다. 미교정 사난시가 있을 때, 양안 굴절검사법으로 측정된 교정도수가 보통 증상을 제거시킬 것이다. 교정되지 않은 상태에서 상이 기울어지는 것을 보정하기 위한 회선 융합운동이 발생하여 융합을 향상시키는 역할을 한다; 그러나 적절하게 교정되어 상의 기울어짐이 사라진다면, 회선 융합운동이 필요하지 않고 불편한 증상이 사라질 것이다.

그러나 일부 피검자는 사난시를 교정하지 않았을 때 더 편안하다. 이러한 피검자는 교정 원주렌즈가 부등상시를 유발시키거나[27], 새로 교정된 상태에서 수평방향을 볼 때 수직프리즘 차이를 조정할 수 없거나[35], 미교정 상태에서 상을 융합할 때 발생하는 회선사위와 반대방향의 회선사위를 가질 수 있다. 이러한 경우 난시를 교정하면 회선사위의 보정이 강요되어 흔히 성공적이지 못하다[36].

폭주와 관련된 회선사위가 근거리에서 난시축을 변화시키는 원인일 수 있다. 이것은 교정 원주도수가 크거나 축이 이동된다면 임상적으로 현저한 증상을 유발시킬 수 있다. 원거리 양안 굴절검사가 가장 적합한 교정도수를 제공할 것이다. 근거리에서 실시한 양안굴절검사 결과 근거리에서 난시축의 변화가 상당하여 증상을 유발시킬 수 있는 정도라면, 원거리와 근거리에 대하여 별도의 교정 도수가 필요할 것이다. 이와 연관된 수직편위를 교정할 때 세심한 주의가 필요하다.

프리즘

회선수직 편위를 가진 피검자를 처치할 때 가장 적합한 렌즈를 처방한 후 고려할 사항은 프리즘 처방여부이다. 회선수직 편위자에게 프리즘을 처방할 것인지 결정할 때 종종 존재하는 증상과 사위가 각기 다르게 결합되므로 복잡하다. 표 13.5에 예시된 것처럼, 상사위자가 실제로 증상을 갖지 않으면 처치를 미루는 경우가 흔하다(표 13.5 두 번째 줄). 반면에 피검자가 불편을 초래하는 작업을 회피하기 때문에 불편한 증상이 없다면 처치가 필요할 것이다.

불편한 증상 및 현성 회선수직 사위나 수직 주시시차를 가진 피검자는 일반적으로 시기능 훈련보다 프리즘을 처방하여 더 쉽게 처치할 수 있다(표 13.5의 세 번째와 네 번째 줄). 일반적으로 증상을 없앨 수 있는 충분한 양의 수직프리즘 교정이 고려된다. 그러나 특정 피검자에서는 수평프리즘을 처방하면 수직방향의 일부융합제거 사위가 제거될 것이다[30]. 수직편위에서 이러한 유형의 수평프리즘 처방에 대해서는 뒤에서 자세하게 언급하였다.

표 13.5. *수직사위의 임상 처치법*

수직 편위	증상	진단용 가림	처치	예상피검자(%)
존재하지 않음	없음	불필요	불필요	80
사위 또는 주시시차	없음	불필요	작업을 회피하지 않으면 불필요	2
사위 및 주시시차	있음	불필요	주시시차를 기초로 프리즘	12
주시시차만	있음	불필요	주시시차를 기초로 프리즘	3
일반적인 검사에서 없음	있음	필요(상사위안을 1일 이상 가림)	진단용 가림 후 주시시차를 기초로 프리즘	2

사례 13.2 증상이 있는 회선사위

35세 남성으로, 안경을 쓰고 독서하는 동안 왼쪽 눈의 위쪽 부위에 두통, 눈 피로, 간헐적으로 흐려 보임 등으로 장기간 불편을 느끼고 있다. 중간 정도의 난시 교정안경을 사용하고 있다. 외안부 및 눈 내부의 건강은 양호한 편이다. 조절마비 굴절검사 및 시력은 현재 교정도수와 같았다:

OD −1.00 −3.50 × 95 20/15−
OS −0.75 −4.00 × 105 20/20+ OU 20/15

6 m 및 40 cm에서 일치성 3△ 외사위였고, Worth 4 dot 검사에서 좌안이 간헐성 억제를 보였고, 40 cm 거리에서 Randot circle로 측정한 입체시력은 40초각이었다. 조절관련 검사값은 정상이었다(조절력 = 8D, lag = +0.25D, 용이성 = ±2.00D로 10 cpm). 6 m에서 주시시차는 없었으나, 40 cm 거리에서 좌측 타게트의 회선 시차를 보고했다. 근거리 굴절검사에서 난시축은 OD 96°, OS 112° 였으며, 근용 난시축으로 변화시켰을 때 원거리시력은 흐려졌으나, 독서할 때에는 흐리지 않고 편안한 시력을 제공하였다. 마독스봉 검사에서 원거리는 1° 외회선사위였고, 근거리는 8° 외회선사위였다.

두 벌의 안경을 처방하였다; 하나는 원거리용 난시축을, 다른 하나는 근거리용 난시축을 기준으로 조제하였다. 2주일이 지나고 검사를 받으러 왔을 때 더 이상 증상이 나타나지 않았다.

처방 기준

수직 사위를 갖는 피검자의 프리즘 교정을 결정하는데 사용될 수 있는 몇 가지 방법이 소개되었다. 그러나 수직사위에게 정확한 양의 프리즘을 처방하는데 사용되는 정확한 방법이 명확하게 제시되지 않았다. 임상 실무에서 대다수의 전문가는 사위의 양, 수직 또는 회선 버전스의 범위, 플립 프리즘 검사 또는 주시시차 측정 가운데 한 가지 이상을 기초로 프리즘 처방을 결정한다.

사위의 양

수직사위도를 기초로 처방하는 전문가는 20세기 초 임상연구의 선두자가 주장한 내용을 따른다. 그러나 추천되는 방법은 처방되어야 할 프리즘의 양에서 상당한 편차를 만들 수 있다. 예를 들어, Hansell과 Reber[37]는 굴절이상을 교정하고 상사위가 남아 있을 때, 상사위의 1/3을 교정하는 프리즘 도수가 처방되어야 한다고 느꼈다. Emsley[38]와 Maddox[39]는 수직사위의 2/3에 해당하는 수직프리즘을 처방하도록 제시하였다. Giles[40]는 근거리에서 발견된 수직사위의 3/4을 교정하도록 권유하였다. Duke-Elder[41]와 Peter[42]는 굴절이상 교정안경을 착용하고 1△ 이상이 남아 있을 때, 상사위를 거의 완전 교정(또는 아마 0.5△ 저교정)해야 한다고 느꼈다. Hugonnier 등[43]은 편위도가 적을 때 완전교정 프리즘을 처방하도록 추천했다.

이처럼, 많은 전문가가 프리즘을 처방할 때 대략적인 지침이나 규칙에 의존하고 있다. 예를 들어, Krimsky[44]는 양을 제시하지는 않았지만 모든 경우를 개별적으로 고려해야 하고, 증상을 없애고 양안시 상태를 복원시킬 수 있는 가장 약한 프리즘이 사용되어야 한다고 주장했다. 가장 약한 프리즘을 결정하는데 추천되는 한 가지 방법은 굴절이상 교정도수가 가입된 시험테에 적절한 방향으로 프리즘의 기저를 가입시키고 피검자의 시력이나 편안한 상태를 평가하는 것이다. 이처럼 표준화된 지침이 없고 제시되는 내용이 다양한 점은, 수직사위를 측정하는데 다른 방법이 더 우수하게 사용될 수 있으며 더 분명한 처치법을 찾아야 함을 의미한다.

프리즘 버전스

프리즘 버전스의 측정이 아마도 대다수의 옵토메트리스트가 수직사위를 처치할 때 선택하는 방법일 것이다. 프리즘 버전스의 범위를 기초로 처방하려는 프리즘의 양을 결정하는 방법은, Tait[45]이 추천한 것처럼 피검자가 편위와 반대 방향인 수직 융합범위의 1/5을 사용하고, 수직버전스가 균형을 이루도록 하는데 필요한 수직프리즘의 양을 처방하는 것이다. 수직프리즘을 처방하는데 또 다른 적절한 방법은 사위의 방향과 거의 일치할 때, 회복값의 균형을 맞추는 것이다. 회복값을 사용하여 자각적으로 더욱 쉽게 허용되는 프리즘 교정도수를 얻을 수 있다[22].

수직버전스의 범위를 기초로 프리즘을 처방할 때, 임상전문가는 수직사위를 평가한 후 수직버전스 예비량을 측정한다. 수직 융합버전스 예비량은 보통 포롭터의 로타리 프리즘을 사용하여 결정된다. 프리즘 버전스 검사는 한쪽 눈앞에 먼저 BD 프리즘을 증가시켜 융합이 깨지면 감소시켜 다시 융합이 회복되도록 하고, BU 프리즘을 가입시키고 반복해서 측정한다. 이 방법으로 측정했을 때, 수직사위가 없는 피검자는 기본적으로 각 눈에 대하여 서로 똑같은 양의 상측 버전스와 하측 버전스를 가질 것이다. 예를 들어 좌안 하측 버전스 값은 우안의 상측 버전스 값과 같을 것이다. 따라서 버전스는 흔히 한쪽 눈에서만 측정한다.

아마 주시시차 측정법이 개발되기 전에는 수직버전스 폭의 균형을 맞추는 방법이 수직 프리즘을 처방하는데 가장 넓게 사용되었을 것이다. 처방된 프리즘은 수직버전스 분리값(보통 실제 수직사위의 1/2이나 2/3이다)의 균형을 맞추도록 사용된다. 수직사위가 존재하고 수직버전스 측정값이 같지 않을 때, 수직융합버전스의 분리값이나 회복값을 사용하여 처방할 프리즘 도수를 결정할 수 있다. 프리즘 도수는 다음 공식으로 결정된다 :

(BD 분리값 − BU 분리값)/2 = 프리즘 교정도수(플러스 값이면 BD 프리즘, 마이너스 값이면 BU 프리즘을 처방한다)

예를 들어 3△ 우안 상사위이고, 우안 상측버전스가 6△/3△이고 우안 하측 버전스가 4△/2△이라면, 우안 1△ BD[(6△ - 4△)/2 = 1△]이 상하측 분리값을 동일하게 만든다.

수직버전스의 범위를 기초로 처방하는 방법의 잠재적인 문제점은 적절한 프리즘의 양을 결정하는데 버전스 범위가 항상 유용하지 않다는 것이다. 분리 프리즘의 가입 속도[20], 측정 거리[21] 및 실제 수직편위[22] 등과 같은 요인에 따라 수직버전스 측정값이 달라질 수 있다. 많은 연구자들이 수직사위 및 수직융합폭이 잔여 긴장상태의 영향을 받는다고 보고했다. 그리고 수직사위가 있는 일부 피검자에서 수직버전스 값은 처음 자극된 근에 의해 영향을 받을 수 있다. 예를 들어 좌안 상측 버전스가 처음에 측정된다면, 그 다음 좌안 하측 버전스 값은 처음 버전스 자극의 긴장상태에 의해 감소된다.

임상적으로 긴장상태를 변화시키는 문제점은 보정 융합버전스를 측정하고 다른쪽 눈에서 반대쪽의 융합버전스를 측정하여 쉽게 해결할 수 있다. 예를 들어 우안 상사위가 존재한다면, 먼저 우안 하측 버전스를 측정하고 좌안 하측 버전스(우안 상측 버전스)와 비교해야 한다. 이렇게 하면 융합버전스 예비량에 대한 잔여 긴장상태의 영향을 피할 수 있다. 반대쪽 버전스의 측정은 잔여 긴장성 신경지배가 감퇴되도록 검사가 끝날 때까지 연기할 수 있다. 어느 정도 시간이 지난 후 반대쪽 융합버전스를 측정해야 한다.

플립 프리즘

Eskridge[46]는 휴대형 렌즈고정틀에 3△의 프리즘을 가입시켜 사위의 종류와 수직프리즘의 양을 측정할 수 있다고 제시하였다(그림 13.5). 프리즘의 기저방향을 BD에서 BU으로 바꾸면서 상이 수직방향으로 분리되는 상태를 관찰하도록 한다. 수직방향으로 분리되어 보이는 두 개의 상이 더 가까울 때 눈앞에 놓인 프리즘의 기저방향을 사위의 종류로 기록한다. 따라서 좌안앞에 있는 플립 프리즘이 BU 일 때 상이 더 가깝다면 우안 상사위이다. 처방할 프리즘 도수는 우안앞에 BD 프리즘을 가입시키고 플립 프리즘을 반전시킬 때 상이 똑같은 거리에 있도록 만드는 도수로 결정할 수 있다. 이 검사는 대다수의 피검자가 둘 중에 하나를 쉽게 선택할 수 있으므로 감도가 높으며, 플립 프리즘 검사로 피검자가 복시상태를 갖는 동안 편위도를 측정한다. 융합은 버전스의 적응 위치를 변화시키는 원인이기 때문에[47], 플립 프리즘을 사용하여 일부 피검자에서 프리즘 처방도수를 너무 높게 평가할 수 있다.

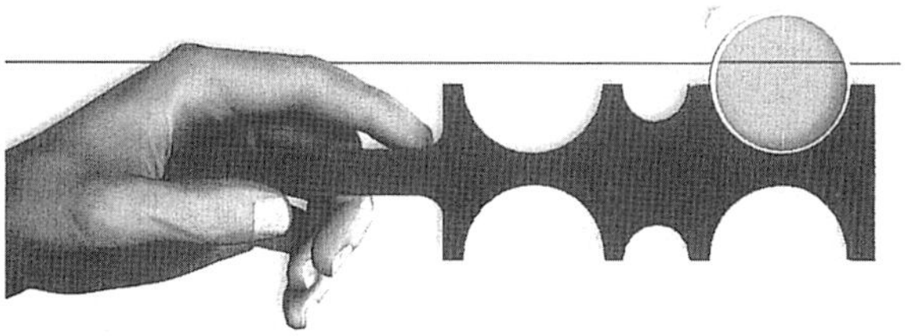

A

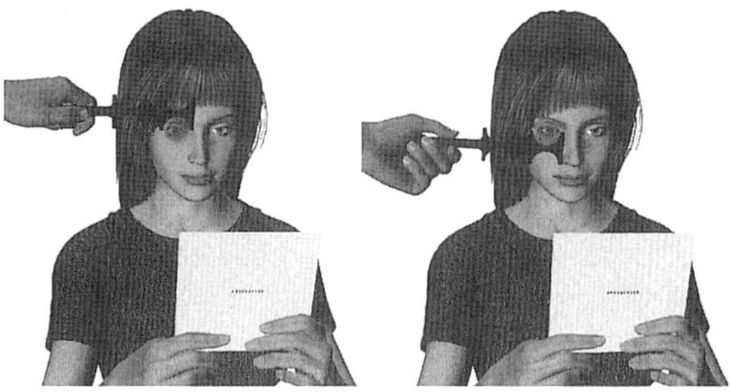

B

유형	우안에 BU 프리즘이 놓였을 때 피검자의 지각상태	우안에 BD 프리즘이 놓였을 때 피검자의 지각상태
우안 상편위 (좌안 하편위)	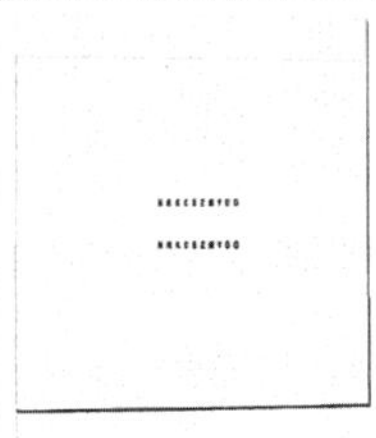	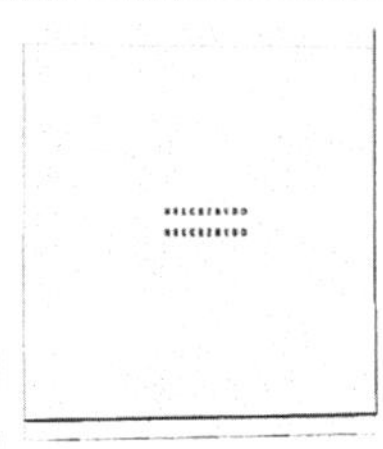
우안 하편위 (좌안 상편위)	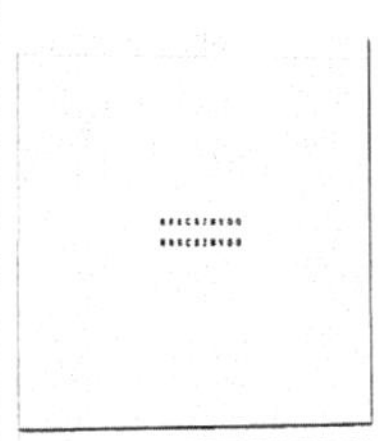	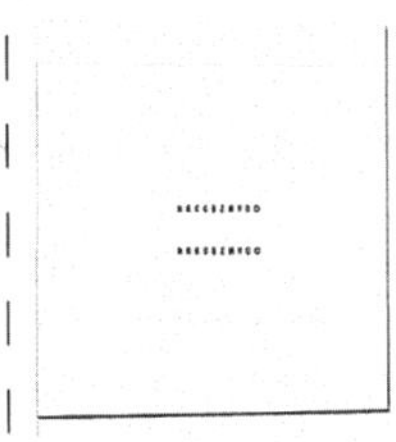
정상 (편위 없음)	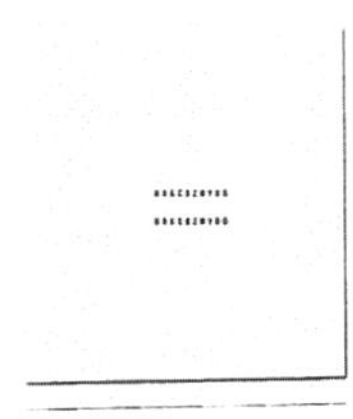	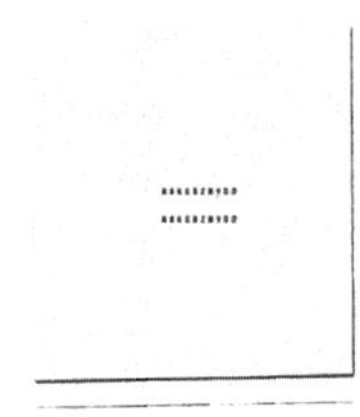

C

그림 13.5. A: 휴대형 회전가능한 마운트에 끼워진 3△(A)을 사용하여 수직편위도를 측정하고 처방할 프리즘 도수를 결정할 수 있다. **B:** 피검자에게 수평으로 배열된 0.75M 크기의 글씨를 보도록 하고, 프리즘을 BD에서 BU으로 반전시킨다. **C:** 피검자에게 프리즘이 반전될 때 상이 수직방향으로 분리되는 상태를 관찰하도록 한다. 처방할 프리즘 도수는 반전시 두 상의 수직분리도를 동일하게 만드는 도수이다.

주시시차 측정

수평 프리즘 교정

일부 피검자에서 적은 양의 수평 프리즘을 처방했을 때 수직방향 일부융합제거 사위가 0으로 감소되는 것으로 나타났다[30]. 대부분의 실무자가 이들 피검자에게 수직 프리즘을 처방하고 수평 프리즘의 효과를 조사하지 않았기 때문에, 수직 일부융합제거 사위를 가진 피검자 가운데 수평 프리즘에 반응하는 숫자가 어느 정도인지는 모른다. 그러나 수직방향 일부융합제거사위가 1.5△ 이하로 적은 경우, 수직 프리즘과 적은 양의 수평 프리즘의 영향을 모두 조사해야 한다. 적은 양의 수평프리즘(2.5△ 이하)이 수직방향의 일부융합제거사위를 성공적으로 제거시킬 때, 이러한 피검자는 보통 수평 융합버전스를 강조하는 짧은 시기능 훈련 프로그램과 억제제거 훈련으로 잘 처치된다. 그러한 시기능훈련 프로그램은 거의 항상 효과적이며 프리즘 처방의 필요성을 제거시킨다.

수직방향 일부융합제거사위 - 주시시차

수평방향 주시시차 곡선은 4가지 유형이 있지만, 수직사위자는 프리즘 도수가 가입될 때마다 주시시차가 비슷한 양만큼 감소되기 때문에, 전형적으로 선형 주시시차 곡선을 갖는다. 이러한 선형 반응 패턴을 원래 Ogle[17]이 보고했으며, Rutstein과 Eskridge[48,49]는 정상적인 양안시를 갖는 사람은 모든 수직방향 주시시차 곡선이 선형이라고 제시하였다. Petito와 Wick[50]은 대다수의 수직 주시시차 곡선이 선형임을 확인하였지만, 대상자의 10% 정도는 임상적으로 의미를 갖는 비선형이라고 제시하였다. 일반적으로 수직 주시시차 곡선은 선형이므로 주시시차(일부융합제거사위)를 0으로 감소시키는 양의 수직 프리즘이 처방될 것이다.

과거 30년 동안 수직방향 일부융합제거 사위의 측정이 수직사위에게 프리즘을 처방하는데 표준적인 방법이었다. Morgan[51]은 격벽으로 차단된 20/30 시표의 어긋난 정도를 발견할 수 있는 능력을 평가하여 수직방향 일부융합제거사위를 측정하였다. 검사를 받은 215명 가운데 98% 이상은 0.5△로 발생된 차이를 식별하였다. Morgan은 피검자의 15%에게 지각된 수직방향의 어긋난 정도를 기초로 프리즘을 처방하였고, 90% 이상이 프리즘을 성공적으로 착용하였다. Morgan의 결과는 Elvin[52]과 Tubis[53]에 의해 지지되었다.

사례 13.3 일부융합제거사위를 기초로 한 수직프리즘의 처방

17세 남성으로, 독서속도가 느리고, 독서하는 동안 읽던 곳을 잃어버리며, 다음 줄을 읽기 위해 줄의 시작부분으로 돌아갈 때 읽었던 줄을 다시 읽으며, 대략 30분 정도 독서하면 두통(안검과 이마 부위)이 발생하여 불편을 겪는다. 근거리에서 흐리게 보일 때 눈을 몇 번 깜박이면 선명해진다고 한다. 현재 안경의 처방도수는 굴절검사 결과와 같았다:

OD S −1.50 20/15

OS S −1.75 20/15

나머지 검사는 현재 안경도수를 가입시키고 측정하였다. 가림검사와 마독스봉 검사 결과 원거리 및 근거리의 모든 주시방향에서 2△ 좌안 상사위를 보였다. 일부융합제거사위는 원거리와 근거리 모두 1.75△ 좌안 상사위였다. 제 1 안위에서 수평방향을 주시하기 위해 시선을 이동시키더라도 일부융합제거사위도가 변하지 않았다. 조절관련 검사값은 정상이었다(조절력 = 14D, lag = +0.75D, 양안 용이성 = 근거리에서 ±2.00D로 6 cpm).

이러한 검사 결과를 바탕으로, 조절 및 융합 용이성뿐 아니라 현재 사용하는 안경이 적합하다고 판단하였다. 시험테에 근시 교정도수만 가입시킨 상태와 추가로 좌안에 1.75△ BD을 가입시킨 상태에서 각각 양안으로 10~15분 정도 독서하도록 하였다. 프리즘이 가입되었을 때 눈피로가 줄어들고 안구운동이 더 정확해졌다(다음 줄을 더 쉽게 읽을 수 있었다)고 보고했다. 새로운 처방안경을 사용하고 독서할 때 읽던 곳을 잃어버리는 빈도가 줄어들고, 독서하는 동안 증상을 느끼지 않았다고 보고했다.

강제 버전스 주시시차 곡선

수직편위에서 양안으로 사물을 볼 때 시표가 수직으로 어긋난 상태를 0으로 감소시키는 것이 프리즘 도수를 처방하는데 가장 정확하고 쉽게 허용될 수 있는 방법이다. 또한 증상을 완화시키는 가장 낮은 도수의 프리즘을 처방하게 된다. 강제 버전스 주시시차 곡선의 주요한 임상적 가치는 시기능 훈련 프로그램을 조정하는 것이다.

적절한 장치로 수직 주시시차를 측정하여 일직선을 만드는 데이터를 얻을 수 있다. 그러나 일부 대상에서 일직선을 이루지 않을 수도 있다(그림 13.6A). 그림 13.6B는 대다수 수직 주시시차의 특징인 선형관계를 예시한 것이다. 가입된 프리즘 도수가 증가할수록 주시시차가 프리즘 도수의 증가량과 비슷하게 감소한다. 이 선형 관계는 가끔 일부융합제거사위가 완전융합제거사위와 같지 않은 것처럼 달라질 수 있다. 그러한 차이는 간단하게 비교하여 쉽게 주목할 수 있으며, 비선형으로 증명된 것처럼 프리즘 적응이 발생하였기 때문에, 수직 버전스 훈련이 유익할 것임을 제시한다.

잠복성 상사위(Latent Hyperphoria)의 프리즘 처방

임상 실제에서 처치방법을 결정할 때 가장 어려운 몇 가지 사항은, 피검자가 수직 편위와 관련된 증상(표 13.5)을 갖지만, 일상적인 검사에서 수직사위가 없는 것처럼 나타날 때이다. 적은 양의 잠복성 수직사위가 불편한 증상을 유발시킬 수 있다. 일부 더 큰 양의 편위가 있는 경우와 마찬가지로, 이러한 수직편위는 오랫동안 가렸을 때에만 현성으로 나타난다. 잠복성 상사위는 표 13.5의 다섯 번째 줄에 제시된 방법을 적용하여 성공적으로 처치할 수 있다.

프리즘 교정은 일부융합제거사위, 증상의 심각한 정도 및 단안 가림 등을 기초로 한 임상적인 판단으로 결정할 수 있다. 상사위 경향이 있을 때 주시시차 곡선과 눈을 24시간 동안 가린 후 측정한 완전융합제거사위도로부터 처음에 결정된 수직 프리즘 교정도수를 확인하

A

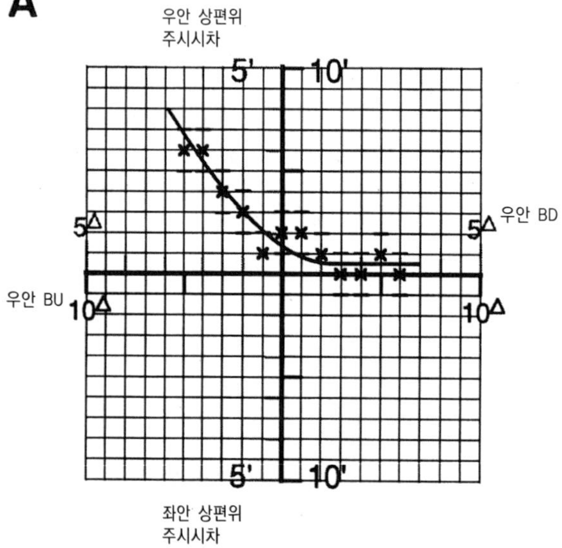

B

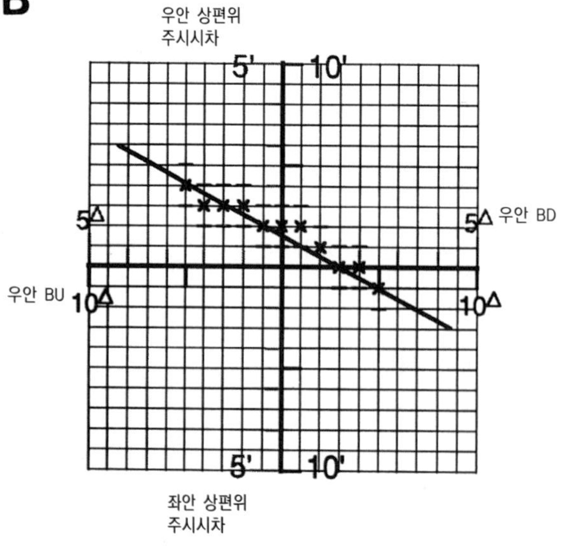

그림 13.6. A: 15% 정도에서 수직 주시시차 그래프가 비선형이지만, 5% 정도만 임상적으로 의미있는 비선형을 갖는다.
B: 수직 주시시차 그래프가 피검자의 85% 정도에서는 선형을 이룬다. 결과적으로 일부융합제거사위로 제시된 프리즘(주시시차를 0으로 감소시키는 프리즘)을 실제 모든 경우에서 처방할 수 있다.

기 위해 단안 가림법이 사용된다. 피검자가 가려진 상태에서 다음날 방문했을 때, 가림판을 제거시키고 즉시 원거리와 근거리에서 완전융합제거사위를 측정하며, 완전융합제거사위를 측정하는 동안 짧은 시간만 융합이 가능하도록 한다. 완전융합제거사위를 측정하여 결정된 프리즘 도수를 가입시키고, 앞에서 언급한 방법으로 수직 주시시차를 측정한다. 이처럼 프리즘 처방은 24시간 가린 후 일부융합제거사위를 0으로 감소시키는데 필요한 프리즘 도수로부터 결정된다.

사례 13.4 잠복성 상사위

11세 남학생으로 독서하는데 어려움을 겪는다. 독서속도가 느리고, 독서하는 동안 읽던 곳을 잃어버리며, 다음 줄을 읽기 위해 줄의 시작부분으로 돌아갈 때 읽었던 줄을 다시 읽으며, 대략 30분 정도 독서하면 두통(안검과 이마 부위)이 발생하며, 두통이 시작된 후 글씨가 흐려 보이므로 불편을 겪고 있다. 근거리에서 흐려 보일 때 눈을 몇 번 깜박이면 선명해진다고 한다. 현재 안경의 처방도수는 굴절검사 결과와 같았다:

OD S −2.50 20/15
OS S −2.25 20/15

나머지 모든 검사는 현재 안경도수를 가입시키고 측정하였다. 가림검사와 마독스봉 검사 결과 원거리 및 근거리의 모든 주시방향에서 1△ 외사위를 보였다. 일부융합제거사위는 원거리에서 정위였고, 근거리에서는 0.75△ 좌안 상사위였으나 불안정하고 시간이 지날수록 증가하였다. 제 1 안위에서 수평방향을 주시하기 위해 시선을 이동시켜도 일부융합제거사위도가 변하지 않았다. 조절 관련 검사값은 정상이었다(조절력 = 14D, lag = 0.75D, 양안 용이성 = 근거리에서 ±2.00D로 6 cpm). 수직버전스의 범위는 원거리와 근거리에서 대칭상태였다.

이러한 검사 결과를 바탕으로, 조절 및 융합 용이성뿐 아니라 현재 사용하는 안경이 적합하다고 판단하였다. 수직 일부융합제거사위도가 불안정하고 편차를 갖는 점은 좌안 상사위가 잠복성임을 제시하며, 더욱 정확하게 평가하기 위해서는 진단용 가림법이 유용하다고 판단하였다. 피검자에게 24시간 동안 좌안을 가리고 다음 검사를 받으러 오도록 했다. 검사를 하는 동안 안대를 제거시키고 일부융합제거사위를 측정할 때까지 융합상태를 금지시켰다. 원거리에서 가림검사 결과는 2△ 좌안 상사위였고, 원거리에서 일부융합제거사위는 2.75△ 좌안 상사위였다.

시험테에 근시 교정도수만 가입시킨 상태와 추가로 좌안에 2.75△ BD을 가입시킨 상태에서 각각 양안으로 10～15분 정도 독서하도록 하였다. 프리즘이 가입되었을 때 눈피로가 줄어들고 안구운동이 더 정확해졌다(다음 줄을 더 쉽게 읽을 수 있었다)고 보고하여, 부가적으로 2.75△ BD을 처방하였다. 새로운 처방안경을 사용하고 독서할 때 처음에는 약간 불편감이 있었으나 30분 이내에 사라졌다. 이번 및 이로부터 1년 후에 방문했을 때, 독서하는 동안 읽던 곳을 잃어버리는 빈도가 줄어들고, 독서하는 동안 증상을 느끼지 않았다고 한다. 일부융합제거사위를 측정한 결과 좌안의 상측 주시시차를 0으로 감소시키는데 대략 3△ BD이 필요한 것으로 나타났다. 모든 다른 검사 결과는 정상 범위에 속했다.

프리즘 적응

양안시가 정상이며 회선수직 사위가 없는 사람의 한쪽 눈앞에 수직프리즘을 가입시키고, 15분 정도가 지난 후 유발 수직편위를 다시 측정하면, 편위도가 눈앞에 가입된 프리즘 도수보다 적은 것으로 나타날 것이다. 이처럼 수직프리즘에 대한 적응상태를 Rutstein과 Eskridge[54] 및 다른 연구자[55,56]가 보고하였으며, 프리즘 적응의 속도와 양이 개인에 따라 다른 것으로 관찰되었다[57]. 거의 80%의 피검자가 수직프리즘에 적응한다[58]. 그러나 수직프리즘에 완전히 적응한 사람은 일반적으로 증상을 호소하지 않는다[59]. Schor [60]는 프리즘에 적절하게 적응하지 못하는 사람이 불편한 증상을 느끼기 쉽다고 했다. 이러한 점으로부터 프리즘에 적응하는 능력이 감소된 사람이 증상을 가질 것이라고 알 수 있다.

Lie와 Opheim[61]은 프리즘을 사용하여 시각적으로 장기간 지속되는 심한 증상을 가진 사위자를 교정하였으며, 대다수에서 적은 양의 수직편위가 존재했다고 보고하였다. 나아가 그들 가운데 80% 정도는 불편한 증상을 제거시키는데 필요한 프리즘 도수가 시간이 지날수록 증가하였다. Surdacki와 Wick[62]의 임상보고에서도 잠복성 수직편위가 완전하게 보정되기 전에 여러 가지 프리즘 교정도수가 필요할 것이라고 했다.

기초 및 임상 연구를 바탕으로 하면, 증상이 있는 피검자에게 수직프리즘을 처방하면 프리즘에 대한 적응이 유발되지 않을 것이다. 필요한 프리즘 도수가 증가하는 것은 아마 고전적인 의미에서 프리즘 적응 현상이 아니라, 잠복성 원시에서 볼 수 있는 것처럼 플러스 도수의 증가가 적응 때문이 아니라 처음에 완전 교정도수를 처방할 수 없었기 때문에 발생하는 것과 비슷한 상황이다.

피검자와 상담

흔히 회선수직 사위와 연관된 증상은 피검자와 적절한 대화를 통해서 최소화할 수 있다. 굴절이상에 대한 최적 교정도수와 필요한 프리즘을 처방한 후 특정 주시방향에서 회선수직 사위가 증가하는 사람은, 양안시가 가장 편안한 상태로 눈을 위치시키기 위하여 머리를 기울이거나 돌리는 상태를 보일 수 있다. 이러한 점은 작업(목수, 페인트공, 가구 제작공, 일부 기계공처럼)이나 취미 활동(특히 수영이나 당구, 농구 및 가끔 양궁이나 사격 등처럼)을 하는 동안, 눈을 자주 폭주하거나 위쪽으로 돌리는 사람에서 특히 중요하다. 일부 사람에서는 눈으로부터 독서매체나 작업거리를 적절한 위치에 유지시켜서 눈이 편안해지도록 만들 수 있다. 흔히 작업이나 취미활동을 하는 동안 눈을 적절하게 사용할 수 있도록 조언하여 더 힘이 들고 비싼 다른 처치법의 요구도를 최소화할 수 있다.

치료를 위한 가림

회선수직 사위를 처치할 때 보통 복시를 제거시키기 위한 가림법이 필요하지 않다. 일반적으로 이러한 편위도는 적은 상태이고, 융합을 강화시켜 증상을 충분히 제거할 수 있다. 그러나 상당한 정도의 비일치성 편위와 연관된 복시는 아주 괴로운 상태가 될 수 있다. 다른 처치법이 실패하거나 가능하지 않을 때 회선수직 복시를 치료하기 위해 가림법이 사용될 수 있다.

안경이나 눈앞에 안대를 부착시키면 흔히 외관상 보기가 흉하지만, 비우위안의 시야 전체나 일부분을 완전히 가려서 복시를 제거할 수 있다. 필요한 경우 하드 또는 소프트 콘택트렌즈를 사용할 수도 있다[63]. 계속 안경교정이 필요하거나 안경교정을 원하는 사람이라면, Magic Tape 64를 사용하여 중심부나 일부분만 가려지도록 하여 외관상 흉해 보이지 않도록 하고 복시를 제거할 수 있다.

사례 13.5 일부가림/상담에 의한 수직복시의 치료

29세 남성으로, 우안 위쪽 이마를 야구배트에 맞았다. 전두골 및 활차 파열의 후유증으로 상사근 기능이 제한되어 항상 수직 복시가 발생한다. 안면 성형수술로 얼굴은 제모습을 찾았으며, 정면과 아래쪽을 바라볼 때 단일시가 가능하다. 우안을 좌상측으로 돌릴 수가 없어서 위쪽을 바라볼 때 복시가 나타난다.

검사할 때 안경을 착용하지 않았다. 검사 결과 각 눈의 시력은 20/15로 정시였다. 가림검사 결과 정면을 주시할 때 2△ 외사위였으며, 비일치성 상사위가 상좌측을 주시할 때 25△ 우안 하사시로 증가하였다. 동공반응 검사는 정상이었고, 구심성 동공결함이 없었다. 40 cm 거리에서 입체시력은 40초각(Randot stereogram)이었다. 단안 외안근의 운동범위는 정상이었고, 양안 외안근의 운동범위는 위쪽을 바라볼 때 좌측으로 복시가 증가함을 보였다.

피검자에게 현재 상태에 관하여 자세하게 설명하고 가능한 물체를 정면과 아래쪽으로 바라보도록 상담치료를 실시하였다. 수영할 때 복시가 나타나지 않도록 우측 렌즈의 상비측 부분을 부분적으로 가린 안경을 처방하였다.

시기능 훈련

회선수직 사위가 있는 사람은 편위각이 항상 작기 때문에, 처치법의 기초는 굴절이상 및 광학적 교정(프리즘) 안경을 처방하는 것이다. 일반적으로 요구되는 적은 양의 프리즘은 안경으로 교정했을 때 눈에 띄지 않으며, 결과적으로 프리즘에 의해 신속하고 효과적으로 보정될 수 있다. 그러나 시기능 훈련 역시 수직 및 회선 버전스의 범위를 크게 증가시킬 수 있기 때문에 처치법으로 중요하게 고려할 수 있다[65]. 이 절에서 다양한 시기능 훈련법을 논의하였고 회선수직 사위를 치료하는데 사용될 수 있는 시기능 훈련법의 유형을 고려하였다.

수직프리즘 처방이 성공적이지 못하거나, 적은 양의 프리즘 처방이 요구되지만 교정을 원하지 않거나, 콘택트렌즈에 수직프리즘을 가입시켜 교정했을 때 편하지 못한 사람에게, 시기능 훈련을 처치법에 포함시키도록 추천한다. 덧붙여 수직 프리즘을 성공적으로 착용할 때조차, 수직버전스치료가 일부 피검자에서 편안함을 개선시킬 수 있다.

회선수직 편위자를 처치할 때 시기능훈련이 더 자주 사용되지 않는다는 사실은, 아마 훈련 내용을 고안하는데 어려움이 있고 전문가가 목표를 분명하게 설정하지 못하는 점이 주요 배경일 것이다. 시기능훈련 프로그램을 시작하기 전에 궁극적인 목표가 설정되어야 한다. 예를 들어 회선수직 사위를 가진 사람을 취급할 때, 더 편안하게 양안융합 상태를 갖도록 하는 것이 궁극적인 목표라면, 흔히 시기능 훈련을 유익한 처치법으로 고려한다. 그러나 프리즘 도수를 0으로 감소시키는 것이 목표라면, 처음에 요구되는 프리즘 도수의 처방을 고려해야 한다. 처음에 요구되는 프리즘 도수가 4△ 이하일 때 시기능훈련이 성공적이었다면, 추가로 프리즘 처방이 요구되지 않을 것이다. 프리즘이 가입된 콘택트렌즈(4△까지)와 시기능 훈련을 결합하여 9△까지 수직편위를 성공적으로 처치할 수 있다. 임상에서 피검자에게 처치에 관하여 조언할 때 이러한 요인이 중요하다.

수평버전스 대 수직버전스 훈련

시기능훈련 프로그램의 기본적인 전제는 융합능력이 강화되어 불편한 증상이 감소될 수 있다는 것이다. 적절하게 고안된 시기능훈련 프로그램을 통해 억제를 완화시키고, 융합버전스의 폭을 증가시키며, 정상적인 버전스 적응상태를 다시 설정하므로 융합이 강화된다. 이러한 측면에서 시기능훈련을 고려하면 회선수직 편위자를 처치하기 위해 최근에 사용되고 있는 두 가지 훈련법의 신뢰도를 설명하는데 도움이 된다.

한 가지 치료법의 목표는 정상적인 수직버전스 적응을 얻는 동시에 수평 융합버전스를 최

표 13.6. *일부 및 완전 융합제거 사위의 결합상태가 제시하는 처치법*

완전융합제거사위	일부융합제거사위		
	적다	중간	크다
적다	수직 시기능 훈련이나 적은 양의 수직프리즘	수직 시기능 훈련이나 수직 프리즘	이용 불가
중간	수평 및 수직 시기능 훈련	수직 프리즘이나 수직 시기능 훈련	수직 프리즘 및 수직 시기능 훈련
크다	수평 시기능 훈련 및 적은 양의 수직프리즘	수평/수직 시기능 훈련	수직 프리즘 또는 중간 정도의 수직 프리즘

대로 증가시키는 것이다. 이러한 방법에서, 융합을 돕기 위해 최소량의 수직프리즘이 사용된다. 일상적으로 항상 착용하는 적은 양의 수직프리즘 도수가 수평버전스 훈련을 통해 융합능력이 증가할수록 점차적으로 감소된다. 이러한 유형의 치료를 주장하는 사람들이 수평버전스의 훈련으로 수직버전스의 적응이 정상화되는 이유를 분명하게 설명하지 않은 실정이며, 많은 피검자에서 수직 프리즘을 제거시키는 것이 가능하지 않다. 실제로 수평버전스의 능력이 놀랄 만큼 개선되더라도, 흔히 증상을 제거시키는데 프리즘 도수의 증가가 요구될 것이다. 두 번째 처치법에서, 더 큰 양의 수직프리즘이 처방되고, 보통 수직방향의 smooth 버전스 범위를 증가시키기 위한 수직버전스 치료를 통하여 수직 융합능력을 증가시킨다. 이 방법은 흔히 수직 프리즘을 적절한 양으로 감소시키는 것이 어렵다. 어떠한 방법도 항상 성공적이지는 않으므로, 많은 전문가가 회선수직 편위를 갖는 피검자에게 시기능훈련은 전적으로 무시하고 프리즘으로만 교정하는 경향이다.

위의 접근법 어느 것도 항상 성공적이지는 않기 때문에, 주시시차 측정을 기초로 두 가지 방법을 혼합시킬 수 있는 회선수직 편위를 위한 시기능훈련법이 개발되었으며, 이 방법은 많은 피검자가 증상이 감소된 상태를 유지하기 위해 약간의 프리즘을 필요로 하지만, 편안한 양안시 상태를 얻는 데에는 모두 성공적이었다.

치료 원칙은 일부융합제거 사위와 완전융합제거 사위 모두를 고려하여 결정된다. 이 방법은 시기능훈련 프로그램을 개발할 때 피검자의 수직버전스 적응능력을 고려하므로, 현재의 훈련방법보다 회선수직 사위에 대한 시기능훈련 결과를 개선시킨다. 표 13.6은 여러 가지 조합 및 각각의 조합에 대한 치료 방법을 열거한 것이다. 일반적으로 수직 방향에 대한 적응이 초기에 더 정상적일수록, 시기능훈련이 더 성공적이다. 수직버전스 적응상태가 정상적이지 못할수록 프리즘 교정에 대한 반응이 더 양호하다.

일부융합제거 사위와 완전융합제거 사위가 일치하지 않을 때(완전융합제거 사위가 크고 일부융합제거 사위가 적은 것처럼), 상대적으로 수직버전스 적응이 정상적이거나 수직편위가 잘 보정된다. 이러한 경우, 수평 융합버전스 및 억제제거 치료와 결합하여 적은 양의 수직프리즘이 사용될 수 있다(수직프리즘이 사용되지 않을 수도 있다). 수직편위가 잘 보정되거나(완전 융합제거 사위보다 일부 융합제거 사위가 훨씬 더 적은 것으로 입증되는 것처럼) 수직버전스 적응이 이미 거의 정상(수직 주시시차 곡선이 비선형을 이루므로 입증되는 것처럼)이므로, 수평버전스가 강조될 수 있다(표 13.6의 첫째 칸). 적은 양의 수직버전스 훈련이 포함될 수 있다. 완전 융합제거 사위와 일부 융합제거 사위가 클 때에는, 완전융합제거 사위가 크고 수직버전스 적응이 존재하지 않으므로, 수직프리즘의 처방을 선택할 수 있다. 시기능훈련을 실시한다면, 수직버전스 치료(밑에서 설명한 것처럼)를 고려할 수 있다. 표 13.6

에 나타낸 것처럼, 중간 정도의 일부 및 완전 융합제거 사위가 결합되었을 때에는 프리즘과 함께 수평 및 수직 시기능훈련을 병행할 필요가 있다.

억제제거 훈련

임상에서 흥미롭게 관찰되는 것은 억제치료가 성공적일 때 흔히 버전스 능력이 상당히 개선된다는 점이다. 따라서 회선수직 편위를 치료할 때 초기에 중요한 단계는 억제를 치료하는 것이다. 억제제거 훈련은 검사실이나 가정에서 적녹입체도(anaglyphic tranaglyph)와 같은 적극적인 치료법을 사용한다. 회선수직 사위를 가진 피검자에서 흔히 나타나는 것처럼 머리를 기울이면 한쪽 눈에 양쪽 타게트가 보이는 편광입체도는 사용하지 않는다.

억제제거 치료를 하는 동안 억제 단서와 각 눈에 보이는 단서가 동시에 선명하게 지각되도록 주의를 집중시킨다. 적극적인 치료는 망막 중심부를 점차적으로 개선시킨 후 양안으로 망막주변부를 자극하는 방법(복안시; dichoptic)이다. 방문치료가 신중하게 고려된다면, 처음에는 비슷하지 않은 타게트(제 1도 ; 예를 들어 Bernell Variable Prismatic Stereoscope에서 병사와 집)를 사용하고, 그 다음으로 비슷한 2차원 융합 타게트를 사용하는 방법을 실시한다. 기타 사용될 수 있는 유익한 방법은 anaglyphic TV trainer, anaglyphic coloring activities 및 Tranaglyph 등이 있다. 마지막으로 생리적 및 병리적 복시 치료법을 추가한다.

운동융합의 치료를 시작하기 전에 감각융합이 최대로 발달되어야 한다. 그리고 양적인 측면보다 질적인 측면이 더 중요하다(용이성을 증가시키는 것이 버전스 폭이 커지도록 훈련하는 것보다 더 중요하다). 양안시 상태가 개선되도록 훈련을 조절할 수 있는 가능한 가장 자연스런 환경을 이용하는 프로그램을 계획하여 자유공간의 상황으로 이동시키는 것이 중요하다는 점을 인식해야 한다. 이것은 훈련 프로그램에서 가능한 빨리 적녹필터나 폴라로이드 훈련법(즉, Tranaglyph나 Vectogram)을 사용하여 이룰 수 있다.

수평버전스 훈련

완전 융합제거 사위가 크고 일부 융합제거 사위가 적을 때 수평버전스 훈련이 고려된다. 처음에 수직버전스 적응이 정상적이거나 수직사위에 대한 보정이 양호하면, 주시시차를 0으로 감소시키는데 필요한 적은 양의 수직프리즘을 처방하고 수평융합버전스 및 억제제거 훈련을 병행할 수 있다.

수평버전스 훈련과 조절훈련의 궁극적인 목표는 버전스 반응을 증가시켜 더 오랜 시간 동안 양안시를 편안하게 유지할 수 있도록 하는 것이다. 이상적으로 초기에 요구되는 적은 양의 수직 프리즘이 결국 0으로 감소될 수 있다. 수평버전스 훈련의 세부적인 목표는 수평방향의 비정상적인 유형에 따라 다르다. 예를 들어 폭주부족이라면 제 8장에서 제시된 목표를 따라야 한다. 수평버전스 훈련이 예상했던 것처럼 진행되지 않는다면 수직프리즘이 필요한지 다시 평가하고, 수직프리즘으로 보정했을 때 융합능력이 개선된다면 시기능 훈련이 더욱 성공적으로 이루어질 수 있도록 프리즘을 처방한다.

감각/운동 치료는 버전스나 조절에 강한 충격을 주고 이들 상호작용에 영향을 주는 훈련을 이용할 수 있도록 프로그램을 구성한다. 버전스 능력을 개선시키는데 처음에는 다른 것처럼 보이지만 실제로는 비슷한 많은 시기능 훈련법을 사용할 수 있다. 주요 강조사항은 버전스의 양 및 특히 버전스 반응의 용이성을 개선시키는 것이다. 이러한 목적으로 다음과 같은 많은 방법이 사용될 수 있다.

검사실 방문 훈련

Bernell Variable Prismatic Stereoscope

제 2도 융합 또는 입체시를 갖는 타게트를 사용한다. 억제를 제거하고 비정상적인 반응을 감소시키기 위해 타게트의 밝기나 타게트가 깜박거리도록 변화시키는 등의 타게트와 관련된 변수를 바꿀 수 있다. 방문치료나 가정치료를 할 때 밑에 언급한 다른 기기가 사용될 수 있다.

방문/가정 훈련

Stereoscope 및 Cheiroscope

제 2도 융합 또는 입체시를 갖는 타게트를 사용한다. Bernell Variable Prismatic 입체경과 같은 방법으로 입체경에서 타게트의 변수를 변화시킬 수 있다. 입체경에서 분리된 입체시표를 사용하거나 타게트의 거리를 조정하고, 또는 융합반응이 유지되도록 타게트를 움직여서 버전스 요구상태를 다르게 할 수 있다. 억제를 제거시키기 위해서는 피검자에게 타게트의 세밀한 부분을 가리키도록 하고 밝기, 깜박거림 또는 사이즈를 변화시켜 타게트의 변수를 다르게 한다.

폭주/조절 용이성 훈련

버전스 훈련

버전스 훈련에 요구되는 방법은 제 5 ~ 7장을 참고하기 바란다. 다음 장비는 회선수직 편위가 동반될 때 수평버전스 훈련에 유익하다. 폭주 능력과 조절 용이성을 개발시키는데

Tranaglyph가 사용될 수 있다. 하나나 두 개의 Aperture Rule Trainer가 어린 아이에서는 가끔 요구되는 반응을 습득하는데 어려움을 갖지만, 가정치료 및 방문치료를 할 때에는 우수한 장비이다. Free-fusion stereo ring(투명하거나 불투명한 Eccentric Circle card) 또는 적녹 원 역시 버전스 치료에 유용하다. 계획된 방법 또는 프리즘바[66]나 낱개 프리즘을 사용하여 융합, step 버전스 및 jump 버전스를 훈련할 수 있다.

사례 13.6 2차성 수직 편위

우안 간헐성 외사시인 31세 남성으로, 해마다 정기검사를 받으러 방문했다. 눈이 돌아가서 수술이 요구되지만 어떠한 치료를 받은 적은 없고 현재까지 교정안경을 착용하지 않았다고 한다. 눈의 외부와 내부 건강상태는 정상범위였다. 조절마비 굴절검사 결과 및 시력은 다음과 같다:

OD −1.00 −1.50 × 5 20/20+
OS +0.25 −0.75 × 165 20/15 OU 20/15

6 m와 40 cm에서 우안 일치성, 간헐성 21△ 외사시와 우안 6△ 상측 편위가 결합된 상태였다. 우안은 대략 45% 시간 동안 외사시를 보인다. 양안 중심와 주시를 한다. Worth 4 dot 검사에서 우안이 가끔 간헐성 억제를 보였고, 40 cm에서 Randot circle에 의한 입체시는 40초각이었다. 40 cm에서 주시시차 검사 결과 수직 주시시차가 없었고, −4.00D를 통한 40 cm에서 가림검사 결과 수직 편위는 없고 4△ 외사위를 보였다.

굴절검사 결과를 처방하였으나, 마이너스 렌즈를 통한 가림검사와 주시시차 검사에서 수직편위가 외편위의 2차성으로 나타나고, 제 1안위에서 수직편위가 0으로 감소하기 때문에, 수직프리즘은 처방하지 않았다. 2주 후에 다시 검사를 받으러 왔을 때, 시력은 변하지 않았고 눈이 돌아가는 시간은 25% 정도로 감소하였다. TV trainer, 독서봉, Brock String을 사용하는 양안 억제제거 치료를 처방하였다. 3주 후에 플립 렌즈 및 플립 프리즘을 사용하여 조절/폭주 병합 치료를 했다. 그로부터 8주 후에 양안시 상태가 다음처럼 개선되었다.

경과(주)	처치	외사시 발생시간 비율	입체시
1	검사 안경 처방	45%	40"
2	1차 방문 양안 억제제거 훈련	25%	40"
4	렌즈/프리즘 플리퍼	20%	30"
6	억제 훈련 추가	10%	30"
8	조정	0%	20"
10	15△ 루즈프리즘 융합	0%	20"

시기능 훈련 후, 교대가림검사에서 2차성 수직편위(18△ 외사위와 5△ 우안 상측 편위)가 존재하였지만, 수직프리즘 교정이 필요하지 않았다.

조절 훈련

조절반응이 자극에 대하여 적절하며 폭주를 유발할 정도로 과다하게 보정되지 않도록 선명성과 단일성이 강조된다. 전체 폭주 반응은 긴장성, 조절성, 융합성 및 근접성 버전스를 포함한다. 전반적인 눈과 관련된 문제점에 부가적으로 조절성 폭주의 양이나 용이성이 불량할 수 있다. 따라서 버전스 치료처럼 특정한 조절 치료가 수평 편위를 성공적으로 처치하는데 중요할 수 있다. 치료 프로그램에서 가능한 빠르게 렌즈와 함께 적녹 필터나 폴라로이드를 사용하는 방법(즉, Tranaglyph나 Vectogram)을 결합시켜 조절 치료를 실시해야 한다. 플러스 및 마이너스 렌즈나 프리즘을 사용하여 조절이나 버전스 요구상태를 바꾸면서 훈련을 실시한다.

수직버전스 훈련

적절한 양의 완전 융합제거 사위와 이보다 약간 더 적은 일부 융합제거 사위가 있을 때, 그리고 가끔 양은 적지만 일부 융합제거 사위와 완전 융합제거 사위가 같을 때, 처치법으로 수직버전스 훈련을 고려한다. 이러한 피검자의 수직버전스 적응은 다소(또는 완전히) 비정상적이며, 이것은 수직버전스의 범위를 넓히고 버전스 적응을 보다 정상적으로 개발시키기 위해 수직 융합버전스 치료가 필요하다는 점을 의미한다. 초기에 편안한 융합상태를 제공하려면 일반적으로 적절한 양의 수직프리즘이 필요하다.

수직버전스 치료의 궁극적인 목표는, 오랫동안 편안하게 양안 일치상태가 유지될 수 있을 때까지, 피검자의 버전스 반응을 증가시키고 수직버전스 적응을 강화시키는 것이다. 시기능 치료가 성공적일 때, 수직프리즘이 적은 양만 요구되어야 하는 궁극적인 목표에 적합하도록 수직프리즘의 양이 적절하게 감소된다. 이상적으로는 최소량의(예를 들어 프리즘이 가입된 콘택트렌즈로 교정될 수 있는 정도의) 수직프리즘으로 편안한 양안시를 얻을 수 있다.

사례 13.7 잘 보정된 수직 편위

18세 여성으로, 안경을 사용하지 않으며, 독서할 때 눈이 피로하고 줄을 정확하게 읽기가 어려우므로 불편을 겪는다. 눈의 외부와 내부 건강상태는 정상범위였다. 조절마비 굴절검사 결과 및 시력은 다음과 같다:

OD Plano −0.50 × 15 20/15
OS +0.25 −0.25 × 160 20/20+ OU 20/15

6 m와 40cm에서 좌안 4△ 상측 편위와 6△ 일치성 외사위가 결합된 상태였다. Worth 4 dot 검사에서 좌안이 가끔 간헐성 억제를 보였고, 40 cm에서 Randot circle에 의한 입체시는 50초각이었다. 40 cm에서 주시시차 검사 결과 좌안 0.75△ BD의 수직 일부융합제거사위를 보였다.

좌안 0.75△ BD과 함께 굴절검사 결과를 처방하였다. 2주 후에 다시 검사를 받으러 왔을 때, 불편한 증상이 감소하였으나, 오랫동안 독서할 때 읽는 곳을 제대로 유지하는데 약간의 어려움이 남아 있었다. TV trainer, 독서봉 및 Aperture Rule trainer를 사용하는 양안 억제제거 및 수직버전스 치료를 처방하였다. 3주 후에 플립 렌즈 및 플립 프리즘을 사용하여 조절/폭주 병합 치료를 하도록 했다. 수직버전스 치료는 8주 정도 실시하도록 했다(밑의 내용 참고). 치료를 마치고 양안시 상태 및 증상은 밑의 표처럼 개선되었다. 수직프리즘 교정을 계속 유지시켰으나 오랫동안 독서할 때에만 착용하였다.

경과(주)	처치	증상	입체시
1	검사 및 안경 처방 (좌안 0.75△ BD 포함)	독서시 읽던 곳을 잃어버림, 두통	50"
2	1차 방문 양안 억제제거 훈련	독서시 가끔 읽던 곳을 잃어버림, 가끔 두통	40"
4	렌즈/프리즘 플리퍼		30"
6	억제 훈련 추가		30"
8	조정	약간 두통	20"
10	수직버전스 치료	불편 없음	20"

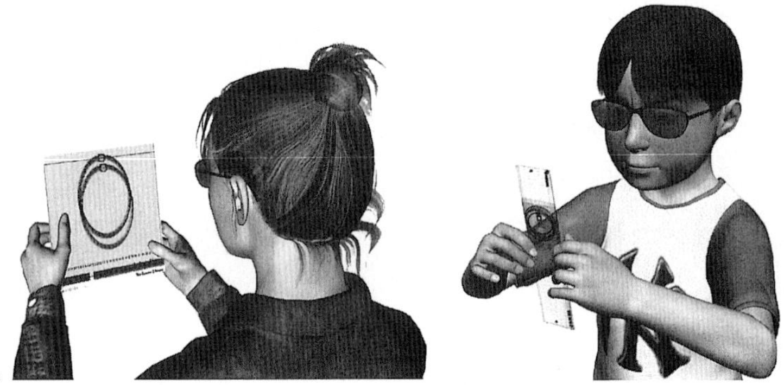

A B

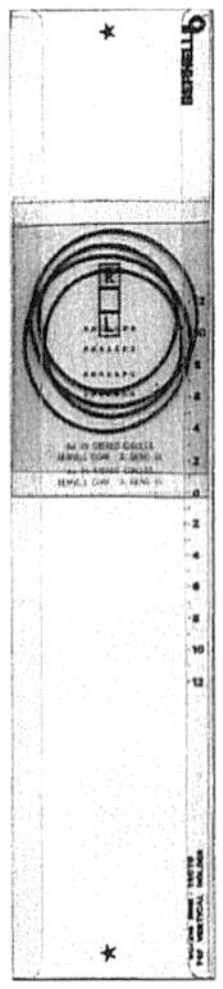

C

그림 13.7. 수직버전스 치료에 사용될 수 있는 Vectogram이나 Tranaglyph(A). 휴대형 수직 홀더를 사용할 때, 두 개의 벡토그램을 수직으로 적절하게 분리시킬 수 있다(B, C).

Smooth 수직버전스 훈련

Smooth 수직버전스 훈련은 일반적으로 수직 홀더가 있는 Tranaglyph를 사용하여 아주 쉽게 실시할 수 있다(그림 13.7). 그러나 이 방법으로는 보통 불편한 증상이 완화되지 않기 때문에 부수적으로 실시하고, 차라리 점프버전스 치료를 중점적으로 실시해야 한다.

Jump 수직버전스 훈련

수직버전스 프로그램을 계획할 때, 반응의 폭을 최대로 자극하기 위하여 반응의 속도와 질을 강조하면서 급작스럽게 변화시키면서 치료를 한다. 낱개 프리즘을 사용하여 step 버전스를 가장 잘 변화시킬 수 있다. 0.50△로 시작하고, BU과 BD 프리즘이 가입될 때 융합하도록 한다. 보통 양쪽 버전스 방향에서 2 : 1의 비율(즉, 4△ 좌안 상사위일 때, 2△ BU과 1△ BD을 사용)로 훈련을 실시해야 한다. 피검자가 최대 목표치인 2.5△ 정도에 도달할 때까지 프리즘을 0.50△ 단계로 증가시킨다.

수직버전스 스트레스 훈련

목표치인 2.5△ 정도에 도달하면, 스트레스(같은 크기의) 훈련을 시작한다. 1△ 프리즘의 기저방향을 사위의 방향과 반대로 놓고 Vectogram이나 Tranaglyph를 융합하도록 한다. 이전의 양보다 적을지라도, 가능한 최대량의 플립 프리즘으로 앞에서 설명한 점프버전스 훈련을 반복한다. 이 훈련으로 융합 능력이 증가할수록 플립 프리즘의 도수를 점차적으로 증가시킨다. 예를 들면 4△ 좌안 상사위자에서 플립 프리즘의 최대 목표치인 2.5△에 도달하면, 좌안에 1△ BU을 가입시키고 가능한 프리즘의 최대 도수를 사용하여 훈련을 다시 시작한다. 이 양은 보통 이전에 가능했던 양보다 1-1.5△ 정도 더 적을 것이다. 다시 BU과 BD의 비율을 2:1 로 훈련을 시작한다. 목표치인 2.5△ 정도에 도달할 때까지 프리즘을 0.50△ 단계로 증가시키면서, 스트레스 프리즘을 증가시킨다. 목표는 수직사위도의 3/4에 해당하는 스트레스 프리즘을 통해 융합이 가능하도록 하는 것이다.

회선사위 훈련

보정되지 않은 회선사위가 있으며, 필요한 수직 프리즘이 가입된 굴절이상 교정 안경을 처방하고 시기능 치료를 실시해도 증상이 완화되지 않으면, 처치법으로 회선 버전스의 훈련이 고려된다. 회선 사시에게는 흔히 시기능 치료뿐 아니라 수술이 유익하지만, 회선사위는 일반적으로 양이 적고 시기능 치료의 예후가 보다 양호하다. 시기능 치료가 성공적일 때에는 불편한 증상이 완전히 제거되지만, 가끔 시기능 치료가 부분적으로만 성공적이기 때문에 증상을 최소화하기 위하여 작업 습관이나 작업거리에 관한 조언이 요구되기도 한다.

여러 가지 방법으로 회선융합 훈련을 실시할 수 있다. 임상적으로 가장 유용한 방법은 마독스봉 치료, 입체경이나 대형약시경, 바이오 피드백 및 도브 프리즘 등이다. 가장 성공적인 임상적인 방법은 아마, (1) 방문 치료를 위해서는 잔상법 및 회전시킬 수 있는 카드를 가진 입체경, (2) 가정 치료를 위해서는 마독스봉 및 rotating orthoptic 융합카드일 것이다. 도브 프리즘 역시 유익하지만 일반적으로 임상에서 이용할 수 없다.

사례 13.8 수직버전스 훈련

25세 여성으로, 여러 해에 걸쳐 독서할 때 읽는 줄을 정확하게 유지하기 어렵고, 두통 및 눈 피로를 참았다. 콘택트렌즈를 착용하기 원하며, 현재 좌안에 1.5△ BD이 가입된 조그만 근시교정 안경을 사용하고 있지만 불편한 증상이 일부만 완화된다. 눈의 외부와 내부 건강상태는 정상범위였다. 조절마비 굴절검사 결과 및 시력은 다음과 같다:

OD −1.50 −0.50 × 165 20/15−
OS −1.75 −0.25 × 5 20/15− OU 20/15

6 m와 40 cm에서 좌안 7.5△ 상사위와 3△ 일치성 외사위가 결합된 상태였다. Worth 4 dot 검사에서 좌안이 가끔 간헐성 억제를 보였고, 40 cm에서 Randot circle에 의한 입체시는 40초각이었다. 주시시차 검사 결과 6 m와 40 cm에서 좌안 6.5△ BD 의 수직 일부융합제거 사위를 보였다.
선택할 수 있는 처치법을 설명한 후, 현재 교정안경을 계속 착용하고 시기능 치료 프로그램을 시작하기로 결정했다. 0.5△을 사용하여 좌안앞에 BD 2회, BU 1회의 비율로 하루에 30분씩 수직버전스 치료를 받도록 했다. TV trainer와 독서봉을 사용하여 동시에 억제치료를 받도록 했다. 플립 프리즘 치료에서 사용된 프리즘의 양은 2.5△까지 점차적으로 증가시켰다. 3주 후에 1△ 스트레스 프리즘(좌안 BU)을 가입시키고 플립 프리즘 치료를 계속하였다. 동시에 플립 렌즈 및 플립 프리즘을 사용하여 조절/폭주 병합 치료를 했다. 1개월이 지난 후 스트레스 프리즘의 도수가 4△으로 점차로 증가하였다. 치료가 끝난 후 양안시 상태 및 증상이 밑의 표처럼 개선되었다. 시기능 치료로 증상이 제거되어, 프리즘이 없는 콘택트렌즈를 피팅하였다.

경과(주)	처치	증상	입체시
1	검사 및 좌안 1.5△ BD 포함된 안경 처방. 0.5△으로 수직 점프버전스 치료 및 억제 치료	독서시 읽던 곳을 잃어버림, 두통	40"
2	1차 방문. 3주까지 수직점프를 3△으로 증가시킴	독서시 가끔 읽던 곳을 잃어버림, 가끔 두통	40"
4	억제훈련과 함께 렌즈/프리즘 플리퍼 훈련		30"
6			30"
8	스트레스 수직버전스 치료(1△으로 시작하여 4△ BU 까지 증가)	약간 두통	20"
10		불편 없음	20"
12	프리즘없는 콘택트렌즈 피팅	불편 없음	

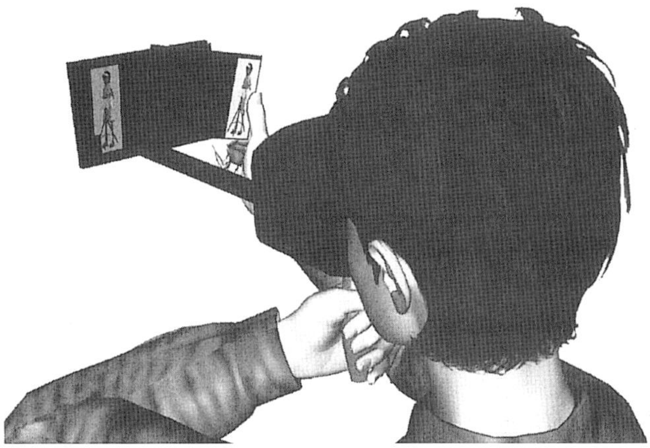

그림 13.8. 입체경에서 분리된 타게트를 사용하여 회선 버전스를 치료할 수 있다. 타게트가 융합되면 타게트를 천천히 회전시켜서 적절한 회선버전스 요구상태를 만든다. 피검자의 능력이 증가할수록 회전 속도와 양을 증가시킨다.

원주렌즈의 회전 및 마독스봉 훈련

Savage[67]는 각 눈앞에 −2.00D 원주렌즈(축방향 180°)로 구성된 가정치료법을 사용하였다. 피검자에게 수직선 타게트를 보도록 하고 융합이 유지되는 동안 원주렌즈를 불충분한 근육의 작용을 증가시키는 방향으로 회전시킨다. Savage는 이 방법으로 300명을 치료하였다.

마독스봉 역시 사용할 수 있다. 마독스봉을 통해 점광원을 바라보면 융합된 선모양의 상이 보인다. 복시가 나타날 때까지 마독스봉을 회전시킨다. 반대 방향의 회선버전스에 대하여 회선융합 범위를 집중적으로 훈련한다.

입체경

회전가능한 타게트를 가진 입체경을 사용할 수 있다(그림 13.8). 입체경에서 적절한 타게트를 가진 orthoptic(개산) 융합카드가 융합되고 회전될 수 있다. 반대 방향의 회선버전스에 대하여 융합 범위를 집중적으로 증가시키기 위하여 타게트를 회전시킨다.

바이오 피드백

잔상을 이용하는 바이오 피드백 훈련으로 회선회전(따라보기와 훽보기)을 30° 까지 증가시킬 수 있다[68]. 짧은 기간에 큰 범위의 회선 동향운동을 훈련시킬 수 있다[69]. 7° 까지의 회선사시에 대하여 이 훈련을 성공적으로 실시할 수 있다[13].

이와 같이 연구를 기초로 한 방법은 한쪽 눈에 수직 잔상이 형성되는 동안 재갈을 물려서 머리가 움직이지 않도록 한다. 한쪽 눈으로 이 잔상을 수직선과 일치시키도록 하며 능력이 증가할수록 수직선을 더 많이 회전시킨다. 이 방법으로 회선 동향운동을 증가시킨다. 뒤이어 편광된 수직선을 사용한다. 선을 회전시키며, 피검자가 할 일은 잔상 및 회선 버전스를 사용하여 융합을 유지하는 동안 잔상과 함께 눈에 보이는 선이 일치된 상태를 유지시키는 것이다. 반대 방향의 회선버전스에 대하여 회선융합 범위를 집중적으로 훈련시킨다.

Dove 프리즘

도브 프리즘은 눈에 보이는 상을 뒤집는다. 프리즘을 회전시키면 도립된 상이 회전될 것이다. 피검자가 수직선 타게트를 주시하고, 융합이 유지되는 동안 충분하지 못한 근육의 작용을 증가시키는 방향으로 도브 프리즘을 회전시킨다.

수술

회선수직 사위는 일반적으로 양이 적다. 결과적으로 안경 처방, 프리즘 및 시기능 치료를 결합시켜 처치할 수 있다. 수직사위도가 15△ 이상인 경우, 상당한 양의 프리즘을 처방하지 않으면 성공적으로 처치하기가 어렵기 때문에, 수술이 적합하다. 그러나 회선수직 사위의 수술은 정교하고 까다롭기 때문에 다른 처치법이 만족스럽지 못하다고 판단되기 전까지는 일반적으로 추천하지 않는다[70].

회선수직 사위는 보통 근육의 부분마비와 연관되며, 5° 이상의 회선사시에 대하여 전통적으로 추천되는 처치법이 수술이다[71, 43]. 임상적으로 의미있는 상측 편위와 연관되어 회선사시가 발생할 때, 수술에 의한 상측 편위의 교정이 보통 회선 편위를 동시에 교정한다[72]. 상당한 정도의 수직 편위가 없는 회선 편위에서, 일상적으로 근을 약화시키거나 강화시키는 방법은 수직방향으로 원하지 않는 영향을 줄 수 있기 때문에, 수술로 처치하기가 더욱 어렵다[73]. 눈의 수직방향 균형상태에 영향을 주지 않는 수술은[74], 상사근의 앞쪽 부분을 외회선사시는 유착(insertion)시키고 내회선사시는 후퇴(recession)시킨다[75]. 하사근에 대해서는 어느 한 근을 3△/mm 유착 및 2△/mm 후퇴시키는 수술을 실시할 수 있다[75].

사례 13.9 회선버전스 치료

23세 여성으로, 독서하는 동안 좌측 눈에서 두통, 눈피로 및 간헐성 흐린 상태로 불편을 겪는다. 중도의 난시 교정용 안경을 착용하고 있다. 눈의 외부와 내부 건강상태는 정상범위였다. 조절마비 굴절검사 결과 및 시력은 현재 사용하는 교정도수와 같았다:

OD +0.50 −3.50 × 5 20/15−

OS +0.75 −3.25 × 175 20/20+ OU 20/15

6 m와 40 cm에서 3△ 일치성 외사위였다. Worth 4 dot 검사에서 좌안이 가끔 간헐성 억제를 보였고, 40 cm에서 Randot circle에 의한 입체시는 40초각이었다. 조절 관련 검사값은 정상이었다(조절력 = 11D, lag = +0.25D, +2.00D에 대한 조절 용이성 = 12 cpm). 6 m 거리에서 주시시차가 없었으나, 40 cm에서는 좌안의 타게트가 회선 시차를 보였다. 근거리 굴절검사에서 난시축은 OD 6°, OS 165° 였으며, 원주축을 근거리검사 결과로 바꾸었을 때, 원거리 물체가 흐려 보였으나, 독서할 때에는 흐리지 않고 선명한 시력을 제공하였다. 마독스봉 검사 결과 6 m에서는 1△ 외회선사위, 40 cm에서는 9△ 외회선사위를 보였다.

두 벌의 안경을 원하지 않았고, 콘택트렌즈는 앨러지로 인해 만족스럽게 착용하지 못했다. 마독스봉 및 회선 시차가 있는 orthoptic(개산) 융합카드를 사용하여 회선버전스 치료 프로그램을 시작하였다. 2주 후 방문했을 때 증상이 감소되었으나, 오랫동안 독서할 때 약간 흐려 보이는 상태가 아직도 남아 있었다. TV trainer와 봉독서기를 사용하는 양안 억제제거 치료를 추가하였고, 회선버전스 치료는 어려움이 증가하였다. 치료가 끝난 후 양안시 상태 및 증상이 밑의 표처럼 개선되었다.

경과(주)	처치	증상	입체시
1	검사. 마독스봉과 융합카드로 회선버전스 치료 시작	독서할 때 흐려 보임, 두통	40"
2	1차 방문. 양안 억제제거 치료 추가, 회선버전스 치료는 어려움 증가	독서시 가끔 흐림, 두통은 전보다 감소	30"
4	치료 계속	불편 없음	20"
6	마지막 방문	불편 없음	20"

요약

보정되지 않은 회선수직 사위의 증상은 피검자의 20% 정도에서 나타날 수 있다[62]. 주의 깊은 검사와 함께 내력에 주의를 기울이면 보통 이러한 상태로 고통을 겪는 사람을 가려낼 수 있다. 모든 주시 방향에서 주시시차 검사와 함께 원거리 및 근거리(필요한 경우) 양안 굴절검사를 실시하는 것이 아마 임상에서 회선수직 사위의 영향을 분석하는데 가장 중요한 요인이다. 직업적으로 필요한 시작업 및 취미 활동에 대한 상담을 특별히 고려해야 한다. 여러 개의 안경 처방과 시기능 치료가 회선수직 편위의 증상을 완화시키는데 유익할 것이다.

참고문헌

[1] Cline D, Hofstetter HW, Griffin JR, eds. *Dictionary of visual science,* 3rd ed. Radnor,

PA: Chilton Book Co. 1989:183.
[1a] Cline D, Hofstetter HW, Griffin JR, eds. *Dictionary of visual science,* 3rd ed. Radnor, PA: Chilton Book Co. 1989:169.
[1b] Cline D, Hofstetter HW, Griffin JR, eds. *Dictionary of visual science,* 3rd ed. Radnor, PA: Chilton Book Co. 1989:314.
[1c] Cline D, Hofstetter HW, Griffin JR, eds. *Dictionary of visual science,* 3rd ed. Radnor, PA: Chilton Book Co. 1989:315.
[1d] Cline D, Hofstetter HW, Griffin JR, eds. *Dictionary of visual science,* 3rd ed. Radnor, PA: Chilton Book Co. 1989:243.
[2] Morgan MW. Accommodation and vergence. *Am J Optom Arch Am Acad Optom* 1968;45:417–454.
[3] Grosvenor TP. *Primary care optometry,* 2nd ed. New York: Professional Press, 1989:91–118.
[4] Ogle KN, Martens TG, Dyer JA. *Oculomotor imbalance in binocular vision and fixation disparity.* Philadelphia: Lea & Febiger, 1967.
[5] Savage GC. *New truths in ophthalmology,* 3rd ed. Nashville: GC Savage, 1896:106–109.
[6] Jackson E. *Essentials of refraction and diseases of the eye,* 3rd ed. Philadelphia: WB Saunders, 1901:63.
[7] Maddox EE. *Tests and studies of the ocular muscles.* Bristol, UK: John Wright & Co, 1898:52–54.
[8] Howe L. *Muscles of the eye,* vol. 1. New York: Knickerbocker Press, 1907:251–252, 263–264.
[9] Stevens GT. *Treatise on the motor apparatus of the eyes.* Philadelphia: FA Davis Co, 1906.
[10] Bannister JM. A contribution to the study of the dynamics of the ocular muscles. *Ann Ophthalmol* 1898;7:17–31.
[11] Field PC. Phorometry of normal eyes in young male adults. *Arch Ophthalmol* 1911;40:526–531.
[12] Amos JF, Rutstein RP. Vertical deviations. In: Amos JR, ed. *Diagnosis and management in vision care.* Boston: Butterworth–Heinemann, 1987:515.
[13] Wick B, Ryan JB. Clinical aspects of cyclophoria: definition, diagnosis, therapy. *J Am Optom Assoc* 1981;53:987–995.
[14] Allen MJ. The dependence of cyclophoria on convergence, elevation, and the system of axes. *Am J Optom Arch Am Acad Optom* 1954;31:297–306.
[15] Scobee R. *The oculorotary muscles,* 2nd ed. St. Louis: Mosby, 1952:200–212.
[16] Allen MJ. *Torsional movements of the eyes associated with accommodation and fusional convergence.* Thesis, the Ohio State University, 1942.
[17] Ogle KN. *Researches in binocular vision.* Philadelphia: WB Saunders, 1950:1.
[18] Ellerbrock VJ. Experimental investigation of vertical fusional movements. *Am J Optom Arch Am Acad Optom* 1949;26:327–337, 388–399.
[19] Sen DK, Singh B, Mathur GP. Torsional fusional vergences and assessment of cyclodeviation by synoptophore method. *Br J Ophthalmol* 1980;64(5):354–357.
[20] Ogle KN, Prangen A deH. Observations on vertical divergences and hyperphorias. *Arch*

Ophthalmol 1953;49:313–334.
[21] North RV, Sethi B, Owen K. Prism adaptation and viewing distance. *Ophthalmic Physiol Opt* 1990;10:81–85.
[22] Borish IM. *Clinical refraction*. Chicago: Professional Press, 1970:866–872.
[23] Crone RA. Human cyclofusional response [Letter]. *Vision Res* 1971;11(11):1357–1358.
[24] Sullivan MJ, Kertesz AE. Peripheral stimulation and human cyclofusional response. *Invest Ophthalmol Vis Sci* 1979;18(12):1287–1291.
[25] Hooten K, Myers E, Worral R, et al. Cyclovergence: the motor response to cyclodisparity. *Albrecht von Graefes Arch Klin Exp Ophthalmol* 1979;210:65–68.
[26] Duke-Elder S. *The practice of refraction*, 5th ed. St. Louis: Mosby, 1949.
[27] Balm CA. The psychoneurotic factor in ophthalmic practice. *Am J Ophthalmol* 1943;26:396.
[28] Sheedy JE, Saladin JJ. Phoria, vergence, and fixation disparity in oculomotor problems. *Am J Optom Physiol Opt* 1977;54:474–478.
[29] Sheedy JE, Saladin JJ. Association of symptoms with measure of oculomotor deficiencies. *Am J Optom Physiol Opt* 1978;55:670–676.
[30] Sucher D. Use of horizontal prism to correct vertical fixatio disparity. *Am J Optom Physiol Opt* 1979;56:504–508.
[31] Griffin JR. *Binocular anomalies: procedures for vision therapy*. Chicago: Professional Press, 1976:31–32.
[32] Mallett RFJ. *The Mallett fixation disparity test. Mark 2 instruction manual*. London: Archer Elliot, 1965.
[33] Bannon RE. Diagnostic and therapeutic use of monocular occlusion. *Am J Optom Arch Am Acad Optom* 1943;20:345–358.
[34] Marlow FW. The technique of the prolonged occlusion test. *Am J Ophthalmol* 1932;15:320–323.
[35] Dorland G, Dorland D. Oblique cylindrical lenses as a cause of variable vertical prism. *Am J Optom Arch Am Acad Optom* 1970;47:1006–1010.
[36] Lowery JB. The retinal images in oblique astigmatism. *Ophthalmic Rec* 1895;5:41–48.
[37] Hansell HF, Reber W. The ocular muscles. Philadelphia: P Blakeston' s Son Co, 1913:144.
[38] Emsley HH. *Visual optics*, vol. 2. London: Hatton Press, 1953:111.
[39] Maddox EE. Discussion on heterophoria. *Trans Ophthalmol Soc UK* 1929;49:117.
[40] Giles GH. *The practice of orthoptics*. London: Hammond, Hammond & Co, 1949:325–326.
[41] Duke-Elder WS. *Textbook of ophthalmology*, vol. 6. St. Louis: Mosby, 1973:553–554.
[42] Peter LC. *The extraocular muscles*. Philadelphia: Lea & Febiger, 1941:118–119.
[43] Hugonnier R, Clayette-Hugonnier S, Veronneau-Troutman S. *Strabismus, heterophoria, ocular motor paralysis*. St. Louis: Mosby, 1969:675.
[44] Krimsky E. *The management of binocular imbalance*. Philadelphia: Lea & Febiger, 1948:360–361.
[45] Tait EF. *Textbook of refraction*. Philadelphia: WB Saunders, 1951.
[46] Eskridge JB. Flip prism test for vertical phoria. *Am J Optom* 1961;38:415–419.
[47] Henson DB, Dharamski BG. Oculomotor adaptation to induced heterophoria and ani-

sometropia. *Invest Ophthalmol Vis Sci* 1982;22:234–240.

[48] Rutstein R, Eskridge JB. Studies in vertical fixation disparity. *Am J Optom Physiol Opt* 1986;63:639–644.

[49] Eskridge JB, Rutstein RP. Clinical evaluation of vertical fixation disparity. II. Reliability, stability, and association refractive status, stereo acuity, and vertical heterophoria. *Am J Optom Physiol Opt* 1985;62(9):579–584.

[50] Petito T, Wick B. Linearity of the vertical fixation disparity curve. *Am Acad Optom* Annual Meeting, 1992.

[51] Morgan MW. The Turville infinity binocular balance test. *Am J Optom Arch Am Acad Optom* 1949;26:231–239.

[52] Elvin IT. The results of prescribing vertical prisms from the Turville test. *Am J Optom Arch Am Acad Optom* 1954;31:308–314.

[53] Tubis RA. An evaluation of vertical divergence tests on the basis of fixation disparity. *Am J Optom Arch Am Acad Optom* 1954;31:624–635.

[54] Rutstein RP, Eskridge JB. Clinical evaluation of vertical fixation disparity. III. Adaptation to vertical prism. *Am J Optom Physiol Opt* 1985;62(9):585–590.

[55] Carter DB. Fixation disparity and heterophoria following prolonged wearing of prism. *Am J Optom Arch Am Acad Optom* 1965;42(3):141–152.

[56] Eskridge JB. Adaptation to vertical prism. *Am J Optom Physiol Opt* 1988;65(5):371–376.

[57] Rutstein RP, Eskridge JB. Clinical evaluation of vertical fixation disparity. IV. Slope and adaptation to vertical prism of vertical heterophoria patients. *Am J Optom Physiol Opt* 1986;63(8):662–667.

[58] Allen MC. Vertical prism adaptation in anisometropes. *Am J Optom Physiol Opt* 1974;51(4):252–259.

[59] North R, Henson DB. Adaptation to prism induced heterophoria in subjects with abnormal binocular vision or asthenopia. *Am J Optom Physiol Opt* 1981;58:746–752.

[60] Schor CM. The relationship between fusional vergence eye movements and fixation disparity. *Vision Res* 1979;19:1359–1367.

[61] Lie I, Opheim A. Longterm acceptance of prisms by heterophorics. *J Am Optom Assoc* 1985;56(4):272–282.

[62] Surdacki M, Wick B. Diagnostic occlusion and clinical management of latent hyperphoria. *Optom Vis Sci* 1991;68:261–269.

[63] Moore B. Contact lens problems and management in infants, toddlers, and preschool children. In: Scheiman M, ed. *Problems in optometry*. Philadelphia: JB Lippincott Co, 1990:365–393.

[64] Kirschen D, Flom MC. Monocular central field occlusion for intractable diplopia. *Am J Optom Physiol Opt* 1977;54:325–331.

[65] Kertesz AE, Jones RW. Human cyclofusional response. *Vision Res* 1970;10(9):891–896.

[66] Wick B. A fresnel prism bar for home visual therapy. *Am J Optom Physiol Opt* 1974;51:576–578

[67] Savage GC. Insufficiency of the oblique muscles. *Arch Ophthalmol* 20(l):105–107, 1891.

[68] Noji R. Uber optisch Erzwungene parallele Rollungen der Augen. *Arch Ophthalmol* 1929;122:562–571.

[69] Balliet R, Nakayama K. Training of voluntary torsion. *Invest Ophthalmol Vis Sci* 1978;17(4):303–314.

[70] Duke–Elder S. System of ophthalmology. *Ocular motility and strabismus*, vol. 6. St. Louis: Mosby, 1973:559.

[71] Bredemeyer HG, Bullock K. *Orthoptics: theory and practice*. St. Louis: Mosby, 1968:204.

[72] Burian HM, von Noorden GK. *Binocular vision and ocular motility: the theory and management of strabismus*. St. Louis: Mosby, 1974:325.

[73] Lyle TK. Torsional diplopia due to cyclotropia and its surgical treatment. *Trans Am Acad Ophthalmol Otolaryngol* 1964;68:387–411.

[74] Fells P. Management of paralytic strabismus. *Br J Ophthalmol* 1974;58:255–265.

[75] Harada M, Ito Y. Surgical correction of cyclotropia. *Jpn J Ophthalmol* 1964;8:88.

14 주시시차

주시시차 검사는 양안 버전스 자극이나 조절 스트레스에 대한 반응으로 눈의 정렬상태가 변화되는 정도를 측정하는 것이다[1]. 주시시차를 측정하고, 측정된 잠복성 신경근육성 편차(사위)가 존재하며 이것이 양안으로 사물을 볼 때 나타나는 불편한 증상의 원인이라고 가정할 필요는 없다. 잔여 불일치 상태를 직접적으로 측정할 수 있으며, 동시에 외부적인 요인으로 유발된 버전스 및 조절 요구상태를 조정할 수 있는 능력을 평가할 수 있다. 이 장에서는 주시시차의 측정과 연관되는 사항을 다루면서 임상적으로 유용한 방법을 강조하였다.

주시시차 또는 주시 불일치

임상 연구에서 주시시차 검사와 관련된 변수가 일부 피검자에서 불편한 증상과 연관된다는 점이 입증되었고[2], 이러한 측정을 기초로 프리즘 처방[3]이나 시기능 치료[4]를 실시하여 증상을 감소시키거나 제거시킬 수 있다는 임상 보고가 있다. 그러나 기초과학적인 연구에서 주시시차의 임상적인 측정값은 임상적으로 관찰된 주시시차를 함께 구성하는 적어도 두 가지 성분 즉, 시방향의 변화와 실제적인 운동 변화로 이루어진다고 제시하였다[5]. 주시시차 측정을 기초로 한 처방이 모든 피검자에서 성공적이지 않은 이유와, 일부 피검자의 주시시차가 사위도에 의해 예상되는 것보다 더 작은 이유를 감각적인 요인과 결부시켜 일부 설명할 수 있다[6].

주시시차 측정을 기초로 한 처치가 임상적으로 성공적이고 이전 방법을 개선시켜 주며, 주시시차 검사는 단순히 눈의 불일치 상태를 측정하는 것이 아니라 분리된 감각 및 운동 성분이 합쳐진 상태를 측정하기 때문에, 임상에서 주시시차 측정값의 사용과 관련된 연구가 부족한 것은 바람직스럽지 못한 것으로 생각된다. 그러나 사려깊은 임상 전문가라면 임상적으로 측정된 주시시차는 아마 눈의 운동성 불일치뿐 아니라 감각성 재배치를 나타낸 것이라는 점을 인식해야 한다. 주시시차에 대한 논의에서 눈의 정렬에 대한 운동성 및 감각성 성분이 양안시 상태에서 구분되지 않고 측정된 것으로 간주할 수 있다.

주시시차 분석

피검자가 느끼는 증상이 버전스나 조절의 결함과 연관될 가능성이 있는지 여부를 결정하는데 세 가지 분석법 즉, 그래프 분석[7], 분석적 분석[8] 및 예상값 분석[9]이 전통적으로 사용된다. 제 2장에서 이러한 이전의 분석법을 결합하고 주시시차 측정의 가장 좋은 특징을 가입시킨 새로운 양안시 분석법인 통합 분석법을 제시하고 논의하였다. 이러한 측면에서, 주시시차의 평가 그 자체는 주요한 사항이 아니다. 주시시차의 임상적인 측정은 검사항목의 일부분으로 간주하고, 이러한 잔여 지각적/운동성 불일치 상태를 판단하여 가입도 렌즈, 프리즘 또는 시기능 치료의 처방을 결정한다.

양안시 상태를 진단하는데 주시시차 측정을 포함시키는 중요한 이유는, 여러 가지 중요한 조절 및 버전스의 상호작용이 양안시 상태에서만 적절하게 평가될 수 있다는 점이다. 그리고, 양안시 상태에서 평가한 값이 여러 가지 단안시 상태에서 측정된 값을 비교하는 전통적인 시스템보다 양안시에 관여하는 성분 사이의 상호작용에 대하여 더 정확하고 완벽한 상황을 제공한다. 양안시 상태에서 측정한 값을 분석하는 것은 또한 어느 한 가지 성분이 양안시 기능이상의 원인이라고 가정할 필요성을 제거시킨다. 근거리뿐 아니라 원거리에서 측정한 주시시차 곡선은 양안시 조건에서 버전스와 조절의 상호작용을 임상적으로 유일하게 평가한 결과를 나타낸다. 주시시차 곡선은 렌즈와 프리즘의 결합 처방에 대한 치료 효과를 평가하고, 양안시의 반응을 최적 상태로 개발시키는 처치법을 결정하는데 도움을 준다.

융합 버전스

검사 과정에서 흔히 낱개 프리즘 또는 로타리 프리즘을 사용하여 원거리 및 근거리에서 자유공간이나 포롭터를 통해 융합버전스가 측정된다. 주시시차의 측정은 넓은 범위의 프리즘 도수를 가입시키고 눈의 일치상태를 평가하므로, 강제 버전스 주시시차 곡선이 측정될 때 흔히 포롭터를 통해 로타리 프리즘으로 버전스 범위를 측정하는 과정이 생략될 수 있다. 프리즘 도수가 불연속적으로 바뀌는 낱개 프리즘을 이용한 측정은 융합 회복능력뿐 아니라 융합범위에 대한 유익한 지표를 제공한다.

강제 버전스 주시시차 곡선의 변수

곡선의 모양

주시시차가 조정되는 동안 프리즘 도수를 증가시켜 융합버전스 요구를 변화시킬 수 있다. 이 결과를 그래프로 나타낸 것이 강제 버전스 주시시차 곡선이다. 버전스 요구량이 바뀌면 주시시차의 양이 변할 것이다. 보통 BO 프리즘이 증가하면 외주시시차가 증가하며, BI 프리즘이 증가하면 내주시시차가 증가한다[10]. 실제로 불편한 증상이 있는 사람을 검사할 때 곡선의 경사도가 가파르고 일부 융합제거 사위도가 크며, 주시시차가 더욱 빈번하게 발견된다[11]. 증상이 없는 피검자는 보통 제 1유형의 곡선을 갖는다. 다른 유형의 곡선은 흔히 완전 융합제거 사위가 크거나(제 2유형 : 내 주시시차, 제 3유형 : 외 주시시차), 양안시가 불안정한(제 4유형)[6,12] 피검자와 연관된다. 그림 14.1은 클리닉을 방문한 피검자를 검사하여 발견한 원거리 및 근거리에서 강제 버전스 주시시차 곡선을 나타낸 것이다[13].

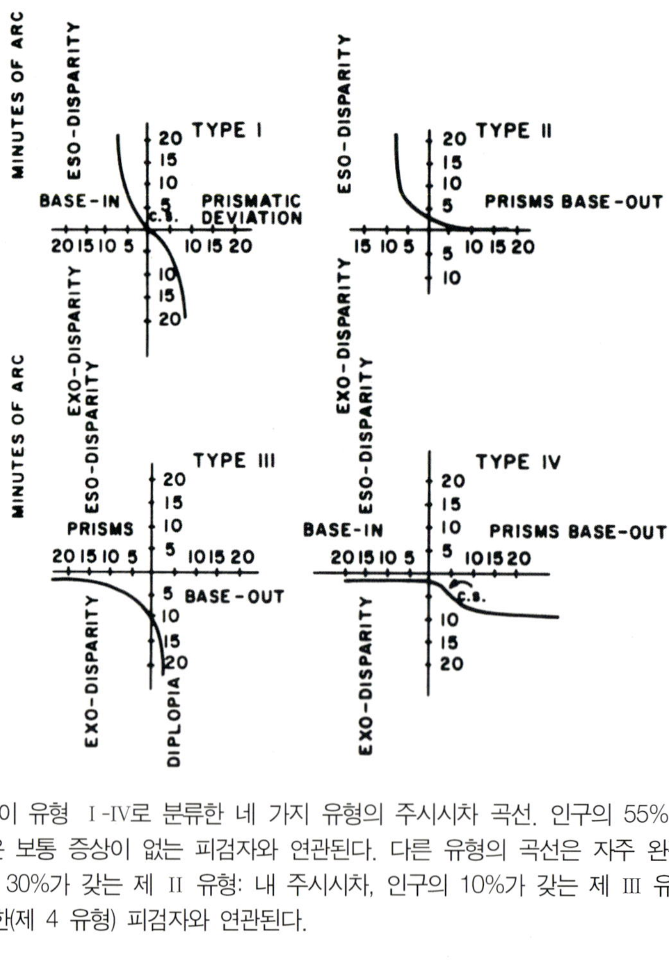

그림 14.1. Ogle이 유형 Ⅰ-Ⅳ로 분류한 네 가지 유형의 주시시차 곡선. 인구의 55% 정도에서 나타나는 유형 Ⅰ곡선은 보통 증상이 없는 피검자와 연관된다. 다른 유형의 곡선은 자주 완전 융합제거 사위가 크거나(인구의 30%가 갖는 제 Ⅱ 유형: 내 주시시차, 인구의 10%가 갖는 제 Ⅲ 유형: 외 주시시차), 양안시가 불안정한(제 4 유형) 피검자와 연관된다.

대다수의 사람은 다른 유형보다 한 가지 유형의 수평 프리즘(BI 이나 BO)에 대하여 더 쉽게 적응한다. 적응에 대한 이러한 차이에 의해 곡선의 유형이 결정된다[14]. 유형 Ⅰ 곡선은 BI 및 BO 스트레스에 대한 적응이 거의 같은 상태를 나타낸다. 그러나 유형 Ⅰ과 유형 Ⅱ를 적절하게 구분하려면, 융합성(시차성) 폭주와 주시시차의 관계가 충분히 평가되도록, BO의 끝부분을 시차성(융합성) 버전스 범위의 한계에 이를 때까지 충분하게 연장시켜야 한다[15]. 유형 Ⅱ는 BO 프리즘에 대한 적응이 더 크고 BI 프리즘에 대한 적응이 더 적다. BO보다 BI 프리즘에 더 완전하게 적응하는 사람은 BO 프리즘이 가입되었을 때 주시시차가 더 크고 유형 Ⅲ에 속한다.

대칭 중심

대칭중심은 강제 버전스 주시시차 곡선에서 시차성(융합성) 버전스의 변화에 대하여 버전스 적응이 가장 쉽게 발생하는 부위에 해당한다[6](그림 14.2).

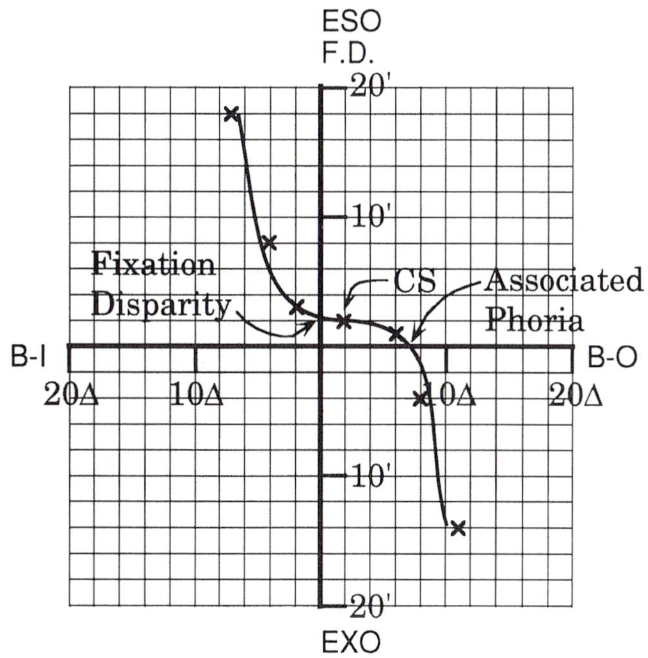

그림 14.2. 대칭중심은 버전스 적응이 시차(융합성) 버전스의 변화에 가장 쉽게 발생하는, 버전스 강요 주시시차 곡선의 부위와 관련된다. 주시시차를 0으로 감소시키는 프리즘(일부융합제거사위)이 7△ BO 정도이고 실제 주시시차는 내측 2분각이다.

일부 융합제거 사위 : X축 교차점

일부융합제거사위는 주시시차를 0으로 감소시키는데 필요한 프리즘의 양으로 정의된다[6]. 일부융합제거사위(X축 교차점, 그림 14.2)는 임상에서 주로 측정되는 점이다. 그림 14.2는 강제 버전스 주시시차 곡선에서 일부융합제거사위도의 위치를 보여준다. 일부융합제거 사위도는 일반적으로 외사위자는 완전융합제거사위도보다 유의하게 적고 내사위자에서는 흔히 더 크다[6]. 일부융합제거사위도는 근접성 폭주와 버전스 적응의 영향을 받는다[16,17]. 버전스적응에 덧붙여, 억제 및 주변부융합의 감소와 같은 요인[17]이 주변부 망막에서 버전스 자극에 대한 반응을 제한시켜 일부융합제거사위도에 영향을 줄 것이다[6,18].

일부융합제거사위는 원거리에서 Mallett unit, AO vectographic chart 또는 Bernell 랜턴을 사용하여 선의 불일치 상태를 일치시키는 적절한 프리즘으로 결정된다. 근거리에서 AO near vectographic card, Borish card 또는 near Mallett unit를 사용하여 측정할 수 있는 일부융합제거사위를 측정할 때에도 똑같은 개념이 적용된다(그림 14.3).

일부융합제거사위는 주시시차곡선의 한 가지 양상에 불과하다. 수직방향 일부융합제거사위의 측정은 수직프리즘 교정도수를 결정하기 위해 선택되는 방법이지만(제 13장 참고), 수평방향의 일부융합제거 사위는 임상적으로 유용하지 않다. 수평 프리즘을 처방하기 위해 주시시차 측정값을 이용하려면, 강제 버전스 주시시차 곡선의 다른 변수(경사도, 곡선의 유형, 주시시차)와 함께 수평방향 일부융합제거 사위도를 고려할 필요가 있다[3]. 수평방향 일부융합제거 사위도만 사용하면 내편위자에서 프리즘 교정도수가 과다하게 적용되는 경향이 있기 때문에 적합하지 않다.

내사위에서는 흔히 원거리 사위도의 1/3에 해당하는 BO 프리즘을 가입시키고 프리즘도수

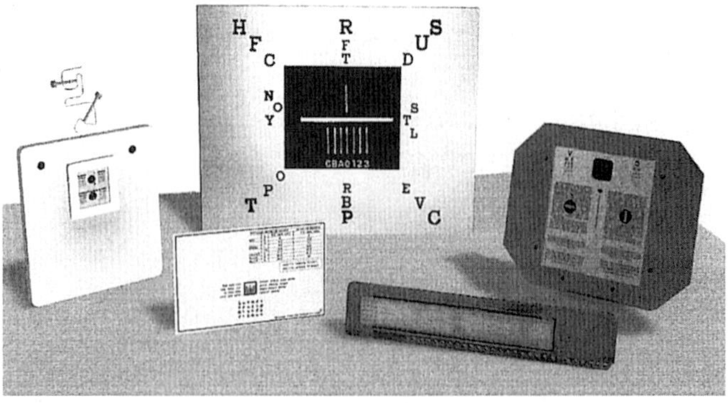

그림 14.3. 주시시차를 측정하는데 사용되는 장치는 disparometer(좌측), Woolf Card(뒤쪽 중앙), Near Mallett Unit(우측), Wesson Card(앞쪽 좌측) 및 AO Vectographic Adult slide(앞쪽 우측) 등이 있다.

를 분석하는 것이 유익하다. 따라서 원거리에서 내사위도가 6△일 때, 처음에 2△ BO을 가입시키고, 버전스 범위, 일부융합제거사위/주시시차, 입체시 등을 측정하여 프리즘도수가 적합한지 여부를 결정한다. 프리즘을 가입시켰을 때 버전스 범위가 더욱 정상적이거나, 일부융합제거사위도가 0이거나 입체시가 개선된다면 선택된 프리즘도수가 적합한 상태를 나타낸다. 이러한 경우 피검자는 종종 원거리시력이 더 선명하다고 보고하기도 한다. 원거리 내사위도의 1/3을 적용하여 처음 가입시킬 프리즘도수를 결정하는 방법은 필요로 하는 프리즘도수를 더 신속하게 결정할 수 있도록 한다. 원거리 사위도가 사용되는 이유는, 근거리 사위도는 AC/A비에 의해 영향을 더 잘 받고 가입도렌즈를 사용하여 이러한 관계를 변화시킬 수 있지만, 원거리사위는 프리즘이나 시기능훈련에 의해서만 처치될 수 있기 때문이다.

Y축 교차점 : 주시시차

주시시차는 양안시 상태에서 시축이 약간 어긋난 상태(보통 6분각 이내)이다[13]. 양안주시 물체의 상이 정확하게 대응점에 놓이지 않고 파넘 융합권 이내에 있으면서 주시시차가 존재한다. 중심와에서 30초각 정도까지 어긋나더라도 망막상은 하나로 보인다[10]. 어긋난 양(주시시차)은 파넘 융합권의 크기에 좌우된다. 렌즈나 프리즘이 가입되고 눈이 양안 주시 상태를 유지할 때, 흔히 시축의 어긋난 상태가 증가한다(아직도 파넘 융합권 이내에 유지되면서)[6].

강제 버전스 주시시차곡선은 렌즈/프리즘이 변할 때 주시시차의 변화 상태를 그래프로 나타낸 것이다[6]. Disparometer, Woolf card 또는 Wesson card 등과 같이 특별히 고안된 장비를 제외하고 임상에서 일반적으로 측정되지 않는 실제 주시시차의 측정값은 곡선이 Y축과 교차하는 점이다(그림 14.2).

경사도

강제 버전스 주시시차 그래프를 사용하여 쉽게 결정할 수 있는 경사도는 3△ BO 및 3△ BI 사이의 강제 버전스 상태에서 주시시차가 변화하는 정도를 계산하여 평가할 수 있다. 피검자가 평평한 주시시차 곡선을 가질 때, 대칭중심(곡선에서 평평한 부분의 중간 점 – 그림 14.2)을 Y축 쪽으로 이동시키는 것을 기초로 한 프리즘 처방은 일반적으로 증상을 감소시키고 양안시 상태를 강화시키는데 더욱 성공적이며, 완전융합제거사위나 일부융합제거사위 측정값을 기초로 하는 프리즘 처방보다 도수가 더 낮다. 이러한 처방은 폭주 및 개산 반응에 대한 버전스 적응의 반응을 최적화한다[14].

곡선이 가파른 피검자는 흔히 시기능 치료로 처치될 수 있다. 시기능 훈련으로 곡선이 평평해지지 않으면, 버전스 적응의 발달이 저항을 받는 것으로 관찰된다[14]. 이러한 피검자는 일부융합제거사위(주시시차를 0으로 감소시키는 프리즘)를 기초로 프리즘을 처방할 수 있다. 강제 버전스 주시시차 곡선의 대칭중심, 주시시차 및 일부융합제거사위를 측정하여 버전스적응의 긴장성을 방해하는 요인을 분석할 수 있다.

강제 버전스 주시시차 곡선의 작도

강제 버전스 주시시차 곡선을 얻으려면 프리즘이나 렌즈를 가입시키면서 주시시차를 측정해야 한다. 그래프로 나타낸 결과가 강제 버전스 주시시차 곡선을 의미한다. 원거리 및 근거리에서 모든 주시방향에 대하여 주시시차를 측정할 수 있다. 사용된 기기에 관계없이 원거리나 근거리에서 측정하는 방법은 기본적으로 비슷하다.

일부 융합제거 사위의 측정장치

수직 및 수평 방향의 일부융합제거 사위는 표 14.1에 열거된 기기를 사용하여 선의 불일치 상태를 중화시키는 적절한 프리즘으로 원거리 및 근거리에서 측정할 수 있다.

주시시차 곡선 및 일부 융합제거 사위의 측정장치

여러 가지 기기를 이용하여 원거리와 근거리에서 수직 및 수평 주시시차곡선과 일부융합제거사위를 측정할 수 있다. 원거리용으로 Woolf 카드[a], 근거리용으로 Wesson 카드[c]나

표 14.1. *일부융합제거사위의 측정장치*

원거리용	
기기:	*공급 업체:*
Mallett unit	Bernell Corporation, South Bend, IN
AO Vectographic Chart	American Optical Co.
Bernell lantern	Bernell Corporation, South Bend, IN
근거리용	
AO Near Vectographic Card	American Optical Co.
Borish Card	
Mallett Near Unit	Bernell Corporation, South Bend, IN

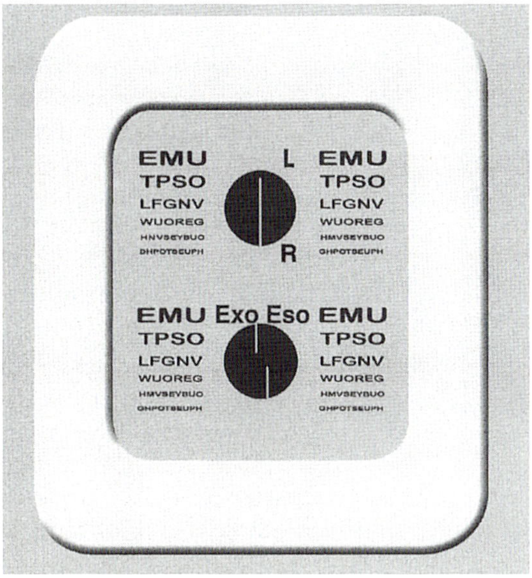

그림 14.4. Disparometer는 두 개의 1.5° 크기의 원형 타게트로 구성되며, 각각 두 개의 반대로 편광된 선을 포함한다. 원이 융합을 고정시키는 역할을 한다. 위쪽 원은 수직 주시시차를 측정하는데 사용되며, 좌측의 선은 좌안에만 보인다. 아래쪽 원은 수평 편위를 분석하는데 사용되며, 아래쪽 선은 좌안에만 보인다. 뒤편에 손잡이가 있는 휠을 돌려서 선이 다양하게 어긋난 상태를 만들 수 있다. 피검자에게 버니어 선이 수직으로 일치한 상태를 보고하도록 한다.

Disparometer[b](그림 14.4)가 있다. 주시시차 곡선의 변수를 임상적으로 측정하는데 가장 많이 사용되는 기기가 Wesson 카드이다. 다른 기기는 Woolf 카드 및 Wesson 카드가 있다. 가격이 가장 적절하고 쉽게 이용할 수 있는 기기는 Wesson 카드이다.

Disparometer는 두 개의 1.5° 크기의 원형 타게트로 구성되며, 각각 두 개의 반대로 편광된 선이 포함되어 있다. 원이 융합을 고정시키는 역할을 한다. 위쪽 원은 수직 주시시차를 측정하는데 사용되며, 좌측의 선은 좌안에만 보인다. 아래쪽 원은 수평 편위를 분석하는데 사용되며, 아래쪽 선은 좌안에만 보인다. 원을 둘러싸고 있는 문자가 조절을 정확하게 안정된 상태로 유지하도록 도와주며, nonius line을 덮고 있는 플라스틱 보호막에 검은 테이프로 가는 선을 부착시켜서 주시평면[14]에 초점을 맺도록 조절을 유지하는데 도움을 줄 수 있다(그림 14.5). 선 전체가 사라지면 억제가 있다는 증거이다. Disparometer 또는 Woolf 카드나 Wesson 카드를 사용하여 40 cm 거리에서 강제 버전스 주시시차 곡선을 얻기 위해서는 다음과 같은 단계를 사용한다[3].

포롭터 설치

Disparometer, Woolf 카드나 Wesson 카드를 근거리검사용 시표 고정막대에 끼워서 타게트 면을 40 cm 거리에 유지시키고, 시표면에 불빛을 비춘다. 포롭터의 관찰구 사이의 거리를 동공거리에 맞추고 요구되는 교정도수를 가입시킨다. 포롭터에 있는 편광필터를 이용

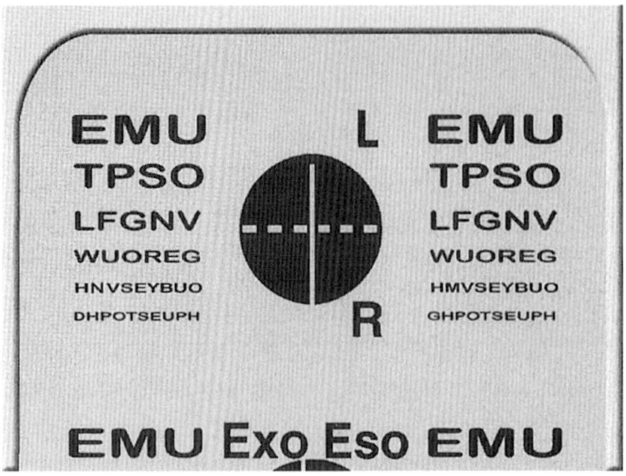

그림 14.5. 원을 둘러싸는 문자가 조절을 정확하게 안정된 상태로 유지하도록 도와주며, nonius line을 덮고 있는 플라스틱 보호막에 검은 테이프로 가는 선을 부착시켜서 주시평면에 조절을 유지하도록 도움을 줄 수 있다.

하거나 피검자에게 편광안경을 착용시킨다. 각 눈앞에 로타리 프리즘을 가입시키고 눈금을 0으로 조정한다. Disparometer를 사용할 때, 기기 뒤편에 있는 손잡이를 조정하여 시차 눈금을 0으로 맞춘다.

수직 일부융합제거 사위

수직버전스가 비정상적인 피검자는 가끔 수평방향의 강제 버전스 주시시차 곡선이 가파른 경사를 보인다[19]. 이러한 피검자의 일부에서 수직프리즘을 처방하면 수평방향 강제 버전스 주시시차 곡선의 경사도가 더 평평해지고, 일부융합제거사위가 줄어들며 주시시차가 감소할 수 있다. 수직버전스에 대하여 버전스 적응이 더 느리고 자주 불완전하기 때문에[20], 흔히 수직 프리즘을 처방하면 쉽게 받아들여진다. 일반적으로 수직방향의 일부융합제거 사위 측정값을 기초로 하는 프리즘 처치가 고려된다[21].

수평 및 수직 편위가 모두 존재할 때, 수평 편위에 대하여 처방도수를 측정하기 전에 수직 편위를 평가하고 교정할 것을 추천한다[19]. 수직 프리즘이 필요할 때 적절한 눈앞에 프리즘을 가입시킨다. 2△ 이상의 수직프리즘이 요구될 때, 각 눈앞에 똑같은 양의 프리즘을 가입시킨다. 낱개 수직프리즘을 테이프로 렌즈 앞에 부착시키거나, 프레넬 프리즘을 사용하거나, 시험테나 안경에 교정 프리즘을 가입하여 착용할 수 있다. 처방하려는 수직 프리즘의 효과를 분석하기 위하여 프리즘이 없는 상태와 프리즘이 가입된 상태에서 각각 수평방향의 주시시차를 측정하는 것이 바람직하다[19].

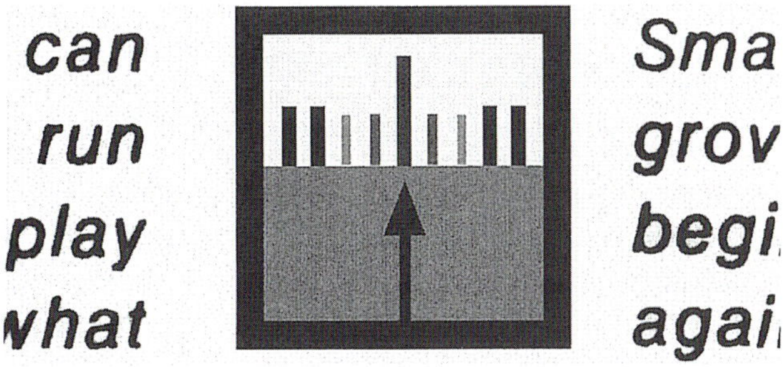

그림 14.6. Wesson 카드가 사용될 때, 시차의 방향과 양을 카드로부터 직접 읽을 수 있다. 예를 들어 위쪽 화살표가 좌측에 있다고 보고할 때, 우측 외주시시차이다.

수평방향 주시시차 곡선

측정

각 눈앞에서 로타리 프리즘을 수평방향으로 돌리고 눈금을 0으로 조정한다. Woolf/Wesson 카드를 사용할 때, 시차의 방향과 양을 카드로부터 직접 읽는다(그림 14.6). 예를 들어 위쪽 화살표가 좌측에 있다고 보고하면, 우측 외주시시차이다.

예제 14.1

선이 10초 외주시 시차를 갖도록 조정되었을 때, 피검자가 선이 왼쪽으로 어긋났다고 보고했다. 외주시 시차를 2초 단계로 감소시켜서 6초일 때 선이 어긋났다고 보고했고, 외주시 시차가 4초일 때 처음으로 선이 일치했다고 보고했다. 이 점을 범위의 한쪽 한계로 그래프에 표시한다. 외주시 시차를 2초 단계로 계속 감소시켜서 내주시 시차가 2초일 때 처음으로 선이 어긋났다고 보고했다. 이 점이 범위의 다른쪽 한계를 나타낸다. 그림 14.7에서 이들 끝점을 수평선으로 나타내었다. 이 한계의 중앙("x" 로 표시)이 1초 외주시 시차이고 실제 주시시차를 나타낸다.

Disparometer를 사용하여 주시시차의 변수를 측정할 때, Disparometer의 뒤편에 있는 손잡이를 사용하여 nonius line이 10초 정도 외주시 시차를 갖도록 수직으로 어긋나도록 조정한다. 피검자에게 위쪽 선의 상대적인 위치를 보고하도록 한다. 우측으로 어긋난 상태라고 보고하면, 일치되었다고 보고할 때까지 2초 단계로 외주시 시차를 감소시킨다. 창에 표시된 시차를 기록하고 반대 방향으로 어긋난다고 보고할 때까지 외주시 시차를 계속 감소시킨다. 버전스(프리즘)에 대한 적응이 최소가 되도록 신속하게(15초 이내에서) 측정해야 한다 [22]. 실제 주시시차 측정값은 한 방향에서 일치되었다고 보고한 점과 다른 방향에서 일치되었다고 보고한 점 사이의 중앙이다.

다른 버전스 요구상태에서 양안의 반응상태를 측정하기 위해 로타리 프리즘으로 프리즘 도수를 가입시킨다. 이 검사를 40 cm에서 실시할 때, 버전스 요구량은 3△ 단계로 가입시키며, 처음에 우위안 앞에 3△ BI을 가입시키고 BI 과 BO을 교대로 가입시킨다. 6m에서 검사할 때에는, 버전스 요구상태를 BI 버전스에 대해서는 2△ 단계로, BO 버전스에 대해서는 3△ 단계로 가입시키고, 다시 BI 및 BO 프리즘 요구상태를 교대로 만든다. 측정하는 중간에 15초 정도 눈을 감도록 한다. 복시나 억제는 곡선의 끝점에 표시한다. 불안정 상태일 때에는, 피검자가 일치상태를 보고할 때까지 매 번 하나의 nonius line을 가렸다가 주기적으로 짧게 노출시키면 흔히 도움이 된다.

피검자가 BO 버전스 요구에서 융합할 수 있을 때에도 BI 버전스 요구에서는 자주 복시가 나타날 수 있다. 덧붙여, 버전스 요구가 항상 같은 방향으로 주어지면, 프리즘 적응으로 인해 곡선의 모양이 인위적으로 바뀔 것이다[14]. 복시가 너무 일찍 발생하면, 피검자가 가까스로 융합할 수 있는 BO 요구 및 BI 요구 사이에서 버전스 요구 상태를 교대로 만든다. BO 요구를 그래프에 표시하며, 그래프에 표시할 마지막 BI 요구도는 융합을 잃기 전의 값이다. 이러한 측정법을 사용하여 버전스 요구를 교대로 바꿀 수 있으며, 곡선의 모양을 유지시키는데 도움이 된다. 모든 측정을 마치면 결과를 그래프에 표시한다.

자유공간에서 측정

각 눈앞에 프리즘바를 이용하여 자유 공간에서 각기 다른 주시위치 특히, 하방주시 상태

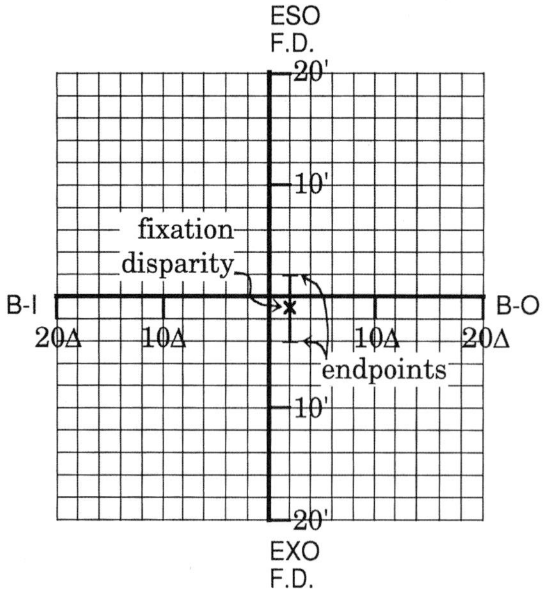

그림 14.7. 6초일 때 선이 어긋났다고 보고했고, 외주시 시차가 4초일 때 처음으로 선이 일치했다고 보고하면, 이 점을 범위의 한쪽 끝으로 그래프에 표시한다. 외주시 시차를 2초 단계로 계속 감소시켜서 내주시 시차가 2초일 때 처음으로 선이 어긋났다고 보고했다. 이 점이 범위의 다른쪽 끝이다. 이들 끝점을 수평선으로 표시하고, 이 한계의 중앙("x" 로 표시)이 실제 주시시차를 나타낸다.

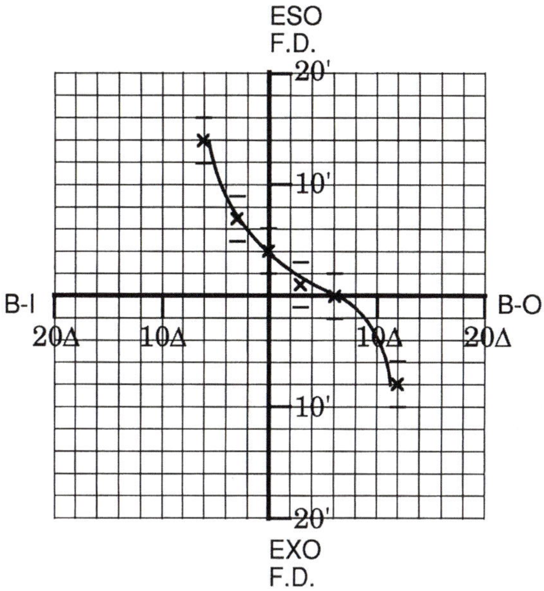

그림 14.8. 포롭터를 통해 버전스 요구가 0, 3△ BI과 BO, 6△ BI과 BO, 12△ BO 상태에서 주시시차를 측정하여 수정된 곡선을 만들 수 있다. 이러한 측정으로 곡선의 기본적인 유형(유형 I), 주시시차(4분각 내 주시시차), 일부융합제거사위(6△ BO) 및 경사도를 신속하게 결정할 수 있다.

에서 측정할 수 있다. 이것은 버전스 요구가 비대칭 상태임에도 불구하고 일반적으로 허용된다. 착용하고 있는 교정도수와 함께 주시위치와 검사거리를 기록한다. 자유공간에서 곡선을 측정할 때, 흔히 수정된 곡선을 만들 수 있다.

수정된 곡선의 생성

강제 버전스 요구상태가 0일 때 측정하고, 3△ BO과 3△ BI을 교대로 가입시키고 측정한 다음, 6△ BO과 6△ BI을 교대로 가입시키고 측정한다. 프리즘바나 플립 프리즘을 편리하게 사용할 수 있다. 양안시 상태를 분석하는 동안 시간이 제한적일 때에는, 포롭터를 통해 버전스 요구를 0, 3△ BI과 BO, 6△ BI과 BO, 12△ BO 상태로 만들고 주시시차를 측정하여 수정된 곡선을 만들 수 있다. 이러한 방법으로 측정하여 곡선의 기본적인 유형, 주시시차, 일부융합제거사위 및 경사도를 신속하게 결정할 수 있다. 임상 경험에 의하면 이러한 변수가 적절한 프리즘 교정도수를 계획하는데 흔히 필요하다.

예제 14.2

그림 14.8은 버전스 요구가 0, 3△ BI과 BO, 6△ BI과 BO, 12△ BO 상태에서 얻은 수정된 곡선이다. 그래프에서 볼 수 있는 것처럼, 이들 측정값으로부터 곡선의 유형, 주시시차, 일부융합제거사위 및 경사도를 결정할 수 있다.

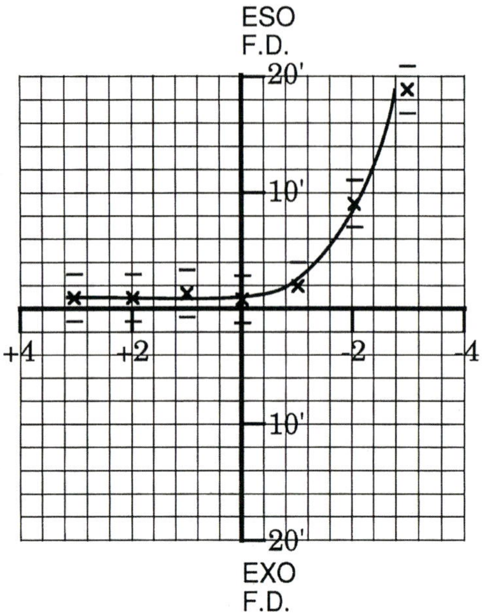

그림 14.9. 렌즈 도수가 0.50D~1.00D 단계로 바뀔 때 주시시차의 변화도를 표시하여 렌즈유발 주시시차 곡선을 그릴 수 있다.

렌즈로 생성된 주시시차 곡선

렌즈의 도수를 변화시켜 주시시차 반응을 변화시킬 수 있다. 그래프에 표시하여 렌즈에 의한 주시시차 곡선을 만들 수 있다[6](그림 14.9). 0.50 ~ 1.00D 단계의 플러스 도수로 측정된 값은 Y 축의 왼쪽에, 마이너스 도수로 측정된 값은 오른쪽에 각각 기록한다. +2.00D ~ −3.00D 범위나 피검자에게 허용되는 한계 이내에서 먼저 플러스 도수로 측정하고 다음에 마이너스 도수로 측정한다.

렌즈로 유발된 주시시차 곡선을 프리즘으로 유발된 곡선과 결합시켜 양안시 상태에서 유도된 AC/A를 얻을 수 있다[6,23](그림 14.10). 이처럼 양안시 상태에서 유도된 AC/A는 폭주에 대한 폭주성조절 비(CA/C)의 상호작용을 포함하고 있으며, 예비노안의 근용가입도를 직접적으로 더욱 정확하게 처방하는데 도움이 된다.

검사값의 도시

강제 버전스 주시시차 측정값을 그래프에 나타낼 때, 내주시 시차는 수평선의 위쪽, 외주시 시차는 아래쪽, BO은 우측, BI은 좌측에 각각 표시한다. 주시시차 곡선을 그릴 수 있는

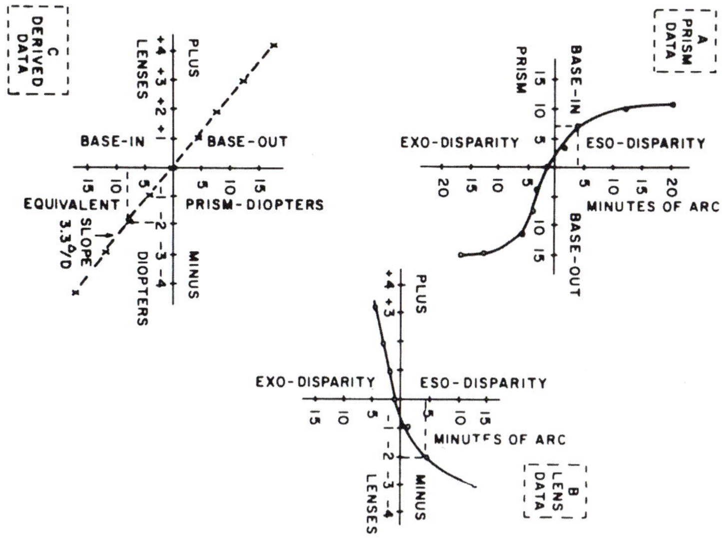

그림 14.10. 렌즈로 유발된 주시시차 곡선을 프리즘으로 유발된 곡선과 결합시켜 양안시 상태에서 유도된 AC/A를 얻을 수 있다. 이처럼 양안시 상태에서 유도된 AC/A 는 폭주성조절(CA/C)의 상호작용을 포함하고 있으며, 예비노안에 대한 근용가입도를 직접적으로 더욱 정확하게 처방하도록 돕는다.

모눈종이를 사용하여, 피검자가 일치되었다고 보고한 간격의 중앙을 Y축에 "X"나 점으로 표시하고, 간격의 범위는 수평선으로 표시한다(그림 14.8 참고). 간격의 범위는 훈련으로 바뀔 수 있으므로 주의를 기울여서 확인한다. 기록지의 상단에 Y축 교차점, X축 교차점 및 경사도를 기록한다. Y축 교차점은 주시시차이고, X축 교차점은 일부융합제거사위(주시시차를 0으로 감소시키는데 필요한 프리즘 도수)이다. 경사도는 주로 Y축 근처(3△ BI과 3△ BO 사이)에서 측정하는데, 그 이유는 피검자가 습관적으로 작용하는 버전스 위치를 반영하는 것으로 고려되기 때문이다. 6△(3△ BI과 3△ BO 사이)마다 분각의 변화도를 경사도로 측정하고 기록한다(예제 2 및 그림 14.8 참고). Y축 교차점과 X축 교차점 사이의 경사도 역시 유용할 것이다.

해석

짧은 기간의 연습으로도 강제버전스 주시시차 곡선을 쉽게 해석할 수 있다. 중요한 변수는 곡선의 유형, 경사도, 주시시차 및 일부 융합제거 사위도 등이다. 모든 요인을 하나만 독립적으로 고려하는 것보다는 함께 관찰해야 한다. 예를 들어, 수평방향 일부융합제거 사위도 자체만 사용하면 임상적으로 부가적인 유용한 정보를 거의 얻을 수 없다. 그러나 다른 주시시차 변수와 함께 고려하면, 피검자를 치료하는데 유익한 더 많은 정보를 얻을 수 있다.

임상적인 용도 : 처방

강제 버전스 주시시차 곡선을 사용하여 프리즘 처방 및 구면교정도수를 수정할지 여부를 계획하거나 시기능 치료의 진행 상태를 조정하는데 적용할 수 있다. 치료를 성공적으로 마치면 일반적으로 곡선이 평평해진다. 보통 주시시차를 측정하기 위해 고안된 기기로 검사하면 적은 양의 잔여 주시시차가 측정될 것이다[24].

프리즘 처방 계획

수평 프리즘

신중하게 처방된 프리즘 교정도수는 보정 융합운동의 요구를 감소시키고, 폭주성 조절[25]과 조절성 버전스 사이의 부정적인 상호작용을 최소화한다. 버전스 자극의 변화에 대하여 가장 신속하게 적응하는 부분은 주시시차 곡선의 가장 평평한 부분(대칭 중심)에 해당한다. 대칭중심이 Y축을 향하거나 거의 중앙 근처로 이동되도록 프리즘을 처방한다.

예제 14.3

그림 14.11에 도시된 주시시차 곡선은 상대적으로 가파른 경사도를 가지며, 복시 끝점이 9△ BI과 12△ BO에 표시된 것과 같이 융합범위가 비교적 좁은 상태를 나타낸다. 이러한 유형을 보이는 피검자는 전형적으로 프리즘을 처방하면 대칭중심이 Y축 근처로 이동될 수 있는 내사위이다. 그림 14.11에 도시된 피검자는 운전하거나 TV를 볼 때 불편한 증상을 제거시키기 위하여 원용으로 2△ BO이 처방되었다. 이 피검자에게 셔드 기준을 적용했을 때, 부가적으로 더 높은 프리즘(5△ BO)이 필요한 것으로 나타났다.

강제 버전스 주시시차 곡선의 경사도가 넓은 범위에서 평평한 상태를 이룰 때, 버전스가 넓은 범위의 버전스 스트레스에 대하여 신속하게 적응한다. 곡선의 평평한(버전스 적응) 부분이 가능한 Y축에 가까워지도록 이동시키기 위하여 프리즘을 처방할 수 있다. 이것은 피검자가 버전스 적응이 최대인 범위에서 양안시를 유지하고 요구되는 프리즘 도수가 최소가 되도록 한다. 곡선의 평평한 부위가 처음으로 Y축을 교차하는 최소량의 BO 프리즘(내 주시시

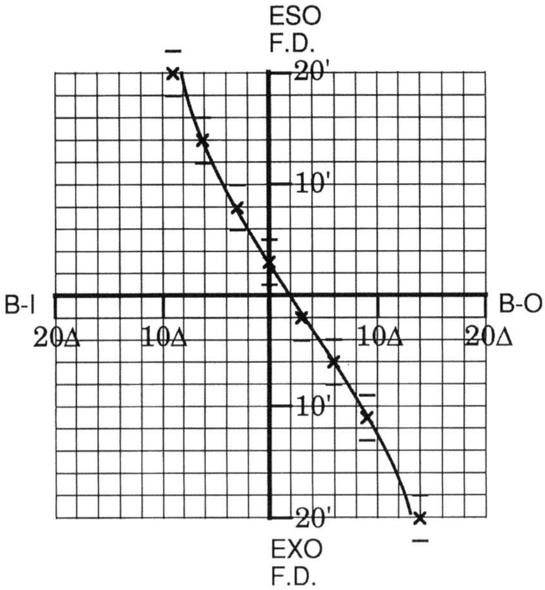

그림 14.11. 상대적으로 경사도가 가파르며, 복시의 끝점이 9△ BI과 12△ BO에 표시된 것처럼 융합범위가 비교적 좁다. 원용으로 2△ BO을 처방하면 대칭중심이 Y축 근처에 위치할 것이다.

차/일부융합제거사위)이나 BI 프리즘(외 주시시차/일부융합제거사위)을 처방한다.

경사가 가파른 피검자는 버전스 적응이 거의 없으며, 흔히 대칭중심이 없다. 주시시차를 0으로 감소시키는 프리즘을 처방하거나, 버전스 적응을 증가시키기 위해 시기능 치료를 처방할 수 있다. 주시시차 곡선의 경사가 가파른 피검자는 일부융합제거 사위를 완전 교정하여 양안시 이상을 간단하게 교정할 수 있으며, 흔히 복잡한 CA/C 및 AC/A의 상호작용을 고려할 필요가 없다[3,25].

예제 14.4

그림 14.12에 도시된 주시시차 곡선은 평평한 부위가 넓고, 융합범위가 9△ BI에서 30△ BO까지 상당히 넓다. 이러한 피검자에서는 흔히 대칭중심이 없으며, 이러한 유형을 보이는 피검자는 전형적으로 내사위이다. 곡선의 평평한 부분이 가능한 Y축과 가까운 곳에서 시작하도록 곡선을 이동시키는 프리즘을 처방하면 더 편안해진다. 그림 14.12에 도시된 피검자는 테니스를 하는 동안 가끔 복시가 나타나는 불편한 증상을 제거시키기 위하여 원용으로 2.5△ BO을 처방하였다. 이 피검자에게 셰드 기준을 적용했을 때, 부가적으로 더 높은 프리즘(7△ BO)이 필요한 것으로 나타났다.

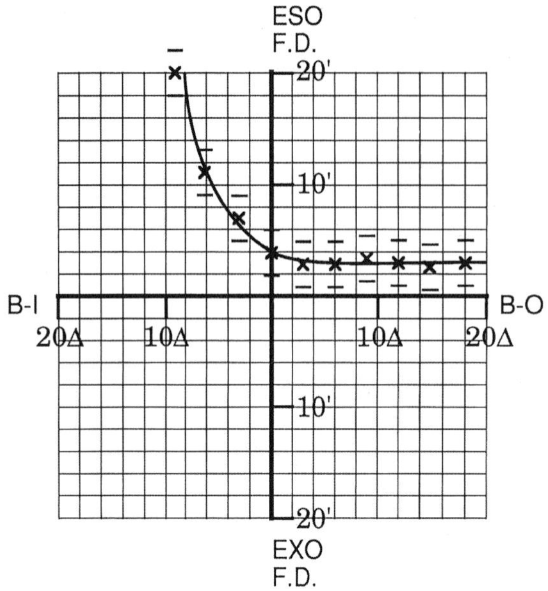

그림 14.12. 주시시차 곡선의 넓은 범위가 평평하고, 융합범위가 9△ BI에서 20△ BO까지 상당히 넓으며, 대칭중심이 없다. 원용으로 2.5△ BO을 처방하여, 곡선의 평평한 부분이 가능한 Y축과 가까운 곳에서 시작하도록 곡선을 이동시켰다.

예제 14.5

그림 14.13A에 도시된 주시시차 곡선은 경사가 가파르고, 융합범위가 6△ BI에서 9△ BO으로 좁은 상태를 보인다. 버전스 적응이 뚜렷하지 않기 때문에, 대칭중심이 없다. 이러한 유형을 보이는 피검자는 일부융합제거사위가 교정되도록 곡선을 이동시키는 프리즘(이 피검자에게는 2△ BO)을 처방하면 더욱 편안할 것이다. 그러나 일반적으로 가장 우수한 처치법은 버전스 적응이 더욱 완전하게 발달하도록 시기능 치료를 처방하는 것이다. 시기능 치료(억제를 최소화하고, 융합범위를 확장시키고, 버전스의 정확성을 강화시키기 위해 처방된)가 독서할 때 불편한 증상을 성공적으로 제거시켰다. 시기능 치료를 마친 후 주시시차 곡선은 그림 14.13B와 같다.

그림 14.14는 원거리에서 내사위가 높고 근거리에서 내사위가 적은(개산부족형) 근시성 예비노안의 원거리 주시시차 곡선을 나타낸 것이다. 이러한 유형 Ⅱ는 X축과 교차하지 않으며, 전형적으로 내사위가 높은 피검자에서 나타난다. 일반적으로 이 유형의 피검자에게 프리즘을 처방할 때 곡선의 평평한 부위가 Y축보다 먼저 시작하도록 곡선을 충분히 이동시킬 수 있는 도수가 필요하다. 예를 들어 이것은 예제 14.4에서 예시된 피검자에 대한 내용과 유사하다.

그림 14.15는 원거리와 근거리에서 내사위도가 동일한 피검자의 근거리 주시시차 곡선이다. 이처럼 경사도가 가파르면 기본적으로 중심부에서 평평한 부위가 없다. 적은 양의 일부융합제거 내사위가 있다. 경사도가 가파를 때, 주시시차를 0으로 감소시키는 프리즘이 증상을 완화시키는 가장 약한 도수를 제공한다. 이 피검자에 대하여 2△ BO이 일부융합제거사위를

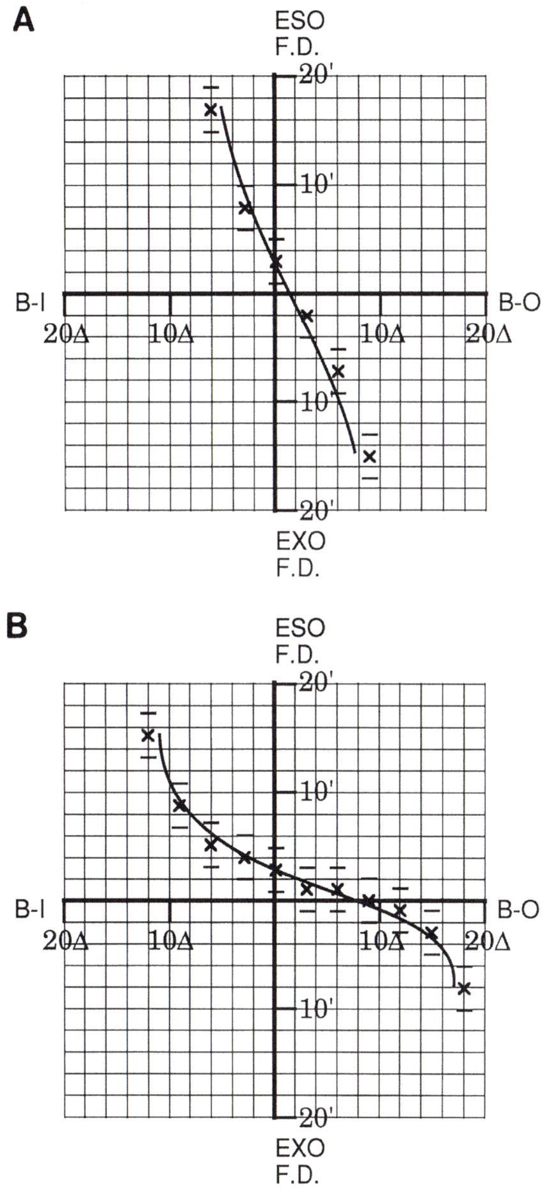

그림 14.13. A: 주시시차 곡선은 경사가 가파르고, 융합범위가 6△ BI에서 9△ BO으로 좁은 상태를 보인다. 버전스 적응이 뚜렷하지 않기 때문에, 대칭중심이 없다. **B:** 시기능 치료(억제를 최소화하고, 융합범위를 연장시키고, 버전스의 정확성을 강화시키기 위해 처방된)가 독서할 때 불편한 증상을 성공적으로 제거시켰다. 주시시차가 똑같은 양으로 남아있지만, 주시시차 곡선의 평평한 부분이 넓어지고 곡선의 경사도가 평평해졌다.

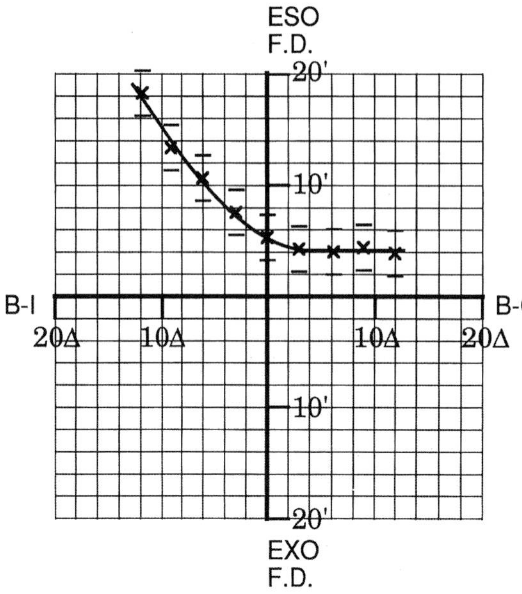

그림 14.14. 원거리 내사위가 심한 피검자의 원거리 주시시차 곡선(유형 II)은 X축과 교차하지 않는다. 일반적으로 이 유형의 피검자에게 프리즘을 처방할 때 곡선의 평평한 부위가 Y축보다 먼저 시작하도록 곡선을 충분히 이동시킬 수 있는 도수(이 피검자에게는 3△ BO)가 필요하다.

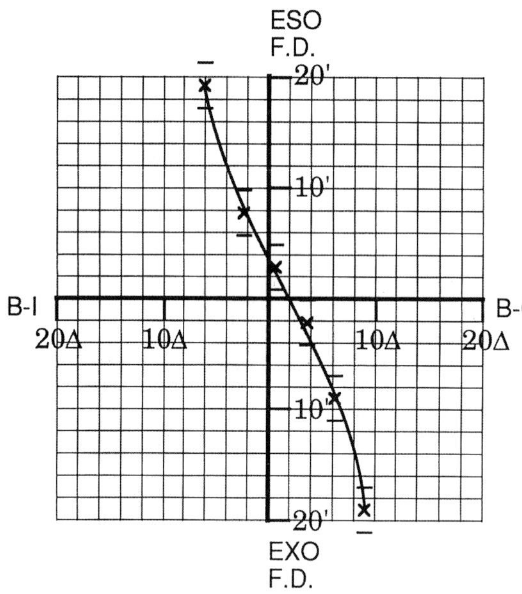

그림 14.15. 원거리와 근거리에서 내사위도가 동일한 피검자의 근거리 주시시차 곡선이다. 이처럼 경사도가 가파르면 기본적으로 중심부에서 평평한 부위가 없다. 적은 양의 일부융합제거 내사위가 있다. 이 피검자에 대하여 2△ BO 이 일부융합제거사위를 0 위치로 이동시킬 것이다.

0점으로 이동시키고 불편한 증상을 제거시킬 것이다. 이 곡선을 개산부족자의 곡선(그림 14.14)과 비교하면, 일부융합제거사위만 사용하여 프리즘 교정도수를 결정할 때 발생할 수 있는 오차를 알 수 있다. 강제 버전스 주시시차 곡선이 X축과 교차하지 않는 유형Ⅱ나 유형Ⅲ일 때에는 제시된 프리즘 교정도수가 적절하지 않을 수 있다. 일반적으로 이러한 피검자에 대한 초기 치료는, 필요한 경우 프리즘을 보충하고 시기능 치료를 실시해야 한다.

수직 프리즘

수평 사위를 적절하게 처치하기 위해서는 흔히 공존하는 수직사위의 교정이 필요한지 여부를 결정해야 한다. 수직사위를 보정하기 위한 프리즘 처방은 여러 가지 적절한 방법 즉, 버전스 범위의 균등화, 플립 프리즘 이용법[26] 및 주시시차[27] 등을 사용하여 임상적으로 판단할 필요가 있다.

정확한 반응을 보이는 피검자에 대하여, 수직 프리즘을 처방하기 위해 선택할 수 있는 방법은 수직 주시시차 측정값 및 수직 주시시차를 0으로 감소시키는 프리즘을 기초로 하는 것이다. 수직방향 일부융합제거사위 검사값이 필요로 하는 수직프리즘의 양을 나타낸다. 거의 모든 피검자가 수직방향 주시시차 검사에서 0.50△의 차이를 느낄 수 있으며[27], 수직 일부융합제거사위가 0.75△ 이상이며 불편한 증상을 갖고 있는 피검자의 대다수는 수직 프리즘을 처방하거나 수직버전스 훈련이 유익하다. 수직프리즘 처방도수를 결정하는 것과 관련된 복잡한 과정은 제 13장을 참고하기 바란다.

구면도수의 수정

근용 가입도의 결정

대다수의 양안시 장애를 위한 치료법은 렌즈, 프리즘 또는 시기능 치료의 적용을 기초로 한다. 예를 들어, 근용 플러스 가입도는 흔히 버전스 및 조절 이상을 처치하는 동안 도움이 된다. 증상을 느끼는 내사위자에 대하여, 적절한 근용 가입도는 내 주시시차를 0으로 감소시키는 플러스 가입도를 찾아서 쉽게 처방할 수 있다. 필요하다면, 효과가 있는지 확인하기 위해 근용 가입도를 잠정적으로 가입시켜서 강제 버전스 프리즘 곡선을 측정한 다음 처방을 결정할 수 있다.

예제 14.6

프리즘 분리법으로 측정했을 때 6 m에서 정위이고 40 cm에서 6△ 내사위였다. 원용 교정도수를 가입시키고 40 cm 거리에서 일부융합제거를 측정하였을 때 내사위를 보였다. 주시시차 검사로 근용가입도를 결정하기 위하여, 피검자가 선이 일치한다(근거리에서 일부융합제거사위가 0 상태)고 보고할 때까지, 플러스렌즈를 0.25D 단계로 원용 교정도수에 가입시켰다. 주시시차 검사에서 +0.75D의 근용가입도가 필요한 것으로 확인되었다. 이 처방으로 20분 정도 독서한 후 눈이 피로하고 흐려 보이는 증상이 성공적으로 제거되었다.

원용 구면 교정도수의 수정

15세 이하의 개산과다인 사람은 적극적인 시기능 훈련을 실시할 수 없을 때, 원용 굴절검사값보다 더 높은 마이너스 도수를 근용가입도에 결합시켜서 융합을 강화시킬 수 있다. 보통 원용 굴절검사값에 가입시켜야 할 마이너스 도수는 적은 양(최대 −1.00 ~−1.50D)이 요구된다. 사람에 따라서 원용 마이너스 도수보다 3D 또는 4D까지 과교정이 필요한 경우도 있다. 조절성 안정피로가 흔히 발생하기 때문에, 큰 양의 과교정은 시기능 치료의 보조수단으로 사용되어야 하며, 일반적으로 항상 착용하기 보다는 치료를 하는 동안 일정 시간만 착용해야 한다.

주시시차 곡선을 사용하여 렌즈를 가입시켰을 때 양안의 버전스 반응을 측정하기 전에, 원용 교정도수에 가입될 마이너스 도수를 경험적으로 결정해야 한다. 그러나 주시시차 곡선을 사용하면 원용 교정도수에 가입하려는 양을 결정하고 근용 가입도의 양을 결정하는데 도움이 된다. 가입되는 양은 폭주와 융합을 이용할 수 있을 정도로 충분해야 한다.

예제 14.7

그림 14.16A는 10세인 개산과다자의 주시시차 곡선을 예시한 것이다. 이 곡선은 외사위가 높은 피검자에서 나타나는 전형적인 유형 Ⅲ의 곡선이다. 외사위가 분명하지만, 원거리에 대하여 정확한 일부융합제거 외사위를 결정할 수 없다. 그림 14.16B는 마이너스 렌즈가 가입되었을 때 반응 곡선을 보여준다. 원거리에 대한 곡선을 X축과 교차시키려면 거의 −2.00D를 가입시켜야 한다. −1.00D 이하의 마이너스 가입도가 근거리에 대한 곡선이 X축과 교차되도록 한다. 따라서 이러한 곡선에서 제시된 데이터에 따라, 렌즈에 의한 처치만 요구된다면, 원거리에 대하여 −2.00D의 원거리 과교정이 필요하다. 그러나 −2.00D의 원거리에 대한 과교정이 근거리에서 내 주시시차 및 일부융합제거 내사위를 만들 것이다. 결과적으로, 원거리에 마이너스 도수의 과교정이 처방된다면, 원거리 및 근거리에 대한 곡선을 동일한 점 근처에서 X축과 교차시키기 위해 +1.00~+1.50D의 근용가입도가 요구될 것이다.

시기능 치료 프로그램의 계획 및 조정

주시시차 데이터(버전스 적응능력의 효과, 긴장성 버전스 및 조절과 폭주의 상호작용 등을 포함하는)를 분석하고, 시기능훈련 프로그램을 수정하여 부족한 능력을 개선시키는 방향으로 훈련을 진행할 수 있다. 일시적으로 조절과 관련된 증상을 가지며 CA/C 비가 높은 피검자는, 렌즈에 대하여 신속하고 크게 반응하도록 훈련(accommodative rock 치료)하고 적절한 양의 프리즘 훈련(약간의 점프버전스 치료)을 가입시킨 시기능치료에 대하여 반응이 가장 좋다. 사위도(긴장성 버전스 이상)가 높은 피검자는, 프리즘에 대하여 버전스가 신속하

A

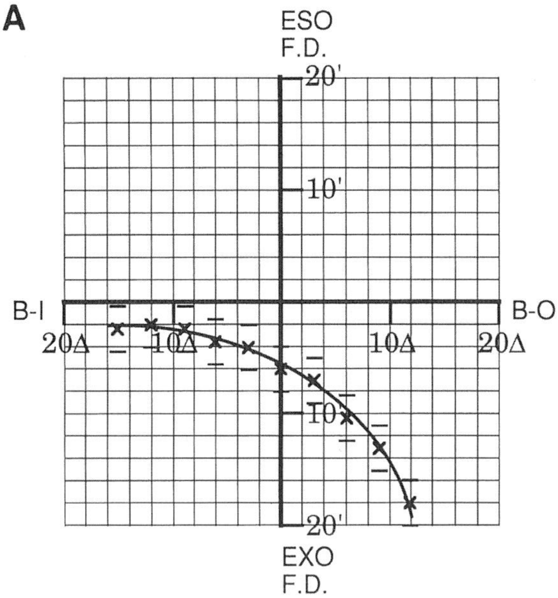

B

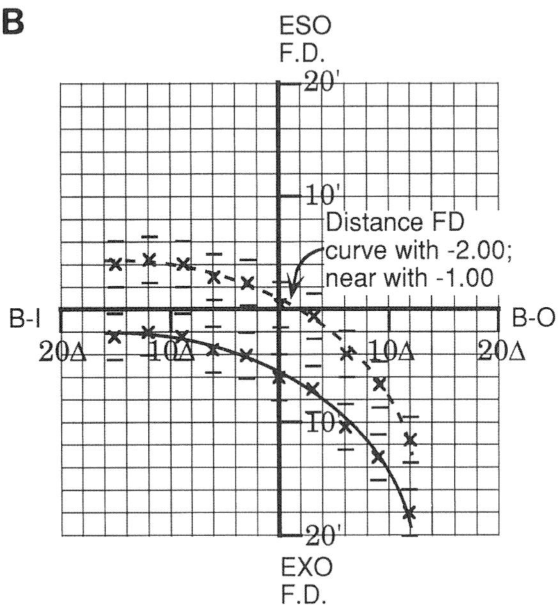

그림 14.16. A: 10세인 개산과다성 어린이가 유형 III의 곡선을 보인다. 이 유형은 외사위가 높은 사람의 특징이다. 외사위가 분명하지만, 원거리에 대하여 정확한 일부융합제거 외사위를 결정할 수 없다. **B:** 원거리에 대한 곡선을 X축과 교차시키려면 거의 -2.00D의 과교정이 필요하다. -1.00D의 마이너스 가입도가 근거리에 대한 곡선이 X축과 교차되도록 한다. 렌즈에 의한 처치만 요구된다면, 원거리에 대하여 -2.00D의 과교정이 필요하다. 그러나 원거리에 대하여 -2.00 D만큼 과교정하면 근거리에서 내 주시시차 및 일부융합제거 내사위를 만들 것이다. 따라서 원거리에 대하여 마이너스 도수로 과교정하게 되면, 원거리 및 근거리에 대한 곡선이 동일한 점 근처에서 X축과 교차하도록 +1.00 ~ +1.50D의 근용 가입도가 요구될 것이다.

고 크게 바뀌도록 훈련(주로 점프버전스 치료)하고 약간의 렌즈 치료(accommodative rock 치료)를 가입시킨 시기능치료에 대한 반응이 가장 좋다. 버전스적응이 감소된(경사도가 가파름) 피검자는 약간의 적응성 버전스 훈련(동등화 훈련)과 결합하여 버전스 반응을 신속하게 지속시킬 수 있는 능력을 개발시키는 시기능 훈련이 필요하다[28]. 버전스 적응이 낮고(경사도가 가파름) CA/C 및 AC/A의 상호작용이 비정상적인 피검자는 적응성 버전스 훈련(동등화 훈련) 및 적절한 양의 자극에 대한 신속한 반응을 강조하는 훈련(jump 및 smooth 버전스 훈련에 조절진동 훈련을 첨가한)으로 처치한다.

예제 14.8

그림 14.17A 및 B는 조절 관련 문제점과 연관된 폭주부족 상태에서 원거리 및 근거리 주시시차 곡선을 예시한 것이다. 근거리에 대한 곡선은 각 측정 지점에서 일치되었다고 보고한 범위가 크고 불규칙적이다. 일치상태의 범위가 크고 모양이 불규칙적인 곡선은 흔히 폭주에 대한 문제점의 원인이 되는 조절상태가 부정확하기 때문에 발생한다. 이 피검자는 폭주를 돕기 위해 조절을 부적절하게 사용하며, 그 결과 강제 버전스 주시시차 곡선이 각 측정 지점에서 오차의 범위가 크고 모양이 불규칙적이다. 조절치료를 마친 후 동일한 피검자의 근거리에 대한 곡선은 그림 14.17B와 같다. 각 측정 지점이 더욱 정확하고(곡선이 더 매끄러워짐), 주시시차가 더 적어졌다(X축과 Y축의 교차점에 더 가까워짐). 이것은 주시시차 곡선을 사용하여 조절치료가 실시된 피검자에 대한 시기능 치료의 진행을 조정한 예를 나타낸 것이다. 치료가 성공적으로 끝날수록 곡선이 일반적으로 평평해지고 가끔 매끄러워진다. 주시시차를 측정할 수 있도록 고안된 기기를 사용하여 검사할 때 보통 적은 양의 주시시차가 남아 있다.

결 론

일련의 복잡한 상호작용을 통해 여러 가지 정교한 요인이 양안단일시를 만드는데 관여한다. 이러한 많은 요인은 양안시 상태에서 검사하는 방법을 사용하여 진단을 내리기 위해 적절하게 분석될 수 있다. 버전스 및 조절 스트레스에 대하여 두 눈의 시선을 일치시키려는 반응을 측정하는 주시시차는 이러한 여러 가지 요인을 정확하게 평가할 수 있는 유용한 방법을 제공한다. 주시시차를 측정할 때 측정된 잠복성 신경근육적 편차(사위)가 양안시 상태에서 작용한다고 가정할 필요는 없다. 잔여 불일치 상태를 직접 측정할 수 있고 아울러 외부적인 요인에 의해 유발된 버전스 및 조절 요구를 조정하는 능력을 평가할 수 있다.

주시시차를 측정하여 렌즈나 프리즘 또는 시기능치료를 이용하는 치료법을 계획할 수 있다. 구면처방도수가 근용으로 플러스 가입도나 원용으로 마이너스 가입도에 의해 수정될 때 미치는 영향을 조정할 수 있다. 흔히 일상적인 분석법을 사용하기가 어려운 원거리 및 근거리 작업이 원활해지도록 프리즘 치료를 쉽게 계획할 수 있다. 강제 버전스 주시시차 곡선을 사용하여 시기능훈련의 진행 과정을 조정할 수도 있다.

A

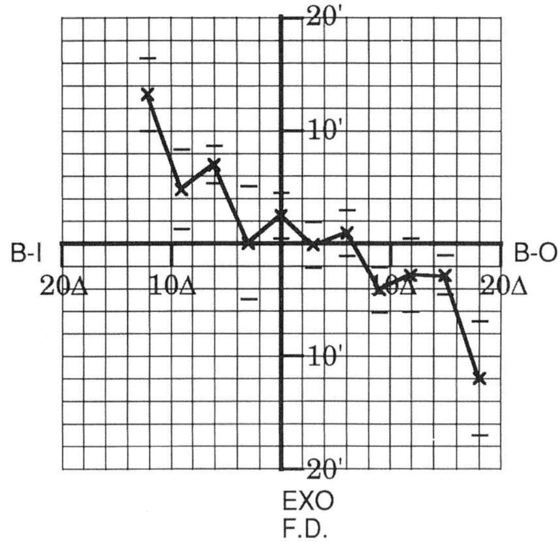

B

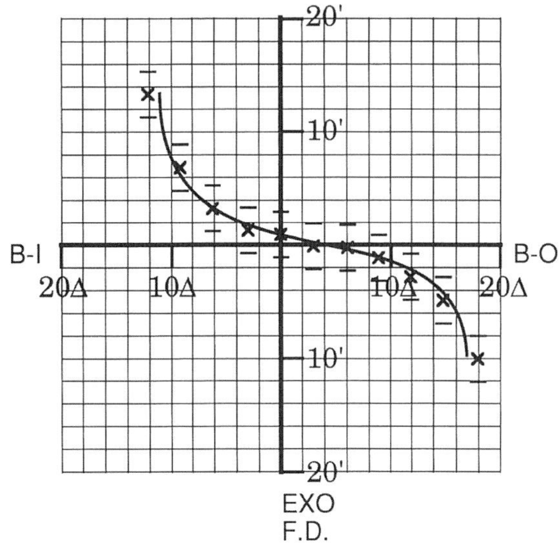

그림 14.17. A: 곡선이 각 측정 지점에서 일치되었다고 보고한 범위가 크고 곡선이 불규칙적이다. 일치상태의 범위가 크고 모양이 불규칙적인 곡선은 흔히 폭주에 대한 문제점의 원인이 되는 조절상태가 부정확하기 때문에 발생한다.

B: 조절치료를 마친 후 각 측정 지점이 더욱 정확하고(곡선이 더 매끄러워짐), 주시시차가 더 적어졌다(X축과 Y축의 교차점에 더 가까워짐). 이것은 주시시차 곡선을 이용하여 조절치료가 실시된 피검자에 대한 시기능 치료의 진행을 조정할 수 있는 예를 나타낸 것이다.

참고문헌

[1] Ogle KN. *Researches in binocular vision.* New York: Hafner, 1962:69–93.

[2] Sheedy JE, Saladin JJ. Association of symptoms with measures of oculomotor deficiencies. *Am J Optom Physiol Opt* 1978;55:670–676.

[3] Wick B. Horizontal deviations. In: Amos J, ed. *Diagnosis and management in vision care.* Boston: Butterworth–Heinemann, 1987:474–476.

[4] Wick B. Nearpoint symptoms associated with a change from spectacle lenses to contact lenses. *J Am Optom Assoc* 1978;49:1295–1297.

[5] Remole A. Fixation disparity vs. binocular fixation misalignment. *Am J Optom Physiol Opt* 1985;62:25–34 .

[6] Ogle KN, Martens TG, Dyer JA. *Oculomotor imbalance. Binocular vision and fixation disparity.* Philadelphia: Lea & Febiger, 1967.

[7] Fry GA. An analysis of the relationships between phoria, blur, break and recovery findings at the near point. *J Opcom Arch Am Acad Optom* 1941;18:393–403.

[8] Lesser SK. *Introduction to modern analytical optometry.* Duncan, OK: Optometric Extension Program Foundation, 1969.

[9] Morgan MW. Analysis of clinical data. *Am J Optom Arch Am Acad Optom* 1944;21:477–491.

[10] Carter DB. Studies of fixation disparity–historical review. *Am J Optom Arch Am Acad Optom* 1957;34:320–329.

[11] Sheedy JE, Saladin JJ. Exophoria at near in presbyopia. *Am J Optom Physiol Opt* 1975;52:474–481.

[12] Wick B. Forced vergence fixation disparity curves at distance and near in an asymptomatic young adult population. *Am J Opcom Physiol Opt* 1985;62:591–599.

[13] Carter DB. Fixation disparity with and without foveal contours. *Am J Optom Arch Am Acad Optom* 1964;41:729–736.

[14] Schor CM. The influence of rapid prism adaptation upon fixation disparity. *Vision Res* 1979;19:757–765.

[15] London R. Fixation disparity and heterophoria. In: Baresi BJ, ed. *Ocular assessment: the manual of diagnosis for office practice.* Boston: Butterworth–Heinemann, 1984:141–150.

[16] Schor CM. Analysis of tonic and accommodative vergence disorders of binocular vision. *Am J Optom Physiol Opt* 1983;60:114.

[17] Wick B. Clinical factors in proximal vergence. *Am J Optom Physiol Opt* 1985;62:118.

[18] Mallett RFJ. The investigation of heterophoria at near and a new fixation disparity technique. *Optician.* 1964;148:547–551, 574–581.

[19] Wick B, London R. Vertical fixation disparity correction; effect on the horizontal forced vergence fixation disparity curve. *Am J Optom Physiol Opt* 1987;64:653–656.

[20] Eskridge JB, Rutstein RP. Clinical evaluation of vertical fixation disparity. Part I. *Am J Optom Physiol Opt* 1983;60:688–693.

[21] Eskridge JB, Rutstein RP. Clinical evaluation of vertical fixation disparity. II. Reliability, stability, and association with refractive status, stereoacuity, and vertical heterophorias. *Am J Optom Physiol Opt* 1985;62:579–584.

[22] Schor CM. The relationship between fusional vergence eye movements and fixation disparity. *Vision Res* 1979;19:1359-1367.

[23] Hebbard FW. Foveal fixation disparity measurements and their use in determining the relationship between accommodative convergence and accommodation. *Am J Optom Arch Am Acad Optom* 1960;37:326.

[24] Schor CM. Fixation disparity and vergence adaptation. In: Schor CM, Ciufreda KJ, eds. *Vergence eye movements: basic and clinical aspects*. Boston: Butterworth-Heinemann, 1983:465-516.

[25] Schor CM, Narayan V. Graphical analysis of prism adaptation, convergence accommodation, and accommodative vergence. *Am J Optom Physiol Opt* 1983;60:774-784.

[26] Eskridge JB. The flip prism test for vertical phoria. *Am J Optom Arch Am Acad Optom* 1961;38:415-421.

[27] Morgan MW. The Turville infinity balance test. *Am J Optom Arch Am Acad Optom* 1949;26:231-239.

[28] Vaegan. Convergence and divergence show large and sustained improvement after short isometric exercise. *Am J Optom Physiol Opt* 1979;57:23-33.

Part

IV

진단 및 처치시 부가적으로 고려할 사항

Advanced Diagnostic and Management Issues

15 조절과 이향운동의 상호작용

양안시 기능에 장애가 발생하는 원인은 과다한 긴장성 버전스, 버전스의 비정상적인 작용, 근접성 버전스, 조절[1] 및 버전스 적응의 결함[2] 등이다. 긴장성 버전스의 이상[3] 및 조절과 버전스의 상호작용[2]에 관한 최근의 연구에서, 고전적인 분석법이 충분하지 못한 경우가 흔하다고 제시되었다. 양안시의 결함상태가 증상과 연관되는지 결정하는데 한 가지 이상의 고전적인 분석법이 요구된다[4]. 현재의 분석법은 결함을 갖고 있기 때문에 제 2장에서 통합분석법을 소개하였다.

아직도 많은 분야에 대한 연구가 필요하지만, 이 장에서는 통합분석법의 기초가 되는 개념을 소개하기 위하여 양안시에 관한 이론적이고 임상적인 측면을 논의하겠다. 근접성 버전스의 양이 미치는 영향, 눈의 초점심도, 조절력 및 긴장성 버전스의 영향 등을 조절과 버전스의 이중 통합모형과 연관시켜 고려하겠다. 최근 임상에서 시행되는 여러 가지 양안시기능에 대한 검사법이 조절과 버전스의 이중 통합모형과 연관되는 점을 논의하겠다. 나아가 장차 진단을 위한 정보를 제공하는데 사용될 수 있는 새로운 검사법(예를 들어, 폭주성조절 대 폭주(CA/C) 비 및 근접성 버전스)을 소개하였다.

분석법의 접근

전통적인 분석법

버전스나 조절성 결함이 증상을 발생시킬 정도로 충분하게 존재하는지 여부를 결정하기 위하여 검사데이터를 분석하는데 3 가지 방법이 사용된다. 그래프 분석법[5]은 증상의 병인에서 버전스 시스템이 미치는 역할을 강조한다. 분석적 분석법은 조절의 역할을 강조하며[6], 정상값 분석법은 선택적이지 않다[7].

그래프 분석법

그래프 분석법은 원래 마독스가 설명한 버전스 기전의 분류법을 기초로 한 것이다. 그래

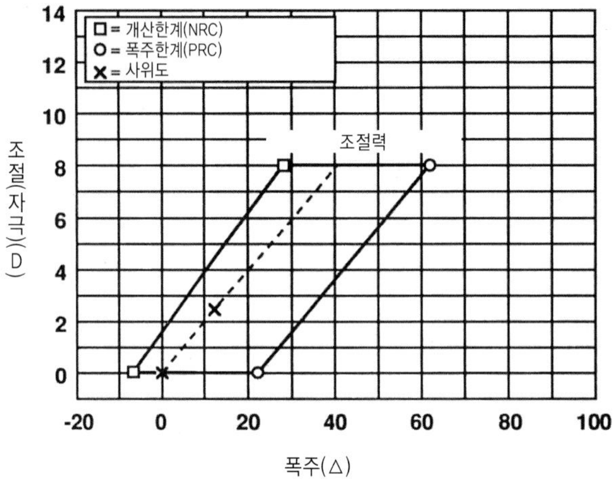

그림 15.1. 원거리 완전융합제거 사위도, AC/A 비, 양성상대폭주, 음성상대폭주 및 조절력 등의 변수를 사용하여 조절 및 버전스 시스템이 양안시를 유지할 수 있는 자극의 범위를 시각적으로 나타낸 선명한 양안단일시 부위를 그래프에 표시한다.

프 분석법은 긴장성, 조절성 또는 융합성/시차성 버전스가 눈의 최종적인 위치를 결정하는데 어떻게 반응하는지 예측할 수 있도록 고안되었다[8]. 일반적으로 근접성 버전스는 그래프에 표시되지 않는다[9].

고전적인 그래프분석법은 다음 사항을 기초로 한다 :

원거리 완전융합제거 사위
AC/A 비
양성상대폭주
음성상대폭주
조절력

이러한 변수를 사용하여, 선명한 양안단일시 부위를 그래프에 표시하고[10], 조절 및 버전스 시스템이 양안시를 유지할 수 있는 자극의 범위를 시각적으로 나타낸다(그림 15.1).

사위와 AC/A 비가 상대버전스 측정값과 이루는 관계를 사용하여 시각적인 효율을 결정하고 나아가 처치방법을 결정한다. 고전적인 방법에서 이 부위의 수직선은 자극 AC/A 비의 역수이며 선명한 양안단일시의 버전스 한계값을 나타낸다[10]. 그래프분석법의 제안자는 긴장성 버전스와 조절성 버전스가 부족하거나 과다한 상태는 시차성(융합성) 버전스에 의해 보정되며, 시차성(융합성) 버전스가 과다하게 요구되면 안정피로 증상이 유발된다고 주장하였다[11]. 셔드기준[12]이나 퍼시벌기준[13]과 같은 진단기준을 채택하여 시차성(융합성) 버전스의 요구도를 충분히 감소시키기 위해 렌즈나 프리즘을 처방할 것인지 여부를 결정한다. 그러나 그래프분석법을 사용하면 순수하게 조절기능이 비정상적일 때 잠재적인 문제점을 확인하기 어려운 경우가 종종 있다.

분석적 분석법

분석적 분석법의 생리적인 기초개념은 조절계가 불완전한 상태일 때 시각계가 이를 보정하도록 버전스를 강요하기 때문에 버전스 기능이상이 발달한다는 것이다[14]. 이 분석법에서 강조되는 조절계의 특성은 조절래그이다. 일반적으로 조절 용이성, 지속능력, 속도 및 양 등과 같은 특성은 고려되지 않는다. 나아가 거의 모든 비정상적인 상태(95% 정도까지의)는 다른 원인이 거의 같거나 더 흔하게 발생할 수도 있지만 조절계가 기본적인 원인이다.

정상값 분석법

정상값 분석법은 각 개인의 검사결과(사위도, 버전스와 조절력, 조절과 버전스의 상호작용 등)가 임상적으로 적용되는 정상값과 어떻게 편차를 갖는지 결정한다[15]. 정상값 분석법은 한 가지 문제점을 진단할 때에는 가장 정확하지만 과다한 긴장성 버전스가 버전스/조절의 비정상적인 상호작용과 결합되었을 때에는 정확하게 진단할 수 없다. 기전적인 접근법[16]을 사용하여 여러 가지 상호작용을 분석하면 성공적으로 진단할 수도 있다.

핵심 사항

현재 사용되는 분석법을 사용하여 양안시기능의 검사결과를 분석할 때 여러 가지 중요한 조절과 버전스의 상호작용이 양안시 조건에서만 적절하게 평가될 수 있다는 단점이 있다. 예를 들어, 양안으로 사물을 보는 동안 요구되는 시차성(융합성) 버전스는 완전융합제거 사위를 측정하여 감각성 및 운동성 융합이 요구되는 상태를 예측하는 것과 상당히 다를 수 있다[17]. 단안시 상태와 양안시 상태에서 측정된 결과의 편차는 마독스 분류에서 무시된 두 가지 성분 즉, 버전스(프리즘) 적응[2]과 CA/C 비가 원인일 수 있으며, 아울러 분석법에서는 일반적으로 고려되지 않는 근접성 버전스가 부가적으로 원인을 제공할 수 있다.

완전융합제거 및 일부융합제거 측정법

여러 가지 단안시(완전융합제거) 상태에서 측정한 값을 비교하는 고전적인 분석법보다 양안시 상태에서 측정한 값을 분석하는 것이 양안시에 관여하는 성분의 상호작용을 보다 완전하게 설명한다. 원거리와 근거리 주시상태에서 측정한 주시시차곡선이 양안시 상태의 검사 결과를 제공하므로, 양안시 상태를 적합하게 만드는 처치법을 결정할 수 있다. 제 14장에서 설명한 주시시차 측정을 통해 잔여 불일치 상태를 직접 결정할 수 있다. 그러나 양안주시 상태에서 측정될 수 있는 잠복성 신경근육학적 편차(사위)가 존재하며 이것이 증상을 유발시킨다고 가정할 필요는 없다. 이러한 검사는 임상에서 내사위나 상사위를 갖는 사람에게 프리즘 처방을 결정하고 시기능훈련 프로그램을 조정할 때 유용하게 적용된다.

이론적인 상호작용

조절과 버전스의 상호작용에 대하여 이전에 발표된 도표[8]가 그림 15.2에 제시되었다. 도표의 아래쪽 부분은 버전스 반응을 설명하는 부분이며, 위쪽 부분은 조절계를 나타낸다. 폭주와 조절계가 CA/C 및 조절성버전스의 분리된 교차결합을 통해 상호작용한다. 이러한 교차연결로 인해, 폭주에 대한 신경지배가 CA/C를 통해 조절을 유발시키며, 조절에 대한 신경지배가 AC/A를 통해 폭주를 유발시킨다. 교차연결되기 전에 각각의 시스템에 근접성 영향이 입력된다.

그림 15.2의 모델은 정상적인 양안시에 대하여 중요한 의미를 가지며, 이러한 사항을 고려하여 통합분석법을 개발하였다. 통합분석법을 고안할 때, 그림 15.2의 모델로 설명한 조절과 폭주의 상호작용, 긴장성 버전스, 초점심도와 조절랙 및 근접성 버전스[19]의 영향에 대한 최근의 연구결과 등을 참작하였다. 조절계와 버전스계를 예측하기 위해서는 이 모델에서 몇 가지 가정이 전제되어야 한다. 예를 들어, 일정한 자극이 고정된 위치에서 유지되는 정적인 상황에 국한된다는 것이다. 이러한 전제는 복잡한 상호작용을 약간 덜 복잡하게 만든다. 그러나 이렇게 제한된 상태라 하더라도 임상 및 실제 상황에 광범위하게 적용될 수 있다.

이 모델을 사위, 주시시차, 일부융합제거사위 및 양안단일시부위의 측정 등에 적용하여, 노안이 조절성 버전스가 부족함에도 불구하고 일반적으로 불편한 증상을 갖지 않는 이유 등을 포함하여 여러 가지 임상에서 직면할 수 있는 양안시 상태의 반응을 유용하게 설명할 수 있다. 제 1장에서 제시한 여러 가지 검사 및 진단 방법에 이 모델을 적용하는 방법은 다음 절에서 설명하였다.

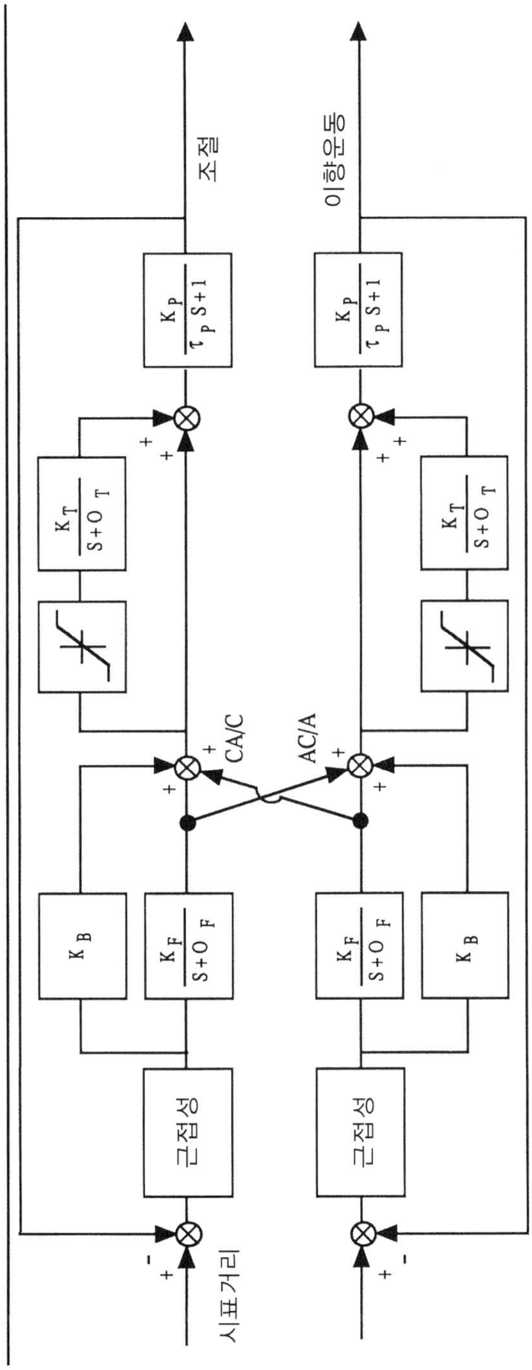

그림 15.2. 아래쪽 도표는 버전스 반응을 설명하는 부분이며, 위쪽은 조절계를 나타낸다. 폭주계와 조절계가 폭주성조절(CA/C)과 조절성버전스의 분리된 교차연결을 통해 상호작용한다. 폭주계와 조절계가 교차연결되기 전에 근접성 영향이 작용한다. 폭주에 대한 신경지배가 폭주성조절을 통해 조절을 유발시키고, 조절에 대한 신경지배가 조절성폭주를 통해 폭주를 유발시킨다.

긴장성 버전스

긴장성버전스는 시차(융합), 흐림 및 근접성 자극이 없을 때 눈의 위치를 나타낸다. 본그래페법으로 원거리 사위도를 측정할 때 눈앞에 핀홀을 가입시켜 긴장성 버전스를 직접 측정할 수 있다. 시차와 조절계는 개방회로(open loop)(회로의 개방은 이향운동계나 조절계로부터 피드백을 제거시키는 방법을 사용하여 이루어진다. 예를 들어 가림상태가 융합을 방해하며, 양안의 정렬상태에 대한 피드백이 가림판에 의해 방해를 받기 때문에 시차에 대한 회로가 개방된다. 버전스 회로 역시 융합에 대한 윤곽이 없는 긴 수평선을 바라볼 때 개방될 수 있다. 반대로 핀홀은 흐린 상태에 대한 피드백을 제거시키고 조절회로를 개방시킨다. 조절회로를 개방시킬 수 있는 다른 방법은 Difference of Gaussian(DOG) 타게트나 희미한 조명이 있으며, 이들 모두 흐린 상태로 유발되는 조절이 효과를 갖지 못하도록 만든다.)이며, 원거리를 주시하기 때문에 근접성 정보가 입력되지 않는다. 긴장성 버전스가 안정적인 특성을 갖기 때문에 반복적으로 측정한 결과가 유사하다.

일반적으로 임상에서는 긴장성 버전스를 측정하지 않으며, 대다수의 피검자에서 이 검사를 추가할 필요가 거의 없다. 정상 성인에서 긴장성 버전스는 원거리 사위도보다 대략 2△ 정도 폭주하는 상태에 불과하며, 긴장성 버전스의 분포도는 정점이 1△±2△ 외사위로 원거리 사위도의 분포도와 비슷하다. 따라서 정상 성인에서 긴장성 버전스가 2△ 외사위나 1△ 내사위를 벗어나면 비정상적인 상태이다. 그림 15.2의 모델은 상당한 정도의 긴장성 버전스가 조절과 버전스의 상호작용에 크게 영향을 준다는 점을 나타낸다[20]. 원거리에서 내사위가 심한 경우 긴장성 버전스를 측정하여 진단에 필요한 몇 가지 유용한 정보를 얻을 수 있다. 예를 들어, 원거리사위도와 긴장성버전스가 실제로 차이가 있으면 처방된 BO 프리즘도수가 증가되어야 함을 의미한다.

초점심도와 조절력

조절이 미치는 역할을 결정하기 위해서는 사용된 조절의 양(또는 조절 노력)을 알아야 한다[21]. 원거리에서 조절을 최대로 이완시키려면 가능한 최대 플러스(또는 최소 마이너스) 도수로 최적 시력을 얻도록 굴절검사가 이루어져야 한다. 최대 플러스 굴절검사는 원거리 물체가 망막으로부터 가장 멀리 있는 초점에 놓이도록 한다. 굴절검사법과 눈의 초점심도로 인하여, 적은 양의 조절자극은 원거리를 주시할 때 조절작용에 영향을 주지 않는다[22]. 물체가 가까워질수록 흐린 원이 초점심도의 한계에 가까워지며, 물체의 초점이 눈의 초점심도를 벗어나기 전까지는 흐린 상태를 인식할 수 없기 때문에 조절상태가 변하지 않는다.

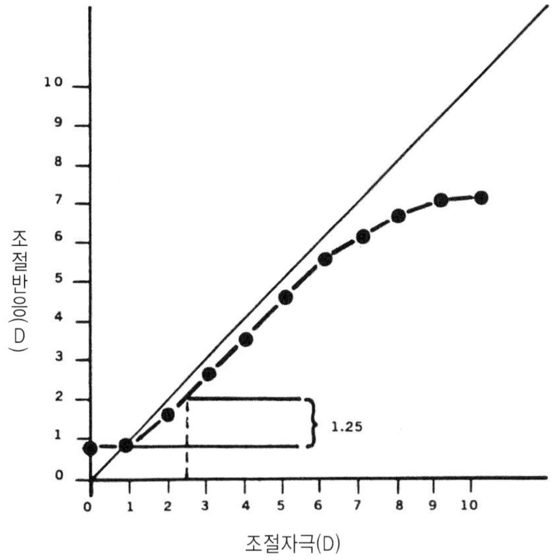

그림 15.3. 원거리물체를 주시할 때 초점심도가 근거리 물체를 주시하려고 조절할 때 정상적으로 발생하는 0.50D나 그 이상의 조절력과 결합하여 원거리 물체를 주시하다가 40cm 거리의 물체를 주시할 때 1.50D 정도만 조절한다.

임상에서는 일반적으로 조절반응보다는 조절자극을 고려한다. 그러나 앞에서 조절반응은 일반적으로 조절자극보다 상당히 적다고 언급하였다. 대략적으로 최초 0.75D 정도의 조절자극에 대해서는 눈의 초점심도로 인하여 조절상태가 변하지 않는다[22]. 원거리물체를 주시할 때 초점심도는 근거리 물체를 주시하기 위해 조절할 때 정상적으로 발생하는 0.50D나 그 이상의 조절랙과 결합되어[23], 주시상태를 원거리에서 40 cm로 바꿀 때 1.50D 정도만 조절하도록 만든다[24](그림 15.3). 이것은 2.50D 조절자극에 비해 상당히 적은 편이다.

평균 조절랙은 어린이와 젊은 성인에서 0.25~0.50D 범위이다. 일반적으로 조절랙은 임상에서 MEM 검영법으로 측정한다. MEM 검영법은 근거리물체가 흐려 보이거나 다른 조절 기능이상의 증상이 있는 경우 조절반응을 평가할 때 매우 유익하다. MEM 검영법에서 조절랙이 아주 높게 측정되면 근용가입도나 조절훈련의 처방이 요구되는 상태를 나타낸다. MEM 검영법에서 조절과다(조절선도; lead of accommodation)는 조절요구량을 0으로 감소시키는 근거리 플러스 가입도나 또는 플러스 가입도가 허용되도록 실시하는 시기능훈련과 같이 조절을 최대로 이완시킬 수 있는 처치가 필요함을 제시한다. 통합분석법은 기본적으로 MEM 검영법을 실시하여 조절랙과 눈의 초점심도가 미치는 여러 가지 영향을 분석한다.

근접성 버전스(Proximal vergence)

근접성 버전스는 근거리 작업을 위해 요구되는 버전스의 70% 정도까지 담당하며[25], 양안시 상태에서 측정할 때 더 크다[24,26]. 적외선 센서를 이용하여 근접성 버전스의 속도를 측정한 결과, 근접성 폭주와 개산의 평균 최고 속도(각각 초당 66° 및 39°)는[27] 시차(융합성) 버전스의 속도(각각 초당 14° 및 10°)보다[28] 훨씬 더 빠른 것으로 나타났다. 근접성 버전스 반응의 양과 속도는 원거리로부터 근거리를 주시할 때 근접성 버전스 반응이 전체 버전스 반응의 주된 요인이라는 점을 제시한다. 그림 15.2의 버전스/조절 상호작용 모델에서 근접성 영향이 초기 입력값에 포함된다.

시차성 버전스는 조절성 버전스보다 잠복기가 짧고 더 신속한 과정을 갖는다[29]. 결과적으로 대다수의 검사자는 시차성 버전스가 근접성 버전스를 일으키는 촉매라고 생각하지만, 시차가 근거리 버전스의 촉매로 작용할 수 없는 몇 가지 상황이 있다. 예를 들어, 주시해야 할 물체가 한쪽 눈에만 보이도록 놓인다면, 양안 중심와주시를 하기 위해서는 눈과 머리를 움직여야 할 것이다. 이 상황에서 물체의 위치를 인지하고 근거리에 있다는 것을 인식하면 버전스와 조절이 시작되도록 정보를 제공할 것이다. 흔히 직면할 수 있는 또 다른 상황은 학교에서 칠판을 보고 노트에 베끼는 일이다. 흔히 물체의 상이 중심와로부터 너무 먼 주변부 망막에 놓여서 시차 단서가 적용되지 않으며[30], 이러한 경우 근접성 버전스가 초기에 발생하는 버전스 성분이 된다. 양안시에 대한 근접성 영향이 근거리에서 요구되는 버전스의 큰 부분을 차지하므로[24], 시차 버전스와 흐림 유발 조절이 반응을 미세하게 조정할 수 있는 중심시력의 범위로 시선을 이동시킬 수 있다.

근접성 버전스를 임상적으로 측정할 수 있는 방법은 시차성 버전스를 제거시키기 위하여 핀홀을 눈에 가입시키고 본그래페법으로 각기 다른 주시거리에서 사위도를 측정하는 것이다. 타게트를 2 m, 1 m, 0.5 m 및 0.25 m에 각각 위치시켜서 근접성 버전스의 자극을 변화시킨다. 측정된 값의 변화도로부터 근접성 버전스를 추정할 수 있다. 근접성 버전스에 대한 자극이 가장 적합한 상태가 되려면 피검자가 타게트의 위치를 충분히 인식해야 한다. 그러기 위해서는 측정값을 기록하기 전에 피검자에게 자연스럽게 타게트를 바라보도록 하며, 가까운 거리에서 측정할 때에는 피검자에게 타게트를 잡으라고 해야 한다. 일반적으로 임상에서 근접성 버전스를 측정하지 않지만, 임상적인 처치와 관련하여 유익한 정보를 제공한다. 예를 들어, 예비 연구에서 근접성 폭주에 결함이 있는 경우 일부 피검자가 독서한 후 지속적으로 흐려 보이는 증상과 연관되는 것으로 나타났다[31].

양안 버전스 상호작용

앞에서 언급한 관계는 버전스와 조절의 상호작용을 고려할 때 더욱 복잡하다. 예를 들어, 핀홀이 눈앞에 놓여서 눈의 초점심도가 크게 증가된 경우처럼 조절로부터 출력이 요구되지 않는 상황을 고려하겠다. 이 상태에서는 조절랙과 초점심도의 영향이 제거되어 흐림으로 유발되는 조절을 0으로 감소시킨다. 흐림으로 유발되는 조절은 생리적으로 조절할 수 없는 절대성 노안과 같은 신체적인 조건에서도 0이 될 것이다. 그림 15.2에서 설명한 모델을 사용하여 흐림으로 유발되는 조절이 없는 상황을 분석하면, 고전적인 분석법에서 양안시 상태를 예측할 때 노안이 일상적으로 불편한 증상을 느끼지 못하는 이유를 알 수 있을 것이다[32]. 조절과 버전스의 상호작용이 해로운 경우도 있다. 노안은 이러한 상호작용의 문제점이 제거되므로 흔히 불편한 증상을 갖지 않는다.

폭주성 조절

CA/C 비를 측정하여 버전스계와 조절계의 교차연결 상태가 얼마나 강한지 알 수 있다. 그림 15.2의 모델은 버전스와 조절의 상호작용이 CA/C 비로 인해 고전적인 그래프 분석법에서 복잡한 이유를 보여준다. 예를 들어, 버전스 측정은 CA/C 비가 0(즉, 버전스 변화가

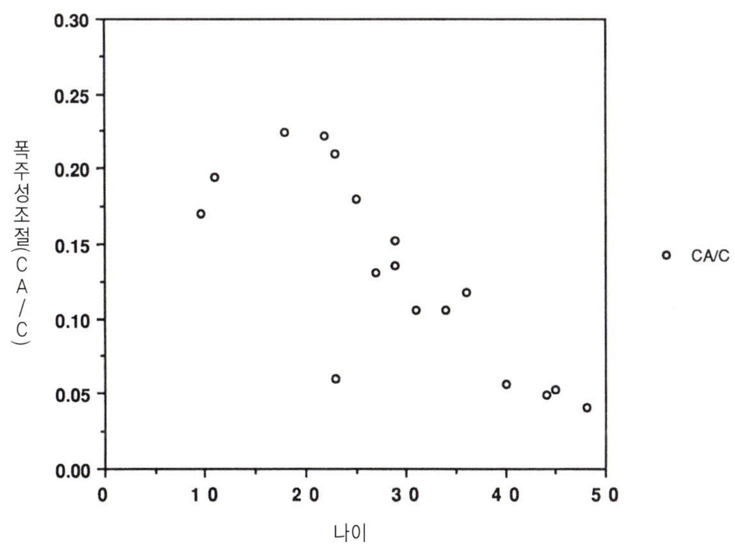

그림 15.4. 폭주성 조절(CA/C)은 나이에 반비례한다. 젊은 성인에서 CA/C 비는 0.50D/MA 정도이다. 임상 목적으로 1미터각은 평균 6△로 간주한다.

조절에 영향을 주지 않는)인 피검자에서 근접성 버전스가 일정하게 유지될 때 실시되었다고 가정한다. 임상적으로 이 측정값을 상대버전스 또는 조절의 영향을 받지 않는 버전스(vergence free of accommodation)라 한다. 이러한 상황에서 그래프 분석법은 시차 버전스가 완전융합제거사위와 같다고 제시한다. 그러나 노안을 제외하고 CA/C 비가 0인 경우는 드물며, 조절이완이 버전스 조절을 보정하기 위한 변화를 강요하기 때문에 조절변화가 버전스변화를 동반한다. 결과적으로 고전적인 분석법을 적용하면 완전융합제거사위와 시차성 버전스의 관계를 적절하게 예측하지 못한다.

CA/C 비의 임상연구에서 선형 관계가 제시되었지만, 버전스 자극의 극한에 가까울수록 비선형 관계를 보이며, 그 이유는 버전스가 증가하면 동공크기가 감소하고 초점심도가 증가하기 때문이다[33]. 일반적으로 버전스 자극과 버전스 반응은 거의 차이가 없기 때문에, 자극 및 반응 CA/C 비도 거의 차이가 없을 것이다. 젊은 성인에서 CA/C 비는 0.5D/MA 정도이며, 임상에서 1미터각은 평균 6△로 간주한다. CA/C 비는 나이에 반비례한다(그림 15.4).

CA/C 비는 임상적으로 각 눈앞에 핀홀을 사용하거나 흐림제거(blur free) 격자타게트(DOG 또는 Difference of Gaussians)를 사용하여 측정할 수 있다(그림 15.5). 이러한 방법은 조절계의 회로가 개방되어 버전스에 의한 조절 자극이 아주 효과적인 상태로 만든다. CA/C를 평가하기 위해 Wesson DOG 타게트를 사용할 수 있으며[34], 피검자가 12△ BI, 0△ 및 12△ BO의 시차자극을 융합하면서 타게트 중앙의 밝은 부위를 양안으로 주시하도록 하고 MEM 검영법을 실시한다. MEM 검영값을 각기 다른 버전스 수준에서 측정하고 평균 변화도를 구하여 CA/C 비를 계산한다.

아직까지 임상에서 CA/C 비가 일반적으로 측정되지는 않지만, CA/C 비를 측정하여 근거리보다 원거리에서 외편위가 더 큰(개산과다성 외편위) 피검자를 처치할 때 중요한 정보를

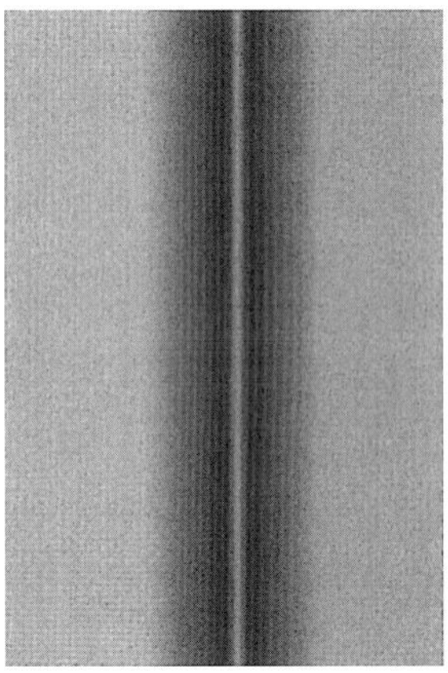

그림 15.5. 임상에서 폭주성조절 비는 각 눈앞에 핀홀을 사용하거나 흐림제거(blur free) 격자타게트(DOG 또는 Difference of Gaussians)를 사용하여 측정할 수 있다.

얻을 수 있다. 개산과다인 사람이 원거리에서 융합하려고 폭주할 때, 보통 CA/C로 인하여 조절이 과다하게 자극될 것이다. 이처럼 과다한 조절을 억제할 수 없는 개산과다인 사람에게 원거리 단안 자각식 굴절검사값에 약간의 마이너스 가입도를 처방하면 선명한 양안단일시를 유지하는데 도움을 줄 것이다. 이와 같은 문제점은 나이가 증가하여 CA/C가 감소할수록 정도가 약해진다. 이러한 점으로부터 일부 간헐성 외사시에서 굴절이상 교정안경을 착용하는 것 이외에 별도의 처치가 없더라도 나이가 증가할수록 양안시 능력이 개선되는 이유를 설명할 수 있다[35].

AC/A 비

AC/A 비는 조절계와 버전스계의 교차연결된 상대적인 강도를 나타내며, 임상에서 일반적으로 측정된다. 대부분의 임상검사에서는 자극 AC/A비가 측정되며, 흔히 조절반응이 조절자극과 동일하다고 가정한다. 그러나 반응 AC/A비는 임상에서 MEM 검영법으로 측정하거나 실험실에서 연구용 옵토미터로 버전스 반응과 조절반응의 차이를 측정하여 결정할 수 있다. 정상적인 사람은 전형적으로 조절반응이 조절자극보다 약간 적기 때문에, 반응 AC/A 비는 자극 AC/A 비보다 10% 정도 더 크다[23]. 개산과다성 사시처럼 양안시가 비정상적인 사람은 차이가 더 클 수 있다[36]. 젊은 성인에서 AC/A 비는 4.0 정도이며, 노안이 시작되기 전까지는 동일한 상태를 유지한다[37](그림 15.6).

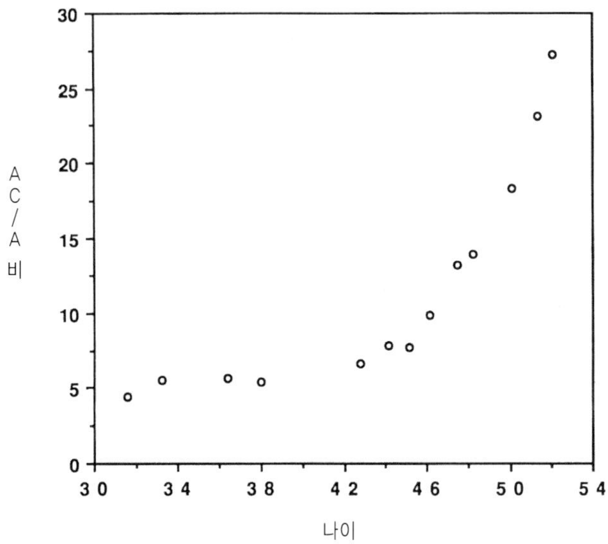

그림 15.6. AC/A비는 노안이 시작될 때까지 거의 동일한 상태로 유지된다. 젊은 성인에서 평균 AC/A 비는 4.0 정도이다.

자극 AC/A 비를 측정하려면 한쪽 눈앞에 수직 분리프리즘을 가입시키거나 가림판으로 가려서 시차성 또는 융합성 버전스 시스템을 개방회로로 만든다. 제 1장에서 설명한 것처럼, 시표를 근거리에 고정시키고 마이너스 렌즈를 사용하여 조절자극을 변화시키거나(경사법) 원거리와 근거리에서 사위도를 측정하여(계산법) AC/A비를 계산한다.

경사법은 프리즘으로 주시분리 상태를 만들고 주시안에 세밀한 타게트를 보여준다. 원용교정도수를 착용시키고 사위를 측정한 다음, 부가적으로 1.00D와 2.00D를 가입시키고 각각 사위를 측정한다. 각기 다른 조절자극에서 측정된 조절성폭주의 평균값을 얻어 AC/A 비를 결정할 수 있으며 일반적으로 AC/A 비는 선형관계를 이룬다. 원거리사위도와 근거리사위도를 사용하여 AC/A 비를 측정할 때, 원거리에 세밀한 타게트를 제시한 다음 근거리에 제시하여 원거리와 근거리에서 각각 사위를 측정한다. 어떠한 방법을 사용하더라도 각기 다른 조절자극에서 사위를 측정하고 평균을 얻어야 한다.

AC/A비는 임상에서 일상적으로 측정된다. 그러나 시각적인 연구로부터 자극 AC/A비의 측정 및 사용에 관하여 몇 가지 중요한 점이 개발되었다. 첫째, 근거리에서 경사법으로 AC/A 비를 결정할 때 마이너스 렌즈를 사용한다. 마이너스 렌즈가 조절 자극/반응의 선형함수 범위에서 조절을 자극하며(그림 15.3), 흐림으로 유발된 조절의 실측값을 얻기 위해서는 조절이완보다 조절자극이 더 효과적이다. 또한 플러스 렌즈가 근거리사위도, 피검자의 편안함, 상대 버전스 및 조절 범위 등에 미치는 영향을 측정할 수도 있다. 둘째, 진단 및 처치 목적으로 조절자극을 변화시키기 위해 렌즈를 사용하는 경사법보다 자극을 변화시키기 위해 주시거리를 변화시키는 계산법이 더 선호된다. 계산법은 측정시 근접성 버전스의 영향을 포함하지만 모든 정상적인 관찰 조건에서 근접성 영향이 존재하기 때문에, AC/A비를 더 유용하게 평가할 수 있는 조건을 제공한다.

AC/A비는 정규분포를 갖는다(그림 15.7). 원거리사위도의 분포가 정점이 비정상적으로 높은 상태(leptokertotic distribution)일 때, AC/A 비와 원거리 사위도를 적용하여(그림 15.7) 원거리와 근거리 사위도가 결합된 유형을 대략적으로 예측할 수 있다. 표 15.1은 이러한 관계를 나타낸 것이다. 숫자는 기본형 내사위나 외사위는 드물며, 폭주부족이나 폭주과다는 상대적으로 많음을 제시한다. 이러한 예측은 최근 Scheiman 등[38]의 초등학생 및 Porcar와 Nartinez-Palomera[39]의 대학생에서 발견된 값과 유사하다.

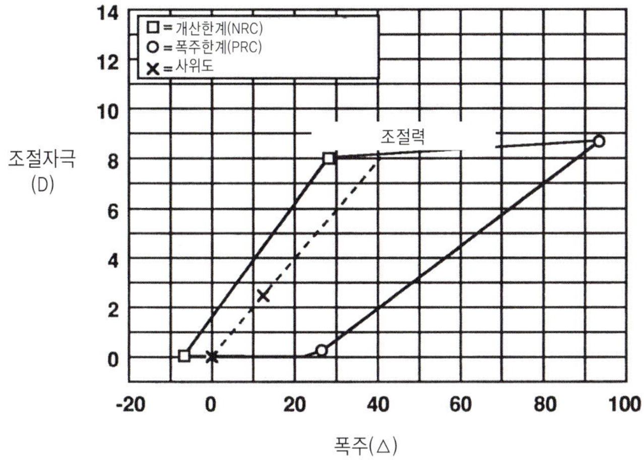

그림 15.7. 융합한계에서, 근접성을 기초로 한 통합 모형에서는 선명한 양안단일시 범위의 경계선이 두 개의 평행을 이루지 않는 직선으로 예측된다. 그림 15.1과 대조적으로, 선명한 양안단일시 부위의 폭주쪽 경계선은 개산쪽 경계선보다, 특히 최대 조절수준에서 근접성 버전스가 더 많이 개입될수록, 더 경사진다. 또한, 선명한 양안단일시부위의 상단은 폭주유발 조절로 인해 조절이 증가하므로, 하단과 평행을 이루지 않는다.

표 15.1. *사위 예측인자의 윤곽*

			사위								
사시			낮은 AC/A(16%)			정상 AC/A비(68%)			높은 AC/A비(16%)		
	내사시	외사시	긴장성버전스			긴장성버전스			긴장성버전스		
			낮음 (3%)	정상 (94%)	높음 (3%)	낮음 (3%)	정상 (94%)	높음 (3%)	낮음 (3%)	정상 (94%)	높음 (3%)
100명당 예상값	3−	2+	1−	14	1−	2+	64	2+	1−	14	1−
범주			폭주부족		개산 부족	기본형외 사위	정상	기본형내 사위	개산 과다	폭주과다	

폭주성조절 및 AC/A비의 관계

일반적으로 그림 15.2의 통합 모델로부터 조절자극이 일정하게 유지될 때 시차성 버전스와 조절성 버전스가 반대 방향으로 변화되는 상태를 예측할 수 있다. 시차성 버전스가 증가할 때 조절성 버전스는 감소한다. 이러한 역작용이 발생하는 이유는 음성 피드백 시스템으로 추적할 수 있다. 조절자극이 일정할 때 버전스와 조절의 상호작용 및 조절계의 음성 피드백 회로가 버전스변화를 조절변화와 반대쪽으로 유발시킨다.

시차성 버전스와 완전융합제거사위는 반응 AC/A비 및 CA/C비의 영향을 받는다. 측정하는 동안 근접성버전스가 일정하게 유지된다고 가정하면 다음 두 가지 상황을 고려할 수 있다:

1. CA/C와 AC/A가 약하게 연관될 때, 시차성 버전스의 요구량은 완전융합제거사위 측정값으로부터 예측되는 양보다 훨씬 더 클 것이다. 예를 들어, 외사위에서 한쪽 눈으로부터 가림판을 제거시키는 상황을 생각할 수 있다. 양안시 상태가 되면 처음에 시차성 버전스와 증가된 근접성 버전스가 눈이 적절한 양안시 위치를 갖도록 돕는다. 그러나 이러한 버전스 변화는 버전스 조절로 인해 조절이 증가되도록 만들며, 조절자극이 일정하게 유지될 때, 선명한 시력을 유지하려면 이를 보정하기 위해 반사성 조절이 변해야 한다. 이 상태는 차례로 조절성 버전스를 감소시키고, 따라서 조절성 버전스가 더 많이 결과적으로, 양안시 조건에서 부분적인 보정으로 근접성 버전스가 더 크다는 사실을 제외하고, 최종적인 시차성 버전스의 양은 완전융합제거사위 측정값으로부터 예측되는 값보다 더 클 것이다.

2. AC/A와 CA/C가 강하게 연관될 때, 사용되는 시차성 버전스는 실제로 완전융합제거사위와 반대방향이 될 것이다. 이를 이해하기 위해서는, 다른 외사위의 경우를 고려할 수 있다. 가림판이 제거된 후 다시 융합을 얻으려는 경우를 가정하면, 양안시 조건에서 근접성 버전스가 증가하고, 시차성 버전스는 눈이 다시 융합할 수 있도록 폭주한다. 앞의 예와 마찬가지로, 조절이 자극되므로 반사성 조절이 저지되어야 한다. 그러나 조절성 상호작용의 영향이 시차성 버전스보다 더 클 것이고, 결과적으로 눈이 과다하게 폭주할 것이다. 눈이 최종적으로 목표물을 향할 때, 시차성 버전스는 처음 완전융합제거사위의 방향과 반대가 되어야 한다. 고전적인 예측과 반대로 이러한 예측이 근용 플러스 가입도가 일부 외사위에서 양안의 반응을 개선시키는데 임상적으로 유용하다는 이유를 설명하는데 도움을 준다. 이러한 예측은 또한 일부 외사위에서 임상적인 측정을 하는 동안 내주시시차와 일부융합제거 내사위가 나타나는 점을 설명해준다[40].

CA/C와 AC/A 사이의 관계가 위에서 설명한 양안의 반응을 정밀하게 결정한다. 비가 1.00 정도가 될 때, 이들의 관계가 불안정하고 양안시 상태가 비정상적인 상태를 나타낸다[41]. 임상적으로 이 상황은 단안 사위도 측정값으로부터 예측할 때 융합버전스 요구가 낮게 평가되는, AC/A비가 높은 경우에서 가장 흔하게 발생한다. 이로부터 정상대응을 갖는 내사시에 대하여 시기능훈련으로 양안시기능을 강화시키기 전에 흔히 프리즘으로 편위도를 완전교정하는 것이 필요한 이유를 설명할 수 있다.

임상 검사

앞에서 긴장성, 조절성 및 근접성 버전스를 명확하게 설명하기 위해 최근 연구결과를 언급했다. 다음 절에서는 실무에서 전형적으로 시행되는 검사와 관련하여 최근 연구결과를 언급하겠다.

폭주근점

폭주원점은 눈이 무한대 거리에 대하여 분각 이내의 최소 폭주위치에 있을 때 시선의 교차점으로 나타낸다. 폭주근점의 측정은 조절성, 시차성 및 근접성 버전스를 최대로 자극하며, 이들 모든 성분의 상호작용이 측정 결과에 반영된다. 정상인의 폭주능력은 대략 120△(20미터각)이다.

폭주근점을 지속적으로 반복해서 측정하면 일부 대상에서 긴장성 폭주가 자극되며, 이에 대한 증거는 원거리 사위가 일시적으로 폭주방향으로 이동되는 것이다. 원거리물체를 주시하다가 근거리물체로 주시를 바꿀 때 일시적으로 흐리거나 복시가 발생하여 불편을 느끼는 대상에서, 폭주근점을 지속적으로 측정하면 조절계나 폭주계에 결함이 있는지 여부를 확인하는데 도움이 될 것이다. 버전스에 결함이 있으면 원거리물체를 볼 때 흐려 보이는 상태가 없이 복시가 발생할 것이며, 조절계에 이상이 있으면 원거리에서 흐려 보이는 상태만 나타나거나 복시와 함께 발생할 것이다. 간헐성 수직사시인 사람은 전형적으로 복시만 보고하며, 수직사시에 조절성분이 존재하지 않는다는 점이 이러한 관찰결과와 일치한다.

상대 융합버전스

융합버전스는 자유공간이나 포롭터에서 낱개 프리즘이나 로터리 프리즘을 사용하여 원거리와 근거리에 대하여 측정한다. 프리즘디옵터가 일정한 간격을 이루는 낱개 프리즘으로 측정하여 회복능력뿐 아니라 융합범위에 대한 유용한 지표를 얻을 수 있다. 강제 버전스 주시 시차곡선을 측정할 때 포롭터에서 로타리 프리즘을 이용한 융합버전스의 측정이 자주 제외될 수 있다.

융합버전스를 측정할 때, 조절자극은 일정하게 유지되는 반면 버전스 자극이 점차적으로 변한다. 타게트가 선명하게 유지되려면, CA/C비로 유발되는 조절이 저지되어야 한다. 예를 들어, 피검자가 양안으로 타게트를 주시하는 상황을 가정한다. BO 프리즘을 가입시키면 눈이 융합을 유지하기 위해 폭주를 증가시켜야 한다. 동시에 버전스 조절이 증가되어 조절반응이 증가하며, 그 양은 CA/C비와 관계가 있다. 따라서 선명한 시력을 유지하기 위해서는 버전스 유발 조절이 증가하므로 흐림 유발 조절은 억제되어야 한다. 그림 15.2에 제시된 모형에 따르면, 흐림 유발 조절이 더 이상 억제될 수 없을 때 흐린 점에 도달한다. 흐림 한계 이상으로 시차가 증가하면 더 이상 융합이 불가능하여 복시가 발생한다.

프리즘 플리퍼

프리즘 플리퍼는 상대버전스의 범위를 측정하는 것과 연관된다. 프리즘 플리퍼는 시차를 점차적으로 증가시키는 것이 아니라, 상대적으로 분리도가 큰 단계(예, 12△ BO과 6△ BI)로 가입시킨다. 앞에서 설명한 것처럼, 검사하는 동안 버전스 자극, 버전스 반응 및 조절 반응이 바뀐다. 프리즘 플리퍼는 주어진 시간동안 변화 주기를 평가하여 시각의 동적인 개념(예를 들어, 칠판을 보고 글씨를 쓰는 작업처럼)을 추정할 수 있는 동적 검사법이다. 부가적으로 프리즘 도수가 크게 다르기 때문에, 비정상적인 버전스 체계에 대하여 융합버전스를 측정할 때 사용되는 버전스 요구량이 점차적으로 변화하는 것보다 스트레스를 더 많이 줄 수 있다. 결과적으로, 프리즘 플리퍼는 주시거리가 바뀔 때 불편을 겪는 사람을 더욱 쉽게 진단할 수 있다.

조절성 버전스

그림 15.2에서 본 것처럼, 조절계와 버전스계의 상호작용으로 인하여, 버전스 시스템을 논의할 때 얻은 결론이 조절계에 대해서도 연관된다. 원거리를 보다가 가까운 곳을 볼 때, 타게트를 양안 중심와로 주시하기 위해 필요한 폭주는 폭주요구량과 CA/C비(버전스계와 조절계의 교차결합으로 인한)에 의해 결정된 양의 조절을 유발시킨다. CA/C비가 평균(0.50D/MA)일 때, 폭주로 인해 발생하는 조절량은 1.25D 정도(0.50D/6△×15△ = 1.25D)이다. 굴절검사법, 눈의 초점심도 및 근거리에서 조절랙으로 인하여, 원거리를 보다가 근거리를 볼 때 조절 변화량은 대략 1.25~1.50D가 된다(그림 15.3). 따라서 폭주에 의해 유발된 조절이 조절반응량의 대부분을 차지하므로, 조절과 폭주 시스템은 흐림 유발 조절이 조절반응을 미세하게 조정할 수 있는 범위에서 유지된다.

흔히 어린 학생에서 볼 수 있는 것처럼 CA/C비가 0.50D/MA보다 더 클 때[18], 근거리작업을 위해 요구되는 것보다 더 많은 양의 조절이 일어날 것이다. 이러한 경우 조절을 과다하게 억제시킬 필요가 있으며 조절을 억제할 수 없으면 조절 선도(lead of accommodation)처럼 보이거나, 조절이 과도하게 억제되면 근거리에서 조절랙이 너무 높은 것처럼 보인다.

과다한 조절이 적절하게 억제되지 않을 때, 근거리작업을 지속한 후 과다한 폭주상태로 이동될 수 있다. 이러한 요인으로부터 학령기에서 흔히 볼 수 있는 외관상 조절로 인해 발생하는 안정피로 증상을 부분적으로 설명할 수 있다. 그림 15.2의 모형은 근거리에서 조절과다가 발달하기 전에 약한 플러스도수를 처방한다면 예방적인 조치로 유익하다는 점을 제시한다. 플러스렌즈는 조절과 CA/C 비 사이의 부적절한 상호작용을 상쇄시켜서, 근거리물체를 선명하게 보기 위해 조절력을 더 정확하게 사용할 수 있도록 해준다. 통합분석법을 사용하여 이러한 관계를 결정할 수 있다(제2장).

조절 관련 변수: 조절력, 초점심도

일상적인 규약에 의하면, 굴절이상이 완전히 교정되고 망막이 광학적 무한대거리와 공액할 때, 조절반응을 0으로 간주한다. 그러나 조절반응은 실제 임상측정값을 기준으로 고려해야 한다. 굴절검사를 실시할 때 눈의 초점심도와 긴장성 조절의 영향을 받는다면 잔여 조절작용이 존재하고, 따라서 실제 조절반응이 원거리에서 조절자극보다 더 클 것이다(그림 15.3). 근거리에서 임상적으로 측정한 조절력은 일반적으로 0.25~0.50D 정도이다[42]. 이러한 변수가 집합을 이루어 전체 조절반응이 조절자극의 절반 정도만 되도록 만든다. 불편한 증상을 느끼는 사람의 임상 측정값은 젊은 사람에서 가끔 볼 수 있는 것처럼, 조절래이 1.50D 정도까지 높게 나타날 수 있다[42]. 통합분석법은 실제로 조절랙을 평가하기 때문에 조절과 버전스의 통합 모형이 임상 측정값에 적용될 수 있다.

양안 조절력

양안 조절력은 정상적으로 융합된 상태에서 선명한 시력이 제공되는 물체의 가장 먼 곳과 가까운 곳의 디옵터 범위를 나타낸다. 간단하게 하기 위해, 조절원점을 무한대거리(대략 0.50D 정도의 정상적인 초점심도는 무시한다)에 있다고 가정한다. 측정하는 동안, 피검자가 처음으로 흐린 상태가 지속된다고 보고할 때까지 시표를 피검자에 점차적으로 근접시킨다. 이 값은 단안 조절력보다 대략 0.5D 정도 더 크다. 이처럼 양안조절력이 증가하는 이유는 조절계에 버전스 유발 조절이 가입되기 때문이며, 조절과 폭주의 통합모델을 통해 이를 알 수 있다.

상대 조절

상대조절력을 평가할 때, 폭주자극이 일정하게 유지되는 동안 양안에 대한 조절자극이 체계적으로 바뀐다. 양안에 플러스 렌즈를 0.25D 단계로 가입시키고 음성상대조절력을 측정하고, 마이너스 렌즈를 0.25D 단계로 가입하고 양성상대조절력을 측정한다. 이 때 버전스(융합과 주시시차)가 파넘 융합권 이내에서 유지되는 동안 조절반응이 바뀐다. 외관상 타게트의 거리가 약간 변하는 것으로 인식되기 때문에 근접성 영향이 약간 변할 수 있다. 상대조절력을 측정하여 조절과 버전스 연계의 유연성을 평가한다.

임상적으로 상대조절력을 측정하려면 피검자가 세밀한 타게트를 양안으로 주시해야 한다. 마이너스 렌즈를 가입시키면 눈이 일시적으로 조절력 및 이에 대응하는 조절성 버전스가 증가되어 폭주가 유발된다. 융합상태를 유지하고 타게트가 파넘 융합권의 중앙으로 되돌아오기 위해서는, 음성융합버전스에 대한 즉각적인 보정 자극이 가해져 타게트가 다시 파넘 융합권의 중앙으로 되돌아오도록 해야 하지만, 상대적으로 내주시시차가 증가한다. 보정 버전스반응이 없으면, 부가적으로 마이너스 렌즈가 가입될 때 상대적인 폭주오차가 점차적으로 증가하여 결국 복시가 발생한다(AC/A비가 아주 높지 않으면 대부분 융합상태를 유지하면서 상이 흐려 보인다고 보고한다). 그림 15.2의 모형에서 제시된 것처럼, 상대조절력을 측정할 때 흐려 보이는 점은 조절이 자극되어 선명한 시력을 유지하는 동안 버전스가 억제될 수 있는 양을 제시한다. 상대조절력 측정값의 크기는 버전스의 범위와 AC/A비에 의해 결정된다.

임상적인 측정 조건에서, 조절과 버전스의 상호작용이 동시에 평가된다. 시차성 버전스 반응이 조절성 버전스와 독립된 상태에서 측정되지 않는다. 그러나 실험적으로 핀홀을 사용하여 흐림에 대한 피드백을 이용할 수 없고 시차 버전스 시스템만 반응하도록 만든 상태에서 주시시차곡선을 측정하여 시차성 버전스가 조절성 버전스와 독립된 상태에서 평가할 수 있다. 조절성 버전스는 정상적인 관찰 조건에서 측정한 주시시차의 50% 정도까지 관여하는 것으로 간주한다. 이러한 결과가 조절이상이 버전스 기능이상에 기여할 수 있다는 이론을 뒷받침할 수 있다.

앞으로 임상적인 측정은 핀홀을 사용한 상태와 핀홀을 사용하지 않은 상태에서 각각 강제 버전스 주시시차곡선을 평가할 것이다. 그러한 검사를 통해 버전스 반응에서 시차와 조절의 기여도를 구별할 수 있으며, 그런 다음 특정 시스템을 처치할 수 있는 방법을 특수하게 맞출 수 있을 것이다.

렌즈 플리퍼

렌즈 플리퍼 검사는 상대조절력 측정과 관련된다. 작고 연속적인 단계로 초점이 맞지 않은 상태를 만드는 것이 아니라, 큰 변화(전형적으로 ±2.00D, 전체 4D)를 유발시킨다. 렌즈 플리퍼 검사를 하는 동안 조절자극과 조절반응 및 버전스반응이 바뀐다. 프리즘 플리퍼와 마찬가지로 렌즈 플리퍼도 동적인 검사법이다. 자극과 시스템이 반응하는 변화 주기를 일정한 시간에 걸쳐 평가하여 선명한 근거리시력을 지속시킬 수 있는 능력을 추정할 수 있다. 렌즈 플리퍼는 높은 요구수준에서 상대조절력을 정확하게 평가할 수 있다. 그림 15.2의 모형으로부터 렌즈 플리퍼 검사는 버전스에 상당한 스트레스를 가한다고 예측할 수 있다. 결과적으로 아주 유용한 진단능력을 갖는다. 플리퍼 검사는 통합분석법에서 필수적인 부분이다.

양안단일시부위

시스템이 사용할 수 있는 최대 폭주성 및 개산성 시차를 결정하여 버전스 시스템이 작동될 수 있는 한계를 알 수 있다. 융합 한계에서 근접성을 기초로 하는 통합 모형은 양안단일시부위의 양쪽 경계선이 일직선을 이루지만 서로 평행하지 않음을 예측할 수 있다. 폭주쪽 경계선이 개산쪽 경계선보다 더 기울어지며, 특히 최대 조절수준에서 물체가 눈에 가까이 있다는 느낌이 증가하므로 근접성 폭주가 더 많이 개입된다(그림 15.7). 폭주자극이 증가할수록 CA/A의 비로 인하여 조절이 증가하기 때문에 최대 조절수준에서 폭주쪽이 뾰족해진다. CA/C의 영향으로 조절이 0일 때에도 개산쪽이 뾰족해진다[43].

이와 비슷하게 조절도 한계에 도달할 수 있다. CA/C비와 동일한 기울기를 갖는 선이 이를 나타낸다. 이 선이 양안단일명시 영역의 위쪽을 나타낸다. 그러나 이 영역과 고전적인 영역은 차이가 있다. 고전적인 영역에서는 윗부분이 조절력으로 결정된 위치에서 평평한 선으로 표시된다. 여기서 언급하는 모형은 양안단일명시 영역의 위쪽 경계선이 기울어지며, 경사도는 양안조절력에 의해 결정되며 자극 CA/C비와 연관이 있다. 물론 피검자의 나이가 증가하고 CA/C비가 0에 접근할수록 두 영역의 위쪽 경계선이 비슷해진다.

버전스 적응

시차 버전스의 자극은 주시물체가 이루는 각과 근접성 폭주로 눈이 거의 양안 주시상태에 있을 때 눈의 폭주각 사이의 상의 시차(image disparity)에 대한 차이이다. 버전스 적응은 시차 버전스계의 노력으로 자극된다[44]. 1초 이내에 근접성 버전스와 시차 버전스가 망막상의 시차를 28초각 이내로 감소시킨다[26]. 이러한 상태가 이루어진 다음 버전스 적응이 발생하여 융합을 유지하는데 버전스가 덜 요구되도록 시차 버전스 요구량을 최소로 감소시켜서 영점을 다시 설정한다. 프리즘 자극(BI이나 BO)이 다른 수준일 때 버전스 적응의 비대칭 상태는 다른 유형의 주시시차곡선을 만들며[45], 비대칭 상태가 동일하다면 양안시 능력이 충분하지 못할 때 양안시로 인한 불편한 증상이 발생한다.

프리즘을 사용하여 몇 분 동안 시차 버전스를 자극하면 프리즘이 자극된 방향에서 사위도가 지속적으로 변화된다[20]. 프리즘 자극으로 인한 사위의 변화도는 양안 관찰조건에서 존재하는 버전스 적응으로 알려진 것처럼 융합 버전스가 느리게 작용하는 증거라고 알려지고 있다[45]. 버전스 적응량의 임상적인 평가는 일정 기간 근거리작업을 지속한 후 즉시 긴장성 버전스의 변화(원거리사위)를 측정하여 얻을 수 있다. 현재 이 정보가 임상에서 일상적으로 수집되지 않지만, 장차 연구가 더 이루어지면 유용할 것으로 판단된다.

그림 15.2의 모형은 폭주근점을 측정하는 동안 고정된 근거리에서 양안주시가 지속적으로 이루어지지 않기 때문에, 시차 버전스의 적응이 자극되지 않음을 의미한다. 그러나 폭주근점을 반복적으로 측정하면 일부 대상에서 일시적으로 긴장성 버전스가 영향을 받는다. 폭주근점이 멀고 불편한 증상이 있는 사람인 경우, 폭주 및 융합을 유지하려는 노력이 증가하면 버전스 적응 반응이 충분하게 유발된다. 이러한 점은 이들 대상이 아주 신속한 적응성 반응을 갖는다고 제시한다. 따라서 이들 대상에서 원거리에 대한 긴장성 버전스의 평가가 진단적으로 중요할 것이다.

주시시차

주시시차는 버전스 자극에 대한 반응이 불완전한 결과이다. 눈이 파넘 융합권 이내에 있지만, 정확하게 양안 중심와 주시상태를 유지하지 못할 것이며, 이 때 남아있는 불일치 상태를 주시시차라 한다. Schor[45]은 주시시차를 시차 버전스가 융합을 유지시키는 비교적 안정상태의 오차라고 제시하였다. 이러한 관점에서 주시시차는 버전스 시스템의 제어장치이며 양안 일치상태를 유지하도록 버전스를 지속적으로 자극시키는 역할을 한다.

주시시차는 보통 6초각 정도이며 실제 30초각을 초과할 수 없다[46]. 일반적으로 주시시차는 사위방향과 같지만, 일부 대상에서는 임상적으로 주시시차가 사위와 반대방향을 보이기도 한다[40]. 이것은 CA/C와 AC/A의 관계가 비정상적이기 때문에 초래될 것이다. 그림 15.2의 모형은 버전스 요구가 변할 때 주시시차가 비선형적으로 변할 수 있다는 점을 나타낸다. 이러한 비선형 상태는 CA/C[47]와 버전스 적응[40]이 원인이며, 4가지 다른 유형의 주시시차 곡선으로 표현된다(그림 15.8). BO 프리즘에 대한 버전스 적응이 더 강한 사람은 제 2형 곡선을 가지며, 제 3형 곡선을 갖는 사람은 BI 프리즘에 대한 적응이 더 강하다[46].

임상 연구[48]에서 강제 버전스 주시시차 곡선을 이용하여 양안시를 분석하는 것이, 양안

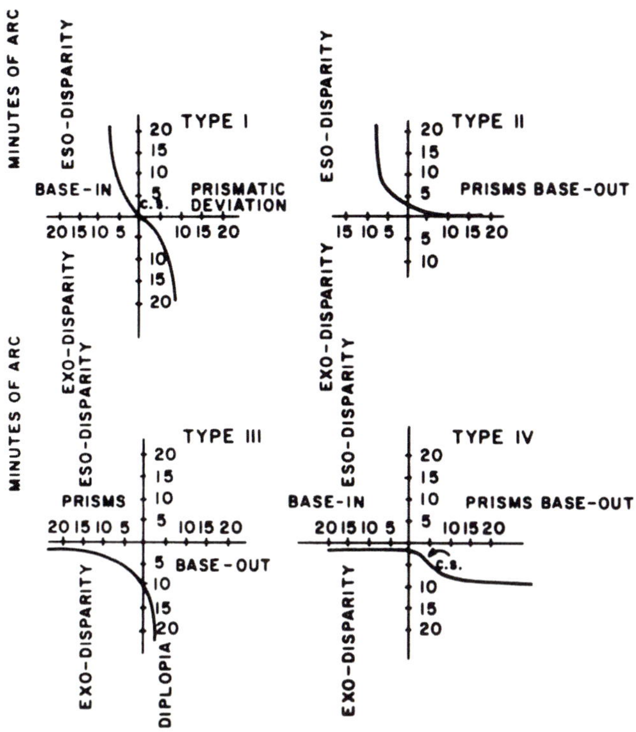

그림 15.8. 강제 버전스 주시시차의 비선형은 폭주성 조절과 버전스 적응이 원인이다. 이러한 비선형은 4가지 다른 유형의 주시시차 곡선으로 표현된다.

시로 인한 증상을 갖기 쉬운 사람을 발견하는데 유익하고, 양안시로 인한 증상을 없애는데 예후가 좋은 적절한 프리즘 처방도수를 제공하는 것으로 밝혀졌다. 증상을 갖는 사람에서 흔히 곡선의 경사도가 가파르고, 일부융합제거 사위도가 높으며 주시시차가 큰 것으로 나타난다[4]. 증상이 없는 사람은 보통 제 1형 곡선을 갖는다. 다른 유형의 곡선은 흔히 사위도가 높은 상태와 연관된다(제 2형은 내사위, 제 3형은 외사위). 예비노안에서 제 4형 곡선은 불편한 증상과 연관되며 CA/C의 비정상적인 상호작용으로 양안시 상태가 불안정한 점이 원인으로 고려된다. 노안은 제 4형을 자주 보이며, CA/C를 갖지 않고 따라서 연관된 증상을 갖지 않는다[32]. 주시시차 곡선을 평가하여 통합분석법에서 내사위와 상사위를 갖는 사람에게 프리즘 처방도수를 결정할 때 도움을 얻고 여러 가지 처치방법의 효과를 조정할 수 있다.

렌즈/프리즘 치료법

프리즘이나 렌즈도수의 가입이 조절과 버전스의 상호작용을 변화시킬 것이다. 예를 들어,

원거리보다 근거리에서 내사위가 더 높은 폭주과다를 고려하겠다. 피검자가 과다하게 폭주하기 때문에, 많은 양의 폭주와 연관된 조절이 억제된다. 결과적으로 선명한 근거리 시력을 유지하려면, 조절성 버전스가 사용되어야 하며 이로부터 내사위가 더 자극되는 경향이다. 조절을 더 쉽게 억제시키고, 요구량을 상당한 정도 감소시키며, 양안시 반응을 개선시키기 위하여, 근거리용으로 플러스 렌즈나 프리즘이 처방된다.

폭주과다에 대한 모형의 임상적인 양상은 내사위자가 일반적으로 폭주로 인해 조절(CA/C)이 발생하는 외사위자보다 흐림 유발 조절요구(AC/A)가 더 많다는 점이다. 임상적으로 폭주과다인 사람은 평균보다 근접성 버전스가 더 많고 반응 AC/A비가 더 높은 상태를 보인다[48]. 내사위를 갖는 사람에서 반응 AC/A비와 반응 CA/C비의 관계와 함께 추정된 렌즈도수를 고려하여 근용 플러스 렌즈의 영향을 결정할 수 있다. CA/C와 AC/A 사이의 관계가 변하는 것은, CA/C비가 나이와 함께 감소할수록, 외편위를 갖는 젊은 사람의 불편한 증상이 감소하는 이유를 설명할 수 있다[49].

결 론

양안시 시스템의 상호작용에 대한 모형은 조절계와 버전스계가 두 시스템 사이에서 교류하는 음성 피드백 시스템으로 취급하여 논의되고 있다. 이와 같은 교류는 조절성 버전스와 버전스 조절이다. 교류모형에서 일반적인 임상 측정값을 더욱 자세하게 고려하기 위해 근접성 버전스와 조절랙 그리고 눈의 초점심도를 결합시킨다.

이 모형의 임상적 양상은 이 장에서 제시된 예를 고려하여 가장 잘 이해할 수 있다. 임상에서 많은 대상은 그림 15.2의 모형으로 정확하게 설명되는 검사값을 갖는다[50]. 모형은 조절랙의 임상적인 측정값이 크며, 조절랙이 크면서도 양안시를 유지할 수 있는 이유를 설명해준다. 근접성 버전스는 조절성 버전스가 손실된 노안이 불편한 증상을 느끼지 못하는 이유를 설명하는데 도움을 준다. 근접성 버전스 및 조절성 버전스와 버전스 조절의 상호작용으로 인하여, 버전스 반응과 조절 반응이 자극과 동일하지 않은 경우를 임상에서 흔히 볼 수 있다. 양안의 상호작용은 또한 완전융합제거사위도와 일부융합제거사위도가 흔히 다른 이유를 설명하는데 도움을 준다. 모형과 최근의 다른 양안시 연구는 통합분석법을 기초로 하였다. 통합분석법은 이전의 분석법보다 양안시 검사값이 전보다 개선된 상태를 더욱 잘 평가할 수 있다.

참고문헌

[1] Joubert C. *Proximal vergence and perceived distance* [master' s thesis]. Houston, Tex: University of Houston College of Optometry, 1986.

[2] Schor CM, Narayen V. Graphical analysis of prism adaptation, convergence accommodation, and accommodative vergence. *Am J Optom Physiol Opt* 1982;59:774-784.

[3] Schor CM. The analysis of tonic and accommodative vergence disorders of binocular vision. *Am J Optom Physiol Opt* 1983;59:114.

[4] Sheedy JE, Saladin JJ. Association of symptoms with measures of oculomotor deficiencies. *Am J Optom Physiol Opt* 1978;55:670-676.

[5] Hoffstetter HW. Graphical analysis. In: Schor CM, Ciuffreda KJ, eds. *Vergence eye movements: basic and clinical aspects*. Boston: Butterworth-Heinemann, 1983:439-462.

[6] Hendrickson H. The why of OEP. *J Am Optom Assoc* 197849:603-604.

[7] Morgan MW. Analysis of clinical data. *Am J Optom Arch Am Acad Optom* 1944;21: 477-491.

[8] Jones R, Stephens GL. Convergence accommodation and the zone of clear single binocular vision. *Am Acad Optom* Annual Meeting, Dec. 1986.

[9] Fry GA. Basic concepts underlying graphical analysis. In: Schor CM, Ciuffreda KJ, eds. *Vergence eye movements: basic and clinical aspects*. Boston: Butterworth-Heinemann, 1983:403-438.

[10] Hofstetter HW. The zone of clear single binocular vision. *Am J Optom Arch Am Acad Optom* 1945;22:301-333, 361-384.

[11] Hofsterter HW. Orthoptic specification by the graphical method. *Am J Optom Arch Am Acad Optom* 1949;26:439-444.

[12] Sheard C. Zones of ocular comfort. *Am J Optom Arch Am Acad Optom* 1930;7:925.

[13] Percival AS. *The prescribing of spectacles*, 3rd ed. Bristol, UK: J Wright & Sons, 1928.

[14] Manas L. *Visual analysis*, 3rd ed. Chicago: Professional Press, 1965.

[15] Haines HF. Normative values of visual functions and their application to case analysis. *Am J Optom Arch Am Acad Optom* 1941;18:18.

[16] Goss DA. *Ocular accommodation, convergence, and fixation disparity: a manual of clinical analysis*. New York: Professional Press, 1986.

[17] Ogle KN, Martens TG, Dyer JA. *Oculomotor imbalance in binocular vision and fixation disparity*. Philadelphia: Lea & Febiger, 1967.

[18] Wick B, Currie D. Dynamic demonstration of proximal vergence and proximal accommodation. *Optom Vis Sci* 1991;68:163-167.

[19] Hokoda SC, Ciufreda KJ. Theoretical and clinical importance of proximal vergence and accommodation. In: Schor CM, Ciufreda KJ, eds. *Vergence eye movements: basic and clinical aspects*. Boston: Butterworth-Heinemann, 1983:75-98.

[20] Fisher SK, Ciuffreda KJ, Tannen B, et al. Stability of tonic vergence. *Invest Ophthalmol Vis Sci* 1988;29:1577-1581.

[21] Heath GG. Components of accommodation. *Am J Optom Arch Am Acad Optom* 1956;33: 569-579.

[22] Flom MC. Variations in convergence and accommodation induced by successive spherical

lens additions with distance fixation-an investigation. *Am J Optom Arch Am Acad Optom* 1955;32:111-136.

[23] Rouse MW, Hutter RF, Shiftlett R. A normative study of the accommodative lag in elementary school children. *Oprom Physiol Opt* 1984;61:693-697

[24] Wick B. Clinical factors in proximal vergence. *Am J Optom Physiol Opt* 1985;62:119.

[25] Joubert C, Bedell HE. Proximal vergence and perceived distance. *Optom Vis Sci* 1990;67:29-35.

[26] Ogle KN. *Researches in binocular vision*. New York: Hafner, 1972:76-81.

[27] Wick B, Bedell HE. Magnitude and velocity of proximal vergence. *Invest Ophthalmol Vis Sci* 1989;30:755-759.

[28] Zuber BL, Stark L. Dynamical characteristics of the fusional vergence eye movement system. *IEEE Trans Syst Man Cybern* 1968;4:72-79.

[29] Semmlow IL, Hung GK, Ciuffreda KJ. Quantitative assessment of disparity vergence components. *Invest Ophthalmol Vis Sci* 1986;27:558-564.

[30] Hung GK, Semmlow IL, Sun L, et al. Vergence control of central and peripheral disparities. *Exp Neurol* 1991;113:202-211.

[31] Morse S, Wick B. Abnormal adaptation to proximal cues influences tonic accommodation. *Invest Ophthalmol Vis Sci* 1991;30[Suppl]:134.

[32] Borish I. *Clinical refraction*. Chicago: Professional Press, 1970.

[33] Alpern M, Mason GL, Jardinico RE. Vergence and accommodation. V. Pupil size changes associated with changes in accommodative vergence. *Am J Ophthalmol* 1961;52:762-767.

[34] Wesson MD, Koenig R. A new clinical method for direct measurement of fixation disparity. *South J Optom* 1983;1:48-52.

[35] Hiles DA, Davies GT, Costenbader FR. Longterm observations on unoperated intermittent exotropia. *Arch Ophthalmol* 1968:80:436-442.

[36] Morgan MW. Clinical measurements of accommodation and vergence. *Am J Optom* 1944;21:301-313.

[37] Eskridge JB. The AC/A ratio and age-a longitudinal study. *Am J Optom Physiol Opt* 1983;60:911-913.

[38] Scheiman M, Gallaway M, Coulter R, et al. Prevalence of vision and ocular disease conditions in a clinical pediatric population. *J Am Optom Assoc* 1996;67: 193-202.

[39] Porcar E, Nartinez-Palomera A. Prevalence of general dysfunctions in a population of university students. *Optom Vis Sci* 1997;74:111-113.

[40] Sheedy JE. Fixation disparity analysis of oculomotor imbalance. *Am J Optom Physiol Opt* 1980;57:632-639.

[41] Schor CM. Fixation disparity and vergence adaptation. In: Schor CM, Ciuffreda KJ, eds. *Vergence eye movements: basic and clinical aspects*. Boston: Butterworth-Heinemann, 1983:465-516.

[42] Fincham EF, Walton J. The reciprocal actions of accommodation and convergence. *J Physiol* 1957;137:488-508.

[43] Jones R. Horizontal disparity vergence. In: Schor CM, Ciuffreda KJ, eds. *Vergence eye movements: basic and clinical aspects*. Boston: Butterworth-Heinemann, 1983:297-316.

[44] Schor CM, Homer D. Adaptive disorders of accommodation and vergence in binocular

dysfunction. *Ophthalmol Physiol Opt* 1989;9:264–268.

[45] Schor CM. The influence of rapid prism adaptation upon fixation disparity. *Vision Res* 1979;19:757–765.

[46] Carter DB. Studies in fixation disparity–historical review. *Am J Optom Arch Am Acad Optom* 1957;34:320–329.

[47] Semmlow JL, Hung GK. Accommodative and fusional components of fixation disparity. *Invest Ophthalmol Vis Sci* 1979;18:1082–1086.

[48] Borish IM. *Clinical refraction*, 3rd ed. Chicago: Professional Press, 1975.

[49] von Noorden GK, Morris J, Edelman P. Efficacy of bifocals in the treatment of accommodative esotropia. *Am J Ophthalmol* 1978;85:830–834.

[50] Ciuffreda KJ. Components of clinical near–vergence testing. *J Behav Optom* 1992;3:313.

16 굴절성 약시

약시자 가운데 미교정 굴절이상으로 약시가 된 사람이 포함된다. 이러한 약시는 발생빈도, 예후 및 처치의 상대적인 용이성 등으로 인하여 특히 임상적으로 중요하다. 굴절성 약시자의 많은 사람은 사시가 아니며, 앞에서 설명한 양안시 처치법을 약간만 수정하여 처치할 수 있다.

약시의 연구는 흔히 시력 손실(vision deprivation)의 영향에 관한 연구이다. Wiesel과 Hubel[1]이 최근 연구결과를 조사한 바에 따르면, 이른 시기에 발생하는 시력 손실은 시각계에 놀랄 정도로 장기간에 걸쳐 영향을 주는 것으로 밝혀졌다[2]. 동물 연구의 핵심은 안검봉합에 의해 발생하는 것처럼 시력손실은 시로 전체에 걸쳐 해부학적 및 생리학적으로 다양한 변화를 초래시키는 것이다[3]. 안검봉합과 관련된 해부학적 변화는 전형적으로 외슬상체에서 더 광범위하며[4], 생리학적 변화는 시피질에서 더 현저하고 다양하게 발생한다[5]. 이러한 발견을 세부적으로 고찰하면, 부등시성 약시(anisometropic amblyopia)와 동등비정시성 약시(isoametropic amblyopia)의 처치에 직접 영향을 주는 두 가지 개념을 포함하여 임상적으로 중요한 정보를 제공한다[6]. 이러한 개념 즉, 양안의 비정상적인 경쟁과 결정적인 시기에 관해서는 병인에서 다루겠다.

이 장에서는 검사방법과 정밀감별법을 알아보고, 처치기간을 성인시절까지 연장시킬 수 있는 굴절성 약시의 관리순서를 제시하겠다. 실제로 모든 약시자는 조심스러운 진단과 적극적인 처치가 필요하다. 이러한 사람을 처치하는 것이 중요하며, 간단히 추이를 지켜보는 것은 용납되지 않는다. 굴절이상의 교정, 융합을 개선시키기 위한 가입도나 프리즘 처방, 일정한 시간 직접 가림 그리고 단안과 양안의 기능을 개선시키기 위한 시기능훈련 등을 통하여 약시인 사람의 시력과 양안시 기능을 놀랄 정도로 개선시킬 수 있다.

굴절성 약시의 병인과 발생빈도

정의

약시는 특별한 병변이 없으며 교정시력이 한쪽 눈에서 20/30이나 그 이하 또는 양안의 시력이 두 줄 이상 차이나는 상태를 의미한다[7]. 굴절성 약시는 부등시성과 동등비정시성으로 분류할 수 있다. 부등시성 약시는 각 눈의 미교정 굴절이상도가 임상적으로 유의한 차이가 있기 때문에 발생한다[7]. 한쪽 눈의 망막상이 흐리기 때문에 대부분 굴절이상도가 더 높은 눈이 약시로 발달한다. 동등비정시성 약시는 양안의 미교정 굴절이상도가 같지만 아주 높은 경우에 발생한다[7]. 각 눈의 망막상이 상당히 흐려서 양쪽 눈의 시각이 손실되므로 양쪽 눈이 약시가 된다.

분류

약시는 전통적으로 기질성과 기능성의 이분법으로 분류되며 각각 다시 세부적으로 분류된다[8](표 16.1). Von Noorden은 기능성 약시를 임상적인 원인을 바탕으로 분류할 것을 제안했다[9]. 그러한 분류는 약시가 발생하는 것과 관계가 있다고 생각되는 임상적인 상태를 바탕으로 한 것이다. 이 장에서는 굴절이상도가 차이나거나(부등시성), 양쪽의 굴절이상도가 상당히 높아서(동등비정시성) 시력을 저하시키는 두 가지 유형의 약시를 살펴보겠다.

병인

굴절성 약시를 초래하는 요인이 시각 손실의 영향에 관한 연구에서 조사되고 있다. 일반적으로, 약시를 초래하는 주된 요인은 각 눈에서 망막상이 똑같은 크기나 모양으로 선명하게 결상되지 않도록 하는 미교정 굴절이상이다. 이처럼 흐린 상은 시각계가 적절한 자극을

표 16.1. *약시의 분류*

von Noorden	전통적 방법
폐용성 약시	폐용성 약시
	부등시성
	사시성
부등시성	
비정시성	
	동등비정시성
히스테리성	히스테리성
	동등비정시성
	광각 손실
사시성	

받지 못하도록 하기 때문에 약시가 발달한다. 굴절성 약시는 기질적 약시와 반대로 기능적인 것으로 간주하지만, 기능적이라는 용어가 함축하는 의미보다 기본적인 약시유전성 요인이 더 이해하기 좋다. 실제로, 최근 조사에 의하면 약시를 만드는 임상적인 조건과 기본적인 신경생리학적 결함 사이에 상관성이 있었다.

비정상적인 양안 경쟁

양쪽 눈 사이에서 시각적 입력이 불균형 상태일 때 결손(deprivation)의 영향이 가장 중요하다. 어릴 때 시각이 발달하는 동안[10] 두 눈 사이에 경쟁적인 상호작용이 존재하며, 한쪽 눈이 경쟁적으로 유리하도록 허용하는 상태가 불리한 눈의 시로에 놀랄만한 변화를 초래한다. 시피질의 뉴런에 대한 연접 공간(synaptic space)의 경쟁을 고려하여 이러한 변화를 설명할 수 있다[11]. 불리한 눈의 시로에 있는 뉴런은 이러한 경쟁으로 인해 숫자와 기능이 감소하며, 유리한 눈의 시로는 점차적으로 더 많은 연접부를 얻는다. 따라서 이와 같은 기본적인 과학적 연구로부터 유전암호화(genetic coding)가 초기의 신경경로를 결정하고 이른 시기의 시각적 경험이 이러한 연결을 세밀하게 다듬고 유지시킨다고 제시되었다. 비정상적인 시각적 경험이 기본적인 유형을 방해하고 한쪽 눈이나 양쪽 눈의 시각 능력을 저하시킨다. 양쪽 눈이 똑같이 불리한 조건일 때 시로의 변화를 입증하는 것이 더 어렵다.

부등시성 약시(Anisometropic Amblyopia)

미교정 부등시자에서 두 눈의 중심와에 맺는 상은 동일한 공통 시방향을 가지며 하나로 지각된다. 그러나 상의 선명도가 다를 수 있다. 결과적으로 미교정 부등시에서 비정시가 더 높은 눈의 중심와에 맺은 상은 억제되기 쉽다. 이와 같은 시피질 억제(cortical suppression) 또는 신호 억제(signal inhibition)가 적절한 발육 단계에서 충분한 시간 동안 발생한다면, 결국 약시를 초래할 수 있다. 불행히도 한쪽 눈이 사물을 선명하게 보고 다른 징후나 증상이 없기 때문에 미교정 부등시에 존재하는 시력손실이 일찍 발견되지 않을 수도 있다.

동등비정시성 약시(Isoametropic Amblyopia)

양안의 굴절이상도가 비슷할 때에는 비슷하지 않은 상으로부터 방해가 발생하지 않는다.

따라서 이로 인한 시력의 손실은, 선천성 또는 기질적 약시의 결과가 아니라, 시각이 발달하는 어린 시절에 시각계의 적절한 자극이 없는 상태(양쪽 시각결손)가 원인이다. 양쪽 눈에서 시각결손이 발생하는 경우, 일반적으로 양쪽 눈의 시각적 입력이 크게 저하되었을 것이다. 유아가 선천성 백내장일 때 양측 시각결손의 가장 놀랄만한 임상적 예가 발생한다. 이른 시기에 백내장을 적출하지 않으면, 시력이 정상 이하로 저하된다[12]. 굴절이상이 시각계의 적절한 자극을 박탈(deprive)할 수 있지만, 굴절이상이 아주 심해야 하며[13], 그렇더라도 선천성 백내장에서 볼 수 있는 것과 비교하여 시력손실이 심한 경우는 드물다.

결정적/예민한 시기

두 눈에 도달하는 시각정보의 불균형 상태가 발육 초기에 가장 현저한 결과를 갖는다. 동물 연구에서 부등시성 약시의 발달기가 생후 10세에 걸쳐 지속된다고 확인되었다[14,15]. 임상적인 관찰에서도 약시발달에 대하여 비슷한 시기가 제시되었다[16,17]. 이러한 발달 시기는 대략적으로 결정적 시기(critical period)와 예민한 시기(sensitive period)의 두 부분으로 나눌 수 있다. 결정적 시기는 최대로 예민하지만 상대적으로 짧은 기간이며, 인간에서는 아마 3세까지 지속될 것이다. 더 오래 지속되는 예민한 시기에 걸쳐 시각계는 아직도 변화에 민감하지만, 손상이 점차적으로 덜 심각해진다. 예민한 시기는 아마 3세부터 시작하여 10세까지 지속될 것이다. 그 이후에 발생하는 불균형 상태는 효과가 감소하거나 없다. 이 기간에 동시에 발생하는 특정 해부학적 변화로부터 시각 연구자들이 인간의 시력발달은 적어도 10세까지 계속된다고 예측하였다.

성형 시기(Plastic Period)

약시발달의 결정적 시기는 약시성 시각계가 성공적인 처치로 수정될 수 있는 성형 시기와 똑같은 과정을 따르지는 않는다. 임상적인 증거로부터 생후 몇 년에 걸쳐 시각계의 성형기가 유지된다고 제시되었다. 예를 들어, 부등시성 약시를 갖는 성인이 놀랄만한 처치결과를 보이는 점으로부터[18], 약시발달의 결정적 시기보다 훨씬 더 오랫동안 시각계에서 잔여 성형기가 있다는 점이 제시된다. 성인에서 뇌출혈로부터 회복되는 능력은 인간의 신경계가 일생에 걸쳐 약간의 성형성을 유지한다는 증거이다. 또한 최근 고양이에 대한 기초연구[19]에서 시각계가 변화할 수 있는 성형기가 성인시절까지 연장된다는 사실을 보였다.

발병률

부등시성 약시

Flom과 Neumaier[20]는 유치원생부터 초등학교 6학년까지 2,762명을 대상으로 약시의 발병률을 조사하였다. 단안 미교정 시력이 0.5 이하이며, 양쪽 눈의 시력이 한 줄 이상 차이가 있는 조건을 기준으로 했을 때 대상의 1%가 약시인 것으로 나타났다. 약시가 있는 모든 어린이는 사시(38%)이거나, 1D 이상의 부등시(34%)이거나 두 가지 모두(28%) 존재하였다.

Schapero[21]가 6개의 연구 데이터를 평균하여 사시가 없는 약시의 발병률이 전체 약시자의 62%였다고 했다. 비사시성 약시의 62%가 모두 굴절성 병인이라고 가정할 수는 없지만, 사시가 없는 사람에서 약시가 자주 발생하는 것으로 보인다. 단안 사시보다 부등시의 발병률이 더 높으므로, 부등시성 약시가 사시성 약시보다 발병률이 높다는 점은 놀랄일이 아니다.

동등비정시성 약시(Isoametropic amblyopia)

동등비정시성 약시의 발병률에 관한 역학적 정보는 거의 없다. Theodore 등[22]이 190,012명의 징집된 병사를 조사하였다; "설명할 수 없는 약시"로 분류된 그룹에서 2,509명 가운데 14명(0.56%)이 양안 약시인 것으로 나타났다. Agatson[23]은 이와 비슷한 연구에서, 징집병 20,000명 가운데 7명에서 고도 굴절이상과 관련된 양안 약시를 발견했다. Abraham[24]은 보다 최근에 교정시력 0.8 이하를 약시의 기준으로 적용했을 때, 7,225명의 피검자 가운데 162명이 양안 약시였다고 보고했다. 여기에는 5.00D 이상의 원시와 1.25D 이상의 난시자가 포함되었다.

Linksz[25]는 양안 약시가 원시보다 근시 및 난시와 연관된다고 하였다. Abraham[24]은 양안 약시가 상당한 정도의 원시와 난시를 갖는 사람의 상당수에서 발생하는 점을 분명하게 입증하였다. 이와 비슷하게 Friedman 등[26]은 비정시가 현저한 39명에서 양안 원시가 약시의 가장 흔한 원인이었다고 제시하였다.

이상의 연구에서 미교정 동등비정시에 의한 양안 약시는 비사시성 약시의 2% 정도에 해당한다고 제시하였다. 일반 대중에서 양안 약시의 실제 발병률이 밝혀지지 않았지만, Griffin[27]은 동등비정시성 약시의 발병률이 이른 시기에 시력검사가 강조되는 국가에서는 감소한다고 하였다.

약시의 특징

징후

안타깝게도 피검자, 부모 또는 검사자가 굴절성 약시의 존재를 의심하도록 만드는 신뢰할 만한 징후가 없다. 약시가 있을 때 아주 어린 아이는 눈을 비비며, 나이가 더 많은 어린이나 성인은 시력을 개선시키려고 눈을 찡그릴 것이다. 그러나 이러한 징후는 여러 가지 굴절상태에서 나타나며 굴절성 약시가 발달할 가능성이 가장 높은 부등시를 암시하는 신뢰할만한 지표는 아니다.

증상

위에서 제시한 많은 사항이 증상의 존재에도 적용된다. 흐린 시력으로 인한 불편함, 두통 및 눈의 불편함 등이 약시자가 보고할 수 있는 잠재적인 증상이지만, 증상이 나타나지 않을 가능성도 높다. 부등시성 약시나 동등비정시성 약시가 발달하도록 적절한 조건을 만드는 굴절상태는 드문 편이다. 굴절상태와 함께 피검자의 나이와 시각적인 요구사항 모두를 고려하여 어떠한 증상이 존재할 수 있는지 결정해야 한다. 여러 가지 굴절상태가 약시를 발달시키지 않으면서 증상을 유발할 수 있다.

임상적 특징

굴절성 약시의 특징을 보이는 여러 가지 시각적인 조건이 있다. 임상적으로 밑에 언급한 부등시성 약시나 동등비정시성 약시의 중요한 특징을 숙지하는 것이 중요하다.

굴절이상

Jampolsky 등[28]은 비사시성 약시를 갖는 대략 200 여명의 표본을 조사하여, 굴절이상의 유형에 관계없이 비정시도가 높을수록 시력이 더 크게 저하된다고 하였다. 그러나 이 내용은 원시가 약시의 발달에 특이한 영향을 미치는 점을 전적으로 반영하지는 않는다.

원시

Jampolsky 등[28]은 원시와 난시가 근시보다 시력저하에 더 큰 영향을 주는 사실을 발견했다. 그들의 연구에서 두 눈의 수평경선이나 수직경선의 굴절이상도 차이가 부등 시력과 밀접한 연관이 있었다. 즉, 부등시도가 클수록 약시가 더 심했다. Sugar[29]도 비슷한 결과를 발견하고, 원시성 부등시가 비사시성 약시와 연관되는 우세한 요인이라고 하였다. 원시성 부등시자에서 약시가 더 많았으며, 약시의 정도가 원시도 및 부등시 정도에 비례하여 증가하였다.

원시성 부등시에서 약시의 발생빈도가 더 높은 이유는 주로 조절반응과 상의 선명도가 다른 점이다. 원시도가 더 높은 눈의 상이 흐리고, 상이 흐린 정도는 부등시도에 좌우된다. 굴절이상도가 낮은 눈이 전형적으로 근거리물체에 대하여 조절하기 때문에, 원시도가 더 높은 눈은 항상 상이 흐린 상태로 유지된다. 결과적으로 1.25D 이상의 원시성 부등시는 원시도가 더 높은 눈에서 시력 결손을 유발시키기에 충분할 정도로 장기간 흐린 상태를 만들 것이다. 결정적 시기에 이러한 상태가 발생하면 약시가 발생할 것이다.

근시

위에서 언급된 연구는 약시의 발생빈도가 근시성 부등시보다 원시성 부등시에서 더 높다고 증명하였다. 단순 근시성 부등시나 동등비정시에서 한쪽 눈의 상이 계속 상당하게 흐려져서 시력결손 및 약시를 발생시키려면 5~6D 이상이 필요하다[28]. Horwich[30]는 약시안에서 근시가 6D 이상이 아니라면 굴절성 약시가 예상되지 않는다고 했다. 그는 근시도가 더 높은 눈에서 시력이 저하되면 황반변성(maculopathy)의 가능성이 조사되어야 한다고 하였다.

난시

두 눈 사이의 난시도 차이 역시 약시 발달에 관여할 수 있다. 주어진 양의 미교정 난시에서 시력감소는 보통 동일한 양의 구면 원시성 부등시에서 발생하는 것보다 더 적다[31]. 그러나 난시는 원시성 부등시와 결합될 때 단순 원시성 부등시보다 융합을 더 크게 방해할 것이다. 축방향에 따라 다르지만 1.50D 이상의 미교정 난시는 조절로 보정될 수 없으므로, 약시를 발생시킬 수 있는 정도로 흐린 상이 맺을 수 있다[32].

주시상태의 특성

부등시성 약시와 동등비정시성 약시의 거의 모든 경우에서, 주시상태는 불안정하며 중심성이다[33]. 중심주시(central fixation)가 주된 특징으로 주어졌을 때, 굴절성 약시를 정밀진단하기 위해 중요한 사항은 주시상태를 타각적으로 평가하는 것이다. 직상 검안경의 조명계에 주시용 타게트를 부착시켜 주시상태를 평가할 수 있다[34](그림 16.1A). 중심주시의 특징은 시공간에 있는 물체의 자각적인 위치감각이 안정적이기 때문에, 중심성 주시를 갖는 피검자가 망막에 투사된 타게트를 주시할 때, 중심와가 타게트의 원형부위 이내에 놓일 것이다(그림 16.1B). 검안경 검사를 하는 동안 외관상 편위가 없는 눈에서 중심외주시(eccentric fixation)가 존재한다면, 아마 미세 사시가 존재할 것이다[35]. 부등시성 약시의 성공적인 처치에 대한 예후가 미세사시보다 훨씬 더 높기 때문에, 이 검사가 진단하는데 중요하다.

단안 고도 근시

단안 고도근시인 사람은 부등시성 약시에서 중심주시가 있다는 규칙에서 예외가 될 수 있다. 약시를 갖는 부등근시자의 높은 비율에서 근시도가 더 높은 눈이 중심외주시를 드러낸다[36]. 중심외주시가 반드시 나타나는 것은 아니지만 이 유형의 약시에서 공통적인 특징이다.

억제 특성

부등시성 약시

Pratt-Johnson 등[37]이 부등시성 약시자 13명을 대상으로 억제의 특징을 조사하였다. 양안시 검사조건에서, 13명 가운데 10명이 약시인 눈에서 상대적으로 작은 중심와 억제를 보였다. 억제 부위는 결코 절대적인 상태가 아니었으며, 시력과 관계없이 양안시 조건에서 자극이 항상 지각될 수 있었다. Jampolsky[38]도 비슷한 결과를 제시하였지만 시작 나이, 억제의 깊이, 주시거리 및 억제부위의 크기 사이에서 큰 편차가 있었다고 보고했다.

동등비정시성 약시

Pratt-Johnson 등[37]은 또한 동등비정시성 약시를 가진 5명에서 억제의 특징을 보고했다. 3명은 억제암점이 없었고, 1명은 교대성 억제를 보였으며, 1명은 약시가 더 심한 눈에서 억제를 보였다. 암점은 현존하는 약시와 함수 관계가 될 정도로 감도가 저하되었다.

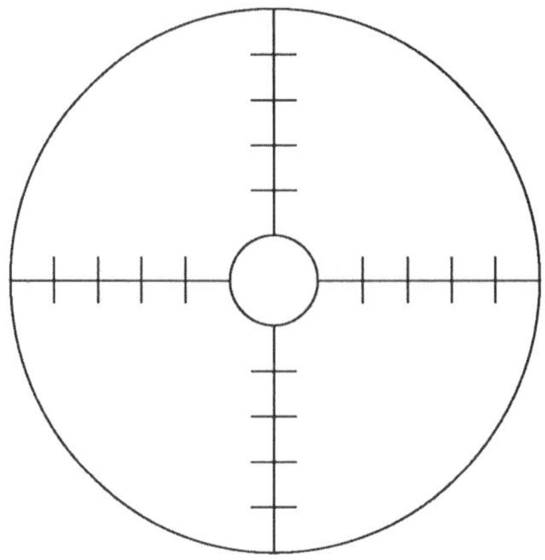

A

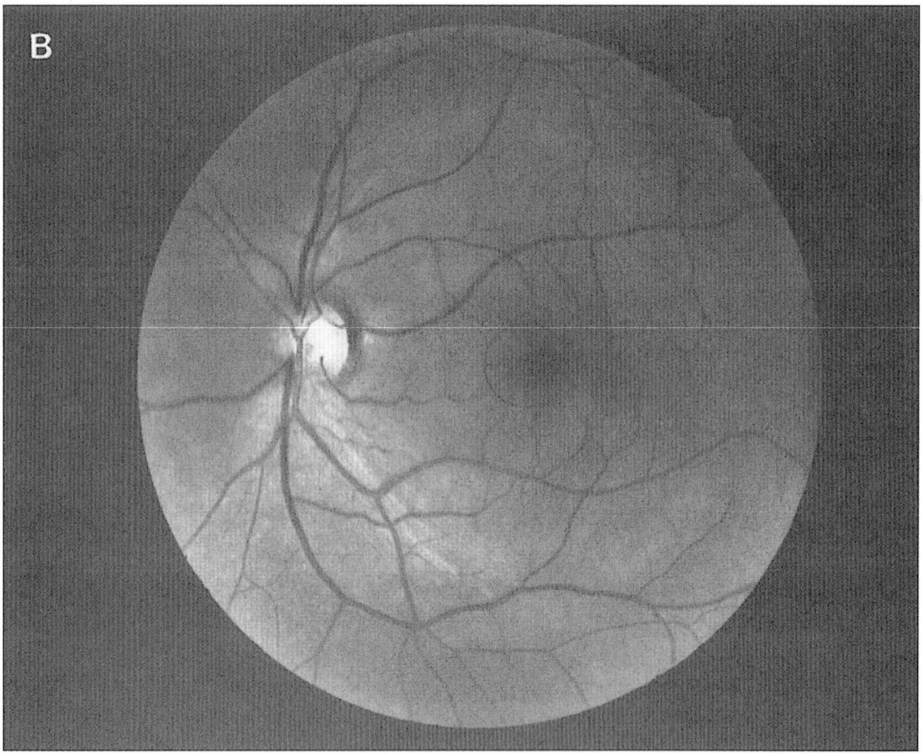

그림 16.1. A: 직상검안경의 조명계에 주시용 타게트를 가입시켜서 주시상태를 평가할 수 있다. 임상적으로 가장 흔하게 이용할 수 있는 타게트는 중앙에 격자가 있는 타게트이다. 각 선은 1△의 중심외주시를 나타낸다. **B:** 부등시성 약시의 특징은 중심주시이므로, 중심주시를 갖는 피검자가 망막에 투사된 타게트를 주시할 때, 중심와가 타게트의 원 안쪽에 놓일 것이다. 중심외주시가 존재하면, 검안경검사를 하는 동안 양안의 시선이 일치된 것처럼 보이는 경우 일반적으로 미세사시를 나타낸다.

밀집 현상

밀집현상(crowding phenomenon) 또는 분리곤란(separation difficulty)은 분해능이 시표의 분리도와 연관되는 임상적 결과를 나타낸다[39]. 이 현상은 모든 눈에서 존재하며, 특히 사시성 약시에서 중요하다. Linksz[40]는 원시성 부등시성 약시에서 중심주시가 존재하며 상대적으로 정상적인 분리곤란 상태가 있다고 제시하였다. Maraini 등[41]은 부등시성 약시자와 정상인 사람 사이에서 분리곤란 상태가 유의하게 차이나지 않았다고 했다. 그러나 사시성 약시자는 E 시표가 하나만 존재하거나 밀집된 상태에서 정확하게 식별할 수 있는 능력이 유의한 차이를 보였다. 이처럼 밀집현상은 부등시성 약시나 동등비정시성 약시를 사시성 약시와 정밀감별할 때 유용한 방법이다.

전기진단적 검사(Electrodiagnostic test)

망막전위도(ERG; electroretinogram) 및 시유발반응(VER; visually evoked response) 처럼 전기진단검사를 실험실에서 사용하여 약시자의 시각계를 조사할 수 있다[42,43]. 이러한 검사는 실제로 시간과 경비에 대한 특별 약정이 필요하며 아직까지 임상적으로 유용하지는 못한 편이다. 몇 가지 검사조건[44]에서 사시성 약시와 부등시성 약시의 반응이 차이를 보이며, 이러한 검사는 장차 임상적으로 유용하다고 입증될 것이다.

치료과정 및 예후

굴절성 약시의 치료과정은 원인이 되는 굴절상태가 교정되지 않으면 시력이 저하된 상태가 그대로 유지된다. 약시의 심한 정도는 굴절이상의 발생 시기, 부등시나 동등비정시의 정도, 결정적 시기에 굴절이상도의 변화 및 시각결손에 대한 각 개인의 감도 차이 등에 따라 다르다.

굴절성 약시의 예후는 일반적으로 시력이 개선된 수준으로 양호하게 회복된다. 성인 시절에도 시력이 개선될 수 있다[45].

연속적인 처치 모형

굴절성 약시의 처치방법은 여러 가지가 있다[32]. 약시에 대한 모든 훈련법의 궁극적인

표 16.2. *부등시성 약시의 처치순서*

1. 굴절이상의 완전교정
2. 시축의 정렬상태를 개선시켜야 할 때
   a. 가입도가 적합한 경우
      1) 높은 AC/A비
      2) 조절이 부정확하거나 불충분함
   b. 프리즘이 적합한 경우
      1) 원거리 내사위(BO)
      2) 상사위(BD)
3. 직접 가림법(일정 시간, 하루 2~6시간 정도)
4. 시기능훈련
   a. 단안시 훈련 - 단안시력의 최대화
   b. 양안시 훈련 - 양안시기능의 개선

목표는 좌우 동일한 시력과 더불어 양안시 기능을 얻도록 하는 것이다. Flom[46]은 기능을 얻기 위한 치료로 각 눈에서 똑같은 시력을 얻고, 원거리에서 폭주근점까지 모든 거리에 대하여 편안한 양안단일시를 얻을 수 있다고 했다. 입체시와 운동성 융합이 정상범위가 되어야 한다. 교정렌즈와 필요한 경우 적은 양의 프리즘을 착용할 수 있지만, 프리즘 도수는 5△로 제한된다.

이 절에서 굴절성 약시의 처치 원리를 설명하고 제시하겠다. 부등시성 약시를 처치하는데 추천하는 사항은 4단계로 즉, (a) 굴절이상의 완전교정, (b) 시축의 정렬을 위해 필요할 때 가입도나 프리즘, (c) 하루 2~5시간 정도 직접 가림법 및 (d) 최대시력을 얻고 양안시기능을 개선시키기 위한 적극적인 시기능훈련 등으로 구성되는 연속적인 프로그램이다(표 16.2). 동등비정시성 약시는 단순히 굴절이상을 완전교정하면 가장 잘 처치할 수 있다[13]. 가끔 억제제거 훈련이 제시되지만, 일반적으로 굴절이상의 완전교정으로 양호한 결과를 얻을 수 있다. 시력은 보통 완전교정도수가 처방된 후 몇 년에 걸쳐 점차적으로 개선된다.

협조상태(compliance)의 결정

처치가 효과적이기 위해서는, 특히 나이가 많은 어린이나 성인을 처치할 때 흔히 피검자의 동기가 필요하다. 나이가 많은 약시자를 처치할 때 실제로 피검자의 협조상태의 차이가 처치 결과의 차이를 만드는 가장 흔한 원인이 된다. 피검자의 협조능력이 불량한지 미리 예측하고 이러한 잠재성을 없애기 위해 예방하는 것이 중요하다. 피검자의 협조와 동기를 강화시키기 위해서는, 가정훈련법에 대한 지침서를 제공하고 검사실에서 훈련방법을 시범적으로 실시하여, 피검자에게 요구되는 사항이 무엇인지 충분히 이해시켜야 한다. 가정훈련이 실시될 때, 2~3주 간격으로 검사실을 방문하여 진행상황을 확인해야 한다.

사례 16.1 동등비정시성 약시

내력

5세 소녀의 어머니는 딸이 텔레비전을 너무 가까이서 본다고 느꼈다. 이번에 눈검사를 처음으로 실시하였다. 외안부와 내안부 검사결과는 정상범위였다. 조절마비하 굴절검사 및 교정시력은 다음과 같다:

우안 : +8.25 −1.00×25 20/200−1
좌안 : +8.75 −2.00×005 20/100−1 양안 ; 20/100

6 m와 40 cm에서 일치성 5△ 내사시였다. Randot circle 시표로 40 cm에서 측정한 입체시는 100초각이었다. 억제는 없었고, 주시는 양안 중심성이었다.

조절마비하 굴절검사 결과를 처방하고, 피검자에게 1개월 후 다시 검사하자고 하였다. 교정안경을 불편없이 항상 착용하였다. 교정시력은 다음과 같았다:

우안 : 20/60−2
좌안 : 20/60
양안 : 20/50

3년이 지났을 때, 시력은 20/25− 정도로 점차적으로 개선되었고, 굴절이상도는 약간만 변했다.

굴절이상의 교정

부등시성 약시를 처치하는데 추천되는 첫 번째 단계는 각 눈의 굴절이상을 완전 교정하는 것이다. 한쪽 눈의 흐린 망막상이 일반적으로 부등시성 약시에서 약시를 유발시키는 주된 원인으로 고려된다. 어린 아이에서 약시를 처치하기 위해 굴절이상의 완전교정도수가 처방된다. 따라서 각 눈에 대하여 모든 부등시와 난시를 완전하게 교정하는 최대 플러스 도수를 처방해야 한다.

부등시성 약시는 단안시 상태에서 가끔 약시안의 조절이 아주 부정확한 상태를 갖는 잠재적인 문제점이 있기 때문에 각 눈의 조절이 안정된 상태에서 굴절이상도가 결정되어야 한다. 양안시 상태나 조절마비 상태에서 굴절검사를 실시하도록 제안된다.

이러한 검사는 특히 단안시 상태에서 약시상태로 보이는 눈이 전체 원시를 교정하는 도수가 가입되고 조절이 안정되었을 때 정상 또는 거의 정상 시력을 가질 수 있는 원시성 부등시자에게 적용될 수 있다. 많은 검사자가 선호하는 양안시 굴절검사를 대체할 수 있는 방법은 조절마비하 굴절검사이다.

제 3장에서 언급한 것처럼, 완전교정 플러스 도수는 비약시안에서 원거리시력을 상당히 흐리게 만들 수 있으며, 흐린 시력이 원거리 작업을 어렵게 만들기 때문에 착용하기 어렵거나 실용적이지 못할 수 있다. 그러한 경우 비약시안이 원거리시력을 선명하게 유지할 수 있도록 굴절검사값을 감소시킬 필요가 있다. 이를 위해서는 렌즈의 구면도수만 약간 감소시키고 부등시 및 난시 교정도수는 완전한 상태로 유지시키도록 추천된다. 예를 들어, 비약시성인 우안에서 조절마비하 검사값의 완전교정도수가 가입되었을 때 원거리 시력이 저하되는 경우를 가정하겠다:

우안 : +2.00 −1.00×180 20/30
좌안 : +6.00 −2.00×005 20/70

우안의 도수를 0.75D 감소시켰을 때 원거리시력이 선명하다면, 각 눈의 부등시와 난시 교정도수는 그대로 유지하면서 구면도수를 똑같이 감소시킬 수 있으며, 최종 처방은 :

우안 : +1.25 −1.00×180 20/20
좌안 : +5.25 −2.00×005 20/70

사례 16.2 굴절이상 교정만 처치한 경우

내력

12세 소녀로, 책을 읽다가 칠판을 볼 때 흐려 보이는 점이 주요 불편사항이라고 한다. 또한 불규칙적으로 두통이 나타나고, 좌안이 우안보다 더 불편하다고 느낀다. 그녀의 부모는 그녀가 2년 전에 시력검사를 받았지만, 처방안경을 착용하지 않았다고 한다. 외안부와 내안부 검사결과는 정상범위였다. 조절마비하 굴절검사 및 교정시력은 다음과 같다 :

우안 : plano 20/20−1
좌안 : +3.75 −2.00×005 20/60−1 양안 20/20

6m에서 일치성 5△ 내사시, 40 cm에서 8△ 내사시였다. Randot circle 시표로 40 cm에서 측정한 입체시는 100초각이었다. 억제는 없었고, 주시는 양안 중심성이었다.

조절마비하 굴절검사 결과를 처방하고, 피검자에게 1개월 후 다시 검사하자고 하였으나, 3개월이 지난 다음에 돌아왔다. 새로 처방한 안경을 착용했을 때 처음 2일 동안은 복시를 느꼈지만, 이제는 불편없이 항상 착용하고 있다. 교정시력은 다음과 같았다 :

우안 : 20/15−2
좌안 : 20/20 양안 : 20/15

현재 안위상태는 6 m에서 2△ 내사위, 40 cm에서 4△ 내사위이며, Randot circle 시표로 40 cm에서 측정한 입체시는 20초각이다.

이러한 경우 굴절이상을 2~3주 간격으로 다시 평가해야 한다. 플러스 도수가 최대로 받아들여지도록 노력하면서, 양안균형 및 난시교정 상태를 양호하게 유지시키는데 필요하다면 렌즈 도수를 적절하게 변화시킬 수 있다.

굴절이상의 교정만으로 치료될 수 있는 비율은 알려지지 않았다. 임상적으로, 최대 교정도수를 착용할 때 약시안의 분해능이 개선되는 경우를 자주 볼 수 있으며, 약시안의 처치에서 1단계로 굴절이상의 완전교정도수를 처방한다. 아래의 사례에서 볼 수 있는 것처럼, 굴절이상 교정도수만 처방된 부등시성 약시자의 일부에서 시력이 동시에 개선된다고 보고되었다. 또한 시력이 완전히 개선되는 경우는 10% 정도라고 했다.

굴절이상은 안경이나 콘택트렌즈로 교정할 수 있다. 두 눈의 굴절이상도가 크게 차이나는 경우 콘택트렌즈를 선택할 수 있다. 안경렌즈는 두꺼워서 참기 어려운 왜곡을 만들고, 외관상 보기 흉하며, 광축으로부터 벗어난 곳을 통해 사물을 볼 때 양쪽 렌즈의 굴절력이 크게 차이나기 때문에 프리즘 효과가 유발되는 단점이 있다. 유발 프리즘(특히 수직 프리즘)은 복시를 만들 수 있다. 정상적인 양안시 상태를 다시 설정하는 것이 치료의 주된 목적이기 때문에, 수평방향을 주시할 때 유발 프리즘은 콘택트렌즈로 교정하면 최소가 되므로 분명한 장점이 있다. 반면, 두 눈 사이의 등가구면이 2.00D 이상 차이가 나는 원인은 보통 안축장의 차이일 것이다. 이러한 경우 콘택트렌즈로 교정하면 이론적으로 부등상시를 초래할 것이다(제 18장). 그러나 경험에 의하면, 굴절이상의 교정방법(안경이나 콘택트렌즈)이 양안시 상태를 보호하지 못하는 것으로 밝혀졌다. 이것은 양안시가 선명한 망막상에 의해 쉬워진다는 점을 의미하며, 안경이나 콘택트렌즈로 교정했을 때 망막상의 잠재적인 크기 차이를 염려해서 완전교정 도수의 처방을 소홀히 하지 않기를 제안한다.

가입도 및 프리즘

굴절이상의 최적 교정도수를 처방한 후, 다음 단계의 처치는 시선을 정렬시키는데 필요하다면 가입도나 프리즘을 처방하는 것이다. 눈의 정렬상태가 가장 적합할 때 조절과 버전스의 정상적인 상호작용이 다시 발달하여 양안시 상태가 강화된다.

굴절이상 완전교정도수에 플러스나 마이너스 도수의 첨가

조절을 이완시키거나 자극하여 눈의 정렬상태를 개선시키기 위해 가입도가 처방될 수 있다. 제 9장에서 설명한 것처럼, AC/A비가 높을 때 근거리에서 내편위를 감소시키기 위해 플러스 가입도가 처방된다. 플러스 가입도는 또한 약시와 함께 발생하기 쉬운 조절부족이나 조절 부정확 상태를 처치하는데 적용될 수 있다[47]. 마이너스 가입도는 외편위가 존재하며 AC/A비가 높은 경우 시기능훈련을 하는 동안 고려될 수 있다(제 9장).

프리즘

굴절이상의 완전교정과 가입도로 눈이 완전히 정렬되지 못하면, 적은 양의 프리즘이 처방될 수 있다. 1차성 수직사위나 사시를 교정할 때 특별한 주의가 요구된다. 내사위에게 BO 프리즘이 처방될 수 있고, 상사위에게 수직프리즘이 처방될 수 있다. 외편위에 대해서는 폭주훈련이 추천되며, 전형적으로 BI 프리즘이 처방되지 않는다.

가림법

200여년 전부터 약시를 처치하기 위해 직접가림법이 사용되고 있다. 항상 가리는 것보다 일정 시간만 가리는 것을 추천하며, 가리는 시간은 다음 사항을 기초로 결정한다. 양안시가 상당히 손실되어 사시가 되기 전에는 보통 6시간 정도까지 직접가림법이 처치될 수 있다. 부등시성 약시자는 이미 약간의 양안시 상태가 가능하기 때문에(그리고 가림법이 사시를 발달시키는 것을 피하기 위해), 하루에 최대 5시간 정도 가림을 추천한다. Schor와 Wick[48]

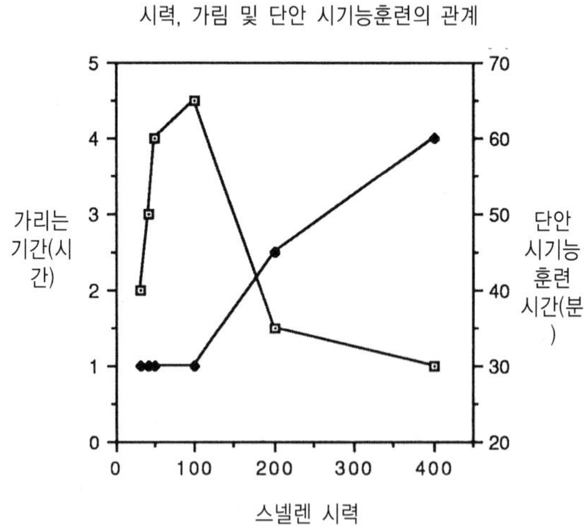

그림 16.2. 가림법을 적용하고 시기능훈련을 실시하는데 소요되는 시간의 양은 피검자의 교정시력을 기초로 결정된다. 시력이 아주 불량할 때에는, 초기에 적극적인 훈련량을 더 증가시키고(검은 기호) 가림 시간을 줄여(빈 사각형), 가림 상태에 대한 협조상태를 조장하고 가려진 동안 잠재적으로 위험한 업무를 실시하지 않도록 한다. 시력이 개선될수록, 가리는 시간을 증가시킨다.

은 일부 약시자에서 15분 정도만 가려도 시력이 개선될 것이라고 제시했다. Schor와 Wick의 결과에도 불구하고, 최소 가림 시간은 3시간 이상이어야 하며, 직접 가림 시간은 최소 2시간 정도 선택할 수 있다고 제안한다. 따라서 양안시 정렬을 유지하는데 도움이 필요하다면 가입도나 프리즘과 함께 굴절이상 교정도수를 처방한 후, 다음 단계로 하루에 2~5시간 정도 일정시간만 직접 가림을 처방한다. 가림법이 처방되는 초기의 시간은 초기 검사에서 최적 교정도수로 발견된 교정시력을 기초로 적절하게 결정한다.

그림 16.2에서 볼 수 있는 것처럼, 시력감소가 더 심할 때에는, 시력이 손상되지 않을 때보다 더 오랜 시간 가리도록 추천한다. 그러나 시력이 아주 불량할 때에는, 실제로 가려진 상태에서 일과를 수행하는데 어려움이 있기 때문에, 스케줄을 자주 조정할 필요가 있다. 따라서 시력이 20/100 이하일 때에는 가리는 시간을 다소 줄이도록 제안한다. 그러나 이러한 경우, 약시안의 시력을 개선시키는 훈련시간을 증가시켜 피검자에 의해 신속한 진행이 이루어지도록 제안한다. 시력이 20/100 이상으로 개선되면, 가리는 시간을 증가시킬 수 있다(그림 16.2).

적극적인 약시 및 억제제거 치료법

다음으로 단안 및 양안 약시에 대한 적극적인 치료법을 처방한다. 가림법과 같은 소극적인 처치법과 반대로 적극적인 치료법은 최대 시력을 얻기 위해 실시되어야 하는 전체 소요시간을 상당히 단축시킬 수 있다고 제시된다[49]. 그림 16.3은 가림법만 사용하여 얻은 결과와 가림법 및 적극적 치료법을 사용하여 얻은 결과를 비교한 것이다[45]. 식별할 수 있는 타게트로 중심와를 자극하기 위해서 단안훈련법이 계획되어야 한다. 가려진 상태에서 실시하는 이 훈련법은, 더 정상인 눈의 움직임과 약시안의 조절을 유발하고 약시안의 해상력을 강화시킨다고 입증된 단안자극법을 하루 20분 정도씩 실시해야 한다. 부등시성 약시자는 흔히 적당한 정도의 중심와 억제가 나타나므로, 가능하면 처치 프로그램에서 양안 억제제거 훈련을 하루 15분 정도 실시하도록 추천한다. 이것은 약시안이 더욱 자연스럽고 경쟁적인 양안시 상태로 작용하고, 기능적 치료에 요구되는 양안의 정상적인 상호작용을 다시 강화시킬 수 있도록 설계되어야 한다.

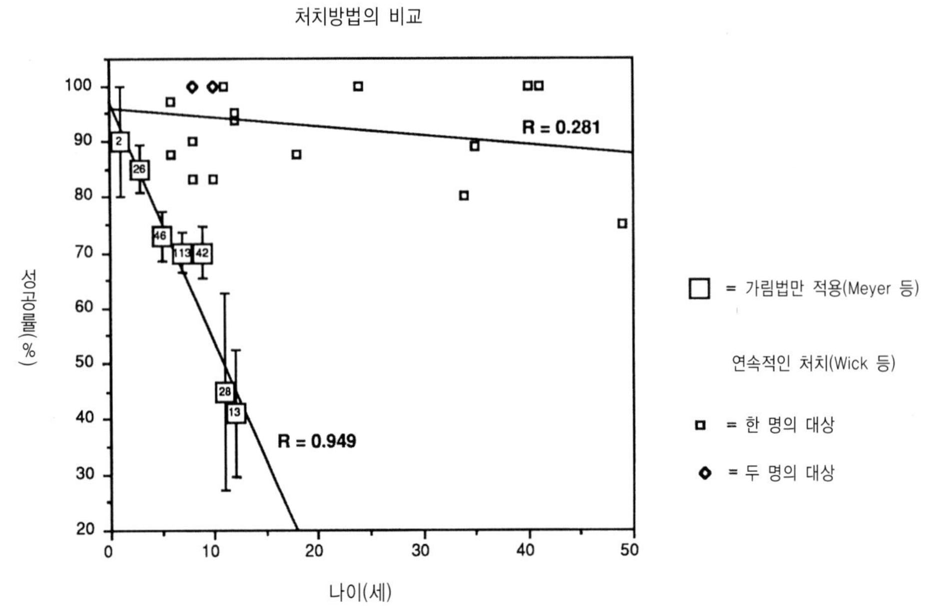

그림 16.3. 가림치료만 사용하면(큰 사각형) 나이가 많은 대상에서 연속적인 처치보다(작은 사각형과 마름모꼴) 시력이 덜 개선된다. 대상이 어릴 때에는 가림치료만으로 동일한 시력을 얻을 수 있다. 모든 나이에서 아마 연속적인 처치법이 가장 신속하게 시력을 개선시킬 것이다.

사례 16.3 연속적처치법

내력

6세 소년으로, 입학하기 전에 눈 검사를 받으러왔다. 아무런 증상이 없었다. 외안부와 내안부 검사결과는 정상범위였다. 조절마비하 굴절검사 및 교정시력은 다음과 같다:

우안 : +3.00 −1.00×103 20/60
좌안 : +0.25 20/20 양안 20/20

6 m와 40 cm에서 일치성 3△ 내사위였다. 양안 중심와 주시를 보였다. Worth 4 dot 검사에서 우안이 간헐성 억제를 보였고, Randot circle 시표로 40 cm에서 측정한 입체시는 140초각이었다.

조절마비하 굴절검사 결과를 처방하고, 피검자에게 2주후 다시 검사받으러 왔을 때, 시력은 위의 값으로부터 변화가 없었다. 하루 3시간씩 직접가림법 및 양안 억제제거 훈련을 처방하였다. 양안훈련은 적색 연필과 dot-to-dot 책으로 구성되었으며, 우안의 시력을 개선시키기 위해 좌안에 적색필터가 가입되도록 적녹안경을 착용하고, 억제를 감소시키기 위해 적녹 봉독서기를 사용하여 독서하도록 하였다. 렌즈 플리퍼(처음에 ±1.25D 렌즈를 사용)를 사용하는 조절훈련을 4주째에 포함시켰다. 그 다음 8주 동안 활자의 크기를 점차적으로 감소시켰으며, 아래와 같이 시력과 양안시 상태가 개선될수록 렌즈 플리퍼의 도수를 점차적으로 증가시켰다.

일정	처치방법	약시안의 시력	입체시
1주	검사 최적도수 처방(안경)	교정시력 : 20/60	140초각
2주	하루 3시간씩 직접가림 양안 시기능훈련	교정시력 : 20/60+1	140초각
4주	양안 및 조절 기능 훈련	교정시력 : 20/40	100초각
6주	양안 및 조절 기능 훈련	교정시력 : 20/30	60초각
8주	양안 및 조절 기능 훈련	교정시력 : 20/25	40초각
10주	양안 및 조절 기능 훈련	교정시력 : 20/20	20초각

감각 및 운동 기능

이상적인 결과는 감각성 및 운동성 융합이 최대로 발달해야 한다. 부등시성 약시자에 대하여 버전스계와 조절계를 치료하기 위해 시기능 훈련의 처방을 제안한다. 제 8장에서 12장까지 추천된 시기능 훈련 프로그램에서 버전스 훈련과정을 소개하였다. 간단하게 약시와 함께 존재하는 양안시 이상의 특성을 결정하고, 그 상태에 적합한 시기능 훈련을 실시한다. 또한 버전스 용이성의 훈련을 처방한다. 조절에 대해서는 반응의 정확성을 강조하면서, 단안 및 양안의 조절 용이성 훈련을 처방한다. 이러한 훈련은 조절과 버전스 사이의 상호작용을 보다 정상적인 상태로 개발시키기 위해 실시된다.

Sherman[50]은 다른 대체할 수 있는 약시훈련법을 제시하였다. 단지 2 단계만 필요한 부등시성 약시의 처치법을 제안하였다. 즉, (a) 약시안의 굴절이상도를 부분교정하고, (b) 단안시력을 개발하고 양안시기능을 개선시키기 위해 고안된 적극적인 시기능훈련법을 충분한 시간동안 실시하는 것이다. 가림법은 사용되지 않는다. Sherman의 이론적 원리는 흔히 가림상태에 대한 협조가 어렵고 피검자가 부등시성 안경을 착용하기 어렵다는 것이다. 실제로 협조상태가 약시처치의 성공여부와 연관되기 때문에, 협조능력을 개선시킬 수 있는 처치방법이 처치결과를 도와줄 것이다. 그러나 Sherman의 방법은 많은 피검자가 따를 수 있거나 따르려고 노력하는 것보다 시기능 훈련에 더 많은 시간이 필요할 것이고, 가림법을 포함하는 연속적인 처치 프로그램이 더 효과적이고 신속한 결과를 준다고 생각된다.

수술

부등시성 또는 동등비정시성 약시의 처치에 사시수술이 필요하지 않다. 일반적으로 사위량이 적으며 이러한 사례에서 수술이 적합하지 않다.

사례 16.4 성인에 대한 연속적처치법

내력

41세의 약시자가 정기적으로 눈 검사를 받으러왔다. 성공적인 치료를 받기에는 나이가 너무 많다는 이야기를 들어서, 좌안에 약한 교정도수를 착용하며, 독서할 때 우안에 균형을 맞추기 위한 렌즈를 착용한다고 했다. 외안부와 내안부 검사결과는 정상범위였다. 조절마비하 굴절검사 및 교정시력은 다음과 같다:

우안 : +6.00 −6.00×005 20/40
좌안 : +0.25 −0.75×105 20/15 양안 20/20

6 m와 40 cm에서 일치성 3△ 외사위이며, 양안 중심와 주시를 보였다. Worth 4 dot 검사에서 우안이 간헐성 억제를 보였고, Randot circle 시표로 40 cm에서 측정한 입체시는 140초각이었다.

조절마비하 굴절검사 결과를 처방하고, 피검자에게 2주후 다시 검사받으러 왔을 때, 시력은 위의 값으로부터 변화가 없었다. 하루 2시간씩 직접가림법 및 양안 억제제거 훈련을 처방하였다. 양안훈련은 적색 연필과 단어맞추기 퀴즈로 구성되었으며, 우안의 시력을 개선시키기 위해 좌안에 적색필터가 가입되도록 적녹안경을 착용하고, 억제를 감소시키기 위해 적녹 봉독서기를 사용하여 독서하도록 하였다. 그 다음 8주 동안 아래와 같이 시력과 양안시 상태가 개선될수록 활자의 크기를 점차적으로 감소시켰다.

일정	처치방법	약시안의 시력	입체시
1주	검사 최적도수 처방(안경)	교정시력 : 20/40	140초각
2주	하루 2시간씩 직접가림	교정시력 : 20/40	140초각
4주	양안 시기능 훈련	교정시력 : 20/38	100초각
6주	양안 시기능 훈련	교정시력 : 20/30	60초각
8주	양안 시기능 훈련	교정시력 : 20/26	40초각
10주	양안 시기능 훈련	교정시력 : 20/20	20초각

위에 제시된 훈련 결과로부터 약시발달의 결정적 시기보다 나이가 더 많은 부등시성 약시자는 이 장에서 설명한 연속적 처치법으로 시력이 상당히 개선될 수 있음을 알 수 있다.

결과의 지속기간

전형적으로 연속적인 처치법을 사용하여 약시자를 치료할 때 실제로 약시안의 시력이 개선된다. 경험에 의하면 이처럼 개선된 시력이 장기간 지속되는 것으로 나타났다. 부등시성 약시자의 연속적인 처치에서, 연속적인 처치를 마쳤을 때 정상적인 양안시기능이 다시 회복된 경우, 시력이 다시 저하되지 않을 것이다. 나아가 치료를 마쳤을 때 나이가 더 많은 경우 시력 유지 프로그램이 요구되는 경우가 더 드문 편이다. 그러나 일부 나이가 더 어린 사람은 시력이 다시 저하되기도 한다. 따라서 전형적으로 회복된 시력이 상대적으로 장기간 지속되며, 8~10세에 이르기까지 시력유지 프로그램을 지속하면 시력이 다시 저하되지 않을 것이다.

요약 및 결론

부등시성 약시의 시각재활을 위한 체계적인 방법이 모든 피검자에서 기능적으로 개선되며, 가림법만 적용하는 경우보다 상당히 더 좋은 결과를 얻는다고 제시되었다. 중요한 점은 다음과 같다 :

1. 각 눈에 굴절이상의 완전교정도수를 제공할 것.
2. 시축의 정렬을 위해 필요하다면 가입도나 프리즘을 처방할 것.
3. 하루 2~5시간 정도만 가릴 것.
4. 단안시력을 발달시키고 양안시기능을 개선시키기 위해 하루 30분 정도씩 적극적인 치료법을 실시할 것.

부등시성 약시의 치료를 위한 연속적인 처치법을 따르면 나이에 관계없이 시력과 양안시기능이 장기간 개선된 상태를 유지할 수 있다. 약시의 성형 시기는 성인시절까지 연장되는 것으로 입증되었으며 피검자의 나이가 치료를 시작할지 여부를 결정하는데 중요한 요인은 아닌 것으로 제시되었다.

참고문헌

[1] Wiesel TN, Hubel DH. Single cell responses in striate cortex of kittens deprived of vision in one eye. *J Neurophysiol* 1963;26:1003-1017.

[2] Boothe RG, Dobson V, Teller DY. Postnatal development of vision in human and nonhuman primates. *Ann Rev Neurosci* 1985;8:495.

[3] Le Vay S, Wiesel TN, Hubel DR. The development of ocular dominance columns in normal and visually deprived monkeys. *J Comp Neurol* 1980;191:151.

[4] Fregnac Y, Imbert M. Development of neuronal selectivity in primary visual cortex of cat. *Physiol Rev* 1984;64:325-434.

[5] Sherman SM, Spear PD. Organization of visual pathways in normal and visually deprived cats. *Physiol Rev* 1982;62:738-855.

[6] Movshon JA, Van Sluyters RC. Visual neural development. *Ann Rev Psychol* 1981;32:

477-522.
[7] Schapero M, Cline D, Hofstetter HW. *Dictionary of visual science*, 3rd ed. Radnor, PA: Chilton Book Co, 1980;20.
[8] Amos JF. Refractive amblyopia: its classification, etiology and epidemiology. *J Am Optom Assoc* 1977;48:489497.
[9] von Noorden GK. Classification of amblyopia. *Am J Ophthalmol* 1967;63:238-244.
[10] Livingstone M, Hubel DH. Segregation of form, color, movement, and depth: anatomy, physiology, and perception. *Science* 1988;240:740-749.
[11] Guillery RW, Ombrellaro M, LaMantia. The organization of the lateral geniculate nucleus and of the geniculocortical pathway that develops without retinal afferents. *Dev Brain Res* 1985;20:221-233.
[12] Cheng KP, Hiles DA, Biglan AW, et al. Visual results after early surgical treatment of unilateral congenital cataracts. *Ophthalmology* 1991;98:903-910.
[13] Fern K. Visual acuity outcome in isometropic hyperopia. *Optom Vis Sci* 1989;66:649-658.
[14] Harwerth RS, Smith EL III, Duncan GC, et al. Multiple sensitive periods in the development of the primate visual system. *Science* 1986;232:235-238.
[15] Harwerth RS, Smith EL III, Crawford MLJ, et al. Behavioral studies of the sensitive periods of development of visual functions in monkeys. *Behav Brain Res* 1990;41:179-198.
[16] Greenwald MJ, Parks MM. Amblyopia. In: Duane TD, ed. *Clinical ophthalmology*, vol 1. Hagerstown, MD: Harper & Row, 1980: 12.
[17] von Noorden GK. *Binocular vision and ocular motility*, 4th ed. St Louis: Mosby, 1990 :209.
[18] Kupfer C. Treatment of amblyopia ex anopsia in adults. *Am J Ophthalmol* 1957;43: 918-922.
[19] Chino YM, Smith III EL, Langston AL, et al. Rapid reorganization of cortical maps in adult cats following restricted deafferentation in retina. *Vision Res* 1992;32(5):789-796.
[20] Flom MC, Neumaier RW. Prevalence of amblyopia. *Am J Optom* 1966;43:732-751.
[21] Schapero M. *Amblyopia*. Philadelphia: Chilton Book Co, 1971;43-55.
[22] Theodore FH, Johnson RM, Miles NE, et al. Causes of impaired vision in recently inducted soldiers. *Arch Ophthalmol* 1944;31:399-402.
[23] Agatson H. Ocular malingering. *Arch Ophthalmol* 1944;31:223-231.
[24] Abraham SV. Bilateral ametropic amblyopia. *J Pediatr Ophthalmol* 1964;1:57-61.
[25] Linksz A. Theory of pleoptics. *Int Ophthalmol Clin* 1961;1:749.
[26] Friedman Z, Neuman E, AbelPeleg B. Outcome of treatment of marked ametropia without strabismus following screening and diagnosis before the age of three. *J Pediatr Ophthalmol Strabismus* 1985;22:54-57.
[27] Griffin JR. *Binocular anomalies: procedures for vision therapy*, 2nd ed. Chicago: Professional Press, 1982:76.
[28] Jampolsky A, Flom BC, Weymouth FW, et al. Unequal corrected visual acuity as related to anisometropia. *Arch Ophthalmol* 1955;54:893-905.
[29] Sugar HS. Suppression amblyopia. *Am J Ophthalmol* 1944;27:469-476.
[30] Horwich H. Anisometropic amblyopia. *Am Orthopt J* 1964;14:99-104.

[31] Peters HB. The relationship between refractive error and visual acuity at three age levels. *Am J Optom* 1961;38:194–198.

[32] Amos J. Refractive amblyopia. In: Amos J, ed. *Diagnosis and management in vision care*. Boston: Butterworth–Heinemann, 1987:369–407.

[33] Matteacci P. Strabismic amblyopia. *Br J Ophthalmol* 1960;44:577–582.

[34] Wick B. Eccentric fixation. In: Eskridge JB, Amos JF, Bartlett JD, eds. *Clinical procedures in optometry*. Philadelphia: Lippincott–Raven, 1991, 708–715.

[35] Setayesh AR, Khodadoust AA, Daryani SM. Microtropia. *Arch Ophthalmol* 1978;96:1842–1847.

[36] Priestly BS, Hermann JS, Bloom M. Amblyopia secondary to unilateral high myopia. *Am J Ophthalmol* 1963;56:926–932.

[37] Pratt–Johnson JA, Lunn CT, Pop AE, et al. The significance and characteristics of ametropic amblyopia. *Trans Pac Coast OtoOphthalmol Soc* 1968;49:231–242.

[38] Jampolsky A. Characteristics of suppression in strabismus. *Arch Ophthalmol* 1955;54:683–696.

[39] Flom MC, Weymouth FW, Kahneman D. Visual resolution and contour interaction. *J Opt Soc Am* 1963;53:1026–1032.

[40] Linksz A. Pathophysiology of amblyopia. *J Pediatr Ophthalmol* 1964;1:1925.

[41] Maraini G, Pasino L, Peralta S. Separation difficulty in amblyopia. *Am J Ophthalmol* 1963;56:922–925.

[42] Burian HM. The electroretinogram in strabismic amblyopia. *Doc Ophthalmol* 1967;23:332–344.

[43] Arden GB, Barnard WM, Muskin AS. Visually evoked responses in amblyopia. *Br J Ophthalmol* 1974;58:183192.

[44] Levi DM. Patterned and unpatterned visual evoked responses in strabismic and anisometropic amblyopia. *Am J Optom Physiol Opt* 1975;52:455–464.

[45] Wick B, Wingard M, Cotter S, et al. Anisometropic amblyopia. Is the patient ever too old to treat? *Optom Vis Sci* 1992;69:866–878.

[46] Flom MC. Issues in the clinical management of binocular anomalies. In: Rosenbloom AA, Morgan MW, eds. *Principles and practice of pediatric optometry*. Philadelphia: Lippincott–Raven, 1990:222.

[47] Wick B. Amblyopia a case report. *Am J Optom Arch Am Acad Optom* 1973;50:727–730.

[48] Schor C, Wick B. Rotating grating treatment of amblyopia with and without eccentric fixation. *J Am Optom Assoc* 1983;54:545–549.

[49] Garzia RP. Management of amblyopia in infants, toddlers, and preschool children. *Problems Optom* 1990;3:438–458.

[50] Sherman A. Treatment of amblyopia without full refractive correction or occlusion. *J Behav Optom* 1995;6:15–17.

17 안진

안진은 경험이 풍부한 검사자에게 조차 진단하기 어려운 상황을 제공할 수 있다. 유전적 및 발육적 이상뿐 아니라 나이에 관계없이 발생할 수 있는 진행중인 병리상태와 같은 여러 가지 병인학적 요인을 포함한다. 안진이 존재할 때 피검자가 흔히 상당한 정도로 불안한 상태를 경험하며 검사자의 지식과 경험 그리고 처치기술 등에 의존하여 상태가 호전되기를 기대한다. 안진을 적절하게 처치하기 위해서는 관련된 특징을 설명하고, 상태를 구분하며, 가능한 원인 및 연관성을 구분하고, 적절한 처치를 결정하고 시행해야 한다.

이 장에서는 임상실무에서 볼 수 있는 여러 가지 일반적인 유형의 안진에 대한 검사법, 정밀진단 및 처치법을 다루었다. 일반적으로 안진은 독립적으로 분리된 속성을 갖는 질환이 아니기 때문에, 근원이 되는 이상상태를 결정하는 방법과 진단이 중요하다. 많은 예에서, 검사자가 주로 고려하는 사항은 근원이 되는 상태를 구분하고 이를 처치하기 위한 접근방법을 제공하려는 것이다. 안진의 처치가 필요하다고 제시될 때, 진동상태를 없애고 증상을 제거시키기 위한 치료법이 계획된다. 대부분 기능적(및 간혹 미용적)으로 개선된 상태를 얻을 수 있다.

실제로 안진을 갖는 모든 사람은 주의깊게 진단을 실시한 후 적극적인 처치를 시행해야 한다. 이들을 치료하지 않고 단순히 추이를 지켜보는 것은 올바르지 않다. 연속적인 처치법 즉, 1) 안경이나 콘택트렌즈로 굴절이상을 교정하고, 2) 융합을 개선시키고 폭주를 유발시키며 머리가 돌아가는 것을 제거하기 위한 프리즘처방, 3) 융합능력을 개선시키고 주시안정성을 강화시키기 위한 시기능훈련, 4) 수술 및 5) 특정 경우에 약물의 처치 등을 적용하여, 시력, 안구운동의 조절상태, 외형 및 시각적 편안함을 개선시킬 수 있다.

병인 및 발병률

정의/병인

안진(단안이나 양안의 무의식적인 진동상태)은 구심성 시로병변이나 안구운동 조정이상을 나타내는 징후를 보일 수 있다[1]. 안진은 주시상태를 안정적으로 유지시키는 기전이 비정상적인 것으로 고려할 수 있다[2]. 따라보기, 시선이동(optokinetic) 및 전정과 관련된 신경계는 망막에 상이 고정된 상태를 유지하도록 작용한다[3]. 이러한 신경계의 불균형 상태를 발생시키는 병변이 안진을 유발시켜서 눈이 타게트로부터 벗어나 표류하고 다시 주시하기 위해 홱보기를 하도록 만든다. 이처럼 지속적인 표류 및 다시 주시하기 위한 홱보기가 안진을 초래한다.

안진의 외형은 당사자 및 가족에게 상당한 고민을 가져다준다. 안진이 존재하면 보통 심각한 시각적 기능이상이나 대뇌 손상이 있다는 징후로 해석된다. 안진은 정밀진단, 긴밀한 의사소통 및 처치에 있어서 검사자의 기술이 요구된다.

발병률

안진은 5,000명이나 10,000명 가운데 1명꼴로 발생한다[4]. 그러나 특정한 눈이나 전신 건강에 문제가 있는 사람에서 발병률이 더 높다. 예를 들어 백색증(albinism)을 가진 사람의 대다수가 안진을 갖고 있으며[5], 대뇌 마비자의 13% 정도가 안진을 갖는다[6]. 또한 시각적으로 장애가 있는 학령기 아동의 13~15% 정도가 안진을 갖는다[7].

안진의 특징

자세한 관찰과 과거력을 포괄적으로 분석하여 안진의 유형과 원인을 결정할 수 있는 충분한 정보를 얻을 수 있다. 안진을 정확하게 평가하기 위해서는 자세에 미치는 영향, 진동의

표 17.1. *안진의 임상적 특징*

관찰사항	자세, 머리 위치(얼굴을 돌리거나 머리를 기울이는지)
안진	
폭	작다(< 2°), 중간(2~9°), 크다(> 10°)
방향	수평, 수직, 회선 또는 혼합상태
주기	느림(< 0.5 Hz), 중간(0.5~2 Hz), 빠름(> 2 Hz)
유형	경련(jerk), 진자운동(pendular) 또는 혼합
공액성	양안이 같은 방향으로 움직이는지, 비공액성(disconjugate)은 양안이 별도로 움직임
항시성	항상, 가끔 또는 주기적으로 존재하는지
대칭성	대칭성, 비대칭성 또는 단안성
주시방향변화	특정 주시방향에서는 0, 폭주할 때 안진의 변화 여부
잠복성	한쪽 눈을 가리면 안진이 증가하거나 변화하는지 여부

유형과 방향, 진동의 폭과 주기, 두 눈 사이 움직임의 대칭여부, 항상 나타나는지, 잠복성분이 있는지 그리고 모든 주시방향과 폭주할 때 움직임 등을 관찰해야 한다(표 17.1).

사시를 검사할 때처럼 처음에 피검자의 신체 자세, 머리 위치 및 얼굴의 특징 등에 관하여 전반적으로 관찰하는 것이 중요하다. 이러한 상태는 제 1안위에서 3가지 주시거리에 대하여 시각적으로 관찰할 수 있다: (a) 원거리 주시상태(4~6 m), (b) 근거리 주시상태(50~100 cm에서 일상적인 사회활동을 하는 상태를 모방) 및 (c) 선호하는 독서거리. 머리의 위치를 선호하는 상태로 유지하도록 하고 똑같은 내용을 반복해서 관찰해야 한다.

이러한 관찰이 중요한 이유는 검사조건뿐 아니라 피검자의 실제 일상생활에서 시각능력을 측정할 수 있기 때문이다. 몇 가지 유형의 안진에서 나타나는 진동이 특정 주시방향에서 감소하기 때문에, 많은 피검자가 습관적으로 머리를 기울이거나 얼굴을 돌린다. 안진과 기타 미관상 결함상태(예를 들어, 얼굴의 좌우 비대칭상태, 안검하수 또는 사시 등)에서 외모가 피검자나 부모에게 가장 큰 관심거리일 수 있다. 외모와 기능적인 고려사항에 영향을 주는 것에 덧붙여, 세밀하게 관찰하여 안진의 원인과 관련된 진단을 위한 정보를 얻을 수 있다.

안진의 특징은 세극등, 고도 플러스렌즈, 펜라이트나 검안경을 사용하여 확대된 상태에서 관찰해야 한다. 세극등을 사용하여 2세 이상의 어린아이를 관찰할 수 있다. 옆에서 보조자가 소리나 장난감을 이용하여 어린아이의 주의를 유도할 수 있다.

진단과 관련된 주된 특징은 진동의 유형과 방향이다. 안진성 안구운동은 전형적으로 두 가지 큰 부류(경련성과 진자운동성)로 구분된다.

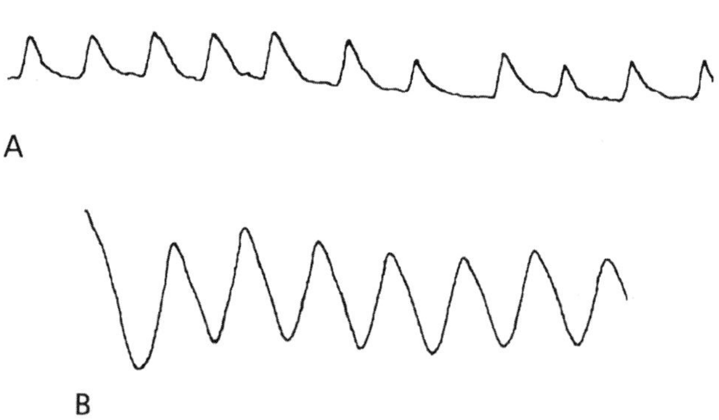

그림 17.1. A: 안구운동의 추적 결과가 경련성 안진(jerk nystagmus)을 나타낸다. 빠른 위상(홱보기)이 그림에서 위쪽을 향한 다음 타게트로부터 멀어지도록 표류한다. **B:** 진자운동성 안진(pendular nystagmus)을 보여주는 안구운동 추적 결과. 양쪽 움직임 사이의 전이대가 아주 매끄럽고 양쪽 방향에서 움직이는 속도가 거의 같다.

1. 경련성 움직임은 빠른 성분과 느린 성분을 갖는다(그림 17.1A). 타게트가 중심와를 지날 때 짧은 기간에 걸쳐 안구움직임이 상대적으로 느려졌다가 속도가 증가하는 중심와일치(foveation)라고 하는 휴지기가 있다. 특정 시점에서 눈을 타게트로 되돌리는 빠른 보정성 홱보기가 일어난다. 중심와일치 기간이 충분한 시간 지속되고(대략 60 ms) 정확하다면 시력이 크게 저하되지 않을 것이다[8]. 치료가 도움이 될 수 있는지 정밀 감별하기 위해 중심와일치의 지속기간과 정확도를 측정해야 한다. 중심와일치가 부정확하고 지속기간이 짧으면 시기능 훈련 프로그램을 통해 시력이 만족스럽게 증가될 가능성이 높다.

2. 진자운동성 안진은 양쪽 방향에서 속도가 거의 같은 동요성(to-and-fro) 안구움직임을 나타낸다(그림 17.1B). 진자운동성 파형은 사인파(전이대가 매끄러움)나 삼각형(갑작스런 방향의 변동)을 이룰 수 있다.

가끔 주시방향이나 시간에 따라 파형(및 파형의 방향)이 경련성과 진자운동성 사이에서 바뀔 수 있으며, 유아 안진에서 더욱 빈번하게 발생한다. 가끔 경련성과 진자운동성 움직임이 중복된 상태를 보이기도 한다. 또한 파형의 빠른 위상의 방향이 시간에 따라 바뀌는 사람도 있다(주기성 교대안진 ; periodic alternating anystagmus). 그림 17.2는 안구움직임을 확대 상태에서 조사하지 않거나 안구위치 탐지기로 평가하지 않는 경우 쉽게 놓칠 수 있는 여러 가지 변형된 안구움직임을 보여준다.

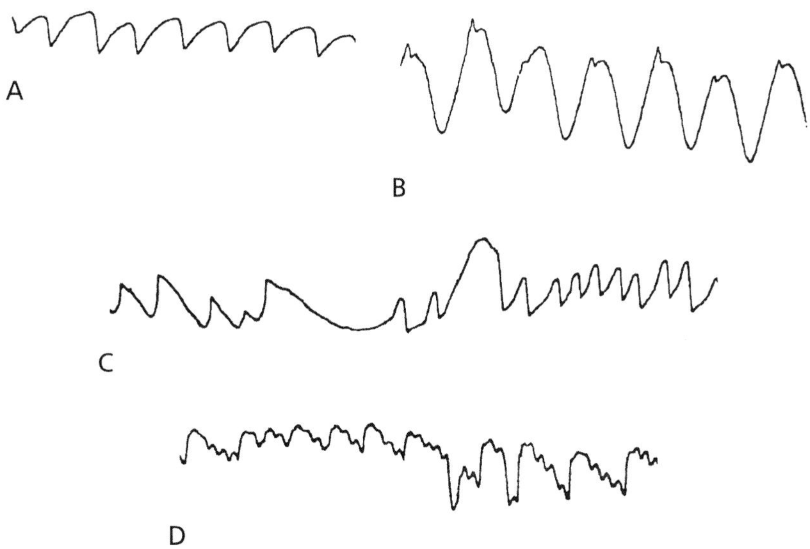

그림 17.2. **A:** 경련성 안진을 보여주는 안구운동 궤적. 궤적에서 평평한 부위는 중심와일치 기간이 상대적으로 긴 상태를 나타낸다. **B:** 진자운동성 안진을 보여주는 안구운동 궤적. 파형의 상단에서 중심와일치를 보이는 동안 홱보기를 나타낸다. **C:** 경련성 안진이 주기적으로 바뀌는 상태를 보여준다. 궤적의 중앙에서 안진의 방향이 바뀐다. **D:** 진자운동성 및 경련성 안진이 중첩된다.

안진은 눈이 한 방향이나 두 방향 또는 세 방향으로 움직일 수 있기 때문에 수평축(x), 수직축(y) 및 회전축(z)을 기준으로 나타낸다. 경련성 안진은 움직임의 유형 이외에 빠른 움직임이 나타나는 방향(좌, 우, 상, 하)으로 구분된다(예, 경련성 우측 안진). 빠른 위상의 방향을 기초로 경련성 안진을 설명하면 오해할 수 있는데, 그 이유는 안진의 느린 위상이 보통 잠재하고 있는 비정상적인 상태를 반영하기 때문이다. 위치를 유지하는(주시) 시스템의 신경학적 불균형 상태로 인하여 눈이 타게트로부터 표류하며, 안진의 빠른 위상은 중심와를 타게트로 되돌리는 보정성 핵보기 운동이다[9].

안진의 진폭과 주파수가 진단과 관계되는 부가적인 특징이다. 진폭은 밀리미터 자나 안진의 유형을 평가하는데 사용되는 확대경의 격자눈금을 이용하여 측정할 수 있다. 피검자가 6 m 거리에 있는 타게트를 주시할 때, 시력이 더 좋은 눈(움직임이 공액성이라면 임의의 눈)에 자를 갖다 대고 전반적인 왕복운동을 측정한다. 각막면에서 1 mm 움직임은 대략 22△(시각 12°)에 해당한다[10]. 따라서 움직임이 2 mm였다면, 눈이 대략 24° 움직인 상태이다.

1 Hz(초당 1회)는 파형이 1초에 한번 회전함을 의미한다. 주파수가 2 Hz 이상이면 빠르며, 1 Hz 이하는 느린 위상으로 간주한다. 2Hz보다 느린 경우 스톱워치로 시간을 재면서 진동수를 센다. 더욱 빠른 주기는 세극등의 낮은 배율로 측정할 수 있다.

일상적으로 조사해야 하는 안진의 부가적인 특징은 다른 주시방향에서 변동되거나 가렸을 때 변화가 있는지 여부이다. 피검자는 흔히 좌측이나 우측으로부터 주시상태를 변화시킬 때 안진의 파형이 변하는 상태(진자운동성이 경련성으로)를 보인다. 이러한 사람은 습관적으로 머리를 돌리거나 기울이며 특정 주시위치를 선호한다. 안진의 진폭은 폭주할 때 감소하며, 폭주근점을 측정하는 동안 안구움직임을 관찰해야 한다. 안진을 갖는 많은 사람이 한쪽 눈을 가렸을 때 안진이 나타나는 잠복성분을 갖고 있다. 잠복성 안진(latent nystagmus)에서 안진의 빠른 위상이 가려지지 않은 눈을 향하며, 진폭과 주기가 증가하는 경우가 흔하다. 잠복성 성분은 주로 후천성이라기 보다는 선천적인 상태를 의미하며, 양안시 상태를 복원시키거나 강화시키기 위한 처치법이 안진을 감소시키고 시력을 개선시킨다.

일부는 두 눈 사이에서 공액성, 일치성 및 대칭성이 편차를 보이는 안진을 갖고 있다. 이러한 상태를 평가하려면 지속적인 관찰이 필요하다. 예를 들어, spasmus nutans는 불규칙적으로 시작했다가 멈추는 것처럼 보이는 상태가 항상 또는 간헐성이 될 수 있다[11]. 한쪽 눈이 다른쪽 눈보다 더 많이 발생하며 의도적으로 주시하는 동안에만 나타날 수도 있다. 빠른 진자운동성 안진은 전형적으로 공액성이지만 양쪽 눈의 진폭이 다를 수 있다. 가끔 한쪽 눈에서만 spasmus nutans가 발생하는 것처럼 보이는 사람도 있다. 움직임이 없는 눈을 자세하게 살펴보면 공액성 움직임을 관찰할 수 있다.

임상적 평가

안진을 평가하는데 사용되는 대다수의 장치와 방법이 임상적인 시력검사에서 많이 사용된다. 그러나 임상적으로 타당한 정보를 얻기 위해서는 이러한 방법을 수정해야 한다. 안진을 임상적으로 처치하기 위해서는 일상적으로 사용되는 임상적인 평가법의 수정 시기와 방법을 숙지해야 한다.

피검자의 내력

발생 시기, 연관된 상태 및 증상

안진을 평가할 때 여러 가지 부가적인 질문을 통해 일반적인 내력을 세밀히 조사해야 한다. 질문 내용은 발생 시기(즉, 출생 시, 생후 6개월 이전 또는 특정 시기) 및 발생시기와 질환, 약물이나 의학적 처치, 대사성질환 또는 외상의 관련 여부에 대한 사항을 포함한다. 이러한 질문에 대한 답변이 가끔 분명하게 드러나지 않는 안진의 원인을 파악하는데 도움을 줄 수 있다. 피검자나 부모가 안진의 주기, 진폭, 주시위치 또는 시간에 따른 특성이 변동되는 상태를 관찰하였는지 여부도 확인해야 한다. 특히 시력, 시각적 불편함, 시력이 주기적으로 흐려지는지 등과 관련된 증상을 평가해야 한다. 시력이 크게 저하된 경우를 제외하고, 선천성 안진을 갖는 어린이가 시각적인 증상으로 불편을 느끼는 경우는 드물다.

신경학적 및 발육적 요인

신경학적 및 발육적 요인에 관한 일반적인 질문사항이 안진의 특징을 파악하기 위한 질문에 추가되어야 한다. 졸림, 국부 통증, 감각마비, 균형감 불량, 귀울림, 발작, 비협응성 움직임과 불규칙적인 보행, 쇠약상태 또는 기타 최근에 발생한 비정상적인 증상 등을 포함하는 일반적인 신경학적 징후나 증상이 있는지 조사한다. 7, 8세 정도의 대다수 어린이는 정확하게 답할 수 있다. 학령기 어린이는 Denver Developmental Test를 통해 언어인지능력, 사회발달상태 및 전반적이고 미세한 운동 협응성/지각 능력 등을 포함한 발육상태를 평가할 수 있다.

유전적 요인

안진의 여러 가지 운동성 및 감각성 원인은 유전성이다[12]. 유전 가능성을 결정하기 위해서는 안진과 기타 시각장애에 관하여 적어도 3대에 걸쳐 가족의 내력을 조사해야 한다. 이러한 정보가 유전적 장애의 유형을 결정하는데 도움을 줄 것이다. 가족의 유전성향이 명백하다면 유전전문가의 상담을 의뢰하는 것이 처치의 중요한 부분이다.

굴절이상

임상경험에 의하면 안진을 갖는 사람에서 상당한 정도의 굴절이상 발생빈도가 더 높다고 생각되지는 않는다. 그러나 대다수의 경우 검사결과로부터 그렇지 않다고 나타나기 전까지는 상당한 정도의 굴절이상이 존재한다고 가정하는 것이 타당하다. 감각이상에 의한 안진을 갖는 사람은 상당한 정도의 굴절이상을 교정하면 안구운동의 조절능력과 양안융합 상태가 크게 개선되기도 한다.

안진을 갖는 사람의 굴절이상을 측정하기 위해서는 경험이 필요하다. 가장 효과적인 방법은 보통 1% 사이클로펜토래이트를 이용한 조절마비하 검영법이다. 안구가 최대로 안정상태를 보이는 주시위치를 유지하도록 하여 검영법의 정확도를 높일 수 있다. 대다수가 머리를 자동적으로 움직여서 안구움직임이 안정적인 위치(null position)를 유지하지만, 부모나 보조자가 피검자의 머리를 적절한 위치로 유지시켜야 하는 경우도 있다. 시험렌즈나 판부렌즈를 사용하여 광축을 따라 굴절이상도를 직접 측정하고 두 눈을 신속하게 비교할 수 있다. 난시도를 결정하기 어려운 경우가 있다. 피검자의 눈이 안진을 최소화시키는 위치를 유지하도록 하고, 플래시드환이나 조명된 각막경을 사용하여 각막난시를 확인하거나 각막표면이 광학적으로 뷸규칙적인 상태를 발견할 수 있다. 다음에 방문하였을 때 굴절상태를 다시 평가하는 것이 바람직하다.

시력

안진을 갖는 사람의 시력은 거의 정상으로부터 아주 저하된 상태까지 다양하며, 그 정도는 병인이나 안진과 관련된 눈의 상태 그리고 파형에 따라 다르다. 운동 협응성 장애로 인한 안진은 보통 백색증, 무홍채증 또는 선천성 백내장 등과 같이 감각적 상태의 2차성으로 인한 안진보다 장애가 덜 심한 편이다. 실제로 운동성이 원인인 안진은 시력이 정상이거나 거의 정상에 가깝다. 이러한 사람에서 안진은 시력이 심하게 저하되지 않고 단지 외형적으로만 문제가 될 수 있다. 감각상태의 저하가 심하지 않은 성인의 시력은 전형적으로 20/80 보다 나쁘지 않다.

시표를 읽을 수 있는 사람의 시력검사는 표준적인 방법으로 실시할 수 있다. 어린이는 스넬렌 시력표를 이용하는 것보다 선이나 하나의 문자시표를 이용하여 시력을 측정하는 것이 더 신뢰할 수 있다. 시력이 낮을 때 Bailey Lovie 시력표나 저시력 검사용 시력표가 필요할 수 있다(그림 17.3). 원거리(6 m)와 근거리(40 cm)에서 단안시력을 측정한 다음 양안시 상태에서 시력을 측정한다. 원거리와 근거리에서 검사할 때 피검자에게 머리 위치를 편안한 상태로 유지하도록 한다.

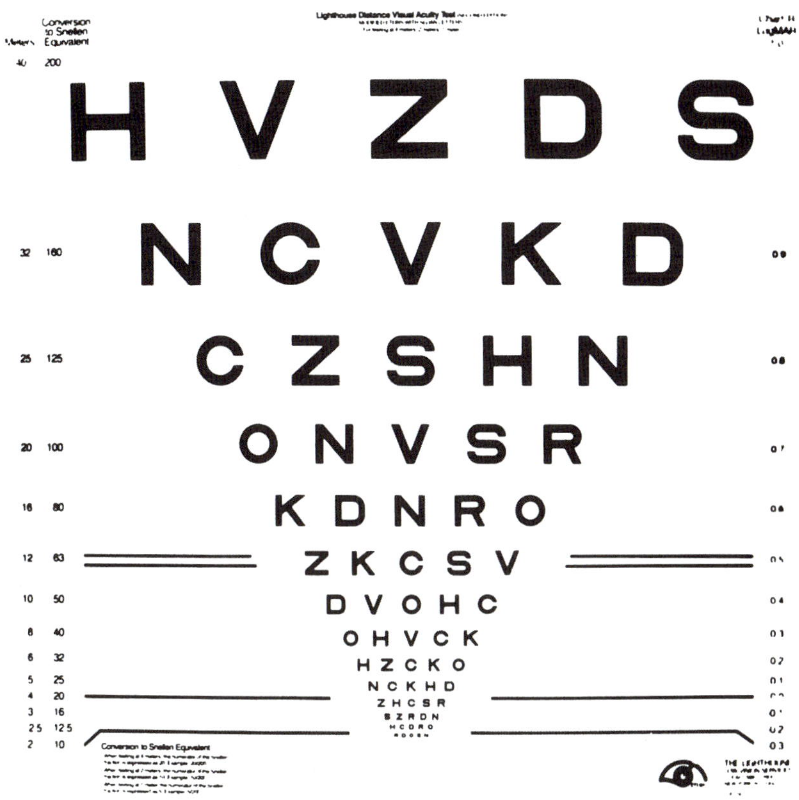

그림 17.3. Bailey Lovie 시력표는 로그값이 일정한 간격으로 시표가 배열되어 있다. 각 줄은 똑같은 간격으로 동일한 숫자의 시표를 갖기 때문에, 안진이나 약시를 갖는 사람의 시력을 측정하는데 이상적이다.

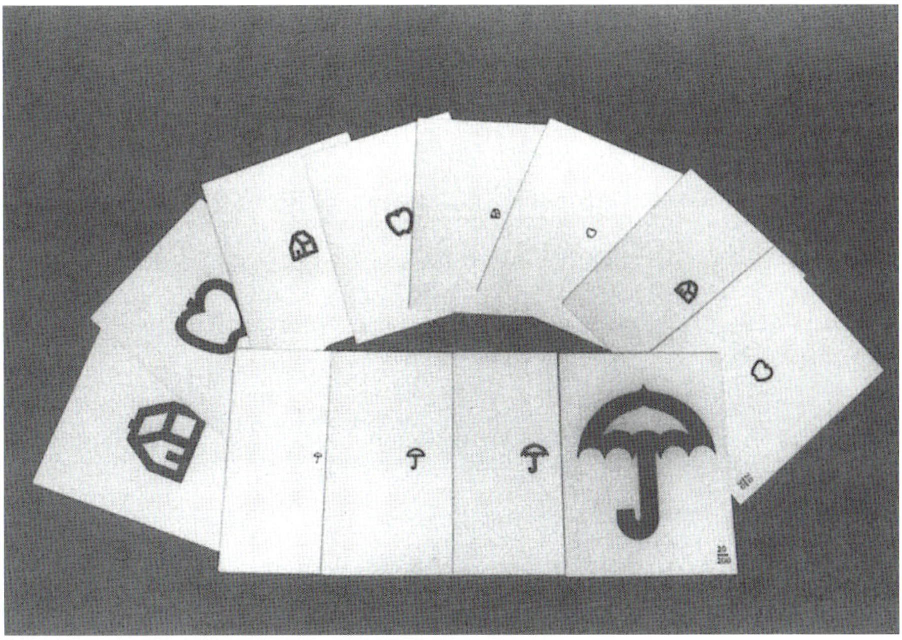

그림 17.4. 가끔 미취학 어린이는 스넬렌 시력표로 시력을 측정할 때 정확하게 반응하지 못할 수 있다. 이러한 경우 휴대형 시력표로 대체하여 시력을 측정할 수 있다.

미취학 어린이는 휴대형 그림시표로 시력을 측정할 수 있으며(그림 17.4), 2세 이하의 어린이라면 임상적으로 시력을 정확하게 측정하지 못할 수 있다. 그러나 각 눈의 시각적 반응 및 손과 눈의 반응을 비교하여 시력을 평가할 수 있다. 예를 들어, 유아가 특정 눈이 가려지는 것을 싫어한다면, 약시나 기타 단안의 시력장애가 의심된다. 이와 같이 시력 장애가 의심되는 경우, 시유발전위(VEP)에 의한 시력측정을 고려해야 한다.

안진을 갖는 사람에서 흔히 단안의 시력 차이가 발견된다. 약시(기능적으로 한쪽 눈의 시력이 저하된 경우)와 잠복성 안진(가렸을 때 진폭이 증가하는 안진) 사이에서 임상적인 감별이 필요하다. 고도 난시, 부등시 또는 사시가 있고 약시가 의심된다면, 시력의 역치를 비교하는 것이 약시를 감별 진단하는데 도움이 된다. 밀집현상 막대가 있는 시표는 약시안에서 시력의 역치를 더 저하시키는 경향이 있기 때문에, 이 시표를 사용하는 것이 유용할 것이다[13].

잠복성 안진(latent nystagmus)은 한쪽 눈을 가렸을 때 가려지지 않은 눈을 향해 빠른 위상이 나타나는 경련성 안진이 증가하는 특징을 갖는다. 가림으로 인해 안진이 증가하면, 가려지지 않은 눈의 시력을 측정하는 동안 Vectographic 성인용 슬라이드시표나 플러스 렌즈를 사용하여 한쪽 눈을 흐린 상태로 만드는 방법과 같이 눈의 주시상태를 분리시키지 않는 방법을 사용하여 시력을 평가한다. 양안시 상태를 완전히 분리시키지 않고 눈을 흐리게 만드는데 충분한 플러스 렌즈(보통 +2.00 ~ +5.00D 사이)를 사용하여 잠복성 안진이 현성으로 나타나지 않도록 한다.

양안시 및 안구운동성

눈이 끊임없이 움직이는 사람은 양안시 상태를 평가하는 것이 어렵다. 그러나 잠복성 또는 현성 안진을 갖는 사람은 감각성 및 운동성 융합이 안진을 안정화시키기 때문에 양안시 상태를 평가하는 것이 중요하다.

예비검사

예비검사는 일반적인 방법으로 실시한다. 피검자에게 9가지의 진단을 위한 주시방향으로 펜라이트를 따라 보도록 하고 안진성 움직임의 유형, 주기 및 진폭을 평가할 수 있다. 작은 문자시표나 그림 또는 장난감이 더 좋은 조절자극을 제공하지만 펜라이트를 사용하여 전반적인 폭주 능력을 평가할 수 있다. 희미한 실내조명에서 동공반응을 조사할 때 직접성, 공감성 및 조절성 반사가 나타날 수 있으며, 빛을 좌우로 번갈아 가면서 비추는 검사(swing light test)를 실시하여 구심성 동공이상이 존재하는지 발견할 수 있다.

운동성 정렬

사시각이 20~25△ 이상이면 외관상 확인할 수 있으며, 다른 주시방향에서 편위각이 달라지는지 직접 관찰하여 일치성 여부를 결정할 수 있다. 눈이 끊임없이 움직이므로, 사시각이나 사위각이 작을 때에는 단안가림법이나 교대가림법으로 관찰하면 정확하게 확인하지 못할 수 있다. Bruckner법을 사용하여 안구 정렬상태를 직접 비교할 수 있다. 이 방법은 50 cm 거리에서 검안경으로 양안을 동시에 비추고 반사광을 관찰한다[14]. 가능하다면 제1안위와 진동이 최소 상태가 되는 주시방향에서 관찰해야 한다. 피검자가 불빛을 주시하는 동안 검사자는 적색 동공반사 내부에 있는 각막반사점을 관찰한다. 각막반사점이 동일한 위치에 있고 적색반사 내부에서 대칭성 움직임을 보이면 양안이 정렬된 상태를 나타낸다. 사시나 미교정 굴절이상은 적색반사의 밝기가 동일하지 않을 수 있으며, Hirschberg 검사처럼 각막반사점이 대칭적으로 놓이지 않는다면 눈 사이에서 1 mm 차이가 사시각 22△를 나타낸다[10]. 편위각을 대략적으로 측정하려면 프리즘을 한쪽 눈앞에 가입시켜 각막반사점의 움직임이 대칭상태가 되도록 만든다(Krimsky법)[15].

안진이 존재하는지 관찰할 때 신뢰도가 낮지만 제 1안위와 움직임이 0인 위치(null position)에서 각각 가림검사를 실시해야 한다. 전형적으로 표준 가림판이 사용되며, 일상적인 방법으로 단안가림검사와 교대가림검사를 실시한다. 그러나 차폐했을 때 잠복성 성분과 안진이 증가한다면, +5.00D 정도의 시험용 플러스 렌즈로 가림판을 대체할 수 있다. 플러스 렌즈로 가리면 시력이 저하되어 양안이 교대로 주시하도록 만들 수 있지만 안진의 세기를 증가시키는 경우는 드물다.

조절상태의 평가

안진이 있는 사람은 흔히 시력이 저하되면 흐린 상태를 해석하기가 더욱 어려워지기 때문에 조절상태를 자각적으로 평가하기가 어려울 수 있다. 그러나 단안평가검영법(MEM)을 사용하여 조절기능을 타각적으로 평가할 수 있다[16]. 조절반응의 정확도는 검사를 받는 눈앞에 플러스 렌즈를 짧게 가입시켜 반사빔의 움직임을 중화시키는 렌즈를 결정할 수 있다. 독서거리에서 관찰된 조절반응은 보통 빠른 동행을 보이며, 이 상태는 약간의 조절랙을 의미한다. 빠른 동행이 느린 동행으로 갑작스럽게 변화될 때까지 타게트를 가깝게 이동시켜서 조절력을 측정할 수 있다. 시력이 저하되었을 때 흔히 조절기능이 저하되지만, 두 눈 사이의 MEM 검사값이 크게 차이나면 제 3신경의 병변이 의심될 수 있다. 눈의 움직임과 부주의로 타각적 측정값의 정확도가 저하될 수 있으므로 정확한 진단을 위해서는 문제가 있는 것으로 나타나는 반응을 반복적으로 관찰할 필요가 있다.

감각상태의 검사

안진을 갖는 피검자를 평가할 때 입체시와 억제 검사가 아주 중요하다. 입체시가 적어도 100초각 정도일 때에는 사위가 존재할 수 있기 때문에 입체시 검사가 필요하다[17]. 억제 검사 역시 종종 시기능훈련 프로그램이 필요한지 여부를 나타낼 수 있다. 일반적으로 근거리에서 Worth 4점 검사나 Mallett 검사로 억제가 발견되는 사위자는 억제를 없애기 위한 처치를 실시해야 한다. 잠복성 및 현성 잠복성 안진(manifest latent nystagmus)을 갖는 사람은 시기능훈련을 실시하여 억제가 감소하면 시력이 증가하고 안진이 안정상태로 될 수 있다.

눈 및 전신 건강상태

눈의 건강상태

눈에 대한 일반적인 건강상태는 일상적인 방법으로 검사한다.

세극등검사

대다수의 피검자가 세극등 검사에 협조할 수 있다. 너무 어린 아이라면 플러스 렌즈를 사용하는 직상검안경으로 대체시키거나 휴대형 세극등을 사용할 수 있다.

검안경검사

후극부와 망막 주변부를 조사하기 위해서는 산동상태에서 직상 및 도상 검안경 검사가 필요하다. 충분히 산동되었더라도 안진과 관련된 움직임이 너무 큰 경우 세밀하게 평가하기가 곤란할 수 있다. 피검자가 0위치(null point)로 주시를 유지할 수 있다면 안저를 성공적으로 검사할 수 있다. 0위치에서 평가가 만족스럽지 못하면 안저 사진을 촬영하여 세밀하게 관찰할 수 있다.

안압측정

비접촉식 안압계로 안압을 측정할 수 있다면 좋은 결과를 얻을 수 있다. 피검자가 마취상태에 있지 않으면 압평안압계나 함입안압계로 안압을 측정할 때 안진에서 안구가 움직이기 때문에 좋은 결과를 얻을 수 없다. 경험이 많은 검사자라면 촉진으로 안압을 대략적으로 평가할 수 있다.

시야검사

안진에서 주시상태가 자주 변하기 때문에 일반적으로 시야검사를 실시하기가 곤란하다. 타게트를 주변부에서 다양한 각도로부터 접근시키는 단안 대면법에 의한 주변시야 측정이 전반적으로 시야결함이 있는지 여부를 선별적으로 검사하는데 적합하다. 주시상태가 변동되기 때문에 결과를 해석하는데 한계가 있다는 점을 인식하는 조건에서 자동시야계를 사용할 수 있다.

안구운동계 검사

안진은 중심와주시를 유지하는 하나나 그 이상의 시스템이 불균형 상태이거나 장애로 인해 발생하기 때문에 시선이동(optokinetic) 및 전정 신경계를 조사해야 한다.

시선이동 안진(Optokinetic Nystagmus)

안진 평가의 일부분으로 시선이동 안진이 기능성인지 여부를 파악하는 것이 중요하다. 실제 시선이동 안진은 자아회전(self-rotation)이나 자아운동(self-movement) 감각에 의해 발생하며, 시선이동 안진의 정밀한 검사법은 시야를 채우는 움직이는 자극이 필요하다. 따라보기 시스템을 검사하는 휴대형 드럼이나 테이프를 사용하면 이러한 자극을 얻을 수가 없으며, 피검자가 커다란 시선이동 안진을 유발하는 회전 드럼의 안쪽에 앉아야 한다. 시선이동 안진의 원래 상태를 조사하기 위해 드럼이 안진의 방향과 반대 방향으로 회전된다. 따라서 수평 안진이 있다면 드럼을 수직방향으로 느리게 회전시켜야 한다. 시선이동 안진의 반응이 저하되면 해당 시스템을 포함하는 병변이 있음을 의미한다.

전정계(vestibular system)

시각계는 망막의 처리과정이 상대적으로 느리므로(70 ms 정도) 한계가 있기 때문에, 머리가 움직일 때 망막에 상이 안정된 상태를 유지하도록 신속하게 작용할 수 없다. 전정눈반사

(VOR, vestibulo-ocular reflex)는 미로관(labyrinthine semicircular canal)에 있는 움직임 감지기에 의해 좌우되고 10 ms의 잠복기를 가지며 머리가 움직이는 동안 선명한 시각을 유지하려고 주시상태를 안정화시킨다[18]. 전정 안진은 주시 타게트가 제거될 때 상태가 악화되므로, 피검자가 눈을 떴을 때 관찰한 다음 눈을 감았을 때 안검의 움직임을 관찰해야 한다. 눈을 감았을 때 경련성 안진의 진폭이 더욱 증가한다면 전정안진이 의심된다. 전정 안진을 증가시키기 위해 머리를 좌우로 흔들도록 할 수 있다. 머리를 10초 동안 강하게 흔들도록 한 후 확대된 상태에서 안진이 증가하는지 관찰한다. 머리를 흔들도록 하는 검사는 수평 및 수직 방향에서 반복해야 한다.

전정눈반사 기능의 평가는 (a) 동적 불균형 상태를 발견하기 위한 칼로리 검사(caloric test)와, (b) 칼로리 검사보다 일반적으로 더 정확하고 신뢰할만한 결과를 주는 회전성 검사(rotational test)를 포함한다[18]. 칼로리 검사는 일부 대상의 경우 메스꺼운 상태가 발생할 수 있으며, 피검자의 머리를 60° 상전시킨 상태에서 실시한다. 한쪽 귀에 물을 천천히 붓고 머리를 한쪽으로 돌리도록 한 다음 안진이 유발되었을 때 빠른 위상을 보이는 방향을 관찰한다. 차가운 물로 오른쪽 귀를 자극하면 유발된 안진의 빠른 위상이 좌측을 향해 움직이지만, 똑같은 귀에 따뜻한 물로 자극하면 빠른 위상이 우측을 향해 움직인다(차가운 물은 반대방향, 따뜻한 물은 같은 방향). 두 눈 사이에서 차이가 관찰되면 전정 경로의 병변이 의심된다.

안구 움직임의 평가

가능하다면 적외선이나 비디오를 활용한 안구움직임 감시장치를 사용하여 안구움직임의 유형을 평가해야 한다. 이 검사가 대다수의 검사자에 의해 일상적으로 시행되지는 않지만 진단과 처치 목적으로 아주 유용하다. 평가 항목은 파형의 유형, 중심와일치의 정확도와 유지시간의 길이 및 안진의 속도 등이다. 그림 17.2는 안진의 몇 가지 중요한 특징에 대하여 안구 위치를 기록한 것이다.

특수 검사

선천성 안진을 진단하는데 컴퓨터 단층촬영(CT)과 자기공명영상법(MRI)이 일상적으로 실시되지는 않는다. 이러한 검사는 뇌간과 소뇌 및 피질부에 활성 병변이 존재할 수 있는 후천성 안진을 진단하기 위해 사용되어야 한다.

정밀 감별

검사를 마치고 안진의 특징과 연관된 상태가 나타나면 적절한 처치를 할 수 있도록 적절한 진단을 내려야 한다. 이 절에서는 임상 실무에서 접할 수 있는 안진의 일반적인 유형을 살펴보겠다. 표 17.2는 임상적 관찰사항을 요약한 것이다.

유아기 안진

출생 시나 출생 후 바로 존재하는 안진을 유아기 안진이라 한다. 유아기 안진은 여성보다 남성의 발병률이 두 배 정도 더 높다[21]. 이처럼 흔한 유형의 안진이 일정하지 않게 나타나지만 임상적인 특성을 갖고 있다(표 17.2). 안진으로 인해 사시를 발견하는 것이 어려울 수 있으며, 사시의 발생빈도는 40~50% 정도로 추정되며 결과적으로 실제보다 낮게 추정될 수 있다[22]. 대부분의 시간에 걸쳐 안진과 사시가 잠재적인 전신계통이나 시각적인 결함상태의 일부분이 될 수 있지만, 사시의 병인이 안진과 무관할 수 있다.

유아 안진의 신경병리는 잘 알려지지 않지만 병인은 크게 구심성이나 원심성으로 분류된다. 모든 유아 안진의 40% 정도를 차지하는 구심성 안진은 양호하지 못한 시력과 연관되며, 병인은 보통 임상적 검사에서 명백하게 나타난다. 전형적으로 시력이 저하되고 시력이 개선될 수 있는 예후는 중간 정도로 국한된다. 시력을 저하시키고 결과적으로 사시를 유발할 수 있는 눈이나 구심성 시로의 선천성 질환은 전색맹, 무홍채증, 백내장, 눈 백색증 및 시신경의 위축이나 발육부전(hypoplasia) 등을 포함한다. 유아 안진의 60% 정도는 안구운동계의 이상이 원인으로 여겨진다. 그러한 원심성 안진은 뇌간에 존재하는 따라보기 체계의 이상이나 병변이 원인일 수 있다[18]. 예를 들어 Lo[23]는 유아 안진의 50%에서 뇌간이 기형이라고 보고했다. CT 촬영과 MRI 검사로 좀 더 정확하게 확인할 수 있다. 많은 원심성 안진에서 병인은 특발성(특정 개인에서 발생하는)이다. 그러나 원심성 유아안진은 일반적으로 구심성 안진보다 시력이 더 양호하다. 또한 원심성 안진을 갖는 어린이의 시력은 발육과 함께 개선될 수 있다.

원심성 안진에서 시력은 안진의 파형에 따라 다양한 정도로 영향을 받는다. 시력이 좋은 경우 안구운동 감시장치를 사용하여 안진의 특성을 조사하면 중심와일치 기간이 오랫동안 지속되는 상태를 발견할 수 있다. 그림 17.5는 경련성 안진을 나타낸 것이며, 안구운동 상태를 기록하면 중심와일치가 양호한 시력을 갖도록 충분히 오랫동안 타게트에서 유지되는 상태가 발견된다. 따라서 일부 피검자는 안진이 외형적으로 보기 흉하지만 시력은 약간만 저하되는 상태를 경험한다. 이러한 대상은 시각적 활동이 심하게 저하되지 않겠지만 임상적

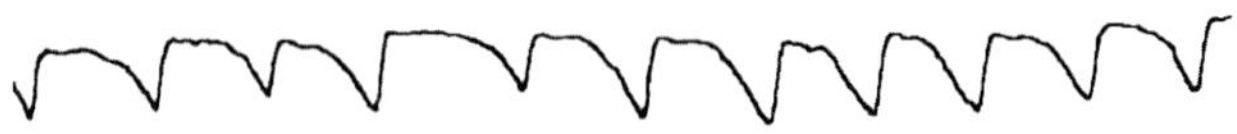

그림 17.5. 안구움직임의 추적도에서 위쪽의 평평한 부위는 중심와일치 기간이 아주 긴 상태를 나타낸다. 이러한 중심와일치(foveation)는 또한 정확하며, 매번 안구움직임에서 동일한 위치에 나타난다. 이 피검자의 시력은 20/25$^+$였으며, 주요 불편 사항은 경련성 안진이 외형적으로 눈에 띄는 것이었다.

인 처치로 눈의 상태를 더 양호하게 조절하도록 도움을 줄 수 있다. 또한 외모를 개선시키고 시력과 편안함 및 시각적 효율을 개선시킬 것이다.

유아 안진은 보통 공액성이며 수평방향이지만 가끔 수직방향이나 회선성 또는 이들이 결합된 상태의 파형을 보일 수도 있다. 안진이 수평방향일 때 상방주시나 하방주시를 하더라도 보통 수평방향을 유지한다. 가장 많은 진동 유형은 경련성이지만 진자진동형 및 무의식적이거나 주시할 때 파형이 다른 유형으로 변하는 경우도 흔히 볼 수 있다. 경련성 파형일 때 전형적으로 주시방향을 향해 빠른 위상이 발생한다[24].

흔히 특정 주시방향에서 진폭이 증가하며 안진을 감소시키기 위해 종종 얼굴을 돌리거나 머리를 기울인다. 안진이 나타나지 않는 주시 위치를 0 영역(null region)이라 한다. 모든 유형의 안진에서 종종 머리를 끄덕이거나 흔들지만 진폭과 주기가 다른 편이며 종종 눈이 안정된 상태로 된다. 적극적으로 주시하거나 주의를 기울이거나 또는 두려운 상태에서 안진이 증가할 수 있으며 폭주하거나 의도적으로 눈을 감으면 안진이 사라질 수 있다. 종종 눈이 항상 움직이는 상태를 보이지만 진동시(oscillopsia)인 경우는 드물다. 한쪽 눈을 가릴 때 일반적으로 안진의 잠복성 성분이 관찰된다. 처치의 목적은 중심와일치 능력을 증가시키고 안진의 진폭을 감소시키며 양안시 상태를 향상시키는 것이다.

잠복성 안진

잠복성 안진은 경우에 따라서 시각적인 상태와 무관하게 발생하기도 하지만, 흔히 사시(특히 선천성 내사시) 및 약시와 연관되는 선천적인 상태이다. 한쪽 눈을 가리면 공액성 경련성 안진(conjugate jerk nystagmus)이 유발된다(표 17.2). 덧붙여 선천성 안진의 잠복성 성분이 종종 발견되기도 한다. 잠복성 안진에서 나타나는 경련의 모습은 주시안을 향하는 방향에서 빠른 위상이 나타나는 특징이 있으며, 시선이 주시안의 귀쪽을 향할 때 진폭이 증가한다. 시력은 전형적으로 한쪽 눈을 가렸을 때보다 양쪽 눈을 떴을 때 더 좋다. 처치의 목적은 양안시력을 최대화시키고 억제를 최소화시키는 것이다.

표 17.2. *안진의 선택된 유형의 특징*

	유아성(선천성)	잠복성	생리성	전정성	임의성
진폭	변동적	변동적	작음	빠른 위상을 향한 주시방향에서 증가	작음, 2~3°
항상성	보통 간헐적으로 멈춤	한쪽 눈을 가리면 발생	가끔 발생, 피곤할 때 악화	중심성이면 항상 발생, 주변성이면 간헐성	가끔, 30초 정도
방향	보통 수평방향, 드물게 수직방향	수평방향, 빠른 위상이 코쪽을 향함	수평방향	종종 수평방향 또는 혼합상태, 주변성이라면 수직방향만 존재하지 않음	수평방향
주기	변동적	변동적	빠름	빠른 위상을 향한 주시방향에서 증가	아주 빠름, 40Hz 이상
주시방향	주변부에서 증가	가려진 눈을 향한 주시방향에서 감소	심한 수평주시(30° 이상)에서 발생		폭주시 발생
잠복성	보통	예	가끔	대뇌성이면 없거나 감소, 전정성이면 증가	없음
파형	진자진동성이나 경련성	경련성	경련성	경련성	톱니모양 홱보기
관련된 상태	내사시, 약시, 난시, 머리를 흔듦	내사시, 약시, 난시, 머리를 흔듦	없음	중심성이면 신경학적 징후, 주변성이면 난청이나 귀울림	없음, 학령기에서는 꾀병
병인	선천성	선천성	피로상태	전정핵이나 신경 손상	유전성 가능
증상	시력저하, 외모	한쪽 눈을 가릴 때 시력저하	수평방향 주시할 때 흐림	어지러움, 구역질	진동시(oscillopsia)
특이 사항	나이증가시 개선 가능; 처치가 도움이 됨	검사가 복잡함	증상이 없는 상태 유지	칼로리검사, 중심성의 발생빈도가 더 낮음	8% 정도의 눈은 속임수일 가능성

안진 방해 증후군(Nystagmus Blockage Syndrome)

안진방해 증후군은 기전이 충분히 밝혀지지 않았지만 더 늦게 내사시가 발달하는 사람에서 유아기 안진과 연관이 있다고 알려져 있다. 이들은 머리를 내전된 주시안 쪽으로 돌리며(즉, 주시안이 우안이라면 머리를 우측으로 돌림) 머리의 위치가 비정상적이다. 다른쪽 눈을 가리더라도 주시안이 내전된 상태를 유지한다. 주시안이 내전될 때 안진이 없거나 감소하며, 주시안을 제 1안위 쪽으로 움직이거나 외전이 증가할수록 안진이 증가한다. 외직근 마비와 비슷한 상태를 취할 수 있지만 외직근의 가성마비를 나타내는 외전을 보일 수 있다.

원인은 주시안을 내전상태로 붙들어 안진을 방해하는 내직근의 긴장과다가 증가(결과적으로 내사시가 초래되고 다른쪽 눈이 억제됨)된 것이라는 이론이 우세하다. 흔히 사시는 조절성이다. 안진방해증후군이 있을 때 안진과 내사시의 처치는 안진과 내사시를 별도로 처치하는 것보다 더 어려울 수 있다. 흔히 머리를 돌리는 상태와 사시를 보정하기 위해 수술치료가 추천된다.

생리적 안진(Physiologic Nystagmus)

일부 사람은 피곤할 때 과도한 수평주시 상태(및 가끔 수직 주시상태)에서 경련성 안진이 발생한다. 작은 진폭의 진동이 공액성으로 신속하게 발생하며 가끔 각 눈에서 동일하지 않다. 상태는 보통 간헐성이며 상태가 지속된다 하더라도 안진의 병리적 유형과 구분해야 한다. 임상적으로 대략적인 규칙은 미세한 공액성 경련성 안진이 30° 이상의 주시위치에서 나타나면 생리적인 것으로 간주한다. 수평방향을 주시할 때 시력이 흐리며 2차성으로 생리적 안진이 예외적으로 큰 사람은 주시물체를 향해 눈을 돌리지 말고 머리를 돌리는 훈련을 포함하는 처치를 실시하여 주변부를 주시하는 정도를 최소화시키고 증상을 감소시킬 수 있다.

Spasmus Nutans

Spasmus nutans는 항상 안진과 머리를 끄덕이는 특징을 보인다. 머리를 돌리거나 기울이는 상태가 적어도 주시하는 시간의 50% 정도에서 발생한다. 약시, 사시 및 굴절이상이 일반인에서 발생하는 것과 대략 동일한 빈도로 발생한다. Spasmus nutans는 남녀에서 동일한 빈도로 발생하며 가족 가운데 여러 명에서 발생할 수 있다. Spasmus nutans는 보통 출생 후 4개월에서 12개월 사이에 발생하여 2세경까지 지속되며 8세까지 지속되는 경우도 있다[25]. 보통 수평방향이며 진자운동성, 빠른 주기 및 낮은 진폭(2° 이하)의 안진을 갖는다.

안진은 보통 비대칭성으로 한쪽 눈에서 진폭이 더 크다. 한쪽 눈에서만 나타날 수 있고 가끔 양안이 분리된 상태를 보일 수도 있다. 안진이 항상 발생하거나 의도적으로 주시할 때에만 나타날 수 있다.

Spasmus nutans가 장기간 지속된 결과는 거의 없으며 전형적으로 다른 신경학적 상태와 연관되지 않는다. 그러나 Leigh병과 시로 앞부분의 신경교종(glioma)을 포함하는 신경학적 이상상태와 연관된다는 보고가 있다[26]. 이러한 양성상태를 선천성 안진(표 17.2) 및 예후가 좋지 않은 안진의 일종인 안근진동(ocular flutter)(소뇌질환과 연관되는 드문 상태)과 구별하는 것이 중요하다. 가끔 생명을 위협하는 상태와 연관될 수 있으므로 spasmus nutans가 의심되는 경우 확실한 진단을 위해서는 CT나 MRI를 실시하는 것이 현명하다. 그렇지 않으면 보통 처치를 연기시키는 것이 바람직하다.

전정성 안진(Vestibular Nystagmus)

전정 질환은 미로(labyrinth), 전정신경, 중심전정핵 또는 뇌간이나 소뇌의 전정연결부가 손상되었을 때 발생할 수 있다. 이러한 손상은 전정핵의 출력신호를 불균형 상태로 만들어 타게트로부터 눈이 일정하게 느린 속도로 표류하도록 만든다. 눈이 충분히 표류한 다음 보정을 위한 홱보기가 발생하며 병리적 경련성 안진의 파형이 반복된다. 전정계의 불균형 상태는 또한 후천성 전정 안진을 갖는 사람에서 공통적으로 구역질, 진동시(oscillopsia) 및 현기증을 유발시킨다.

전정 안진은 중심성(뇌나 뇌간 내부의)이나 주변성(내이와 관련된)일 수 있다. 표 17.2에서 전정 안진의 특징과 원인을 제시하였다. 중심성 전정 안진은 뇌간의 국소빈혈, 수초탈락 및 종양에 의해 발생할 수 있다. 결과적으로 다른 신경학적 징후와 자주 연관된다[27]. 전정핵 및 관련 경로를 포함하는 중심부 뇌간의 병변은 드물게 발생하며 전형적으로 한쪽 방향의 경련성 안진(순수한 수평방향, 수직방향 또는 회선방향)을 일으킨다. 중심성 전정 병변을 가끔 주변성 질환과 혼동할 수 있다. 중간 정도의 현기증이 발생하고 증상이 항상 나타나며 주시하려고 노력해도 완화되지 않는다. 적절한 정밀감별을 위해서는 칼로리검사와 회전검사 및 CT나 MRI가 필요하다. 처치는 잠재적인 질환을 치료하거나 개선시키는 방향으로 실시한다.

전정 기관이나 신경의 주변성 병변은 심한 구역질, 진동시 및 현기증과 연관된다. 경련성 안진의 방향은 보통 혼합상태(수평 및 회선방향 또는 수직 및 회선방향)이다. 안진과 현기증 모두 갑자기 일시적으로 발생한다. 주변성 전정 안진의 공통적인 원인은 난청, 퇴행성 내이 질환, 약물 중독, 감염(예, 내이염), Meniere병, 이명(tinnitus), 외상, 혈관질환 및 전정 신경병증 등이다. 귀가 자주 감염되는 어린이는 주변성 전정 안진의 발생 위험이 더 높다. 치료방법은 잠재적인 질환을 의학적으로 처치하는 것이다.

수의성 안진(Voluntary Nystagmus)

인구의 대략 5~8% 정도가 가족력을 갖는 수의성 안진을 보일 수 있다[19]. 수의성 안진은 일련의 급속한 진동상태이며 진자진동성, 공액성, 수평방향성 및 빠른(3~43 Hz) 특징을 보이고, 보통 진폭이 작고 지속기간이 짧다. 이러한 상태는 폭주로 유발되며 진동시가 수반된다. 보통 확보기가 피로해지는 특성을 갖기 때문에 최대 30초 정도만 짧게 지속될 수 있다. Spasmus nutans가 학령기 어린이에게 존재하지 않으며 훨씬 더 길게 지속된다는 점을 제외하고, spasmus nutans에서 나타나는 빠른 진동이 수의성 안진과 혼동될 수 있다. 수의성 안진은 근견반사 경련의 일부가 될 수 있다[20]. 이러한 안구운동에 대해서는 일반적으로 치료가 고려되지 않는다.

기타 유형의 안진

나이에 관계없이 병리적 요인으로 나타나는 다른 유형의 안진이 있다. 이러한 유형은 Arnold-Chiari 증후군과 같은 발육이상, 약물 중독, 내분비 불균형, 외상 및 혈관 사고 등을 포함한다. 표 17.3은 안진과 비슷하지만 신경학적 평가와 처치가 요구되는 상태를 나타내었다. 실제로 이러한 모든 경우에 CT검사가 필요하다.

발생에 관한 상담

유아 안진을 일으키는 유전적 결함에 관한 가족력은 없다 하더라도, 병인은 자생적인 유전적 돌연변이의 결과에 의한 유전적일 수 있다. 나아가 안진을 초래할 수 있는 많은 상태가 남녀 모두에서 상염색체성 우성으로 유전된다. 이들 가운데 무홍채증, 선천성 백내장 및 선천성 운동성 안진 등이 있다. 상염색체성 열성 유전 역시 다음 세대에 25% 정도 유전된다. 안진을 초래할 수 있는 상염색체성 열성유전은 전색맹, 백색증, Leber 선천성 흑내장, 황반 발육부전, Stargardt 색소상피 위축 및 몇 가지 다른 유형의 시신경위축 등을 포함한다. 안진은 X결합형 눈백색증, 선천성 상시 야맹증(congenital stationary night blindness) 및 가끔 색소성 망막증 등의 2차성일 수 있다. 이러한 경우, 보통 남성의 50%는 안진을 가지며 여성은 보유자이다. 안진의 유전적 기전이 의심될 때 유전 전문가의 상담을 의뢰할 필요가 있다.

표 17.3. *안진과 유사한 상태의 특징*

	눈움직임(Ocular bobbing)	겨냥이상(Dysmetria)	근진동(Flutter)	Opsoclonus	수축(Retraction)
진폭	큼	핵보기 감소상태	큼	무작위	작음
항상성	간헐성, 잠잘 때 지속	간헐성	간헐성	간헐성	간헐성
방향	수직방향, 아래쪽으로 빠른 위상	수평방향	수평방향	여러 가지 방향	안와의 전후방향
주기	느림(2~15회/분)	커다란 핵보기만 가능	짧고 빠른 돌발운동	빠르고 율동적	느림
주시방향	수평방향 주시 불가	제1안위를 향하거나 제1안위로부터 수평방향 움직임	심한 수평주시(30° 이상)에서 발생	모든 방향, 무의식적	모든 방향, 주시할 때 악화
잠복성	없음	없음	없음	없음	없음
관련된 상태	수평방향 주시 마비	소뇌질환	소뇌질환	소뇌 징후, 운동성 경련	상방주시 마비
증상	혼수상태	부정확한 핵보기, 신경학적 징후	흐린 시력, 신경학적 징후	구역질, 구토, 보행이 불안정	상전할 수 없음
파형	핵보기와 표류	부정확한 핵보기	진자진동성	공액성 경련	수축 박동

처치

안진은 흔히 잠재적 원인이 되는 병리상태가 진행되는 과정에서 나타나는 징후이다. 따라서 안진의 적절한 처치는 근본적인 병리상태에 관한 적절한 진단과 치료 과정이 요구된다. 표 17.4는 병리성 및 선천성 안진과 관련된 징후와 증상을 나타낸 것이다[28]. 잠재적 병리상태의 의학적 처치 필요성을 배제한 후 안진의 처치는 제 3장에서 언급한 순서를 따라 실시한다. 처치는 보통 시력을 개선시키고 양안시 상태를 강화시켜서 안진의 현성상태를 감소시키는 방향으로 실시한다. 많은 유형의 안진이 양안시 상태가 감소할수록 안진의 주기와 진폭이 증가하는 잠복성 성분을 가지므로 종종 양안시를 강화시켜서 안진을 크게 감소시킬 수 있다. 안진을 개선시킬 수 있는 처치방법은 광학적인 방법 즉, (a) 굴절이상의 교정, (b) 가입도 및 (c) 프리즘 처방 등을 포함한다. 시기능훈련과 특정 의학적 처치가 안진을 조절하는데 도움을 줄 수 있다. 마지막으로 안근수술이 시선을 정렬시키고 안진을 감소시키며 머리를 돌리지 않도록 하는데 유익할 것이다.

굴절이상의 교정

적절한 굴절이상의 교정이 종종 안진의 영향을 완화시킬 수 있다. 망막상의 질이 정확하고 지속적인 주시상태를 유지하는 능력에 직접적으로 영향을 줄 수 있기 때문에, 안진의 처치에서 상당한 정도의 굴절이상을 교정하는 것이 중요하다는 점을 과소평가하지 않아야 한다. 굴절이상의 교정이 안진의 상태를 원하는 정도까지 개선시키지 못하더라도 해롭지는 않기 때문에 처방에 대한 기준은 자유롭게 적용하는 것이 바람직하다. 안진을 갖는 사람에서 굴절이상의 교정이 필요한지 여부를 결정할 때 다음 기준을 적용한다 ; 원시 1~2D 이상, 난시 0.50D 이상, 근시나 부등시 0.50D 이상. 이러한 정도는 임상적으로 중요하며, 처치 과정에서 광학적 교정을 첫번째로 고려해야 한다. 일부의 경우 낮은 도수의 굴절이상을 처방할 때 거의 도움이 되지 않을 것이며 많은 검사자가 적은 양의 굴절이상은 교정을 미루려고 할 것이다.

굴절이상의 교정이 시력과 안진을 개선시킬 수 있다고 판단될 때, 콘택트렌즈가 시력과 안진을 조정하는데 미치는 영향을 평가할 필요가 있다. 일부 대상에서 RGP 콘택트렌즈를 착용한 직후부터 오랜 시간 동안 안진의 강도가 크게 조절되었다는 보고가 있다. 이 효과는 두 가지 요인이 원인일 수 있다. 첫째, 흔히 선천성 안진과 연관된 난시가 발견되지 않은 상태이다. 이러한 경우 콘택트렌즈가 더 선명한 망막상을 제공하고 따라서 안진을 감소시킨다. 둘째, 눈이 움직일 때 렌즈가 안검을 자극하여 안진을 조절할 수 있도록 피드백 정보를

표 17.4. *안진이 나타나는 사람의 관련된 증상과 징후 및 적절한 진단**

증상	징후					
	진지진동형	경련성 움직임	정상	주시유발(gaze-evoked)	상하진동형(Seesaw)	Downbeat형
어지러움 (vertigo)	–	전정계 기원	전정계	Brun 이상, 진정제나 항경련제	작음, 2~3°	경부연수(cervicomedulary) 접합부 병변
귀울림 (tinnitus)	–	청각 신경종, 유행성 이하선염, 홍역 또는 감염	전정계나 제 8뇌신경	Brun 이상	–	–
진동시 (oscillopsia)	뇌간 병변, 혈관 수초탈락 종양	Meniere병을 포함하는 전정계 기원	중뇌이상(종양, 국소빈혈을 포함하는)	상승형이면 약제유발성, 뇌간 또는 소뇌이상 고려; 반맹; Brun 이상	시신경교차; 양이측 시야 절단 조사	Arnold–Chiari, 편평두개저 (platybasia)
시력 저하	선천성(근거리에서 개선), 후천성(원거리에서 불량)	백내장, 심한 진한 각막반흔, 유아 녹내장, 눈 백색증, 시신경위축, Leber 시신경위축	매질의 선명도가 불량하거나 시력 손상상태	큰 청각 신경종	시신경중격(septooptic) 형성장애	뇌척수 유출 장애와 연관된 중뇌병변
복시	억제가 없는 잠복성 안진	다발성 경화증, 중뇌이상이나 뇌염	종양이나 폭주부족	Brun 이상, 진정제나 항경련제	시신경교차 병변	항간질약 과복용, 후와(posterior fossa) 병변 또는 Wernicke 뇌병증
구역질	–	전정계나 소뇌 이상	전정계	Brun 이상, 진정제나 항경련제	시신경교차 병변	연골육종(chondrosarcoma), 제 4심실
두통	–	소뇌나 중뇌 이상	편두통, 부비동염, 비보정사위	뇌신경마비 검사	복시, 중뇌이상	연골육종(chondrosarcoma), 제 4심실, 소뇌종양 또는 후두엽종양

*모든 징후가 특정 항상 연관되지는 않는다. 진단할 때 의심스러운 점이 존재한다면, 신경과의사에게 정밀검사를 의뢰해야 한다.

제공할 수 있을 것이다. 아마 소프트 콘택트렌즈는 동일한 피드백 효과를 갖지 않지만 선천성 백내장을 제거한 후에 발생하는 것처럼 상당한 정도의 굴절이상을 교정하는데 자주 사용된다.

가입도 렌즈

플러스 가입도 렌즈

시력이 저하되고 근거리작업이 요구될 때 플러스 가입도 렌즈가 아주 유용할 수 있다. 젊은 사람은 보통 근거리작업을 할 때 물체를 눈에 가깝게 근접시키기 때문에, 적절한 학교생활을 위해 요구되는 크기의 글자를 읽을 때 상대적으로 확대배율을 이용하게 된다. 그러나 상급반으로 진급할수록 더 오랜 시간 공부를 지속해야 하므로 조절상태를 유지하는데 도움을 주기 위해서는 근용 가입도가 필요하다. 조절력이 부족해지는 노년과 시력이 아주 불량한 사람은 특히 근거리시력을 개선시키기 위해 상당한 정도의 배율이 요구될 때 정상보다 다소 강한 근용 가입도가 필요할 수 있다.

사례

17.1 : 고도 근용 가입도

11세 소년으로 책을 읽을 수 없고 칠판을 볼 수 없는 점이 주요 불편한 사항이다. 그의 부모는 그가 2년 전에 시력검사를 받았지만, 안경처방을 받지 않았다고 한다. 외안부와 내안부의 건강상태는 정상 범위이다. 조절마비하 굴절검사와 교정시력은 다음과 같다 :

OD :	+2.75 −2.75×015	20/80−1
OS :	+3.00 −2.25×178	20/80
OU :		20/70−1

6 m에서 1△ 일치성 내사위이고 40 cm에서 정위였다. 입체시는 티트무스원 시표로 측정했을 때 40 cm에서 140초각이었다. 억제는 없었다. 주시는 양안 모두 중심성이었다. 진폭 5° 정도이고 주기가 1 Hz인 진자진동성 안진이 있었다. 중심와일치는 정확하며 65 ms 동안 지속되었다. +2.50D 근용가입도로 35 cm에서 시력이 0.5 M이었다. 원용 망원안경과 쌍안경은 보기가 흉하다면서 사용하기 싫다고 하였다. 다시 검사를 받기 위해 1개월 후에 방문하도록 하였다. 그가 안경을 항상 착용했으며 독서능력이 개선되었다고 느꼈다. 원거리 시각의 수행능력을 돕도록 칠판에 더 가까이 앉도록 하였다. 교정시력은 :

OD : 20/70−2
OS : 20/60−1
OU : 20/70
근거리시력 : 가입도를 통해 35 cm에서 0.5M

마이너스 가입도 렌즈

안진을 갖는 사람의 일부는 폭주할 때 시력과 외모가 개선되고 안진이 감소한다고 알려져 있다. 따라서 일부 검사자는 안진의 영향을 완화시킬 목적으로 굴절이상 교정도수보다 더 강한 마이너스 가입도 렌즈를 사용하도록 권유한다. 이론은 마이너스 가입도가 피검자를 폭주하도록 만든다는 것이다. 사시와 중간이거나 이보다 높은 ACA 비를 갖는 경우 마이너스 가입도를 착용하고 조절하게 되면 폭주위치가 상당히 변할 수 있다. 그러나 사위가 있는 사람을 처치할 때 이러한 접근은 조절, 폭주 및 융합 사이의 상호작용에 대하여 제공된 정보를 이용하지 못하는 문제점이 따른다. 안진을 갖는 사람이 양안시가 가능하고 융합할 수 있다면 AC/A 비의 자극을 통해 유발되는 폭주에 대응하기 위해 융합성 개산이 자극되기 때문에 마이너스 가입도를 사용하더라도 폭주가 증가하지 않는다. 따라서 마이너스 가입도는 사위를 갖는 사람의 경우 안진을 감소시키는데 도움이 되지 못하며, 실제로 근거리에서 내사위를 유발시켜 양안시 상태를 더 악화시키며, 독서나 근거리작업을 지속할 때 불편한 상태를 초래한다. 이러한 방법으로 양안시 상태가 저하되면 잠복성 성분이 현성으로 바뀌어 안진을 증가시킬 수 있다.

프리즘 보정

안진을 갖는 사람의 치료에서 양안시 상태를 개선시키고 유사안진 진동(nystagmoid oscillation)을 제거시키기 위해 프리즘 보정이 실시된다. 내사위나 원시에서 프리즘이 눈의 정렬상태를 강화시키고 융합을 개선시킨다면 양안시 상태가 성공적으로 개선될 수 있다. 안진을 완화시키기 위한 프리즘 보정은 아마 폭주를 유발시키거나 눈을 0 위치에 놓을 것이다. 폭주와 함께 안진의 강도가 감소할 때 안진의 강도에 대한 BO 프리즘의 영향을 평가해야 한다. 이러한 경우 낮거나 중도의 BO 프리즘이 안진을 감소시키고 결과적으로 시력을 개선시킬 것이다. 요구되는 프리즘 도수는 개인에 따라 크게 다르다. 전형적으로 경험에 의해 결정되는 전체 프리즘 도수는 일반적으로 BO 10~20△ 범위이다. 더 높은 도수의 프리즘 처방은 흔히 프레넬 프리즘이 사용된다.

프리즘의 기저방향은 시력을 개선시키거나 흔히 안진과 연관되는 비정상적인 머리 위치를 개선시키는 방법과 동일한 방향으로 처방된다. 그러한 처방은 우안에 BO 프리즘을 가입하고 좌안에 똑같은 양의 BI 프리즘을 가입시켜 양쪽 눈이 좌측으로 이동되도록 하기 위한 것이다. 이러한 처방으로 눈이 0 위치나 근처에 놓인다면 시력이 더 선명해지고 우측으로 얼굴을 돌리지 않게 될 것이다. 공액 프리즘이 얼굴을 약간 돌리는 상태를 제거시킬 수 있지만 미용적인 측면에서 가끔 사용하기를 꺼리는 경우가 있는데, 그 이유는 상대방이 볼 때 눈이 편위된 것처럼 보이기 때문이다. 피검자의 머리 위치가 15° 이하로 비정상적일 때 공액 프리즘이 아마 가장 성공적으로 사용될 수 있다. 따라서 얼굴을 우측으로 15° 돌리는 경우 프리즘의 기저를 10△ 좌측으로 처방하면 얼굴을 돌리는 상태가 5° 정도로 감소될 것이다. 이 정도로 얼굴이 약간 돌아간 상태는 미용적으로 허용될 수 있는 범위이다. 테의 렌즈 삽입부가 작고 굴절이상도가 낮다면 이 정도의 프리즘 도수가 안경에 가입되어도 가장자리 두께가 눈에 띌 정도로 두껍지 않을 것이다. 얼굴이 돌아가는 상태를 보정하기 위해 30△ 이상까지 프레넬 프리즘을 이용할 수 있지만 프리즘 도수가 높을수록 시력이 약간씩 저하된다.

사례

17.2 : 공액 프리즘

8세 소년으로 친구가 놀릴 정도로 머리가 우측으로 돌아가 미용적으로 거슬리는 점이 주요 불편한 사항이다. 그는 또한 쉽게 독서할 수 없다고 한다. 그의 부모는 그가 3개월 전에 시력검사를 받았지만, 머리가 돌아가는 것을 고치기 위해 수술할 것을 권유받았다고 한다. 외안부와 내안부의 건강상태는 정상 범위였다. 머리를 돌리도록 허용한 상태에서 시력을 측정했으며, 조절마비하 굴절검사와 교정시력은 다음과 같았다 :

OD : −1.75 −1.25×010	20/30−1	
OS : −1.00 −0.75×180	20/30	OU : 20/30

정면을 똑바로 보는 자세에서 시력은 20/70이었다. 6 m와 40 cm에서 1△ 일치성 외사위였다. 입체시는 티트무스원 시표로 측정했을 때 40 cm에서 100초각이었다. 억제는 없었다. 주시는 양안 모두 중심성이었다. 진폭 6° 정도이고 주기가 1Hz인 우안 경련성 안진이 있었고 머리를 우측으로 10° 정도 돌렸다. 중심와일치는 정확하며 80 ms 동안 지속되었다. +1.25D 근용가입도와 우안에 8△ BO과 좌안에 8△ BI(공액 프리즘, 기저방향 우측)을 처방하였다. 안경을 항상 착용하도록 지시하고 1개월 후에 다시 검사했을 때, 머리를 돌리는 상태가 개선되었고 독서하기가 더욱 쉬워졌다고 느꼈다.

가림법

안진을 갖는 사위자에서 시력을 개선시키기 위해 가림법을 사용하는 것은 잠복성 성분의 발생빈도가 높기 때문에 유용성이 떨어진다. 가렸을 때 안진이 증가한다면 눈이 가려진 동안 안진이 악화될 것이다. 따라서 잠복성 안진을 갖는 사람에서 부등시성 약시의 처치는 가림판으로 시력을 흐리게 만들거나, 양쪽 눈을 뜬 상태에서(anaglyph나 폴라로이드를 사용하여) 약시안을 처치하기 위한 시기능훈련을 실시한다. 가림법으로 시력을 흐리게 만드는 방법을 사용할 때, 양호한 눈의 시력이 흐려지도록 충분한 플러스 도수를 사용해야 하지만,

약시안이 주시할 때 안진이 증가하지 않아야 한다. 이때 적절한 도수는 경험적으로 결정하지만 약시안으로 주시할 수 있는 정도가 되어야 한다.

잠복성 안진을 갖는 사람에서 가림범을 보충하기 위해 아트로핀이 사용될 수 있다. Calcutt와 Crook[28]은 각 눈에 매일 1% 아트로핀 용액을 주입하여 내사시, 약시 및 잠복성 안진을 가진 6명의 처치 결과를 보고하였다. 전체적으로 직접 가림법을 적용할 수 있는 정도로 잠복성 안진이 감소되었다. 직접 가림법을 시행하기에 앞서 2주 동안 양안에 아트로핀을 주입하였다. 치료기간 전체에 걸쳐 아트로핀을 사용하였다. 모든 대상에서 시력이 유의한 수준으로 개선되었고, 몇 명은 잠복성 안진이 영구적으로 제거되었다. Windsor 등[29]도 이와 비슷한 결과를 보고하였다.

시기능훈련

안진의 영향을 완화시키거나 제거시키기 위해 이용할 수 있는 여러 가지 시기능훈련 방법이 있다. 이러한 방법은 두 부류로 나눌 수 있다: (a) 융합을 강화시키기 위해 억제제거와 융합버전스 강화를 위한 시기능훈련 및 (b) 안진을 의도적으로 조절하고 주시상태를 안정되도록 하는 피드백 방법(잔상 훈련, 간헐적인 광 자극 및 청각 피드백 등과 같은). 훈련 프로그램을 받으려면 나이가 적절해야 한다. 적극적인 시기능훈련은 보통 학교에 입학할 때까지(즉, 5~7세까지) 미룬다. 그러나 협조능력이 충분하다면 시기능훈련을 실시하는데 나이가 장애물은 아니며, 나이에 관계없이 처치의 결과는 비교적 좋은 편이다. 따라서 안진의 상태가 동일한 경우, 60세인 피검자는 6세인 피검자와 동일하게 개선되는 예후를 갖는다. 나이가 아닌 다른 요인(즉, 운동성 병인이 더 좋은 예후를 갖는다)이 적극적인 시기능훈련을 실시하는 것이 적합한지 여부를 결정한다.

융합강화 훈련

억제제거 훈련

안진의 세기와 관련하여 임상에서 자주 관찰되는 점은 양안시가 강화될수록 안진이 완화된다는 것이다. 따라서 안진을 갖는 사위자에게 시기능훈련을 실시할 때 초기에 중요한 단계는 억제를 치료하는 것이다. 억제훈련은 폴라로이드 또는 anaglyphic TV trainer, anaglyphic coloring activities 및 Tranaglyph나 Vectogram 등을 이용하는 적극적인 훈련법을 사용한다. 적극적인 치료법은 망막 중심부에서 시작하여 점차적으로 확장시킨 다음 망막 주변부에 양안자극을 가하는 방법이 사용된다. 각 눈에 보이는 억제 단서와 단서의 선명도를 동시에 지각하도록 주의력을 집중시킨다. 마지막으로 생리적 및 병리적 복시 훈련이 추가된다.

운동성 융합 훈련을 시작하기 전에 감각성 융합이 최대로 발달되어야 한다. 안진을 갖는 사위자에 대하여, 융합범위를 확장시키는 훈련보다 융합 용이성을 발달시키는 것이 더 중요하다. 훈련을 일관되게 조정할 수 있는 가장 자연스러운 조건에서 실시하여, 양안시 상태가 개선되고 일상생활에서도 양안시가 유지될 수 있는 프로그램을 사용해야 한다. 그러기 위해서는 훈련 프로그램에 가능한 빨리 제 5장에서 설명한 적녹필터나 편광필터를 사용하는 훈련(즉, Tranaglyph나 Vectogram)을 포함시켜야 한다.

수평방향 버전스 훈련

사위도가 아주 높아서 융합을 방해할 때 수평버전스 훈련이 고려된다. 수평버전스 및 조절 훈련의 궁극적인 목적은 버전스 반응을 증가시켜 충분히 오랜 시간 동안 편안하게 양안시를 유지할 수 있도록 하는 것이다. 수평버전스가 정상적인 상태로 개선되면 안진을 완화시키고 시력을 증가시킨다.

감각–운동 훈련은 버전스나 조절에 충격을 가하여 이들의 상호작용에 영향을 줄 수 있는 방법을 포함한다. 버전스 능력을 개선시키기 위해 많은 시기능훈련법이 사용될 수 있다; 처음에는 서로 다른 것처럼 보일 수 있지만 유사성을 발견하게 된다. 첫번째로 강조되는 것은 양의 개선과 특히 버전스 반응의 용이성을 개선시키는 것이다. 이를 위해 제 5장과 제 7장에서 소개된 여러 가지 버전스 훈련법이 사용될 수 있다.

사례

17.3 : 현성 잠복성 안진(Manifest latent nystagmus)

8세 소년으로 학교에서 사물을 보기가 어렵고 미용적으로 눈에 띄는 안진을 갖고 있다는 점이 주요 불편한 사항이다. 그의 부모는 그가 안진이 처음 발견되었던 2세 때부터 매년 시력검사를 받았다고 한다. 교정 안경을 착용한 적은 없다. 외안부와 내안부의 건강상태는 정상 범위였다. 조절마비하 굴절검사와 교정시력은 다음과 같았다 :

OD : +0.75 −0.50×010 20/80−1
OS : +1.00 −0.25×005 20/100 OU : 20/80

6 m와 40 cm에서 간헐성이며 일치성인 10△ 외사시가 있다. 입체시는 티트무스원 시표로 측정했을 때 40 cm에서 200초각이었다. 교대성 억제가 나타났다. 주시는 양안 모두 중심성이었다. 경련성 안진은 빠른 위상이 주시안을 향하는 방향이며, 진폭 5° 정도이고 주기가 1.5 Hz였다. 중심와일치가 부정확하며 지속기간이 45 ms 정도였다. +3.00D 근용가입도로 35 cm에서 시력이 0.5 M이었다.

억제를 제거시키고 폭주능력을 개선시켜 양안시 상태가 개선되도록 시기능훈련을 처방했다. 3개월 동안 훈련을 실시한 후, 융합이 양호하고 억제가 없는 8△ 외사위로 바뀌었다. 입체시는 40cm에서 30초각이었고, 시력은 벡토그래프로 측정했을 때 각 눈 20/30이었고, 양안시 상태에서는 20/25이었다. 양안시 상태에서 안진이 실제로 제거되었지만(진폭 1°, 주기 0.5Hz), 아직도 상당한 정도의 잠복성 성분이 존재하였다. 양안시 상태를 제거하기 위해 가림판을 사용했을 때 각 눈의 시력은 20/60이었다.

사시와 억제로 인하여 양안시가 없거나 손상될 때 안진이 나타나므로 여기서 정의된 현성 잠복성 안진을 갖는 고전적인 예이다. 이러한 경우 융합이 개선될 때 안진이 잠복성으로 되고 현저하게 완화된다. 많은 안진이 이러한 잠복성 성분을 가지기 때문에, 처치의 첫 단계로 양안시 상태를 최대로 개선시킬 것을 제안한다.

안구운동을 조절하기 위한 피드백 훈련

양안시 상태를 강화시키는 시기능훈련을 마치면 흔히 안진이 크게 감소하기 때문에 굴절이상을 교정하고 융합을 돕도록 프리즘을 처방한 후 양안시 상태를 최대로 강화시킬 것을 추천한다. 그러나 양안시 상태가 최대로 발달하더라도 훈련을 시작하기 전에 안진의 잠복성 성분이 아주 크지 않았다면 안구운동을 완전하게 조절하는 경우는 드물다. 결과적으로 대다수의 안진을 갖는 사람은 안구운동의 조절능력을 증가시키기 위한 피드백을 사용하는 부가적인 훈련이 유익할 것이다.

안구운동의 조절능력을 증가시키는 훈련은 안진에서 안구운동의 질이 시력에 직접적으로 영향을 준다는 전제를 기초로 한다. 기초 연구에서 중심와일치 기간이 더 길고 더 정확한 사람은 시력이 더 좋은 것으로 입증되었다[30]. 그리고 중심와일치 기간이 아주 짧거나(20 ms 이하) 아주 부정확한(타게트를 향하지 못함) 사람은 훈련을 실시했을 때 시력이 개선될 예후가 더 좋은 것으로 나타났다. 따라서 융합강화훈련의 마지막 단계에서 중심와일치의 정확도와 안구운동 조절능력을 증가시키는 훈련이 자주 추천된다.

일반적으로 안진을 갖는 사람은 눈이 진동하는 것을 인식하지 못한다. 후천적인 경우를 제외하고, 시각적으로 보이는 세상은 외관적으로 상이 움직이지 않고 안정된 상태처럼 나타난다. 결과적으로 안구운동의 조절능력을 강화시키는 훈련은 눈이 움직이는 사람에게 몇 가지 유형의 피드백을 제공해야 한다. 훈련의 성공은 사용된 훈련을 통해 안진의 조절능력이 강화될 수 있다는 점을 전제로 한다. 가장 많이 사용되는 방법은 잔상훈련법에서 수직선을 세는 방법까지 다양하다. 청각 피드백 훈련법은 성공률이 높은 편이지만 대다수의 검사자가 쉽게 이용하기는 곤란한 방법이다. 아마 임상에서 가장 쉽게 이용할 수 있는 방법은 두 가지 시각적 피드백 훈련법인 간헐성 광자극법(intermittent photopic stimulation)과 수직선 집계법(vertical line counting)이다.

잔상법(afterimage)

잔상법은 안진이 있는 사람의 주시 안정성을 개선시키는데 사용될 수 있는 실용적인 훈련법이다. 이 이론은 잔상이 안진에서 진동의 세기와 관련하여 시각적인 피드백을 제공한다는 것이다. 0 위치에서 눈으로부터 40 cm 정도 떨어진 곳에 카메라 플래시를 놓고 잔상을 발생시킬 수 있다. 전형적으로 잔상을 양안시 상태에서 발생시키므로 잔상이 발생되도록 눈을 가리는 동안 안진의 잠복성 성분이 나타나지 않는다. 그러나 잠복성 성분이 상당하지 않으면 단안 잔상법이 사용될 수 있다. 잔상의 지각상태를 강화시키기 위해 배경에 있는 불빛이 깜박거리도록 하며, 피검자가 아무것도 없는 스크린을 바라보는 동안 잔상이 움직이는 것을 주목한다. 그 다음 타게트를 보여 주며, 이 때 피검자의 역할은 잔상의 움직임을 감소시켜서 타게트를 세밀하게 식별하는 것이다. 이론적으로 피검자에게 안진이 제거된 상태를 유지하도록 노력하면서 머리를 점차적으로 제 1 주시시야를 향해 움직이도록 하여 0 영역을 제 1안위로 확장시킬 수 있다[31].

잔상법은 안진의 세기가 유의하게 감소되는 0점이 존재할 때 만족스럽게 성공한다. 하지만 잔상 훈련법은 안진이 상당하며 0점이 없을 때에는 효과가 다소 떨어진다. 이러한 경우 종종 중심와나 그 근처에서는 잔상이 발생되지 않는다. 훈련의 목표는 주시능력을 개선시키는 것이며 주시를 유도하는 부위가 망막의 중심와이기 때문에 주변부 망막에 잔상이 일어나면 훈련의 성공률이 저하된다.

청각적 피드백

청각 피드백(auditory biofeedback)의 원리는 피검자가 피드백을 통해 안구운동의 출력을 변화시키고 눈을 안정상태로 만들 수 있다는 것이다. 이 훈련에서 눈의 위치와 움직임이 적외선 안구운동 추적장치로 추적되어 들을 수 있는 음조로 변환된다. 이 음조는 연속적인 음조(및 눈이 진동하면 고저가 변함)나 소리가 없는 부분(dead zone)을 이용하여 눈이 타게트를 향할 때 소리가 없으며 주시상태가 빗나가면 소리가 발생하도록 한다[32]. 이들 각각의 경우에서 피드백은 피검자가 안진이 나타날 때 소리로 들을 수 있도록 한다.

피검자는 전형적으로 안진의 진폭을 아주 신속하게 낮출 수는 방법을 배운다. Kirschen [32]은 3명의 피검자를 치료하는데 dead zone 방법을 사용하여 1시간 동안 훈련을 실시하여 안진의 진폭을 41~73% 정도 감소시켰다. 진동의 주기는 크게 영향을 받지 않았다. 이러한 치료법의 장기간에 걸친 효과는 적절한 편이다. Ishikawa 등[33]은 29명 가운데 1/3이 완전히 개선된 상태를 유지하고, 1/3은 오랫동안 어느 정도 개선된 상태를 유지했고, 나머지는 양호하지 못한 결과로 불편을 겪었다고 보고했다.

청각 피드백은 안진을 처치하는데 아주 짧은 기간에 신속하게 성공할 수 있는 방법이다. 그러나 장기간의 효과가 필요하다면, 바이오 피드백을 통해 얻을 수 있는 이익을 최대화하기 위해 청각 피드백을 실시하기에 앞서(또는 동시에) 다른 유형의 훈련을 실시할 필요가 있다. 또한 상업적으로 이용할 수 있는 임상적인 바이오 피드백 시스템은 없다. 연구용 모델이나 안구운동 조정장치, 컴퓨터, 데이터 인식장치, 스피커 등을 구입하고 컴퓨터 프로그래머를 고용해야 한다.

사례

17.4 : 바이오피드백 훈련법

20세의 백피증 여성으로 대학에서 사물을 보기가 어렵고 미용적으로 눈에 띄는 안진을 갖고 있다는 점이 주요 불편한 사항이다. 그녀는 안진이 처음 발견되었던 2세 때부터 몇 년마다 시력검사를 받았다. 백색증과 황반부의 저색소증을 제외하고, 외안부와 내안부의 건강상태는 정상 범위였다. 조절마비하 굴절검사와 교정시력은 현재 사용하는 안경과 비슷하였다:

OD : +3.75 −4.50×178　　20/80−1
OS : +4.50 −4.25×004　　20/100　　OU : 20/80

6 m와 40 cm에서 10△ 항상내사시가 있다. 티트무스원 시표로 입체시력을 측정했을 때 40 cm에서 입체시가 불가능했고, 교대성 억제가 나타났다. 주시는 양안 모두 중심성이었다. 진자진동성 안진은 진폭 7° 정도이고 주기는 1.75 Hz였다. 중심와일치 상태가 아주 부정확하며 지속기간이 35 ms 정도였다. +3.00D 근용가입도로 35 cm에서 시력이 0.5M이었다.
안진의 진폭을 감소시키고 중심와 주시능력을 개선시키기 위해 바이오피드백 훈련을 처방했다. 2개월 동안 훈련을 실시한 후, 안진이 미용적으로 허용될 수 있는 정도(진폭 3°, 주기 0.75 Hz)로 개선되었다, 각 눈의 시력은 20/60+2로 개선되었다. 중심와 주시상태가 더 정확해졌고 지속기간은 30~50 ms 정도 유지되었다.

선집계법(Line counting)

Leung 등[34]이 설명한 선집계법은 수직선이 일정한 간격으로 분리되어 있는 타게트를 이용하여 각 눈을 단안시 상태로 15~20분 동안 자극한다(그림 17.6). 피검자의 임무는 30~40 cm 거리에 있는 타게트에서 선의 숫자를 세는 것이다. 능력이 개선될수록 선을 눈으로부터 더 멀리 이동시키거나 선의 분리도가 좁은 타게트를 보여준다. 처음에는 선을 편안하게 셀 수 있도록 주시상태를 정확하게 유지시키는데 상당히 어려움을 느낀다. 선의 분리도와 콘트라스트가 다양한 타게트로 훈련을 실시하여 주시의 정확도와 시력을 개선시킨다.

수직선 집계법이 많은 피검자에게 인상적이고 인정할만한 이익을 주는 것처럼 보인다. 거의 모든 피검자가 저렴하고 쉽게 실시할 수 있다. 양안시 상태에 대한 훈련을 마쳤을 때 안진을 처치하기 위해 이 방법을 적용하는 것이 적합하다.

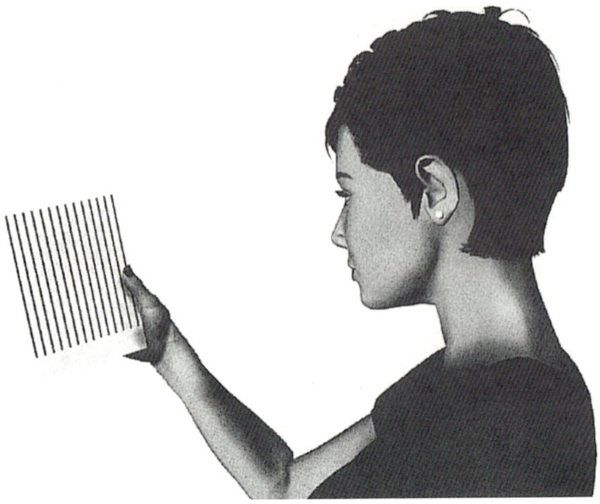

그림 17.6. Leung 등이 설명한 수직선 집계법은 여러 개의 콘트라스트가 높은 수직선이 동일한 간격으로 배열되어 있다. 안진을 갖는 피검자의 임무는 선을 세는 것이다. 능력이 개선될수록, 선을 눈으로부터 더 멀리 이동시키거나 선의 분리도를 감소시키거나 선의 콘트라스트를 저하시킨다.

사례

17.5 : 수직선 집계법

16세의 소년으로 학교에서 사물을 보고 독서하기가 어렵고 운전면허 시험에 떨어진 점이 주요 불편한 사항이다. 그의 부모는 그가 안진이 처음 발견되었던 4세 때부터 2년마다 시력검사를 받았다고 한다. 안경을 갖고 있지만 좀처럼 착용하지 않는다. 외안부와 내안부의 건강상태는 정상 범위였다. 조절마비하 굴절검사와 교정시력은 다음과 같다 :

OD : +1.75 −1.50×005	20/80−1	
OS : +2.00 −2.25×170	20/100+1	OU : 20/80

6 m와 40 cm에서 8△ 일치성 내사위가 있다. 입체시는 티트무스원 시표로 측정했을 때 40 cm에서 200초각이었으며, 간헐성 교대성 억제가 나타났다. 주시는 양안 모두 중심성이었다. 경련성 안진은 진폭 5° 정도이고 주기는 1.5 Hz였다. 중심와일치 상태가 아주 부정확하며 지속기간이 25 ms 정도였다. +3.00D 근용가입도로 35 cm에서 시력이 0.5 M이었다.

억제를 제거시키고 폭주능력을 개선시켜서 양안시 상태를 개선시키기 위해 시기능훈련을 처방했다. 그의 시기능훈련에 수직선 집계법을 추가시켰다. 2개월 동안 훈련을 실시한 후, 융합능력이 양호해졌고, 억제가 제거되었으며 각 눈의 시력이 20/60으로 개선되었다. 그의 시기능훈련에 수직선 집계법을 추가시켰다. 양안시 강화 및 수직선 집계법을 2개월 동안 실시한 후, 입체시는 40 cm에서 30초각으로 개선되고, Vectograph로 측정한 각 눈의 시력은 20/30−로 개선되었다.

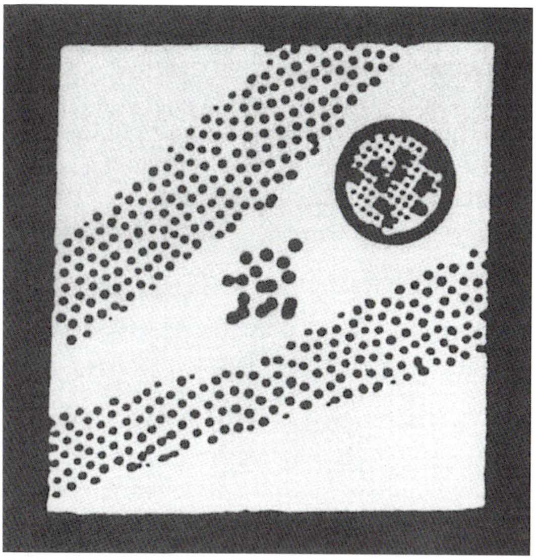

그림 17.7. Mallett이 고안한 타게트로, 적색 배경에 여러 개의 섬세한 그림이 그려져 있다. 대약시경을 사용하여, 타게트를 15~20분 동안 3~4 Hz 주기로 깜박인다. 피검자의 임무는 타게트가 깜박거리는 동안 타게트의 숫자를 세는 것이다.

간헐성 광자극법(Intermittent photic stimulation)

Mallett이 소개한 이 방법은 약시훈련법을 수정한 것이다[22]. 간질(epileptics)이 있으며 플래시 불빛에 예민한 사람을 제외하고 모든 피검자에게 적합하다. 빛이 깜박거리는 속도가 변하는 배경을 사용할 수 있지만, 전형적으로 대약시경(synoptophore)으로 실시한다. 훈련 시간은 3~4 Hz 주기로 깜박거리는 타게트를 각 눈에 단안시 상태로 15~20분 동안 자극한다. 피검자의 임무는 점, 선, 문자나 숫자 등과 같은 타게트를 확인하고 숫자를 세는 것이다(그림 17.7). 적색이 중심와 주시를 증진시키는 경향이 있다는 원리를 적용하였기 때문에 모든 타게트가 적색 배경에 있다. 피검자는 처음에 타게트 사이에서 주시상태를 정확하게 이동시키는데 상당한 어려움을 가질 것이다. 모든 나이의 피검자에서 주시의 정확도를 발달시키고 시력을 개선시키는데 대략 6~8회의 훈련이 요구된다고 보고되었다. 시력이 다시 원래 상태로 저하되는 것을 방지하려면 시력이 안정상태로 된 후 추가로 6회 정도의 훈련을 실시해야 한다.

광자극은 안진을 처치하는데 추가할 만한 가치가 있으며 인상적이고 인정할 만한 유용성을 이끌어내는 것 같다. 예를 들어 Mallett[22]은 54명의 대상에서 83%가 12주 동안 훈련을 실시하고 시력이 20/40 이상으로 개선되었다고 보고했다. 이 방법은 선천성 안진을 장기간 처치하는 과정에서 양안시 상태가 최대로 강화되었을 때 즉시 포함시켜야 한다.

사례

17.6 : 간헐성 광자극법

18세 여성으로 운전면허증을 갖기 원한다. 2년 전에 마지막으로 시력검사를 받았다. 외안부와 내안부의 건강상태는 정상 범위였다. 조절마비하 굴절검사와 교정시력은 현재 사용하는 안경과 비슷하였다 :

OD : −1.25 −1.50×180 20/80−1
OS : −2.00 −2.25×180 20/80 OU : 20/80

6 m와 40 cm에서 4△ 일치성 내사위가 있다. 입체시는 티트무스원 시표로 측정했을 때 40 cm에서 140초각이었으며, 간헐성 교대성 억제가 나타났다. 주시는 양안 모두 중심성이었다. 경련성 안진은 진폭 6° 정도이고 주기는 1.5 Hz였다. 중심와일치 상태가 아주 부정확하며 지속기간이 20 ms 정도였다. +3.00D 근용가입도로 35cm에서 시력이 0.5M이었다.

검사실에서 훈련하도록 간헐성 광자극법을 처방하고 수직선 집계법을 집에서 실시하도록 처방하였다. 2개월 동안 훈련을 실시한 후, Vectograph로 측정한 각 눈의 시력은 20/30− 로 개선되었다.

약시치료법(Pleoptics)

여러 전문가가 약시치료법을 권장한다. 이 방법에 대한 자세한 내용은 Shapiro[35]의 저서를 참고하기 바란다. Stegall[31]은 약시안으로 Kodak No. 92 적색필터를 통해 타게트를 볼 때 직접 가림법이 효과적이라는 점을 관찰했다. 이 방법으로 잠복성 안진이 제거된다면 중심와 주시가 자극된다. 적색필터와 가림법을 이용하는 Brinker와 Katz[36]의 약시치료법은 잠복성 안진으로 인한 약시를 처치하는데 타당한 것으로 생각된다.

약물 치료법

진동시(oscillopsia)는 후천성 안진의 후유증으로 인해 일반적으로 발생하는 아주 괴로운 증상이다. 안진의 병인이 감염에 의한 과정, 대사성이나 독성장애 또는 혈관장애일 때, 전신계통에 대한 의학적 처치가 치료과정에서 중요한 역할을 할 수 있다. 예를 들어 의학적 처치가 전정 안진, 쇠퇴안진(downbeat nystagmus) 및 드물기는 하지만 선천성 안진과 연관된 진동시와 현기증을 치료할 때 가끔 효과적이다. Currie와 Matson[37]은 진동시와 쇠퇴안진을 가진 10명에게 clonazepam 1~2 g을 투여하여 성공적으로 치료한 사례를 설명하였다. 투여할 때마다 증상이 2~6시간 동안 감소하였고, 한 명은 72시간 동안 증상이 나타나지 않았다. 졸림과 진정작용 등의 부작용이 있기 때문에 장기간 사용하면 유용성이 떨어진다.

흥분성 신경물질 전달계를 억제시키는 Baclofen이 선천성 안진, 주기성 교대안진 및 시소형 안진의 일부 경우에서 진동시를 제거시키는데 사용된다[38]. 부작용은 현기증, 졸림,

저혈압, 메스꺼움 및 쇠약증 등이 있다. 대다수의 선천성 안진은 진동시를 겪지 않으므로, 이러한 비싼 약제가 자주 사용되지는 않는다. Baclofen 치료법은 일반적으로 위에 열거한 치료법으로 시력이 증가하지 않는 사람에게 실시된다.

수술

안진에서 자주 볼 수 있는 미용적인 문제점은 얼굴을 돌리고, 머리를 기울이며, 턱을 들어 올리거나 숙이거나 또는 이들이 결합된 상태를 보인다. 피검자는 안진이 완화되거나 시력이 개선되는 주시위치로 눈이 돌아가도록 머리의 자세를 취한다. Kestenbaum[39]은 모든 수평직근을 동일한 정도로 절제하거나 후퇴시키는 수술법을 소개하였다. 수술이 성공적인 경우 주시 위치를 0점으로 이동시키고 얼굴을 돌리지 않게 된다. 가끔 제 1 안위에서 시력이 증가하고, 안진의 세기가 감소하며, 0 위치가 더 넓은 주시범위로 확장된다[40]. Kestenbaum 수술법을 수정한 방법이 사용되기도 한다. 예를 들어, 피검자가 머리를 수직방향으로 돌릴 때, 4개의 수직방향 직근을 동시에 수술한다[41]. 이 방법을 사용하여 얼굴의 회전상태를 제 1 안위로부터 15° 이내로 유지시킬 수 있는 성공률이 80% 정도로 보고되었다.

선천성 안진의 2차성으로 인한 머리 회전상태의 수술처치법에 대하여 피검자와 상담할 때 4가지 중요한 점이 있다. 첫째, 대다수의 전문가는 머리 회전상태가 15° 이상일 때 수술만 추천한다[24]. 머리의 비정상적인 위치가 이보다 더 적은 상태라면 공액 프리즘으로 처치한다. 둘째, 0점의 위치와 머리 회전량을 모두 고려한다. 나이가 많은 사람이라면 사회적 압박이 흔히 피검자가 최적 상태보다 덜하지만 도움이 되는 머리 위치를 채택하도록 만들기 때문에, 이 두 가지 위치가 똑같지 않을 것이다[42]. 이러한 경우 수술계획은 비정상적인 머리 위치를 제거시키기 보다는 0점을 제 1안위에 위치시키기 위한 것이다. 셋째, 수술결과는 4세 이상의 피검자에서 가장 좋다고 알려졌다. 어린이가 4세 이하일 때에는 보다 자주 과다교정되는 결과를 얻는다. 넷째, 안진과 사시가 있을 때 머리를 회전시키면 주시안에 의해 머리위치의 변화가 중재되기 때문에, 일반적으로 우위안에 대한 수술이 실시된다. 사시를 교정하기 위해 다른쪽 눈에 대한 수술이 동시에 또는 뒤이어 실시된다. 이처럼 더욱 복잡한 경우 수술의 성공적인 결과에 대한 예후가 약간 떨어진다.

안진방해증후군과 연관된 내사시는 보통 약시를 제거하고 정상적인 안구운동을 발달시키도록 가림법을 적용한 후 수술을 실시한다. 겉으로 보기에 시간의 50% 정도에서 안구가 제 1 안위에 정렬되도록 하는 미용적 예후는 적절한 편이다. 25% 정도는 약간의 양안시기능이 있는 미세사시를 갖지만 기능적으로 치료된다는 보고는 거의 없다. 조금만 절제하는 Faden

수술법이나 양쪽 내직근을 절제하는 수술이 실시된다. 수술결과는 선천성 내사시처럼 양호하지 못하다. 과교정과 저교정 상태가 흔하며, 50% 이상에서 여러 번 재수술이 실시된다.

요약

안진을 진단하는데 어려움이 있다. 병리에 덧붙여 병인적 요인은 발육성 및 유전성 이상을 포함한다[43]. 안진은 흔히 구심성 및 원심성 시각결함에 의해서 또는 이와 연관되어 나타난다. Opsoclonus, 시소형(seesaw), 전정성 및 기타 여러 종류의 후천성 안진은 장기간 지속되는 결과를 방지하기 위하여 잠재적인 질환의 즉각적인 진단과 처치가 요구된다. 시각장애의 심한 정도가 항상 병인에 의해 좌우되는 것은 아니다[44].

안진은 일반적으로 완전히 치료될 수 없지만 안진을 적극적으로 처치하도록 권한다. 순서에 따른 처치과정을 적용하면, 사위를 갖는 사람에서 기능적 및 미용적 개선에 대한 예후가 아주 높다. 처치방법은 (a) 안경이나 콘택트렌즈를 사용한 굴절이상의 교정, (b) 폭주를 유발시키고 머리 회전을 보정하기 위한 프리즘 및 (c) 융합을 강화시키기 위한 시기능훈련 등을 포함한다. 양안시 상태가 최대로 개선된 후, 필요한 경우 주시상태의 안정성을 개선시키기 위해 시기능훈련이 적용된다. 약물이나 수술은 선택된 경우에 한해서 실시된다.

참고문헌

[1] Cline D, Hofstetter HW, Griffin JR. *Dictionary of visual science*. Radnor, PA: Chilton, 1989:478.

[2] Casteel I, Harris CM, Shawkat F, et al. Nystagmus in infancy. *Br J Ophthalmol* 1992;76:434–437.

[3] Gelbart SS, Hoyt CS. Congenital nystagmus: a clinical perspective in infancy. *Graefes Arch Clin Exp Ophthalmol* 1988;226:178–180.

[4] Anderson JR. Latent nystagmus and alternating hyperphoria. *Br J Ophthalmol* 1954;38:217–231.

[5] Siegel IM. The albino as a low vision patient. In: Faye EE, ed. *Clinical low vision care*. Boston: Little, Brown and Company, 1976:255–261.

[6] Schachat WS, Wallace HM, Palmer M, et al. Ophthalmologic findings in children with cerebral palsy. *Pediatrics* 1957;19:623–628.

[7] Mehr EB, Freid AN. *Low vision care*. Chicago: Professional Press, 1975:39.

[8] Currie DC, Bedell HE, Song S. Visual acuity for optotypes with image motions simulating congenital nystagmus. *Clin Vis Sci* 1993;8:73–84.

[9] Dell Osso LF, Daroff RB. Congenital nystagmus waveforms and foveation strategy. *Doc*

Ophthalmol 1975;39:155–182.

[10] Eskridge JB, Wick B, Perrigin D. The magnitude of the Hirschberg correction factor. *Am J Optom Physiol Optics* 1988;65:745–750.

[11] Gresty MA, Lech J, Sanders M, et al. A study of head and eye movement in *spasmus nutans*. *Br J Ophthalmol* 1976;60:652–654.

[12] Pearce WG. Congenital nystagmus–genetic and environmental causes. *Can J Ophthalmol* 1978;13:1.

[13] Flom MC, Weymouth FW, Kahneman D. Visual resolution and contour interaction. *J Opt Soc Am* 1963;53:1026–1032.

[14] Griffin JR, Cotter SA. The Bruckner test: evaluation of clinical usefulness. *Am J Optom Physiol Optics* 1986;63:957–961.

[15] Krimsky E. *The management of binocular imbalance*. Philadelphia: Lea & Febiger, 1948:204

[16] Rouse M, London R, Allen D. An evaluation of the monocular estimate method of dynamic retinoscopy. *Am J Optom Physiol Optics* 1982;60:234–239.

[17] Parks MM. The monofixation syndrome. In: Symposium on strabismus. *Trans New Orleans Acad Ophthalmol*. St. Louis: Mosby, 1970:121–153.

[18] Leigh RJ, Zee DS. *The neurology of eye movements*. Philadelphia: FA Davis Co, 1983.

[19] Scheiman MM. Optometric findings in children with cerebral palsy. *Am J Opt Physiol Optics* 1984;61(5):321–323.

[20] Ciufreda KJ. Voluntary nystagmus: new findings and clinical implications. *Am J Opt Physiol Optics* 1980;57:795–800.

[21] Anderson JR. Cases and treatment of congenital eccentric nystagmus. *Br J Ophthalmol* 1953;37:267–281.

[22] Mallett RFJ. The treatment of congenital idiopathic nystagmus by intermittent photic stimulation. *Ophthalmol Physiol Opt* 1983;3:341–356.

[23] Lo C. Brain computed tomographic evaluation of noncomitant strabismus and congenital nystagmus. In: Henkind P, ed. *ACTA 24th International Congress of Ophthalmology*, vol 2. Philadelphia: JB Lippincott Co, 1982:924–928.

[24] Shibasaki H, Yamashita Y, Motomura S. Suppression of congenital nystagmus. *J Neurol Neurosurg Psychiatry* 1978;41:1078.

[25] Miller NR. *Walsh & Hoyt' s clinical neuro ophthalmology*, 4th ed. Baltimore: Williams & Wilkins, 1985.

[26] Lavery MA, O'Neill JF, Chu FC, et al. Acquired nystagmus in early childhood: a presenting sign of intracranial yumor. *Ophthalmology* 1984;91(5):425–434.

[27] Lavin PJM. Nystagmus. In: Walsh TJ, ed. *Neuroophthalmology: clinical signs and symptoms*, 2nd ed. Philadelphia: Lea & Febiger, 1985.

[28] Calcutt C, Crook W. The treatment of amblyopia in patients with latent nystagmus. *Br Orthopt J* 1972;29:70–72.

[29] Windsor CE, Burian HM, Milojevic B. Modification of latent nystagmus: part 1. *Arch Ophthalmol* 1968;80:657–663.

[30] Bedell HE, White JM, Abplanalp PL. Variability of foveations in congenital nystagmus. *Clin Vis Sci* 1989;427–452.

[31] Stegall FW. Orthoptic aspects of nystagmus. Symposium on nystagmus. *Am Orthoptics J* 1973:23:30-34.

[32] Kirschen DG. Auditory feedback in the control of congenital nystagmus. *Am J Opt Physiol Optics* 1983;60(5):364-368.

[33] Ishikawa S, Tanakadate A, Nabatamte K, et al. Biofeedback treatment of congenital nystagmus. *Neuroophthmology* 1985;2:58-65.

[34] Leung V, Wick B, Bedell HE. Multifaceted treatment of congenital nystagmus: a report of 6 cases. *Optom Vis Sci* 1996;73(2):773.

[35] Shapiro M. *Amblyopia*. Philadelphia: Chilton, 1971.

[36] Brinker WR, Katz SL. A new and practical treatment of eccentric fixation. *Am J Ophthalmol* 1963;55:1033-1035.

[37] Currie JN, Matson V. The use of clonazepam in the treatment of nystagmus induced oscillopsia. *Ophthalmology* 1986;93:924-932.

[38] Yee RD, Baloh RW, Honrubia V. Effect of baclofen on congenital nystagmus. In: Lennerstrad G, Zee DS, Keller EL, eds. *Functional basis of ocular motility disorders*. Oxford: Pergamon, 1982:151-157.

[39] Kestenbaum A. Nouvelle operation de nystagmus. *Bull Soc Ophthalmol Fr* 1953;6:599.

[40] Dell Osso LF, Flynn JT. Congenital nystagmus surgery: a quantitative evaluation of the effects. *Arch Ophthalmol* 1979;97:462-469.

[41] Scott WE, Kraft SP. Surgical treatment of compensatory head position in congenital nystagmus. *J Pediatr Ophthalmol Strabismus* 1984;21:85-95.

[42] Flynn JT, Dell Osso LF. The effects of congenital nystagmus surgery. *Ophthalmology* 1979;86:1414-1427.

[43] Russell GE, Wick B, Tang RA. Arnold Chiari malformation. *Optom VIs Sci* 1992;69(3):242-247.

[44] Grisham D. Management of nystagmus in young children. *Problems in Optometry* 1990;11:496-527.

18 부등상시

부등상시만큼 많은 주의를 기울여 개발하거나 광범위한 연구에 의해 지지되는 주제가 드물다. 그러나 임상에서 부등상시의 증상을 갖는 사람을 상대적으로 흔히 접하지만 부등상시 보정렌즈가 처방되는 경우는 드물다. 결과적으로 진단과 처치를 위해 필요한 과정을 생각하는 것이 어려운 경우가 종종 있다. 이 장에서는 부등상시의 상태를 간단하게 설명하고 등상시 교정을 위한 간단한 방법을 제시하였다.

부등상시의 정의

상이 같지 않음을 의미하는 부등상시는[1] 두 눈의 망막상의 크기나 형태가 상대적으로 차이가 있는 양안시의 상태로 정의된다[2]. 증상을 유발시키는 상의 크기 차이(일반적으로 0.75% 이상)는 임상적으로 의미가 있는 부등상시로 정의된다[3]. 더 적은 양의 상크기 차이는 상대적으로 흔하지만 임상적으로 보통 유의하지 않다. 일부 피검자에서는 상크기 차이가 더 심해도 부등상시와 관련된 증상이 나타나지 않을 수 있다.

각 눈의 상크기는 눈의 디옵터계에 의해 형성된 망막상, 망막수용체의 분포도 및 시각과 관련된 생리적 및 시피질의 정보처리 과정 등과 관계가 있다. 결과적으로 두 눈의 상이 같은 경우는 드물다. 좌측이나 또는 우측에 있는 물체를 볼 때 그리고 물체가 양쪽 눈으로부터 다른 거리에 놓여 있을 때 상크기가 정상적으로 차이난다[4]. 이러한 정상적인 상크기 차이가 입체시의 기초가 되며 한 물체가 다른 물체와 관련하여 놓여있는 상대적인 위치를 나타내는 신호를 제공한다.

정적 및 동적 부등상시

부등상시는 두 가지의 서로 다르지만 연관성이 있는 배율로 유발되는 문제점 즉, 정적 부등상시(static aniseikonia)와 동적 부등상시(dynamic aniseikonia)를 포함하는 것으로 간주할 수 있다[5]. 정적 부등상시의 측정은 두 눈 사이의 실제 상크기의 차이를 평가하는 것이며, 부등상시를 임상적으로 결정할 때 일반적으로 관심을 갖는 것은 상크기의 정상적인 또는 생리적인 차이가 아니라 실제로 측정된 상 크기의 차이이다. 동적 부등상시의 정도는 부등시 교정안경을 착용하고 여러 방향을 바라볼 때 발생하는 유발사위의 차이를 분석하여 결정된다[6]. 피검자가 정적 부등상시나 동적 부등상시를 갖거나 한 번에 두 가지 모두에 의한 문제점을 가질 수 있다. 예를 들어 정시자나 각 눈의 굴절이상 교정도수의 차이가 없는 비정시자에게서 부등상시가 측정될 수 있다. 이것은 정적 부등상시이다. 고도근시성 부등시 교정안경을 착용하는 사람은 안경렌즈의 도수 차이로 인하여 동적 부등상시를 가질 것으로 예상할 수 있다. 동적 부등상시를 최소화하기 위해 콘택트렌즈의 교정이 선호된다.

역사적 관점

1945년 이전에 Dartmouth 눈연구소에서 부등상시에 관한 이론적 및 임상적 교육과정이 개설되었고, 이 과정을 수료해야 부등상시측정계(eikonometer)를 구입할 수 있었다[7]. 기기의 조작이 간단하고 부등상시를 측정하는 방법이 개선되어, 의무적이었던 Dartmouth 교육과정이 중단되었다. 그러나 Dartmouth 그룹의 초기 연구자들은 직업학교의 교육과 교과서에서 부등상시를 논의하는데 기초가 되는 기술적 및 임상적 논문을 제공하였다.

망막상 크기의 차이는 이종부등시와 부등시를 포함하는 굴절이상의 교정으로 발생할 것이다. Donders[8]는 두 눈의 상대적인 상크기의 차이는 부등시의 교정이 원인이라고 설명하고 이러한 차이가 양안시를 방해할 것이라고 하였다. Lippincott[9], Green[10], Friedenwald[11] 및 Koller[12] 역시 비정시의 교정으로 인해 발생하는 망막상 크기의 차이를 논의하였다. Hess[13]는 부등시 교정안경으로 발생하는 증상은 렌즈 주변부의 프리즘 효과에 의한 것이라고 믿었다. Von Rohr[14]는 단안 무수정체와 고도 부등시에서 발생하는 상크기의 차이를 계산하였다. Erggelet[15]은 난시 교정 역시 망막상의 크기 차이를 초래한다고 지적하였다. 그는 이러한 크기 차이는 4%나 5%를 초과하는 경우가 드물기 때문에 중요하지 않다고 했다. 더 일찍 Erggelet[16]은 생리적 상크기의 차이는 두 눈의 망막 시세포의 분포도가 다르기 때문에 나타날 수 있다고 했다. 부등시뿐 아니라 양쪽 정시 및 동등비정시에서 부등상시가 발생한다고 밝힌 Carleton과 Madigan[17]이 통계분석을 실시하여 이러한 추측의 정확성을 설명하였다.

Knapp 법칙

Knapp 법칙은 축성 비정시가 교정되었을 때 교정렌즈가 눈의 전초점에 놓이면 굴절력이 동일한 정시안의 망막상과 크기가 같다는 것이다[2]. 그러나 축성 부등시에서 교정안경을 성공적으로 착용할 수 없는 사람이 있다는 점으로부터 Knapp 법칙은 법칙이라기보다는 지침으로 더 유용할 것이다. 망막상의 크기를 최종적으로 결정하는 인자는 전적으로 굴절이상의 교정도수나 형태에 의존하지 않고 망막수용체의 분리도와 이들이 시피질에 등록된 상태를 기초로 한다. 결과적으로 Knapp 법칙이 많은 경우에 적용되지 못하는데, 그 이유는 단순히 부등상시를 교정하고 선명한 망막상을 제공하는 것은 잠재적으로 똑같지 않은 상크기에 의한 이롭지 않은 영향보다 양안 융합을 위해 더 유익한 영향을 갖기 때문이다.

진단

일반적으로 피검자가 부등상시 여부인지 결정하는 것은 어렵지 않다. 과거력과 몇 가지 기본적인 임상검사를 주의하여 살펴보면 부등상시가 의심되는 거의 모든 피검자에 대하여 잠정적으로 진단을 내리는데 충분한 정보를 얻을 수 있다. 피검자의 증상을 살펴본 후, 굴절상태와 각막곡률을 검토한다. 이렇게 해도 정확한 진단을 내릴 수 없다면 진단을 위한 가림법이나 등상시 덧경(iseikonic clip-over)을 사용하여 더욱 정확하게 진단할 수 있다.

부등상시의 최종적인 진단은 가능하다면 기기(예, Space Eikonometer)로 상크기를 측정하여 결정한다. 부등상시측정계(eikonometer)를 이용할 수 없을 때에는 요구되는 굴절이상 교정도수나 두 눈에 보이는 상을 비교하여 부등상시 정도를 평가할 수 있다.

내력

부등상시를 진단할 때 피검자가 경험하는 증상이 중요하다. 부등상시자가 갖는 증상은 미교정 비정시자나 사위자가 갖는 증상과 비슷하다. 500명의 부등상시자가 보고한 증상의 빈도는 다음과 같다. 국소적인 눈의 불편함(안정피로)과 두통이 가장 자주 발생하는 증상이지만 부등상시와 비슷한 증상을 유발할 수 있는 여러 가지 상태가 있다[18]. 결과적으로 부등상시 교정을 고려하기에 앞서 피검자의 불편감에 대한 다른 가능한 원인을 조사하고 처치할 것을 추천한다.

부등상시의 증상은 다음과 같다 :

안정피로	67%
두통	67%

수명(눈부심)	27%
독서 장애	23%
멀미(nausea)	15%
운동장애(motility difficulty)	11%
신경과민	11%
졸림	7%
일반적 피로감	7%
공간왜곡	6%

검사를 실시하려면 피검자의 주된 증상과 함께 증상이 지속되는 시간과 발생주기를 결정하는 것이 중요하다. "어떤 점에서 당신의 눈이 당신을 가장 힘들게 합니까"와 같이 피검자에게 최근에 나타나는 증상을 설명하도록 하는 것부터 시작한다. 피검자가 갖는 어려운 점을 정확하게 설명하도록 하려면 요령과 판단이 필요하다. 일부 피검자는 시각적인 현상을 말하기 싫어하거나 이와 관련하여 여러 명의 전문가를 방문하는 것을 꺼리며 어려움을 초래한 문제점의 핵심을 쉽게 잊어버린다.

가장 중요한 증상은 굴절이상 교정도수를 착용했을 때 존재하는 것이다. 눈과 관련된 증상은 편리하게 "안정피로"와 관련된 그룹으로 묶을 수 있다. 전형적인 눈 관련 증상은 눈과 직접적으로 관련된 것을 포함하며 쑤심, 발열, 통증, 가려움, 당기는 느낌 및 피로감 등이다. 이러한 증상은 또한 흐려 보이거나 복시 및 평면이 기울어져 보이는 것과 같이 자각적으로 관찰되는 것이 해당한다. 이러한 시각적 경험이 쑤심, 통증 또는 다른 불편감을 수반하거나 그렇지 않을 수 있지만 흔히 피검자가 크게 관심을 갖도록 만든다. 눈과 관련된 증상은 보통 눈의 사용과 연관되며 흔히 미교정 비정시, 사위 또는 부등상시가 원인이다. 이러한 증상은 시력이 적절하게 교정되면 쉽게 완화된다.

다른 전문가의 진단이 필요한 증상은 졸림, 두통, 멀미 및 신경과민 등이다. 이러한 증상이 눈의 사용과 관련되는 경우는 드문 편이며 이러한 증상이 존재할 때에는 굴절상태나 부등상시의 보정으로 쉽게 제거되지 않을 것이다. 흔히 눈이 원인으로 보이는 이러한 증상은 두통이 눈으로 인해 발생할 것이며 눈 전문가가 이를 치료할 수 있다는 생각으로 피검자가 눈 전문가와 상담하기를 원한다. 그러나 주의깊게 문진을 하게 되면 두통이 알레르기나 다른 원인에 의해 발생하는 것으로 나타날 수 있다. 정밀진단이 의뢰된 증상이 눈에 의한 것인지 아니면 다른 전문가에게 다시 의뢰해야 할 것인지 여부를 결정하는 것이 중요하다.

증상이 존재하는 시간의 경과도 고려해야 한다. 전부터 성공적으로 치료되지 않고 오랫동안 지속되는 증상은 부등상시가 원인이라는 점을 강하게 제시한다. 그 이유는 장기간 지속되는 증상을 갖는 사람은 보통 여러 가지 치료법을 찾았기 때문이다. 이전의 모든 치료가 성공하지 못했다면 증상에 대한 다른 가능한 원인이 배제되고 부등상시일 가능성이 높을 것이다.

굴절상태

부등상시와 불편한 증상이 있지만 굴절이상이 없거나 양안에서 굴절이상도가 비슷한 사람은 거의 없다[19, 20]. 이들의 대다수는 단안 백내장 적출술을 받은 무수정체인 사람이다[21]. 그러나 굴절이상이 없거나 백내장 수술을 받지 않은 사람에서 부등시가 아니라면 부등상시 가능성은 일반적으로 높지 않다. 부등시가 교정되면 부등상시가 될 수 있는 가능성이 크다. 미교정 부등시에서 부등상시와 관련된 증상이 발생하는 경우는 드문 편이며, 그 이유는 한쪽 눈의 망막상이 흐려서 한쪽 눈만 사용하므로 부등상시와 관련된 증상이 존재하지 않기 때문이다.

각막 곡률

각 눈의 각막굴절력에 차이가 있을 때 적어도 부등시의 일부분이 굴절성이라는 점을 암시한다. 이러한 사람을 안경으로 교정할 때 상 크기가 차이날 것이다. 난시는 대부분 각막에 의해 발생하며 가끔 수정체에 의해 발생한다. 어떠한 유형이라도 난시는 굴절성으로 고려될 수 있으며 안경으로 교정하면 부등상시를 초래할 것이다. 굴절성 부등시에서 안경이 아닌 콘택트렌즈로 굴절이상을 교정하면 특히 부등시가 6.00D 이하로 아주 높지 않고 각막굴절력의 차이가 부등시의 정도와 비슷할 때 상크기의 차이가 최소로 될 것이다. 부등시를 콘택트렌즈로 교정할 때 또 다른 장점은 수직방향 안구운동으로 유발되는 프리즘 굴절력의 변동량이 감소된다는 점이다.

양안의 각막곡률이 같은 부등시자를 안경으로 교정하면 안경렌즈가 원하지 않는 형상배율을 만들지 않으므로 정적 부등상시에 의한 문제점이 최소로 될 것이다. 이를 위해서는 양쪽 안경렌즈의 전면곡률과 중심두께를 똑같이 처방해야 한다. 그러나 렌즈의 전면곡률과 중심두께를 똑같이 처방한다는 배경 원리는 각막곡률이 똑같을 때 부등시의 원인은 안축장의 차이라는 점을 가정한 것이다. 그러나 부등시는 수정체나 각막후면과 연관되어 굴절력이 차이날 수 있기 때문에 이러한 가정이 항상 적용되지는 않는다. 단순히 각막곡률이 똑같다고 해서 부등상시를 확실하게 구분할 수는 없다. 또한 안경렌즈로 유발되는 동적 부등상시와 관련된 문제점이 종종 양안시 기능에 중요한 장애가 된다. 일반적으로 이러한 요인은 콘택트렌즈의 처방이 우선적으로 고려되어야 함을 의미한다.

가림법

부등상시를 진단하는데 가림법이 유용하게 도움을 줄 수 있다. 안대로 가렸을 때 피검자의 증상이 제거된다면 아마 양안시와 관련된 문제점이 증상의 원인일 것이다. 양안시와 관련된 모든 다른 문제점을 치료하거나 배제시키면 부등상시가 불편한 증상을 유발시키는 가능한 원인으로 남게 된다.

클립온 부등상시 교정렌즈

클립온 부등상시 교정렌즈가 종종 부등상시를 진단하는데 도움이 된다. 그러한 렌즈는 굴절력이 0이며 제조할 때 적용된 전면곡률과 중심두께의 결합을 기초로 특정한 배율을 갖는다. 클립온 렌즈를 착용했을 때 불편한 증상이 제거되면 부등상시가 문제의 원인일 것이다. 이러한 가정을 더 확인하기 위해서는 클립온을 다른쪽 눈에 가입시키고 이 때 증상이 악화된다면 진단은 확실하다. 그러나 클립온 렌즈가 도움을 주지 못하면 클립온 렌즈의 무게와 부가적인 표면반사로 증상이 존재할 수 있기 때문에 부등상시로 인한 문제점이 계속 존재한다. 표 18.1은 여러 가지 등상시 클립온 렌즈의 두께와 곡률의 조합 상태를 보여준다[22].

표 18.1. 플라스틱 사이즈렌즈의 변수[a]

배율(%)	렌즈두께(mm)	전면굴절력	후면굴절력
0.5	3	+2.50	−2.50
1.0	3	+5.00	−5.00
1.5	3	+7.50	−7.62
2.0	4	+7.50	−7.75
2.5	4	+9.37	−9.62
3.0	5	+9.00	−9.25
3.5	5	+10.50	−10.87
4.0	6	+10.00	−10.50
4.5	6	+11.25	−11.75
5.0	6	+12.50	−13.12

[a] 사이즈렌즈는 여벌 렌즈로 이용할 수 없으므로, 열거된 변수를 사용하여 특별히 주문 제작해야 한다.

부등상시의 결정

부등상시가 존재하는지 결정하기 위해 사용되는 방법은 여러 가지가 있다. 복시상태나 교대가림법을 사용하여 두 눈의 상크기를 동시에 평가, Turville 검사, 마독스봉 검사 및 이중광원검사법 등이 있다. 새로운 부등상시 검사법이나 Space Eikonometry를 사용하여 측정할 수도 있다. 이들 여러 가지 검사법이 임상에서 사용될 수 있지만, Space Eikonometer가 아마 가장 정확하고 실용적인 것으로 생각된다.

이중상(diplopic image)의 크기 비교

이중상의 비교는 간단하며 상대적으로 저렴하게 두 눈 사이의 상크기를 측정하는 방법으로 수평방향, 수직방향 또는 전반적인 부등상시를 평가할 수 있다. 이 방법은 :

1. 피검자에게 적절한 안경 교정도수를 착용시키고 사각형 타게트를 보도록 하고, 5△ 정도의 수직프리즘을 사용하여 두 개로 보이도록 한다. 수평사위가 존재한다면 타게트가 수평방향으로 어긋난 상태로 보일 것이다.
2. 피검자에게 위쪽 타게트의 지각된 수평방향 크기와 아래쪽 타게트의 지각된 수평방향 크기를 비교하도록 한다. 차이가 있으면 수평방향 부등상시를 나타낸다.
3. 수평방향의 부등상시를 측정하기 위해서는, 더 작은 상이 보이는 눈에 사이즈렌즈(표 18.2)를 가입시킨다. 두 타게트의 수평방향 크기가 같은 것처럼 보일 때까지 사이즈렌즈의 배율을 변화시킨다.
4. 수직방향에 대해서도 동일한 방법을 실시한다.

표 18.2. *여러 가지 렌즈도수에서 렌즈삽입부 거리변화에 대한 대략적인 배율(%) 변화도*[a]

굴절력(V_0)	1D	2D	4D	6D	8D	10D
렌즈삽입부거리(h)						
1 mm	0.1	0.2	0.4	0.6	0.8	1.0
2 mm	0.2	0.4	0.8	1.2	1.6	2.0
3 mm	0.3	0.6	1.2	1.8	2.4	3.0
4 mm	0.4	0.8	1.6	2.4	3.2	4.0
5 mm	0.5	1.0	2.0	3.0	4.0	5.0

[a] 마이너스렌즈 : 눈에 근접할수록 배율 증가, 눈에서 멀어질수록 배율 감소. 플러스렌즈 : 눈에 근접할수록 배율 감소, 눈에서 멀어질수록 배율 증가.
배율 변화량 : $m(\%) = V_0(h)/10$ [$m(\%)$ = 배율변화량(%), V_0 = 렌즈의 정점굴절력(D), h = 렌즈삽입부거리 변화량(mm), 10 = 미터를 mm로 바꾸고 배율을 백분율로 나타내기 위한 보정계수]

5. 지각된 상이 같아지도록 하는데 필요한 배율을 기록한다(예, 수평방향 - 우안 2.0%, 수직방향 - 좌안 1.0%, 전체 - 우안 1.5%).

교대가림검사

Brecher[23]는 교대가림법을 사용하여 부등상시를 발견하고 양을 평가할 수 있다고 제안하였다.

1. 피검자에게 적절한 안경 교정도수를 착용시키고 시야에서 고립된 원거리에 있는 사각형 타게트를 주시하도록 한다.
2. 각 눈을 교대로 가리고 피검자에게 각 눈에 보이는 타게트의 수평방향 크기를 비교하도록 한다. 각 눈에서 가림판을 신속하게 이동시키고, 각 눈에 가림판을 1초 정도 놓고 두 상을 쉽게 비교할 수 있도록 한다.
3. 지각된 상의 크기가 다르다면, 더 작은 상이 보이는 눈에 사이즈렌즈를 가입시킨다. 가림판을 교대로 가입시키면서, 두 타게트의 수평방향 크기가 같은 것처럼 보일 때까지 사이즈렌즈의 배율을 변화시킨다.
4. 수직방향에 대해서도 동일한 방법을 실시한다.
5. 각 경선에서 지각된 상이 같아지도록 하는데 필요한 배율을 기록한다.

Turville 검사

Morgan이 개발한 두 개의 수평선이 그려진 슬라이드를 사용하는 Turville 검사를 이용하여 수직경선에서 부등상시를 발견하고 양을 측정할 수 있다[24](그림 18.1).

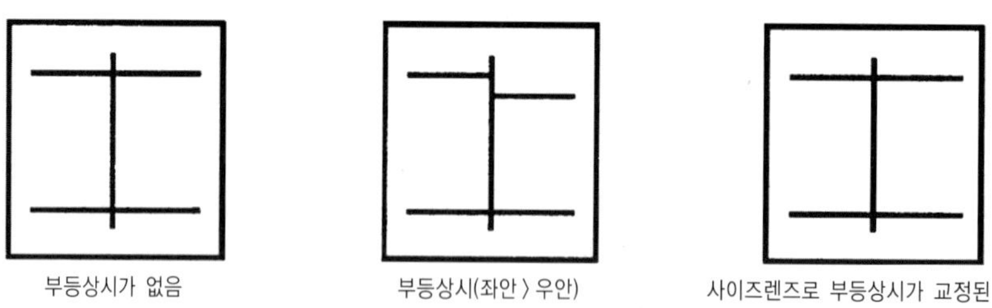

그림 18.1. Turville 검사를 위해 Morgan이 개발한 슬라이드. 두 개의 평행한 수평선이 중앙의 수직선으로부터 옆으로 뻗은 것처럼 보인다. 피검자에게 수직선 양쪽 옆의 수평선의 분리도를 비교하도록 한다. 분리도가 다르다고 보고하면, 사이즈렌즈를 이용하여 분리도가 똑같아지도록 조정하고, 이 때 가입된 사이즈렌즈의 배율을 기록한다.

1. 피검자에게 적절한 교정안경을 착용시키고 우안으로 타게트의 우측 절반을 보고 좌안으로 타게트의 좌측 절반을 각각 볼 수 있도록 격벽을 설치한다.
2. 피검자에게 우측 타게트에서 두 수평선의 수직분리도와 좌측 타게트에서 두 수평선의 수직분리도를 비교하도록 한다. 우측의 수평선이 수직방향으로 분리도의 차이를 보이면 수직 부등상시가 암시된다.
3. 지각된 상의 크기가 차이난다면 더 작은 상이 보이는 눈에 사이즈렌즈를 가입시킨다. 가림판을 교대로 가입시키면서 두 타게트의 수평방향 크기가 같은 것처럼 보일 때까지 사이즈렌즈의 배율을 변화시켜서, 부등상시를 측정할 수 있다.
4. 수직방향의 부등상시 측정값을 기록한다.

마독스봉 및 이중광원(double light) 검사법

1. 두 개의 작은 광원을 60 cm 정도 떨어진 거리에서 수평방향으로 20 cm 정도 분리된 상태로 놓는다. 피검자에게 적절한 교정안경을 착용시키고, 한쪽 눈에 마독스봉의 축을 180° 로 놓고 광원을 바라보도록 한다. 한쪽 눈은 두 개의 광원을 보며 마독스봉이 놓인 눈은 두 개의 수직선이 보일 것이다.
2. 피검자에게 두 광원의 상대적인 분리도와 수직선조의 상대적인 분리도를 비교하도록 한다. 분리도에 차이가 있다면 부등상시를 의미한다. 수평사위로 인해 광원으로부터 선조가 변위되어 판단하기 곤란하다면, 프리즘을 사용하여 광원과 한쪽에 있는 선조를 일치시킬 수 있다.
3. 광원이나 선조의 분리도가 더 적게 지각되는 눈에 사이즈렌즈를 가입시켜 부등상시를 측정할 수 있다. 광원의 분리도와 선조의 분리도가 같아질 때까지 사이즈렌즈의 배율을 변화시킨다.
4. 광원을 수직방향으로 분리시키고 한쪽 눈에만 마독스봉의 축을 90° 방향으로 가입시키고 수직 부등상시를 측정할 수 있다.
5. 광원 사이의 거리와 선조 사이의 거리가 같아지도록 하는 사이즈렌즈의 도수를 부등상시 측정값으로 기록한다.

새로운 부등상시 측정법

1. 새로운 측정법에서[25], 피검자에게 적절한 교정안경을 착용시키고 그 위에 적녹필터

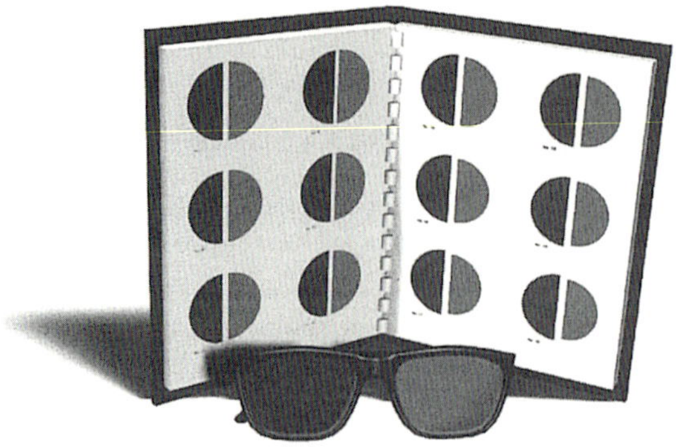

그림 18.2. 여러 쌍의 적녹 반달이 있는 책을 이용한 새로운 부등상시 측정법. 적녹안경을 쓰고 보면 우안으로 반달의 하나가 보이고, 좌안으로 다른 반달이 보인다. 반달의 수직방향의 직경이 동일한 상태를 만드는 사이즈렌즈의 배율을 측정한다.

를 가입시킨다.

2. 피검자에게 책(그림 18.2)에 있는 적녹색의 반달을 보도록 하고 수직방향의 직경이 동일한지 비교시킨다.
3. 책을 회전시켜 수평방향으로 놓고 검사를 반복한다.
4. 각 경선에서 부등상시의 백분율을 기록한다. 이 검사로 측정한 값은 Space Eikonometer를 사용하여 측정한 값보다 부등상시도가 더 적게 측정되는 경향이다.

공간 부등상시측정계(Space Eikonometer)

부등상시의 가장 정확한 처방은 부등상시의 정도를 추측하지 않고 상크기 차이를 측정하는 것이다. 임상적인 관점에서 부등상시의 측정은 피검자의 증상이 부등상시와 관계되는지 여부를 결정하는데 가장 좋은 방법을 제공한다. Space Eikonometer를 사용하여 이러한 측정을 할 수 있다. 또한 부등상시측정계(eikonometer)를 사용하여 부등상시가 아닌 경우를 교정하기 위한 처방을 쉽게 얻을 수 있다. 예를 들어 검사자가 부등상시를 유발할 수 있는 부등시 교정의 처방을 꺼리는 경우가 가끔 있다. 상당한 정도의 구면 부등시를 완전 교정하는 것이 항상 현저한 정도의 부등상시를 만들지는 않는다. 이러한 곤란한 상황을 해결하는 것은 부등상시가 의심될 때 부등상시측정계를 더 자주 사용하는 것이다. 굴절이상의 교정도수에 대한 피검자의 반응을 부등상시측정계로 측정할 때 부등상시가 없거나 거의 없는 것을 발견하면 기분이 좋을 것이다. 잠정적으로 결정된 굴절이상 교정도수에 대한 피검자의 반응을 부등상시측정계로 측정하고 편안함과 경비를 고려하여 최적 시력과 양안시 상태를 약간 희생시키면서 피검자의 시각적 요구가 받아들여질 수 있는 범위에서 굴절이상 교정도수를 수정하여 부등상시가 최소로 유발되는 상태를 얻을 수 있다.

Space Eikonometer는 아주 정확하다. 검사법은 양안단일시와 입체시에 관한 생리광학적 연구결과를 기초로 한 것이다. 현재 새로운 기기를 구입할 수는 없는 실정이지만 전부터 사용되던 기기를 제한적으로 이용할 수는 있다. 아주 쉽게 사용할 수 있지만 많은 전문가가 사용법에 익숙하지 않기 때문에 사용법을 간단하게 소개하였다.

타게트

Space Eikonometer에 내장된 타게트는 십자선 앞에 두 개의 희미한 녹색 수직선이 있고 적색 십자선 뒤에 두 개의 밝고 흰 수직선이 있는 것처럼 보인다(그림 18.3). 조절레베의 위치를 변화시켜 타게트가 보이는 상태를 변화시킬 수 있다. 기기 위쪽의 "×90" 손잡이를 움직이면 바깥쪽 선의 좌측 부분이 우안의 배율에 대하여 가까워지거나 좌안의 배율에 대하여 멀어진다(그림 18.4). "×180" 손잡이를 움직이면 적색 십자선의 우측 부분이 우안 배율에 대하여 가까워지거나 좌안 배율에 대하여 멀어진다. 경사휠(declination wheel)을 회전시키면 적색 십자선의 위쪽이 플러스 세팅시 관찰자를 향하고 마이너스 세팅시 관찰자로부터 멀어진다. 검사자는 기기를 단안 및 양안으로 들여다보면서 이 절에서 설명한 현상에 익숙해져야 한다.

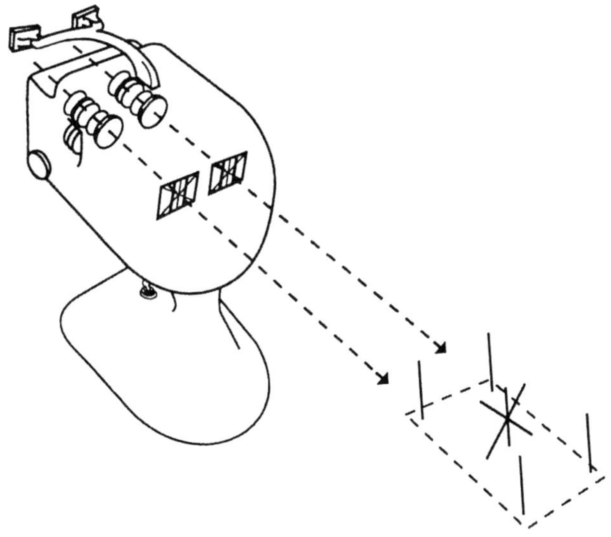

그림 18.3. Space Eikonometer에 내장된 타게트는 십자선 앞에 두 개의 희미한 녹색 수직선이 있고 적색 십자선 뒤에 두 개의 밝고 흰 수직선이 있는 것처럼 보인다. 부등상시측정계로 부등상시를 측정하는 동안, 스위치를 조작하여 배율을 변화시키면서, 피검자에게 선 타게트의 상대적인 위치를 보고하도록 한다. 타게트의 모든 성분이 똑같은 거리에 있다고 보고하면 검사가 끝난다.

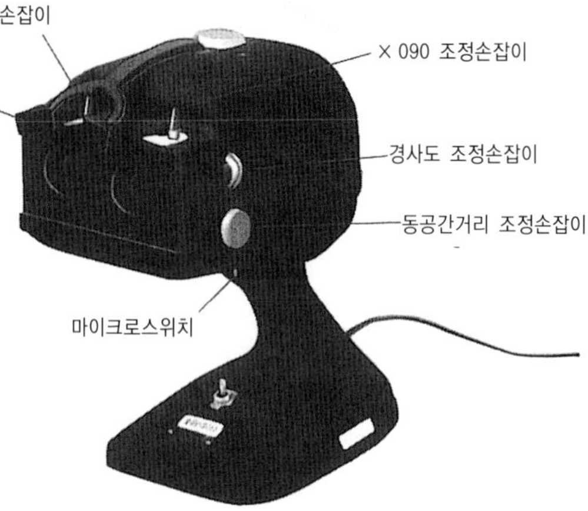

그림 18.4. 위쪽: 조절레버의 위치를 변화시켜 Space Eikonometer의 타게트 모양을 결정한다. 기기 위쪽의 "×90" 손잡이를 움직이면 바깥쪽 선의 좌측 부분이 우안 배율에 대하여 가까워지거나 좌안 배율에 대하여 멀어진다. "×180" 손잡이를 움직이면 적색 십자선의 우측 부분이 우안 배율에 대하여 가까워지거나 좌안 배율에 대하여 멀어진다. 경사휠(declination wheel)을 회전시키면 적색 십자선의 위쪽이 플러스 세팅시 관찰자를 향하고 마이너스 세팅시 관찰자로부터 멀어진다. 아래쪽 : 조절 레버를 변화시키는 사이에, eikonometer의 밑에 있는 스위치를 사용하여 타게트가 보이지 않도록 한다.

부등상시측정계로 부등상시를 측정할 때, 조절 레버를 이동시켜 각각의 상대 배율을 변화시키면서, 피검자에게 선 타게트의 상대 위치를 설명하도록 한다. 타게트의 모든 성분이 똑같은 거리에 있다고 하면 검사가 끝난다.

부등상시측정계의 세팅

피검자를 기기앞에 편안한 자세로 앉히고, 굴절이상 교정도수를 가입시키고 기기의 동공간거리를 조정한다(그림 18.4). 모든 세팅을 0으로 조정하고 피검자에게 타게트를 보도록 하고 선의 위치를 설명하도록 한다. 먼저 바깥쪽 선에 주의를 기울이도록 한다. 바깥쪽 선이 동일한 거리에 있는 것처럼 보일 때까지 "×90" 휠을 이동시킬 수 있다. 레버의 세팅 상태를 변화시키는 사이에 광원 스위치로 타게트가 보이지 않도록 하면 더욱 정확하게 측정할 수 있다. 다음 "×180" 휠을 사용하여 적색 십자선의 측면에 대하여 측정을 반복하고, 경사휠을 사용하여 적색 십자선의 기울기에 대하여 측정한다. 레버와 경사 휠의 최종적인 위치를 결정하는데 피검자의 판단을 기준으로 하는 한계법(method of limits)을 적용한다. 3가지 검사항목에 대한 피검자의 감도는 타게트가 일치했다고 보고하는 범위의 절반을 기준으로 평가된다. 이 기기와 함께 제공되는 사용설명서에 일반적인 검사방법이 자세하게 설명되었다.

상크기의 결정

세팅상태가 결정된 후, 배율 환산표를 사용하여 3가지 측정값(×90, ×180 및 경사)으로부터 부등상시 보정값을 얻는다. 측정값과 전문가의 판단(보정렌즈의 이용가능성, 경비 및 증상이 성공적으로 제거될 가능성 등을 고려한)을 기초로 부등상시의 완전 보정, 부분 보정 또는 비보정 여부를 결정한다. 뒤에서 이러한 사항을 자세하게 언급하겠다. 부등상시측정계로 부등상시를 측정하는 동안 몇 가지 어려운 점을 경험할 수 있다.

부등상시 측정과 관련된 어려운 점

단안 억제(Monocular Suppression)

부등상시를 측정할 때 정상적으로 반응하지 못할 정도로 입체시가 충분하지 못한 사람은 Space Eikonometer의 타게트가 평면에 있는 것처럼 보인다고 한다. 단안 억제를 나타내는 다른 지표는 밝고 흰 수직선이 적색 십자선 앞쪽에 있거나 흐릿한 녹색 수직선이 적색 십자선 뒤쪽에 있어 보인다고 반응하는 사람이다. 이렇게 말하는 피검자는 입체시가 아닌 밝기에 대한 단안 단서를 사용하여 타게트의 모양을 평가하고 있음을 의미한다.

눈이 억제되고 있는지 여부에 대하여 의문이 간다면 피검자에게 한쪽 눈으로 타게트를 관찰하고 다음 다른쪽 눈으로 관찰하도록 한다. 우안으로 볼 때 두 개의 우측 수직선의 간격이 두 개의 좌측 수직선의 간격보다 더 가깝고, 좌안으로 볼 때 두 개의 좌측 수직선의 간격이 두 개의 우측 수직선의 간격보다 더 가깝게 보인다. 따라서 양쪽 눈을 뜨고 우측 수직선의 간격이나 좌측 수직선의 간격이 더 가까운지 여부를 판단하도록 해서 어느 쪽 눈이 억제인지 결정할 수 있다.

사위

융합과 입체시가 양호한 사람의 일부에서, Space Eikonometer 검사에서 적은 양의 사위, 가장 흔하게 상사위가 존재하는 것이 나타난다. 미교정 상사위가 0.5△ 정도로 적은 상태에서도, 타게트에서 십자선의 경사진 선의 하나가 다른 선보다 앞에 있는 것처럼 나타난다(그림 18.5). 이러한 상태를 보고하면, 주시시차 검사를 실시하여 주시시차를 0으로 감소시키는데 필요한 수직프리즘을 결정해야 한다. 그런 다음 경사진 선이 정확하게 일치하도록 만드는 프리즘 도수를 결정한다. 한쪽 눈앞에 0.5△의 프리즘을 기저하방과 기저상방으로

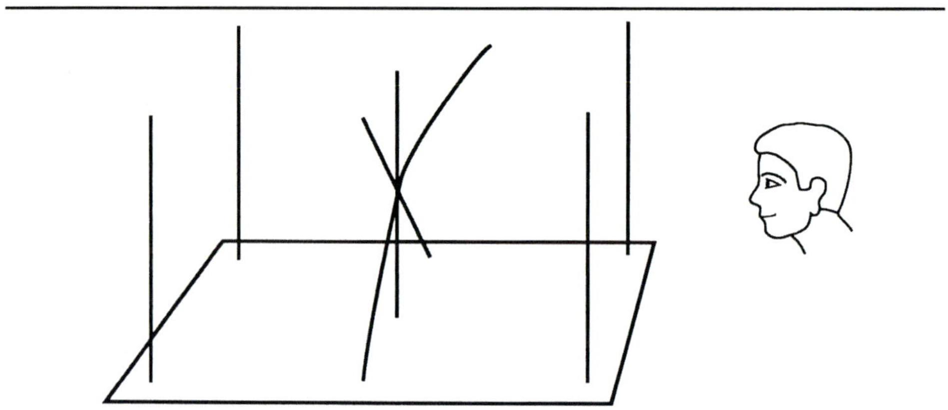

그림 18.5. 미교정 상사위가 있을 때, Space Eikomometer의 타게트가 왜곡되어 십자선의 한쪽 선이 관찰자를 향해 기울어진 것처럼 보일 수 있다. 이러한 상태를 보고하면, 상사위인 눈에 적은 양의 수직 프리즘을 가입시켜서 십자선이 대칭상태로 지각되도록 하여 십자선의 위치를 더욱 정확하게 판단할 수 있도록 해야 한다.

교대로 가입시켜서 측정한다. 상사위가 남아있지 않으면, 프리즘을 기저하방에서 기저상방으로 반전시킬 때 하나의 경사진 선이 다른 선의 앞에 있거나 또는 반대로 뒤쪽에 있는 것으로 보일 것이다. 적절한 도수의 프리즘(0.5△ 이상이 요구될 수 있음)을 시험테에 가입시키고 부등상시를 계속 측정한다.

처치

부등상시 보정을 처방할 때 굴절이상이나 사위 교정안경을 처방할 때 적용되는 것과 비슷하게 임상적인 판단이 필요하다. 고려할 사항은 피검자의 나이, 이전의 교정상태와 이에 대한 피검자의 반응, 작업이나 취미활동의 유형, 피검자의 성격 및 외모와 소요 경비에 대한 관심, 특히 증상의 특성과 부등상시 보정으로 증상이 감소되거나 제거될 가능성 등이다.

실제적으로 고려할 사항

부등상시 처방을 계획할 때, 광학적 문제점을 해결하려는 의욕이 앞서서 처방되는 렌즈에 의해 발생할 수 있는 문제점을 소홀하게 여길 수 있다. 피검자의 주요 불편 사항을 기억하고 새로운 문제점을 발생시키지 않고 원래의 문제점이 해결되도록 노력해야 한다. 광학적으로 교정되는 처방을 피검자가 착용하지 못할 수 있다는 점을 고려해야 한다. 굴절이상도의 완전교정을 처방하지 않고 바이토릭 렌즈를 주문하는 대신에 처방도수를 약간 수정하는 것이 더 좋은 경우도 있다. 원주 축이나 도수를 약간 변화시켜서 시력을 약간만 감소시키는 것이 외형이나 무게로 인해 받아들일 수 없는 비싼 렌즈를 처방하는 것보다 더 좋을 수 있다. 거의 대부분 일반상식이 가장 간단한 해결책을 제시하며 처치의 성패 여부를 결정한다.

렌즈의 처방

부등상시를 처방할 때 엄격하고 빠른 규칙이 없지만 부등상시를 교정할 것인지 여부를 결정할 때 다음 요인을 고려하는 것이 좋다.

처방하지 않는 것이 좋다고 판단되는 요인은 다음과 같다 :

1. 반복적으로 측정할 때 크기 차이의 측정값이 변동적이며 일관성이 없다.
2. 거리감이 불량하다.
3. 부등상시가 부등시로부터 예상되는 것과 반대로 나타난다.
4. 증상이 눈의 사용과 관련이 없고 굴절이상이나 사위의 교정으로 개선되지 않는다.
5. 부등상시가 상당하지만 피검자가 편안한 상태이다. 이러한 상태는 몇 년 동안 한쪽 눈의 굴절이상을 부분 교정했을 때 나타날 수 있다.

처방하는 것이 좋다고 판단되는 요인은 다음과 같다 :

1. 부등상시가 측정된 크기 차이보다 더 예민하게 측정될 수 있다(예, 0.75%±1.5%가 아닌 1.0%±0.5%).
2. 증상이 눈의 사용과 명확한 관계가 있다.
3. 상당한 정도의 수평사위나 수직사위가 없을 때 한쪽 눈을 가리면 증상이 사라진다.
4. 사이즈 렌즈를 클립온 형태로 1~2일 정도 일시적으로 착용했을 때 증상이 개선된다.
5. 부등시의 완전교정이 불편함의 원인이거나 원인일 가능성이 있다.
6. 증상을 없애기 위해 다른 방법으로 교정했을 때 실패했다.

부등상시자를 고려한 처방의 결정

부등상시 교정을 계획할 때 고려할 사항은 두 가지 약간 다른 관점을 포함한다. 즉, 두 눈 사이의 배율차이 추정값을 완전히 제거시킬 것인지 아니면 두 눈 사이의 배율차이 측정값을 완전히 제거시킬 것인지 여부이다. 두 가지 개념 모두 장점이 있으며, 임상적으로 등상시(iseikonic) 렌즈디자인은 흔히 정확한 과학이라기 보다는 피검자의 처치기술에 더 가깝다.

추정된 배율의 처방

두 눈 사이의 배율차이 추정치를 완전히 제거시키기 위해 처방할 때[26], 일반적으로 실제 부등상시를 측정하지 않고, 교정렌즈의 안경배율 차이를 고려하여 가정한다. 실제로 이 방법은 Space Eikonometer와 같은 기기를 이용할 수 없을 때 자주 사용된다. 임상적으로 이 개념을 적용하여 처방하는 전문가는 두 렌즈 사이의 배율 차이를 0으로 감소시킬 것으로 예상되는 배율보다 더 낮게 처방한다. 전형적으로 처방하려는 배율을 추정할 때 부등시 1D가 1% 정도 부등상시를 초래한다는 가정이 적용된다. 그러나 이 방법은 부등시성 근시자를 처방할 때 정확도가 떨어지는 경향이다. 그러나 일반적으로 이 개념을 적용한 처방은 부등상시의 실제 측정값을 기초로 처방할 때보다 배율이 약간 더 높다.

측정된 배율의 처방

예를 들어 Space Eikonometer로 부등상시가 측정되었을 때, 두 눈 사이의 측정된 배율 차이를 제거시키기 위한 처방을 계획할 수 있다. 이 방법은 보통 피검자에게 최적 안경을 착용시키고 부등상시를 측정한다. 현재 사용중인 안경의 변수(정점간거리, 전면커브, 두께, 굴절률 등)를 알고 있으므로, 이들 변수를 변화시켜 측정된 배율 차이를 0으로 감소시키는 등상시 교정이 계획된다. 부등상시를 측정할 수 있으면, 이 방법이 부등시성 원시나 부등시성 근시 모두에 대하여 똑같이 만족스럽다. 이 개념이 적용된 처방은 보통 안경렌즈의 도수 차이로 부등상시를 계산하여 얻은 추정값을 기초로 처방할 때보다 배율이 약간 더 낮다.

부등상시의 처방 개념에 관계없이, 이 장에서 나타낸 표를 사용하여 등상시의 보정량을 결정할 수 있다. 추정된 배율 차이를 제거시키기 위해서는, 잔여 배율차이를 얼마나 남길 것인지 간단하게 결정 한 다음, 이를 만족시킬 수 있는 렌즈를 결정한다. 부등상시를 측정한다면 표를 사용하여 측정된 배율 차이를 0으로 감소시키는 보정렌즈를 아주 쉽게 결정할 수 있다. 부등상시를 측정할 때 동적 부등상시와 정적 부등상시의 대한 사항은 문제가 없으며, 측정치가 부등상시의 정적 및 동적 성분을 모두 포함한다. 계획된 등상시 보정량이 결국 요구되는 보정량이 될 것이다.

등상시 렌즈디자인

굴절이상의 교정과 결합하여 부등상시를 보정할 렌즈를 결정하는 과정은 복잡하지 않다. 피검자가 안경렌즈를 착용하고 있을 때, 이들 렌즈의 변수(전면 커브, 두께 및 눈으로부터 렌즈삽입부의 위치)를 변화시켜 요구되는 등상시 보정량을 가입시킬 수 있다. 이 과정에서 시험렌즈의 배율 특성을 고려할 필요가 없으며 간단하게 등상시 렌즈를 설계할 수 있다. 피검자가 이미 안경을 착용하고 있다면 요구되는 배율만 결정하면 된다.

등상시 렌즈디자인을 고려하기 전에 두 가지 단계가 필요하다. 이들 각각은 장점이 있으며 여러 번 등상시를 교정할 필요가 없다. 먼저 가능하면 콘택트렌즈를 처방한다. 콘택트렌즈로 교정하면 동적 부등상시로 인한 문제점을 제거시켜서 중간 이상의 정적 부등상시가 존재하더라도 편안한 양안시가 가능할 것이다. 이 방법의 성공사례가 18.1에 예시되었다.

사례 18.1

내력

39세의 여성으로 2년전에 우안 방사상각막절개술(radial keratotomy)을 받았다. 시력이 만족스럽지 못하여 좌안을 수술하지 않았다. 주 불편사항은 원거리와 근거리에서 물체가 흐리게 보이는 점이다. 수술 전 1D 정도 근시였으며 가끔 안경을 착용했었다. 콘택트렌즈는 착용한 경험이 없었다. 수술 후 안경을 착용했으나, 안경이 깨졌다. 안경 교정시력은 자주 변동을 보이므로 만족스럽지 못하였다. 굴절이상은 다음과 같다:

우안: +7.25 −2.50×080 6/7.5
좌안: −1.25 −0.25×090 6/6+2
양안: 6/6+2

케라토미터 측정 결과:

우안: 33.25:173°, 30.00:083° 마이어상의 심한 왜곡
좌안: 39.00:173°, 38.87:083°

부등시도가 커서 콘택트렌즈를 권했다. 우안에 전면커브 9.0 mm(38.50D)를 사용하여 수술로 평평해진 각막중심부(30.00D)를 덮도록 콘택트렌즈를 피팅하였다. 렌즈밑의 눈물렌즈가 높은 플러스 도수를 제공하여 콘택트렌즈와 함께 굴절이상이 교정되었다. 주문할 도수는, RK 수술 후 각막중심부에 대한 케라토미터 측정값을 믿을 수가 없어서, 시험피팅과 오버리프랙션으로 결정하였다.

3주후 렌즈에 적응된 상태로 방문하였다. 적응하는 동안 특별한 문제점이 없었다. 콘택트렌즈를 착용한 상태에서 교정시력은:

우안: 6/6+1 오버리프랙션 우안: plano
좌안: 6/6−1 좌안: −0.50D(6/6)

6 m에서 억제가 없고, 정위였으며, 입체시는 2분각이었다. 40 cm에서 정위였고 입체시는 80초각이었다(AO Vectographic Slide 및 근거리검사 세트 사용). 콘택트렌즈를 착용한 상태에서 Space Eikonometer로 측정했을 때 부등시임에도 불구하고 부등상시는 거의 없었다. 시력에 만족하며 이 정도의 부등시에서 예상되는 양안시와 관련된 문제점이 나타나지 않았다. 착용시간을 계속 증가시키고 1개월 후나 필요할 때 다시 방문하도록 하였다.

피검자가 콘택트렌즈의 착용을 원하지 않으면 처방을 적절하게 변화시켜 잠재적인 문제점을 줄일 수 있다. 따라서 두 번째 추천사항은 공간지각에 어려움을 가질 것으로 예상되거나 난시축이나 도수의 적절한 변화가 자주 발생하는 나이가 많은 사람의 경우 축이나 도수를 약간 변경시킬 것을 고려한다. 필요하다면 교정도수를 수정하여 왜곡이 지각되도록 만드는 새로운 교정도수로 인한 불만족 상태를 최소화할 수 있다. 이러한 수정은 흔히 양면토릭 등상시 바이포칼 렌즈의 처방 필요성을 덜어준다. 사례 18.2는 이와 관련된 것이다.

사례 18.2

내력

61세로 정기검사를 받으러 왔다. 지난 몇 개월동안 원거리시력이 약간 감소하고 독서할 때 약간 문제가 있어서 불편을 느낀다. 턱을 약간 들어올려서 삼중초점렌즈의 중간거리부로 원거리 물체를 보면 약간 더 좋다고 느낀다. Timoptic(Timolol Maleate MSD-0.25%)이 전신 부작용을 유발한 후, Propine(dipivefrin HCL 0.1%)으로 녹내장을 조절하고 있다. 최근 사용하고 있는 안경은:

우안:	+0.50	20/40+2	+2.25 add
좌안:	+0.25 −0.25×090	20/40	50% trifocal

각 눈에서 아주 미세한 초기 노화성 수정체핵 변화가 있으며 안저의 모양은 정상이었다. AO사의 비접촉성안압계로 측정한 안압은 20(우안), 21(좌안)이었다. 시야는 정상이었고, 굴절이상은 다음과 같다:

우안:	+1.25 −1.00×075	20/20+2
좌안:	+1.00 −0.75×109	20/15−2

6 m에서 6△ 외사위, 가입도를 통한 40 cm에서 14△ 외사위였다. 6 m에서 주시시차가 없고 입체시는 240초였다(AO Vectographic Adult Slide). 근용가입도는 +2.50D가 요구되었다. 근거리 입체시는 200초(Randot)였고 억제는 없었다.

시험테에 새로운 교정도수를 가입시켰을 때 시력이 선명해졌지만, 책상이 기울어져 보이고 걸을 때 발의 위치를 판단하는데 문제가 있다고 보고했다. 원주축을 90도로 바꾸고 원주도수를 감소시켰더니 시력은 만족스런 편이며 지각적 왜곡현상이 제거되었다. 이러한 변화 내용을 피검자에게 설명하고, 아주 선명한 시력을 얻고 왜곡을 제거하기 위해서는 등상시 렌즈가 필요하다는 점도 설명하였다. 등상시 렌즈를 원하지 않았으며, 최종 처방은 다음과 같다:

우안 : +1.25 −0.50×090 20/20−2 +2.25 add
좌안 : +1.00 −0.50×090 20/20−1 50% trifocal

2주후에 추적검사를 받으러 왔을 때 새로운 처방으로 지각적 왜곡없이 시력이 선명하다고 보고했다. 교정도수의 수정으로 시력이 선명하고 불편한 증상이 없기 때문에, 더 이상 부등상시에 대한 평가를 고려하지 않았다.

완전교정 안경을 착용할 때 성공적으로 치료될 수 있는 부등시성 약시와 같이 양안시 이상이 있는 사람에게 부등상시가 발생할지 모른다는 두려움을 갖고 요구되는 교정도수를 감소시키거나 처방을 보류하는 것은 적절하지 않다(제16장). 이러한 사람에게는 완전교정으로 얻는 이익이 거의 항상 유발 부등상시로 발생할 수 있는 손해보다 더 크다.

세 번째 추천사항은 콘택트렌즈의 착용을 원하지 않지만, 선명한 시력과 양호한 양안시 상태를 위해 완전교정이 요구되는 일반적으로 볼 수 있는 사람에게 적용한다. 이러한 경우 굴절이상을 최대로 교정하는 안경을 처방한다. 이것은 다음과 같은 두 가지 이유로 시행된다 :

1. 일부 사람은 거의 모든 상태에 쉽게 적응하게 되며, 만일 일반적인 교정도수에 편안하게 적응하면, 등상시 교정렌즈의 설계와 관련된 어려움을 피할 수 있다.
2. 피검자가 일반적인 안경렌즈에 적응할 수 없다면 부등상시 측정결과를 기초로 하여 안경렌즈의 변수를 변화시켜 요구되는 배율변화를 만들 수 있다. 보통 2~4주 정도면 렌즈 교정상태가 만족스러운지 여부를 결정할 수 있다. 이 후에도 증상이 심한 상태로 남아 있다면 아마 부등상시 보정이 필요할 것이다.

부등상시의 적절한 교정을 위해 안경렌즈의 변수를 변화시킬 때 다음과 같은 3가지 일반적인 지침을 따른다[27,28] :

1. 렌즈의 정점거리(h) 변화가 배율을 변화시킨다.
2. 렌즈의 전면 굴절력(D1)을 증가시키면 배율이 증가한다.
3. 렌즈의 두께(t)를 증가시키면 배율이 증가한다.

한 가지 변수를 변화시킬 수 있는 범위는 물리적인 제약이 있다(예, 렌즈의 강도를 약화시키지 않고 두께를 1.5 mm 이하로 감소시킬 수 없다). 결과적으로 등상시 렌즈를 설계할 때 한 가지 변수만 수정하여 요구되는 배율변화를 만들려고 시도하지 말고 모든 관련된 변수를 약간씩 변화시키는 것이 바람직하다.

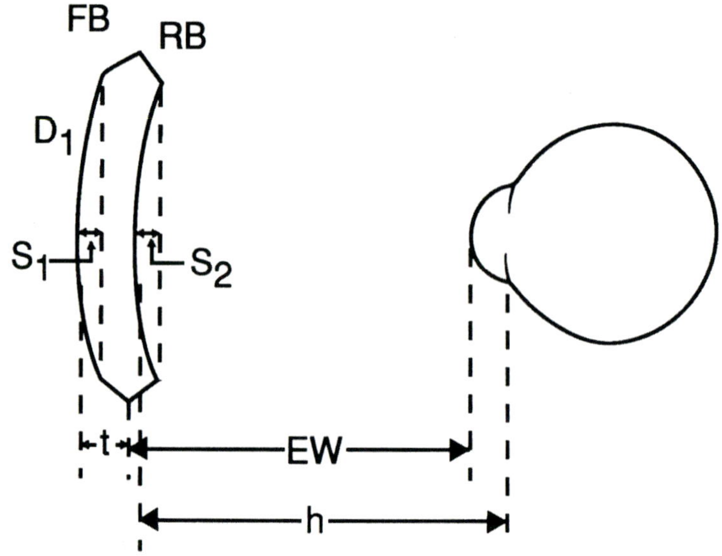

그림 18.6. 렌즈의 정점거리 변화(△h)가 배율을 변화시킨다. 안경테가 눈으로부터 멀어지도록 이동하면 렌즈삽입부 거리의 변화량(△h)이 플러스 값을 갖는다. 렌즈삽입부의 거리는 h가 아니지만, 렌즈의 위치 변화를 기초로 상크기의 변화를 결정하는 계산을 위해 근사한 것으로 고려할 수 있다. (D1, 전면굴절력 ; t, 렌즈의 중심두께 ; h, 렌즈의 후정점으로부터 입사동까지 거리 ; FB, 전면 베벨 ; RB, 후면 베벨 ; S1, 전면 새그값 ; S2, 후면 새그값)

렌즈삽입부 거리와 베벨의 변화에 의한 배율

렌즈삽입부 거리의 변화

표 18.2는 여러 가지 굴력에 대하여 렌즈삽입부거리의 변화(△h)로 얻을 수 있는 배율 변화량(%)의 근사값을 나타낸 것이다. 안경테를 눈으로부터 멀어지도록 이동시키면 △h는 플러스 값을 갖는다. 렌즈삽입부의 거리는 h가 아니지만(그림 18.6), 이 계산을 위해 근사하다고 간주할 수 있다.

표18.2의 유용성에 대한 예로, 다음과 같은 안경을 착용한다고 가정하였다 :

R : S −6.00D　　렌즈삽입부거리 14.5 mm
L : S −2.00D

임상적인 판단을 기초로 우안의 전체 배율을 1.25%로 결정했다(이 값은 편안하게 착용할 수 있는 부등상시가 부등시도 1D마다 1%라고 가정한 이론적 추정치인 4%보다 더 낮다). 양쪽 렌즈를 눈에 더 가깝게 위치시키면 각 렌즈의 배율이 증가할 것이지만 우안의 굴절력이 더 높기 때문에 우안의 배율이 좌안보다 더 증가할 것이다. 이것은 전면 굴절력과 중심두께를 변화시키지 않는 사실과는 무관하다. 렌즈가 눈을 향해 3 mm(렌즈삽입부 거리가 11.5 mm가 되도록) 근접할 때 배율 변화는 우측 렌즈가 +1.8%이고 좌측 렌즈는 +0.6%가 될 것이다(표 18.2). 따라서 좌우측 렌즈의 차이는 우측에 대하여 +1.2%가 더 크기 때문에 대략 요구되는 변화도를 얻을 수 있다.

베벨의 변화

마이너스 렌즈는 가장자리가 두껍기 때문에 우측과 좌측 렌즈의 베벨을 이동시켜 배율을 변화시킬 수 있다. 표 18.3은 중앙 베벨로부터 1/3 - 2/3베벨이나 2/3 - 1/3베벨로 변화시킬 때 얻을 수 있는 배율 변화를 보여준다. 1/3 - 2/3베벨이 렌즈를 눈에 더 가깝도록 이동시키기 때문에 마이너스 렌즈의 배율을 증가시키는 반면, 전면 베벨(2/3 - 1/3)은 렌즈가 멀어지도록 하여 마이너스 렌즈의 배율을 감소시킨다.

다음과 같은 안경을 착용한다고 고려할 때 베벨 변화의 효과가 명백하다:

R: S −8.00D　　　중앙 베벨
L: S −8.00D

표 18.3. *렌즈 베벨을 중앙에서 1/3 - 2/3나 2/3 - 1/3(중심두께 2.1 mm)으로 변화시킬 때 대략적인 배율(%) 변화도*[a]

굴절력(D)	−1D	−2D	−4D	−6D	−8D	−10D
렌즈삽입부크기(mm)						
36	0.03	0.10	0.22	0.37	0.56	0.77
38	0.03	0.10	0.23	0.40	0.61	0.84
40	0.04	0.10	0.24	0.43	0.67	0.92
42	0.04	0.10	0.25	0.46	0.72	1.05
44	0.04	0.10	0.26	0.49	0.78	1.13
46	0.04	0.11	0.28	0.52	0.82	1.19
48	0.04	0.11	0.29	0.54	0.87	1.26
50	0.05	0.11	0.30	0.57	0.92	1.36
52	0.05	0.11	0.31	0.60	0.96	1.44

[a] 마이너스렌즈: 눈에 근접할수록 배율 증가, 눈에서 멀어질수록 배율 감소. 플러스렌즈: 눈에 근접할수록 배율 감소, 눈에서 멀어질수록 배율 증가.
렌즈 가장자리두께 계산을 기초로 할 때:

$$가장자리두께 = 2.1 - V_0h_2/2(tn)$$

[2.1 = 렌즈의 중심두께(mm), V_0 = 렌즈의 정점굴절력(D), h = 렌즈의 곡률(mm), n = 렌즈 굴절률(유리 = 1.523)에서 공기 굴절률(1.000)을 뺀 값]

베벨변화로 렌즈 위치(h)를 변화시킬 수 있는 양을 계산하고, 배율 변화량 : $m(\%) = V_0(h)/10$(표 18.1)이라는 공식을 사용하여, 베벨 변화로부터 얻을 수 있는 배율 변화량을 계산한다.

렌즈삽입부 크기(eye size)의 최소직경이 마이너스 렌즈에 대하여 베벨 변화가 배율에 미치는 양을 결정한다(플러스 렌즈는 반대). 안경테의 렌즈삽입부 크기가 44×40 mm로 측정되었을 때 40 mm가 베벨을 변화시킬 수 있는 양을 결정하며, 따라서 마이너스 렌즈에서 배율변화량을 결정한다.

렌즈삽입부 크기가 52 mm인 경우 우측렌즈가 가까워지도록(1/3-2/3 베벨)하고 좌측 렌즈는 멀어지도록(2/3-1/3) 베벨을 조정하면 배율 변화량이 거의 2.0%(1.92%)가 된다.

베이스커브 변화에 따른 배율 변화

렌즈의 전면굴절력이 바뀔 때 렌즈의 배율 변화량은 표 18.4와 같다. 이 표는 렌즈의 최소 두께 2.1 mm를 기준으로 한 것이다. 렌즈의 전면굴절력을 증가시켜 얻을 수 있는 배율은 플러스 렌즈를 착용하는 원시자에서 가장 크다. -2.50D 이상의 근시 교정도수는 다른 변수는 변하지 않고 전면굴절력이 증가하면, 전면커브가 렌즈를 눈으로부터 더 멀어지도록 이동시키기 때문에, 배율이 감소한다. 원시 교정도수는 정점거리 증가로 인한 배율변화와 전면커브 증가로 인한 배율 변화량이 합쳐진다. 마이너스 렌즈는 전면커브 증가로 인한 배율 증가가 정점거리 변화로 인한 배율 감소에 의해 상쇄된다.

배율을 증가시키기 위해 렌즈의 전면커브를 수정하는 예로, 다음을 고려하겠다 :

R : S +3.00D　　전면커브 +7.50D

L : S +5.00D　　전면커브 +9.50D

우측렌즈에 배율 1.5%가 가입되어야 한다. 표 18.4로부터, 우측렌즈의 전면커브를 +4D 증가시키면(+11.50D가 되도록), 요구되는 배율 증가량 1.5%를 충분히 제공할 것이다. +2.00D 렌즈에 대하여 전면커브 변화량 4D는 배율을 1.23% 증가시키며, +4.00D 렌즈에서는 1.9% 증가시킬 것이다. 따라서 +3.00D 렌즈에서 1.57%[(1.23 + 1.9)/2 = 1.57] 증가시킬 것이다. 표에 2D 간격으로 제시되었기 때문에, 중간 변화에 대한 결과는 보간법(interpolation)으로 결정해야 한다.

표 18.4. *여러 가지 렌즈 굴절력에 대하여 전면굴절력의 변화에 따른 대략적인 배율(%) 변화도*[a]

굴절력(D)	−10D t = 2.1	−8D t = 2.1	−6D t = 2.1	−4D t = 2.1	−2D t = 2.1	−1D t = 2.1	0D t = 2.1	+1D t = 2.6	+2D t = 3.1	+4D t = 4.1	+6D t = 5.1	+8D t = 6.1	+10D t=7.1
전면커브 변화량($\triangle D_1$)													
−4	+1.46	+1.04	+0.64	+0.24	−0.16	−0.36	−0.56	−0.90	−1.23	−1.90	−2.56	−3.24	−3.88
−2	+0.72	+0.52	+0.32	+0.12	−0.08	−0.18	−0.28	−0.45	−0.61	−0.95	−1.28	−1.62	−1.94
+2	−0.72	−0.52	−0.32	−0.12	+0.08	+0.18	+0.28	+0.45	+0.61	+0.95	+1.28	+1.62	+1.94
+4	−1.46	−1.04	−0.64	−0.24	+0.16	+0.36	+0.56	+0.90	+1.23	+1.90	+2.56	+3.24	+3.88
+6	−2.18	−1.56	−0.96	−0.36	+0.24	+0.54	+0.84	+1.35	+1.84	+2.85	+3.84	+4.86	+5.82
+8	−2.92	−2.08	−1.28	−0.48	+0.32	+0.72	+1.12	+1.80	+2.46	+3.80	+5.12	+6.48	+7.76

계산 근거 : $\triangle m\% = \triangle D_1[t/15 + 0.05V_0]$

[$\triangle m\%$ = 배율 변화량(%), $\triangle D_1$ = 렌즈의 전면커브 변화량(D), t = 렌즈의 중심두께(mm), 15 = 보정계수, 배율이 백분율로 표시되고 렌즈두께는 mm로 표시되는 것을 보정하기 위한 렌즈의 굴절률을 나타내는 값, 0.05 = 렌즈의 전면커브 변화량 $\triangle D_1$에 대한 대략적인 정점거리 변화량, V_0 = 렌즈의 정점굴절력(D)]

표 18.5. *렌즈의 두께변화와 전면굴절력에 따른 배율(%) 변화도*

전면커브	0.50	1.50	2.50	3.50	4.50	5.50	6.50	7.50	8.50	9.50	10.50	11.50	12.50	13.50
두께변화량(mm)a														
−1.5	−0.05	−0.15	−0.25	−0.35	−0.45	−0.55	−0.65	−0.75	−0.85	−0.95	−1.05	−1.15	−1.25	−1.35
−1.0	−0.03	−0.10	−0.17	−0.23	−0.30	−037	−0.43	−0.50	−0.57	−0.63	−0.70	−0.77	−0.83	−0.90
−0.5	−0.02	−0.05	−0.08	−0.17	−0.15	−018	−0.22	−0.25	−0.28	−0.32	−0.35	−0.38	−0.42	−0.45
+0.5	+0.02	+0.05	+0.08	+0.17	+0.15	+0.18	+0.22	+0.25	+0.28	+0.32	+0.35	+0.38	+0.42	+0.45
+1.0	+0.03	+0.10	+0.17	+0.23	+0.30	+0.37	+0.43	+0.50	+0.57	+0.63	+0.70	+0.77	+0.83	+0.90
+1.5	+0.05	+0.15	+0.25	+0.35	+0.45	+0.55	+0.65	+0.75	+0.85	+0.95	+1.05	+1.15	+1.25	+1.35
+2.0	+0.06	+0.20	+0.33	+0.47	+0.60	+0.72	+0.87	+1.00	+1.13	+1.26	+1.40	+1.52	+1.66	+1.80
+2.5	+0.08	+0.25	+0.42	+0.58	+0.75	+0.92	+1.08	+1.25	+1.41	+1.58	+1.75	+1.92	+2.08	+2.25
+3.0	+0.10	+0.30	+0.50	+0.70	+0.90	+1.10	+1.30	+1.50	+1.70	+1.90	+2.10	+2.30	+2.50	+2.69
+3.5	+0.11	+0.35	+0.58	+0.82	+1.05	+1.28	+1.52	+1.75	+1.98	+2.21	+2.45	+2.68	+2.91	+3.14
+4.0	+0.13	+0.40	+0.67	+0.92	+1.20	+1.46	+1.73	+2.00	+2.26	+2.52	+2.80	+3.06	+3.33	+3.59
+4.5	+0.14	+0.45	+0.84	+1.03	+1.35	+1.65	+1.95	+2.25	+2.54	+2.84	+3.15	+3.48	+3.74	+4.03

[a] + = 두께 증가, − = 두께 감소

표 18.6. *주어진 렌즈 굴절력에 대하여 두께 변화에 따른 배율(%) 변화도*[a]

굴절력(D)	−10D	−8D	−6D	−4D	−2D	0D	+2D	+4D	+6D	+8D	+10D
두께변화량(mm)											
−1.5	+0.75	+0.60	+0.45	+0.30	+0.15	0.0	−0.15	−0.30	−0.45	−0.60	−0.75
−1.0	+0.50	+0.40	+0.30	+0.20	+0.10	0.0	−0.10	−0.20	−0.30	−0.40	−0.50
−0.5	+0.25	+0.20	+0.15	+0.10	+0.05	0.0	−0.05	−0.10	−0.15	−0.20	−0.25
+0.5	−0.25	−0.20	−0.15	−0.10	−0.05	0.0	+0.05	+0.10	+0.15	+0.20	+0.25
+1.0	−0.50	−0.40	−0.30	−0.20	−0.10	0.0	+0.10	+0.20	+0.30	+0.40	+0.50
+1.5	−0.75	−0.60	−0.45	−0.30	−0.15	0.0	+0.15	+0.30	+0.45	+0.60	+0.75
+2.0	−1.00	−0.80	−0.60	−0.40	−0.20	0.0	+0.20	+0.40	+0.60	+0.80	+1.00
+2.5	−1.25	−1.00	−0.75	−0.50	−0.25	0.0	+0.25	+0.50	+0.75	+1.00	+1.25
+3.0	−1.50	−1.20	−0.90	−0.60	−0.30	0.0	+0.30	+0.60	+0.90	+1.20	+1.50
+3.5	−1.75	−1.40	−1.05	−0.70	−0.35	0.0	+0.35	+0.70	+1.05	+1.40	+1.75
+4.0	−2.00	−1.60	−1.20	−0.80	−0.40	0.0	+0.40	+0.80	+1.20	+1.60	+2.00
+4.5	−2.25	−1.80	−1.35	−0.90	−0.45	0.0	+0.45	+0.90	+1.35	+1.80	+2.25

[a] A와 B = 주어진 베이스커브, 두께변화 및 렌즈도수에 대한 △m%

$\triangle m\% = \triangle tD1/15 + 2V_0/10$

[△m% = 배율 변화량(%), △t = 두께 변화량(mm), D_1 = 렌즈의 전면커브(D), 15 = 보정계수, 배율이 백분율로 표시되고 렌즈두께는 mm로 표시되는 것을 보정하기 위한 렌즈의 굴절률을 나타내는 값, 10 = m를 mm로 바꾸고 배율을 %로 표현하기 위한 보정계수, V_0 = 렌즈의 정점굴절력(D)]

△m%를 계산하기 위해 표 18.5로부터 데이터를 "A" 라 하고, 표 18.6의 데이터("B")로부터 뺀다.

표 18.7. *렌즈의 두께가 표준(최소 두께 2.1 mm)로부터 고정된 단계로 변할 때 렌즈베벨이 중앙으로부터 1/3-2/3나 2/3-1/3로 변할 때 대략적인 배율(%) 변화도(렌즈삽입부크기 46 mm인 마이너스 렌즈 기준)[a]*

굴절력(D)	−10D	−8D	−6D	−4D	−2D	−1D	0D	+1D	+2D	+4D	+6D	+8D	+10D
두께변화량(mm)													
−1.5	0.94	0.62	0.36	0.18	0.05	0.02	0.0	0.01	0.02	0.04	0.06	0.08	0.10
−1.0	1.02	0.68	0.41	0.21	0.07	0.03	0.0	0.02	0.04	0.07	0.11	0.14	0.18
−0.5	1.11	0.75	0.46	0.24	0.09	0.04	0.0	0.03	0.05	0.11	0.16	0.22	0.27
+0.5	1.28	0.89	0.56	0.31	0.12	0.05	0.0	0.04	0.09	0.18	0.26	0.35	0.44
+1.0	1.36	0.95	0.61	0.34	0.14	0.06	0.0	0.05	0.10	0.21	0.31	0.42	0.52
+1.5	1.45	1.02	0.67	0.38	0.15	0.07	0.0	0.06	0.12	0.24	0.36	0.48	0.60
+2.0	1.52	1.09	0.71	0.41	01.7	0.08	0.0	0.07	0.14	0.28	0.41	0.55	0.69
+2.5	1.61	1.16	0.77	0.44	0.19	0.09	0.0	0.08	0.16	0.31	0.46	0.62	0.77
+3.0	1.68	1.22	0.82	0.48	0.20	0.09	0.0	0.09	0.17	0.34	0.51	0.68	0.85
+3.5	1.78	1.29	0.87	0.51	0.22	0.10	0.0	0.09	0.19	0.38	0.56	0.75	0.94
+4.0	1.85	1.35	0.91	0.54	0.24	0.11	0.0	0.10	0.20	0.41	0.61	0.82	1.02
+4.5	1.94	1.42	0.96	0.57	0.26	0.11	0.0	0.10	0.21	0.44	0.66	0.89	1.10

[a]마이너스렌즈 : 눈에 접근할수록 배율 증가, 눈에서 멀어질수록 배율 감소
플러스렌즈 : 눈에 접근할수록 배율 감소, 눈에서 멀어질수록 배율 증가
렌즈 가장자리두께 계산 :

마이너스렌즈 가장자리두께 = $2.1 - V_0h^2/2(\triangle n) + \triangle t$
플러스렌즈 가장자리두께 = $2.1 + \triangle t$

[2.1 = 마이너스렌즈 중심두께(mm), V_0 = 렌즈의 정점굴절력(D), h = 렌즈삽입부직경(mm), $\triangle n$ = 렌즈 재질의 굴절률(유리 = 1.523)에서 공기 굴절률(1.000)을 뺀 값, $\triangle t$ = 렌즈 두께 변화량(mm)]
베벨 변화에 의한 렌즈 위치 변화량($\triangle h$)을 계산하고, 베벨 변화로 인한 배율 변화량은 표 18.1의 공식을 사용한다.

렌즈의 두께변화에 의한 배율 변화

표 18.5와 18.6은 렌즈의 다른 변수(베벨, 정점거리 등)는 변하지 않을 때 렌즈의 특정 전면굴절력과 정점굴절력에서 두께의 변화(△t)에 의한 배율 변화량을 보여준다. 이 표는 또한 △t가 증가하면 정점거리가 변화(△h)함을 보여준다.

표 18.5와 18.6을 사용하기 위해 다음 사례를 고려하겠다:

R : plano / 전면굴절력 +6.25D / 중심두께 2.1 mm
L : S −2.00D / 전면굴절력 +4.50D / 중심두께 2.1 mm

좌측 렌즈의 배율이 0.75% 증가되어야 한다. 표를 사용하려면 표 18.5의 값으로부터 표 18.6의 값을 빼서 배율 변화량(%)을 구해야 한다. 두께를 증가시키면 배율이 증가하므로, 필요한 배율 변화를 얻기 위해서는 좌측 렌즈의 두께를 증가시켜야 한다. 표 18.5로부터, 전면굴절력 +4.50D일 때 두께를 2.0 mm 증가시키면 배율이 +0.60% 증가한다. 표 18.6에서 S −2.00D 렌즈에 대하여 두께가 2.0 mm 증가하면 배율 변화량은 −0.20%이다. 따라서 얻게 되는 배율 변화는 +0.80%[A(+0.600) − B(−0.20)]이므로 필요한 배율변화량 +0.75%와 비슷한 값이 된다.

렌즈의 중심두께를 증가시키면 가장자리 두께가 증가한다. 배율 변화를 위해 증가된 가장자리 두께를 사용하여 베벨을 변화시킬 수 있다. 표 18.7은 렌즈의 두께가 증가된 후 베벨의 변화로 배율이 변화함을 보여준다. 정점굴절력이 −4.00나 +6.00D 이상이거나 두께가 상당히 증가된 렌즈가 처방될 때 이 효과는 더 커진다.

등상시 처방을 위한 고려사항

+2.0mm 두께증가와 +4D 전면굴절력 증가는 모두 큰 변화를 유발한다. 결과적으로 3가지 변수[렌즈삽입부거리(h), 전면굴절력(D_1) 및 두께(t)]가 바뀌어 원하는 배율 변화를 얻을 수 있다. 이러한 방식으로 각각의 변수를 더 적게 변화시켜 최종 처방 렌즈가 외관상 만족스런 상태가 되도록 할 수 있다. 표 18.8은 여러 가지 변수를 변화시켜 얻을 수 있는 효과를 요약한 것이다. 그러나 원하는 배율변화를 얻기 위해 전면커브가 아주 스티프하며 두께가 아주 두꺼운 렌즈가 필요한 경우도 있다. 외관상 좋은 효과를 얻기 위해서는 렌즈 표면을 코팅하고 렌즈삽입부의 크기를 가장 작게 해야 한다.

표 18.8. *렌즈의 배율에 영향을 주는 변수의 변화 방법*

	고도 마이너스렌즈	약도 마이너스렌즈	약도 플러스렌즈	고도 플러스렌즈
정점거리				
멀어지도록	감소	거의 영향없음	거의 영향없음	증가
가까워지도록	증가			감소
베벨				
전방으로	증가	거의 영향없음	거의 영향없음	감소
후방으로	감소			증가
전면커브				
스티프하게	약간 감소	증가	증가	증가
플랫하게	약간 증가	감소	감소	감소
두께				
두껍게	증가	증가	증가	증가
얇게	감소	감소	감소	감소
	굴절률		**재질**	
	1.4985		CR-39 플라스틱	
	1.523		크라운 유리	
	1.556		Hi Lite	
	1.577		True-Lite	
	1.586		폴리카보네이트 플라스틱	
	1.601		유리/플라스틱	
	1.701		고굴절률 유리	
	1.805		Index Eight	

반사방지 코팅 및 렌즈 가장자리 코팅

전면커브가 스티프하고 두께가 두꺼운 렌즈는 원치 않는 내부반사를 유발시키고 안경이 이상하게 보이도록 만든다. 심한 반사를 없애기 위해서는 반사방지 코팅이 가장 효과적이다. 반사방지 코팅과 가장자리 두께가 2.6~3.1 mm 이상인 렌즈의 베벨면을 테의 색상과 비슷하게 코팅하면 내부반사를 제거하고 외형을 개선시키므로 등상시 처방안경을 쉽게 받아들이도록 만들 수 있다.

테의 사이즈와 재질

등상시 처방에서 안경테를 신중하게 선택하는 것이 매우 중요하다. 잘 피팅된 적당히 무거운 테가 좋으며, 그 이유는 특히 부등시에서 렌즈삽입부의 거리를 약간 변화시켜서 배율을 상대적으로 크게 변화시킬 수 있기 때문이다. 렌즈의 두께와 무게를 최소로 하기 위해서는 가능한 렌즈삽입부가 작은 테를 선택해야 한다. 무테나 금속테보다 플라스틱 테를 선택하면 등상시 렌즈의 두꺼운 가장자리 두께를 가릴 수 있다.

렌즈 디자인의 예

원하는 배율을 얻기 위한 과정은 아주 복잡하여 자세한 예가 필요하다. 두 가지 사례 즉, 구면도수와 난시가 있는 경우를 언급하겠다. 정확한 결과를 얻기 위해서는 다음 과정을 사용한다[27]:

1. 정점거리를 변화시키는 것이 외관상 가장 받아들이기 쉽다. 먼저 정점거리를 최대로 변화시켜서(표 18.2), 배율을 최대로 변화시켜야 한다. 부등상시 보정이 부등시 교정도수와 같은 방향일 때에는 정점거리를 최대로 변화시킨다(실제로 9~10mm 정도까지 변화시킬 수 있음). 부등상시 보정이 부등시로 예상되는 것과 반대일 때에는 가능한 정점거리를 최대로 증가시킨다.
2. 가능한 최대로 전면커브를 변화시킨다(표 18.4). 너무 스티프하거나 너무 플랫하면 미용적으로 허용될 수 없기 때문에 +10.50D~+2.00D 범위를 유지시켜야 한다. 우선 주문해서 얻을 수 있는 범위인지 공장에 확인하는 것이 시간과 경비를 절감할 수 있다.
3. 2단계에서 선택된 전면커브를 사용하여 렌즈의 두께를 변화시킨다(표 18.5와 18.6).
4. 필요한 경우 표 18.3과 18.7을 사용하여 베벨의 위치를 변화시킨다.

사례 18.3 추정값으로부터 설계

내력

23세의 여성으로, 안경을 착용할 때 두통과 안정피로로 오랫동안 불편을 겪고 있다. 안정피로를 없애기 위해 콘택트렌즈를 착용하려고 시도했지만, 알레르기로 인해 착용을 중지하였다. 굴절이상 교정도수는 다음과 같다:

R: S -1.00D
최소 중심두께 2.1 mm, 전면커브 +5.25D, 중앙 베벨, 정점거리 15 mm

L: S -4.00D
최소 중심두께 2.1 mm, 전면커브 +3.50D, 중앙 베벨, 정점거리 15 mm

케라토미터 측정값:

R: 44.50/180 44.75
L: 46.25/180 46.50

각막곡률을 기초로 했을 때 사례 18.3에서 피검자의 부등시는 적어도 일부는 굴절성이다. Ogle[29]은 1D 부등시마다 1.5% 정도 부등상시가 예상된다고 했다. 부등시는 보통(적어도 일부분) 안축장의 차이가 원인이며 예상치보다 더 적게 처방하기 때문에, 좌안의 배율을 4.5%가 아닌 3.0%만 증가시키기로 결정했다. 이를 위해서 앞에서 언급한 과정을 시도했다:

1. 정점거리를 15 mm에서 10 mm로 감소시키면(표 18.2) 우측은 +0.5%, 좌측은 +2.0% 배율이 증가한다. 따라서 좌측에 +1.5%[(+2.0) - (+0.5)] 증가하는 효과가 있다.
2. 전면커브를 변화시킨다(표 18.4). 전면커브를 증가시키면 두께 변화로 얻는 것보다 더 많은 배율을 얻을 수 있다. 그러나 표 18.4에서 거의 변화가 없는 것으로 나타났기 때문에 표를 적용하여 전면커브를 변화시키지 않기로 결정했다.
3. 두께를 변화시켰다(표 18.5와 18.6). 최종적으로 요구되는 배율은 주로 좌측 렌즈의 두께 증가와 관계가 있다. 전면커브 +3.50D이고 두께변화 +2.5 mm에 대하여, 표 18.5에서 0.582이며, 표 18.6에서 −4.00D 렌즈에서 두께가 +2.5 mm 변화할 때 배율 변화가 −0.50이다. 결과적으로 +2.5 mm 두께 변화에 따른 배율변화는 [A(+0.582) − B(−0.50)] 즉, +1.082%가 된다.
4. −4.00D 렌즈에서 두께가 +2.5 mm 증가하여 렌즈가 눈에 가까워지도록 베벨을 중앙에서 1/3−2/3으로 변화시키면 배율증가가 +0.44%가 된다.

렌즈의 변수를 변화시켜 다음처럼 좌안에만 배율을 3.02% 증가시킬 수 있다:

정점거리 변화	1.50%
전면커브 변화	변화시키지 않음
두께 변화	1.08%
베벨 변화	0.44%

사례 18.3 최종 처방

R: S −1.00D
최소 중심두께 2.1 mm, 전면커브 +5.25D, 중앙 베벨, 정점거리 10 mm
L: S −4.00D
최소 중심두께 4.6 mm, 전면커브 +3.50D, 1/3−2/3 베벨, 정점거리 10 mm
반사방지 코팅, 가장자리 베벨부 코팅

바이토릭렌즈

바이토릭 렌즈는 동일한 렌즈에서 경선에 따라 배율이 다르다. 일반적으로 등상시 바이토릭 렌즈는 동일한 경선이 전면 원주도수를 갖고 굴절성 난시를 교정하도록 설계된다. 하나의 렌즈에서 중심두께는 한 가지만 가능하기 때문에 굴절이상을 교정하고 필요한 배율을 갖도록 전면과 후면에 원주도수가 가입된다. 전면과 후면의 원주축이 정확하게 일치해야 필요한 렌즈도수를 갖게 된다. 두 원주축이 0.5° 정도만 어긋나더라도 필요한 도수와 상당히 차이가 난다. 바이토릭 렌즈는 제조하기가 어렵기 때문에 이러한 렌즈를 주문할 수 있는 공장이 드문 편이다. 바이토릭 렌즈를 주문할 때 쉽게 이해할 수 있도록 주문내용을 간단하게 해야 한다. 전면커브, 중심두께 및 전체 굴절력을 명시하면 공장에서 적절한 후면 커브를 결정할 것이다. 배달된 렌즈를 확인할 때에는 전체 굴절력, 중심두께 및 전면커브의 곡률과 축이 맞는지 확인한다.

사례 18.4

19세의 여성으로, 미교정상태로 불편한 증상을 갖고 있으며, 원거리와 근거리에서 2△ 외사위를 갖고 있다. 현재 교정도수는 다음과 같다:

R : S +1.00D 20/20- PD = 62
L : −1.00 −2.00×180 20/20

전면커브 : 우측 +6.50D, 좌측 +4.50D
중심두께 : 우측 2.6 mm, 좌측 2.1 mm
정점거리 : 양쪽 14 mm

24시간 동안 진단을 위한 가림법을 시행했을 때 불편한 증상이 제거되었다. 상당한 정도의 수평사위나 수직사위가 발견되지 않았다. 부등상시 측정 결과 요구되는 보정량은:

좌안 전체적으로 +1.25%, 1.75% × 180

중도 이상의 계절성 알레르기가 있었고, 세극등 검사결과 양안 상안검 밑에 적당한 정도의 여포가 존재했다.

알레르기와 안검의 상태로 인해 콘택트렌즈의 피팅이 적절하지 않기 때문에 등상시 안경처방을 고려하였다. 경선에 대한 보정이 필요할 때 각 주경선을 분리하여 고려해야 한다. 우측 렌즈는 모든 경선의 굴절력이 동일하다. 좌측 렌즈는 180도 경선은 −1.00D, 90도 경선은 −3.00D이다.

렌즈를 설계하기 위해 앞에서 언급한 4단계를 시행했으며, 이 경우는 해당 주경선에 대해서 비교해야 한다.

수평경선

1. 정점거리를 변화시킨다(표 18.2). +1.00D 렌즈를 4 mm 근접시키면 그 경선에서 배율이 -0.4% 감소한다. -1.00D 렌즈(좌측 렌즈의 180도 경선)를 4 mm 근접시키면 배율이 +0.4% 증가한다. 좌우안의 차이가 0.8%가 되어 좌측렌즈의 180도 경선에서 +0.8%의 증가효과를 갖는다.

2. 전면커브를 변화시킨다(표 18.4). 좌안의 수평경선에서 배율 증가 +0.8%가 그 경선에서 요구되는 1.25% 변화량과 근접하므로, 3단계의 두께변화에 대한 효과를 평가하기 전에 전면커브를 변화시키지 않기로 했다.

3. 두께를 변화시킨다(표 18.5와 18.6). 표 18.5와 18.6에서, -1.00D(전면커브 +4.50D) 렌즈의 두께를 +1.5 mm 증가시키면 좌측 렌즈의 180도 경선에서 배율이 +0.52%[A(+0.450) - B(-0.07)] 증가한다.

수직경선

1. 정점거리를 변화시킨다(표 18.2). 180도 경선에 대한 1단계에서 정점거리를 4 mm 감소시켰으며, 이 감소량이 90도 경선에 대한 분석에서도 사용되어야 한다. 정점거리를 14.0 mm에서 10.0 mm로 감소시키면 우측렌즈(90도 경선의 +1.00D)에서 배율이 -0.4% 감소하며 좌측 렌즈(90도 경선에서 -3.00D)는 +1.2% 증가한다. 따라서 양쪽 렌즈에서 1.6% 차이가 있으며, 이것은 좌측 렌즈에 대하여 90도 경선에서 +1.6%의 증가 효과가 있다.

2. 전면커브를 변화시킨다(표 18.4). 우측 렌즈(+1.00D)의 전면커브(90도 경선)를 -2D 감소시키면 배율이 -0.45% 감소한다. 앞에서 언급한 것처럼 렌즈의 전면커브를 -2.50D 이상 증가시키면, 배율이 감소한다. 그러나 스티프한 전면커브에서 두께를 증가시키면 차이가 더 커진다. 따라서 좌측 렌즈의 전면커브(90도 경선에서 -3.00D)를 증가시켜야 한다. -3.00D 렌즈의 전면커브를 +4D 증가시키면 배율 감소가 -0.04%(표 18.3의 보간법 적용)가 된다. 따라서 좌측 렌즈의 90도 경선에서 배율이 +0.41% 증가하는 효과를 갖는다.

3. 두께를 변화시킨다(표 18.5와 18.6). 180도 경선을 분석할 때 렌즈의 두께를 +1.5 mm 증가시켰고, 이 두께변화가 90도 경선에 대한 계산에서도 적용된다. 180도 경선에서 +8.50D 전면커브에 대하여 전면커브를 변화시키지 않았다(2단계에서 +4D 증가시킨 상태에서). -3.00D 렌즈(좌측 렌즈의 90도 경선)의 두께를 +1.5 mm 증가시키면 90도 경선에서 배율이 +1.072%[A(+0.847) - B(-0.225)] 증가한다.

4. 베벨을 변화시킨다. 다른 변수의 변화로 인한 효과를 평가하기 전에 베벨의 위치를 변화시키지 않는다. 베벨의 변화는 부가적으로 배율을 변화시키기 위해 필요할 때에만 마지막

단계에서 고려한다.

결과적인 배율 변화는 다음과 같다 :

180도 경선		90도 경선
0.80%	정점거리 변화	1.60%
변화 없음	전면커브 변화	0.41%
0.52%	두께 변화	1.072%
변화 없음	베벨 변화	변화 없음
1.32% 증가	전체 변화	3.082% 증가
(좌측렌즈)		(좌측 렌즈)

결과적으로 좌측 렌즈에 대하여 요구되는 배율 변화량[전체 180도 경선 1.25%, 90도 경선 3.00%]과 근사한 변화량[전체 180도 경선 1.32%, 90도 경선 3.08%]을 얻었다.

사례 18.4 최종 처방

R: S +1.00D
중심두께 2.6mm, 전면커브 +6.25D/180, +4.25/90, 중앙 베벨, 정점거리 10.5mm
L: −1.00 −2.00×180
중심두께 3.6mm, 전면커브 +4.50D/180, +8.50/90, 중앙 베벨, 정점거리 10.5mm
반사방지 코팅, 가장자리 베벨부 코팅

부등상시가 없는 사람

안경교정으로 부등상시가 없거나 최소인 경우 새로운 처방으로 문제가 발생하지 않거나 악화되지 않도록 하는 것이 중요하다. 주로 고려할 사항은 피검자가 현재 안경을 착용하는지 여부이다. 이미 새로운 처방과 비슷한 안경을 사용하고 있다면 전면커브와 중심두께를 현재 사용하는 안경과 똑같이 처방하면 문제가 거의 발생하지 않을 것이다. 현재 처방도수와 크게 변화가 있거나 처음 교정하는 경우, 원시성 부등시일 때 마이너스 원주형으로 전면커브와 중심두께를 동일하게 처방하면 문제가 없을 것이다. 양쪽 모두 마이너스 도수라면 여벌 렌즈는 거의 항상 중심두께가 동일하기 때문에 전면커브와 중심두께를 동일하게 하는 것보다 여벌 렌즈를 주문하는 것이 좋다. 여벌 렌즈의 전면커브는 처방된 마이너스 굴절력에 대하여 적절하게 수정된 커브를 가질 것이다. 나아가 마이너스 도수가 높을수록 렌즈의 전면커브가 더 평평해지기 때문에 여벌 마이너스 렌즈에 사용되는 표준 전면커브가 더 높은 마이너스 도수를 필요로 하는 눈에 약간의 배율을 제공한다. 이처럼 적은 양의 배율변화가 충분하지 않다면 전면커브와 중심두께를 별도로 주문해야 한다.

새로운 교정안경의 처방으로 원치 않는 부등상시가 초래될 수 있다. 실제 굴절이상도의 변화가 아주 작거나 렌즈 도수는 똑같지만 테를 새로 바꾼 경우에 이러한 상황이 발생할 수 있다. 이러한 상황은 테의 렌즈삽입부 크기가 다르거나 새로운 렌즈와 착용하던 렌즈의 굴절률(예를 들어 전에는 유리 렌즈였으나 새로 폴리카보네이트 렌즈로 바꾼 경우)이 다르기 때문에 발생할 수도 있다.

테의 렌즈삽입부 크기 변화

이전의 안경테보다 렌즈삽입부가 아주 다른 새로운 테를 선택했을 때 부등상시가 초래될 수 있다. 이러한 경우 렌즈삽입부 크기 변화로 인해 정점거리가 변하여 렌즈의 배율이 크게 변할 수 있다. 렌즈삽입부가 클수록 렌즈의 새그값이 증가하여 렌즈가 눈에서 더 멀어진다(그림 18.7). 표 18.9는 렌즈삽입부 크기가 다를 때 여러 가지 전면굴절력에 대한 새그값의 변화도를 보여준다. 새그값의 변화는 렌즈가 눈으로부터 다른 거리로 이동하도록 만들고 따라서 착용자가 배율의 변화를 경험할 수 있다.

표 18.9. *여러 가지 렌즈삽입부 크기와 전면굴절력에 대한 렌즈 새그값(mm)*[a]

전면굴절력(D)	1.5	2.5	3.5	4.5	5.5	6.5	7.5	8.5	9.5	10.5	11.5	12.5
렌즈삽입부크기 변화량(mm)												
36	0.4	0.7	1.0	1.4	1.7	2.0	2.3	2.6	2.9	3.3	3.6	3.9
38	0.4	0.8	1.1	1.5	1.9	2.2	2.6	2.9	3.3	3.6	4.0	4.3
40	0.5	0.9	1.3	1.7	2.1	2.5	2.9	3.3	3.7	4.1	4.4	4.8
42	0.5	1.0	1.5	1.9	2.3	2.7	3.2	3.6	4.0	4.5	4.9	5.3
44	0.5	1.1	1.5	2.0	2.5	3.0	3.5	4.0	4.4	4.9	5.4	5.9
46	0.6	1.2	1.8	2.2	2.8	3.3	3.8	4.4	4.9	5.4	6.0	6.5
48	0.7	1.3	1.9	2.4	3.0	3.6	4.2	4.7	5.3	5.9	6.5	7.1
50	0.7	1.4	2.1	2.6	3.2	3.9	4.5	5.2	5.8	6.5	7.1	7.8
52	0.8	1.5	2.2	2.8	3.5	4.2	4.9	5.6	6.3	7.1	7.8	8.6
54	1.0	1.7	2.4	3.1	3.8	4.6	5.3	6.1	6.9	7.7	8.4	9.3

[a] 마이너스 렌즈는 렌즈삽입부 크기가 작은 값으로 새그 효과를 결정하며, 플러스 렌즈는 큰 값으로 새그 효과를 결정한다.

다음 예로부터 표 18.9의 이용방법을 알 수 있다:

R : S +1.00D 중심두께 2.6 mm, 전면커브 +6.50D, 중앙베벨, 정점거리 14 mm
L : S +4.00D 중심두께 4.1 mm, 전면커브 +10.50D, 중앙베벨, 정점거리 14 mm
렌즈삽입부크기 : 42×40 mm

교정도수는 변화가 없고 새로운 테로 바뀌었다. 렌즈의 변수는 변화가 없었지만 새로 선택한 테의 렌즈삽입부 크기가 52×48 mm라면 양쪽 렌즈에 대한 새그값이 증가할 것이다. 양쪽 렌즈 모두 플러스 렌즈이기 때문에 렌즈삽입부의 더 큰 측정값으로 새그값을 결정한다. 전면커브가 +6.50D인 +1.00D 렌즈의 후면커브는 −5.50D이다. 전면커브가 +10.50D인 +4.00D 렌즈는 후면커브가 −6.50D이다.

표 18.9로부터 우측 렌즈에 대하여 후면커브는 −5.50D이며, 42 mm 렌즈삽입부 크기에 대한 새그값은 2.3 mm이다. 테의 렌즈삽입부 크기가 52 mm로 증가할 때 새그값은 3.5 mm이다. 차이는 새그값의 증가량(정점거리 증가량) 1.2 mm(3.5 − 2.3)이다. 이로부터 배율이 0.12% 증가한다(표 18.2). 표 18.9로부터 좌측 렌즈의 후면커브 −6.50D에 대하여 렌즈삽입부 크기가 42 mm일 때 새그값이 2.7 mm이다. 렌즈삽입부가 52 mm로 증가하면 새그값이 4.2 mm로 증가한다. 차이(4.2 − 2.7 = 1.5 mm)가 새그값(정점거리) 증가량이다. 이처럼 테의 렌즈삽입부 크기 증가만으로 좌측 렌즈에 대하여 배율이 0.48%(0.6 − 0.12) 증가하는 효과를 갖는다. 다른 변화가 없다면 이 차이가 착용자의 지각에 문제를 유발할 수 있다. 가장 간단한 조정방법은 테를 다시 조정하는 것이다. 테가 눈에 1.5mm 더 가까워지도록 조정하면(정점거리가 12.5 mm가 되도록) 더 큰 테에 의해 유발된 배율증가량(+0.48%)이 렌즈가 눈에 가까워지도록 이동되므로 유발된 배율감소량(−0.45%)을 상쇄시킬 것이다(표 18.2).

마이너스 교정도수에서도 똑같은 효과가 있다. 테의 크기가 증가할수록 렌즈의 새그값(정점거리)이 증가하여 배율이 감소한다(그림 18.7). 부등시 교정에서 굴절력이 더 높은 렌즈의 배율이 더 크게 감소한다. 이것은 이전에는 존재하지 않았던 두 렌즈 사이의 배율이 차이나도록 하여 지각적인 문제를 유발할 수 있다. 이러한 효과를 제거시킬 수 있는 방법은 테가 눈에 가까워지도록 조정하는 것이다.

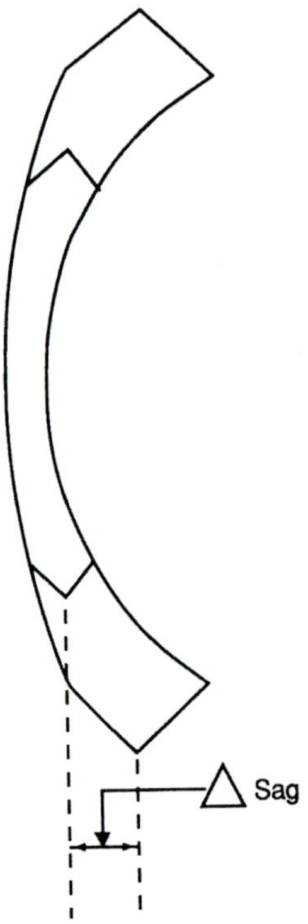

그림 18.7. 테의 렌즈삽입부 크기가 증가하면 렌즈의 새그값이 변한다. 새그값의 변화가 렌즈의 정점거리를 변화시켜 착용자가 경험하는 배율을 변화시킨다. 결과적으로 이러한 요인이 전과 비교하여 렌즈삽입부의 크기가 다른 새로운 테를 선택했을 때 부등상시를 초래할 수 있다.

굴절률의 변화

렌즈의 굴절률 변화 역시 부등상시를 초래할 수 있다. 전형적으로 렌즈의 굴절률 변화로 인한 배율의 변화는 작다. 예를 들어 크라운 유리렌즈를 착용하다가 폴리카보네이트 플라스틱렌즈로 바꾸면 배율이 0.05% 정도 감소한다. 이러한 배율감소는 굴절률이 증가할수록 동일한 배율을 유지하기 위해 전면커브가 더 플랫하고 두께를 더 얇게 만들어야 함을 의미한다.

흔히 고굴절률의 재질로 바꾸는 이유는 안경렌즈의 외형을 개선시키기 위한 것이다. 배율의 변화가 적더라도 많은 사람이 공간지각의 변화로 불편을 겪을 수 있다. 이것은 보통 재질(굴절률)의 변화, 흔히 가장자리 두께를 줄이기 위한 렌즈의 중심두께 감소 및 새로운 처방의 전면커브 선택에 대한 부주의 등이 결합되어 발생한다. 공간지각의 변화로 인한 불편을 최소화하기 위해서는 이전 렌즈의 전면커브보다 0.50~1.00D 더 증가된 새로운 마이너스 렌즈를 선택하고 가능한 렌즈가 눈에 가까워지도록 조정하는 것이 바람직하다. 흔히 경사각을 이전의 테와 같도록 하고 테가 얼굴을 더 감싸는 상태로 조정하여 공간왜곡으로 인한 불편함을 최소화시킬 수 있다.

요약 및 결론

부등상시로 증상을 갖는 사람이 많이 있지만 등상시 렌즈가 흔하게 처방되지는 않는다. 과거력과 임상 검사결과를 주의깊게 분석하면 부등상시 발생가능성을 잠정적으로 진단하는데 필요한 정보를 충분히 얻을 수 있다. 부등상시 가능성이 있다면 단순히 굴절이상만 교정하여 문제점이 해결될 수 있는지 여부를 결정하기 위해 먼저 콘택트렌즈나 안경을 처방한다. 나이가 많은 사람이라면 원주축이나 도수를 약간 수정하여 부등상시로 인한 증상을 완화시키고 부등상시 교정의 필요성을 제거시킬 수 있다.

등상시 교정이 요구될 때, 피검자의 안경렌즈 변수를 변화시키기 위한 일반적인 지침을 사용하여 부등상시 보정 렌즈를 설계할 수 있다 :

1. 정점거리(h)를 변화시켜 배율을 변화시킨다.
2. 전면커브(D1)를 증가시켜 배율을 증가시킨다.
3. 중심두께를 증가시켜 배율을 증가시킨다.
4. 이러한 요인을 인식하여 렌즈의 어떠한 변수를 변화시킬 것인지 결정하고 부등상시 교정렌즈를 간단하게 설계할 수 있다.

참고문헌

[1] Cline D, Hofstetter HW, Griffin JB, eds. *Dictionary of visual science*, 3rd ed. Radnor, PA: Chilton Book, 1989:36.

[2] Ogle KN. *Researches in binocular vision*. Philadelphia: WB Saunders, 1950.

[3] Bannon RE. *Clinical manual on aniseikonia*. Buffalo, NY: American Optical Co, 1954:100.

[4] Reading RW. *Binocular vision foundations and applications*. Boston: Butterworth-Heinemann, 1983:219-249.

[5] Remole A. Anisophoria and aniseikonia. I. The relation between optical anisophoria and aniseikonia. *Optom Vis Sci* 1989;66:659-670.

[6] Remole A. Anisophoria and aniseikonia. II. The management of optical aniseikonia. *Optom Vis Sci* 1989;66:736-746.

[7] Burian HM. History of the Dartmouth Eye Institute. *Arch Ophthalmol* 1948;40(2):163-175.

[8] Donders FC. *On the anomalies of accommodation and refraction of the eye*. London: New Sydenham Soc, 1864.

[9] Lippincott JA. On the binocular metamorphopsia produced by correcting glasses. *Arch Ophthalmol* 1899;18:18.

[10] Green I. On certain stereoscopical illusions evoked by prismatic and cylindrical glasses. *Trans Am Ophthalmol Soc* 1888/1890;5:449-456.

[11] Friedenwald H. Binocular metomorphopsia produced by correcting glasses. *Arch Ophthalmol* 1892;21:204.

[12] Koller C. The form of retinal images in the astigmatic eye. *Trans Am Ophthalmol Soc* 1892;6:425.

[13] Hess C. Anisometropia. *Graefes Handb. d. ges. Augenheild.* ch XII, 1903.

[14] Von Rohr. In: Henker. Introduction to the theory of spectacles. Jena, Switzerland: Jena School of Optics, 1924.

[15] Errgelet H. Ein Beitrag zur Frage der Anisometropie. z. f. Sinnesphysiol 1916;49:326 −364.

[16] Errgelet H. Kurzes Handb. der Ophthal, vol 2. 1932.

[17] Carleton EH, Madigan LF. Relationships between aniseikonia and ametropia−from a statistical study of clinical cases. *Arch Ophthalmol* 1937:18(2):237−247.

[18] Bannon RE, Triller W. Aniseikonia−a clinical report covering a ten−year period. *Am J Optom Arch Am Acad Optom* 1944;21(5):173−182.

[19] Wray AT. Clinical report of the correction of aniseikonia in cases of low refractive error. *Am J Optom Arch Am Acad Optom* 1955;32:535−539.

[20] Wick B. Case report−an emmetrope with aniseikonia. *Am J Optom Physiol Optics* 1974; 51:51−55.

[21] Wick B. Aniseikonia following unilateral intraocular lens implant. *J Am Optom Assoc* 1983;54:423−424.

[22] Eskridge JB. Eikonometry. In: Eskridge JB, Amos IF, Bartlett ID, eds. *Clinical procedures in optometry.* Philadelphia: JB Lippincott, 1991.

[23] Brecher GA. A new method for measuring aniseikonia. *Am J Ophthalmol* 1951;34: 1016−1021.

[24] Morgan MW. The Turville infinity balance technique. *J Am Opton Assoc* 1960;31: 447−450.

[25] Katsumi O, Miyanaga Y, Hirose T, et al. Binocular function in unilateral aphakia. *Ophthalmology* 1988;95:1088−1093.

[26] Polaski M. *Aniseikonia cookbook.* Columbus: The Ohio State University.

[27] Wick B. Iseikonic considerations for today' s eyewear. *Am J Optom Physiol Optics* 1973;50:952−967.

[28] Wick B. Iseikonic considerations for today' s eyewear−addendum. *Am J Optom Physiol Optics* 1974;51:683−685.

[29] Ogle KN. The problem of the horopter. In: Davson H, ed. *The eye,* vol. 4. New York: Academic Press, 1962:325−348.

19 컴퓨터 사용과 관련된 양안시 및 조절 관련 문제점

컴퓨터(VDT) 사용자가 건강과 관련하여 가장 자주 경험하는 문제점은 시각과 관련된 것이다. 장시간 컴퓨터 작업을 하는 경우 눈의 불편감이나 피로함, 시력저하 및 두통이 유발될 수 있다[1]. 컴퓨터의 사용과 관련하여 발생하는 불편함을 해결하고자 할 때, 시각적인 문제뿐 아니라 불편을 느끼는 증상을 모두 정확하게 진단하고 처치하는 것이 중요하다. 컴퓨터의 사용과 관련된 증상은 크게 4가지 영역 즉, 굴절성, 양안시, 눈과 전신 건강 및 인체공학으로 나눌 수 있다. 이들 각각의 원인으로 인한 증상은 주위 여건을 적절하게 설계하고 처치하여 해결할 수 있다.

컴퓨터시력과 관련된 문제점의 병인 및 발병률

조사 결과 일반적인 눈 치료를 원하는 사람의 15% 정도가 컴퓨터사용과 관련된 시각적 불편함으로 시력검사를 받는다[2]. 최근 미국에서 7천5백만명 정도가 컴퓨터를 사용하는 것으로 추정되며, 앞으로 몇 년이 지나면 1억만명 정도로 증가할 것으로 추정된다[3]. 조사 결과 불편한 증상을 갖는 사람의 10% 이상은 주로 컴퓨터의 사용과 관련되며, 그들 가운데 20% 이상은 정확한 진단과 처치를 받을 수 없는 것으로 나타났다[4]. 1980년대 후반까지 작업장의 30% 정도에서 컴퓨터가 사용되었으며, 현재는 60% 이상으로 증가하였다.

컴퓨터사용과 관련된 문제점이 성인에 국한되는 것은 아니다. 많은 어린이가 교육용이나 여가용으로 컴퓨터를 사용한다. 어린이가 컴퓨터를 사용하는 방식은 컴퓨터 관련 시각적 증상이 더욱 발생하기 쉽다. 어린이는 종종 비디오 게임과 같은 재미나는 일을 쉬지 않고 지칠 때까지 계속하는 경향이다. 이처럼 지속적인 활동이 눈의 집속능력을 떨어뜨리고 자극감을 증가시킬 수 있다. 부가적으로 컴퓨터 워크스테이션은 전형적으로 성인에게 적합하도록 설치되어 있다는 점이다. 따라서 전형적인 사무실의 책상에 있는 컴퓨터를 사용하는 어린이는 성인보다 더욱 자주 검사해야 한다. 이것이 어린이의 시력에 문제를 유발시킬 뿐 아니라 팔과 목 그리고 등이 불편한 증상을 초래하는 원인이 될 수 있다.

컴퓨터시각증후군과 컴퓨터사용 콤플렉스

컴퓨터의 사용과 관련된 문제점은 아주 흔하게 발생하며, 시각적으로 관련된 증상을 컴퓨터시각증후군이라 한다[5]. Stedman의 의학용어사전에 따르면[6], 증후군이란 특정 질환과 관련된 증상의 집단이다. 따라서 컴퓨터의 사용으로 인한 증상은 전적으로 시각과 연관되는 특정한 질환이 아니므로, 컴퓨터시각증후군이라는 용어에 의문을 제기할 수 있다. 이것은 특히 컴퓨터를 사용하므로 동반되는 신체적인 증상(예를 들면 관절 질환처럼[1] 목, 등 및 팔목과 관련된 문제점 및 안검질환, 순목 결여 또는 시력 자체가 아닌[2] 눈의 건조 상태와 연관되는 시각적 증상)을 고려할 때 중요하다. 의학적으로 비슷한 병인과 연관된 질환이나 증상의 집단을 콤플렉스(예, EHHA 콤플렉스)라 한다[7]. 따라서 컴퓨터의 사용과 연관된 증상은 이러한 관점에서 증후군보다 콤플렉스에 더 가깝다. 이러한 이유로, 컴퓨터의 사용과 연관되는 모든 시각적 및 신체적 징후를 포함하는 것으로 컴퓨터사용콤플렉스(CUC)라는 용어를 소개한다. 이 장에서는 주로 컴퓨터사용콤플렉스(컴퓨터사용증후군이라고 더 자주 사용하는)와 연관되는 시각적 증상과 징후를 다루겠다[5].

특징

증상

독서나 다른 근거리 작업으로 인한 불편한 증상을 자주 호소하지만, 대다수의 증상이 컴퓨터의 사용과 연관된다. 공통적으로 불편을 느끼는 사항은 눈의 피로감, 두통, 시력 저하, 복시, 졸림, 집중하기 어려움, 시간이 지날수록 이해력이 떨어짐, 눈 주위가 당기는 느낌 및 스크린에서 글자가 움직이는 느낌 등이다.

징후

시각적으로 연관되는 증상은 굴절이상과 연관될 수 있다. 노안에서 증상은 양안시의 상태나 컴퓨터 사용을 위해 처방된 렌즈의 디자인과 연관될 수 있다. 따라서 교정렌즈의 유형(바이포칼이나 단초점렌즈)과 처방렌즈의 사용방법이 적절한지 평가하는 것이 중요하다.

상태의 특징

시각적으로 연관된 컴퓨터사용 증상을 갖는 사람은 전형적으로 조절과 관련된 문제점을 갖는다. 많은 경우 근거리에서 상당한 정도의 사위가 발견될 수 있지만, 검사자는 원거리와 근거리에서 사위도 이외에 사위의 특징을 분석하고 자신의 판단기준을 적용하여 진단을 내려야 한다.

양안시 및 조절 관련 데이터의 분석

진단을 내리기 위해서는 융합버전스(step, smooth 및 jump 버전스를 포함한)를 직접 측정하는 것이 중요하다. 아울러 융합버전스를 간접적으로 평가하는 검사결과도 고려해야 한다. 양안시 상태에서 마이너스 렌즈로 실시하는 검사는 조절자극 능력 및 음성융합버전스를 사용하여 양안시선을 정렬시킬 수 있는 능력을 평가한다(예, 마이너스 렌즈를 사용한 양성상대조절 및 양안조절 용이성 평가). 시각적으로 연관된 컴퓨터사용 증상을 갖는 사람에서 공통적으로 발견되는 특징은 양성상대조절력과 양안조절 용이성을 평가할 때 종료점에 가까워지면 복시보다는 흐린 상태를 보고하는 것이다.

양성상대조절력이나 양안조절 용이성의 저하는 조절자극 능력이 부족하거나 음성융합버전스가 부족한 점이 원인일 것이다. 단안시 상태에서 조절능력을 평가하여 정밀하게 구별해야 한다. 양성상대조절력을 측정할 때 피검자가 흐려 보인다고 하면 간단히 한쪽 눈을 가린다. 이 때 계속 흐려 보인다고 하면 문제점의 원인은 보통 조절과 관련된 것이다(조절부족이나 조절 지속능력 부족). 그러나 시표가 선명하게 보인다면 문제점은 양안시(음성융합버전스)와 관련된다. 단안시 상태에서 조절 용이성이 정상이면 음성융합버전스가 부족한 상태를 암시한다.

음성융합버전스를 간접적으로 평가할 수 있는 또 다른 중요한 사항은 단안평가검영법(MEM retinoscopy)이다. 흔히 시각적으로 연관된 컴퓨터사용 증상을 갖는 사람에서 이 검사결과가 비정상적인 것으로 나타난다. MEM 검사결과가 정상값보다 플러스 쪽으로 더 높으면, 조절과 조절성폭주의 사용을 줄이기 위해 가능하면 조절을 사용하지 않으려는 상태를 나타낸다.

정밀 진단

시각적으로 연관된 컴퓨터사용콤플렉스의 증상과 관련된 원인으로 심각한 잠재적인 질환이 존재할 가능성을 고려할 필요는 없다. 다른 증상과 마찬가지로 피검자가 갖는 증상의 특징을 기초로 정밀 감별한다(표 19.1). 심각한 잠재적 질환과 연관된 시각적인 상태는 관련 의학적 문제점이나 신경학적 증상과 함께 거의 대부분 갑자기 발생한다. 전형적으로 시각적으로 연관된 컴퓨터사용콤플랙스 증상은 장기간에 걸쳐 불편함이 지속되는 상태를 보인다. 건강과 관련된 경력에 특이한 사항이 없으며, 조절에 영향을 준다고 알려진 약물(예, Claritin 〈loratadine〉처럼 알레르기 관련 약제)을 복용한다 하더라도, 보통 증상이 약물의 사용과 연관되지 않는다. 전형적으로 정밀하게 감별해야 할 1차적인 기능적 이상상태는 기본형 사위(내사위, 외사위 또는 수직사위), 폭주부족, 버전스 용이성부족 및 여러 가지 조절관련 이상(예, 용이성부족, 부정확성 또는 부족 등)의 2차성으로 인한 시각적 불편함 등이다.

표 19.1. *시각적으로 연관된 컴퓨터사용문제점의 증상과 징후*

증상	
독서나 기타 근거리작업으로 눈을 사용한 후 나타날 수 있지만, 컴퓨터의 사용과 연관된다.	
눈의 피로	독서내용에 집중하기 어려움
두통	시간이 지날수록 이해력이 떨어짐
물체가 흐려 보임	눈 주위가 당기는 느낌
물체가 두 개로 보임	활자가 움직이는 느낌
졸림	
징후 – 외사위	**징후 – 내사위**
폭주근점이 멀어짐	폭주근점이 멀어짐
기본형 외사위	기본형 내사위
원거리보다 근거리에서 외사위가 더 높음	원거리보다 근거리에서 내사위가 더 높음
AC/A 비가 낮음	AC/A 비가 높음
양성융합버전스의 직접 측정	
smooth 버전스 감소	smooth 버전스 감소
step 버전스 감소	step 버전스 감소
융합 용이성 감소	융합 용이성 감소
양성융합버전스의 간접 측정	
음성상대조절력이 낮음	
단안평가 검영값이 낮음	
양안 조절 용이성 검사에서 플러스 렌즈 가입시 어려움	
조절과다가 존재하는 경우 :	
단안 조절 용이성 검사에서 플러스 렌즈 가입시 어려움	
조절부족이 존재하는 경우 :	
단안 및 양안 조절 용이성 검사에서 마이너스 렌즈 가입시 어려움	
양성상대조절력이 낮음	
조절력이 낮음	
플러스 렌즈를 가입하고 폭주근점을 측정하면 개선 가능	

시각적으로 연관된 대부분의 컴퓨터사용컴플랙스 증상은 양성이며 시각적인 증상 이외에 심각한 결과를 초래하지 않는다(표 19.1). 양안시이상과 정밀 감별하기가 상대적으로 쉽다. 정밀 감별을 위해서는 조절과 양안시 관련 모든 데이터를 정밀하게 분석해야 한다. 제 2장의 사례 1-4에서 데이터의 분석 과정을 예시하였다.

안검염과 메이봄선염처럼 눈의 감염이 근거리작업 후 흐린 시력의 원인이 될 수 있다. 따라서 컴퓨터사용콤플랙스와 연관된 양안시 관련 증상을 정밀 감별하는데 세극등 검사가 중요하다.

시각적으로 관련된 컴퓨터사용 콤플렉스 증상에 대한 일반적인 처치방법

처치와 관련된 연속적으로 고려할 사항

양안시 이상의 처치에서 연속적으로 고려할 사항이 컴퓨터사용과 관련된 문제점을 처치하는 데에도 적용된다(표 19.2). 시각적으로 연관된 컴퓨터사용콤플랙스의 증상과 관련해서 중요한 사항은 다음과 관계가 있다 :

비정시의 교정
가입도 렌즈
프리즘
시기능 훈련
눈의 건강상태
인체공학적 측면

표 19.2. *컴퓨터사용콤플렉스의 처치에서 연속적으로 고려할 사항*

비정시의 광학적 교정	감각성 운동성 융합을 위한 시기능 훈련
가입도 렌즈의 처방	수평 프리즘
수직 프리즘	수술
약시제거를 위한 가림법	눈 건강상태 관리
약시제거를 위한 시기능 훈련	인체공학적 고려
억제제거를 위한 시기능 훈련	

비정시의 교정

원시와 난시처럼 굴절이상이 교정되지 않았을 때 안정피로와 조절피로가 흔히 발생한다. 예를 들어 미교정 원시는 컴퓨터 작업거리에서 조절해야 하며, 부가적으로 미교정 원시를 보정하기 위해서도 조절을 해야 한다. 지속된(그리고 가끔 과도한) 조절로 인한 근성 피로가 조절관련 증상을 발생시킬 것이다. 적은 양의 미교정 난시와 부등시 역시 흔히 시각적인 증상을 유발시킨다. 그리고 일부 근시자는 안경을 착용하고 있는 동안 컴퓨터 작업을 할 때 불편함을 경험한다. 이러한 피검자의 각각의 증상이 조절성 피로에 의할 수 있으며, 처치를 계획할 때 굴절이상의 정확한 교정을 고려해야 한다. 따라서 처치과정에서 첫 번째로 고려할 사항이 굴절이상의 교정이다. 컴퓨터 사용자를 포함한 피검자의 굴절이상을 적절하게 교정하기 위해서는 제 3장에서 언급한 처방기준이 추천된다.

가입도 렌즈

플러스 가입도 렌즈는 컴퓨터사용콤플랙스의 시각적으로 연관된 증상을 처치하는데 아주 중요한 역할을 한다. 물론 근거리에서 상당한 정도의 내사위를 가지며 AC/A 비가 높은(예, 폭주과다) 사람은 플러스 가입도 렌즈가 유익하다. 노안의 시작으로 초래되는 근거리 시력의 명백한 문제점 이외에도, 조절부족 및 조절지속능력부족처럼 예비노안과 연관된 여러 가지 조절 관련 문제점이 컴퓨터사용콤플랙스 관련 증상을 유발시키며, 이러한 증상은 흔히 플러스 가입도 렌즈로 처치할 수 있다. 조절을 이완시키거나 조절상태를 자주 변화시키기 어려운 문제점(조절과다와 조절 용이성부족)은 플러스 가입도 렌즈에 대한 반응이 양호하지 못하며 일반적으로 시기능 훈련이 필요하다(제 11장).

프리즘

양안시 이상을 처치하는데 중요한 프리즘이 양안시와 관련된 문제점이 있을 때 시각적으로 연관되는 컴퓨터사용 콤플렉스의 증상을 처치하는 데에도 사용된다. 내사위 및 수직사위가 있는 사람은 컴퓨터사용콤플랙스의 시각적으로 연관된 문제를 처치하는 과정의 일부로 프리즘이 처방될 수 있다(제 10장 및 제 14장 참고).

시기능 훈련

양안시와 관련된 처치과정에서 마지막으로 고려할 사항은 양안시 기능을 정상적으로 복원시키기 위해 시기능 훈련을 처치하는 것이다. 시기능 훈련은 일반적으로 조절과 버전스 관련 문제점을 처치하는데 중요한 과정이다. 많은 경우 컴퓨터사용콤플랙스의 시각과 관련된 문제점을 수반하는 양안시 관련 문제점을 처치하는데 시기능 훈련이 아주 효과적이다.

수술

사위도가 아주 높을 때 일부 양안시 관련 문제점을 처치하기 위해 필요한 수술은 컴퓨터사용콤플랙스 관련 시각적인 문제점을 처치하는 데에는 아무런 효과가 없다.

눈의 건강상태

안검의 건강상태와 눈물의 상태가 컴퓨터사용콤플랙스의 증상을 유발시키는 아주 중요한 원인이다. 컴퓨터 사용자는 모니터를 과도하게 주시하기 때문에 눈을 깜박이는 횟수가 줄어든다. 일부 사용자 특히 안검의 질환이나 눈이 건조한 사람은 이처럼 눈을 깜박이는 횟수가 감소하여 몇 분 동안 컴퓨터 작업을 한 후 시각적으로 불편을 겪을 수 있다. 따라서 세극등으로 안검의 건강상태를 세밀하게 평가하는 것이 종종 중요하다. 동시에 눈물의 상태와 BUT를 평가해야 한다.

인체공학적 고려사항

컴퓨터사용콤플랙스 관련 시각적 증상을 갖는 것으로 의심되는 사람을 검사하는 동안, 컴퓨터의 사용실태를 정확하게 평가하는 것이 중요하다. 물론 자신의 팔로 컴퓨터 스크린까지의 거리를 가리키도록 하여 주시거리를 대략적으로 평가할 수 있다. 이처럼 실제 작업거리를 부정확하게 평가하더라도 시각적 교정 및 근용 가입도 렌즈의 유형, 도수 및 디자인을 결정하는데 유용한 모니터의 거리와 위치를 대략적으로 추정할 수 있다. 그러나 조명수준, 눈부심, 다른 작업거리, 여러 가지 작업에 소요되는 시간의 배분 및 주시각도 등을 확인하는 것도 중요하다. 그림 19.1은 인체공학적 설비에 중요한 몇 가지 항목을 나타냈다.

컴퓨터 사용 관련 설문

가능한 문제점을 포함하는 설문조사를 실시하여 인체공학적 항목을 적절하게 평가할 수 있다(부록 19.1 컴퓨터 사용실태에 관한 설문). 시각과 관련된 검사를 실시하기 전에 피검자에게 이 설문지를 작성하도록 하는 것이 바람직하다. 이 설문지는 피검자가 집이나 사무실

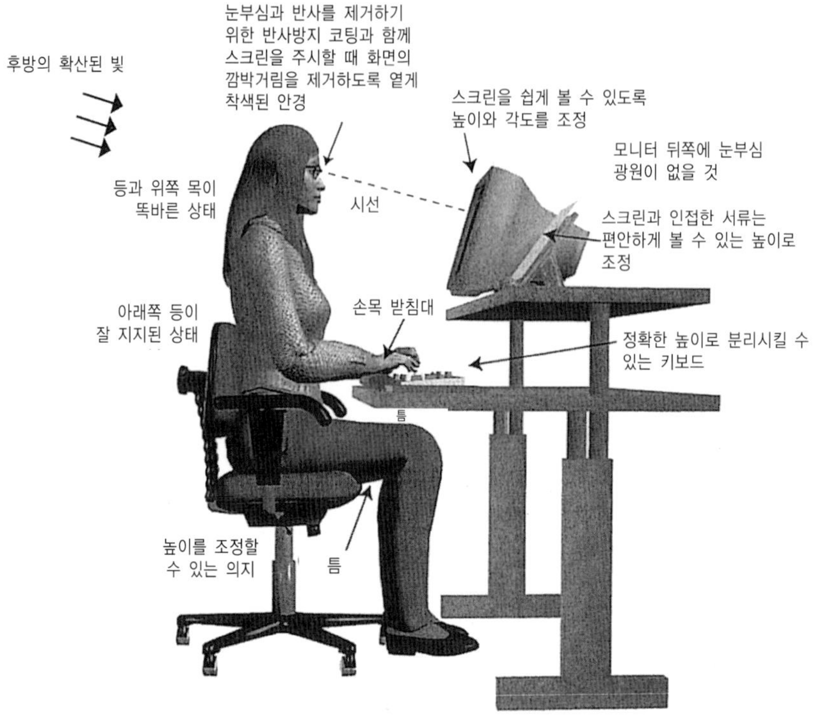

그림 19.1. 컴퓨터의 사용실태를 평가하기 위해서는 여러 가지 측정이 필요하다. 그림에 열거된 항목에 덧붙여, 컴퓨터 관련 작업에 소요되는 시간을 고려하는 것도 중요하다.

에서 해당 항목을 직접 측정하면서 작성할 수 있다. 검사하는 동안 피검자에게 설문지를 작성하도록 하면, 흔히 해당 거리를 추측하기 때문에 부정확하게 작성할 것이고, 따라서 증상을 효과적으로 처치하기가 더 어려울 것이다. 문제점을 완전하게 해결하기 위해서는 검사자가 작업공간을 직접 방문하는 것이 필요할 수도 있다(그림 19.1).

처치 과정 및 예후

컴퓨터사용콤플랙스의 시각 관련 증상을 개선시키는 처치방법의 전반적인 효율에 대하여 구체적으로 보고된 연구가 없다. 그러나 앞에서 언급한 것처럼, 컴퓨터사용콤플랙스의 처치는 굴절이상, 양안시이상 및 조절기능이상의 처치, 안검의 질환과 건조안 증상의 관리 및 적절한 인체공학적 설비의 개발 등과 관계된다. 이들 각각의 상태는 보통 성공적으로 처치될 수 있으므로, 컴퓨터사용콤플랙스 증상의 원인에 대한 잠재적인 문제점이 확인된 대다수 사람에서 컴퓨터사용콤플랙스 증상이 해결될 수 있다.

굴절이상, 양안시 및 조절 기능이상의 처치는 앞에서 언급하였다. 각각의 상태에 대한 연속적인 처치방법으로 컴퓨터사용콤플랙스의 시각 관련 증상을 완화시켜서 상태를 성공적으로 해결할 수 있다. 안검 질환과 건조안은 안검 위생법, 의학적 처치 및 누선 차단 등을 결합하여 성공적으로 처치할 수 있다. 부록 19.1의 컴퓨터 사용실태에 대한 설문지를 사용하여 인체공학적 설비가 잘못된 것으로 확인되고 나면 처치를 시작할 수 있다.

컴퓨터사용 콤플렉스 증상을 처치할 때 중요한 사항의 요약

컴퓨터사용콤플랙스의 시각적 증상을 연속적으로 처치하는데 중요한 사항은 적절한 광학적 교정과 가입도 렌즈의 처방을 고려하는 것이다. 많은 문제점이 지속적인 근거리작업과 연관되기 때문에, 원거리(최적 교정도수)와 근거리(플러스 가입도 렌즈)에서 선명한 시력을 제공하는 것이 흔히 증상을 제거시키는데 실제적으로 효과가 있다. 컴퓨터사용콤플랙스를 처치하는데 프리즘(수평 및 수직 프리즘)과 시기능훈련이 대체할 수 있는 중요한 방법이다. 적은 양의 수직사위를 보정해야 할 때 수직 프리즘이 효과적이며, 폭주부족과 조절 기능이상으로 인한 증상을 처치하는데 시기능 훈련이 가장 좋다. 눈의 건강상태(특히 눈물의 양과 질 이외에 안검과 첩모의 건강상태)를 평가하고 문제가 있으면 처치가 필요하다. 이러한 처치가 실제로 시각과 관련된 컴퓨터사용콤플랙스 증상을 개선시킬 수 있다. 컴퓨터 사용과 관련된 인체공학적 실태를 평가하고 문제가 있으면 개선하도록 권유해야 한다.

임상적인 평가

과거력 및 증상

제 11장에서 설명한 양안시 및 조절 관련 문제점과 연관된 시각적 내력에 덧붙여, 피검자의 작업 상황을 정확하게 판단하는데 필요한 정보를 얻기 위해서는 적절한 질문이 중요하다. 모든 피검자에게 이러한 사항에 관하여 질문할 것을 추천한다. 부록 19.1은 컴퓨터 사용과 관련된 중요한 사항을 수록한 것이다. 이 설문지는 시각적 및 신체적 증상과 인체공학적 측면을 평가하도록 구성되었다. 피검자가 검사에 앞서 설문지를 완전하게 작성할 수 없을 때에는 검사하는 동안 적절한 질문을 한다. 모든 피검자에게 컴퓨터의 용도를 묻는 것이 중요하다. 업무와 관련하여 컴퓨터를 사용하는 것 이외에, 어린이와 은퇴한 성인 가운데 컴퓨터를 과도하게 사용하는 사람이 많이 있다.

워크스테이션(Workstation)

피검자를 검사하는 동안 컴퓨터의 사용과 관련된 인체공학적 환경을 평가한다. 예를 들어 설문지의 제 2부(작업 실무와 환경)는 모니터의 위치와 함께 주시거리에 관한 자세한 정보를 제공한다. 설문지는 또한 조명상태, 눈부심, 다른 작업거리, 여러 가지 업무에 할당되는 시간 및 주시각도 등 작업환경에 대한 내용이 포함되어 있다.

또한 설문을 통해 워크스테이션이 컴퓨터사용콤플랙스의 시각 관련 증상의 원인인지 여부를 신속하게 평가할 수 있다. 의자가 너무 높거나 낮은지 또는 부적절하게 조정된 상태처럼 워크스테이션의 디자인이 불량하면 증상을 유발시킬 수 있다. 덧붙여 사무실이 건조하거나 실내 공기가 양호하지 못하면 건조안 증상이 유발될 정도로 악화시킬 수 있다. 조명이 부적절하거나 불량한 상태를 과소평가해서는 안 된다. 적절한 조명상태는 실내 환경과 관련하여 가장 소홀히 다루는 항목의 한 가지이다. 조명은 반사나 눈부심의 원인이 되지 않도록 하여 불편한 증상을 예방하도록 설계해야 한다.

평가

일반적인 양안시 상태를 평가하는 검사항목이 컴퓨터사용콤플랙스의 사각 관련 증상의 원인을 진단하는데 필요한 대다수의 정보를 제공한다. 검사조건을 수정할 필요가 있는지 여부를 결정할 때, 조명상태 및 컴퓨터 작업공간의 설치와 관련된 설문을 통해 수집된 정보를 고려하는 것이 중요하다. 예를 들면 표준 40 cm 거리에서 실시되는 조절과 버전스에 대한 검사를, 피검자가 사용하는 컴퓨터 작업거리뿐 아니라 조명상태에서 검사할 것인지 특별히 고려할 필요가 있을 것이다. 버전스 범위와 조절의 정확도를 측정하고 이를 바탕으로 진단을 내릴 때 흔히 검사조건을 수정할 필요가 있다.

조절범위(NRA/PRA)

예비 노안의 조절기능을 평가하기 위해 정상적인 조절범위가 개발되었다. 그러나 40 cm 검사거리에 대한 정상값이 VDT 작업거리에는 적용되지 않을 것이다. 해결책은 40 cm 거리에서 측정하고 VDT 작업거리에서 다시 측정하는 것이다. VDT 작업거리에서 측정한 값이 40 cm 거리에서 측정한 값과 비슷해야 한다. 40 cm 거리에서 측정한 값이 비정상적이거나 두 가지 거리에서 측정한 값이 명백하게 차이난다면 이 기능에 잠재적인 문제점이 있음을 암시한다.

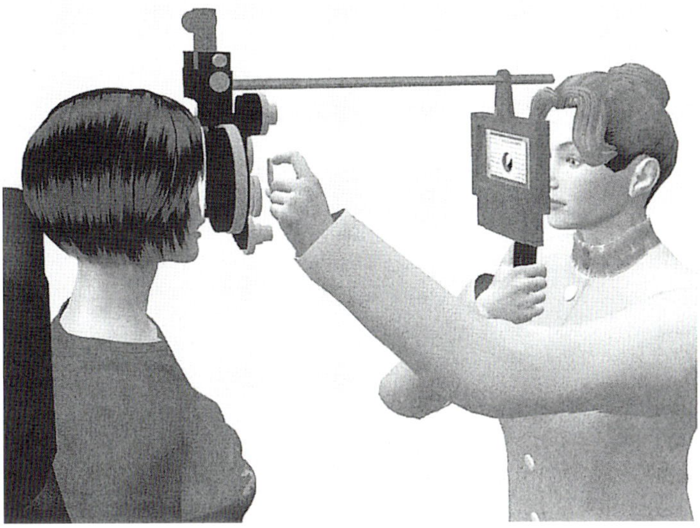

그림 19.2. 컴퓨터작업을 위한 근용 교정도수를 처방할 때 MEM 검영법이 중요하다. PRIO 기기는 컴퓨터 스크린과 비슷한 타게트를 제공하며 컴퓨터 작업거리에서 검사를 실시할 수 있다. 피검자는 이러한 검사로부터 처방된 교정도수를 더욱 신뢰할 것이다.

조절 정확도

MEM 검영법에 의한 조절의 정확도를 검사하는 것이 매우 유용하다[8]. 이 타각적 검사로 피검자의 40 cm 거리 및 VDT 사용 환경과 거의 근사한 검사조건(실내조명, 주시방향 및 관찰거리 등)에서 조절상태를 평가할 수 있다. VDT 작업거리에서 검사할 때, 스크린의 문자 크기와 거의 비슷한 문자(설문 결과를 바탕으로)를 사용한다. 전형적으로 이러한 시표의 크기는 개인차가 큰 편이지만 대략 20/60 정도이다.

워크스테이션의 요구상태를 재현하기 위해 고안된 PRIO 기기를 사용하여 적절한 검사거리에서 MEM 검영법으로 조절의 정확도를 측정할 수 있다(그림 19.2). PRIO를 사용하려면 부록 19.1의 설문 답안지로부터 피검자의 컴퓨터 작업거리를 결정하고 그 거리에서 MEM 검영법을 실시한다. 컴퓨터작업을 위해 더 집속된 상태를 제공할 수 있는 근용 교정도수를 처방하기 위한 기준으로 비정상적인 가입도가 사용될 수 있다. PRIO 검사값과 적절한 크기의 시표와 검사거리를 사용하는 MEM 검영값은 대부분 아주 비슷하다. 그러나 PRIO 기기의 장점은 피검자가 컴퓨터사용콤플랙스 관련 시각적 증상을 해결하기 위해 특수하게 고안된 검사를 실시한다고 느낀다는 점이다. 종종 피검자가 이러한 느낌을 갖는 것이 아주 유익할 수 있다(그림 19.2).

기타 평가 항목

동공 크기

컴퓨터를 사용하는 동안 피검자는 정상적인(또는 약간 희미한) 조명상태에서 모니터를 보도록 한다. 조명이 충분히 밝지 않으면 동공이 커져서 초점심도가 감소하여 스크린의 문자를 왜곡시킬 수 있다. 피검자에게 이러한 가능성을 주지시키고 VDT의 밝기와 실내조명에 관하여 적절한 상태를 권고한다. 모니터와 배경 사이에 조명의 차이는 3 : 1 이하가 되어야 한다. 피검자가 조명수준을 정확하게 측정하기 힘들기 때문에 이 상태를 추측으로 조정할 필요가 있다.

눈의 건강상태

눈의 건강상태 특히 눈물상태가 VDT 사용자에게 아주 중요한 요인이다. 컴퓨터 사용자는 과도하게 주시하기 때문에 눈을 자주 깜박이지 않는 경향이다. 항상 안검의 상태를 평가하고 눈물의 상태가 의심스럽다면 BUT를 측정해야 한다.

연속적 처치 모형

기본적인 굴절상태의 교정

컴퓨터사용콤플랙스에서 처치가 필요한 굴절이상도에 관하여 명확한 추이가 확인되지는 않았다. 적은 양의 원시를 교정하는 것처럼 특히 적은 양의 도난시나 사난시를 교정하는 것이 중요하다. 이러한 요인은 가장 중요한 첫 번째 단계가 피검자에게 가장 적합한 교정도수를 처방하는 것임을 증명한다. 이처럼 한 가지 단계로 여러 가지 컴퓨터사용콤플랙스의 시각 관련 문제점을 해결할 수 있다. 최적 교정도수의 효과와 렌즈 디자인의 중요성이 사례 19.1에 예시되었다.

사례 연구 1

과거력

30세 사무실 근무자인 Samantha가 4시간 정도 컴퓨터를 사용한 후 안정피로와 시력이 저하되는 불편함으로 방문하였다. 직장에서 많은 시간 컴퓨터 작업이 요구되었을 때 이러한 문제점이 나타나기 시작하였다. 전에 눈 검사를 받은 적이 없다. 의학적인 과거력에 특이한 사항은 없으며 일반적으로 가을에 발생하는 알레르기를 치료하기 위해 Claritin을 복용했었다.

검사 결과

과거력: 컴퓨터 사용 설문지. Samantha는 자주 약간 심각한 정도의 근거리시력 저하와 두통을 보고하였다. 하루 7시간 정도 VDT를 사용하며 규칙적으로 휴식을 취하고 있다. 눈으로부터 자판까지 거리는 43 cm(17인치)이며 눈에서 컴퓨터 모니터까지 거리는 58 cm(23인치)였다. 작업실은 형광등으로 조명되며 중간 정도의 밝기였다.

원거리 시력(미교정 상태) : OD : 20/20 OS : 20/20
근거리 시력(미교정 상태) : OD : 20/20 OS : 20/20
폭주근점 :
조절자극 타게트 : 1~2인치
펜라이트 : 1~2인치
가림검사: 원거리 : 정위
근거리 : 4△ 내사위
자각식 굴절검사: OD : plano, 20/20
OS : plano, 20/20
원거리 수평사위: 정위
BI 버전스(원거리): ×/7/4
BO 버전스(원거리): 14/21/15
근거리 수평사위: 5△ 내사위
−1.00D 가입시: 12△ 내사위
경사 AC/A 비: 7 : 1
계산 AC/A 비: 8 : 1
BI 버전스(근거리): ×/8/1
BO 버전스(근거리): 11/25/18
음성상대조절: +2.50D
양성상대조절: −1.75D 가입시 복시
조절력(푸시업): OD : 15D, OS : 15D
단안 조절 용이성: OD : 12cpm, OS : 12cpm
양안 조절 용이성: −2.00D 가입시 복시
MEM 검영값: OD 및 OS 모두 +1.50D

동공은 정상이며, 외안부와 내안부의 건강상태는 모두 정상, 편위는 일치성, 색각검사결과 정상. 안검과 첩모의 건강상태는 양호하며 BUT 역시 정상이었다.

사례 분석

근거리에서 적은 양의 내사위가 존재하는 점을 기초로 이 사례에서 가장 좋은 접근법은 음성융합버전스 관련 데이터를 분석하는 것이다. 이것은 외관상 눈의 건강과 관련된 문제점이 없기 때문에 특히 타당하다. 음성융합버전스를 평가한 직접 및 간접 측정값은 비정상이었다. 근거리에서 음성융합버전스의 직접 측정값은 어느 정도 감소된 상태였다. 간접 측정값인 양성상대조절, 양안 조절 용이성검사 및 MEM 검영값 역시 내사위 및 음성융합버전스가 낮은 문제점을 나타내었다. 원거리 정위 및 계산 AC/A비와 경사 AC/A비가 모두 높은 점으로부터 긴장성 버전스가 정상인 폭주과다의 진단이 제시되었다.

처치

굴절이상이 없으므로 이 사례에서 처음 접근방법은 근거리에 대하여 가입도 렌즈를 처방하는 것이었다. 플러스 처방도수를 결정하기 위해 AC/A비, NRA/PRA의 관계, 융합버전스 측정값 및 MEM 검영값 등을 고려하였다. 이 사례에서 NRA/PRA 관계는 MEM 검영값에서 나타난 것처럼 +1.00D 정도의 근용가입도가 필요함을 의미한다. 계산 AC/A 비는 +1.00D 가입도가 근거리 사위도를 2△ 이상의 외사위로 감소시킬 수 있다고 나타냈다. 모든 근거리 작업을 위해 원용도수는 평면이며 근용 가입도가 좌우안 모두 +1.00D인 바이포칼 렌즈를 처방하였다.

이 사례는 컴퓨터사용콤플랙스에 대하여 광학적 교정이 자주 필요함을 예시한다. 원거리에서 상당한 정도의 굴절이상이 없을 때 대부분 렌즈 교정은 조절이나 내사위 또는 노안과 관련된 문제점을 해결하기 위해 근용가입도가 처방된다. 컴퓨터사용콤플랙스의 시각 관련 증상을 없애기 위한 처방을 고려할 때, 검사자가 중요하게 결정할 사항은 플러스 가입도 처방을 단초점과 바이포칼 가운데 어느 것으로 추천할 것인지 여부이다. 일반적으로 바이포칼을 제시하는데, 그 이유는 피검자가 컴퓨터 작업을 하다가 위쪽을 바라볼 때 안경을 벗지 않아도 되기 때문이다. 예외적인 경우가 흔하지만 경험에 의하면, 단초점 근용안경을 착용하는 컴퓨터 사용자는 원거리물체를 선명하게 보기 위해 안경을 계속 벗어야 하기 때문에 흔히 안경이 귀찮다고 느껴질 것이다.

컴퓨터 사용자를 위해 바이포칼이 첫 번째로 고려되지만, 특히 예비 노안성 젊은 성인이 바이포칼을 착용하기 싫어하는 경우를 가끔 접한다. 이러한 경우 바이포칼의 장점을 자세하게 설명하고 입증시켜 주며, 그래도 확신하지 못하면 단초점 근용안경을 처방한다. 피검자는 후에 아무 때나 바이포칼로 바꿀 수 있으며, 단초점 안경을 자주 벗어야 하는 것과 관련된 불편을 경험한 후 바이포칼로 바꾸는 경우가 종종 있다.

렌즈 디자인, 코팅 및 재질 관련 사항

컴퓨터사용콤플랙스가 있는 사람은 일반적으로 플랫탑 바이포칼의 세그먼트 높이가 하안검연에 있거나 아래에 있을 때 문제가 있다. 플랫탑 바이포칼은 근용부로 컴퓨터를 바라보려면 턱을 치켜 올려야 한다. 이 자세로 컴퓨터를 장시간 사용하면 목과 등의 통증이 자주 수반되며 결국 작업의 효율을 저하시킨다. 이러한 문제점은 누진다초점렌즈의 누진가입도가 테의 높은 부분(동공 중심)에서 시작되도록 하여 다소 해결할 수 있다. 근용가입도가 +1.50D 이하라면 대부분의 피검자는 컴퓨터를 사용할 때 머리가 불편하지 않도록 자세를 취할 수 있다. Samantha에게 누진가입도가 동공중심에서 시작되는 누진가입도렌즈를 추천하였다.

피검자의 나이가 증가하여 노안이 진행될수록 특수한 누진렌즈나 중근용 가입도의 바이포칼이 중요하게 고려될 수 있다. 노안이 진행된 경우 표준 누진렌즈는 중간거리부의 폭이 좁은 경향이다(중간거리부의 폭이 넓다면 근용부가 너무 낮게 위치하여 쉽게 사용할 수 없다). 물론 이러한 사항은 컴퓨터를 사용하는 시간과 연관된다. 하루 2시간 이상 컴퓨터 작업을 하는 진행된 노안이라면, 위쪽은 컴퓨터를 사용하기 위한 중간거리용 가입도를 갖고 아래쪽은 독서를 위한 적절한 근용가입도를 갖는 누진렌즈가 일반적으로 선택된다. 따라서 원용교정도수가 0이며 근용가입도가 +2.50D 요구되는 절대성 노안에게 컴퓨터 작업용으로 유용한 처방은 중근용 누진렌즈(+1.25D에 근용가입도 +1.25D)이다(그림 19.3). 하루에 컴퓨터 작업이 1~2시간 이하인 경우 노안이 진행된 사람이라면 종종 한 벌 이상의 렌즈가 요구될 때 소요되는 경비로 인하여 최적 교정도수보다 낮은 렌즈를 사용하면서 그럭저럭 버틴다. 특수한 컴퓨터 작업용 렌즈를 원하지 않는 노안에게 저렴하게 제공할 수 있는 렌즈가 PC Peeker이며, 교정안경에 덧붙여서 컴퓨터 모니터에 초점을 맞출 수 있도록 고안된 +1.12D 렌즈이다(그림 19.3).

컴퓨터사용콤플랙스의 시각 관련 증상을 처치하는데 자외선차단이나 반사방지를 위한 코팅렌즈가 종종 고려된다. 일반적으로 컴퓨터사용콤플랙스를 갖는 사람이 컴퓨터용으로만 안경을 사용한다면 자외선 차단 코팅렌즈가 특별하게 필요하지는 않다. 교정안경을 실외에서도 사용한다면 자외선 차단 렌즈가 사용될 수 있다. 컴퓨터 모니터로부터 자외선이 거의 방출되지 않기 때문에 자외선 차단이 해롭지는 않지만 그렇다고 도움이 되는 것도 아니다. 반사방지 코팅렌즈는 특히 휘도 비율이 큰 경우 시력을 개선시키는데 도움을 줄 수 있다. 반사방지 코팅렌즈가 스크린의 반사를 제거시키지 않으며, 그 자체가 문제점을 해결할 것으로 믿지는 않는다. 그러나 적절한 렌즈처방(가입도 렌즈처럼) 및 디자인(누진다초점 렌즈나 컴퓨터 작업용 중근용 렌즈)과 결합되었을 때 반사방지 코팅렌즈가 유익할 수 있다. 황색이

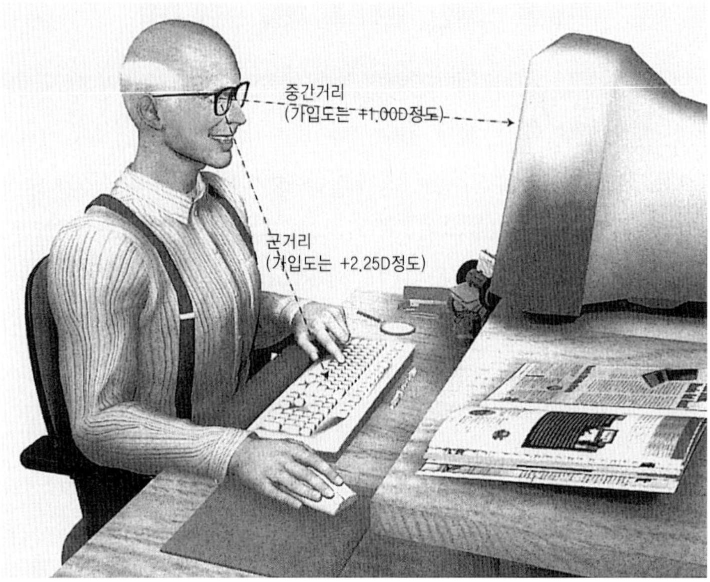
중간거리
(가입도는 +1.00D정도)
근거리
(가입도는 +2.25D정도)

그림 19.3. 노안이 컴퓨터를 사용하는 동안 시각적인 교정을 필요로 할 때, 렌즈의 아래쪽은 요구되는 근용교정도수가 가입되고 위쪽은 가입도를 감소시켜 컴퓨터 스크린에 초점을 맞출 수 있도록 설계된 렌즈를 처방할 수 있다. 플랫탑 바이포칼이나 누진가입도렌즈 모두 이용할 수 있다.

나 핑크색 렌즈처럼 컬러 필터는 주로 미용적으로 사용되며 컬러 모니터의 발달로 거의 유익하지 않다. Samantha의 누진다초점 렌즈는 반사방지 코팅이 포함되었다.

Samantha의 사례에서 4주 후 방문했을 때 안경에 잘 적응하고 불편한 증상이 완전히 제거된 것으로 나타났다. 따라서 부가적인 처치가 추천되지 않았다.

프리즘

다음 사례처럼 컴퓨터사용콤플랙스 관련 증상을 처치하는데 프리즘이 가끔 필요하다.

사례 2

과거력

수영장 디자이너인 24세의 Diane은 컴퓨터 작업을 하다가 방문객을 쳐다볼 때 가끔 복시가 나타나므로 불편을 겪는다. 이러한 문제점이 고등학교 재학 때부터 적어도 7년 이상 지속되고 있지만, 지금까지 아무런 처치를 받지 않았다. 그녀의 건강은 양호하며 약물을 복용하지 않는다.

검사 결과

과거력: 컴퓨터 사용 설문지. Diane은 복시가 자주 발생한다고 응답했다. 하루 2~3시간 정도 컴퓨터 작업을 하며 규칙적으로 휴식을 취한다. 눈에서 자판까지 거리는 43 cm(17인치)이며 눈에서 모니터까지 거리는 61 cm(24인치)이다. 노트북을 들고 고객의 집을 방문하여 수영장의 디자인을 보여주는 일을 하기 때문에 작업 시 조명수준은 변동적이다.

동공간거리 :	58 mm
원거리 시력(미교정 상태):	OD: 20/20 OS: 20/20
근거리 시력(미교정 상태):	OD: 20/20 OS: 20/20
폭주근점:	1~2인치
가림검사: 원거리:	7△ 내사위
근거리:	6△ 내사위
자각식 굴절검사:	OD: +0.25D, 20/20 OS: +0.25D, 20/20
조절마비 굴절검사:	OD: +0.50D OS: +0.50D
원거리 수평사위:	7△ 내사위
BI 버전스(원거리):	복시, 융합을 위해 5△ BO 필요
BO 버전스(원거리):	복시, 융합을 위해 5△ BO 필요, 분리점 26△ BO, 회복점 18△ BO
근거리 수평사위:	6△ 내사위
−1.00D 가입시:	10△ 내사위
경사 AC/A 비:	6 : 1
계산 AC/A 비:	5 : 1
BI 버전스(근거리):	×/8/−1
BO 버전스(근거리):	×/23/18
음성상대조절:	+2.50D
양성상대조절:	−1.25D
조절력(푸시업):	OD: 12D, OS: 12D
단안 조절 용이성:	OD: 10cpm, OS: 10cpm
양안 조절 용이성:	−2.00D 가입시 가끔 복시
MEM 검영값:	OU +0.50D

AO Vectographic slide로 측정한 원거리 주시시차는 4△ BO의 일부융합제거사위를 보였다.

동공은 정상이며, 외안부와 내안부의 건강상태는 모두 정상, 편위는 일치성, 색각검사결과 정상. 안검과 첩모의 건강상태는 양호하며 BUT 역시 정상이었다.

사례 분석

눈의 건강상태에 문제가 없기 때문에, 이 사례에서 데이터를 분석하는 시발점은 원거리와 근거리에서 적절한 정도의 사위에 관해 관심을 갖는 것이다. 원거리와 근거리 모두 음성융합버전스가 약간 저하된 상태이며 원거리 BI 버전스 검사에서 복시가 나타났다. 기본형 내사위의 진단은 원거리와 근거리에서 비슷한 정도의 내사위, 음성융합버전스의 감소 및 정상 AC/A 비 등에 의해 제시된다.

처치

표 11.3의 처치 순서에서 굴절이상의 교정이 가장 먼저 제시되었지만, 원거리 교정도수가 거의 도움이 되지 않을 것이다. 약도 원시의 교정이 편위각에 미치는 영향은 매우 적다. 최적 교정도수가 거의 유용하지 않으므로, Diane의 처치는 프리즘과 시기능훈련이 주어져야 할 것이다. 이러한 처치방법에 대하여 설명을 들은 후 Diane은 시기능훈련에 필요한 충분한 시간을 할애할 수 없다고 하였다. 따라서 주시시차 측정결과를 기초로, 전체 4△ BO 프리즘을 처방하였다. 최종 처방은 우안 S +0.25D, 2△ BO과 좌안 S +0.25D, 2△ BO이었다. Diane은 이 안경을 4주 동안 작업할 때 착용하고 검사를 받으러 다시 방문하였다. 불편한 증상이 완전히 제거되어 다른 처치가 필요하지 않다고 보고했다. 이 프리즘 교정안경을 2년 동안 착용한 후 시기능훈련을 실시하기로 결심했다.

시기능훈련

컴퓨터사용콤플랙스를 처치하는데 시기능훈련이 중요한 경우가 종종 있다. 시기능 훈련의 필요성은 흔히 사위, 조절성 또는 융합버전스 관련 문제점과 연관된다.

사례 3

과거력

36세의 증권 중개인인 Jack은 2시간 정도 컴퓨터 작업을 하고나면 눈이 피로하고 사물이 흐려 보이므로 불편을 겪는다. 이러한 문제점을 지난 몇 년 동안 경험했지만, 이전에 독서용 안경을 착용하더라도 도움이 되지 못해서 4주 정도 착용한 후 독서용 안경의 착용을 중지하였다. 의학적 과거력은 특이한 사항이 없으며 약물을 복용하지도 않는다.

검사 결과

Jack은 자주 심한 정도의 눈피로와 흐린 시력을 경험했다. 하루 12시간 정도 컴퓨터 작업을 하며 규칙적으로 휴식을 취한다. 눈에서 자판까지 거리는 43 cm(17인치)이며, 눈에서 모니터까지 거리는 61 cm(24인치)이다. 작업실은 형광등으로 조명된다.

이전의 처방도수 :	OU +0.50D
동공간거리 :	62 mm
원거리 시력(미교정 상태):	OD: 20/20　　OS: 20/20
근거리 시력(미교정 상태):	OD: 20/20　　OS: 20/20
폭주근점:	
조절자극 타게트:	2~4인치
펜라이트:	2~5인치
가림검사: 원거리:	정위
근거리:	3△ 외사위
자각식 굴절검사:	OD: +0.25 −0.25×180, 20/20
	OS: +0.25 −0.25×180, 20/20
조절마비 굴절검사:	OD: +0.75 −0.25×180, 20/20
	OS: +0.75 −0.25×180, 20/20
원거리 수평사위:	정위
BI 버전스(원거리):	×/4/2
BO 버전스(원거리):	6/10/6
근거리 수평사위:	3△ 외사위
−1.00D 가입시:	1△ 내사위
경사 AC/A 비:	4:1
계산 AC/A 비:	4.8:1
BI 버전스(근거리):	4/8/6
BO 버전스(근거리):	6/10/2
음성상대조절:	+1.50D
양성상대조절:	−1.25D
조절력(푸시업):	OD: 9D, OS: 9D
단안 조절 용이성:	OD: 11 cpm, OS: 11 cpm

양안 조절 용이성:	2 cpm
MEM 검영값:	OU +0.25D

동공은 정상이며, 외안부와 내안부의 건강상태는 모두 정상, 편위는 일치성, 색각검사결과 정상. 세극등 검사결과 안검과 첩모의 건강상태는 양호하며, 건조안이나 눈물의 상태가 비정상적인 징후는 없었다.

사례 분석

원거리와 근거리에서 사위가 정상이며, 안검과 첩모의 건강상태도 정상이었고, 건조안의 징후가 없으므로, 조절이상이 불편한 증상의 가장 큰 원인이라고 판단되었다. 따라서 이 사례에서 분석의 시발점은 조절 관련 검사결과 즉, 조절력과 용이성 및 반응상태를 분석하는 것이다. 음성 및 양성 상대조절이 모두 낮았고, 조절기능은 정상이었으므로, 융합버전스와 관련된 문제점이 있을 것으로 제시되었다. 양성 및 음성 융합버전스의 직접 및 간접 측정값이 모두 낮았다. 음성상대조절력과 양성상대조절력이 낮은 상태 및 양안 조절 용이성의 저하 상태가 융합버전스 기능이상의 진단을 지지한다.

처치

Jack에게 비정시는 무시할 수 있는 정도이며, 수직편위가 없으므로 안경을 처방하지 않는다고 설명했다. 눈의 건강상태는 양호하므로, 융합버전스를 정상으로 복원시키고 불편한 증상을 없애기 위해 시기능 훈련을 실시하도록 권유했다.

시기능 훈련을 받으러 검사실을 방문하는 것이 곤란하기 때문에, 집에서 훈련을 실시하도록 했다. 표 11.8을 기준으로 시기능 훈련 프로그램을 준비했으며, 진행 상태를 점검하고 훈련 방법을 변화시키기 위해 6번 검사실을 방문하도록 했다. 훈련을 마쳤을 때, Jack은 불편없이 하루 12시간 정도 컴퓨터 작업을 할 수 있다고 했다.

훈련을 마치고 검사한 결과는 다음과 같다 :

BI 버전스(원거리):	×/8/6
BO 버전스(원거리):	×/20/16
근거리 수평사위:	2△ 외사위
BI 버전스(근거리):	14/26/22
BO 버전스(근거리):	20/32/28
음성상대조절력:	+2.50D
양성상대조절력:	−2.50D

양안조절 용이성: 10 cpm

표 9.9에 제시된 시기능 유지 프로그램을 권유하였다. 6개월 후에 검사를 받기로 했으나, 9개월 후에 방문하였다. 3개월 동안 시기능 유지 프로그램을 실시하다가 중지하였다고 했다. 불편한 증상이 재발되어 스스로 시기능 훈련을 다시 실시하였다고 했다. 그랬더니 다시 편안해졌고 검사결과는 정상상태를 유지했다.

의학적 처치

컴퓨터사용콤플랙스 관련 증상을 갖는 많은 사람이 시력을 방해하고 증상을 유발시키는 눈의 건강과 관련된 문제점을 갖는다. 가끔 증상이 양안시나 눈의 건강상태와 연관이 있으며 두 가지 모두와 관련될 수도 있다.

사례 4

과거력

Jeremiah는 15세로 고등학교 2학년이며, 20분 정도 컴퓨터 작업을 하고나면 눈이 피로하고 시력이 저하되는 불편을 겪는다. 2년 전부터 이러한 문제를 경험하고 있지만, 전에 안과의사에게 검사를 받았지만 증상이 제거되지 않고 있다. 1년 전에 맞춘 독서용안경이 도움을 주지 못하여 착용을 중지하고 있었다. 의학적 과거력은 안검 질환을 갖고 있었으며, 약물을 복용하지는 않는다.

검사 결과

Jeremiah는 독서나 컴퓨터 작업을 하고나서 자주 눈이 피로하고 간헐적으로 복시가 나타나며, 컴퓨터 작업을 하고나면 이러한 증상이 더 악화되는 것처럼 느낀다. 자세하게 질문하였을 때 복시는 단안성으로 어느 한쪽 눈을 가려도 계속 남아있는 상태였다. 하루에 2시간 이상 VDT 작업을 하며 불규칙적으로 휴식을 취한다. 눈에서 자판까지 거리는 45 cm(18인치)이며, 눈에서 모니터까지 거리는 53 cm(21인치)이다. 작업실은 형광등으로 조명된다.

이전의 처방도수:	OU +0.50D	
동공간거리:	62mm	
원거리 시력(미교정 상태):	OD: 20/20	OS: 20/20
근거리 시력(미교정 상태):	OD: 20/20	OS: 20/20

폭주근점:	
조절자극 타게트:	2~4인치
펜라이트:	2~4인치
가림검사: 원거리:	정위
근거리:	2△ 외사위
자각식 굴절검사:	OD: +0.25 −0.25×180, 20/20
	OS: +0.25 −0.25×180, 20/20
조절마비 굴절검사:	OD: +0.75 −0.25×180, 20/20
	OS: +0.75 −0.25×180, 20/20
원거리 수평사위:	정위
BI 버전스(원거리):	×/6/4
BO 버전스(원거리):	16/21/16
근거리 수평사위:	3△ 외사위
−1.00D 가입시:	1△ 내사위
경사 AC/A 비:	4:1
계산 AC/A 비:	4.8:1
BI 버전스(근거리):	16/21/17
BO 버전스(근거리):	16/20/15
음성상대조절:	+2.00D
양성상대조절:	−1.25D
조절력(푸시업):	OD: 11D, OS: 11D
단안 조절 용이성:	OD: 11cpm, OS: 11cpm
양안 조절 용이성:	8cpm
MEM 검영값:	OU +0.25D

동공은 정상이며, 외안부와 내안부의 건강상태는 모두 정상, 편위는 일치성, 색각검사결과 정상. 세극등 검사결과 각 눈에서 2+ 등급의 안검염이 있었고, 수성층의 분비가 부족한 것으로 나타났다. BUT는 우안 4초, 좌안 6초였다.

사례 분석

사위는 원거리와 근거리에서 모두 정상이고 조절 관련검사값은 약간만 비정상적이었기 때문에, Jeremiah의 증상에 가장 가능한 원인은 눈의 건강상태(건조안)로 보였다. 조절 관련 검사값을 분석한 결과 조절력, 용이성 및 조절반응 모두 정상이었다. 양성상대조절력은 낮았지만, 조절기능이 정상이므로, 융합버전스에 문제가 있기 보다는 검사결과에 오류가 있는 것으로 판단되었다. 다른 가능한 원인은 융합버전스 기능이상이다. 양성 및 음성 융합버전스의 직접 및 간접 측정값은 모두 정상이었다. 양성상대조절력이 낮지만 양안 조절 용이성이 정상이므로, 컴퓨터사용콤플랙스 문제점이 융합버전스와 관련되기 보다는 안구 표면의 건강상태가 원인이라고 진단할 수 있다.

처치

Jeremiah에게 이전의 처방이 증상을 제거시킬 것으로 예측되지 않는다고 했다. 비정시도는 약한 정도였으며, 수직편위가 없으므로 안경을 처방하지 않았다. 안검과 눈물의 상태를 정상으로 만들어 증상을 제거시키기 위해 안검위생법(14일 동안 하루에 2회 안검을 마찰하고 잠잘 때 Blephamide[prednisolone/sulfacetamide]와 SOP[sterile ophthalmic preparation]를 사용하는)을 처방하였다.

Jeremiah가 2주 후에 방문하였다. 안검염은 상태가 개선되었고, 불편한 증상을 느끼지 않고 오랫동안 책을 읽고 컴퓨터 작업을 할 수 있다고 보고했다. 안검위생법을 2주 동안 더 실시하도록 하고 Blephamide의 사용을 중단하였다. 다시 2주 후에 왔을 때, 안검염은 치유되었고, 아무런 불편한 증상을 느끼지 않고 원하는 시간만큼 오랫동안 책을 읽고 컴퓨터 작업을 할 수 있다고 보고했다.

인체공학적 관련사항

컴퓨터사용콤플랙스 관련 증상을 갖는 많은 사람이 컴퓨터 작업을 방해하고 불편한 증상을 유발시키는 컴퓨터 워크스테이션과 연관된 인체공학적 문제를 갖고 있다. 가끔 증상이 양안시나 눈의 건강상태와 관련하여 나타날 수 있지만, 실제로 모든 경우에서 컴퓨터 작업과 관련하여 인체공학적으로 문제가 있는지 확인해야 한다.

사례 5

과거력

Jamal은 23세로 2시간 정도 컴퓨터 작업을 하면 두통과 목 부위에 통증이 나타난다. 건강한 편이며 약물을 복용하지 않는다. 몇 년 전부터 방문하였던 사람이며 2년 전에 마지막으로 검사를 받은 적이 있다. 그 당시 불편한 사항은 없었다. 최근에 직장을 얻어서 하루 6

시간 정도 컴퓨터 작업을 하는 일을 시작했다. 전과 이번에 검사한 결과는 아래와 같다.

검사 결과 – 컴퓨터 사용과 관련된 설문

전에 검사했을 때 Jamal은 불편한 증상이 없었다. 이번에 검사할 때에는 컴퓨터 작업을 3시간 정도 하고 나면 목이 불편하며 두통이 발생한다고 했다. 하루에 6시간 이상 컴퓨터 작업을 하며 불규칙적으로 휴식을 취한다. 눈에서 자판까지 거리는 38 cm(15인치)이며, 눈에서 컴퓨터 모니터까지 거리는 38 cm(15인치)이다. 작업실은 형광등으로 조명된다.

검사항목	이전 검사결과	이번 검사결과
폭주근점 :	4~6인치	4~7인치
조절력 :	15D	15D
원거리 사위 :	정위	정위
근거리 사위 :	5△ 외사위	6△ 외사위
계산 AC/A 비 :	4 : 1	3.6 : 1
BO 버전스(근거리) :	10/18/10	14/20/14
음성상대조절력 :	+2.50	+2.50
양성상대조절력 :	−2.50	−2.75
양안 조절 용이성 :	12 cpm	13 cpm
MEM 검영값 :	OU +0.25D	OU +0.50D
동공간거리 :	58 mm	58 mm

두 번의 검사에서 동공상태는 정상이었고, 외안부와 내안부의 건강상태는 양호했으며, 편위는 일치성이고, 색각검사 결과 정상이었다. 세극등 검사결과 각 눈에서 안검의 건강상태는 양호했고 눈물의 상태도 양호했다. BUT 역시 정상이었다.

정밀감별에서 핵심사항은 양안시와 눈의 건강상태가 정상인지 확인하는 것이다. 컴퓨터사용콤플랙스에서 이들 검사값은 정상이지만, 불편한 증상을 가질 수 있다. 양안시와 눈의 건강상태가 정상이었기 때문에, Jamal이 불편하다고 말한 컴퓨터사용콤플랙스 관련 증상은 인체공학적 문제점이 원인일 것이다. 컴퓨터 사용과 관련된 설문 결과 15인치 모니터의 상단이 눈보다 23 cm(9인치) 더 높았다. 실내는 형광등으로 조명되고, 스크린에 눈부심을 제거하기 위한 필터가 없었으며, 모니터 뒤쪽에 창이 있었다. 또한 작업거리는 자판과 모니터 모두 눈에서 38 cm(15인치) 거리로 정상보다 짧은 편이었다. 이와 같은 인체공학적 결점이 Jamal의 증상과 관련된 것으로 판단된다.

이 사례는 컴퓨터사용콤플랙스 관련 증상을 처치하는데 작업공간의 적절한 설계가 중요함을 예시해준다. 물론 현존하는 양안시 관련 문제점을 처치하고 안구표면의 질환을 치료하고자 하였다. 그러나 피검자의 모든 증상을 처치하는 것도 똑같이 중요하다. 그러기 위해서는 흔히 컴퓨터 워크스테이션을 고려할 필요가 있다. 컴퓨터의 높이와 배치상태를 주의하여 확인해야 한다. 모니터와 자판이 놓여 있는 상태로부터 피검자의 신체적인 자세를 확인해야 한다. 피검자를 워크스테이션에 앉히고 모니터 상단이 눈높이나 약간 아래에 놓이도록 조정한다. Jamal에게 컴퓨터 모니터 앞에 앉도록 하고 모니터의 높이를 13 cm(5인치) 정도 낮추고 의자를 5 cm(2인치) 정도 높게 조정하여 시선을 아래로 향해서 모니터 중앙이 보이도록 했다. 또한 작업거리를 최소한 46 cm(18인치) 정도 유지하도록 지시했다.

적절한 조명상태가 중요하다는 점을 흔히 소홀히 여기는 경향이다. 컴퓨터 스크린으로부터 눈부심이 발생하지 않도록 조명을 조정하는 것이 중요하다. 모니터 앞에 앉았을 때 창이나 다른 광원이 직접 보이지 않도록 한다. Jamal의 경우에서 실내 조명이 너무 밝고 모니터 뒤쪽에 창이 직접 보이는 두 가지 모두 문제점이 있었다. 미국옵토메트리협회(AOA)에서 컴퓨터 모니터에 부착시킬 수 있는 여러 가지 눈부심 제거 필터를 검사하여 추천하고 있으며, Jamal에게 이를 사용하도록 제시하였다. 그리고 컴퓨터 모니터 앞에 앉았을 때 창이 없는 벽이 보이도록 컴퓨터의 위치를 다시 배치하도록 권유했다. 실내의 조명을 감소시키는 것은 곤란하였다.

일반적으로 실내조명은 컴퓨터 스크린에 의해 발생하는 빛과 거의 비슷해야 한다. 집에서는 밝은 천장의 등을 더 작은 전등으로 대체할 수 있으므로 쉽지만, 사무실에서는 곤란할 수 있다. 대다수의 사무실에서는 실내조명을 바꾸기 보다는 배경의 조명을 없애기 위해 컴퓨터의 위치를 이동시키는 것이 더 쉽다. Jamal의 컴퓨터 모니터의 높이를 낮추고, 눈부심 차단 필터를 부착시키고, 창이 없는 벽으로 모니터를 이동시켜 배경의 조명을 조정하였을 때, 목 부위의 불편함이 개선되고 더 오랫동안 컴퓨터를 사용해도 두통이 없었다고 보고했다.

요약 및 결론

컴퓨터사용콤플랙스를 갖는 사람은 일반적으로 학교나 직장에서 업무를 방해할 정도로 불편한 증상을 갖는다. 이러한 증상이 흔히 발생하지만 만족스럽게 처치할 수 있다. 양안시, 눈의 건강상태 및 인체공학적 문제점 등을 모두 평가하는 것이 중요하다. 컴퓨터사용콤플랙스 관련 증상에 대한 진단이 내려지면, 거의 항상 성공적으로 처치할 수 있다. 양안시에 문제가 있다면 굴절이상 교정렌즈, 가입도 렌즈 및 시기능 훈련 등이 처방된다. 안구 표면의 질환이 있으면 의학적인 처치가 필요하다. 워크스테이션에 문제가 있다면 인체공학적인 측면을 고려하여 처치할 수 있다.

부록 19.1 컴퓨터 사용 관련 설문

제 1 부 : 증상

VDT 작업을 하는 동안이나 마쳤을 때 경험하는 증상의 빈도와 심한 정도를 점수로 표시하시오.

시각 관련 증상	사무실					집				
원거리 시력이 흐려짐	자주				없음	자주				없음
	1	2	3	4	5	1	2	3	4	5
	심함				없음	심함				없음
	1	2	3	4	5	1	2	3	4	5
근거리 시력이 흐려짐	자주				없음	자주				없음
	1	2	3	4	5	1	2	3	4	5
	심함				없음	심함				없음
	1	2	3	4	5	1	2	3	4	5
눈의 피로감	자주				없음	자주				없음
	1	2	3	4	5	1	2	3	4	5
	심함				없음	심함				없음
	1	2	3	4	5	1	2	3	4	5
눈이 건조하고 가려움	자주				없음	자주				없음
	1	2	3	4	5	1	2	3	4	5
	심함				없음	심함				없음
	1	2	3	4	5	1	2	3	4	5
두 개로 보임	자주				없음	자주				없음
	1	2	3	4	5	1	2	3	4	5
	심함				없음	심함				없음
	1	2	3	4	5	1	2	3	4	5
빛에 눈부심	자주				없음	자주				없음
	1	2	3	4	5	1	2	3	4	5
	심함				없음	심함				없음
	1	2	3	4	5	1	2	3	4	5
색이 왜곡됨	자주				없음	자주				없음
	1	2	3	4	5	1	2	3	4	5
	심함				없음	심함				없음
	1	2	3	4	5	1	2	3	4	5

신체 관련 증상	사무실	집
두통	자주 없음 1 2 3 4 5 심함 없음 1 2 3 4 5	자주 없음 1 2 3 4 5 심함 없음 1 2 3 4 5
목/어깨/등이 아픔	자주 없음 1 2 3 4 5 심함 없음 1 2 3 4 5	자주 없음 1 2 3 4 5 심함 없음 1 2 3 4 5
팔목이 아픔	자주 없음 1 2 3 4 5 심함 없음 1 2 3 4 5	자주 없음 1 2 3 4 5 심함 없음 1 2 3 4 5

제 2 부 : 작업 실무 및 환경

작업 실무	사무실		집	
VDT 작업시 시력교정	없음 바이포칼렌즈 소프트 C/L	단초점렌즈 누진렌즈 RGP C/L	없음 바이포칼렌즈 소프트 C/L	단초점렌즈 누진렌즈 RGP C/L
지금 사용하지 않지만 VDT 용으로 처방을 받았는가?	없음 바이포칼렌즈 소프트 C/L	단초점렌즈 누진렌즈 RGP C/L	없음 바이포칼렌즈 소프트 C/L	단초점렌즈 누진렌즈 RGP C/L
하루 평균 VDT 주시 시간				
스크린을 자주 닦는가?	자주 없음 1 2 3 4 5		자주 없음 1 2 3 4 5	

작업 습관 :
- a) 가끔씩 – 1시간 이하
- b) 가끔씩 – 1시간 이상
- c) 항상 – 필요할 때마다 불규칙적으로 휴식
- d) 항상 – 규칙적으로 휴식
- e) 항상 – 식사 시간을 제외하고 휴식하지 않음

VDT 작업을 얼마나 오랫동안 하는가?

작업 거리	사무실	집
눈과 스크린 사이 거리	( )cm	( )cm
모니터를 기울일 수 있는가?	예 아니오	예 아니오
모니터 높이를 조정할 수 있는가?	예 아니오	예 아니오
눈높이와 비교한 모니터 상단 높이는?	위 / 같다 / 아래 ( )cm	위 / 같다 / 아래 ( )cm
눈과 자판 사이의 거리	( )cm	( )cm
눈과 다른 인쇄물 사이 거리	( )cm	( )cm
참고자료의 위치	스크린의 (옆 / 아래) 스크린 옆 / 자판 옆 높이 조정가능?(예/아니오)	스크린의 (옆 / 아래) 스크린 옆 / 자판 옆 높이 조정가능?(예/아니오)
모니터 지지대	스탠드/책상/컴퓨터 본체 높이 조정가능?(예/아니오) 가능한 높이( ) cm	스탠드/책상/컴퓨터 본체 높이 조정가능?(예/아니오) 가능한 높이( ) cm
머리나 목을 상당히 움직이지 않고 인쇄물을 볼 수 있는가?	예 아니오	예 아니오
기타 참고사항 :		

작업 환경	사무실	집
스크린 :		
문자의 색상		
문자의 크기		
배경의 색상		
스크린이 깜박거리는가?		
눈부심 제거 필터	없음 유리 그물망	없음 유리 그물망
조명 유형:		
천장의 형광등만		
천장의 백열등만		
천장의 형광등과 백열등		
천장 형광등/직사 백열등		
전반적인 조명상태		
실내 밝기	밝다 중간 흐리다	밝다 중간 흐리다
창의 위치	전면 후면 측면	전면 후면 측면
창의 밝기 조절		
커튼	수직 수평	수직 수평
브라인드	수직 수평	수직 수평
스탠드/업무용 전등	있다 없다	있다 없다
벽	색상 : 광택 무광택	색상 : 광택 무광택
책상 표면	색상 광택 무광택	색상: 광택 무광택
의자: 높이 조정가능	예 아니오	예 아니오
등받침 유무	있다 없다	있다 없다
기타 참고사항:		

참고문헌

[1] Sheedy JE. How do eye problems rank with other VDU disorders? In: Grieco A, Molteni G, Occhipinti E, et al.. eds. *Work with display units*, vol. 2. Milan: University of Milan, Oct 2-5, 1994:47-54.

[2] Collins MS, Brown B, Bowman KJ, et al. Task variables and visual discomfort associated with the use of VDTs. *Optom Vis Sci* 1991;68:27-33.

[3] Smith MJ, Cohen BGF, Stammerjohn LW. An investigation of health complaints and job stress in video display operations. *Hum Factors* 1981;23:387-400.

[4] Dain SJ, McCarthy AK, Chan-Ling T. Symptoms in VDU operators. *Am J Optom Physiol Opt* 1988;65:162-167.

[5] American Optometric Association. *Guide to the clinical aspects of computer vision syndrome*. St. Louis: American Optometric Association, 1995:1.

[6] *Stedman's medical dictionary*, 26th ed. Baltimore: Williams & Wilkins, 1995:1746.

[7] *Stedman's medical dictionary*, 26th ed. Baltimore: Williams & Wilkins, 1995:389.

[8] Rouse MW, London RF, Allen DC. An evaluation of the monocular estimate method of dynamic retinoscopy. *Am J Optom Physiol Opt* 1984;61:693-697.

장비 공급원

[a] Available from PRIO Corporation, 8285 SW Nimbus Avenue, Suite 148, Beaverton, OR 97008.

[b] Available from PC Peekers, 13321 North Meridian, Suite 110, Oklahoma City, OK 73120.

20 후천성 뇌손상과 연관된 양안시이상과 조절이상

Binocular and Accommodative Problems Associated with Acquired Brain Injury

후천성 뇌손상과 연관된 양안시, 조절 및 안구운동 장애의 처치는 옵토메트리 실무에서 힘든 분야의 한 가지이다. 후천성 뇌손상을 받은 사람은 일반적으로 인지, 심리, 운동 및 감각이상을 포함하는 복합적인 문제를 경험하게 된다. 양안시이상, 조절이상과 안구운동이상이 인지나 심리적 문제와 독립적으로 발생한다고 하더라도 후천성 뇌손상을 입은 사람은 복잡한 양상을 갖는다. 후천성 뇌손상은 기본적인 눈의 이상과 더불어 회선수직사위와 비일치성 편위, 감각융합이상, 양안 부등조절 및 시야결손을 일으키기도 한다.

이 장의 목적은 후천성 뇌손상과 관련한 가장 일반적인 비사시성 양안시 이상, 조절이상 및 안구운동이상의 진단 및 치료방법에 대해 알아보고자 한다. 여기서 이러한 치료법에 대한 잠재적인 효과를 결정해야 하는 다양한 요인을 중점적으로 알아보도록 한다. 이미 앞에서 살펴본 바와 같이 치료방법은 순차적으로 적용될 수 있을 것이고 임상에서 조합된 방식으로 치료한다. 또한 이 장에서 논의된 중요한 개념 가운데 몇 가지 사례를 보여주고자 한다.

이 장에서 후천성 뇌손상과 연관된 모든 시각적 문제점을 자세하게 다루지는 않겠다. 시야결손, 시각적 부주의(visual neglect), 안질환 및 시각정보처리이상(visual information processing disorder) 등과 같은 심각한 문제점은 다루지 않을 것이다.

후천성 뇌손상의 개요

후천성 뇌손상은 일반적으로 외상성 뇌손상(traumatic brain injury; TBI)과 뇌졸중, 혈관성뇌졸중(cerebral vascular accident : CVA) 등을 일컫는 용어로 사용된다.

외상성 뇌손상

Thurman 등[1]은 외상성 뇌손상을 의학적으로 나타내는 용어로 머리 손상이 발생된 상태로 규정하였다. 이는 다음과 같은 한 가지나 그 이상의 머리손상에 해당되는 조건을 말한다.

- 자각적 또는 타각적 의식의 감소

- 기억상실증(amnesia)
- 두개골 파손
- 타각적 신경 또는 신경정신적 이상
- 진단에 의한 두개골내의 병변(intracranial lesion)

외상성 뇌손상은 신체적, 인식적 및 사회심리학적인 기능을 크게 저하시킬 수 있다.

미국에서 보고된 외상성 뇌손상의 발생빈도는 인구 10만명당 175~200명 정도이며 매년 2백만명 정도로 추정된다. 그 가운데 150만 명 이상이 병원의 치료가 필요하지 않을 정도의 치명적이지 않은 외상성 뇌손상을 겪고 있다[1,3]. 그 외 30만 명은 병원에서 치료를 받아야 하는 심각한 뇌손상을 갖고 있으며 이들 가운데 9만9천여명은 장애상태가 지속되고 있다. 해마다 5만6천명이 후천성뇌손상으로 사망한다[1]. 후천성뇌손상의 발병률은 250만명에서 650만명 사이로 추정하고 있다[4].

후천성뇌손상으로 살아가고 있는 사람의 수는 최근 현저히 증가하고 있으며 이렇게 후천성뇌손상으로 살아가는 사람이 증가하는 것은 응급체계가 더 효과적이고 신속해지고 있으며, 특수 취급 장비를 이용하는 더 빠르고 안전한 운송수단과 의료 관리체계가 발전하고 있기 때문이다. 후천성뇌손상은 전체 연령에 영향을 미치고 어린이나 젊은이의 후천성뇌손상은 오랜 기간 동안 장애의 원인이 된다. 15세에서 24세까지가 후천성뇌손상이 가장 위험한 시기이며[1] 또한 남성이 여성보다 2배 정도 더 많이 발생한다. 사망률은 남성이 높으며, 그 이유는 남성이 여성보다 뇌손상이 더 심하기 때문일 것이다[1].

후천성 뇌손상으로 살고 있는 사람이 가장 많은 부류는 일을 처음 시작하는 젊은 사람층이며, 이들 가운데 많은 사람들은 심각한 후천성뇌손상으로 인해 작업장으로 돌아가지 못하고 있다. 작업장으로 돌아가지 못하는 빈도는 12.5% 정도에서 80% 정도까지 다양하게 추정된다. 이들이 작업장으로 돌아갈 가능성은 뇌손상 후의 기능적인 제약과 아주 밀접한 관계가 있다[5,6].

후천성뇌손상의 정도는 약함(mild), 중간(moderate) 그리고 심함(severe)으로 구분한다[7]. 약한 후천성뇌손상은 가장 일반적인 손상으로 매년 30만 정도가 입원한다[8]. 또한 많은 사람들이 약한 정도의 후천성뇌손상을 입고 있지만 입원을 원하지 않는다. 그래서 매년 약한 정도에 해당하는 후천성뇌손상자의 숫자를 파악하는 것은 불가능하다. 후천성뇌손상의 진단을 받고 입원한 사람의 80%는 약한 정도의 후천성뇌손상을 갖고 있다[9]. Hellerstein 등[10]은 약한 정도의 후천성뇌손상을 가진 사람의 눈에 관한 특성을 조사하여 후천성뇌손상이 있는 사람과 나이가 비슷한 후천성뇌손상이 없는 사람 사이에서 중요한 차이를 발견하였다. 그들은 약한 정도의 후천성뇌손상이라는 용어가 아주 잘못 이해되고 있으며 반드시 "약한 기능소실(mild functional loss)"로 해석되지 않는다는 결론을 얻었다. 이것은 일반적으로 임상에서 옵토메트리스트가 눈을 검사할 때 주로 약한 정도의 후천성뇌손상자를 접하기 때문에 매우 중요하다. 손상이 심할수록 병원치료와 다양한 종류의 회복 치료가 필요하다. 이러한 상태라면 안과의사가 눈의 상태를 관리하게 된다. 그러나 후천성뇌손상이 약한 정도이며 후천성뇌손상을 당한 후에 시각적인 증상이 나타난다면 다시 주치 옵토메트리스트의 관리를 받으러 돌아올 것이다.

뇌졸중 또는 뇌혈관사고(Stroke/Cerebral Vascular Accident)

뇌졸중 또는 뇌혈관사고는 임상적으로 뇌혈관 이외에 겉으로 나타나는 원인이 없이 국소적으로 뇌기능이 손실되는 증상이나 징후가 급속하게 발달하는 증후군으로 정의되지만, 뇌기능의 손실이 만성적인 경우도 있다[11]. 자각증상이 24시간이상 지속되거나 사망할 수도 있다. 증후군은 하루 만에 회복되거나, 불완전하게 회복되거나, 심한 장애를 갖거나 죽음에 이르기까지 다양한 범위로 나타난다[11]. 뇌졸중은 역학적 연구에 의해 여러 가지 유형으로 분류할 수 있다. Wolf 등[12]은 Framingham의 연구에서 55 ~ 84세의 뇌졸중 남성을 조사한 결과 아테롬성 동맥경화(atherosclerotic)가 45%, 대뇌색전(cerbral embolism)이 19%, 전이성 경색이 19%, 뇌출혈이 19%, 지주막 출혈이 4% 그리고 기타 2%로 분류되었다고 하였다.

뇌졸중은 미국 성인 인구에서 만성적 장애와 사망의 원인이 되는 3번째 질병이다[13]. 매년 약 75만 명이 뇌졸중을 갖게 되며 뇌졸중을 갖고 생존하는 사람은 약 350만 명에서 400만 명에 이른다[12]. 이들 생존자의 3분의 1은 약간의 장애를 가지고 있으며 또 다른 3분의 1은 중간정도의 장애이고 나머지는 심한 장애를 가지고 있다. 뇌혈관사고는 모든 나이에서 발생할 수 있으나 나이가 많을수록 보다 흔하게 나타난다. 55세부터 85세 사이에서 사망률은 매 10년마다 2배로 증가한다[13]. 뇌졸중의 발병률은 지역에 따라 차이가 있다. 예를 들어 프랑스 Dijon지역은 10만명 가운데 238명이며, 미네소타 Rochester 지역은 10만명 가운데 362명이고, 러시아의 Novosibirsk 지역은 10만명 가운데 627명이라고 보고되었다[11]. 미국에서는 1930년 이후 남동쪽에 위치한 주에서 발병률이 더 높은 상태를 유지하고 있다[14]. 전체 인구의 노령화와 더불어 뇌혈관사고는 앞으로 점점 더 증가할 것이다. 뇌혈관사고의 후유증으로 시력과 관련된 문제점이 발생하는 빈도가 높기 때문에 옵토메트리스트가 이들의 시력관리에 중요한 역할을 해야 할 것이다.

옵토메트리스트의 역할

후천성뇌손상을 당한 이후에 시력과 관련된 문제점이 흔히 나타나며 이들은 독서, 글쓰기, 쇼핑, 바느질, 스포츠 및 운전과 같은 일상생활을 하는데 상당히 불편을 겪는다[10]. 역사적으로 옵토메트리스트는 병원에서 뇌손상을 회복시키는 재활팀의 일원이 아니었다[15]. 재활팀은 전형적으로 작업치료사, 물리치료사, 재활치료사 및 언어치료사와 같은 다양한 재활전문가와 일반의사로 구성된다. 눈 관리는 보통 시력과 눈의 질환에 일차적으로 주안점을 두는 안과의사에 의해 이루어진다[16]. 따라서 후천성뇌손상과 관련된 몇 가지 시각적인 문제점이 발견되지 못하거나 치료되지 못하고 기능적으로 상당한 문제점이 그대로 방치되는 경우가 있다[17-19].

그러나 지난 10여년 동안 옵토메트리스트가 후천성뇌손상과 관련된 시각적인 문제점을 관리하는데 점점 더 많이 관여하고 있다[10, 15, 20-22]. 또한 옵토메트리의 역할은 굴절이상, 양안시, 조절이상, 안구운동이상, 시야결손, 안질환 및 기타 후천성뇌손상의 시각적인 문제점을 관리하는 분야를 담당하고 있다. 후천성뇌손상은 여러 가지 복잡한 문제점을 갖고 있기 때문에 옵토메트리스트와 재활팀의 긴밀한 협조가 매우 중요하다. 이러한 상호협조 사항은 후천성뇌손상 이후의 경과 기간에 따라 달라진다.

적극적 재활치료 단계

적극적 재활치료를 실시하는 단계에서 옵토메트리스트는 작업치료사, 물리치료사 및 언어치료사들과 긴밀히 협조하는 것이 아주 중요하다. 후천성뇌손상 이후에 시각 관련 문제점의 발병률이 높기 때문에 재활전문가들은 재활과정을 방해하는 시각적 문제점이 있는 사람들과 만날 기회가 많다. 재활팀을 조언하며 재활팀원의 권한을 가진 옵토메트리스트는 적절한 방법으로 후천성뇌손상자의 시각적인 문제점을 확인하고 관리하면서 중요한 역할을 할 수 있다. 재활의 초기 단계에서는 이들이 최대한 편안하게 재활될 수 있도록 주로 수동적인 방법(렌즈, 프리즘 또는 가림법)을 처치한다. 그리고 옵토메트리스트는 시각적인 문제점의 특성에 대해서 재활팀을 교육해야 한다. 교육 내용은 시각적인 문제점이 일상생활의 여러 가지 활동에 미치는 영향과 피검자가 가장 효율적인 기능을 갖도록 치료사가 여건을 변화시키고 수행해야 할 업무 등에 관한 내용을 포함해야 한다. 이 기간 동안에는 옵토메트리스트가 적극적인 시기능훈련을 실시하기가 어렵다. 그러나 일부 옵토메트리스트는 재활병원에서 작업치료사가 관리할 수 있는 적극적인 시기능훈련을 처방하기도 한다[23]. 이러한 경우 옵토메트리스트는 문제점을 확인하고, 적극적인 시기능훈련을 계획 및 처방하며, 시기능훈련을 담당하는 치료사를 감독하며, 정기적으로 시기능을 평가한다. 적극적 재활단계를 마치고 집으로 돌아가면 옵토메트리스트가 피검자의 전반적인 시기능을 관리할 수 있다. 그런 다음 옵토메트리 클리닉에서 적극적인 시기능훈련 프로그램을 계속 실시한다.

재활치료 이후 단계(Post Rehabilitation Stage)

다른 상황이 가능하다. 대다수의 옵토메트리스트가 재활병원에서 재활팀에 속하지 않기 때문에 입원이 필요하지 않은 약한 상태의 후천성뇌손상자나 적극적인 재활치료가 끝난 피검자를 접할 수 있다. 또 다른 상황은 옵토메트리스트가 후천성뇌손상을 당하고 몇 달이나 몇 년이 지날 때까지 검사를 받지 않았던 후천성뇌손상자를 만날 수도 있다. 이러한 경우는 마지막 수단으로 옵토메트리스트를 찾아왔을 것이다. 이들 가운데 종종 여러 명의 안과의사로부터 진료를 받고 이상이 없다거나 이상이 있어도 처치할 수 없다는 말을 들었을 것이다[17-19]. 이러한 경우 옵토메트리스트는 일차적인 시력관리자이며 이 장에서 언급한 순차적인 치료 방법을 적용할 수 있다. 만일 피검자가 최근에 재활병원에서 퇴원했다면 피검자의 재활치료를 담당했던 치료사의 긴밀한 협조를 구하는 것이 중요할 것이다.

Ciuffreda 등[18]은 후천성뇌손상자를 위한 옵토메트리스트의 잠재적인 역할을 다음과 같이 요약했다:

"서비스를 충분하게 받지 못하고 이해가 부족한 상태로 클리닉을 방문한 사람에게 옵토메트리의 전체 영역에 걸쳐 시각적인 문제점을 관리할 수 있다는 점은 옵토메트리 업무에서 독특하고 애타적인 기회를 제공하는 것이다. 재활팀의 다른 팀원과 함께 이러한 포괄적인 접근을 통해 외상성 뇌손상자를 보다 빨리 사회와 일터로 복귀시켜서 다시 생산적인 활동을 할 수 있는 구성원을 만들 수 있다."

후천성뇌손상과 관련한 일반적인 양안시, 조절 및 안구운동 이상

양안시 이상

앞 장에서 설명한 일반적인 비사시성 양안시 이상이 가끔 후천성뇌손상과 연관된다. 회선수직사위(제 13장)는 일반인보다 후천성뇌손상을 당한 후에 더 자주 발생한다. 또한 후천성뇌손상의 특징으로 생각되는 "감각융합 장애 증후군(sensory fusion disruption syndrome)" 이라는 양안시이상을 갖는 사람을 가끔씩 접한다[24,25]. 감각융합장애증후군은 사위도가 적으며 최적 조건에서 조차 양안의 중심와에 결상된 상을 융합할 수 없는 상태이다[24]. 이렇게 융합이 불가능한 것은 '융합공포증(horror fusionis)' 이라고 일컫는 사시 상태와 유사하다. 이러한 사례의 예후는 보통 양호하지 못하다. 비록 이들 일부가 자연스럽거나 치료를 통해 다시 융합을 얻게 된다고 제시한 사례보고가 있지만[24,25], 렌즈나 프리즘, 시기능훈련 또는 수술 등의 처치가 일반적으로 성공적이지 못하다.

양안시 이상은 후천성뇌손상자에게 가장 흔하게 발생하는 시각적인 문제점이라고 보고된다[15, 26-28]. Gianutsos 등[15]은 55명의 장기간 재활치료가 요구되며 재활시설에서 치료를 받고 있는 심각한 뇌손상자를 대상으로 시기능을 평가하였다. 55명 가운데 36명은 시각선별검사의 몇 가지 항목을 평가할 수 없어서 옵토메트리스트에게 정확한 검사를 받도록 의뢰되었다. 의뢰된 36명 가운데 26명은 옵토메트리스트가 시기능을 평가할 수 있었다. 여기서 발견된 가장 일반적인 문제점이 양안시 이상이었다(26명 가운데 19명). Cohen 등[27]은 급성 후천성뇌손상자의 38%와 외상성뇌손상을 입고 3년이 지났을 때 다시 평가한 피검자의 42%가 폭주부족이었다고 하였다. Suchoff 등[26]은 장기간 치료시설에 거주하고 있는 62명의 뇌손상자를 검사한 결과 폭주부족과 간헐성외사시 및 항상외사시를 포함하는 외편위의 발병률이 41.9%로 높았다고 하였다. 또한 수직편위를 갖는 사람은 9.7%였다.

조절 이상

노안 이전의 후천성 뇌손상자는 주로 외상성 뇌손상자들이다. 이들 가운데 조절부족, 조절과다, 조절 용이성부족과 같은 조절이상은 일반적으로 클리닉을 방문하는 사람들보다 더 많이 발견된다. Al-Qurainy[29]는 외상성 뇌손상자의 20% 정도가 조절기능이상을 갖는다고 보고했다. Suchoff 등[26]은 62명의 외상성 뇌손상자에 대한 연구에서 10% 정도가 조절과 관련하여 문제가 있다고 하였다. 또한 사례연구에서도 조절과 관련된 문제점이 보고되었다[10,17,19,30-32].

안구운동장애

후천성뇌손상 이후에 발생하는 안구운동 관련 문제점은 소아기에 발견되는 발육안구운동장애와는 다르다(제 21장). 홱보기 이상과 따라보기 이상은 이들 두 가지 기능을 담당하는 뇌의 상핵조정센터(supranuclear control center) 및 이와 외안근의 연결상태에 문제가 있어서 발생할 수 있다. 홱보기와 따라보기 시스템은 서로 분리되어 있고 분명히 다른 신경경로를 갖는다(제 12장). 홱보기와 따라보기에 대한 경로가 서로 다르기 때문에 후천성뇌손상으로 인해 하나의 경로가 손상을 받고 다른 경로는 정상으로 유지될 수 있다. 따라서 홱보기 기능이 정상이면서 따라보기가 비정상적인 사람이라면 후두엽의 상핵중심에 문제가 있는지 의심해야 한다. 반대로 따라보기는 정상이지만 홱보기가 비정상적이라면 머리 앞쪽의 눈 영역에 이상이 있을 수 있다. 후천성 뇌손상 이후에 발생하는 여러 가지 종류의 홱보기 이상과 따라보기 이상은 12장에 요약되었다(표 12.2와 12.3).

경험에 의하면 후천성뇌손상 이후에 안구운동의 이상이 독립적으로 나타나는 경우는 극히 드물며, 일반적으로 조절이상과 양안시이상 및 인지 기능이상을 동반한다. 이러한 결과로 안구 운동 이상의 처치는 일반적으로 다른 문제를 치료하기 위해 고안된 전반적인 치료법과 함께 실시한다.

Suchoff 등[26]은 뇌손상자의 40% 정도가 안구운동 장애를 갖는다고 보고했다. 또한 후천성뇌손상으로 홱보기이상과 따라보기이상이 흔하게 발생한다고 제시한 여러 가지 시례가 보고되었다. Scheiman과 Gallaway[19]는 9명의 후천성뇌손상자의 치료결과를 검토했다. 9명 중 두 명은 홱보기이상과 따라보기이상이 있었다. 또한 이 두 명 모두 양안시이상과 조절이상을 함께 가지고 있었다. Cohen[33]이 보고한 두 가지 사례에서 한 사례는 외사시 및 상사시와 함께 안구운동에 문제가 있었다. Ciuffreda 등[18]은 후천성뇌손상자에 대하여 일반적인 검사와 관찰로부터 홱보기와 따라보기의 전반적인 이상이 발견될 수 있지만 보다 정밀한 검사가 필요할 것이라고 했다. 그들은 후천성뇌손상 이후에 비침입성 적외선 전자장비를 이용한 타각적 검사가 중요하다고 제안했다. Visagraph(제 1장)는 이러한 목적으로 사용할 수 있는 장비의 한 예이다. Suchoff 등[20]은 뇌혈관사고와 관련한 안구운동 이상을 타각적으로 관찰할 수 있는 여러 가지 방법을 소개했다. 예를 들면 지나치거나 못 미치는 홱보기, 주시변화의 어려움, 지속적으로 주시하며 주의력을 유지하기 어려운 경우 등을 관찰하는 방법을 포함하고 있다.

후천성 뇌손상과 관련한 시각적 문제점의 증상

후천성 뇌손상자가 경험하는 대부분의 증상은 양안시이상, 조절이상 및 안구운동이상인 사람들이 전형적으로 갖는 증상과 같으며 일반적으로 근거리 작업과 독서할 때 발생한다(표 20.1). 일반적으로 느끼는 불편사항은 짧은 시간 독서 후에 눈의 긴장감이나 두통, 흐려 보임, 복시, 독서위치의 상실, 졸림 및 주의를 집중하여 독서하기가 어려움 등이다. 이에 덧붙여 후천성 뇌손상자의 주된 특징인 몇 가지 증상이 있다. 이들 증상은 균형감각 및 공조능력의 불량[10,34], 빛에 민감함[10], 어지럼증[10] 등이다. 특히 수직사위, 개산부족 및 회선사위와 같은 양안시이상이 있는 경우에는 TV 시청, 운전, 산보 및 운동과 같은 원거리의 시각적 작업과 관련해서도 비슷한 증상을 보고한다. 안구운동과 조절이상 역시 흐려 보임, 시력의 변동, 공간에 있는 물체의 위치를 가늠하기 어려움 등과 같은 원거리 주시와 관련한 증상을 발생시킬 수 있다.

표 20.2 *후천성 뇌손상과 관련된 시각적 문제점을 확인하기 위한 검사*

일반적인 검사 항목	
양안시 상태의 평가	
사위도, 일치성 여부, AC/A비 측정	원거리의 모든 주시방향, 근거리 및 독서위치에서
양성융합이향운동(PFV)과 음성융합이향운동(NFV)	가림검사
직접 측정	계단 융합이향운동 검사 융합 용이성 검사
간접 측정	음성상대조절검사(NRA) 양성상대조절검사(PRA) 양안 조절 용이성검사(BAF) MEM 검영법
폭주력 검사	폭주근점 검사
감각상태	Worth 4점 검사 입체시검사
조절력 측정	
직접 측정	단안조절력검사 단안 조절 용이성(MAF) 검사
간접 측정	양안 조절 용이성(BAF) 검사 음성상대조절/양성상대조절 MEM 검영법
안구운동 평가	
	발육안구운동(DEM)검사 Northeastern State University College of Optometry 검사법 안구운동 검사
기타 중요 검사	
주시시차 검사 이중 마독스봉 검사 타각적 안구운동기록(Visagraph) 진단을 위한 가림법	

평가

일반적인 양안시 상태를 평가하기 위한 통상적인 검사에 대해서는 1장에서 언급하였고 표 20.2에 요약하였다. 후천성 뇌손상자에게는 특히 융합이향운동과 조절시스템의 동적인 상태와 시간이 지남에 따른 수행능력을 강조하는 검사가 중요하다. 안구운동의 검사와 관련하여 Ciuffreda 등[18]은 안구운동 능력을 평가하기 위해서는 두 가지 자각식검사(NSUCO검사와 DEM 검사)뿐 아니라 타각적 안구운동 검사가 중요하다고 강조했다. 경험에 의하면 시간이 지남에 따라 수행능력을 지속적으로 유지할 수 있는 능력과 신속하게 수행할 수 있는 능력을 평가할 수 있는 검사를 실시하지 않을 경우 발견하기 힘든 문제점을 확인하지 못하고 그냥 지나칠 수 있다. 회선수직사위가 일반적이기 때문에 상이 기울어져 보이는지 확인할 수 있는 이중 마독스봉검사(제 13장)와 같은 진단방법 또한 중요하다. 주시시차검사는 보다 미세한 양안시 이상을 처치할 때 도움이 되고 이 검사 결과는 프리즘 처방이 필요한 경우 적절한 처방도수를 결정할 때 유용한 정보를 제공한다. 피검자가 증상을 느끼고 있으나 다른 검사결과에서 이상이 없는 것처럼 나타날 때에는 항상 진단을 위해 일정시간 동안 가림법을 적용하는 것이 중요하다(제 13장).

다른 특별검사에서 고려사항

후천성 뇌손상은 신경, 인지 및 심리적인 이상상태와 연관되기 때문에 후천성 뇌손상자를 완전하게 검사하기 어려운 경우가 종종 있다. 여러 가지 양안시와 조절 및 안구운동의 검사는 본질적으로 자각적인 검사이기 때문에 검사를 수행하고 결과를 해석할 때 이와 같은 사실을 명심하는 것이 중요하다. 예를 들면 Hellerstein 등[10]은 외상성 뇌손상자에 대하여 몇 가지 진단을 위한 중요한 관찰법을 보고했으며, 다음과 같은 관찰법을 소개했다:

- 일부 피검자에서 폭주와 조절 검사를 하는 동안 구토를 호소하기 때문에 검사를 중지하는 경우가 있다.
- 검사하는 동안 불편함이나 구토와 같은 증상을 호소하면서 프리즘 바나 리슬리 프리즘을 더 천천히 변화시켜 달라고 요청하는 경우가 있다.
- 인지반응 시간이 지연될 경우 융합범위가 실제보다 높게 측정될 수 있다.

후천성 뇌손상자를 검사하는 동안 불편함이나 구토 또는 다른 증상을 호소하지만 검사결과는 정상으로 나타나는 경우도 있다. 이러한 상황에서는 버전스 용이성, 조절 용이성, 폭주근점 및 조절력 등을 다시 측정하는 것이 좋다. 이러한 검사를 반복할 때 용이성을 측정하기 위해서는 제한시간을 더 늘린다. 예를 들어 2분 동안 조절 용이성과 이향운동 용이성을 연속하여 측정한다. 폭주근점과 조절력은 5회에서 10회까지 반복해서 측정한다. 이와 같이 수정된 방법을 적용하면 미미한 조절이상이나 양안시이상을 발견하는데 도움이 될 수 있다.

후천성뇌손상과 관련된 이상을 처치할 때 순차적으로 고려할 사항

앞 장에서 언급된 양안시 이상의 순차적인 관리에서 고려할 사항이 후천성 뇌손상과 관련한 문제점을 관리할 때에도 똑같이 적용된다(표 20.3).

8장부터 14장까지 언급된 비사시성 양안시이상, 조절이상 및 안구운동이상이 후천성 뇌손상 이후에 발생할 수 있다. 처치방법의 순차적인 고려사항은 앞 장에서 언급한 사항과 거의 비슷하다. 다음에 설명하는 사항은 후천성 뇌손상자를 위해 추가적으로 고려해야 할 사항이다.

검사결과/회복가능성의 가변성

후천성 뇌손상자의 치료가 후천성 뇌손상이 없는 사람과 다른 한 가지 요인은 시간 변화와 함께 양안시이상, 조절이상 또는 안구운동이상이 단계적으로 회복될 가능성이 있다는 것이다. 후천성 뇌손상이 최근에 발생한 사람은 6개월에서 12개월 사이에 자연적으로 개선될 수 있다고 제기한 문헌[35,36]이 있다. 이러한 개념을 바탕으로 일부 전문가는 실제로 초기

표 20.3 *비사시성 양안시이상, 조절이상 및 안구운동이상의 관리에서 순차적으로 고려할 사항*

비정시의 광학적 교정
가입도
수평프리즘
수직프리즘
복시에 대한 차폐
시기능훈련
수술

에는 적극적인 치료를 하지 않는 방법을 선택하기도 한다. 그들은 피검자에게 "비록 치료를 하지 않더라도 눈의 상태가 앞으로 6개월에서 9개월 사이에 좋아질 수 있으므로, 적극적인 치료법을 실시하지 않는 것이 최선의 방법이다" 라고 말하기도 한다. 만일 복시가 있으면 간단히 한쪽 눈에 안대를 하라고 말하기도 한다. 우리는 이러한 방법에 동의하지 않으며 후천성 뇌손상과 관련한 양안시이상, 조절이상 및 안구운동이상은 가능한 빨리 적극적인 방법으로 치료해야 한다고 믿고 있다. 다른 재활노력과 함께 치료를 해야 한다. 따라서 피검자가 작업치료나 물리치료 또는 언어치료를 받을 준비가 되면 상당한 정도의 시각적인 이상에 대한 치료를 시작해야 한다.

그러나 후천성 뇌손상자를 치료할 때 시간 경과와 함께 변화하거나 가변적일 수 있다는 점을 고려하는 것이 매우 중요하다. 비록 적극적인 시기능훈련이 처방되지 않더라도 피검자의 의학적인 문제가 해결될수록 굴절이상 교정도수의 변화, 가입도수, 프리즘 또는 가림법이 적절한지 여부를 평가하기 위해 지속적인 추적 관리가 필요하다.

인지 기능

후천성 뇌손상과 관련되는 일반적인 시각적 문제점에 덧붙여 인지, 주의력, 언어, 기억력 및 감정과 관련된 문제점이 일반적으로 나타난다. 이와 같은 문제점은 적극적인 시기능훈련의 예후에 직접적인 영향을 준다(제 13장). 따라서 아래에 설명한 순차적인 치료법을 고려할 때 피검자의 인지능력, 주의력, 언어능력 이외에도 감정상태와 동기를 고려하는 것이 중요하다. 많은 경우에 검사실에서 실시하는 적극적인 시기능훈련이 실용적인 선택사항이 아닐 수도 있으며 이러한 경우 전문가는 소극적인 치료법(가입도수나 프리즘 또는 가림법)을 선택해야 할 것이다. 검사실에서 실시하는 시기능훈련이 적당하지 않은 경우 집에서 실시하는 시기능훈련이 선택될 수도 있다. 치료 효과가 의심스러울 때에는 시험적으로 검사실을 3회에서 5회 정도 방문하도록 하고 치료를 실시하여 검사실에서 실시하는 시기능훈련이 유익할 것인지 여부를 충분히 결정할 수 있다.

비정시의 광학적 교정

일반적인 사람이라면 경미한 정도의 난시, 원시 및 부동시의 처치를 순차적으로 고려하지 않을 수 있지만 후천성 뇌손상자에게는 이러한 상태가 시각적인 문제점을 초래할 수 있다. 이에 대한 이유는 후천성 뇌손상 이후에 조절이상의 빈도가 높게 나타날 수 있기 때문이다.

또한 후천성 뇌손상자의 일부는 적은 양의 굴절이상과 양안시이상 및 조절이상에 과민할 수 있다는 점이 관찰되었다. 아마도 이것은 피검자가 극복해야 하는 여러 가지 문제점을 갖고 있으며 약한 정도의 시각적인 문제점을 더 이상 참을 수 없기 때문일 것이다. 따라서 일반적으로 경미한 양의 미교정 굴절이상을 극복할 수 있는 젊은 성인이나 초기노안인 경우에도 자각적인 증상이 나타날 수 있다. 그러므로 굴절이상의 교정이 관리의 첫 번째 고려사항이며 경미한 굴절이상이라도 교정할 것을 제안한다(표 20.4).

표 20.4 *후천성 뇌손상 이후 굴절이상의 교정을 위한 지침*

상 태	처방해야 하는 경우
원시	+0.50D나 그 이상
근시	−0.50D나 그 이상
난시	직난시 −0.75D나 그 이상
	도난시 −0.50D나 그 이상
	사난시 −0.50D나 그 이상
부동시	+0.75D나 그 이상

가입도 렌즈

조절부족과 조절지속능력부족의 발생빈도가 높기 때문에 플러스 가입도 렌즈가 중요한 역할을 한다. 비록 제 3장에서 설명한 규칙(표 3.2)이 일반인에게는 잘 적용되지만 후천성 뇌손상자에게는 더 높은 가입도가 필요할 수 있다는 점을 발견하였다. 검사실에서 피검자에게 제시된 가입도를 착용시키고 10분에서 15분 동안 독서하도록 지시할 것을 제안한다. 만일 피곤함을 느끼거나 흐리게 보인다고 하면 근용 가입도를 증가시킨다. 조절과다와 조절용이성부족은 플러스 가입도 렌즈에 대한 반응이 덜 양호한 편이며 일반적으로 시기능훈련이 필요하다(제 11장).

후천성 뇌손상 이후에 조절마비가 발생하면 가입도 렌즈가 중요한 치료법이다. 어떤 경우에는 조절마비가 일시적으로 발생한다. 플러스 가입도수는 근본적인 문제점을 치료하거나 문제점을 단계적으로 해결하는 동안 일시적인 해결법으로 유용하다. 만일 조절마비의 근본적인 원인이 제거될 수 없고 상태가 안정적으로 더 진행하지 않는다면 플러스 가입도수가 영구적으로 필요할 것이다. 부등조절(기질적 원인에 대해 2차적) 역시 플러스 가입도수에 대한 반응이 좋다. 이런 경우라면 흔히 부등가입도의 처방을 고려할 필요가 있다.

물론 폭주과다처럼 근거리에서 내사위도가 상당하며 AC/A비가 높은 경우에도 플러스 가입도수가 유익하다.

프리즘

프리즘은 후천성 뇌손상과 관련한 양안시이상이 있을 때 특히 중요하다. 이들은 수직사위와 비일치성 편위의 발생빈도가 훨씬 더 높다. 또한 위에서 언급한 이유로 인하여 일부의 경우에는 시기능훈련의 예후가 좋지 않을 것이다. 그러므로 프리즘이 치료방법으로 자주 선택된다(제 13장). 비정시의 광학적 교정과 마찬가지로 일반인보다 후천성 뇌손상자에게는 더 적은 양의 프리즘이 처방된다. 후천성 뇌손상 이후에 처음 1년 동안은 양안시의 변화가 있는지 그리고 프리즘 처방도수를 수정할 필요가 있는지 여부를 확인하기 위해 자주 추적관리하는 것이 중요하다.

가림법

가림법은 렌즈, 가입도수 및 프리즘을 사용하여 복시를 제거할 수 없는 경우에 사용되는 방법이다. 일반적으로 한쪽 눈을 단순하게 가리는 것보다 양안시와 융합 그리고 입체시를 회복시키기 위해서 적용된다. 하지만 정확하게 말하면 융합상태가 불편하거나 융합을 얻을 수 없으며(예를 들어 감각융합장애증후군이나 비일치성 편위가 상당한 경우) 복시가 고질적으로 남아 있을 때에는 가림법이 중요한 선택사항이다. 장기간에 걸친 해결책으로는 외모에 최소한의 영향을 주는 방법을 찾는 것이 바람직하다. 13장에서 다양한 선택사항이 제시되었다.

시기능훈련

이전의 장에서 설명한 모든 개념이 후천성 뇌손상과 관련한 양안시이상, 조절이상 및 안구운동이상에 적용된다. 이들을 위해 반드시 고려해야 할 주된 차이점은 치료 결과의 예측과 치료기간을 결정하는 것이다.

후천성 뇌손상 이후의 시기능훈련의 결과에 영향을 주는 요인

많은 연구자들이 렌즈와 프리즘 그리고 시기능훈련을 이용하여 후천성 뇌손상과 관련된 양안시이상, 조절이상 및 안구운동이상의 치료법을 설명했다[6-18, 21, 30-32, 37-43]. 이들 모두가 시기능훈련이 자각증상을 감소시키고 시기능을 개선시키는데 효과적이라고 하였다. 그러나 많은 저자들은 또한 일반인과 대조적으로 후천성 뇌손상자의 양안시이상, 조절이상 및 안구운동이상을 치료하기 위한 시기능훈련의 결과는 더욱 가변적이며 예측하기 곤란하다고 하였다. 그러므로 후천성 뇌손상자를 치료할 때 대두되는 근본적인 문제점의 하나는 특정 피검자에게 적합한 치료기간과 치료 결과를 어떻게 예측하느냐 하는 것이다.

Krohel 등[41], Anderson[31] 그리고 Candler[30]만이 사례분석을 통해 결과를 예측할 때 영향을 준 피검자의 특성을 설명했다. Krohel 등[41]은 폭주훈련에 대한 반응이 가변적이고 불완전한 경우가 자주 발생했으며 결과를 예측할 수 없었다고 했다. 그들은 신경학적으로 심각한 문제가 있는 경우보다 신경학적으로 심각한 후유증이 없는 경우 약간 더 좋은 반응을 보이는 경향이라고 했다. 그러나 외상의 정도나 유형으로부터 개인별 성공여부를 확실하게 예측할 수는 없었다. 또한 폭주와 관련된 문제점의 심한 정도가 머리의 외상 정도와 양 사이에는 상관성이 없었다. Anderson[31]은 고려해야 할 중요한 요인으로 머리외상 이전의 양안시 상태, 나이 및 외상 이후의 경과 시간 등을 열거하였다. Candler[30]는 외상을 입기 전 피검자의 지능수준이 결과를 예측할 때 가장 중요한 사항이라고 했다.

Scheiman과 Gallaway[19]는 최근 문헌고찰과 9가지 사례연구를 통해 후천성 뇌손상 후의 양안시이상, 조절이상 및 안구운동이상의 치료를 위한 시기능훈련의 잠재적인 효능을 결정할 때 고려해야 하는 여러 가지 사항을 알아보았다. 그들의 연구에서 9명 가운데 6명이 시기능훈련을 통해 우수한 결과를 얻었다. 치료 결과에 중요한 영향을 주는 4가지 주된 요인은 인지와 지각 관련 문제점, 시야결손, 외회선 및 감각융합장애증후군이었다(표 20.5).

표 20.5 *후천성 뇌손상자의 치료 결과에 영향을 주는 4가지 주요 요인*

인지 및 지각 관련 문제점
시야 결손
외회선
감각융합장애증후군

인지와 지각 관련 문제점

Scheiman과 Gallaway[19]가 발표한 5가지 사례의 주된 원인은 폭주부족으로 진단되었다. 5명 가운데 4명은 결과가 양호하거나 아주 훌륭했다. 그러나 인지능력, 기억력 및 주의력에 문제가 있는 폭주부족자는 결과가 불안정하고 거의 진전을 보이지 못했다.

시야결손

시야결손은 융합이향운동의 범위가 개선되는 것을 제한하지 않지만 독서할 때 편안함과 속도가 완전히 정상화되는 것을 방해하였다. 하나의 사례에서 우측동측반맹이 독서속도와 이해력을 지속적으로 방해하였고 폭주부족과 조절부족이 교정된 후에도 계속되었다. 그러나 우상측 사분맹인 다른 피검자는 시기능훈련의 결과가 아주 좋았고 또한 독서할 때 편안하고 독서속도가 양호하였다. 시야결손에서 절대적인 요인은 결손이 의문이 되는 기능적인 활동에 영향을 미치는지 여부이다. 상측 사분맹은 독서에 영향을 미치지 않기 때문에 상측 사분맹이 있는 피검자는 시기능훈련의 결과가 양호할 수 있다. 우측반맹은 문장을 읽을 때 다음 글자를 찾기가 어렵기 때문에 예후에 보다 부정적인 영향을 미친다.

외회선편위

일치성 수직편위는 반드시 부정적인 요인은 아니다. 이러한 경우 시기능훈련을 보완하기 위해 프리즘이 사용되어야 하지만 수직편위를 교정하는데 우수한 결과를 얻을 수 있다. 불행하게도 머리외상 후에 보편적으로 나타나는 후천성 수직편위는 단안의 상사근 마비나 양안의 상사근 마비에 의해서 나타난다. 이러한 상태는 주로 외회선 편위와 관련이 있고 두 가지 사례에서 성공적인 결과를 크게 방해하는 요인이었다.

감각융합장애증후군

성공적인 결과를 방해하는 마지막 요인은 감각융합장애증후군이다. 후천성 뇌손상으로 복시가 발생한 경우 융합이 가능한지 확인하는 것이 매우 중요하다. 이를 위해 사용되는 중요한 검사의 하나는 무작위점 입체시 검사이다. 경험에 의하면 무작위점 입체시표에서 입체시가 존재하면 시기능훈련의 결과가 양호할 것이라고 예측할 수 있다.

이러한 일련의 증례는 또한 외상의 정도나 유형으로부터 개인별 치료의 성공여부를 예측할 수 없다는 Krohel 등[41]의 연구 결과를 지지한다. 시기능훈련의 결과가 좋지 못한 두 가지 증례는 다른 증례보다 외상의 정도가 상대적으로 약한 상태였다.

이들 증례보고를 기초로 하면 순차적인 치료법을 이용하여 후천성 뇌손상과 관련된 양안시이상을 치료하도록 조언할 수 있다. 시기능훈련은 인지능력, 기억력 및 주의력이 적절하고, 무작위점시표로 입체시의 존재를 확인할 수 있으며, 외회선이나 반맹이 없을 때 선택할 수 있는 우수한 치료법이다. 만일 이러한 상태의 어느 한 가지가 있다면 시기능훈련이 여전히 적절하겠지만 치료의 가능성이 낮아진다. 만일 시기능훈련이 효과가 있을 것이라고 판단되면 피검자를 계속 관리하면서 짧은 기간 동안 시기능훈련을 시험적으로 실시하고 추가적인 치료가 필요한지 여부를 결정해야 한다.

다음 사례는 후천성 뇌손상과 관련된 양안시이상, 조절이상 및 안구운동이상을 평가하고 치료할 때 고려해야 할 중요한 사항을 요약한 것이다.

사례 연구

사례 20.1

병력

TN, 나이 34세, 200파운드 무게의 콘크리트 조각으로 머리 뒤쪽에 충격을 받았다. 의식을 잃지는 않았지만 응급실에 후송되어 검사를 받았다. 상처를 치료한 후 휴식을 취했다. 그 때부터 책을 잠깐만 보더라도 흐려 보이고 자주 두통이 나타난다고 했다. 그는 또한 15분 이상 책을 읽고 나면 가끔씩 수평방향으로 복시가 나타난다고 했다.

그가 머리에 외상을 받은 후 9개월 정도가 지났을 때 검사하였다. 그 당시 그는 우안 −2.00D와 좌안 −2.00D의 소프트콘택트렌즈를 착용하고 있었다.

검사 결과

교정시력 :	OD : 20/20
	OS : 20/20
폭주근점 :	15 cm에서 분리, 22 cm에서 회복
가림검사(원거리, 미교정) :	정위
가림검사(근거리, 미교정) :	근거리에서 10-12△ 간헐성 교대외사시(시간의 1% 동안 편위)
자각식굴절검사 :	OD : −1.75D, 20/20
	OS : −1.75D, 20/20
근거리 수평사위 :	10△ 외사위
−1.00D 가입시 :	7△ 외사위
경사 AC/A비 :	3 : 1
Base-in 버전스(근거리) :	X/14/12
Base-out 버전스(근거리) :	X/14/12
버전스 용이성 :	8 cpm, 12 Base out 가입시 반응 느림
음성상대조절(NRA) :	+2.50
양성상대조절(PRA) :	−0.50

조절력(push-up) :	OD: 5D, OS: 5D
단안조절 용이성(MAF) :	OD: 3cpm, OS: 3 cpm, −2.00D 가입 시 어려움
양안조절 용이성(BAF) :	4 cpm, −2.00D 가입 시 느림
입체시:	20초각(Wirt circles 입체시표), 250초각(무작위점 입체시표)

동공은 정상, 외안부와 내안부는 정상, 편위는 일치성, 색각검사는 정상.

사례 20.1 *검사결과*

검사항목	시기능훈련 전	시기능훈련 후
가림검사(원거리)	정위	정위
가림검사(근거리)	근거리에서 10△ 간헐성 교대외사시(시간의 1% 동안 편위)	6△ 외사위
폭주근점	15cm 분리점, 22cm 회복점	4cm 분리점, 6cm 회복점
Base-in(근거리)	X/14/12	12/16/14
Base-out(근거리)	X/18/12	X/35/25
버전스 용이성(12BO/3BI)	8cpm	18cpm
조절력	5D 우안 및 좌안	10D 우안 및 좌안
양안조절 용이성	8cpm	8cpm

진단

가림검사 결과 원거리에서 정위이고 근거리에서는 간헐성 외사시로 나타났으며 양성융합 버전스의 직접 측정값(계단 이향운동과 버전스 용이성)과 일부 간접 측정값이 낮았다. 또한 조절 능력을 입증하는 모든 검사에서 어려움이 있었다. 이러한 검사 결과는 폭주부족과 조절부족의 진단을 지지한다.

치료

조절부족을 처치하기 위해 +1.00D 근용 안경의 처방을 검토했다. 그러나 간헐성 외사시와 복시가 있기 때문에 시기능훈련을 먼저 시작하기로 결정했다. 시기능훈련을 실시하고 처음 4번 방문할 때까지 상태가 좋아지는지 여부와 자각적인 증상을 세밀히 관찰했다. 시기능훈련을 실시하고 처음 재검사에서 증상이 호전되기 시작하지 않으면 근용 가입도를 처방하기로 결정했다. 시기능훈련 프로그램은 8장에서 설명한 폭주부족에 관한 순서를 따랐다.

결과

시기능훈련을 마칠 때까지 11번 클리닉을 방문하도록 했다. 재검사에서 초점을 맞추는데 어려운 점이 없어졌다고 보고했으며 이제는 두통이나 눈이 당기는 느낌이 없이 원하는 시간 동안 독서할 수 있게 되었다. 시기능훈련을 실시하기 전과 후의 결과는 사례 20.1의 표에 요약되어 있다.

결과에 영향을 미치는 요소

이 경우에 결과는 아주 좋았고 이러한 결과를 아주 짧은 시간에 얻었다. 실제로 시기능훈련을 위해 필요한 방문 횟수는 후천성 뇌손상이 없는 일반 성인의 폭주부족자에게 필요한 방문횟수와 같았다. 뇌손상이 인지능력에 영향을 주지 않았으며 편안한 시생활을 회복하고자 하는 의욕이 강했다. 양안시와 조절 관련 문제점의 특징은 골칫거리인 수직사위나 회선사위가 없는 간헐성 외사시였고 무작위점 입체시표로 측정한 입체시가 정상인 것처럼 모두 양성적이었다. 안구운동 기능은 정상이었고 시야가 손상되지 않았다.

이러한 사람은 옵토메트리스트가 실무에서 만날 수 있는 후천성 뇌손상자의 한 부류이다. TN은 뇌손상을 받기 전에 약한 정도의 폭주부족 상태였으나 잘 보정하고 있었다. 후천성 뇌손상이 이전에 있었던 이상 상태를 악화시켜 자각적인 증상이 심해졌다. 모든 다른 사항은 정상이었으므로 치료의 결과가 빨랐고 아주 좋았다.

사례 20.2

병력

29세 여성이며, 뇌에서 두 개의 동맥류를 제거하는 수술을 받았다. 수술 후 약한 정도의 표현이 곤란한 언어장애(expressive dysphasia)를 겪고 있으며 근거리 작업을 할 때 물체에 초점을 맞추기가 어렵다, 근거리 물체에 초점을 맞추는 것이 회복되지 않아서 수술 후 8개월이 지났을 때 눈검사를 받았다. 검사결과 조절부족으로 진단되었고 근용 안경이 처방되었다. 1개월 동안 관찰한 결과 근용 안경을 사용해도 상태가 거의 개선되지 않는 것으로 드러나 시기능훈련을 받아보도록 의뢰받았다.

우리는 그녀가 신경수술을 받은 후 10개월이 지났을 때 처음으로 눈을 검사하였다. 그 당시 그녀는 근거리 작업을 할 때 물체에 초점을 맞출 수가 없다고 하였다. 책을 읽으려고 할 때 "무시무시한" 느낌이 들고 책을 계속해서 읽으면 머리가 아프다고 했다. 초점을 맞추기가 아주 어려워서 신문을 읽으려면 신문을 바닥에 놓고 의자에 앉아야 된다고 했다.

현재 착용하고 있는 안경 :	OD : +1.25, OS : +1.25
교정시력 :	OD : 20/20, OS : 20/20
폭주근점 :	10 cm 분리, 25 cm 회복
가림검사(원거리, 미교정) :	모든 검사 위치에서 2△ 상사위

검사 결과

가림검사(근거리, 미교정) :	모든 검사위치에서 6△ 외사위, 4△ 우안상사위
자각굴절검사 :	OD : 평면, 20/20, OS : 평면, 20/20
주시시차검사 :	우안 1△ BD 일부융합제거사위
Base-in 버전스(근거리) :	X/18/16
Base-out 버전스(근거리) :	10/14/8
주시시차검사 :	우안 2△ BD 일부융합제거사위
버전스 용이성 :	5 cpm, 12 Base out에서 반응 느림
조절력(push-up) :	OD : 3D, OS : 3D
단안조절 용이성(MAF) :	OD : 3 cpm, OS: 3 cpm, −2.00D에서 어려움
양안조절 용이성(BAF) :	3 cpm, −2.00D에서 느림
단안평가(MEM)검영법 :	좌우안 모두 +1.50D
입체시 :	20초각(Wirt 원 시표), 250초각(Random dot 입체시표)

동공은 정상, 외부 및 내부 건강상태는 정상, 편위는 일치성, 색각검사는 정상.

사례 20.2 *검사결과*

검사항목	시기능훈련 전	시기능훈련 후
가림검사(원거리)	2△ 우안상사위	2△ 우안상사위
가림검사(근거리)	4△ 우안상사위	4△ 우안상사위
폭주근점	10 cm 분리점, 25 cm 회복점	4 cm 분리점, 6 cm 회복점
Base-in(근거리)	X/18/16	X/18/16
Base-out(근거리)	10/14/8	12/22/14
버전스 용이성(12BO/3BI)	5 cpm	12 cpm
조절력	좌우안 각각 3D	좌우안 각각 7D

진단

이 사례에서 피검자는 근거리에서 외사위이고 양성융합버전스의 직접검사(계단이향운동과 이향운동 용이성)와 간접검사 결과가 낮았다. 또한 원거리와 근거리에서 우안 상사위가 발견되었으며 조절 자극능력을 확인할 수 있는 모든 항목에서 어려움을 호소하였다. 이러한 검사 결과로부터 폭주부족과 우안상사위 및 조절부족으로 판단했다.

치료

이전 검사자는 상사위와 폭주부족 상태를 발견하지 못했거나 치료하지 않기로 결정했을 것이다. 주요 불편사항이 독서와 관련되기 때문에 단초점 근용안경을 처방하기로 결정했다. MEM 검영법과 주시시차 검사결과를 기초로 +1.00D 및 OD : 1△ BD과 OS : 1△ BU을 함께 처방했다. 이렇게 처방한 안경을 착용한 결과 자각증상이 약간 감소되었지만 여전히 불편한 증상이 지속되었다. 그래서 시기능훈련을 시작하기로 하고 8장에서 설명한 폭주부족과 조절부족에 대한 방법을 순차적으로 실시하였다. 상사위에 대한 시기능훈련은 13장에서 설명한 과정을 실시하였다.

결과

시기능훈련을 마칠 때까지 검사실을 22회 방문하였다. 재검사에서 모든 자각증상이 해소되었다고 했다. 이제 근용 안경을 착용했을 때 흐려 보이지 않으며 원하는 시간 동안 눈의 피로감을 느끼지 않고 독서할 수 있다.

시기능훈련을 실시하기 전과 후의 검사 결과는 표 20.2에 요약되어 있다.

결과에 영향을 미치는 요소

이 사례는 일치성 수직편위가 있는 점을 제외하고 사례 20.1과 유사하다. 또한 후천성 뇌손상으로 인해 가벼운 인지장애와 기억장애를 경험했다. 수직편위와 인지에 관한 문제로 인해 사례 20.1에서 제시된 단순한 폭주부족을 가진 사례보다 2배 정도 더 많은 방문치료가 필요했던 것으로 보인다. 이 경우 외회선편위가 없는 일치성 수직편위였으며 마지막 결과가 아주 좋았다는 것을 주목하는 것이 중요하다.

사례 20.3

병력

J.F.는 19세 남성이며, 검사를 받기 9개월 전에 교통사고로 머리에 외상을 입었다. 1개월 정도 혼수상태에 있었고 그 후로 약 6주 정도 물리치료와 작업치료 및 언어치료를 받았다. 그는 독서할 때 초점을 맞추고 집중하기가 어렵고, 원거리와 근거리 물체를 번갈아 보는데 어려우며, 독서 속도가 아주 느리다고 하였다. 10분 정도 독서하고 나면 눈의 당김, 흐려 보임, 간헐적인 복시 등을 경험했다. 재활병원에 있는 동안 옵토메트리스트에게 검사를 받고 프리즘이 가입된 안경을 처방받았다. 프리즘이 가입된 안경을 착용해도 불편한 증상이 해결되지 않았다. 그의 목표는 독서할 때 이전처럼 다시 편안하고 빠르게 볼 수 있도록 회복되어 학교로 돌아가려는 것이다.

검사 결과

처방안경 :	OD : −1.00D 1△ BI, OS : −1.00D 1△ BI
교정시력 :	OD : 20/20, OS : 20/20

폭주근점 :	20 cm 분리점, 25 cm 회복점
가림검사(원거리, 미교정) :	정위
가림검사(근거리, 미교정) :	10 - 12△ 간헐성외사시(시간의 50%)
자각굴절검사 :	OD : -1.00D, 20/20
	OS : -1.00D, 20/20
Base-in 버전스(근거리) :	16/18/4
Base-out 버전스(근거리) :	X/6/-2
버전스 용이성 :	0 cpm, 12△ Base out에서 복시
조절력(push-up) :	OD : 8D, OS : 8D
단안조절 용이성(MAF) :	OD : 0 cpm, OS : 0 cpm, -2.00D 가입 시 선명하지 않음
양안조절 용이성(BAF) :	0 cpm, -2.00D 가입 시 선명하지 않음
단안평가(MEM)검영법 :	좌우 각각 +1.75D
입체시 :	20초각(Wirt 원 시표), 250초각(Random dot 시표)
DEM검사 :	속도와 정확도 모두 1% 낮음
시야검사 :	우측 동측반맹

동공은 정상, 외관 및 내부 건강 상태는 정상, 편위는 일치성, 색각검사는 정상.

진단

근거리 간헐성 외사시와 폭주근점이 멀어짐 그리고 양성융합버전스의 직접 및 간접 측정값이 낮은 점으로부터 폭주부족이라고 진단할 수 있다. 또한 조절자극에 대한 능력을 평가하는 모든 검사에서 어려움이 있기 때문에 조절부족이라고 진단할 수 있다. DEM 검사 결과가 매우 불량하여 안구운동장애로 판정할 수 있었으며, 시야가 크게 손상된 상태(우측 동측반맹)를 보였다.

이러한 결과가 독서할 때 안정피로와 함께 페이지를 찾는데 어려움을 갖도록 영향을 미쳤을 것이다.

치료

안경을 착용하지 않고 독서하도록 하고 시기능훈련을 권유했다. 시기능훈련 프로그램은 폭주부족, 조절부족 및 안구운동 장애에 대하여 추천하는 순서를 따랐다. 우측반맹의 보정을 돕기 위해 책을 45~90도 정도 돌려서 보도록 조언했다. Hellerstein과 Fishman[17]이 제안한 이와 같은 보정 방법은 좌측에서 암점이 있는 우측으로 읽을 때 발생하는 문제점을 최소화하기 위한 것이다. 우측반맹이 있는 사람은 우측의 시야결손으로 인해 책을 읽을 때 문장의 맨 앞으로 이동시키기 위한 확보기를 시작하기가 어렵다. 이러한 경우 책을 좌측에서 우측으로 읽기가 아주 어렵다. 우측 반맹인 사람이 수직방향으로 독서할 때에는 수직방향으로 핵보기가 필요하고 좌측에서 우측으로 핵보기 할 때 발생하는 문제점이 제거되므로 더 유창하게 독서할 수 있다.

결과

시기능훈련을 마칠 때까지 검사실을 32회 방문하였다. 재검사에서 초점을 맞추는 것과 관련된 모든 문제점이 없어졌다고 했으며 두통이나 눈이 당기는 느낌을 갖지 않고 원하는 시간 동안 독서할 수 있게 되었다. 편안하게 독서할 수 있지만 빠르게 읽기가 어렵고 독서할 때 읽던 곳을 자주 놓친다고 느꼈다. 책을 일정한 각도로 기울이고 독서하면 속도는 원하는 상태보다 느리지만 정확도가 향상된다고 하였다. 시기능훈련을 실시하기 전과 후의 검사결과는 표 20.3과 같다.

사례 20.3 *검사결과*

검사항목	시기능훈련 전	시기능훈련 후
가림검사(원거리)	정위	정위
가림검사(근거리)	근거리에서 10–12△ 간헐성 교대외사시(시간의 50% 편위)	6–8△ 외사위
폭주근점	20 cm 분리점, 22 cm 회복점	2 cm 분리점, 5 cm 회복점
Base-in(근거리)	16/18/4	20/25/20
Base-out(근거리)	X/6/−2	15/25/20
버전스 용이성(12BO/3BI)	0 cpm	15 cpm
조절력	좌우안 각각 8D	좌우안 각각 13D
양안조절 용이성	0 cpm	8 cpm
단안조절 용이성	0 cpm	10 cpm
DEM 검사 실수점수	30	4
DEM 검사 비율점수	3.10	2.77

결과에 영향을 미치는 요소

머리 외상이 심한 상태로 유지되지만 인지장애는 약한 상태였다. 학교로 돌아가겠다는 의지가 강했으며 정신력과 신체적인 조건이 우수하고 기억력이 정상이었다. 시기능훈련을 거의 완벽하게 수행하였다.

양안시이상과 조절이상이 있었다. 약한 정도의 일치성 간헐성 외편위가 있었고 무작위점 입체시표로 측정한 입체시는 정상이었다. 또한 양안의 조절능력이 같았다. 사례 20.1에서 소개된 경우와 조절 및 양안시 관련 문제점이 비슷하였다.

이러한 양성적인 요인이 있는데도 불구하고 우측 동측반맹으로 인해 확보기에 상당한 문제가 있었기 때문에 처치결과가 부분적으로만 성공하였다. DEM 검사에서 실수하는 횟수가 많이 감소하였지만(30회에서 4회로) 속도는 현저하게 개선되지 않았다. 우측 반맹이 있는 사람이 독서할 때 어려움을 갖는 것은 뇌의 좌측 절반 손상과 관련되는 언어구사 능력이 완전하지 못한 점과 연관될 수도 있다. 반맹이 존재하면 시기능 훈련의 결과에 상당한 영향을 줄 수 있다.

사례 20.4

병력

D.B.는 44세로 최근에 박사학위를 받은 교장선생님이며 큰 교통사고를 당했다. 차가 적색신호등 앞에서 급정지하는 사이에 뒷좌석에 앉아 있던 그는 뒤쪽의 서류가방에 의해 머리 뒤쪽을 세게 부딪쳤다. 머리에 부상을 입은 후 멍해지고 방향감각을 잃었던 점이 생각났다. 며칠 후에 그는 두통과 목의 통증, 어깨 통증, 약간의 왼손 마비, 눈부심, 흐려 보임 및 복시로 불편을 겪었다. 그는 지역의 재활병원에서 검사를 받았다. X-ray와 컴퓨터 단층촬영 결과는 정상이었다. 그는 머리와 목 및 좌측 상반부의 심함 통증으로 인해 물리치료를 받았다. 그 후부터 말하기, 기억력, 집중력, 감정조절, 우울증 및 불안감 등의 문제가 발생하기 시작했다.

우리는 뇌손상 후 1년이 지났을 때 처음으로 눈 상태를 검사했다. 그는 잠시라도 책을 편하게 읽을 수 없다고 했다. 책을 보려고 하면 흐려 보임, 복시 및 두통이 나타났다고 했다. 6개월 전에 눈 검사를 받고 안경을 처방받았으나 증상이 해소되지 않았다고 한다.

검사 결과

처방 :	OD :+0.25 ; OS : +0.25 ; 가입도 +2.25D
교정시력 :	OD : 20/60, OS : 20/60
폭주근점 :	20 cm 분리점, 60 cm 회복점
가림검사(원거리, 비교정) :	정위
가림검사(근거리, 비교정) :	6△ 외사위
자각식굴절검사 :	OD : 평면, 20/20, OS : 평면, 20/20
Base-in 버전스(근거리) :	X/10/6
Base-out 버전스(근거리) :	X/8/6
버전스 용이성 :	0cpm, 12△ Base out 가입 시 복시
조절력(push-up) :	OD : 1D, OS : 1D
입체시 :	불가
DEM검사 :	실패, 아주 여러 번 읽던 위치를 상실, 검사를 마칠 수 없음
시정보처리검사 :	
시인지능력검사(TVPS)	모두 7번 부가검사(subtest)에서 15% 이하의 점수
안구운동 발달검사 :	22%

동공은 정상, 외관 및 내부 건강 검사는 정상, 편위는 일치성, 색각검사는 정상. 암슬러 격자 검사(황반변성 검사) 결과는 정상

진단

여러 가지 복합적인 문제가 있었고 시력을 20/20으로 교정할 수 없었다. 폭주근점이 아주 멀고 양성융합버전스가 낮았으며(폭주부족), 조절력은 44세의 연령에 비해 낮았고(조절부족), 핵보기 검사에서 1% 이하의 점수를 얻었으며(핵보기 장애), 시각정보 처리능력의 검사는 모든 영역에서 15% 이하였다.

치료

폭주부족, 조절 부족 및 핵보기 장애에 대한 시기능훈련 프로그램을 처방하였다. 12회 방문치료를 한 후 재검사를 했을 때 아주 약간만 전전을 보였다. 아직도 폭주근점이 멀고 이향운동 범위가 좁았으며 핵보기가 느리고 부정확했으며 조절력도 낮은 상태였다. 우리는 시각정보처리와 관련된 문제점이 시각적 효율을 개선시키기 위한 치료를 수행하는데 방해가 될 것이라고 판단했다. Rous와 Borsting[44]이 제안한 순서를 적용하여 시각정보 분석능력을 향상시키는 훈련을 시작했다. 그 다음 12회의 시기능훈련은 시각정보처리 기술과 핵보기, 폭주 및 조절 능력을 향상시키기 위한 치료를 동일하게 나누어 실시하였다.

24회의 방문치료를 마치고 다시 검사한 결과 약간만 진전이 있었다. BI 프리즘이 가입된 근용 안경(OD: +2.75D BI 1△, OS: +2.75D BI 1△)을 처방하고 12회 빙문치료를 계속했다.

결과

36회의 검사실 방문치료를 마치고 검사한 결과는 실망스러웠다. 훈련을 실시한 항목의 일부만 약간의 진전이 있었다. 36회 방문치료를 한 다음 더 이상 오지 않았다. 마지막으로 재검사를 했을 때 새로 처방받은 안경을 사용해도 짧은 기간 독서하고 나면 여전히 머리가 아프고 흐려 보인다고 했다. 시기능훈련을 그만두겠다고 할 때 중지해야 하는지 결정하기란 상당히 어려울 것이다. 일반적으로 12회 방문치료를 하면 자각증상과 징후가 어느 정도 개선될 것이라고 기대한다. 개선되지 않을 경우, 여러 가지 복합적인 원인(즉, 여기에서는 기억력, 집중력, 감정조절 및 시각정보처리와 관련된 문제점)이 있다면 치료를 계속하도록 권유하기도 한다. 시기능훈련은 대략 24회 방문치료를 마치고 중단해야 한다. 13회에서 24회까지 방문치료를 할 때 시각정보처리 능력을 향상시키기 위해 많은 훈련을 실시했기 때문에 이 경우에는 24회의 시기능훈련을 한 이후에도 시기능훈련을 계속하기로 결정했다. 시기능훈련을 실시하기 전과 후의 검사결과는 표 20.4에 요약되어 있다.

사례 20.4 *검사결과*

검사항목	시기능훈련 전	시기능훈련 후
가림검사(원거리)	정위	정위
가림검사(근거리)	6-8△ 외사위	6-8△ 외사위
폭주근점	20 cm 분리점, 22 cm 회복점	20 cm 분리점, 30 cm 회복점
Base-in 버전스(근거리)	X/10/6	X/12/6
Base-out 버전스(근거리)	X/8/6	X/10/8
버전스 용이성(12BO/3BI)	0 cpm	0 cpm
조절력	좌우안 모두 1D 이하	좌우안 모두 2D

결과에 영향을 미치는 요소

D.B.의 양안시와 조절 관련 문제점의 특성은 양성적이었고 따라서 상대적으로 결과가 양호할 것으로 판단했다. 그러나 D.B.의 시기능훈련을 담당한 치료사는 기억상실, 잦은 집중력과 주의력 상실 및 시기능훈련에서 성공에 필요한 요소인 강한 의지가 부족하여 시기능훈련을 위한 방문약속을 자주 어겼고(계획된 52회 가운데 36회만 실시) 그 결과 다음 단계로 연속해서 진행하지 못했다고 했다.

그는 또한 시각정보처리 능력이 상당히 문제가 있었고 인지능력도 문제가 있어서 결과에 나쁜 영향을 미쳤다. 이 사례에서 후천성 뇌손상의 정도가 앞의 사례보다 더 약하지만 치료결과가 더 나빴다. 이 결과는 외상의 유형이나 정도를 기초로 해서 치료결과가 성공적일 것인지 여부를 예측할 수 없다는 Krohel 등[41]의 결과와도 일치한다.

사례 20.5

병력

61세인 R.F.는 백화점에서 쇼핑을 하는 도중 선반의 물건이 떨어져 머리 좌측 뒷부분을 다쳤다. 물건은 2미터 높이에 있었고 무게는 3 kg 정도였다. 의식을 잃지는 않았지만 사고 직후 귀에서 윙윙거리는 소리가 들리고 균형을 잡기가 어려웠다고 했다. 그는 또한 거의 대부분의 시간 동안 복시를 느꼈고 신경과 검사에서 경미한 뇌진탕인 것으로 나타났다.

사고 후 18개월 정도 지났을 때 처음으로 눈을 검사했다. 그 당시 그의 주요 불편한 사항은 복시였다. 그는 몇 차례 안과의사에게 눈 검사를 받았었다. 마지막으로 검사한 안과의사는 항상 착용하도록 프리즘 안경을 처방했다. 그러나 R.F.는 프리즘 안경이 아무런 도움을 주지 못한다고 했다.

검사 결과

현재 착용하는 안경 :	OD :+1.00D 1△ BD 및 2△ B I; OS: +1.00D 1△ BU 및 2△ BI; 가입도 +2.25D
교정시력 :	OD : 20/20 OS : 20/20
폭주근점 :	모든 주시 거리에서 복시
가림검사(원거리, 비교정) :	2-4△ 간헐성 우안 상사시
가림검사(근거리, 비교정) :	6△ 간헐성외사시와 2-4△ 간헐성 우안 상사시
자각굴절검사 :	OD : +1.00D, 20/20 OS : +1.00D, 20/20
Base-in 버전스(근거리) :	복시, 어떤 프리즘으로도 융합 불가
Base-out 버전스(근거리) :	복시, 어떤 프리즘으로도 융합 불가
주시시차검사 :	복시, 어떤 프리즘으로도 융합 불가
조절력(push-up) :	OD : 3D, OS : 3D
단안조절 용이성(MAF) :	OD : 3 cpm, OS: 3 cpm, -2.00D 가입 시 어려움
양안조절 용이성(BAF) :	복시
단안평가(MEM)검영법 :	좌우안 모두 +1.50D
워스4점 검사 :	수직방향의 편위를 교정한 후 수평프리즘을 사용하여 융합을 얻도록 시도했다. R.F.의 반응을 때때로 해석하기 어려웠다. 가끔 잠깐 동안 융합을 얻는 것처럼 보였다. 그러나 대체로 상이 서로 가까이 다가가다가 다시 두 개로 분리된다고 했다.
입체시 :	불가

동공은 정상, 외관 및 내부 건강 검사는 정상, 편위는 일치성, 색각검사는 정상. 암슬러 검사결과는 정상

진단

간헐성 우안 상사시, 외사시 및 감각융합장애증후군이 결합된 상태로 진단했다. 이렇게 진단한 이유는 어떤 도수의 렌즈와 프리즘을 결합시키거나 어떠한 유형의 융합시표(1도 융합시표, 2도 융합시표 또는 3도 융합시표)를 사용해도 융합할 수 없었기 때문이다.

치료

예후가 어떨지 몰랐지만 R.F.가 검사하는 동안 가끔씩 순간적으로 융합을 보였기 때문에 시기능훈련을 시험적으로 처방했다. 주로 주변부 융합자극이 큰 1도 및 2도 융합시표를 사용하였다. 장비는 대약시경과 Computer Orthoptic을 사용했고 벡토그램 타게트를 오버헤드 프로젝터로 투사시켰다.

결과

클리닉을 방문해서 12회 훈련을 마치고 재검사를 했을 때 진전이 없었다. 시기능훈련 결과도 일관된 진전이 없었다. R.F.는 순간적으로 융합을 하지만 그 이상은 융합이 불가능했다. 융합을 회복시키기 위한 훈련을 중단하고 복시를 제거하기 위한 방법으로 다양한 가림법을 선택했다. 시기능훈련을 실시하기 전과 후의 검사결과는 표 20.5에 요약되어 있다.

사례 20.5 *검사결과*

검사항목	시기능훈련 전	시기능훈련 후
가림검사(원거리)	2-4△ 간헐성 우안상사시	2-4△ 간헐성 우안상사시
가림검사(근거리)	6△ 간헐성외사시와 2-4△ 간헐성 우안상사시	6△ 간헐성외사시와 2-4△ 간헐성 우안 상사시
폭주근점	모든 거리에서 복시	모든 거리에서 복시
Base-in(근거리)	측정 불가	측정 불가
Base-out(근거리)	측정 불가	측정 불가
버전스 용이성(12BO/3BI)	측정 불가	측정 불가

결과에 영향을 미치는 요인

양호한 결과를 제시하는 약한 정도의 간헐성 외사시와 간헐성 상사시가 있었지만 융합을 유지할 수 없었다. 이와 같은 경우를 융합장애증후군이라 한다[24,25]. 머리의 심각한 외상으로 인해 최적의 조건에서 양안의 중심와 주시가 가능하지만 융합을 유지할 수 없는 상태를 말한다. 이처럼 융합이 불가능한 상태는 융합공포증(horror of fusionis)이라는 임상적인 상태와 비슷하다.

이러한 경우 치료 결과는 대개 만족스럽지 못하다. 이들 가운데 일부는 자연스럽거나 시기능훈련에 의해 융합이 다시 회복되었다는 몇 가지 사례보고[24,25]가 있지만 렌즈, 프리즘, 시기능훈련 또는 수술 모두 대부분 성공적이지 못하다. 이러한 사례에서 또 다른 치료법은 가림법이나 모노비전으로 교정하는 것이다. 이러한 치료법은 피검자가 피검자가 더 불편을 느낀다고 하면서 거절하였다. 그럼에도 불구하고 피검자가 참을 수 없을 정도로 불편한 복시를 갖는다면 고려할 필요가 있다.

이러한 경우 치료에 의해 상태가 호전될 것이라고 예측할 수 없기 때문에 일정 기간 시험적으로 치료하는 것이 바람직하다. 이 사례는 뇌손상이 상대적으로 약하지만 치료결과가 좋지 않은 또 다른 경우이다.

요약

이들 사례는 뇌손상과 관련한 양안시, 조절 및 안구운동 이상을 치료할 수 있는 몇 가지 방법을 설명한 것이다. 인지능력과 정신적인 장애, 동기 불량, 시야손상 및 운동계와 감각계의 복합적인 장애 등은 양호한 결과를 방해하는 요인이 될 수 있다. 그럼에도 불구하고 이들 사례 연구는 많은 경우에 옵토메트리 치료가 중요한 성과를 얻고 삶의 질을 향상시킬 수 있다는 것을 보여준다.

이들 사례 보고를 기초로 하여 순차적인 치료법을 적용하여 후천성 뇌손상과 관련한 양안시이상의 치료법을 제시하였다. 시기능훈련은 대상자의 인지력, 기억력 및 주의력이 충분할 때 우수한 처치법이라는 것을 보여주고, 또한 무작위점 입체시표에 의해 입체시가 있으며 외회선 편위나 반맹이 없을 때 시기능훈련이 가능하다. 만일 이러한 상태의 어느 한 가지가 있다면 시기능훈련이 여전히 적절할 수 있지만 치료결과의 성공률은 낮아진다. 이러한 경우 짧은 기간에 걸쳐 시험적으로 시기능훈련을 실시하고 추이를 관찰하면서 추가적으로 다른 치료법이 필요한지 여부를 결정하도록 권하고 싶다.

참고문헌

[1] Thurman DJ, Sniezek JE, Johnson D, et al. *Guidelines for surveillance of central nervous system injury*. U.S. Department of Health and Human Services, Public Health Service, Centers for Disease Control and Prevention, National Center for Injury Prevention and Control. Atlanta, 1995.

[2] Kraus JF, MacArthur DL. Epidemiologic aspects of brain injury. *Neurol Clin* 1996;14(2):435–450.

[3] Sosin DM, Sniezek JE, Thurman DJ. Incidence of mild and moderate brain injury in the United States, 1991: *Brain Inj* 1996;10(1):47–54.

[4] National Institutes of Health. NIH *consensus statement on rehabilitation of persons with traumatic brain injury*. Bethesda, MD: 1998.

[5] Greenspan AI, Wrigley JM, Kresnow M, et al. Factors influencing failure to return to work due to traumatic brain injury. *Brain Inj* 1996;10(3):207–218.

[6] Ip RY, Doman J, Schentag C. Traumatic brain injury: factors predicting return to work or school. *Brain Inj* 1995;9(5):517–532.

[7] Alexander MP. Mild traumatic brain injury: pathophysiology, natural history, and clinical management. *Neurology* 199545:1253–1260.

[8] Whyte J, Hart T, Laborde A, et al. Rehabilitation of the patient with traumatic brain injury. In: DeLisa J, Gans BM, Bockenek WL, et al., eds. *Rehabilitation medicine: principles and practice*, 3rd ed. Philadelphia: Lippincott-Raven, 1998:1191–1239.

[9] Kraus JF, MacArthur DL, Silverman TA. Epidemiology of mild brain injury. *Semin Neurol* 1994;14:1–7.

[10] Hellerstein LF, Freed S, Maples WC. Vision profile of patients with mild brain injury. *J Am Optom Assoc* 1995;66:634–639.

[11] Warlow CP. Epidemiology of stroke. *Lancet* 1998;352[Suppl 3]:1–4.

[12] Wolf PA, et al. Probability of stroke: a risk profile from the Framingham Study. *Stroke* 1991;22:312–318.

[13] American Heart Association. *2001 heart and stroke statistical update.* Dallas: American Heart Association, 2001.

[14] Kuller LH. Epidemiology of stroke. *Adv Neurol* 1978;19:281–311.

[15] Gianutsos R. Rehabilitative optometric services for survivors of acquired brain injury. *Arch Phys Med Rehabil* 1988;69:573–578.

[16] Scheiman M. *Understanding and managing visual deficits: a guide for occupational therapists,* 2nd ed. Thorofare, NJ: Slack Inc, 2002.

[17] Hellerstein LF, Fishman lB. Visual rehabilitation for patients with brain injury. In: Scheiman M. *Understanding and managing visual deficits: a guide for occupational therapists,* 2nd ed. Thorofare, NJ: Slack Inc, 2002:266.

[18] Ciuffreda KJ, Suchoff IB, Marrone MA, et al. Oculomotor rehabilitation in traumatic brain-injured patients. *J Behav Optom* 1996;7:31–37.

[19] Scheiman M, Gallaway MF. Vision therapy to treat binocular vision disorders after acquired brain injury: factors affecting prognosis. In: Suchoff IB, et al., eds. *Visual and vestibular consequences of acquired brain injury.* OEP, Santa Ana, 2001.

[20] Suchoff IB, Gianutsos R, Ciuffreda KJ, et al. Vision impairment related to acquired brain injury. In: Silverstone B, Lang MA, Rosenthal BP, et al., eds. *Vision impairment and vision rehabilitation.* Oxford University Press, 2000:517–539.

[21] Cohen AH, Soden R. An optometric approach to the rehabilitation of the stroke patient. *J Am Optom Assoc* 1981;52:795–800.

[22] Cohen AH. Optometry: the invisible member of the rehabilitation team. *J Am Optom Assoc* 1992;63:529.

[23] Hellerstein LF, Fishman lB. Collaboration between occupational therapists and optometrists. *J Beh Optom* 1999;10:147–152.

[24] London R, Scott SH. Sensory fusion disruption syndrome. *J Am Optom Assoc* 1987;58:544–546.

[25] Pratt-Johnson JA, Tillson G. The loss of fusion in adults with intractable diplopia (central fusion disruption). *Aust N Z J Ophthalmol* 1988;16:81–85.

[26] Suchoff IB, Kapoor N, Waxman R, et al. The occurrence of ocular and visual dysfunctions in an acquired brain patient sample. *J Am Optom Assoc* 1999;70:301–308.

[27] Cohen M, Groswasser Z, Barchadski R, et al. Convergence insufficiency in brain-injured patients. *Brain lnj* 1989;3:187–191.

[28] Mitchell R, Macfarlane A, Cornell E. Ocular motility disorders following head injury. *Aust Orthopt J* 1983;20:31–36.

[29] AI-Qurainy IA. Convergence insufficiency and failure of accommodation following midfacial trauma. *Br J Oral Maxillofac Surg* 1995;32:71–75.

[30] Candler R. Some observations on orthoptic treatment following head injury. *Br Orthopt J* 1944;2:56–62.

[31] Anderson M. Orthoptic treatment of loss of convergence and accommodation caused by road accidents ("whiplash" injury). *Br Orthopt J* 1961;18: 117–120.

[32] Berne SA. Visual therapy for the traumatic brain-injured. *J Optom Vis Dev* 1990;21: 13–16.

[33] Cohen AH. Optometry: the invisible member of the rehabilitation team. *J Am Optom Assoc* 1992;63:529.

[34] Zost MG. Diagnosis and management of visual dysfunction in cerebral injury. In: Maino DM, ed. *Diagnosis and management of special populations*. New York: Mosby, 1995: 75–134

[35] Rutkowski PC, Burian HM. Divergence paralysis following head trauma. *Am J Ophthalmol* 1972;73:660.

[36] Syndor CF, Seaber JH, Buckley EG. Traumatic superior oblique palsies. *Ophthalmol* 1982 ;89:134.

[37] Cohen AH. Visual rehabilitation of a stroke patient. *J Am Optom Assoc* 1978;7:831–832.

[38] Soden R, Cohen AH. An optometric approach to the treatment of a non-comitant deviation. *J Am Optom Assoc* 1983;54:451–454.

[39] Krasnow DJ. Fusional convergence loss following head trauma: a case report. *Optom Monthly* 1982;18–19.

[40] Beck R. Ocular deviations after head injury. *Am Orthopt J* 1985;35:103–107.

[41] Krohel GB, Kristan RW, Simon KW, et al. Posttraumatic convergence insufficiency. Ann Ophthalmol 1986;18:101–104.

[42] Padula WV, Shapiro JB, Jasin P. Head injury causing post trauma vision syndrome. *N Engl J Optom* 1988:16–21.

[43] Cohen AH. Optometric management of binocular dysfunctions secondary to head trauma: case reports. *J Am Optom Assoc* 1992;63:569–575.

[44] Rouse MW, Borsting E. Management of visual information processing. In: Scheiman M, Rouse MW, eds. *Optometric management of learning related vision problems*. St. Louis: Mosby, 1994:431–493.

21 학습 장애와 관련된 양안시이상과 조절이상

이번 장은 읽기 장애와 관련된 시각적 장애에 대한 새로운 진단 방법이나 치료 방법을 제공하기 위해서 기획된 것은 아니다. 읽기와 관련된 눈의 조절이상이나 양안시이상 및 안구운동 장애는 이미 이 책의 전반부에서 설명하였기 때문에, 이번 장에서는 읽기와 관련된 시각 장애를 상호 협력하여 진료할 때 옵토메트리스트의 고유한 역할에 대해 강조하고자 한다.

협력 진료가 핵심 단어이며 이는 읽기와 관련된 시각 장애가 있는 사람을 치료할 때 거의 모든 경우에 최대한 효과적으로 이루어지도록 옵토메트리스트는 반드시 다른 여러 분야의 전문가들과 상호 협력이 필요하다는 것을 의미한다. 협력 진료는 옵토메트리의 치료 측면에서 볼 때 보다 어려운 분야의 하나인 읽기 장애를 해결하는데 필요하며, 이 역할을 성공적으로 수행하기 위하여 옵토메트리스트는 다음 사항을 반드시 이해해야 한다 :

1. 읽기 장애
2. 시각적인 문제점과 읽기 장애 사이의 관계
3. 읽기 장애를 진단하는데 사용되는 심리교육학적 검사
4. 옵토메트리 측면의 처치 목적

이러한 사항을 이해하면 옵토메트리스트가 피검자의 병력을 파악하기 위해 적절한 질문을 할 수 있으며 현재 불편함을 드러내는 상태와 검사 결과를 연관지을 수 있고 적절한 관리 방법을 결정할 수 있다.

학습/독해와 연관된 시각 장애를 관리하는데 있어 옵토메트리스트의 역할

옵토메트리 분야에서 오래 전부터 시력과 학습/읽기 분야를 다루고 있다[1]. 이러한 분야에 많은 관심을 갖게 된 이유는 아이들의 학습능력 저하가 시력이나 눈의 문제와 관련이 있는지 확인하기 위해 부모와 교사, 심리학자 및 다른 전문가들이 검사를 의뢰하고 있기 때문이었다[1, 2].

1997년 미국옵토메트리학회(American Academy of Optometry)와 미국옵토메트리스트

협회(American Optometry Association)에서는 시력, 학습 그리고 난독증(dyslexia)에 관한 입장을 밝힌 성명서를 발표하였으며[3], 옵토메트리 분야의 모든 유관 단체에서 이 내용을 승인하고 받아들였다. 보다 최근에는 미국옵토메트리협회(American Optometric Association)에서 학습과 연관된 시각적 문제를 지닌 피검자의 치료에 대한 임상실무지침서를 발간하였다[4]. 이러한 두 문서는 학습과 연관된 시각 장애의 진단과 치료를 위한 옵토메트리의 역할을 명확하게 서술하고 있다. 두 문서에서 강조하는 것은 옵토메트리스트가 학습장애나 읽기 장애를 치료하는 것이 아니라는 것이다. 옵토메트리스트의 주요 역할은 학습능력에 지장을 줄 수 있는 시각적 문제점을 진단하고 치료하는 것이다. "옵토메트리 중재의 목표는 특정한 시각적 결함과 연관된 증상과 징후를 제거 또는 감소시키는 것이다"[4]. 옵토메트리스트가 직접적으로 읽기장애나 학습장애를 치료하지 않는다. 그러므로 옵토메트리 중재의 목표는 '학습능력의 향상'과 같은 불명확한 것이 아니라 특이하게 나타난 문제점으로부터 출발해야 한다[4]. 이 방침의 핵심 요소는 학습장애가 여러 가지 원인에 의해서 발생한다는 다원적 특성을 인식하는 것이다. 일반적으로 어린이는 실제 학습장애를 치료하기 위해서 교육학적 교정치료, 심리상담, 작업치료 및 말하기와 언어치료 등과 같은 다양한 서비스를 필요로 한다.

이전의 연구 및 보고[2, 5]와 마찬가지로 이 두 문서에서 논의한 또 다른 중요한 개념은 표 21.1과 같이 옵토메트리스트가 시각을 상호연관이 있는 3개의 영역으로 개념화해야 한다는 것이다.

표 21.1 *시각의 3가지 구성요소*

구성요소	관련된 시각 기능
시각 경로의 통합성	눈의 건강상태
	시력
	굴절상태
시각의 효율성	조절력
	양안시
	안구운동 능력
시각 정보 처리	시공간 해석능력
	시각적 분석능력
	시각과 안구운동의 통합능력

학습 또는 읽기와 연관된 시각적 문제점을 적절하게 확인하기 위해서는 3가지 영역 모두를 완벽하게 평가해야 한다[3].

우리는 이러한 두 가지의 본질적인 개념에 완전하게 동의하며 시각장애가 읽기를 어렵게 하지만, 일반적으로 주된 요인이 아니라고 믿는다. 시각장애는 개인의 학습능력에 방해가 될 수 있는 한 가지 요소이며 잠재된 능력까지 발휘하는 것을 어렵게 만든다. 시각과 읽기 사이의 관계를 고찰하기 위하여 표 21.1에 설명된 모델을 사용할 것이다. 이 장은 학습 및 읽기 장애와 연관된 모든 시각적인 문제점을 완전하게 논의하려는 것이 아니다. 예를 들어, 시각정보 처리과정의 장애는 다루지 않을 것이다. 이 주제에 대해 관심이 있는 독자들은 다른 관련 문헌을 참조하기 바란다[2,6-8].

학습/읽기 장애 : 정의와 역학

1987년에 미국 국립보건원(NIH)의 학습장애 관계기관 합동위원회에서는 학습장애를 다음과 같이 정의하였다[9]:

> "학습장애는 지식이나 정보의 습득 및 듣기, 말하기, 읽기, 쓰기, 추리 또는 수리 능력의 사용에 심각한 어려움을 겪는 이질적 장애의 그룹을 일컫는 포괄적인 용어이다. 이러한 장애는 선천성이며 중추신경계의 이상이 원인이라고 추정된다. 비록 학습장애가 다른 장애(예를 들면 감각 이상, 정신 지체, 사회적 및 정서적 불안)나 환경적인 영향(예를 들면 문화적 차이, 충분치 못하거나 적절치 못한 교육, 심인성 요인들)에 의해 수반된다 하더라도, 그러한 조건이나 영향의 직접적인 결과는 아니다."

Solan[10]은 이 정의에 부정적인 입장을 보였다. 그 이유는 이 정의로부터 학습장애를 진단하기 위한 특정 기준을 정하는 것이 어렵고 검사할 수 없으며 애매모호하기 때문이라고 했다. 이것이 특정 집단에서 학습장애의 영향을 받는 사람이 얼마인지 판단하기가 거의 불가능한 주된 이유의 한 가지이다[10]. 진단 방법과 적용된 정의에 따라 취학아동의 학습장애 발병률은 2~10% 정도로 각기 다르게 추산된다[9,11]. 전국적으로 취학아동의 5% 정도가 학습장애로 진단되고 이와 비슷하거나 약간 더 많은 수의 학생들이 더 경미한 학습 관련 문제점을 갖고 있으며[4], 그들 가운데 75% 정도가 읽기와 관련된 문제점을 갖고 있다[12].

이번 장의 목적은 가장 일반적인 학습장애에 영향을 미치는 가장 일반적인 시각능력 문제점의 치료법을 살펴보는 것이다. 가장 흔한 학습장애가 읽기 장애이므로[4], 이 장에서 제기하는 주제가 될 것이다. 우리는 또한 몇 가지 사례를 이용하여 이 장에서 논의하는 몇몇 중요한 개념을 입증할 것이다.

읽기 장애(Reading Dysfunction)

읽는 것을 배우지 못하는 것이 학습장애의 가장 유력하고 중요한 하부 항목이다[13]. 학습 장애에 대해 관심을 쏟은 지가 백 년이 지났음에도 불구하고 수수께끼와 같은 교육적인 문제점의 해결책이 발견되지 않고 있다[13]. 학습장애를 논의할 때 어려운 부분은 정의와 용어가 애매모호하고 일치하지 않는 것이다. 이번 장의 목적을 위해 읽기 장애를 평균 이상의 지능을 소유하고 보통 이상의 충분한 교육을 받았으며 감각기능(청각과 시각)이 정상적으로 발달하고 정상적으로 사회에 적응하였으며 뇌가 손상되지 않고 주된 정서불안이 없지만 독서능력을 습득하지 못한 경우라고 정의하였다[14]. 따라서 정신지체, 정서불안, 교육기회 결핍, 청각장애 및 시각장애 등은 주된 결정요인에서 제외시켰다[13].

읽기와 관련된 문제를 논의할 때 흔히 쓰이는 또 다른 용어는 난독증(Dyslexia)이다. 이 용어는 문제의 소지가 있는데 왜냐하면 임상치료와 연구에서 상당한 혼란을 주어 임상에서 서로 다른 의미로 받아들여지기 때문이다[15]. 일부는 난독증이라는 용어를 읽기 장애와 같은 의미로 사용한다. 그러나 대부분의 저자들은 특이하지 않거나 일반적인 형태의 읽기 장애와 난독증을 구별하는 것이 중요하다고 생각한다. Griffin 등[16]은 난독증이 미세한 뇌기능의 장애나 이와 미세하게 구별되는 뇌기능으로 인해 쓰여진 문자를 해석하는 능력이 저하된 읽기 장애의 특이한 유형으로 구분될 수 있다고 하였다. 난독증은 뇌기능 장애와 관련이 있기 때문에 예후가 더 나쁘고 보다 심각한 읽기 장애를 보이는 경향이 있다.

특정한 해부학적 위치를 가진 난독증의 3가지 기본 유형을 설명할 수 있는 신경해부학적인 모델이 소개되었다[17]. 3가지 유형의 난독증이 뇌기능 이상의 해부학적 위치와 함께 표 21.2에 제시되었다.

표 21.2 *난독증의 종류*

난독증의 유형	의심되는 해부학적 위치	영향을 받은 암호처리
Dyseidesia	좌측 두정엽의 각회전(오른손잡이의 경우)	• 단어 인식능력이 불량 • 많은 단어를 해독하는데 시간이 많이 걸림
Dysphonesia	좌측 관자엽의 베르니케 영역과 두정엽 (오른손잡이의 경우)	• 발성 능력의 손상 • 단어 어휘에 의존
Dysnemkinesia	전두엽(좌측 반구)의 운동피질(오른손잡이의 경우)	• 글자를 역전해서 읽는 빈도가 아주 높음

표 21.3 *흔히 호소하는 불편사항*

나의 자녀는 :
- 학교생활을 잘 하지 못한다.
- 전반적으로 뒤처진다.
- 갖고 있는 잠재력까지 발휘하지 못한다.
- 읽는데 문제점을 갖고 있다.
- 학교가기를 싫어한다.
- 읽는 것을 싫어한다.

난독증 판정 검사[16]와 읽기와 쓰기로 구성된 Boder 검사[18]는 검사하는데 30분 정도 걸리며 어떤 유형의 난독증인지 결정할 수 있다. 난독증 검사 키트를 이용한 선별 검사는 5분 정도 밖에 걸리지 않으며 난독증의 3가지 유형 중 어느 것인지 신속하게 가려낼 수 있다[19, 20].

난독증은 대중 매체를 통해 상당히 널리 알려져 있으며 아마 부모들은 실제로 난독증이 아니더라도 자녀들의 읽기와 관련된 문제를 언급할 때 이 용어를 사용할지도 모른다. 진성 난독증의 경우 예후를 신중하게 살펴야 하며 대부분의 경우 치료를 받더라도 정상적인 수준의 읽기 능력을 습득하지 못한다. 다행스럽게도 임상 실무에서 접하는 읽기 장애의 대부분은 일반적인 읽기 장애가 심하지 않은 유형이다. 이러한 경우 적절하게 치료하면 예후가 좋다.

시각적인 문제점과 읽기 장애의 상관관계

Flax[1,21]는 시각 장애를 읽기 장애와 연관시키려고 할 때 업무분석 접근법을 사용하는 것이 중요하다고 강조한다. 그는 이러한 접근법이 피검자의 불편함을 이해하고 더욱 중요하게는 피검자의 행동 양식을 설명할 수 있고 옵토메트리 치료의 결과를 예측하는데 유익하다고 생각했다[1].

표 21.3은 일반적인 읽기 장애를 가졌을지도 모르는 아이들의 부모가 옵토메트리스트에게 흔히 이야기하는 불편함을 열거한 것이다. 과거력과 업무분석 접근법의 목적은 읽기 장애의 본질을 명확하게 이해하는 것이다.

Flax[1]는 "이해력이 부족한 읽기 장애"가 주요 불편함인 어린이들에 대한 두 가지 좋은 예를 설명하였으며 이러한 두 가지 예를 표 21.4에 요약했다.

Flax[1,21] 및 Borsting과 Rouse[22]는 아이들의 읽기와 관련된 문제점의 본질을 이해할 수 있도록 "읽기의 학습(learning to read)"과 "배우기 위한 읽기(reading to learn)"를 구분하는 모델을 제시했다. 이러한 읽기의 두 가지 양상을 표 21.5와 21.6에 요약하였다.

이 모델을 사용하면 시각효율 장애(조절, 양안시 및 안구운동 이상)가 4학년 이상의 학생들에게서 배우기 위한 읽기를 수행할 때 독해 능력에 영향을 미칠 가능성이 매우 높다는 점이 분명하다[23]. 저학년 아이들은 독서능력을 배울 때 , 장시간 주의를 기울여 읽기에 집중하지 않을 것이며, 또한 선생님이 자주 행동을 변화시키고 활자가 일반적으로 크다. 물론 학년마다 필요로 하는 수업 방식이 다르다는 점을 이해할 필요가 있다. 따라서 독해 장애를 가진 아이들에게 학업 시에 주어지는 독해 요구량을 이해하기 위해서는 옵토메트리스트가 학교의 교육방침을 정확하게 파악해야 한다.

표 21.7은 시각효율성의 문제점 및 읽기와 연관된 일반적인 증상과 징후를 나열한 것이다.

표 21.4 *읽기장애의 특성 구분*

시각에 바탕을 둔 독해력	시각에 바탕을 두지 않은 독해력
• 독립된 한 단어를 효과적으로 식별 가능 • 잘 알지 못하는 단어를 판독 가능 • 오래 걸리는 과제물에 대해서 시간이 지날수록 효율이 떨어짐 • 글씨가 작을수록 독해력이 떨어짐 • 빈번히 단어를 빠뜨리고, 읽은 줄을 다시 읽고, 줄을 건너뛰며 읽음 • 읽어 주는 것을 좋아하고, 토론할 수 있으며, 큰 소리로 읽었을 때 효과적으로 기억함 • 단어의 뜻을 알고 동의어를 제시하며, 들은 내용에 대한 이해력이 양호	• 단어를 발음할 수 있으나 뜻을 모름 • 읽기에 따른 피로감이나 두통이 없음 • 장시간 읽을 수 있지만 읽은 내용을 이해하지 못함 • 문장을 큰 소리로 읽어도 수행능력이 개선되지 않음 • 방금 읽은 내용을 설명하려고 할 때, 교재에 나온 똑같은 단어를 반복하며 동의어, 대체할 수 있는 구문 또는 다른 식견을 제시하지 못함 • 읽기와 관련된 구조적 형태는 온전함

표 21.5 *읽는 방법의 학습(learning to read)*

필요한 과제 :
- 단어를 인식하고 기억하도록 강조
- 페이지마다 단지 몇 개의 큰 글씨로 된 단어를 배열
- "보고 말하기"와 같은 시각기억력에 대한 훈련
- 각각의 단어를 면밀하게 검토해야 하는 발성방법
- 훈련은 일반적으로 장시간동안 연속해서 실시하지 않음
- 읽기를 강화시킬 목적으로 쓰기를 허용

중요한 시각적 요건 :
- 정확한 안구운동의 통제
- 시각적 인지와 기억
- 여러 장의 동일하거나 비슷한 교육자료를 사용하지 않으면 양안시와 조절력이 아주 중요한 요인은 아님
- 시각적 자극과 청각적 자극을 통합시키는 능력

표 21.6 *학습을 위한 읽기(reading to learn)*

필요한 과제 :
- 긴 시간이 요구되는 읽기 과제
- 작은 글씨
- 문맥의 단서가 단어를 인식하는데 더욱 중요함
- 청각 및 언어적인 단서를 더 쉽게 이용할 수 있음
- 형태 인지에 의존할 필요성을 줄이고 자동적으로 단어를 분석할 수 있도록 함
- 이해력과 속도를 강조함

중요한 시각적 요건 :
- 조절력과 양안시가 더욱 중요해짐
- 정보가 연속적으로 입력되도록 하려면 안구운동의 조절이 중요함
- 시각 인지능력의 역할이 저하됨

표 21.7 *시각효율과 관련된 문제점과 연관된 증상과 징후*

임상적 징후(읽기와 연관된)
눈을 가늘게 뜸
눈을 찌푸림
눈을 과도하게 깜박거림
눈을 문지름
한쪽 눈을 가림
고개를 기울임
책을 가까이 놓고 읽음
읽기를 회피함
증상(읽기와 연관된)
흐림
- 복시
- 눈의 불편감
- 두통
- 일반적인 피로
- 읽을 때 졸림
- 작은 단어를 빠뜨리고 단어의 순서나 글자의 순서를 바꿔서 읽음

읽던 위치를 자주 잃어버림
읽는 위치를 유지하기 위하여 손가락을 사용

시각효율 관련 문제점과 읽기 사이의 상관성을 뒷받침하는 연구

시각효율성(visual efficiency)과 독서 사이의 상관성 여부를 밝히기 위해 상당히 많은 연구가 실시되었으나 그 결과는 연구자들마다 현저하게 달랐다[23]. 어떤 연구자는 명확한 관계가 있다고 보고했으나 다른 연구자는 관계가 없다고 했으며, 반면에 또 다른 연구자들은

두 가지 어느 것도 명확하게 규명되지 않았다고 생각했다. Garzia[24]는 다음과 같이 언급했다 :

> "불행히도 이러한 혼란은 시력보다 엄밀히 말하자면 시기능이 독서를 수행하는데 아무런 역할을 하지 않거나 역할이 미미함을 의미하는 것으로 잘못 이해되어 왔다. 이는 임상실무에서 읽기능력을 배우는데 어려움을 겪는 아이들의 시기능에 대한 총체적인 무관심으로 확대되었다."

연구하는데 다소간의 어려움이 있었지만 시각능력과 읽기 능력 사이에 신뢰할 수 있는 관련성이 부각되었다[24]. Grisham과 Simsons[25,26]는 연구 논문을 순차적으로 재검토하는 광범위한 연구를 거듭한 끝에 굴절 상태와 양안시 및 독서 사이에 관계가 있다고 결론지었다. 이는 동종의 논문을 취합하여 통계학적으로 분석하는 메타분석(metaanalyze)을 통해 한층 더 지지를 받았다[23].

또한 안구운동과 독서 사이에 상관성이 있는 것으로 나타나며 독서가 곤란한 사람들에게서 독서할 때 안구운동이 특징적인 유형을 보인다. 정상인과 비교할 때 읽기 능력이 부족한 사람들은 읽고 있는 단어나 문장을 건너뛰어 주시하는 횟수나 읽었던 줄로 다시 되돌아가는 횟수가 증가한다든지, 단어를 오랫동안 주시하기 때문에 읽는 속도가 느린 것과 같은 특징을 보인다[27]. Pavlidis[28-30]의 연구에서 읽기 능력이 부족한 사람들은 안구 운동을 제어하는 능력이 양호하지 못한 것으로 나타났다. 그는 이러한 사람들에게 연속적으로 조명되는 동일한 거리에 있는 시표 사이를 빠르게 주시하도록 훽보기를 요구하였다. 읽기가 곤란한 사람은 정상 대조군에 비해 안구운동 특히 되돌아가는 안구운동이 상당히 부적절하고, 주시상태가 불안정하며 더 길게 주시하고, 반응시간이 더 길었다.

다른 시기능을 철저하게 조사하지 않았지만 그러한 기능들 또한 독서능력에 부정적인 영향을 줄 가능성이 있다. 직관적인 예를 들면, 조절 용이성부족(accommodative infacility)은 칠판이나 선생님을 바라보다가 책을 보기 위해 주시거리를 신속하게 변경시켜야 하는 것처럼 학교에서 독서와 관련된 일을 어렵게 만들 것이다[24]. 학습에 어려움을 갖는 아동의 시기능 평가는 단순히 시력이나 굴절이상뿐 아니라 읽기와 관련되는 근거리 시기능 검사를 반드시 포함해야 한다. 시각적인 징후나 증상을 발생시킬 수 있을 뿐만 아니라 독서 성취도에 영향을 줄 가능성이 있는 기능이상이 있는지 확인하기 위해 조절, 이향운동 및 안구운동의 시각적 효율을 세밀하게 조사해야 한다.

색필터/색안경과 읽기

읽기와 관련된 시각적 문제에 대해 연구하는 옵토메트리스트들은 읽기 장애를 치료하기 위해 색안경이나 색필터의 사용이 필요한지 여부에 대하여 의문을 갖는다. 독서와 관련된 문제점을 치료하기 위한 이러한 방법을 알리는 정보가 종종 대중매체를 통해 전파되기 시작했으며 또한 독서전문가(reading specialist)와 학교에서 이러한 방법을 받아들이고 있는 추세이다. 따라서 옵토메트리스트는 이러한 치료법에 대해서도 숙지하는 것이 중요하다.

Meares[31]와 이어서 Irlen[32]은 Irlen이 "암소시과민증후군(scotopic sensitive syndrome)" 또는 "얼렌증후군(Irlen syndrome)"이라 불렀던 질환에 대해 설명하였다[33]. 광원, 휘도, 파장 및 색상 대비에 대한 자각적인 어려움과 관련된 지각장애라고 하였다. 얼렌에 의하면 이러한 상태를 갖는 사람은 정상인과 다르게 인쇄된 페이지를 보기가 어렵기 때문에 독서할 때 더 많은 노력과 에너지가 필요하다. 이들이 겪는 어려움은 피로감과 불편함, 충분한 시간 동안 주의를 집중하기 어려움, 빛에 예민함, 눈이 쉽게 피로하고 초점을 맞추기가 어려움, 인쇄물이 불안정하게 보임, 단어가 종이에서 움직이거나 흐리게 보이다가 사라지는 등의 현상을 초래할 수 있다.

Irlen[33]은 독서장애와 난독증이 있는 사람의 50% 정도가 이 증후군을 가지고 있으며 위와 같은 증상들이 이러한 증후군을 가진 사람의 독서를 방해하는 핵심 요인이라고 했다. 그녀는 이 장애를 가진 사람의 90% 정도를 "얼렌 필터(Irlen filter)"라 불리는 적절한 색렌즈를 사용하여 성공적으로 치료할 수 있다고 제안하였다. 치료의 목적은 읽기와 연관된 불편함을 제거하여 읽기 능력을 향상시키는 것이다. Irlen[33]은 또한 암소시과민증후군은 표준화된 교육심리학적 평가, 시력검사와 시기능검사, 의학적 검사 또는 기타 표준화된 진단검사를 통해 확인할 수 없지만 명확하게 존재하는 실체라고 하였다.

옵토메트리스트들[34-38]은 얼렌의 이론과 방법에 대해 우려를 나타냈다. 중요한 쟁점은 얼렌이 제안한 암소시과민증후군과 관련된 증상이 조절, 양안시 및 안구운동 장애와 관련된 증상과 매우 흡사하다는 것이다. 특히, 두통, 눈의 피로, 눈을 자주 깜빡이거나 문지름, 사시, 일시적으로 흐려 보임, 가끔 두 개로 보임, 단어가 움직이는 느낌, 읽던 지점을 종종 놓침, 줄을 건너뛰어 읽음, 주의력과 집중력 저하, 읽은 줄을 무심코 다시 읽는 것과 같은 증상은 암소시과민증후군[39]과 시각능력 관련 문제점[38, 40]이 있는 경우 모두 공통적으로 나타난다. "암소시과민증후군"으로 진단되는 사람들이 사실 굴절상태나 조절, 양안시 및 안구운동에 이상이 있지만 적절하게 진단되지 못한 경우일까?

Scheiman 등[38]은 이 점을 조사한 결과 얼렌 필터(Irlen filter)를 적용하기에 적합하다고 확인된 39명 가운데 95%가 현저하고 쉽게 확인될 수 있는 시기능이상을 가지고 있었음을 발견하였다. 보다 최근에 Lopez[41]는 39명의 어린이를 대상으로 한 연구에서 보다 심한 암소시과민증후군을 가진 대상이 시기능훈련(vision therapy)을 받아야 할 대상자가 되는 뚜렷한 경향을 발견하였다. 이 점은 암소시과민증후군이 옵토메트리 검사로 확인할 수 있는 시각적 문제와 분명히 다른 존재라는 Irlen의 주장을 뒷받침한다. Irlen 증후군의 소개 책자는 Irlen 진단 검사를 하기 전에 완벽한 시기능검사를 받고 시력이나 양안시에 문제가 있다면 이를 먼저 치료할 것을 권한다. Scheiman 등의 연구[38]에서 이 점을 다루었다. 그들은 대상자 가운데 57%가 연구를 실시하는 동안 정기적으로 또는 최소한 1년에 한번 시력검사를 받았으며, 이들 가운데 90% 정도가 상당한 정도의 시기능과 관련된 문제점이 교정되지 않은 상태였다. 색렌즈의 도움을 원하는 많은 사람들은 치료가 필요한 시각능력과 관련된 문제를 갖고 있는 것처럼 보인다.

지난 10년 동안 연구자들은 독서장애의 치료법으로 색필터의 사용에 대해 연구했다. 1991년 Evans와 Drasdo[42]는 읽기 능력을 향상시키기 위한 색렌즈의 사용에 대해 이용할 수 있는 모든 연구결과를 재검토하였다. 1983년과 1991년 사이에 수행된 17개의 연구를 찾았다. 저자들은 상당수의 연구들이 대조군의 부재, 통계적 분석의 부재, 세부항목의 부재, 피검자 수의 부족 및 사례보고 등 질적으로 충분치 못하여 이러한 치료의 유효성에 대한 주장이 입증될 수도 없고 입증되지 않을 수도 없다고 결론내렸다. Manacker 등[43]이 실시한 통제된 연구에서는 적절하게 선택된 난독증 어린이 집단에서 색렌즈의 치료효과를 증명할 수 없었다. 1992년 Wilkins 등[44]은 피검자에게 처방하기 위한 색필터를 결정할 수 있도록 고안된 새로운 장비를 소개하였다. 직관적 측색계(intuitive colorimeter)라 불리는 이 장비는 넓은 색상 범위에서 색상이나 채도 또는 휘도를 개별적으로 변화시킬 수 있는 빛을 비추고 문장을 볼 수 있도록 해준다. Wilkins 등[45]은 처음으로 읽기 장애를 위한 착색 렌즈의 치료적 사용을 평가하기 위해 이중속임법(double-masked; 검자와 피검자 모두 모르게 한 상태에서 실험하는 방법)의 위약효과를 평가하였다. 55명 가운데 82%는 색 렌즈가 도움이 된다고 하였으며 10개월 후까지 그 렌즈를 계속 사용하였다. 더욱이 이 연구는 색 필터로 인한 효과가 단지 위약효과뿐이 아니라는 것을 보여주었다. 그러나 저자들은 실험 대상자에서 양안시와 조절의 문제점이 흔하게 존재하였으며 따라서 Irlen 증후군이 있는 사람들은 현저한 시각능력 관련 문제점을 먼저 치료해야 한다고 인식하였다[46].

그러므로 이 점은 읽기 장애나 이상이 있는 몇몇 피검자들을 치료할 때 색 필터의 사용이 유용할 것이라고 제안하는 증거이다. 그러나 시기능을 포괄적으로 평가한 모든 연구에서 색렌즈의 도움이 필요한 대부분의 사람들은 먼저 시각능력과 관련된 문제를 치료하는 것이 필요하다고 했다. 적절한 처치 후에도 증상이 남아 있는 사람 가운데 일부는 색 렌즈가 도움을 줄 수 있을 것이다.

연구에서 조사된 또 하나의 중요한 의문점은 왜 몇몇 사람들만 색필터를 사용하면 증상이 완화되고 읽기 능력이 향상되는가 하는 점이다. 비록 이 의문점에 대한 정확한 답을 모르지만, 원인을 알기 위해 지난 10년에 걸쳐 중요한 연구가 진행되었으며 몇 가지 이론이 제시되었다. 가장 유력한 이론은 읽기 능력이 떨어지는 사람 가운데 일부는 일시적으로 시각전달 체계에 결함이 있어서 인쇄물의 대비를 감소시킬 수 있는 투명한 오버레이나 색이 있는 오버레이를 사용하면 읽기능력이 개선될 수 있다는 것이다[47].

시각 전달경로는 순간체계(M 또는 거대세포 경로: Magnocelluar Pathway)와 지속체계(P 또는 작은세포 경로: Parvocelluar Pathway)의 두 가지 평행한 경로가 있다. 순간체계는 빠르게 작용하는 체계로 낮고 중간 대역의 공간주파수와 순간적인 변환에 민감하다. 이는 짧은 시간에 빠르게 움직이는 목표물에 반응하며 반응기와 잠복기가 짧다. 순간체계는 시각계가 입력된 정보를 느리고 세밀하게 처리하는 지속체계가 대비하도록 한다. 지속체계는 정보를 처리하는 과정이 느리고 높은 공간주파수에 가장 민감하다. 사물의 형상을 확인하고 아주 세밀하게 식별하는 것이 주된 역할이다. 지속체계는 정지된 물체에 대해서 보다 민감하며 순간체계의 신호가 나타난 후에 반응하며 독서할 때 중요하다.

독서하는 동안 시각계의 순간처리 결함이론(transient visual system-processing deficit theory)은 주시하고 있는 문장에 대한 정보를 얻기 위해 지속체계가 사용되는 반면 순간체계는 그 다음의 글을 읽기 위한 확보기를 준비하기 위해 사용된다고 하였다. 또한 순간체계는 확보기를 하는 동안 지속체계에 남아 있던 이전의 주시로 얻은 상을 지우는데 도움이 된다고 여겨진다. 이 이론은 만약 순간체계가 확보기를 정확하게 수행하지 못하거나 바로 앞서 보았던 상을 지우지 못한다면 그 결과 심각한 독서 관련 문제점이 발생할 수 있고 Meares와 Irlen[41]이 보고했던 종류의 증상을 유발시킬 수 있음을 제시한다. Williams 등[47]은 어떤 색상은 두 체계에서 정보의 흐름을 바꿀 수 있고 이는 두 경로의 활동이 다시 균형을 이루도록 만들 수 있다고 제안하였다. Solan 등[48]은 빛의 파장과 독해력 및 휘도와 독서능력 사이에 관련이 있음을 입증했다. 또한 푸른색 필터가 읽기 장애를 가진 사람의 안구운동 능력을 현저히 향상시킨다는 것을 증명하였다.

비록 순간체계와 지속체계에 대한 연구에 있어 여전히 다소간의 모순이 있기는 하지만 순간체계경로의 결함은 일부 사람들의 읽기 능력에 영향을 줄 수 있는 한 가지 요인이라는 전제를 받아들일만한 충분한 증거라고 여겨진다.

Evans 등[46]은 Irlen 증후군에 대해 무늬섬광(pattern glare)이라는 다른 기전을 제안하였다. 무늬섬광이란 문장을 포함해서 반복적으로 배열된 줄무늬를 볼 때 많은 사람들이 경험하는 증상을 말한다. Wilkins[49]는 대뇌 피질의 과도한 흥분(hyperexcitability)이 무늬섬광의 원인이라고 하였으며 특정 색도의 색필터가 이러한 대뇌 피질의 과도한 흥분을 감소시키고 이와 동반된 증상들을 완화시킬 수 있다고 하였다.

비록 많은 의문점이 남아 있기는 하지만 편안하게 독서하고 독서능력을 향상시키기 위해 색 렌즈를 사용하는 것이 어떤 사람들에게는 이로운 것으로 생각된다. 색렌즈를 사용하여 도움을 얻고자 하는 사람 가운데 아주 많은 사람은 그들의 증상을 완화시키기 위해 실제로는 적절한 옵토메트리 치료가 필요하다고 생각한다. 적절한 안경이나 시기능훈련을 받으면 독서할 때 편안해지고 주의력과 집중력 그리고 지속력이 향상된다. 그러나 안경이나 시기능훈련을 받은 후에도 색렌즈를 사용하는 것이 도움을 주는 경우가 있다. 비록 이러한 경우가 왜 발생하는지는 여전히 명확하지 않지만, 순간체계 결함이론이 관련되는 것으로 보인다. 연구자들이 이 현상에 대해서 지속적으로 연구하고 있으므로 옵토메트리스트들은 이들에게 색 렌즈를 고려하기 전에 종합적인 시기능 검사가 중요하다는 점을 주지시켜야 한다. 만약 시각적인 문제점이 발견되지 않았다면 색 렌즈의 사용을 검토해 볼 수 있다. 비록 적절한 색을 결정하기 위한 일반적으로 받아들여진 방법이 없지만 가까운 시일 내에 이러한 상황에 변화가 있으리라 기대한다.

읽기 장애의 진단에 사용되는 교육심리학적 검사

이 장의 초반에서 읽기 장애를 지능과 읽기 능력 사이의 불일치라고 정의하였다. 옵토메트리스트들은 읽기와 관련될지도 모르는 시각적 효율을 치료하기 위해 결정을 내려야 하기 때문에 교육자나 심리학자가 아이의 발달 가능성이나 수행능력의 수준을 어떻게 결정하는지를 파악하는 것이 중요하다. 교육심리학적 평가는 일반적으로 학업과 관련된 문제를 전문적으로 다루는 공인된 교육심리학자에 의해 실시된다.

교육심리학적 검사의 기본 요소

일반적인 교육심리학적 평가는 4가지로 구성되며[50], 표 21.8은 각 범주마다 평가해야 할 여러 가지 영역을 나열해 놓은 것이다. 각 영역은 아이가 지닌 종합적 능력과 관계된 것이다. 대부분의 상태는 특수교육을 받아야 하는 학습장애나 독서장애로 분류되며, 아이의 능력(또는 지적 수준)과 실제 학업성취도가 일치하지 않는다[51]. 그러므로 결정을 내리기 위해서는 지능수준과 학업성취도를 모두 철저하게 평가해야 한다. 더욱이 독서장애로 생각되는 독서 관련 문제점이 있는 경우 학습장애는 일차적으로 정서불안, 시기능, 청각장애 또는 환경적인 결핍이 주된 원인이 아니다. 그러나 이러한 장애는 독서장애와 함께 존재할지도 모른다. 결과적으로 치료가 가능한 여건인지 판단하기 위해서 이러한 영역을 분명하게 이해해야 한다.

인지기능, 학업성취도 및 정서기능을 평가하기 위한 또 다른 중요한 이유는 적절한 치료방법을 개발하는 것과 관련이 있기 때문이다. 앞에서 언급한 바와 같이 치료방법이 효과를 얻으려면 서로 밀접한 관련이 있는 기능들을 반드시 고려해야 한다.

위에 설명한 4가지 영역을 포함하는 종합적인 교육심리학적 평가는 5~8시간 정도에 걸쳐 실시된다. 검사는 대부분 2~3회 정도 나누어서 마치게 되며 아동의 나이와 주의를 집중하는 시간에 따라 다를 수 있다.

과거력

과거력을 포괄적으로 수집하는 과정은 아동의 문제점을 이해하고 정확하게 진단하며 치료방법을 개발하기 위해 아주 중요하다. 또한 원인을 찾아내고 검사과정에서 어떤 검사를

표 21.8 *심리학적 평가의 구성요소*

1. 과거력
2. 인지 기능
    - 지능지수
    - 언어 능력
    - 주의력과 집중력
    - 기억력
    - 시각적 인지능력
    - 청각적 인지능력
    - 인지방법
    - 수행속도
3. 학업성취도
    - 읽기 - 해석과 포괄적인 이해
    - 수학
    - 철자법
    - 쓰기 - 손으로 쓰기, 단락 작문, 주제의 완성도, 문법, 구두법
4. 감성기능
    - 자기 통찰력
    - 좌절 극복능력과 극복 메커니즘
    - 중요한 다른 사항과의 관계
    - 본성검사
    - 감성장애의 진단적 분류

실시해야 할지 결정할 수 있는 좋은 기회이다. 3가지 영역에 대해서 정보를 수집해야 한다. 이러한 정보는 아이, 학교생활기록 및 가족력을 포함한다. 심리학자가 수집한 과거력은 일반적으로 보고서의 "배경정보"란에 요약된다. 옵토메트리스트는 이 정보를 활용하여 아이의 과거력을 검토하고 검사가 의뢰된 문제점을 면밀하게 조사할 수 있다. 이는 특히 옵토메트리스트가 학업에 문제가 발생한 연령을 파악하기 위해 시각과 독서 사이의 연관성을 찾고 문제점이 어떻게 나타나는지 확인하는데 특히 중요하다.

인지검사

인지검사(cognitive testing)는 언어, 기억, 청각 그리고 시각적 지각기능, 시각-안구운동 연계능력, 주의력과 집중력 및 인지방법 등을 포함하는 여러 가지 능력을 평가한다. 이 정보는 지능검사와 추가검사를 실시하여 수집한다. 지능검사는 위에 언급한 인지 기능의 다양한 측면에 대한 정보뿐 아니라 지능 지수(IQ)를 제공한다.

일반적으로 지적 기능은 다음과 같은 방법으로 분류하는데 IQ 점수는 평균이 100이며 표준 편차는 15이다. 따라서 모든 사람의 2/3는 IQ가 85~115(평균의 표준편차 1배 이내) 범위이며, 95%는 70~130(표준 편차 2배 범위) 범위이다[52].

IQ 검사에 가장 흔히 사용되는 것은 웩슬러 지능검사(Wechsler Scales)[52]이며, 아동용(WISC-III; Wechsler Intelligence Scale for Children)과 소아 및 초등학생용(WPPSI-R; Wechsler Preschool and Primary Scale of Intelligence) 그리고 성인용(WAIS-R; Wechsler Adult Scale of Intelligence)으로 구성되어 있다.

6세에서 16세 사이의 대상에게 실시하는 WISC-III는 옵토메트리스트들이 보고서에서 가장 흔히 접하는 검사이며 언어성 검사와 수행성 검사 두 가지로 나뉜다. 이 검사를 통해 언어성 IQ, 수행성 IQ 및 이 둘을 합산한 전체 IQ의 3가지 IQ 점수를 얻는다. 언어성 IQ와 수행성 IQ를 비교하여 언어능력과 관련된 대상의 기능을 비언어적 또는 시각-공간적 기능과 비교할 수 있다. 옵토메트리스트는 언어성 능력과 비언어성 능력이 아주 일관성을 갖는지 아니면 한 영역이 다른 영역보다 약한지의 여부를 결정할 수 있다. 이것은 시각처리 능력을 위해 시기능훈련이 필요한지 여부를 결정할 때 중요하게 고려해야 할 사항이다. 시각처리 능력이 언어능력보다 현저하게 약할 때 시기능훈련이 실시된다. 이에 대한 예는 언어성 IQ가 110이고 수행성 IQ가 90인 경우이다.

성취도 검사

교육학적 검사는 완벽한 교육심리학적 평가에서 중요한 위치를 차지하고 있으며 이런 검사는 모든 학업 영역의 성취도를 결정하기 위해 고안되었다. 독서능력에 관해서 평가의 첫 단계는 어린이가 단어를 인지하고 단어를 분석하는데 적용하는 능력을 평가하는 것이다. 만약 아이가 이들 영역에 모두 심각한 어려움을 갖고 있다면 이것이 전체 기능에 어떻게 영향을 미칠 수 있는지에 대해 많은 것을 내포하고 있다. 독립된 단어와 아무런 의미가 없는 단어를 사용하여 단어를 인지하고 해독하는 방법을 분석한 후, 어린이가 문맥을 읽는 동안 단어와 독서에 요구되는 것을 어떻게 처리하는지 평가하는데 도움이 된다. 마지막으로 독해능력을 평가한다.

앞에서 독서 관련 문제점의 특성을 이해하는 것의 중요한 점에 대하여 언급하였다. 독서능력의 평가는 만약 시각능력의 문제점이 독서장애와 관련이 있는지 여부를 결정하는데 필요한 정보를 제공해준다.

정서/성격 검사

정서적인 문제가 읽기에 영향을 미치고 이를 더욱 악화시킬 수 있다. 이를테면 읽기는 아동이 일정 시기가 될 때까지는 획득할 수 없는 성장과 연관된 업무이다. 이는 독서할 때 필요한 복잡한 것들을 처리하기에 충분할 만큼 중추신경계가 발육해야 한다는 가정을 포함한다. 일부 젊은이에서 사춘기가 두려움과 걱정거리로 느껴진다면 정서적인 문제가 나타난다. 독서는 단지 "어른들만이 할 수 있는 전유물"이라고 인식할지도 모르며 아이들은 이러한 어른스러운 능력을 길러야 할 필요가 있다고 느끼지 않을지도 모른다.

전형적인 교육심리학적 평가는 대상자에게 특정 사항에 대하여 훨씬 더 간접적이고 투시적으로(사람의 마음속에 내재되어 있는 욕구나 감정 또는 가치관 등을 외적으로 표현하도록 하는) 정보를 수집하는 방법을 어떻게 생각하는지 직접 물어보는 객관적인 측정으로부터 연속적으로 평가한다. 보다 직접적인 방법은 피검자에게 "임상면접"이라고 하는 일련의 질문에 응답하도록 하는 것이다. 이 면접을 통해 자신, 자신의 삶에서 중요한 인물, 학교생활 등에 대해 어떻게 느끼고 있는지에 대한 정보를 얻을 수 있다.

개인의 정서적인 삶을 간파하는 다른 방법은 보다 투시적인 방법을 포함한다. 이러한 것으로 문장 완성 검사가 있는데 예를 들면 "내 삶의 전부는 ....다."와 같은 문장을 마음속에서 가장 먼저 떠오르는 말을 넣어 완성하게 하는 방법이다. 또 다른 방법은 그림으로 표현하도록 하는 것이며, 그림을 이용하여 개인과 관련된 가장 중요한 주제나 문제를 해석하도록 하는 것이다.

옵토메트리스트가 상담 보고서의 정서나 성격에 관한 항목을 고려할 때 성취도 부분에서 논의했던 것과 동일한 기본 개념을 적용한다. 정서적인 문제가 얼마나 심각한가? 아이에게서 무엇을 기대할 수 있는가? 시기능훈련으로 치료하는 것이 아주 어려울 것인가? 아이가 지나치게 위축되었는가? 가정생활에서 지속적인 추적관찰이 필요할 정도로 과도한 흥분이나 긴장상태가 발생하는가?

진단검사/사례

읽기와 관련된 시각적 장애를 진단하기 위한 검사는 두 가지 중요한 점을 제외하고 1장에서 소개한 것과 같다. 첫째, 아이가 독서 관련 문제점을 보인다면 아이가 독서하는 동안 적외선 눈 추적검사를 시행하는 것이 아주 유용하다. 근래에 사용가능한 임상 기기는 비사그래프 II(Visagraph II)이다. 객관적으로 안구운동을 기록하는 것은 직접적으로 관찰하는 방법이나 시간이 제한된 표준 검사법보다 몇 가지 장점이 있다. 비사그래프 II는 평가결과를 영구적으로 기록할 수 있는 객관적인 방법으로 검사자의 숙련도에 좌우되지 않으며 또한 객관적인 기록으로부터 얻은 정보는 보다 정교하다. 이는 주시 횟수, 읽었던 부분을 되돌아가서 다시 읽은 횟수, 주시 지속시간, 독서속도, 상대적인 능력 및 읽기 능력의 비슷한 등급 등에 관한 정보를 제공한다. 이러한 모든 정보는 초등학교 때부터 어른으로 성장할 때까지 정상값과 비교할 수 있다. 독서할 때 안구운동의 패턴이 변했는지 입증하기 위해서는 치료를 실시한 후 이러한 검사를 반복하는 것이 크게 도움을 준다.

일상적인 진단과정에서 또 다른 중요한 수정사항은 시각장애가 독서 수행을 방해하는지 여부가 관심사일 때 어린이의 시각적 과거력에 대한 것이다. 과거력에 대해 Cotter[53]는 "진단적인 방법으로써 과거력의 중요성이 과소평가될 수 없다. 평가의 필수적인 부분이 되는 과거력은 다른 유형의 평가로부터 이용할 수 없는 사례를 명확하게 설명하는데 아주 다양한 정보를 제공한다."라고 주장했다.

과거력의 정보는 검사전략, 관리계획의 개발 및 예후의 명확한 설명을 구체화하는데 아주 유용하게 사용될 수 있다.

읽기/학습 장애의 본질의 정의

만약 주된 불편함이 읽기와 관련되어 있다면 옵토메트리스트는 독서 관련 문제점의 특성과 연관된 가능한 많은 정보를 확보하는 것이 중요하다. 이러한 정보들은 독서 관련 문제점이 시각효율, 시각 정보처리 또는 비시각적인(언어적인) 문제와 관련이 있는지 결정하는데 유용하게 사용될 수 있다. 이러한 결정은 평가를 하는데 중요한 부분이며 필요한 처치를 결정하는데 지침이 된다. 예를 들어 내력으로부터 언어적인 문제점이 있다고 판단되면, 치료계획의 일부분으로 심리학자, 교육자 또는 언어 병리학자에게 의뢰할 수 있다. 내력으로부터 시각 정보처리 관련 문제점과 학습장애가 연관될 수 있다고 판단되면 이에 대한 가능성을 평가하기 위해 더 많은 검사가 필요할 것이다.

표 21.9 *독서/학습 관련 문제점의 특징을 결정하기 위한 교육 관련 과거력*

질문사항	반응	추정되는 문제점
언제부터 문제점이 시작되었는가?	1학년부터 발생 됨 4학년 이후	시각처리 과정이나 언어 시각적 효율성
아이에게 글을 읽어주면 좋아하는가?	그렇다 아니다	시각적 효율성 언어
아이가 구두로 읽은 내용에 대해서 토론할 수 있고 재치있는 질문을 하는가?	그렇다 아니다	시각적 효율성 언어
단어를 소리내어 읽는데 문제가 있는가?	그렇다	언어
본 내용을 말로 표현하는데 문제가 있는가?	그렇다	시각 정보처리 또는 언어
긴 문장을 이해하는데 문제가 있는가?	그렇다	시각적 효율
독서속도에 문제가 있는가?	그렇다	시각적 효율
빈번히 읽는 위치를 잃어버리고 단어나 줄을 건너뛰는가?	그렇다	시각적 효율
큰 글자는 더 잘 읽는가?	그렇다	시각적 효율
시간이 지날수록 독서능력이 더 나빠지는가?	그렇다	시각적 효율
독서 수준은?	2학년 이상 뒤쳐짐 2학년 미만 뒤쳐짐	언어 시각적 효율
독서를 회피하는 경향이 있는가?	그렇다	시각적 효율
칠판내용을 베껴 쓰는데 어려움이 있는가?	그렇다	시각정보처리
글쓰기에 어려움이 있는가?	그렇다	시각정보처리
연령에 비해 예상되는 것보다 더 많이 글자나 숫자, 단어를 거꾸로 하거나 순서를 바꾸어 쓰는가?	그렇다	시각정보처리
숫자나 글자를 인식하기가 어려운가?	그렇다	시각정보처리

표 21.9는 독서 관련 문제점이 시각효율, 시각 정보처리 또는 언어 장애와 관계가 있는지 판단하는데 도움이 되는 질문을 나열한 것이다. 가장 기본적인 질문은 1~3학년 사이에 문제가 시작되었는지 아니면 4학년 이상일 때 시작되었는지 여부이다. 양안시, 조절 및 안구운동 관련 문제점은 아이가 배우기 위한 독서가 필요한 수준에 도달했을 때, 읽기 속도가 중요할 때, 긴 문장을 읽을 때 그리고 작은 글자를 읽을 때 독서하는 과정을 방해하는 경향이 있다. 앞에서 말한 바와 같이 이것은 4학년 이상일 때 발생하는 경향이 있다.

독서 관련 문제점이 언어에 기반을 두는지 아니면 시각에 기반을 두는지 판단할 때 표 21.9에 제시된 일련의 질문이 중요하다. 예를 들어 발성과 단어를 소리내어 읽는데 문제가 있는 아이들은 청각-언어 관련 문제를 갖는 경향이 있다. 이해, 속도, 긴 문장을 읽는데 피로, 읽던 곳을 잃어버림 그리고 작은 글자에 대해서는 능력이 더 저하되는 것을 포함하는 독서 관련 문제점이 있으면 시각효율 장애와 연관될 확률이 높다.

마지막으로 검사자는 학습과 관련된 추가적인 사항(받아쓰기, 칠판을 보고 필기하기, 글자와 숫자를 인지하기 어렵고 순서가 바뀌는 것과 같은)에 관해 질문해야 한다. 이러한 일련의 질문에 양성적인 반응을 보이면 시각 정보처리와 관련하여 문제가 있는 경향이다.

이전의 검사

독서 관련 문제점의 과거력을 갖는 아이들은 흔히 이전에 심리치료사, 특수교육학자, 언어 치료사, 직업치료사, 신경과의사, 육아 발달 전문 소아과의사 또는 다른 의사로부터 검사를 받았을 수 있다. 표 21.10은 이전에 이루어진 검사에 관한 정보를 알아낼 수 있는 질문사항을 나열하였다.

목적은 독서장애나 학습장애의 심한 정도와 특징을 판단하기 위한 것이다. 옵토메트리 처치는 과거력으로부터 경증에서 중등도의 격리된 독서 관련 문제점이 독서할 때의 속도, 이해력, 피로감 및 읽던 곳을 잃어버리는 것과 관련되는 것으로 나타날 때 가장 큰 효과를 갖는 경향이 있다. 그러한 경우 시각효율 관련 문제점이 성공적으로 치료되면 독서할 때 더 편안하고 피로를 줄이며 읽는 곳을 잃어버리는 점이 개선될 수 있다. 이렇게 독서장애가 적절히 치료되고 독서할 때 편안함과 시각효율성이 개선되면 전반적인 독서능력에 긍정적인 영향을 줄 수 있다. 또 다른 긍정적인 표시는 정상 IQ, 언어 IQ와 수행 IQ 사이의 차이가 최소, 경증에서 중등도의 독서능력 지체(2학년 미만의) 및 표 21.10에 나열된 어떤 다른 영역에서도 심각한 문제가 없을 때이다.

표 21.10 *과거력 - 이전 검사결과*

이전 시력관리
  조절, 양안시, 안구운동 관련 문제점에 관한 과거력
  시각정보처리에 관한 과거력
신경학적
  신경학적 문제점의 증거
  주의력에 대한 문제
심리교육학적
  전체 아이큐(IQ)
  언어 아이큐
  수행 아이큐
  읽기, 수학, 철자법에 대한 수준
  주의력과 집중력에 대한 문제점
  정서적, 행동적 문제점
  진단
  추천사항
청각, 말하기 및 언어능력
  언어 또는 말하기 관련 문제점
  이전의 말하기 또는 청각 치료 유무
작업치료
  정밀한 운동 관련 문제점
  자세
  근육 긴장
  감각 통합 관련 장애
  작업치료 관련 과거력
다른 처치사항

의학적/발달 관련 문제점과 가족력

과거력에서 기술되어야 할 마지막 영역은 첫째, 처치의 예후에 영향을 줄 수 있는 의학적이나 발육상의 문제 또는 가족력을 갖고 있는가? 둘째, 독서/학습 관련 문제점을 가질 "위험요소"가 있는가? 여부를 결정하는 것이다. Cotter[53]는 "위험 요인"이 있는 아이를 발달과정에서 감각-운동능력 손실의 발생확률이 평균보다 높은 아이 또는 어린 시절 정신적인 장애가 있는 아이로 구분했다. "위험요소"는 본질적인 상태가 아니라 어떤 장애가 나타날 가능성이 증가된 특정한 상황이다. 이러한 요인들은 표 21.11과 표 21.12에 열거하였다.

의학적 과거력은 특정 상황 즉 아이의 학습장애에 원인이 되었거나 또는 현재 아이가 미래에 학습 관련 문제점이 발생할 수 있는 위험 요인에 노출되어 있는지 규명하는데 도움을 줄 수 있다[53]. 옵토메트리스트는 이러한 정보를 이용하여 치료와 예후를 결정할 수 있다.

시각효율성에 대한 문제는 대부분 렌즈, 프리즘 및 시기능훈련으로 손쉽게 치료될 수 있다는 점을 이해하는 것이 중요하다. 시각효율 문제를 성공적으로 치료할 수 있는 예후는 대부분의 사례에서 양호한 편이지만, 이의 결과가 학교 또는 독서 수행능력에 미치는 최종적인 결과는 다른 요인(예를 들어 의학적 또는 발달상의 문제점과 가족력)의 영향을 받을 수도 있다. 적절한 처치로 인해 독서 능력이 향상될 수 있는 예후는 의학적 과거력, 발달력, 가족력이 정상이며, 정상 IQ 및 단지 경증에서 중등도의 독서 관련 문제점이 있는 어린이에 대해서는 아주 우수할 것이다. 반면에 이러한 영역에서 부정적인 요인을 갖고 있는 어린이는 아마도 적절한 처치에도 불구하고 그리 많은 효과를 얻지 못할 것이다.

학부모용 설문지(그림 21.1)를 사용하면 이런 정보를 효과적으로 얻을 수 있다. 이 설문지는 검사 전에 작성되기 때문에 옵토메트리스트가 치료전략을 마련할 때 고려해야 할 어린이의 성장이나 의학적으로 관련된 문제점들을 찾고자 할 때 유용하게 사용될 수 있다.

또한 Borsting과 Rouse[22]가 제안한 과거력에 관하여 보충할 사항을 포함시켰다(그림 21.2). 이 설문지는 25개의 문항들을 포함하고 "예"나 "아니오"로 답하게 되어 있으며 다음

표 21.11 *어린이가 독서 관련 문제의 발생가능성을 갖고 있는가?*

- 의학적 과거력
  - 출산 전후 건강상태
    - 임신 중 문제점
    - 출산 시 문제점
    - 환경적 요인
      - 어머니의 연령
      - 사회적, 경제적 가정수준
      - 임신 중 약물복용 또는 흡연
- 유아기 의학적 과거력
  - 감염
    - 뇌막염
    - 중이염
  - 대사 장애
  - 환경물질 오염
    - 납
    - 이산화탄소 중독
  - 위험한 의학적 사고
    - 머리 부상
    - 간질
    - 아동학대, 방치
  - 성장 과정
    - 표 21.12 참조
  - 가족력
    - 학습/독서 관련 문제점

과 같이 3가지 영역으로 구성되어 있다: 학교생활(1번과 2번 문항), 시각효율 장애와 관련된 증상과 징후(3번에서 19번 문항) 그리고 시각 정보처리 장애와 관련된 증상과 징후(20에서 25번 문항)이다. 이러한 설문지를 사용하면 옵토메트리스트가 어린이의 반응을 신속하게 살펴보고 시각효율 관련 문제가 있는지 판단하는데 도움을 준다.

치료

옵토메트리 처치의 목적

만일 평가 결과 독서와 연관된 시각효율 관련 문제점이 있는 것으로 밝혀지면 옵토메트리스트의 역할은 이에 영향을 주는 시각적 문제점을 우선적으로 치료하는 것이다. 처치에 대한 기대는 특정 시각 결손과 연관된 증상과 징후가 감소되거나 제거되는 것이다[4]. 옵토메트리스트가 독서장애나 학습장애를 직접적으로 처치하는 것이 아니라는 점을 이해하는 것이 중요하다[5]. 이러한 시각적 문제점을 치료하는 것은 어린이와 성인이 교육학적 치료를 통해 충분히 이익을 얻도록 하는 것이다[5]. 안정피로와 다른 증상들을 감소시키므로 아이가 독서할 때 좀 더 편안하고 빠르며 이해를 잘할 수 있다고 기대할 수 있다. 그러나 독서 수준과 수행능력에 대한 실제적인 효과는 앞에서 이미 언급한 여러 가지 관련된 요인과 독서 장애의 특성에 따라 다르다.

치료적인 관점에서 효과적인 상황은 독서 장애가 경증에서 중등도이고, 문자 해독능력에 문제가 없으며, IQ가 정상이고, 집중력이 좋으며, 다른 정서적인 문제가 없는 경우이다. 이러한 상황에서 시기능훈련 이후에 독서능력이 개선될 예후는 좋은 편이다. 하지만 실제적으로 이상적인 경우는 극히 드문 편이다. 대부분의 아이들은 읽기 장애에 대한 하나 이상의 복잡한 요인들을 가지고 있어서 시각효율 장애의 치료효과를 기대하기가 매우 어렵다. 따라서 치료를 실시할 때에는 일반적으로 피검자에게 치료의 목적을 분명히 주지시키는 것이 중요하다. 치료의 목적은 시각효율 장애의 근본적인 원인을 제거하는 것이다. 치료의 나머지 부분은 아이를 관리하고 교육적 지도를 수행할 수 있는 다른 전문가들에 의해 실시된다. 여기에는 읽기 지도, 심리적 상담, 언어 치료, 작업 치료, 시각 정보처리 장애에 대한 추가적인 옵토메트리 치료, 주의력 결핍으로 인한 과잉행동의 치료 또는 이러한 여러 가지 치료법의 병행 등이 포함된다.

표 21.12 *발달지표의 예*

수행능력	대략적인 해당 연령
몸 뒤집기	5~6개월
혼자서 앉기	6개월
기어 다니기	9~13개월
혼자 걷기	12~14개월
세발 자전거 패달을 밟기	3살
계단 오르내리기(발을 교대로)	4살
두발 자전거 타기	7살
미세한 운동의 발달지표	
수행능력	**대략적 연령**
물체를 한 손에서 다른 손으로 옮기기	3~5개월
병을 움켜잡기	6개월
집게 잡기	10개월
물건을 바닥에 던지기	12~15개월
동그라미를 베껴 그리기	3살
옷의 단추를 채우기	3.5살
던진 공을 잡기	4~5살
신발 끈을 매기	5~6살
언어능력 : 표현과 청취	
수행능력	**대략적 연령**
불편함, 통증, 배고픔에 따른 개별적인 울음	1개월
관심있는 소리로 고개를 돌리기	3~6개월
친숙한 소리에 집중하기	3~4개월
더듬거리며 말하기	5~6개월
"엄마"와 "아빠"의 유아단어를 적절하게 구분하여 사용	12개월
간단한 지시사항을 따르기	18개월
흔한 물건들의 이름을 구별하기	13~15개월
두 단어로 구성된 문장을 구성하기	2살
주어, 동사, 목적어를 사용한 간단한 문장 구성	3살
기본적인 색의 이름을 전부 알기	4살
2000에서 2500 어휘능력, "왜"라고 질문하기, 단어의 정의, 10까지 세기	5살

읽기와 관련된 시각효율 장애의 순차적 치료법

적용되는 순차적 치료법은 특정 진단에 따라 다를 것이다. 다양한 양안시, 조절력 및 안구 운동 관련 장애에 때해 이 책의 초반부에 기술되었던 특정한 순서를 따르도록 추천한다. 읽기와 관련된 시각 효율 장애를 다룰 때 한 가지 더 주의해야 할 것은 다른 전문가들과 협동으로 관리하는 것이다.

그림 21.1 설문지

이름 : ______________________ 생년월일 : ______________________
학교 : ______________________ 학년 : ______________________
교사 : ______________________
학부모 : ______________________
직업 : 모 : ______________________ 부 : ______________________
의료보험 : ______________________

A. 방문시 불편 사항/주된 관심사항

1) 당신의 주된 관심사항과 아이가 가지고 있는 주된 문제점을 간략하게 기술하시오.

____
____
____

2) 누가 제일 처음으로 시각장애가 있을 것이라고 말했는가?______________________

3) 누가 우리 클리닉을 추천했는가?______________________

B. 시각 관련 과거력

1) 이번이 어린이가 처음 시기능 검사를 받는 것인가?______________________

2) 아니면 마지막으로 검사를 받은 때가 언제인가?______________________

당신의 어린이가 시기능과 관련하여 처치(안경, 시기능훈련, 가림법, 수술 또는 약물치료)를 받은 적이 있으면 그 내용을 기술하시오,

____
____
____

3) 다음의 항목 가운데 당신이나 교사가 주목하였거나 자녀가 불편을 호소했던 사항을 체크하시오.

__ 먼 거리가 흐려 보임	__ 읽는 동안 시야가 흐려짐	__ 글자와 숫자가 반대로 보임
__ 사물이 두 개로 보임	__ 단어가 움직이거나 섞여 보임	__ 비슷하게 시작하는 단어에 실수함
__ 독서할 때 한쪽 눈을 감음	__ 고개를 기울임	__ 기본적 수학적 개념을 배우는데 어려움
__ 눈을 상하 좌우로 돌림	__ 자주 두통이 발생	__ 읽은 내용을 이해하기 어려움
__ 근거리 시각업무 중 눈이 피로함	__ 눈의 긴장	__ 보여진 사물을 회상하기 어려움
__ 눈을 찌푸리거나 과도하게 깜빡임	__ 눈이 빨갛거나 눈물을 흘림	__ 스펠링과 본 것의 어휘력에 문제
__ 책이나 종이를 너무 가까이에서 봄	__ 가까이서 보는걸 싫어함	__ 글쓰기가 조잡함
__ 읽던 곳을 잃어버림	__ 줄을 건너뛰거나 반복해서 읽음	__ 판서가 어려움
__ 읽을 때 손가락을 사용하거나 밑줄을 그음	__ 자주 반대로 봄	__ 쓴 내용을 과도하게 지움
__ 눈과 손의 협력이 어려움	__ 오른쪽에서 왼쪽으로 보는 것을 배우기가 어려움	__ 쓰기보다 말하기 반응이 좋음

C. 교육적 과거력

1) 당신의 자녀는 유급 당한 적이 있는가?________________________
만약 그렇다면, 몇 학년에서?________________________

2) 학교나 다른 특별한 수업에서 당신의 자녀는 다른 도움을 필요로 하는가? 기술하시오.

____

____

3) 학교 내에서나 학교의 추천에 의해서 심리, 교육, 언어, 작업치료, 신경학적 또는 의학적 검사를 받은 적이 있는가?

____

____

만약 받은 적이 있다면 언제 그리고 결과에 대해 쓰시오.

____

____

4) 당신 자녀가 다음의 영역에서 문제를 갖는다면 체크하시오.

__ 읽기 __ 쓰기 __ 수학
__ 철자 __ 칠판보고 필기하기 __ 집중력
__ 행동이나 열의

5) 읽기 중 다음 사항이 어렵거나 읽는 동안 다음과 같은 행동을 발견한 적이 있는지 체크하시오

__ 이해 __ 단어 인지 __ 소리
__ 느리게 읽음 __ 위치를 잃어버림 __ 피로
__ 손가락을 사용 __ 독서를 회피 __ 오래 읽을수록 이해력이 떨어짐
__ 부모가 읽어주면 이해를 잘하지만 아이 스스로 읽을 때에는 이해하지 못함

6) 학교에서 당신의 자녀가 잠재능력을 충분히 발휘한다고 생각하는가?

____

____

7) 당신 자녀가 독서를 좋아하는가?

____

D. 발육적 과거력

1) 임신이나 출산 중에 합병증은 없었는가?________________________
2) 자녀가 미숙아로 태어났는가?__________ 그렇다면 얼마나 빨리?__________
3) 출생 시 몸무게________________________
4) 몇 살 때부터 혼자 걸었는가?________________________
5) 자녀가 언제부터 2~3 단어를 말하기 시작하였는가?________________________
6) 현재나 과거에 말하는데 장애가는 없었는가?________________________
7) 미세한 협응성 운동에 장애가 없었는가?________________________
8) 균형을 잡아야 하는 일에 서투른가?________________________
9) 자녀가 그리기, 색깔 맞추기, 퍼즐, 블록 쌓기 등에 흥미를 가지고 참여하는가?__________

E. 의학적 과거력

1) 어린 시절 심하게 아팠거나 다친 적이 있는가?________________________
그렇다면 기술하시오________________________
2) 귀에 감염성 질환이 자주 생겼는가?__________ 그렇다면 어떤 치료를 받았는가?__________

3) 현재 건강상 이상은 없는가?________________
4) 먹고 있는 약은 없는가?____________ 있다면, 처방한 의사와 약에 대해 쓰시오
____
5) 심각한 알레르기는 없는가?__________ 기술하시오____________

F. 가족력
1) 가족 중에 아래와 같은 문제점을 가진 사람이 있는가?
__ 사시 __ 약시
__ 고도 근시, 원시, 난시
__ 학습장애나 독서장애
__ 눈의 질환(항목을 열거하시오)

보고서를 원하십니까?

검사보고서를 원하시면 이 보고서를 받아야 할 사람의 이름과 주소를 기입하시오.

교육자의 역할

Hoffman[5]은 교육자와 함께 옵토메트리스트의 두 가지 중요한 책임을 제시했다. 첫 번째는 학습할 때 시각적 장애의 영향과 연관된 일반적인 정보를 제공하는 것이다. 두 번째는 교육자가 자신의 학생이 갖고 있는 시각적 장애에 관한 특별한 정보를 제공하는 것이다. 여기에는 아이의 증상 및 징후와 관계가 있다고 의심되는 상태, 추천된 치료 및 추정되는 치료기간 등이 포함될 것이다. 옵토메트리스트는 시각적인 문제가 해결될 때까지 교육자에게 교실에서 단기간에 빠르게 적응할 수 있는 방안을 실시하도록 권고해야 한다. 교실에서 실시할 수 있는 전형적인 처치방법은 큰 글자의 사용, 줄을 가리키는데 사용할 수 있는 자, 수업시간의 단축 및 필기시험을 치를 때 시간을 연장하는 것 등을 포함한다.

다른 전문가의 역할

다른 치료전문가가 옵토메트리스트에게 학습장애를 방해하는 시각적 문제점이 있는지 확인하기 위해 검사를 의뢰하는 경우가 많다. 그러한 경우 교실에서 학습활동을 관리하기 위해 제안된 내용과 평가 결과 및 추천내용 등을 요약한 보고서를 옵토메트리스트에게 제공하는 것이 중요하다. 또한 시기능훈련이 추천된다면 옵토메트리스트는 피검자를 소개한 다른 치료전문가가 치료하는 내용을 참고하여 협력치료를 하는 것이 매우 중요하다.

몇몇 사례에서 보듯이 다른 치료 전문가와 상담하기 전에 읽기장애를 극복하려고 노력하

그림 21.2 사례의 과거력에 관한 보충 질문서

피검자 이름________________________________

	예	아니오	
1	___	___	학교 활동이 기대치에 미치지 못한다.
2	___	___	연령에 맞는 수준의 학년을 다니고 있다.
3	___	___	단어나 글자를 건너뛰거나 다시 읽는다.
4	___	___	읽고 쓰는 동안 흐려 보인다고 한다.
5	___	___	시각적인 일과 연관되어 머리가 아프다고 불평한다.
6	___	___	글자가 움직이거나 갑자기 뛰어오른다고 불평한다.
7	___	___	양안이 함께 작용하지 않는 것 같다.
8	___	___	한 쪽 눈이 아무 때나 상하좌우로 움직인다.
9	___	___	시각적으로 집중한 후 이상하게 피로를 경험한다.
10	___	___	아무 때나 눈 주위나 눈 속이 아프다.
11	___	___	눈이나 눈꺼풀이 빨게 진다.
12	___	___	눈물이 과도하게 나거나 눈을 자주 문지른다.
13	___	___	과도하게 눈을 깜박거린다.
14	___	___	찡그리거나 눈을 가늘게 뜬다.
15	___	___	과도하게 고개를 돌리거나 기울인다.
16	___	___	시각적 업무를 할 때나 밝은 불빛에서 한쪽 눈을 감거나 가린다.
17	___	___	읽을 때 손가락을 사용한다.
18	___	___	가까이 보면서 작업하는 것을 되도록 피한다.
19	___	___	책을 너무 가까이 놓고 읽는다.
20	___	___	글자를 거꾸로 읽거나(on을 no) 거꾸로 쓴다(b를 d로, p를 q).
21	___	___	시각적으로 보여진 사물의 거억력이 떨어진다.
22	___	___	글자나 숫자의 위치를 바꾼다(21을 12로).
23	___	___	잘 쓰지 못한다.
24	___	___	뭔가 어색하다.
25	___	___	칠판의 내용을 필기할 때 실수가 많다.

는 아이들이 옵토메트리스트를 방문하는 경우도 있다. 이런 경우는 우선적으로 읽기 장애의 특징을 판정하는 것이 매우 중요하다. 만약 읽기 장애가 중등도에서 중증에 이르거나 언어 능력과 관련이 있거나 또는 주의력과 집중력에 문제가 있어 어린이를 제대로 검사할 수 없는 상황이라면 심리교육학적 검사를 받도록 전문가에게 소개하여야 한다. 옵토메트리스트는 그러한 검사의 목적과 중요성에 대해 보호자와 피검자에게 설명하고 가족에게 학교나 사설 심리치료사에게 검사를 받도록 권해야 할 것이다.

사례 연구

사례 21.1

과거력

9세의 초등학교 5학년인 Paul은 학교생활 중 학업수준과 학교생활이 정상보다 현저하게 떨어지기 때문에 검사를 받으러 왔다. 얼마 전까지도 그는 모든 과목에서 평균 점수를 받는 보통 학생이었다. 점차 읽은 것을 이해하기 어려워하고 불편함을 느끼는 문제가 생기기 시작하였다. 읽기를 시작한지 10분에서 15분만 지나면 눈이 금새 피로해지고 통증을 느끼며 눈이 타들어 가는듯한 느낌을 받았다. 그럼에도 불구하고 계속 읽으려고 하면 결국 두통이 수반되었고 상이 흐려지며 글자가 움직이는 상황을 경험했다. 편안하게 책을 읽을 수가 없기 때문에 과제물을 제 때에 제출하지 못하고 읽은 내용을 이해하려면 여러 번 반복해서 읽어야 했다. 올해에 요구되는 독서량이 엄청나게 늘었다고 느꼈다.

폴은 작년까지도 학업이나 독서능력이 정상적이었기 때문에 최근에 독서능력에 대한 평가를 받아본 적이 없었다.

의학적으로 특이한 과거력이 없었고 약물을 복용한 적도 없었다. 학기가 시작되고 초반에 학교와 소아과에서 실시한 시각선별검사를 통과했었다. 하지만 전반적인 시력검사를 받은 적이 없었다.

학습 장애와 관련된 특이한 가족력은 발견되지 않았으며 부모 모두가 대학을 졸업하고 Paul의 학업성적에 대한 기대가 크다.

시각효율 검사 : 검사 결과

미교정 원거리 시력 :	OD : 20/20-2, OS : 20/20-2
미교정 근거리 시력 :	OD : 20/20, OS : 20/20
근점폭주 :	penlight : 분리점 20 cm, 회복점 30 cm
가림검사(원거리) :	정위
가림검사(근거리) :	10△ 외사위
자각적 굴절검사	OD : −0.25DS(20/20); OS : Plano −0.25×90(20/20)
원거리 사위검사 :	정위
Base-in 버전스(원거리)	X/18/10
Base-out 버전스(원거리)	10/18/10
근거리 사위검사 :	9△ 외사위
−1.00 D 가입시 :	7△ 외사위
Base-in 버전스(근거리)	12/22/10
Base-out 버전스(근거리)	4/6/1
음성상대조절력(NRA) :	+1.50D
양성상대조절력(PRA) :	−2.50D
조절력 :	OD : 13D OS : 13D
단안조절 용이성(MAF) :	OD : 0 cpm, 플러스렌즈 가입 시 실패
	OS : 0 cpm, 플러스렌즈 가입 시 실패
양안조절 용이성(BAF) :	0 cpm, 플러스렌즈 가입 시 실패
MEM 검영법 :	OD :−0.25, OS :−0.25

평가와 진단

이 경우에서 과거력으로부터 시각효율의 장애에 기인한 2차적인 독서 관련 문제점이 명백하다는 점을 알 수 있다. 옵토메트리 검사 결과에서 폭주근점이 멀고 높은 외사위, 낮은 음성상대조절력 및 양안조절용이성(BAF) 검사에서 플러스렌즈에 대한 반응이 저조한 것으로 나타났다. 이러한 결과에 근거하여 폭주부족이고 진단하였다. 또한 MEM 검사에서 낮은 수치를 보였고, 양안조절용이성 검사에서 플러스렌즈에 대한 반응이 정상값에 미치지 못하므로 조절과다가 의심되었다. 폴의 증상이 진단과 확실하게 일치했고 따라서 최근 발생한 읽기장애는 분명히 예상되는 결과였다. 최근 학교에서 문제점이 나타나기 이전에 이미 이런 시각효율 장애가 있었던 것으로 보여진다. 하지만 5학년이 되어서 독서량이 더욱 증가하고 글자가 작아지며 수준이 높은 내용을 이해하기 위하여 더 긴 문장을 읽어야 한다는 점 등으로 증상이 현저하게 나타나기 시작한 것이다.

치료

8장에서 언급했던 것처럼 클리닉에서 시기능훈련을 받도록 추천했다. 매회 방문 시 45분씩 18회 클리닉에서 시기능훈련이 필요했다. 9주 동안 훈련을 한 후 초기에 가졌던 대부분의 불편한 사항이 사라지고 더 편안하고 빠르며 읽은 내용을 잘 이해하면서 독서할 수 있었다. 폴은 더 이상 다른 치료가 필요하지 않았다.

이 사례는 좀 예외적이라는 점을 이해하는 것이 중요하다. 대부분의 사례에서 피검자는 다양한 병인적 요인이 있는 더 심각한 읽기 장애를 가지고 있다. 따라서 시각 효율과 관련된 문제점을 성공적으로 치료한 후 독서할 때 더 편안함을 느끼지만 독서장애가 남아 있으며 일반적으로 이에 대한 부가적인 독해치료가 필요하다.

사례 21.2

과거력

임상심리사가 8세의 초등학생인 Jimmy의 종합적인 교육심리학적 평가를 마치고 시기능검사를 받도록 권고했다. 지미는 말하기를 빨리 배웠고 항상 말하기를 좋아하는 아이였다. 부모의 기대가 아주 컸지만 지미는 유치원 때부터 학습 활동과 관련된 여러 가지 문제점을 보였다. 유치원에서 그는 단어와 숫자를 판별하는데 어려움을 느꼈고 미세한 협응운동이 요구되는 행동에 어려움을 겪었다. 1학년 때 필기하는 것과 칠판에 있는 것을 베껴 쓰는데 큰 어려움을 겪었다. 그는 글자와 숫자의 순서를 거꾸로 필기하는 정도가 심했고 읽은 단어를 암기하는 능력이 현저하게 낮았다. 지미의 부모는 지미에게 글을 읽어 줄 때에는 이해를 잘 한다고 했다. 이런 어려움 때문에 지미는 1학년을 다시 다녔다. 기억력이 대체적으로 정상임에도 불구하고 학습활동에 여러 문제를 겪자 지미의 부모들은 마침내 교육심리학적 검사를 받기 위해 지미와 함께 임상 심리사를 방문하였다. 지미는 읽기를 하는데 문제가 없다고 했다. 하지만 그는 한번에 10분 이상 읽지 못했고 읽는 것 자체를 즐거워하지 않았다.

지미의 부모는 교육심리학적 평가 보고서를 가지고 왔다. 보고서에는 심각한 정서적인 문제가 없었고 WISC-III 테스트 결과는 언어 IQ가 128이고 수행 IQ가 104였다. 지미는 통합적 시각근육 운동 검사인 Bender Gestalt Test에서 정상 나이보다 2살 뒤떨어진 수준으로 나왔다. 지미의 청각과 언어 능력 부분은 상당히 양호한 것으로 제시되었다.

교육심리학적 검사의 한 부분으로 성취도 검사가 실시되었다. 이 검사에서 이해력과 읽은 단어의 암기력이 부족하여 독서능력이 1.5년 정도 뒤처지며 나이나 학년 수준보다 수리능력이 부족한 것으로 지적되었다. 임상심리사는 최종적으로 시각 처리와 언어능력의 일차적인 장애로 인한 학습장애라고 진단하였다. 그녀는 클리닉에서 잠깐씩 훈련을 하고 독서과외를 받도록 제안하였다. 부가적으로 종합적인 시기능검사가 필요하다고 제안하였다.

지미의 의학적 과거력에서 정상 임신이었으나 제왕절개 수술로 분만된 것을 알았고 다른 특이한 점은 없었다. 발육과정에서 다양한 양상을 보였다. 언어 능력은 평균보다 1년 정도 앞서 있었다. 예를 들면 지미는 18개월 때 2단어로 구성된 문장을 사용할 줄 알았고 말하는 것을 매우 좋아하였다. 그러나 미세한 운동신경이 요구되는 행동은 평균보다 느리게 발달되었다. 지미는 항상 크래용을 잡기가 어려웠고 색을 칠하기나 퍼즐맞추기를 그다지 좋아하지 않았다. 또한 4살 때까지 동그라미를 그리지 못했다.

학습 장애와 관련하여 어떠한 가족력이 발견되지 않았고 다른 검사를 받은 적도 없었다.

시각 효율 검사: 검사 결과

미교정 원거리 시력 :	OD : 20/20-2, OS : 20/20-2
미교정 근거리 시력 :	OD : 20/20, OS : 20/20
근점폭주 :	펜라이트 : 분리점 2.5 cm, 회복점 5 cm
원거리 가림검사 :	4△ 내사위
근거리 가림검사 :	8△ 내사위
자각적 굴절검사	OD : +1.25DS(20/20); OS : +1.25DS(20/20)
원거리 사위검사 :	정위
Base-in 버전스(원거리) :	X/7/4
Base-out 버전스(원거리) :	10/16/10
근거리 사위검사 :	2△ 내사위
-1.00D 가입시 :	14△ 내사위
Base-in 버전스(근거리)	8/12/8
Base-out 버전스(근거리)	14/25/14
음성상대조절력(NRA) :	+2.50
양성상대조절력(PRA) :	-2.00
조절력 :	OD : 12D, OS : 12D
단안조절용이성(MAF) :	OD : 10 cpm, OS : 10 cpm
양안조절용이성(BAF) :	0 cpm, -2.00D 가입 시 복시
MEM 검영법 :	OD : +0.75, OS : +0.75
발육안구운동(DEM) 검사 :	15%(실수), 15%(비율)

평가와 진단

옵토메트리 검사에서 원시, 근거리에서 높은 내사위, 낮은 수준의 직접 및 간접 음성융합 버전스 등의 결과로부터 원시와 폭주과다로 진단하였다. 또한 DEM 검사 결과를 근거로 안구운동 장애를 추가로 진단하였다. 앞의 사례 20.1과 대조적으로 이러한 결과가 임상적으로 중요하지만 지미가 보이고 있는 많은 증상과 징후를 적절하게 설명해주지는 않았다. 이러한 증상과 징후는 오히려 시각 정보처리 장애와 좀 더 밀접한 관계가 있는 것으로 여겨졌다.

치료계획

학교와 집에서 독서와 숙제를 할 때 안경(OD : +1.25D, OS : +1.25D)을 쓰도록 권했다. 또한 지미에게 시각 정보처리 능력에 대한 검사를 받도록 추천했다. 이 검사를 실시한 후 지미가 시각-공간 활동, 시각적 분석 및 통합적 시각-근육운동에 심각한 문제가 발견되었다. 지미의 안구 운동과 시각 정보처리 문제점을 치료하기 위해 클리닉에서 시기능훈련을 받도록 권했다.

지미에게 매회 45분씩 42회 클리닉을 방문하여 훈련을 받도록 하였고 추가적으로 집에서도 상당한 시간 동안 훈련을 하도록 하였다. 지미는 6개월 동안 1주에 2회씩 클리닉을 방문하였다. 훈련을 마치고 재검사에서 시각 정보처리 능력과 DEM 검사의 실수와 비율 점수가 모두 상당한 개선을 보였다. 지미는 또한 학교와 집에서 개인교사로부터 독서지도를 받았다. 클리닉에서 시기능훈련을 집중적으로 실시하는 동안 학교교사에게 일시적으로 쓰기 특히 칠판의 내용을 베끼는 활동을 너무 강요하지 말라고 부탁하였다.

6개월간 교육적 및 옵토메트리 통합 치료를 받고 많은 진전을 보였다. 치료를 마칠 때쯤 지미는 글을 쓰는 것을 통해서 자신의 생각을 표현하는 것이 더 쉬워진 것을 느끼고, 칠판에 있는 내용을 베껴 적는 것이 훨씬 나아지고, 더 이상 과도하게 글자의 위치를 거꾸로 쓰지 않는 상태로 개선되었다. 지미의 독서능력은 18개월 정도 향상되었고 더 이상 학교생활에서 어려움을 느끼지 않았다. 시기능훈련을 종료하였지만 학교와 집에서 독서지도는 계속 받았다.

이 사례는 학습장애의 경우 일반적으로 좀더 복잡한 형태로 나타나고 시각 효율과 시각 정보처리 문제가 동시에 존재할 수 있다는 것을 보여준다. 그러한 사례에서는 시각효율에 대한 치료도 중요하지만 시각 정보처리 능력에 대한 검사와 적절한 교육 치료가 실시되어야 하는 것도 매우 중요하다.

요 약

옵토메트리 분야에서 독서와 관련된 시각효율 장애에 대한 옵토메트리 치료는 상당히 도전적인 분야이다. 옵토메트리스트는 시각효율과 관련된 문제점의 진단과 치료 능력뿐 아니라 독서장애에 대한 전반적인 지식을 갖추어야 한다. 시각적 문제점과 독서장애의 상관관계와 교육심리학적 검사와 평가에 대해서도 숙지해야 한다. 이러한 부분을 충분히 알고 있다면 문진 과정에서 적절한 질문을 하고 검사결과를 현재 나타나는 증상과 연관시켜서 궁극적으로 적절한 처치방법을 결정할 수 있다.

이 장에서 강조된 또 다른 중요한 점은 옵토메트리스트가 학습장애나 독서장애를 직접 치료하는 것이 아니라는 점이다. 주요한 역할은 학교 활동을 어렵게 할 수 있는 시각적 문제점을 진단하고 치료하는 것이다. 눈의 피로와 다른 증상이 나타나지 않도록 하면 좀 더 편안하고 빠르게 읽고 이해를 잘 할 수 있도록 독서능력이 증가될 것으로 기대할 수 있다. 이러한 시각적 문제점을 치료하면 아이와 성인이 교육적 치료를 통해 더 충분한 효과를 얻을 수 있다.

참고문헌

[1] Flax N. Vision and learning: Optometry and the Academy's early role-an historical overview. *J Optom Vis Dev* 1999;30:105-110.

[2] Scheiman MM, Rouse MW. *Optometric management of learning related vision problems*. St. Louis: Mosby-Year Book, 1994:9.

[3] American Academy of Optometry, American Optometric Association. Vision, learning and dyslexia: a joint organizational policy statement. *J Am Optom Assoc* 1997;68:284-286.

[4] *Optometric clinical practice guideline: care of the patient with learning related vision problems*. St. Louis: American Optometric Association, 2000.

[5] Hoffman LG. The role of the optometrist in the diagnosis and management of learning-related vision problems. In: Scheiman MM, Rouse MW, eds. *Optometric management of learning related vision problems*. St. Louis: Mosby-Year Book, 1994:217-225.

[6] Garzia RP. *Vision and reading*. St. Louis: Mosby, 1996.

[7] Griffin JR, Christenson GN, Wesson MD, et al. *Optometric management of reading dysfunction*. Boston: Butterworth-Heinemann, 1997.

[8] Press LJ. *Applied concepts in vision therapy*. St. Louis: Mosby, 1997.

[9] Interagency Committee on Learning Disabilities, National Institutes of Health. *Learning disabilities: a report to the U.S. Congress*, 1987. Washington, DC.

[10] Solan H. Overview of learning disabilities. In: Scheiman MM, Rouse MW, eds. *Opto-*

metric management of learning related vision problems. St. Louis: Mosby-Year Book, 1994:88-123.

[11] Kavale KA, Forness SR. History, definition, and diagnosis. In: Singh NN, Beale IL, eds. *Learning disabilities: nature, theory, and treatment*. New York: Springer-Verlag, 1992.

[12] McCormick S. *Remedial and clinical reading instruction*. Columbus, OH: Merrill Publishing, 1987.

[13] Solan H. Overview of learning disabilities. In: Scheiman MM, Rouse MW, eds. *Optometric management of learning related vision problems*. St. Louis: Mosby-Year Book, 1994:88-123.

[14] Stark LW, Giveen SC, Terdiman JF. Specific dyslexia and eye movements. In: Stein J F, ed. *Vision and visual dyslexia*, vol. 13. Boca Raton, FL: CRC Press, 1991.

[15] Griffin JR, Christenson GN, Wesson MD, et al. *Optometric management of reading dysfunction*. Boston: Butterworth-Heinemann, 1997.

[16] Griffin JR, Walton HN. *The dyslexia determination test (DDT)*, revised ed. Los Angeles: Instructional Materials and Equipment Distributors, 1987.

[17] Boder E. Developmental dyslexia: a diagnostic approach based on three atypical reading patterns. *Dev Med Child Neurol* 1973;15:663-687.

[18] Boder E, Jarrico S. *The Boder test of reading-spelling patterns*. New York: Grune & Stratton, 1982.

[19] Griffin JR, Walton HN, Christenson GN. *The dyslexia screener (TDS)*. Culver City, CA: Reading and Perception Therapy Center, 1988.

[20] Christenson GN, Griffin JR, De Land PN. Validity of the dyslexia screener. *Optom Vis Sci* 1991;68:275-281.

[21] Flax N. Problems in relating visual function to reading disorder. *Am J Optom Physiol Opt* 1970;47:366-372.

[22] Borsting E, Rouse MW. Detecting learning-related visual problems in the primary care setting. *J Am Optom Assoc* 1994;65:642-650.

[23] Simons HD, Gassler PA. Vision anomalies and reading skill: a meta-analysis of the literature. *Am J Optom Physiol Opt* 1988;65:893-904.

[24] Garzia R. The relationship between visual efficiency problems and learning. In: Scheiman MM, Rouse MW, eds. *Optometric management of learning related vision problems*. St. Louis: Mosby-Year Book, 1994:153-178.

[25] Grisham JD, Simons HD. Refractive error and the reading process: a literature analysis. *J Am Optom Assoc* 1986;57:44-55.

[26] Simons HD, Grisham JD. Binocular anomalies and reading problems. *J Am Optom Assoc* 1987;58:578-587.

[27] Pirozzolo FJ. Eye movements and reading disability. In: Rayner K, ed. *Eye movements in reading*. New York: Academic Press, 1983.

[28] Pavlidis G Th. The "dyslexia syndrome" and its objective diagnosis by erratic eye movements. In: Rayner K, ed. *Eye movements in reading*. New York: Academic Press, 1983.

[29] Pavlidis G Th. Eye movement differences between dyslexia, normal, and retarded readers while sequentially fixating digits. *Am J Optom Physiol Opt* 1985;62:820-832.

[30] Pavlidis G Th. Diagnostic significance and relationship between dyslexia and erratic eye movements. In: Stein JF, ed. *Vision and visual dyslexia.* Boca Raton, FL: CRC Press, 1991.

[31] Meares O. Figure/ground, brightness contrast, and reading disabilities. *Visible Lang* 1980;14:13-29.

[32] Irlen H. Successful treatment oflearning disabilities. Unpublished manuscript presented at the ninety-first annual convention of the American Psychological Association, 1983. Long Beach, CA.

[33] Irlen H. Reading by the colors: overcoming dyslexia and other reading disabilities through the Irlen method. Garden City Park. NY: Avery Publishing, 1991.

[34] Stanley G. Coloured filters and dyslexia. *Aust J Remed Ed* 1987;19:8-9.

[35] Rosner J, Rosner J. The Irlen treatment: a review of the literature. *Optician* 1987;194: 26-33.

[36] Rosner J, Rosner J. Another cure for dyslexia? *J Am Optom Assoc* 1988;59:832-833.

[37] Howell E, Stanley G. Colour and learning disability. *J Clin Exp Optom* 1988;71:66-71.

[38] Scheiman M, Blaskey P, et al. Vision characteristics of individuals identified as Irlen Filter candidates. *J Am Optom Assoc* 1990;61:600-604.

[39] Irlen H, Lass MJ. Improving reading problems due to symptoms of scotopic sensitivity using Irlen lenses and overlays. *Education* 1989;109:413-417.

[40] Hoffman LG, Rouse M. Referral recommendations for binocular and/or developmental perceptual deficiencies. *J Am Optom Assoc* 1980;51:119-125.

[41] Lopez R, Yolton RL, Kohl P, et al. Comparison of the Irlen scotopic sensitivity syndrome test results to academic and visual performance data. *J Am Optom Assoc* 1994;65:705-714.

[42] Evans BJW, Drasdo N. Tinted lenses and related therapies for learning disabilities-a review. *Ophthalmic Physiol Opt* 1991;11:206-217.

[43] Menacker SJ, Breton ME, Breton ML, et al. Do tinted lenses improve the performance of dyslexic children? *Arch Ophthalmol* 1993;111:213-218.

[44] Wilkins AJ, Milroy R, Nimmo-Smith I, et al. Preliminary observations concerning treatment of visual discomfort and associated perceptual distortion. *Ophthalmic Physiol Opt* 1992;12:257-263.

[45] Wilkins AJ, Evans BJ, Brown J, et al. Double-masked placebo-controlled trial of precision spectral filters in children who use coloured overlays. *Ophthalmic Physiol Opt* 1994;14:365-370.

[46] Evans BJW, Wilkins AJ, Brown J, et al. A preliminary investigation into the aetiology of Meares-lrlen syndrome. *Ophthalmic Physiol Opt* 1996;16:286-296.

[47] Williams MC, Lecluyse K, Rock-Faucheux A. Effective interventions for reading disability. *J Am Optom Assoc* 1992;63:411-417.

[48] Solan HA, Ficarra A, Brannan JR, et al. Eye movement efficiency in normal and reading disablcd elememary school children: effects of varying luminance and wavelength. *J Am Optom Assoc* 1998;69:455-464.

[49] Wikins AJ. *Visual stress.* Oxford, UK: Oxford University Press, 1995.

[50] Blaskey P, Selznick R. Psychoeducational evaluation. In: Scheiman MM, Rouse MW, eds.

Optometri management of learning-related vision problems. St. Louis: Mosby-Year Book, 1994:336-371.

[51] Silver LB, ed. *The assessment of learning disabilities: preschool through adulthood*. Boston: College Hill Publication, 1989.

[52] Wechsler D. *Manual for the W1SC-lll*. New York: Psychological Corporation, 1990.

[53] Cotter S. Optometric assessment: case history. In: Scheiman MM, Rouse MW, eds. *Optometric management of learning related vision problems*. St. Louis: Mosby-Year Book, 1994:226-266.

Part V

시기능훈련과 실무관리

Vision Therapy and Optometric Practice

22 시기능훈련에서 피검자와 임상실무의 관리

이 책을 통해서 모든 조절, 안구운동 및 양안시 이상의 여러 가지 치료법을 선택하기 위해서는 순차적인 방법을 고려하는 것이 중요하다고 강조하였다. 검사결과로부터 원인을 파악하고 그에 따른 처치방법이 결정되면 그 다음 중요한 사항은 이러한 정보를 대상자와 상의하고 선택된 처치방법을 수행하는 것이다. 이러한 진단과 치료는 단순하게 근용안경이 필요한 조절부족이거나, 프리즘이나 이중초점렌즈가 필요한 간헐성내사시 또는 시기능훈련이 필요한 폭주부족 등과 같이 아주 복잡한 처치가 필요한 경우도 있다. 이 장에서는 여러 가지 검사와 진단 결과 및 치료방법의 선택뿐 아니라 시기능훈련과 관련하여 임상적으로 관리할 사항에 대하여 성공적으로 의사소통을 할 수 있는 정보와 기법에 중점을 두었다.

조절, 안구운동 및 양안시 이상의 상태를 파악하고 성공적으로 처치할 수 있는 능력은 다음과 같은 여러 가지 요소에 따라 달라질 수 있다 :

- 이상상태의 본질과 그 정도를 설명할 수 있는 능력
- 대상자나 부모에게 치료하고자 하는 핵심적인 사항을 전달
- 검사결과와 치료에 대한 정보 등을 구두나 서류로 다른 전문가에게 전달
- 시기능훈련의 임상실무 관리

사례 설명

피검자의 진단결과와 치료에 대한 전문가 자신의 소견을 표현할 수 있는 능력이 치료방법을 계획하고 그에 따른 결과를 좌우하는 중요한 요소이다. 조절, 안구운동 또는 양안시 이상의 모든 경우에서 이러한 의사전달은 정상적인 사람의 눈을 관리하는 것보다 더 많은 시간과 노력이 요구된다.

대부분의 사람들은 자신의 눈과 관련된 문제점에 대한 지식이 거의 없거나 있다고 하더라도 미흡한 편이며 시기능과 관련된 복잡한 증상을 대부분 경험하지 않았을 것이다. 그러므로 피검자와 보호자에게 문제에 대한 본질을 명확하게 알려줄 필요가 있다. 부모와 함께 상담하는 것이 가장 좋다. 만일 그렇지 못하면 부모에게 결과를 알려주고 상담에 참석하지 못

하는 보호자와는 전화로 상담해야 한다.

표 22.1에 상담할 내용을 문장으로 제시하였다.

표 22.1 *사례를 설명하는 순서*

- 방문한 이유와 느끼는 증상을 종합적으로 표현하도록 한다.
- 눈의 이상 상태를 설명하고 검사에 의해 발견된 문제점과 불편함을 겪고 있는 증상과의 연관관계를 설명한다.
- 문제해결을 위해 검사결과와 대처방법을 설명한다.
- 치료에 필요한 시간과 비용에 대해서 설명한다.
- 기타 여러 가지 궁금한 사항을 자유롭게 질문하도록 하고 답변한다.

시기능훈련이 요구되는 어린이에 대한 간단한 설명법

다음은 폭주부족인 10세 어린이의 부모에게 설명하는 예이다.

단계 1 : 방문 이유와 느끼는 증상의 요약

방문하게 된 구체적인 이유를 물어서 상태를 종합적으로 요약하는 것이 시작점으로 매우 중요하다. 이로부터 눈의 불편함과 진단을 위한 검사결과의 관계를 설정할 수 있다.

Jimmy가 말하는 여러 가지 문제점과 불편한 사항을 제가 먼저 알아보도록 하겠습니다. 부모님께서 기억하고 계시는 것처럼 Jimmy는 책을 읽기 시작한지 5분이나 10분 정도가 지나면 글자가 움직이는 것처럼 보이고, 흐려 보이며 눈이 당기는 느낌을 갖고 있습니다. 오후에 책을 읽으면 종종 글자가 2개로 분리되어 보인다고 합니다. 부모님께서는 또한 Jimmy가 올해 책을 많이 읽었으며 숙제도 많았다고 했습니다.

작년에 Jimmy가 문제를 호소했을 때 부모님께서는 Jimmy를 다른 눈 전문가에게 데리고 갔으며 그 의사는 아무런 문제가 없다고 했습니다. 그 의사는 낮은 도수의 근용안경을 처방했고 Jimmy는 그 안경을 썼을 때 문제가 더 심해지는 것을 느꼈다고 했습니다. 부모님께서 Jimmy를 데리고 온 이유를 충분히 요약한 것 같습니까?

부모에게 추가할 내용이 있는가 알아보고 문제에 대한 핵심내용이 잘 요약되었는가에 대해서 확인한다.

단계 2 : 눈의 이상과 그 원인에 대한 설명

저는 Jimmy가 다른 사람과 비슷하지 않은 눈의 문제점을 가지고 있기 때문에 검사결과의 요점을 설명하는데 시간이 좀 많이 걸릴 것입니다. 대부분의 사람들은 사물의 선명도에 영향을 미치는 근시나 원시와 같은 눈의 이상증상을 느낍니다. 부모님께서는 안경을 이용하여 이와 같은 상태를 교정할 수 있다는 점을 아실 것입니다. Jimmy는 사물을 선명하게 볼 수 있습니다. 사실 Jimmy는 양안 모두 20/20의 완벽한 시력을 가지고 있고 눈도 건강하고 근시나 원시도 없습니다.

그러나 눈이 좋다는 것은 시력이 20/20인 점 이외에 다른 사항도 만족해야 한다는 점을 강조하고 싶습니다. 좌우 각각의 눈이 좋아도 여전히 눈에 문제가 있을 수 있습니다. 예를 들어 각 눈의 시력이 20/20 이상이더라도 눈의 초점이나 좌우안의 협동상태 또는 눈동자가 물체를 따라가는데 문제가 있을 수 있습니다. 이와 같은 문제가 있는 사람은 선명하게는 볼 수 있으나 평소 또는 특히 독서할 때 눈이 편하지 않고 눈이 긴장되거나 두통 또는 사물이 두 개로 보이는 복시 등과 유사한 증상이 나타납니다.

Jimmy는 좌우안의 협동상태에 문제가 있습니다. 부모님은 Jimmy가 눈을 안쪽이나 바깥쪽으로 돌리는데 필요한 눈의 협동상태에 상당히 문제가 있다는 점을 관찰해왔다고 생각합니다. 그러나 Jimmy가 책을 읽거나 어떤 근거리 작업을 할 경우 눈이 흔들리는 경향이 있으며 이것을 극복하여 두 눈을 동시에 맞추는 능력이 충분하지 않습니다.

폭주부족인 경우 이 시점에서 주로 폭주근점이 먼 상태를 보여준다.

만일 Jimmy의 눈이 바깥으로 돌아가면 복시를 경험할 것입니다. 그러므로 Jimmy가 책을 읽을 때마다 눈이 바깥으로 돌아가는 것을 극복하기 위해 외안근을 이용하여 눈이 안쪽으로 돌아가도록 과도하게 노력해야 합니다. 이처럼 독서할 때마다 눈을 안쪽으로 돌리려는 노력은 Jimmy가 말한 것처럼 눈이 불편해지도록 만듭니다. 좌우 눈의 공조에 문제가 있으면 눈의 긴장감, 두통, 흐림, 복시, 졸음, 글자를 집중하기 어려움, 시간이 지날수록 이해력의 저하, 눈 주위의 당김 또는 글자가 움직이는 느낌 등으로 불편을 겪습니다.

Jimmy의 눈에 대하여 다른 질문이 있습니까?

이 시점에서 피검자와 부모에게 문제의 본질 및 원인에 관하여 궁금한 점이 있으면 어떠한 사항이라도 질문하도록 기회를 주기 위해 설명을 중단한다. 설명을 마치고 부모가 제대로 이해했는지 요점을 부모에게 다시 질문하는 것도 좋은 방법이다.

단계 3 : 치료 계획의 설명

Jimmy의 눈이 안경만으로 해결할 수 있는 일반적인 눈과 다르다는 점을 강조했습니다. Jimmy는 원시나 근시와 같은 광학적인 문제가 없습니다. 그러므로 안경을 이용하는 일반적인 광학적 방법으로 해결되지 않습니다. 따라서 "시기능훈련"이라는 방법으로 치료하기를 권유합니다.

"시기능훈련"은 Jimmy에게 눈의 공조와 관련된 문제점을 극복할 수 있는 방법을 알려주는 과정이며, 이러한 치료를 위해서는 여러 가지 장비가 구비된 검사실을 정기적으로 방문하여 훈련을 해야 합니다. 부모님께서는 다른 어린아이가 웅변이나 수학 또는 읽기와 같은 수업이나 치료를 받는다고 들었을 것입니다. 부모님은 치료에 효과를 줄 수 있는 치료사나 선생님이 이러한 문제점을 개선시킬 수 있다는 것을 알 것입니다.

한 가지 희소식은 시기능훈련의 효과가 아주 좋고 눈의 공조능력이나 초점맞추기 또는 따라보기 능력을 대부분 개선시킬 수 있다는 것입니다. 사실 우리는 열명 가운데 아홉명은 성공적인 결과를 얻습니다. 성공의 핵심은 훈련을 받으려는 의지와 시기능훈련을 실시하는 정도 그리고 집에서 훈련을 보강하여 수행하는 정도입니다. Jimmy가 갖고 있는 눈의 문제점은 치료기간이 3개월 정도 필요합니다. 매주 2회씩 방문하여 45분 정도씩 훈련하게 됩니다. 부모님이 가실 때 시기능훈련에 관한 자세한 내용이 있는 자료를 드릴 것입니다.

일단 시기능훈련이 끝나면 집에서 할 수 있는 몇 가지 방법을 알려 드리겠습니다. 예를 들면 시기능훈련이 끝나면 뒤이어서 처음 3개월 동안 일주일에 3회씩 한번에 5분씩 훈련을 해야 합니다. 만일 모든 것이 좋다고 생각되면 이 시점에서 다시 눈 검사를 받고 이어서 다음 6개월 동안 일주일에 1회씩 한번에 5분씩 훈련을 합니다. 만일 이 6개월에 다시 눈을 검사해서 눈이 여전히 편하고 결과가 정상이면 한 달에 한 번씩 아주 간단하게 눈을 검사할 것입니다.

여기에 대해 혹시 다른 질문이 있습니까?

이 시점에서 피검자와 부모에게 시기능훈련과 관련하여 궁금한 사항을 질문할 수 있도록 설명을 중단한다. 만일 부모가 정확하게 이해했는지 확실하지 않으면 치료계획에 대한 요점을 부모에게 물어보는 것도 유용하다.

단계 4 : 시간과 비용에 대한 설명

만일 시기능훈련을 권유했다면 치료기간과 비용적인 측면을 분명하게 설명해 주어야 한다.

지금 권유한 치료법은 비용측면을 고려하고 치료기간내 시간약속을 지켜야 합니다. Jimmy의 양안공조 문제를 성공적으로 치료하려면 3~4개월이 필요합니다. 일반적으로 이 기간 동안 일주일에 2회씩 방문해야 하며 방문할 때마다 45분씩 시기능훈련을 실시할 것입니다. 시기능훈련을 위한 방문은 월요일에서 목요일 오후 늦게 또는 아침 이른 시간대로 예약하고 있습니다.

방문할 때마다 60불을 지불해야 합니다. 시기능훈련의 일부분은 건강보험이 적용될 수도 있습니다. 그러나 우리는 건강보험에 가입되어 있지 않다는 점을 알려드립니다. 이것은 시기능훈련의 비용을 지불하고 당신의 건강보험회사에 다시 지불을 청구해야 한다는 뜻입니다. 당신이 가입한 건강보험회사에서 Jimmy의 시기능훈련에 대한 비용을 지불하는지 알아봐 드릴 수 있습니다.

이 문제를 가지고 당신의 보험회사와 상의할 때 명심해야 할 중요한 사항은 우리가 추천하고 있는 처치가 시기능 치료로 고려되지 않는다는 점입니다. Jimmy는 의료적인 문제점을 갖고 있으며 우리는 시기능훈련이나 시기능교정이라고 하는 의료적인 처치를 권했습니다. 이 차이는 매우 중요합니다. 왜냐면 대부분의 의료보험회사가 1년이나 2년에 한 번의 시기능 검사만 보험에 적용시키며 일부 보험회사는 정기적인 시기능검사를 보험에 전혀 적용하지 않기 때문입니다. 그러나 시기능훈련은 일반적인 시기능 치료가 아니며, 보험에 적용될 수 있는 의료적인 처치에 속합니다. 당신이 보험회사와 상담을 할 때 정확한 용어를 사용하는 것이 중요합니다. 당신이 보험 혜택을 받을 수 있도록 보험회사에 제출할 서류에 진단결과와 처치계획에 대한 전반적인 사항을 포함시킬 것입니다.
혹시 시기능훈련의 경비나 치료계획 또는 보험과 관련하여 의문사항이 있습니까?

(부록 I에 견본 서류를 제시하였다.)

단계 5 : 자유로운 질문과 토론

이 마지막 단계는 사례의 설명에서 언급된 사항에 대하여 보호자가 당신에게 더 많이 질문할 수 있도록 하는 것이다. 또한 설명한 내용을 요약하고 보호자가 검사한 내용을 학교나 다른 전문가에게 보내기를 원하는지 여부를 판단할 수 있는 시간이다. 다른 치료사나 전문가들과 공식적인 협조체제를 구축할 수 있는 좋은 기회가 될 수 있으며 매번 검사한 후에 가능하다면 많은 전문가들과 교류하도록 노력해야 한다.

이 시점에서 부모에게 검사와 진단 결과 및 권하려는 처치내용을 요약한 보고서를 보낼 것이라고 말한다. 만일 시기능훈련이 계획되었다면 또한 보험회사에 급부금 예정서류를 보낸다.

시기능훈련이 아닌 단순한 사례의 설명

진단과 치료 방법에 관계없이 모든 조절, 안구운동 또는 양안시 이상을 해결하기 위해 표 22.1에 제시된 순서에 따라 사례를 설명하도록 한다. 만일 이중초점안경의 가입도나 프리즘이 필요할 경우 이를 개선하기 위해 계획하는 치료나 그에 대한 결과를 설명하기 위해 시간을 더 많이 할애해야 한다. 대부분의 사람은 프리즘에 대한 경험이 없고 이중초점안경은 주로 중년 이후나 노인의 눈을 교정하기 위한 것으로 알고 있다. 그러므로 이들의 사용방법을 정확하게 알려주어야 한다.

시기능훈련이 필요하지 않으면 이에 관한 설명은 짧고 간단하게 한다. 그러나 독서를 위해 단초점 안경이 필수적이라고 판단된다면 위에서 설명한 5단계에 걸쳐 설명해야 한다.

프리즘 사용과 관련된 간단한 설명

방문했을 때 증상과 원인을 요약하고 눈의 상태를 설명하는 단계 1과 2는 앞에서 언급한 사항과 유사하다.

단계 3 : 개선을 위해 제안된 진단 및 치료방법

저는 Billy의 눈이 일반적인 안경만으로 해결할 수 없는 상태라고 강조했습니다. Billy는 원시나 근시와 같은 광학적인 문제는 없습니다. 따라서 안경만을 이용한 일반적인 방법으로 해결되지 않을 것입니다. 그래서 프리즘이라는 특별한 도수가 포함된 안경렌즈를 착용하도록 권유합니다.

프리즘은 두 눈이 서로 공조하는데 특별히 문제가 있을 때 사용됩니다. 앞에서 설명한 것처럼 Billy는 두 눈이 바깥으로 돌아가려는 성향을 가지고 있습니다. 이런 성향을 극복하기 위해서 외안근을 과다하게 사용해야 합니다. 프리즘은 눈의 공조에 대한 문제를 돕는데 사용되어 외안근의 과다한 사용을 감소시켜 주는 특별한 유형의 렌즈입니다. 이 프리즘 안경은 가까이에서 자세히 보더라도 일반 안경렌즈와 크게 달라 보이지 않고 단지 한쪽이 다른 쪽보다 약간 더 두꺼워 보일 것입니다. 프리즘 안경을 착용하는 동안 Billy에게 도움이 될 것이지만 문제점 자체가 치료되는 것은 아니며 근본적인 문제는 여전히 존재합니다. 프리즘은 눈의 공조에 관한 문제를 치료해주지는 못합니다. 이것은 눈의 공조에 문제가 있음에도 불구하고 Billy가 좀 더 편안하게 생활할 수 있도록 해줍니다.

이중초점렌즈를 처방할 때 간단한 설명

방문했을 때 증상과 원인을 요약하고 눈의 상태를 설명하는 단계 1과 2는 앞에서 언급한 사항과 유사하다.

단계 3 : 문제 개선을 위한 진단 및 치료

Paul의 눈은 안경만으로 해결할 수 있는 일반적인 사람과 다른 상태라고 강조했습니다. Paul은 원시나 근시와 같은 광학적인 문제가 없기 때문에 안경만 이용한 일반적인 광학적 방법으로는 해결되지 않을 것입니다. 그래서 이중초점렌즈라고 하는 특별한 안경렌즈를 착용하도록 권유합니다.

눈의 초점을 맞추거나 양안의 공조에 문제가 있는 사람에게 가끔 이중초점안경을 처방합니다. 이중초점 안경은 가까이 볼 때 필요로 하는 도수와 원거리를 볼 때 필요로 하는 도수가 다를 때 사용됩니다. 이중초점 안경은 초점을 맞출 수 있는 능력이 감소되었을 때 이러한 문제를 해결하기 위해 사용합니다. 이 안경은 또한 두 눈의 공조에 이상이 있을 때에도 도움이 됩니다. 예를 들어 Paul의 경우 눈이 안쪽으로 돌아가려는 경향이 있으며 이처럼 안쪽으로 돌아가는 것을 막기 위해 반대 방향으로 눈을 돌릴 수 있는 능력이 부족합니다. 두 눈의 공조 문제를 조정하는 데 눈의 근육이 사용됩니다. 제가 처방하는 이중초점 안경은 Paul이 사용해야 하는 외안근의 사용량을 감소시켜 줍니다. Paul이 이중초점안경을 착용하는 동안, 불편한 증상은 완화되지만 눈의 문제점은 여전히 남아 있다는 것을 아셔야 합니다. 이중초점안경은 두 눈의 공조상태를 치료하지는 못합니다. 그래서 이중초점 안경은 눈의 공조에 이상이 있음에도 불구하고 눈을 보다 편안하게 해주는 역할을 합니다.

다른 전문가에게 검사 결과의 설명

다른 전문가에게 의견을 전달하는 것은 두 가지 이유로 중요하다. 첫 번째로 이러한 의사전달은 사회적으로 평판을 얻는데 도움을 줄 것이다. 검사결과를 다른 전문가에게 보내는 것이 당신의 업무가 차별화되고 독창적이라는 것을 다른 전문가에게 인식시키는 것이다. 당신의 보고서는 당신이 필요할 경우 시기능훈련을 포함하여 옵토메트리 실무의 전체를 담당하고 있다는 정보를 다른 전문가들에게 알리는 것이다. 부록 I은 정신과의사, 학교관계자, 다른 전문가 및 부모에게 보내는 몇 가지 견본 보고서를 예시하였다.

시기능훈련에 대하여 몇 가지 잘못된 주장을 고집하는 사람이 있기 때문에 의사전달은 매우 중요하다. 시기능훈련의 효과를 과학적으로 입증하는 많은 사례가 있음에도 불구하고 일부 다른 분야의 전문가들은 시기능훈련에 대한 반대의견을 고집하고 있다. 부모들은 건강관리를 위한 결정이 필요할 때 종종 이러한 전문가들의 판단에 의지한다.

그러므로 혹시 다른 전문가들에게 부정적인 조언을 받았을지도 모르는 부모와 피검자에게 설명할 때 많은 정보를 제공할 수 있도록 유인물이나 보고서 또는 논문 복사본을 사용하는 것이 필수적이다. 부록 II와 III에 피검자에게 제공할 수 있는 소책자를 제시하였다.

문서에 의한 의견교환

일반적인 사람들은 조절이상, 양안시이상, 안구운동이상 또는 시기능훈련에 대한 지식이 거의 없거나 전혀 없기 때문에 서면으로 보고서를 작성하여 피검자의 상태를 설명하는 것이 아주 중요하다. 검사를 마치고 증상이나 진단 결과 또는 적절한 치료 계획 등에 관한 보고서를 작성한다. 대외적인 측면에서 어린이라면 어린이를 관리하는 다른 전문가에게 보고서를 보내는 것도 유용하다. 보고서를 종종 학교 선생님이나 독서지도사, 심리상담사 또는 소아과전문의에게 보낸다. 만일 소규모나 중간 정도의 지역에서 클리닉을 운영한다면 짧은 시간 후에 이들 전문가가 당신의 클리닉이 독특하다는 것을 인식하고 비슷한 문제가 있는 어린이를 발견하면 당신의 클리닉으로 보내주기 시작할지도 모른다. 부록 I에 이러한 서신의 예를 제시하였다.

시기능훈련의 임상적인 관리사항

이 책을 통해서 조절이상과 안구운동이상 및 양안시이상의 한 가지 치료법인 시기능훈련의 중요성에 관한 임상적인 기반을 세우려고 노력했다. 시기능훈련이 대상자의 요구조건을 만족시키기 위해서 필요하다는 것을 강조해왔다. 문제가 있는 사람의 10 ~ 15%는 안경도수, 가입도수 또는 프리즘만 사용하여 문제점을 해결할 수 없으며 시기능훈련이 필요하다. 시기능훈련이 효과적인 치료법이라는 점을 입증하였다. 조절이상, 안구운동이상 및 양안시이상을 해결하기 위한 시기능훈련의 효율을 조사한 연구에서 85 ~ 95% 정도의 성공률을 보여주고 있다(3장 및 8장에서 12장까지).

임상적인 관리 측면에서 지역사회에 시기능훈련 전문 클리닉이라는 점을 알리는 것이 중요하다. 특수 클리닉을 만들고 새로운 소득원을 찾고자 노력하는 경우 시기능훈련은 아주 좋은 서비스가 될 수 있다.

그러나 우리의 클리닉에서 제공하는 다른 옵토메트리 서비스처럼 시기능훈련도 경제적인 측면에서 효율적인 방법으로 제공되어야 한다. 또한 특정한 서비스로부터 재정적으로 타당한 수준이 될 수 있는 수입에 대하여 개인적으로 결정해야 한다. 만일 시기능훈련이나 다른 서비스가 이러한 기준을 충족시키지 못한다면 처치가 얼마동안 필요한지 아니면 처치효과가 어느 정도일지에 관계없이 그러한 서비스를 제공하는 것이 불가능해진다.

다행히도 시기능훈련은 필요하고 효과적일뿐 아니라 적절하게 관리되면 경제적으로도 적절한 서비스가 될 것이다. 지금까지 많은 옵토메트리스트들이 금전적으로 적절한 보상을 받을 수 없다는 잘못된 인식으로 클리닉에서 시기능훈련을 실시하지 않는 것으로 알고 있다. 우리의 목적은 클리닉에서 시기능훈련이 경제적으로 적절하게 수행될 수 있는 모델을 제공하는 것이다.

제1차 시기능관리 클리닉에서 시기능훈련의 확립을 위한 모델

클리닉에서 시기능훈련이 경제적으로 적절한 서비스로 확립되기 위해서는 몇 가지 핵심적인 사항을 결정해야 한다. 이러한 사항은 누가 훈련을 담당할 것인지, 시기능훈련을 가정에서 실시할 것인지 아니면 클리닉에서 실시할 것인지 여부, 시기능훈련사가 담당하는 대상자의 숫자, 훈련 시간과 비용의 설정, 훈련사의 급료 및 제3자의 손해배상 청구에 대한 조치 등이다.

누가 시기능훈련을 관리해야 하는가?

가장 기본적인 사항은 시기능훈련을 옵토메트리스트가 관리해야 하는지 아니면 시기능훈련사(vision therapists)가 시기능훈련을 담당할 수 있도록 허락해야 하는지 결정하는 것이다. 어떻게 결정하느냐에 따라 시기능훈련을 통하여 클리닉이 얻을 수 있는 경제적인 수입이 영향을 받는다. 우리는 옵토메트리스트보다는 시기능훈련사가 시기능훈련을 담당해야 한다고 생각한다.

시기능훈련 과정의 실제적인 관리는 훈련을 어떻게 실시할 것인지 그리고 피검자의 행동과 반응을 어떻게 해석할 것인지에 대한 전문적인 지식이 필요하다. 활용되는 훈련방법은 숫자가 적고 동일한 방법이 반복적으로 실시된다. 그러므로 시기능훈련의 실제적인 관리는 시기능훈련사가 담당하는 것이 효과적이라고 생각한다. 그러나 어떠한 훈련 프로그램을 적용할 것인지와 훈련 과정의 순서를 정하고 훈련을 진행하는 동안 문제점이 발생했을 때 이를 극복할 수 있는 방법을 결정하는 것은 옵토메트리스트의 책임이다. 시기능훈련과 관련하여 옵토메트리스트의 역할은 먼저 각각의 피검자에게 적합한 프로그램을 설정하고, 시기능훈련의 관리를 감독하며, 각 단계를 마쳤을 때 다음 방문치료 일정과 프로그램을 결정하고, 시기능훈련사가 훈련을 실시하는 과정에서 발생하는 문제점을 해결하거나 문제점이 해결되도록 도와주는 것이다.

시기능훈련에 소요되는 경비를 고려할 때 시기능훈련을 시기능훈련사에게 맡길 것인지 여부를 결정하는 것이 중요하다. 비록 시기능훈련의 치료비는 지역마다 다르지만 중간검사나 종합검사의 비용과 거의 비슷하다. 그러나 시기능훈련을 받으러 방문할 경우 매번 45-60분 정도 훈련이 필요한 반면 옵토메트리스트가 전반적인 눈 검사를 실시하는 시간은 이보다 더 짧다. 또한 안경이나 콘택트렌즈의 처방을 위해 필요한 추가적인 검사에 의한 수입은 주로 전반적인 눈 검사와 관련이 있다. 시기능훈련으로 인한 추가적인 수입은 없다. 따라서 옵토메트리스트가 시기능훈련을 직접 담당한다는 것은 일반적인 시기능훈련 비용을 기준으로 하여 시간당 예상수입을 얻는 것이 가능하지 않을 것이다. 물론 시기능훈련 비용이 높게 책정되었다면 경제적인 상황은 달라진다. 불행하게도 옵토메트리스트가 시기능훈련을 담당하는 것이 경제적으로 적절한 수준이 되도록 치료비를 올린다면 대상자가 너무 많은 경비를 지불해야 하는 상황이 될 수도 있다. 또한 같은 지역에서 다른 클리닉과 비교하여 경쟁력을 잃을 수도 있다.

위와 같은 상황을 확인할 수 있는 연구가 없지만 옵토메트리스트가 직접 시기능훈련을 담당하려고 시도하여 실패한 이유는 시기능훈련을 보조할 수 있는 사람을 적용하지 않았기 때문이라고 생각된다. 결과적으로 피검자에게 서비스를 제공하는 것이 경제적으로 불가능하게 되었다.

시기능훈련을 개인별 또는 단체로 실시해야 하는가?

시기능훈련의 주어진 단계에서 일반적으로 4~5 과정의 훈련을 수행하며, 각 과정에 소요되는 시간은 10-15분 정도가 필요하다. 피검자가 이전에 방문했을 때 설명한 과정의 시기능훈련을 실시하는 경우가 종종 있다. 이러한 경우 시기능훈련사가 45분 동안 피검자의 곁에서 훈련을 지켜보면서 지도할 필요는 없다. 따라서 시기능훈련사가 동시에 1명 이상의 피검자를 관리할 수 있다. 우리는 피검자와 시기능훈련사의 비율은 2:1이 적당하다고 생각한다. 이러한 훈련방법을 단체 시기능훈련(multiple or group vision therapy)이라고 하며, 시기능훈련사가 한명의 환자만 관리하는 것을 개별 시기능훈련(individual vision therapy)이라고 한다.

단체 시기능훈련은 숙련된 시기능훈련사, 주의깊게 설정된 훈련 프로그램, 적절한 환자의 선택 및 적절한 장비의 활용 등이 필요하다. 시기능훈련 프로그램의 개발은 시기능훈련사가 동시에 한 명 이상의 피검자를 효과적으로 관리하는데 매우 중요한 요인이 된다.

가정 시기능훈련(home therapy)과 클리닉 시기능훈련(office therapy)

시기능훈련은 현재 세 가지 방식으로 이루어진다. 어떤 클리닉에서는 시기능훈련을 옵토메트리스트나 시기능훈련사가 클리닉내 훈련실에서 훈련효과를 확인하고 새로운 훈련단계에 대한 시범을 보여준 후 피검자가 필요한 장비를 집으로 가져가서 가정에서 시기능훈련을 실시한다. 이것을 "가정 시기능훈련(Home vision therapy)"이라고 한다. 다른 클리닉은 피검자가 집에서 시기능훈련을 실시하지 않도록 하고 모든 훈련을 클리닉내 훈련실에서만 실시한다. 이러한 방법을 "클리닉 시기능훈련(in-office vision therapy)"이라고 한다. 마지막으로 클리닉내 훈련실 훈련과 가정 훈련을 적절하게 조합하여 실시하는 방법이 있다. 가정 훈련을 옹호하는 사람은 눈의 변화를 유도하기 위해서는 가능한 한 시기능훈련을 자주 실시해야 한다고 주장한다. 그들은 또한 클리닉 시기능훈련 방식은 일주일에 1시간 반에서 2시간 정도밖에 시기능훈련을 실시할 수 없다는 것을 단점으로 지적한다. 만일 시기능훈련을 매일 30분씩 실시한다면 훈련 시간이 2배 이상으로 늘어난다. 주로 가정에서 시기능훈련을 실시하고 2주마다 클리닉을 방문하여 진행 상황을 점검하고 어떤 문제점이나 궁금증이 있으면 해결하여 상황에 맞는 방법으로 훈련할 수 있도록 한다. 보조자나 옵토메트리스트가 이러한 방문 스케줄을 잡지만, 위에서 언급한 바와 같이 시기능훈련은 대부분의 시간을 훈련사가 담당한다.

검사실 훈련법의 지지자들은 가정 훈련법의 몇 가지 단점을 지적한다. 어린이일 경우 가정 훈련법의 성공 여부는 부모가 훈련 과정, 진행상황의 점검, 훈련하려는 의지 및 훈련 진행과정에서 발생되는 문제점의 해결 등 전반적인 훈련과정을 관리할 수 있는 능력이 있는지에 달려 있다. 경험에 의하면 어린이가 집에서 혼자서 시기능훈련을 충분하게 실시하기란 어려움이 따른다. 더욱이 많은 부모가 집에서 시간을 내어 어린이의 시기능훈련을 관리하는 것이 불가능하며 이로 인해 시기능훈련이 부모와 어린이가 충돌하도록 만드는 또 다른 문제를 유발할 수 있다. 가정훈련법은 성인인 경우 더 유용할 것이다. 그러나 성인이라도 훈련하려는 의지를 유지시키거나 훈련하는 과정에서 발생할 수 있는 장애물을 극복하기 위해서 자주 도움이 필요하다. 가정훈련법은 피검자가 제대로 실시하지 않을 수 있기 때문에 실패율이 높다.

시기능훈련의 새로운 방법 중 한 가지는 가정 훈련을 위해 설계된 컴퓨터 소프트웨어 프로그램을 이용하는 것이다. 이러한 프로그램을 이용하여 조절, 융합이향운동, 핵보기, 따라보기 및 기타 여러 가지 시각 인지기능을 훈련할 수 있다.

컴퓨터 프로그램을 이용하는 것이 아닌 전통적인 방식의 시기능훈련은 다음과 같은 단점이 있다 :

1. 전통적인 방법은 양안시나 조절 반응을 향상시키기 위해 훈련 결과를 해석하고 자극을 변화시키기 위한 정보를 사용하는데 많은 경험을 요구한다.
2. 여러 가지 이유로 정확하게 반응하지 못하는 어린이나 노인에게는 전통적인 방식이 어렵거나 사용할 수 없다. 예상되는 반응을 배우고 부모를 만족시키려는 욕구가 강한 어린이는 비록 요구되는 목표에 도달하지 못하더라도 "올바른 반응"을 보일 수 있다.
3. 훈련방법을 제대로 배우기 위해서는 피드백이 정확하고 즉각적이며 일정하고 편향되지 않아야 한다. 전통적인 시기능훈련에서 피드백은 일반적으로 시기능에 대한 지식이 없는 사람에게도 제공되어야 한다. 그러므로 피드백은 항상 일관되고 원할 때 즉시 나타나지 않을 수도 있다.

컴퓨터 프로그램을 기초로 한 가정 훈련의 이점은 위에서 설명한 각각의 문제를 극복할 수 있다는 것이다. 또한 어린이와 어른 모두 전통적인 방식보다 더 자발적이고 즐겁게 훈련할 수 있다.

검사실 훈련법을 지지하는 사람들은 시기능훈련 과정을 일관되게 전문가의 입장에서 관찰하는 것이 중요하다고 강조한다. 이 방식은 일주일에 2번 정도 클리닉을 방문하여 시기능훈련을 실시하고 집에서는 시기능훈련을 하지 않거나 최소로 실시하도록 한다. 클리닉을 방문할 때에는 시기능훈련사의 지도를 받으며 45분 정도 훈련을 실시한다. 이러한 방법을 반대하는 입장에서는 성공적인 결과를 얻으려면 되도록 많은 시간의 시기능훈련이 필요하다고 한다. 그러므로 클리닉에서만 실시하는 제한된 훈련 시간을 늘릴 필요가 있다는 것이다.

우리가 생각하는 적절한 방법은 두 가지 방법을 적절하게 조합하는 것이다. 우리는 피검자가 일주일에 최소한 한번 정도는 클리닉을 방문해야 한다고 생각한다. 이렇게 방문하도록 하여 피검자에게 훈련을 실시해야 한다는 동기를 유발시키고 진행 상태를 확인하며 훈련하는데 걸림돌이 되는 부분을 해소시켜 줄 수 있다. 또한 피검자와 부모에게 가정에서 실시해야 하는 훈련방법을 제대로 습득할 수 있도록 충분한 실습시간을 제공할 수 있다. 또한 검사실 훈련에 추가하여 집에서 훈련할 때 일주일에 5회씩 한번에 15분 동안 훈련하도록 한다. 이러한 방법이 조절, 안구운동 및 양안시 이상을 가장 효과적이고 빠르게 처치할 수 있다고 믿는다.

시기능훈련 스케줄

우리가 제시하는 클리닉/가정 훈련법의 조합은 다음과 같은 방법을 기초로 한다. 일반적으로 일주일에 클리닉을 2번 오후에 방문하도록 한다. 예를 들면 화요일과 목요일 오후 3:30에서 6:30 사이에 시기능훈련을 받도록 한다. 예를 들면 :

화요일	목요일
3:30에서 4:15	3:30에서 4:15
4:15에서 5:00	4:15에서 5:00
5:00에서 5:45	5:00에서 5:45
5:45에서 6:30	5:45에서 6:30

그러므로 클리닉 훈련은 매주 8회 실시할 수 있으며 1회당 4명의 피검자가 동시에 훈련을 실시할 수 있으므로 일주일에 32회의 시기능훈련이 이루어진다. 이러한 경우 옵토메트리스트는 시기능훈련을 담당할 수 있는 2명의 시기능훈련사를 고용해야 한다. 2명의 훈련사가 동일한 방에서 함께 일주일에 6시간 시기능훈련을 담당한다.

이와 같은 시기능훈련의 횟수가 일반적인 클리닉에서 충분할까? 조절, 안구운동 및 양안시이상의 발생빈도는 일반적인 클리닉에서 피검자의 10~15% 정도가 시기능훈련이 필요함을 제시한다. 클리닉에서 일년에 2천명이나 일주일에 40명을 검사한다면 매주 4명에서 6명 또는 일년에 200명에서 300명이 시기능훈련을 필요로 할 것이다. 경험에 의하면 시기능훈련이 필요한 사람의 75% 정도가 시기능훈련의 권유를 받아들인다. 따라서 일반 클리닉에서 평균적으로 일년에 150-225명이 시기능훈련의 권유를 받아들일 것으로 예상된다.

앞에서 제시한 스케줄을 이용하면 일주일에 32회 또는 일년(50주일)에 1600회 검사실훈련이 가능하다. 일부 성인이나 청소년은 12회에서 14회 방문으로 시기능훈련이 끝나지만 20회에서 24회 방문이 필요한 사람도 있다. 평균적으로 16회 방문한다고 가정하면 일년에 100명(1,600/16)의 피검자가 시기능훈련을 받을 수 있다. 따라서 일년에 2000명을 검사한다면 5%에 해당하는 피검자의 시기능훈련을 수용할 수 있다. 물론 시기능훈련을 위한 방문횟수가 더 필요하면 훈련시간이 더 추가될 수 있다.

그러므로 검사를 받은 환자의 5% 정도가 시기능훈련을 받는다면 32회의 시기능훈련을 위한 스케줄이 채워질 것이다.

훈련실의 공간

2명의 훈련사가 동시에 4명의 시기능훈련을 실시할 때 최소 약 150 ~ 180 평방피트의 훈련실 공간이 필요하다. 방의 크기가 12 × 15피트라면 훈련대와 의자 및 6명이 차지하는 면적을 쉽게 수용할 수 있다. 방안에 두 개나 세 개의 벽면을 따라 훈련대를 설치하도록 권하고 싶다. 훈련대는 18 ~ 20인치의 폭과 28인치 높이로 설치한다. 또 한쪽 공간은 컴퓨터를 비치한다. 기성 훈련대나 컴퓨터용 테이블을 사용할 수 있다. 훈련대를 제작한다면 폭을 36인치로 한다. 훈련대의 위쪽에 장비를 보관하거나 진열할 수 있는 선반을 설치하면 유용하게 사용할 수 있다.

표 22.2. *시기능훈련과 관련된 지출과 수익*

수입액	
(1회 방문당 60불, 시기능훈련 검사비용은 150불로 가정)	
방문치료 1600회	$96,000
시기능훈련 검사 100회	$15,000
전체 시기능훈련 비용	**$111,000**
지출액	
(치료사 급료 12불/시간, 보조치료사 급료 8불/시간으로 가정)	
700시간	$8,400
(치료사 2명, 14시간/주, 50주)	
300 시간 (보조치료사)	$2,400
장비(교체)	$500
전체 지출	$11,300
전체 시기능훈련 경비	$111,000
지출	$11,300
시기능훈련 순수익	**$99,700**

일부 옵토메트리스트는 시기능훈련을 위한 공간을 만드는 것을 꺼리지만 수익을 고려하면 공간 당 순수입이 다른 옵토메트리 서비스보다 더 높다.

비용

검사실 훈련의 1회당 비용은 나라와 지역마다 다르다. 비용은 중소도시나 변두리보다 대도시가 높은 경향이다. 일반적으로 특정 지역에서 검사실 훈련의 비용은 그 지역에서 포괄적인 눈 검사 비용과 비슷한 경향이다. 물론 옵토메트리스트가 다른 서비스의 비용을 결정할 때 사용하는 것과 동일한 지침을 적용하여 시기능훈련 비용을 결정해야 한다. 이러한 지침은 보통 다음과 같은 사항을 포함한다[1] :

- 그 지역의 통상적인 세금
- 달러의 현재 가치
- 서비스에 걸리는 시간

수익과 지출

만일 일 년 동안 주당 32명씩 시기능훈련을 실시한다면(일 년에 1600번 방문) 시기능훈련의 잠재적인 수익은 상당하다. 시기능훈련에 의한 직접적인 수익에 더하여 눈 검사를 위해 처음 방문했을 때 조절, 안구운동 또는 양안시 이상이 발견되었다면 대부분의 옵토메트리스트는 그 피검자를 다시 방문하도록 할 수 있다. 이 검사는 종종 시기능훈련을 평가하기 위한 검사라고 하며 이때 필요한 비용을 결정한다. 일반적인 관례로 이러한 비용은 일반적으로 실시하는 전반적인 눈 검사 비용의 2배 정도이다. 시기능훈련으로 예상되는 수익을 표 22.2에 나타내었다.

지출비용은 치료사의 급료, 장비의 교체비용, 시기능훈련에 필요한 보조 경비를 포함한다. 시기능훈련사의 급료는 일반적으로 옵토메트리검사 보조원의 급료와 비슷하다. 우리는 한명의 치료사가 일주일에 시기능훈련을 준비하고 문서작업을 하는데 1시간이 필요하다고 간주한다. 만일 하나의 클리닉에서 2명의 치료사가 주당 6시간씩 시기능훈련을 실시한다면 일 년의 비용은 700불(주당 14시간에 50주)에 시간당 급료를 곱해야 한다.

다른 비용은 보조로 도와주는데 드는 비용이다. 시기능훈련을 계획한다면 시기능훈련과 관련된 보험청구, 계산서 발급, 예약 및 스케줄 관리를 위한 직원의 경비가 추가로 필요하다. 경험에 의하면 계획된 시기능훈련을 한 시간 동안 실시할 때 이에 관련된 시간이 평균

한 시간 정도 소요된다. 우리가 제안한 모델에서 보조로 도와주는데 일주일에 6시간, 일 년에 300시간에 해당하는 경비가 소요될 것으로 예상한다.

이 장의 마지막 부분에 시기능훈련에 필요한 장비를 나타내었다. 이들 장비의 일부는 일 년 단위로 교체가 불가피하다. 장비의 교체 비용은 일 년에 500불로 추산한다.

일반적으로 시기능훈련에서 발생하는 순수익은(표 22.2) 전체 매출액의 90% 정도가 될 것이다. 시기능훈련의 순수익은 옵토메트리 검사의 순수익인 전체 매출의 25%와 비교한다면 아주 만족스러운 편이다.

누가 시기능훈련 비용을 지불하는가?

옵토메트리스트가 클리닉에서 제공하는 여러 가지 서비스 중에서 시기능훈련 비용이 가장 많다. 시기능훈련을 위해 1회 방문할 때마다 60불을 지불한다면 24회 방문했을 때 1,450불을 지불해야 한다. 일부 건강보험에서 시기능훈련 비용을 지불하지만 과거 10년 동안 큰 변화가 있었다. 더 많은 건강보험회사는 시기능훈련 비용을 지불하지 않는다. 시기능훈련 비용을 계속 지불하는 회사는 해당 방문 횟수를 줄이거나 보상액을 감소시켰다. 또한 옵토메트리스트가 보험회사로부터 보상을 받을 때까지 소요되는 기간이 길어졌다.

시기능훈련의 보험적용은 시기능훈련을 제공하는 많은 옵토메트리 클리닉이 많은(전부는 아니지만) 보험 프로그램의 참여를 중단하는 아주 중요한 문제가 있어 왔다.

그럼에도 불구하고 가능하다면 환자가 보상을 받을 수 있도록 돕기 위해 시기능훈련의 보험 적용에 관한 사항을 이해하는 것이 중요하다.

시기능훈련의 보험적용

기본 사항

• 시기능훈련은 눈의 관리가 아닌 의학적인 치료이다.

시기능훈련에 관한 보험적용은 피검자의 시기능 관리계획이 아닌 주요 의료보험사의 사업적 측면에 기인한다. 이것은 중요한 사항이며 환자나 보험회사의 직원들이 종종 잘못 이해하고 있는 부분이다. 보험회사 직원이 일반적인 시기능 관리는 보험에 적용되지 않는다고 하면서 피검자의 보험청구를 기각하는 경우가 일반적이다. 그러한 기각은 보험청구를 검토하는 직원이 옵토메트리스트가 실시하는 모든 업무는 일반적으로 실시하는 시기능검사나 굴절검사라고 간주하여 발생하는 직원의 단순한 실수이다.

옵토메트리 실무가 의료보험(Medicare)에 더 많이 적용을 받게 된 1987년 4월 이후 일반적인 시기능관리와 굴절이상을 의학적 상태의 특별한 관리와 구분하도록 진단과 치료과정의 항목을 포함하는 정확한 용어를 사용하는 것이 중요하다는 점을 알았다. 시기능훈련에도 똑같은 개념이 적용된다. 우리가 처치하고 있는 상태가 의학적 상태이며 따라서 그 처치과정(시기능훈련)은 의학적 처치과정에 포함된다. 시기능훈련이 일반적인 시기능관리라는 이유로 보험청구가 거절되는 경우 시기능훈련의 본질을 명백히 밝히는 문서를 보험회사에 보내야 한다. 그에 관한 문서의 예를 부록 I에 제시하였다. 이러한 문제가 발생하기 전에 예측하는 것이 더 바람직하다. 시기능훈련을 권유할 때마다 보험청구서를 작성하도록 권장한다.

• 시기능훈련 및 진단 코드의 적절한 사용

적절한 진단 코드와 시기능훈련 코드를 사용하면 보험회사 직원이 기술된 서비스는 굴절검사가 일반적인 시기능관리가 아니라는 점을 이해할 수 있다. 일반적으로 사용되어야 하는 진단과 치료 코드가 포함된 청구서를 사용하도록 강력히 권장한다. 진단과 치료를 모두 설명하는데 사용될 수 있는 청구서의 견본을 이용할 수 있다[2,3].

또한 이러한 청구서를 사용하면 보험청구서를 작성하는 시간을 절약할 수 있다. 이러한 청구서를 피검자의 의료보험 청구서에 간단히 첨부할 수 있다. 청구서를 작성하는데 수기가 거의 필요하지 않다. 시기능훈련사나 수납자가 처치 및 진단 코드에 표시를 하고 피검자의 이름과 날자 및 액수만 기입하면 된다. 여러 번 방문하여 시기능훈련을 실시했을 때 보험을 청구하는 양식에 달력이 인쇄된 표준 청구서가 특히 유익하다. 3개월 이상 방문 치료를 받은 내용이 한 장의 양식에 기록될 수 있다.

현재 그러한 양식을 추천하지만 조만간 보험회사에서 표준양식을 사용하도록 요구할 가능성이 있다(예를들면 Health Care Financing Adminstration[HCFA] 1500 양식). 그렇게 된다면 옵토메트리스트는 컴퓨터를 이용하여 이들 양식을 작성해야 할 것이다.

• 보험이 거부된 경우의 처리

가끔씩 적절한 용어가 사용되었다고 하더라도 보험담당자가 실수로 보험적용을 거부하는 경우가 있다. 그러한 경우 요청서한을 보내야 한다. 거절되는 가장 흔한 이유는 :

- 보험회사의 정책이 정기적인 눈 관리를 포함하지 않는다.
- 이 서비스가 의사에 의해 수행했을 때에만 적용된다.
- 의사가 이 서비스를 의뢰했을 때에만 적용된다.
- 이 서비스는 피검자와의 특약 사항에 포함되지 않는다.

• 이 서비스는 약관에 포함되지 않는다.

처음 세 가지 거절 이유는 성공적으로 조정될 수 있으며, 재심요청서의 견본을 부록 I에 제시하였다. 피검자의 특약 사항에서 시기능훈련이 제외되었을 때에는 재심요청이 무효하다.

지불 방법

가장 바람직한 방법은 피검자가 직접 비용을 지불하고 그 비용을 보험회사에 청구하는 것이다. 이 방법을 택하는 경우 피검자가 보험회사의 청구양식을 작성하는데 도움을 주고 필요할 경우 설명이나 청구서를 작성해서 보험사에 보내준다.

또 다른 결정 사항은 피검자가 얼마나 자주 시기능훈련의 비용을 지불해야 하는지에 관한 것이다. 현재 몇 가지 방법이 적용되고 있다. 다음 두 가지 방법은 여러 가지 변수가 있지만 가장 일반적인 지불방식이다.

방문할 때마다 지불

피검자가 방문할 때마다 비용을 지불한다. 이 방식의 장점은 간단하며 피검자가 쉽게 받아들인다는 점이다. 단점은 어떤 이유로 인해 방문 예약을 지키지 못하면 피검자로부터 비용을 받지 못한다. 일부 옵토메트리스트는 만일 24시간 이내에 예약을 취소하지 않으면 피검자에게 비용지불을 요구하는 정책을 펴기도 한다. 그러나 이러한 방법은 피검자가 불만을 갖게 되어 양자의 관계를 멀어지게 할 수 있다.

매월 지불

한 달 동안 방문하는 회수를 환산하여 비용을 지불한다. 예를 들어 일주일에 2회씩 방문한다면 매월 8회 방문하게 된다. 일반적으로 월 10회까지 예상할 수 있다. 이 방식의 장점은 매월 전체 방문 횟수를 고려하여 선납한다. 그러므로 어떤 이유로 방문치료를 받지 못하더라도 비용을 받을 수 있다. 물론 한 달 동안 다른 시간에 방문해서 시기능훈련을 받을 수 있다. 일부는 훈련비용을 선납하는데 어려움이 있어 이 방법을 꺼릴 수 있다.

장비

기본 장비

시기능훈련을 시작할 때 기본적으로 클리닉에 갖추어야 할 장비

- 조절 플리퍼[a, b]
  +0.50/−0.50 D(2)
  +1.00/−1.00 D(2)
  +1.50/−1.50 D(2)
  +2.00/−2.00 D(2)
- 렌즈 홀더[a] (1)
- 플라스틱 생지렌즈 : 0.25D 단위로 +2.50에서 −6.00D 2개씩
- 적/녹 봉독서기[a,b] (4)
- 가변 Tranaglyph[a] BC 515, BC 520(3개씩), 600 Tranaglyph kit(3)
- 고정 Tranaglyphs(50 Tranaglyph kit)[a]
- Quoit 벡타그램[a]
- Dual Polachome Illuminated Trainer[a]
- Aperture Rule Trainer[a](2)
- Barrel covergence card[2](2 다스)
- Brock string[a,b](2 다스)
- Loose Prism[a](2 - 16△, 2△ 단계)
- Eccentric Circles[c] 또는 Free Space Circles[a] - 불투명한 것(2 다스 세트)
- Eccentric Circles[c] 또는 Free Space Circles[a] - 투명한 것(2 다스 세트)
- Brewster−type stereoscope (Bernell−O−Scope[a] 또는 Keystone stereoscope[c])
- Wheatstone−type stereoscope(Bernell Variable Prismatic Stereoscope[a])
- Hart chart accommodative rock chart set[a]
- Accommodative Rock Cards[a]

컴퓨터 소프트 웨어

컴퓨터 소프트웨어를 사용하면 여러 가지 유익한 점이 있다. 동시에 여러 명의 시기능훈련을 관리할 수 있다. 두 가지 방식이 현재 사용 가능하다.

Computer Orthoptics[d]는 조절, 양안시, 안구운동 및 인지 장애를 치료하는 소프트웨어 프로그램이다. 긴장 및 단계 이향운동 훈련을 위해 사용될 수 있는 random dot stereopsis 프로그램이 이 소프트웨어의 특징적인 장점이다.

Computer Aided Vision Therapy (CAVT)[e] 또한 양안시, 안구운동 및 인지 장애를 치

료하는 소프트웨어 프로그램이다.

장비공급원

[a] Bernell Corporation: 4016 North Home Street, Mishawaka, IN 46545; 800-348-2225.
[b] GTVT: 29425 144th Avenue SE, Kent, WA 98042; 800-848-8897.
[c] Keystone View Company: 2200 Dickerson Road, Reno, NV 89503; 800-806-6569.
[d] RC Instruments: 21444 Hague Road, Noblesville, IN 46060; 800-348-2225.
[e] CAVT: Bernell Corporation사에 문의.

참고문헌

[1] Elmstrom G. *Advanced management for optometrists*. Chicago: Professional Press, 1974: 198-202.
[2] *Major medical coverage for vision therapy*. Chula Vista, CA: College of Optometrists in Vision Development, 1984.
[3] *Vision therapy and insurance: a position statement*. New York, NY: State University of New York, State College of Optometry, 1986.

부 록

Ⅰ. 편지 및 문서 양식의 예

평가 및 처치에 대한 권장사항을 부모나 전문가에게 보내는 편지

피검자 이름 : 김 ○ ○
생년월일 : 1992. 1. 1.
학년 : 중학교 1학년

김 ○ ○ 부모님께,

김 ○ ○ 의 최근 검사 결과와 처치에 대한 권장사항을 간략히 알려드립니다. 보고서의 첫머리에는 검사의 가장 중요한 내용과 처치에 대한 권장사항만을 요약했습니다. 모든 평가 항목에 대한 자세한 설명과 특정 검사 결과를 첨부하였습니다.

12살인 김 ○ ○은 짧은 시간 독서한 후에도 눈의 피로, 흐린 시력과 눈물을 흘리는 증상이 있어서 우리 클리닉에서 검사를 받도록 의뢰되었습니다. 이러한 증상은 그가 중학교에 입학한 이후 2 – 3개월 동안 지속되고 있으며, 이전에 눈에 대한 검사를 받아본 경력이 없습니다.

검사 결과, 김 ○ ○은 약한 원시이며 눈의 상태는 건강합니다. 그러나 물체를 따라보고, 초점을 맞추고, 양안이 함께 움직이는데 심각한 문제가 발견되었습니다. 안구운동을 적절하게 조절하지 못하면 독서할 때 읽던 위치를 잃어버리고, 칠판에 적힌 것을 받아쓰지 못하며, 독서할 때 단어를 건너뛰거나 빼먹기도 합니다. 초점을 맞추지 못하는 증상은 독서할 때 글씨가 흐려지거나, 독서한 후 원거리를 볼 때 선명한 시력으로 돌아오지 못하고, 독서하는 동안 피로와 두통이 나타나는 증상을 포함합니다. 양안이 함께 움직이지 않으면 사물이 두 개로 보이는 복시현상이 나타나거나, 독서할 때 읽던 위치를 잃어버리고, 두통이나 눈의 통증 또는 책을 오랫동안 보지 못합니다.

따라서 양안의 협력운동, 안구운동과 초점 맞추기를 개선하기 위한 노력의 일환으로 시기능훈련 프로그램을 권유합니다. 이 프로그램은 약 3개월에 걸쳐 진행되며 이 기간 동안 1주일에 2회씩 방문하여 치료를 받습니다.

다른 질문이 있으시거나 자세한 정보를 원하시면 언제든지 연락하십시오.

김 ○ ○의 특별 시기능 효율검사 결과

시력

원거리 시력 : 우안 20/20, 좌안 20/20

근거리 시력 : 우안 20/20, 좌안 20/20

눈의 추적운동(Eye Tracking)

눈의 추적운동 검사결과는 학업성취도를 최대로 발휘하기에는 부족하였다.

발달안구운동검사(Developmental Eye Movement Test):

실수 : 20% 이하

시간 : 10% 이하

조절 또는 초점맞추기 기능

독서거리에서 초점을 맞출 수 없다. 조절 시스템이 탄력성을 잃었다.

양안시 또는 양안협력검사

눈이 바깥쪽으로 돌아가는 경향이 있으며 보정 기능이 적합하지 않다.

시기능효율 검사란?

독서할 때 눈의 피로와 불편감을 호소하는 사람을 검사할 때에는 단지 눈의 건강과 안경이 필요한지 여부 이외에도 다른 상태를 검사한다. 예를 들면 눈의 추적운동, 초점맞추기 및 양안협력운동 등과 같은 능력이 평가되어야 한다. 이것을 능력을 평가하는 것이 시기능효율 검사이며 그 내용은 아래와 같다.

시력

20/20, 20/30 등의 스넬렌 분수는 측정된 시력을 의미하는 것으로 특정한 거리에서 일정한 크기의 문자를 인식하는 능력과 관계가 있다. 그러나 인식된 문자의 의미, 인식하기 위한 노력과 단안에 비해 양안을 사용할 때의 효율성 등에 대한 정보는 제공하지 않는다.

추적운동(Eye Tracking)

추적운동이란 눈이 움직이는 물체를 따라가거나 한 물체를 주시하다가 다른 물체로 주시를 바꿀 수 있는 능력이다. 이 능력이 있어야 책을 읽을 때 눈이 줄을 따라 이동하고, 다음 줄로 빠르고 정확하게 주시를 바꾸며 책상과 칠판 사이 또는 한 곳을 보다가 다른 곳으로 눈을 빠르고 정확하게 이동시킬 수 있다.

추적운동은 책을 읽는 것과 비슷한 방식의 발달안구운동검사(Developmental Eye Movement Test)를 이용하여 평가된다. 안구운동을 적절하게 조절하지 못하면 책을 읽을 때 읽던 위치를 잃어버리고, 칠판의 내용을 받아 적는 데 어려움이 있으며 독서할 때 단어를 건너뛰거나 빼먹기도 한다.

조절

학교생활, 작업 수행능력 및 독서할 때 중요한 또 다른 기능은 초점을 맞추는 능력이다. 이것은 한 곳에서 다른 곳으로 예를 들면, 책상을 보다가 칠판으로 시선을 이동할 때 즉시 선명하게 보므로 시선을 신속하고 정확하게 이동할 수 있도록 한다. 또한 일반적인 독서거리에서 선명하게 초점을 유지하도록 한다.

초점을 맞추는 데 문제가 있으면 독서할 때 글씨가 흐리게 보이고, 책을 읽다가 원거리를 볼 때 선명하게 보이지 않으며, 독서하는 동안 피로와 두통이 나타날 수 있다.

양안시

편안한 시력을 유지하려면 양안이 아주 정밀하게 협력운동을 하여야 한다. 그렇지 않으면 사물이 두 개로 보이거나, 독서할 때 읽던 위치를 자주 잃어버리고 두통이나 안통이 발생하며, 책을 오랫동안 보지 못한다.

양안협력운동과 관련된 문제점은 여러 가지 유형으로 나타날 수 있다. 한 가지 일반적인 유형은 한쪽 눈이 가끔씩 또는 항상 안쪽이나 바깥쪽으로 돌아가는 것이다. 이러한 문제점은 상대방이 쉽게 알아볼 수 있다. 협력운동과 관련된 문제점으로 보다 일반적인 형태는 양안이 외측, 내측, 상측 또는 하측으로 돌아가는 경향이 있으며 이러한 상태를 보정할 수 있는 능력이 충분하지 못할 때 발생한다.

보험 문의에 관한 편지

보험 지급이 결정된 경우

피검자 이름 : John Smith
증서 번호 : 111-222-333

관계자께 :
상기 피검자는 최근 본원에서 검사를 받았습니다. 진단 결과는 아래와 같으며 관련 코드는 ICD-9-CM입니다 :

378.23 간헐성 외사시
378.83 폭주 부족
진단날짜 : 1/1/91

비고 : 상기 병상은 의학적인 처치가 요구되며 처치법은 시기능 교정훈련(CPT Code 92065)이라고 합니다. 이 처치법은 신경근 이상에 대한 처치로 상기 병상을 교정하거나 수술의 대체 방법으로 시행되며 일상적인 눈 검사, 굴절검사 또는 안경처방과 관계가 없는 것입니다.
양안시 장애는 다음 편지를 이용하십시오.

특별 처치 프로그램

폭주부족 프로그램은 일반적으로 24~30번의 방문 처치가 요구되며 여러 단계로 구성되어 있습니다.

1단계 : 음성융합버전스의 양, 폭주근점 및 조절력을 정상적인 상태로 회복시키는 단계
2단계 : 양성 및 음성 융합버전스의 용이성을 정상화시키는 단계
3단계 : 동향운동을 하는 동안 버전스 용이성과 양을 정상으로 회복시키는 단계

일반적으로 각 단계마다 8~10번씩의 방문 처치가 요구되므로, 이 프로그램은 24~30번의 처치로 구성되어 있습니다.

각 단계별 처치 비용(CPT #92065)은 __________ 입니다.

감사합니다.

조절 장애일 경우는 다음 편지를 이용하십시오.

특별 처치 프로그램

조절과다 프로그램은 일반적으로 24~30번의 방문 처치가 요구되며 여러 단계로 구성되어 있습니다.

1단계 : 조절력과 조절 자극 및 이완 능력을 정상적인 상태로 회복시키는 단계
2단계 : 조절반응에 대한 속도와 지체를 포함한 동적 조절상태를 정상화시키는 단계
3단계 : 조절능력과 버전스능력을 정상으로 회복시키는 단계

일반적으로 각 단계마다 8~10번씩의 방문 처치가 요구되므로, 이 프로그램은 24~30번의 처치로 구성되어 있습니다.

각 단계별 처치 비용(CPT #92065)은 __________ 입니다.

감사합니다.

보험료 지급을 요구하는 편지

1. 거절 사유 : 일상적인 눈 검사

피검자 이름 : Jill Smith
Group # : 123456
SS # : 111-222-333
Claim # : 789101112

관계자께 :

최근에 본인은 Jill Simth가 "일상적인 눈 검사는 지급하지 않는다"는 이유로 본원에서 받은 검사료에 대한 지급을 거절당했다는 편지를 받았습니다.

따라서, 본원에서 제공된 검사와 피검자가 처치를 받고 있는 의학적인 상태를 분명하게 밝히는 것이 필요할 것입니다.
시행된 검사는 지각신경근운동 검사로 code 번호 92060 입니다. 이것은 안경을 맞추기 위한 굴절검사나 일상적인 눈 검사가 아니라 신경근 관련 양안시 장애의 특성과 정도를 결정하기 위한 것입니다. Jill의 경우 폭주부족이라는 심각한 의학적 상태로 판명되었고 정위 교정(92065)이라는 처치가 필요합니다. 다시 한 번 말하면 이것은 일상적인 눈 검사가 아니라는 점을 강조하며 의료비 지급이 이루어져야할 것입니다.

2. 거절 사유 : 추가 정보 요망 – 시기능훈련이 수술의 대체방법인가?

피검자 이름 : John Smith
Group # : 123456
SS # : 111-222-333
Claim # : 789101112

관계자께 :
최근에 John Smith에 대한 추가적인 정보를 제공하도록 요청받았습니다.
진단 : ICD-9-CM: 378.83 폭주 부족
당신은 다음 사항에 관하여 추가 정보를 요청하였습니다.
1. 이 상태는 수술로 교정될 수 있는 것인가?
답변 : 폭주부족은 수술로 교정될 수 있습니다. 일반적으로 수술은 마지막 수단이 될 것입니다.
2. 처치가 수술에 대한 대체방법인가?
답변 : 그렇습니다. 정위 교정은 수술보다 안전한 방법으로 이 경우 수술에 대한 대체방법으로 권장되고 있습니다.

충분한 정보가 제공되었기를 바라며 재검토하여 주시기 바랍니다.

3. 거절 사유 : 시기능훈련은 의사가 시행할 때에만 보험금이 지급될 수 있다.

피검자 이름 : John Smith
Group # : 123456
SS # : 111-222-333
Claim # : 789101112

관계자께 :
최근에 귀사에서 Smith씨에게 그의 아들에 대한 의료비 지급을 거절한 편지에 대한 답입니다. 편지 속에 당신은 "시기능훈련은 안과의사가 시행할 때만 지급이 고려된다."고 언급하였습니다.
피검자는 옵토메트리스트의 업무 범위내에서 옵토메트리스트를 선택할 권리가 있다는 펜실베니아주의 "선택의 자유(PA State Ann tit.40.1502(Purdon)"를 갖는다는 사실에 당신의 주의를 환기시키고 싶습니다. 이것은 뉴욕주에서도 적용됩니다.(NY INs Law 250(1), 221(5)(c), 3216(i)(I), 4235(f)(C)(Consol). 또한 보험 규정에서 의사란 안과의사와 마찬가지로 옵토메트리스트, 소아과의사 및 임상심리사를 총칭한다는 사실을 알아야할 것입니다.

따라서 시각치료는 안과의사가 시행할 때만 지급이 고려된다는 것은 타당하지 않습니다. 옵토메트리스트가 시행한 378.83 폭주부족, 378.23 간헐성 외사시 진단에 대한 정시 교정 처치(92065)의 비용 지급을 안과의사가 아니라는 이유로 거절될 수 없습니다. 본인은 이러한 장애에 대한 진단과 처치를 할 수 있는 면허를 갖고 있으며 진단과 의학적 필요성의 진술을 포함한 처치계획의 자세한 설명을 이미 제출하였습니다.

Smith씨와 본인은 이 문제에 대한 당신의 신속한 결정을 기다리겠습니다. 추가 질문이 있으시면 연락하십시오.

cc: Pennsylvania 주 보험 위원회

부모에게 보내는 보고서에 포함되어야 할 시기능훈련 비용에 대한 정보

피검자 이름 : John Smith

Smith 부부께 :

최근 실시한 John의 검사결과를 요약한 보고서를 동봉하였습니다. 보고서에는 본인이 평가했던 시각계의 여러 가지 부분과 각 영역에서 보인 중요한 결과가 설명되어 있습니다.

과거 경험에 의하면 때때로 부모님들은 설명을 들은 후 댁으로 돌아가서 배우자에게 시각적인 문제점을 설명할 때 명확하게 설명할 수 없는 경우가 있습니다. 그러한 경우 이 보고서가 도움이 될 것입니다. 또한 추가 질문이 있으시면 본원에 문의하십시오.

여기에 시기능 치료의 보험 적용범위에 대한 정보를 동봉하오니 이 내용을 자세하게 읽으시기 바랍니다. 대부분의 의료보험에 시기능치료가 적용되지만, HMO 유형의 보험에는 적용되지 않습니다. 시기능치료가 의료보험에 적용되면 피검자에게 비용이 보상될 것이며 보험회사가 직접 본원에 지급하지는 않습니다.

또한 당신이 직접 보험의 적용여부를 문의하고 싶을 때 보험회사에 보낼 수 있는 편지를 동봉합니다. 증권번호와 함께 보험회사의 이름과 주소를 적어서 사용하십시오.

시기능훈련의 진료 지침

본 클리닉의 진료비에 관한 지침은 다음과 같습니다. 자세히 읽으신 후 의문사항이 있으시면 본원에 문의하십시오.

진료비

처치를 시작하기 전에 아래 사항이 지켜져야 합니다.

1. 초기 검사에 대한 모든 비용은 처치를 받기 위해 처음으로 방문하기 전에 전액 지불되어야 합니다.
2. 처치 비용은 주 단위로 지급하며, 처음 방문할 때 2주일에 대한 비용을 지불해야 합니다.
3. **치료에 대한 모든 비용은 피검자나 부모 또는 후견인이 책임집니다.** 그러나 본원은 피검자가 보험회사로부터 보상받을 수 있도록 서류를 작성하고 제출하는 데 도움을 줄 것이며, 보험회사와 문제가 발생하면 문제가 해결될 수 있도록 최선을 다하여 도와줄 것입니다. 보험회사가 시기능치료에 대한 보험료 지급을 거절하면 즉시 본원으로 연락하십시오.

아래의 보험 정보를 숙지하십시오.

약속의 취소나 불이행

시기능훈련 프로그램은 개인마다 다르며 방문했을 때 처치하는 데 걸리는 시간 및 처치를 계획하는 데에도 오랜 시간이 걸립니다. 예약 시간이 정해진 이후에 약속을 지킬 수 없을 때에는 가능한 빨리 연락하십시오.

시기능훈련에 대한 보험의 보상범위

시기능을 평가한 결과 시기능훈련이 문제점을 적절하게 해결할 수 있다고 결정되면 개인에 따른 훈련 프로그램이 세워집니다. 이 치료에 대한 비용은 일반적으로 주요 의료보험제도와 제3자 지불제도로 보상됩니다. 본원에서 처치를 받는 사람의 75% 정도는 시기능훈련 비용이 보상되는 의료보험에 가입하고 있습니다.

처음 방문했을 때 피검자의 의료보험이 시기능훈련 비용을 보상하는지 여부를 알 수 없기 때문에 아래에 일반적인 규칙을 설명하였습니다.

1. 시기능훈련은 "눈 검사"와는 다르므로 **눈 검사 항목이 적용되지 않습니다.** 이것은 일종의 의학적 처치에 속하므로, 건강검진 항목의 주요 의료부분으로 적용될 것입니다.
2. HMO 제도는 대부분 시기능훈련을 보상하지 않습니다.
3. 건강보험에 주요 의료 부분이 포함되어 있다면, 보험회사는 일반적으로 80%의 비용을 보상할 것입니다. 그러나 내원 시 처치 비용은 피검자가 지불할 책임이 있습니다. 내원 시 비용을 지불하고 보험 청구서에 영수증을 첨부하여 보험회사로부터 보상을 받을 수 있습니다.
4. 본원은 시기능훈련이 보험 혜택을 받을 수 있도록 당신을 도와줄 것입니다. 보험회사가 지급을 거절할 때에는 본원에 알리고 사본을 한 부 보내십시오. 시기능훈련에 대한 오해나 이해 부족으로 지급이 거절되는 경우가 자주 발생하고 있습니다. 적절한 항소문으로 회사의 결정을 취소시킬 수 있습니다.
5. 일부 보험회사는 의사에게 직접 "보험을 지불합니다." 즉 본원에 직접 수표를 보냅니다. 피검자에게 보상하는 보험회사도 있습니다. 예를 들면 대부분의 Blue Shield, Blue Cross **의료보험제도는 시기능훈련을 적용하고 있지만, 대부분 피검자에게 보상하고 의사에게 직접 지급하지 않습니다.** 시기능훈련이 추천되는 경우 건강보험에서 보상이 이루어질 수 있는지에 대하여 당신에게 설명할 것입니다.
6. 보험회사와 연락할 때에는 전문가가 사용하는 특정한 진단과 용어를 언급하는 것이 중요합니다. 만일 이것을 시각 장애에 따른 문제라고 언급하면 보험 지급이 거절될 것입니다.

Ⅱ. 추가 정보를 얻을 수 있는 방법

추천 문서

1. Special report : position statement on vision therapy. *J Am Optom Assoc* 1985;56: 782–783.
2. Special report : the efficacy of optometric vision therapy. *J Am Optom Assoc* 1988;59:95–105.
3. Scheiman M. Hidden eye problems can block learning. *Learning 91*. Springhouse, PA: Springhouse Corporation, 1991.

브로셔 공급처

1. Americal Optometric Association, 243 North Lindbergh Avenue, St. Louis, MO 63141; 314–991–4100.
2. Vision Extension, 2912 South Daimler Street, Suite 100, Santa Ana, CA 92705–5811; 714–250–0846.

Ⅲ. 가정에서 시기능훈련 방법 : 피검자용 설명서

억제를 제거하기 위한 적색렌즈와 펜라이트법

이 치료의 목적은 양안이 함께 물체를 동시에 보게 하기 위한 것으로 억제를 중단하고 감각 및 운동성 융합을 향상시키도록 돕는 것이다. 치료를 통하여 양안을 함께 사용하여 양안시의 모든 이점을 얻을 수 있을 것이다. 아래의 순서대로 억제가 발생하지 않은 상태에서 훈련을 신속하고 용이하게 시행할 수 있을 때, 치료가 제대로 이루어지고 있는지 스스로 알게 될 것이다.

매일 ____분 동안 훈련을 실시하고 피검자의 능력에 따라 순서대로 각 단계의 훈련을 진행한다. 처음에는 두통이나 안통 등과 같은 불편감을 겪거나 몇 분 이상 계속할 수 없을 것이지만, 능력이 향상될수록 불편감이 사라지고 훈련시간이 늘어날 것이다. 일주일에 한 번 2시간 동안 실시하는 것보다 매일 15분씩 실시하는 것이 좋다. 매일 ____시에 훈련할 수 있도록 계획을 세우는 것이 좋다.

준비도구 : 적/녹 안경, 프리즘, 밝은 광원(또는 초), 시계

1 단계 : 암실에서 광원으로부터 ____피트 떨어져 앉는다. 적색 렌즈가 피검자의 ____눈 앞에 위치하도록 적/녹 안경을 착용하고 기저하방 프리즘을 그 눈에 댄다. 광원을 직접 바라보면 적색 아래에 녹색 즉, 적색과 녹색의 두 개의 빛을 보게 된다. 두 개로 보이지 않으면 눈을 여러 번 깜빡이거나 광원 앞으로 다가간다. 하나의 빛이 사라지지 않고 두 개의 빛이 계속 보이도록 ____분 동안 꾸준히 연습한다.

2 단계 : 하나의 빛이 사라질 때까지 광원에서 멀어지거나 또는 광원으로 다가간다. 항상 두 개의 빛이 보이도록 집중한다. 이렇게 하기 어려우면 광원으로 약간 다가가서 눈을 깜빡인다.

3 단계 : 단계 1, 2에서 사용한 것과 똑같은 도구와 방법을 사용하며, 암실에서 적어도 10피트 이상 떨어져서 광원을 본다. 이번에는 광원의 조명을 밝게 하거나 커튼을 열어 조명을 밝게 한다. 두 개의 광원이 동시에 보이도록 주의를 집중한다. 조명이 어두운 상태로부터 일반적인 대낮의 수준에 이르기까지 반복하여 연습한다. 이러한 조명 상태에서 단계 1과 2를 반복한다.

단계 4 : 일반적인 조명수준에서 두 개의 불빛을 계속 볼 수 있으면, 적색 렌즈가 피검자의 ____눈에 놓이도록 적/녹 안경을 착용시킨 다음 기저하방 프리즘을 동일한 눈에 대고 광

원으로부터 ____ 피트 거리에 떨어져 앉는다. 기저 ____이 되도록 프리즘을 천천히 돌린다. 이렇게 하면 적색과 녹색 불빛이 서로 가까워지도록 이동할 것이다. 두 개의 불빛이 가까이 근접할 때까지 계속 두 개의 불빛이 보이도록 주의를 집중한다; 하나의 불빛이 사라지면 프리즘을 원래 위치로 돌려서 두 개의 불빛이 다시 보이도록 한다. 두 개의 불빛이 하나로 보이면서 황색이나 황색을 띤 적색 또는 녹색과 적색 사이에서 색이 변하는 상태가 나타날 때까지 프리즘을 계속 돌린다. 이것을 융합 반응이라 하며, 이 상태를 유지할 수 있도록 열심히 연습하는 것이 중요하다. 목표는 1분 동안 억제가 나타나지 않고 융합된 상을 유지할 수 있도록 하는 것이다.

시간과 기록 : 할당된 절차를 _____분 동안 매일 연습하고 훈련 시간, 거리, 조명수준 및 문제점이나 관찰사항을 기록한다.

TV 훈련장치

이 치료의 목적은 원거리의 사물을 볼 때 양안 동시시의 지각을 발달시키는 것이다. 피검자가 장치의 두 부분을 통하여 TV를 선명하게 볼 수 있을 때 양안을 사용하고 있다는 사실을 알 것이다. 훈련 내용은 장치의 두 부분을 통하여 TV 화면이 전체적으로 보이도록 하는 것이다.

치료는 매일 ____분 동안 시행하고 피검자의 능력에 따라 각 단계마다 번호순으로 진행한다. 처음에는 두통이나 안통 등과 같은 불편을 겪거나 몇 분 이상 계속할 수 없을 것이지만, 능력이 향상될수록 불편감이 사라지고 훈련시간이 늘어날 것이다. 일주일에 한 번 2시간 동안 실시하는 것보다 매일 15분씩 실시하는 것이 좋다. 매일 ____시에 훈련을 실시할 수 있도록 계획을 세우는 것이 좋다.

단계 1 : 흡착판을 이용하여 TV 화면에 적색 부분이 위쪽에 위치하도록 장치를 수직으로 부착한다. 시기능훈련을 효율적으로 실시하기 위해서는 장치를 수직으로 위치시키는 것이 매우 중요하다. 우안에 적색 렌즈가 위치하도록 특별한 안경을 착용한다. TV를 켜고, _____ 피트 떨어진 거리에서 바라본다. 장치의 위쪽과 아래쪽 부분을 통하여 전체 화면을 볼 수 있어야 한다. 장치의 한쪽 부분이 검게 보인다면(장치를 통하여 보이지 않음) 양안 중 한쪽 눈으로부터 시각 정보를 받아들이지 못하는 상태이다(억제). 즉, 한쪽 눈을 감은 상태와 같다. 처음에 장치의 한쪽 부분이 검게 보이다가 다른쪽 부분이 검게 보인다면 한쪽 눈을 교대로 감는 것과 같다. 시각정보를 한 번에 한쪽 눈으로만 받아들인다. 이 치료의 목표는 양안으로부터 시각정보를 동시에 인식하도록 하는 것이다.

피검자가 한쪽 눈만 사용하고 있다는 사실(억제)을 발견하면 양안을 사용하도록 하기 위하여 (1) 양쪽 눈을 신속하게 깜빡이면서 깜빡이는 사이에 다른 쪽 눈으로 보이는 상을 찾도록 하거나; (2) 한쪽 눈을 가렸다가 신속하게 가림판을 제거하거나; (3) 광원의 밝기를 낮추거나 끄거나; (4) 위의 사항 모두나 일부를 조합하여 실시하도록 한다.

아래의 질문에 대하여 검사자에게 응답하도록 한다 :

1. TV 치료 장치의 한쪽 부분이 검게 보인 적이 있었는가? 그렇다면 언제? 빈도는?
2. 치료 장치의 검은 부분이 위에서 아래로 빠르게 이동하는가?
3. 장치의 양쪽 부분을 통하여 TV 화면을 쉽게 볼 수 있다면, TV 화면이 선명하였는가 아니면 흐렸는가?
4. 훈련 횟수가 많아질수록 더 쉬워지는가?

단계 2 : 거리를 다르게 하여 즉, 약 _____ 피트 거리에서 단계 1을 반복한다. 항상 올바른 반응 즉, 치료 장치의 양쪽 부분을 통하여 동시에 선명하고 쉽게 볼 수 있는 상태를 유지하도록 한다.

단계 3 : 단계 2를 쉽게 할 수 있으면, (더 가까이) 또는 (더 멀리) 이동하여 올바른 반응이 유지되도록 계속 연습한다.

단계 4 : 특수 안경이나 프리즘을 이용하여 단계 1을 반복한다. 이 도구들은 훈련을 더욱 어렵게 만든다. 렌즈나 프리즘을 이용하는 동안에도 항상 올바른 반응 즉, 치료 장치의 양쪽 부분을 통하여 동시에 선명하고 쉽게 볼 수 있는 상태를 유지하도록 한다.

편심 원 – 개산훈련

이 훈련의 목적은 양안이 함께 목표를 향하여 초점을 맞추는 능력을 증진시키기 위한 것이며, 이로부터 오랫동안 시기능을 효율적으로 유지할 수 있다. 훈련을 통하여 양안을 함께 사용하므로 양안시의 모든 이점을 얻을 수 있게 된다. 아래의 순서대로 억제가 발생하지 않은 상태에서 훈련을 신속하고 용이하게 시행할 수 있을 때, 치료가 제대로 이루어지고 있는지 스스로 알게 될 것이다.

치료는 매일 ____분 동안 시행하고 피검자의 능력에 따라 각 단계마다 번호순으로 진행한다. 처음에는 두통이나 안통 등과 같은 불편감을 겪거나 몇 분 이상 계속할 수 없을 것이지만, 능력이 향상될수록 불편감이 사라지고 훈련시간이 늘어날 것이다. 일주일에 한 번 2시간 동안 실시하는 것보다 매일 15분씩 실시하는 것이 좋다. 매일 ____시에 훈련을 실시할 수 있도록 계획을 세우는 것이 좋다.

준비 도구 : 편심 원 카드 세트(투명 플라스틱), 자, 초침이 있는 시계, +/– 플리퍼

방법 : 독서거리에서 카드의 간격을 약간 벌리면서, 한 손에 한 장씩 카드를 잡는다. "A"자가 아래로 함께 위치하도록 잡아야 한다. 두 원이 수직 방향으로 어긋나지 않아야 한다.

카드사이로 원거리에 있는 물체가 선명하게 보이도록 주의를 집중하여 물체를 계속 바라보면, 카드에 있는 원이 흐려질 것이다. 원거리에 있는 물체를 계속 집중하여 보면, 4개의 원이 한 세트로 인식될 것이다. 중앙에 있는 두 개의 원이 겹쳐져 3개의 원이 한 세트로 인식될 때까지 천천히 카드가 가까워지도록 접근시킨다. 이 상태를 인식할 수 있으면(어려운 작업이므로 실망하지 않고 연습하도록 한다.), 중앙의 보이는 원에서 안쪽의 작은 원이 바깥쪽의 더 큰 원보다 피검자 자신에게 가까이 다가오는 효과가 나타난다.

원이 흐리게 보여도 걱정할 필요가 없다. 두 원이 겹쳐지고 깊이를 느낄 수 있도록 계속 집중한다. 이 상태가 가능해지면, 겹쳐진 원이 선명하게 보이도록 주의를 집중한다; 원이 선명하게 보이도록 연습하는 동안 카드를 앞뒤로 천천히 움직이면 선명하게 보일 것이다. 항상 원이 겹쳐지고 선명하게 보이며 깊이를 인식할 수 있도록 목표를 둔다.

단계 1 : 원이 선명하게 보이고 거리감을 인식할 수 있으면, 팔 길이 정도에서 카드를 잡고 선명하게 보이는 상태를 유지하면서 천천히 자신에게 접근시킨다. 원 사이의 공간이 좁아지며 마치 원탁의 높이가 짧아지는 것을 느낄 것이다. 융합을 유지하면서 최대한 카드를 자신에게 접근시킨다. 그런 다음 카드를 멀어지도록 이동시켰다가 다시 가까워지도록 이동시킨다. 융합과 선명도 및 거리감을 유지하면서, 천천히 카드를 멀어졌다가 가까워지도록 교대로 이동시키고, 가능한 최대로 카드를 가까이 하면서 카드의 이동범위가 넓어지도록 노력한다. 카드가 최대로 눈에 가까워졌던 거리를 기록하면서, 훈련을 ____회 반복한다.

단계 2 : 독서거리에서 양손으로 카드를 잡고 단계 1과 같이 원을 융합시킨다. 천천히 카드가 멀어지도록 양손을 벌린다. 가능한 원이 융합된 상태를 유지하면서 카드를 계속 멀어지도록 이동시킨다. 한계에 도달하면 카드를 원래 위치로 가까이 접근시켰다가 다시 멀어지도록 이동시킨다. 카드를 가장 멀리 떨어뜨릴 수 있었던 최대 간격을 기록하고, 훈련을 ____회 반복한다.

단계 3 : 독서거리에서 카드를 잡고 앞의 단계와 같이 원을 융합시킨다. 그런 다음 방의 맞은편에 있는 물체를 선명하게 바라본다. 물체가 선명하게 보이면 다시 원을 바라보고 융합시킨다. 방의 맞은편 물체와 카드를 번갈아가면서 바라본다. 단, 원이 융합되어 선명하게 보일 때에만 카드 뒤쪽의 물체를 바라본다. 이와 같은 방법으로 훈련을 계속한다. 이 훈련이 쉬워지면 카드의 간격을 점점 더 벌린다. 카드를 잡고 있을 때 눈으로부터 거리와 카드 사이의 간격을 기록하고 훈련을 ____회 반복한다.

단계 4 : 독서거리에서 카드를 잡고, +/− 플리퍼 렌즈의 한쪽 면을 통하여 원이 융합되어 보이도록 한다. 그런 다음 다른 면에 있는 렌즈를 통하여 원을 볼 수 있도록 플리퍼를 신속하게 뒤집어서 원이 선명하고 거리감이 느껴지도록 다시 융합시킨다. 플리퍼 렌즈를 교대로 가입시키면서 가능한 한 신속하고 매끄럽게 원이 다시 융합되고 선명하게 보이도록 훈련을 반복한다. 플러스렌즈와 마이너스렌즈를 통하여 20회(플리퍼를 40회 반전) 융합하는데 걸리는 시간을 기록한다. 매일 20회씩 _____ 번 훈련을 시행하고, 매일 20회 융합하는데 걸렸던 가장 짧은 시간을 기록한다.

시간과 기록 : 훈련에 소요된 시간과 훈련을 실시하는 동안 가장 잘한 것이나 문제점 또는 의문사항을 기록한다.

편심 원 – 폭주훈련

이 훈련의 목적은 양안이 함께 협력하여 초점을 맞추는 능력을 증진시키기 위한 것이며, 이로부터 오랫동안 시기능을 효율적으로 유지할 수 있다. 훈련을 통하여 양안을 함께 사용하므로 양안시의 모든 이점을 얻을 수 있게 된다. 아래의 순서대로 억제가 발생하지 않은 상태에서 훈련을 신속하고 용이하게 시행할 수 있을 때, 치료가 제대로 이루어지고 있는지 스스로 알게 될 것이다.

치료는 매일 ____분 동안 시행하고 피검자의 능력에 따라 각 단계마다 번호순으로 진행한다. 처음에는 두통이나 안통 등과 같은 불편감을 겪거나 몇 분 이상 계속할 수 없을 것이지만, 능력이 향상될수록 불편감이 사라지고 훈련시간이 늘어날 것이다. 일주일에 한 번 2시간 동안 실시하는 것보다 매일 15분씩 실시하는 것이 좋다. 매일 ____시에 훈련을 실시할 수 있도록 계획을 세우는 것이 좋다.

준비 도구 : 편심 원 카드 세트(종이), 연필, 자, 초침이 있는 시계, +/- 플리퍼

방법 : 정상적인 독서거리에서 카드에 표시된 "B" 자가 모두 아래쪽에 있으며 서로 나란히 닿도록 놓는다. 원들이 수직으로 어긋나지 않도록 정렬시킨다. 연필을 잡고 끝이 두 원들 사이에 위치하도록 잡는다. 연필 끝이 선명하게 보이도록 하면서 연필을 천천히 눈을 향해 가까이 가져온다. 연필 뒤의 배경에 있는 원을 의식하면서 연필이 어느 위치에 있을 때 원이 두 개로 보이기 시작하는지 인식해야 한다.

연필을 눈에 접근시키면 중앙에 있는 2개의 원이 서로 다가가면서 하나로 융합되어 전체 3개의 원이 보이게 된다. 이 상태를 인식하기 위해서는 배경에 있는 원을 인식하면서 연필이 선명하게 보이도록 계속 주의를 집중하여야 한다. 중앙에 있는 두 원이 하나로 융합되면 중앙의 융합된 상이 선명하게 보이도록 집중하면서 연필을 천천히 눈으로부터 멀어지도록 이동시킨다. 이 때 어려움을 느끼면 융합된 원을 쉽게 볼 수 있을 때까지 연필을 다시 눈에

접근시킨다. 이 훈련은 쉬운 것이 아니다. 어려움이 있더라도 실망하지 말아야 한다; 이 훈련이 원활하게 이루어지기 위해서는 시간이 많이 걸릴 수 있다. 처음에는 원이 흐리게 보일 것이다. 일단 중앙의 원이 융합된 상태를 볼 수 있으면 원의 거리감을 인식하여야 한다. 안쪽의 작은 원이 바깥쪽의 더 큰 원보다 더 멀리 있는 것처럼 인식된다; 마치 양동이처럼 보일 수 있다.

원이 흐려 보이면 계속 주의를 집중하여 원을 보면서 원이 선명하게 보이도록 카드를 전후로 약간 이동시킨다 : 그러면 원이 선명하게 보이기 시작하고 글씨를 읽을 수 있을 것이다. 항상 원이 겹쳐지고 선명하며 거리감이 인식되는 상태를 유지해야 한다.

단계 1 : 일단 원을 선명하게 볼 수 있고 거리감을 지각할 수 있으면 팔 길이로 카드를 잡고 선명하게 보이는 상태를 유지하면서 카드를 천천히 눈을 향해 접근시킨다. 이 때 원 사이의 간격이 점차 좁아지는 것을 인식할 것이다. 즉, "양동이"의 깊이가 점점 얕아질 것이다. 융합을 유지하면서 카드를 최대로 눈에 접근시킨다. 그런 다음 카드를 멀어지도록 이동시켰다가 다시 가까워지도록 이동시킨다. 융합과 선명도 및 입체감을 유지하면서 카드를 전후로 이동시키면서 가능한 최대로 눈에 접근시켜서 카드를 이동시킬 수 있는 범위를 증가시킨다. 융합과 선명도 및 입체감을 유지하면서 카드를 최대로 눈에 접근시킨 거리를 기록하면서, 훈련을 ____회 반복한다.

단계 2 : 독서거리에서 양손으로 카드를 잡고 앞에서와 같이 원을 융합시킨다. 천천히 카드가 벌어지도록 양손을 벌린다. 가능한 한 원이 융합된 상태를 유지하면서 카드 사이의 간격을 계속 넓힌다. 한계에 도달했을 때 카드를 원래 위치로 좁혔다가 다시 벌어지도록 이동시킨다. 융합을 유지할 수 있는 카드 사이의 최대 간격을 기록하면서, 훈련을 ____회 반복한다.

단계 3 : 독서거리에서 카드를 잡고 앞에서와 같이 원을 융합시킨다. 그런 다음 방의 맞은편에 있는 물체를 선명하게 본다. 멀리 있는 물체가 선명하게 보이면 원을 보면서 다시 융합시킨다. 방의 맞은편 물체와 카드를 번갈아가면서 바라본다. 단, 원이 융합되어 선명하게 보일 때에만 뒤쪽의 물체를 바라본다. 이와 같은 방법으로 연습을 계속한다. 이 훈련이 쉬워지면 카드의 간격을 점점 더 벌린다. 카드가 눈으로부터 떨어진 거리와 카드 사이의 간격을 기록하면서, 훈련을 ____회 반복한다.

단계 4 : 독서거리에서 카드를 잡고, +/− 플리퍼 렌즈의 한쪽 면을 통하여 원을 바라보면서 융합되도록 한다. 그런 다음 플리퍼의 다른쪽 면에 있는 렌즈를 통하여 원을 볼 수 있도록 플리퍼를 신속하게 뒤집고 원이 선명하게 보이고 입체감이 나타나도록 다시 융합 반응을 얻는다. 가능한 한 원이 신속하고 부드럽게 다시 융합되고 선명하게 보이도록 플리퍼를 교대로 가입시키면서 훈련을 반복한다. 매일 20회씩 _____번 훈련을 시행하고, 매일 20회 실시하는데 걸렸던 가장 짧은 시간을 기록한다.

시간과 기록 : 소요 시간과 단계를 진행하는 동안 가장 잘한 것이나 문제점 또는 의문사항을 기록한다.

10-15 피트 거리에서 편심원 훈련

이 치료의 목적은 양안이 함께 목표를 향하여 초점을 맞추는 능력을 증진시키기 위한 것이며, 이로부터 오랫동안 시기능을 효율적으로 유지할 수 있다. 훈련을 통하여 양안을 함께 사용하므로 양안시의 모든 이점을 얻을 수 있게 된다. 아래의 순서대로 억제가 발생하지 않은 상태에서 훈련을 신속하고 용이하게 시행할 수 있을 때, 치료가 제대로 이루어지고 있는지 스스로 알게 될 것이다.

훈련을 매일 ____분 동안 시행하고 능력이 향상되면 각 단계마다 훈련 횟수를 증가시킨다. 처음 훈련을 시작할 때에는 두통이나 안통 등과 같은 불편을 겪거나 몇 분 이상 계속할 수 없을 것이지만, 능력이 향상될수록 불편감이 사라지고 훈련시간이 늘어날 것이다. 일주일에 한 번 2시간 동안 실시하는 것보다 매일 15분씩 실시하는 것이 더 좋다. 매일 ____시에 훈련을 실시할 수 있도록 계획을 세우는 것이 좋다.

준비 도구 : 확대된 편심 원 카드 세트(종이), 야드 자, 초침이 있는 시계, +/- 플리퍼

방법 : 벽에 편심 원 카드의 "B" 자가 아래쪽에 놓이도록 옆으로 나란히 건다. 두 원이 수직으로 어긋나지 않도록 위치를 조정한다. 야드 자의 끝이 두 원의 중앙을 향하도록 잡는다. 야드 자의 끝부분이 선명하게 보이도록 하면서 천천히 눈에 접근시킨다. 이 때 야드 자의 뒤쪽 배경에 있는 원이 인식되도록 한다. 야드 자의 끝부분이 어떤 위치에 있을 때 원이 두 개로 보이기 시작하는지 인식해야 한다.

야드 자를 피검자 쪽으로 가까이 접근시키면 안쪽에 있는 2개의 원이 서로 접근하면서 하나로 융합되고 3개의 원이 보일 것이다. 이 상태를 인식하려면 배경에 있는 원을 인식하면서 야드 자의 끝부분이 선명하게 보이도록 계속 주의를 집중하여야 한다. 중앙에 있는 2개의 원이 하나로 융합되면, 중앙의 융합된 상이 선명하게 보이도록 주의를 집중하면서 야드 자의 끝부분을 눈에서 멀어지도록 천천히 이동시킨다. 이 때 어려움을 느끼면 야드 자를 다시 눈에 접근시키면서 원이 더 쉽게 융합되도록 한다. 이 훈련은 쉽지 않다. 어려움이 있더라도 실망하지 말아야 한다; 이 훈련은 다소 시간이 걸릴 수 있다. 처음에는 원이 흐리게 보일 것이다. 일단 중앙의 원이 융합된 상태를 볼 수 있으면, 원의 거리감을 인식해야 한다. 안쪽의 작은 원이 바깥쪽의 더 큰 원보다 더 멀리 있는 것처럼 인식되며, 마치 양동이처럼

보일 것이다.

원이 흐리게 나타나면 원을 계속 집중하여 보면서 원이 선명하게 보이도록 머리를 앞뒤로 약간 움직인다; 원들은 선명하게 보이기 시작하고 글씨를 읽을 수 있을 것이다. 항상 원이 융합되고 선명하게 보이며 입체감을 유지하도록 한다.

단계 1 : 일단 원을 선명하게 볼 수 있고 거리감을 계속 지각할 수 있으면, 카드를 선명하게 보면서 카드를 향해 가까이 다가간다. 원 사이의 간격이 좁아지는 것을 인식할 것이다. 즉, "양동이"의 깊이가 점점 얕아질 것이다. 융합을 유지할 수 있는 상태에서 최대로 카드를 향해 접근한다. 그런 다음 원이 융합되고 선명하게 보이며 거리감이 유지되는 상태에서 카드를 향해 접근했다가 멀어지도록 이동하면서, 최대로 이동시킬 수 있는 범위를 증가시킨다. 원이 융합되고 선명하게 보이며 거리감이 유지되면서 카드에 가장 접근했던 거리를 기록하면서 훈련을 ____회 반복한다.

단계 2 : 다른 사람으로 하여금 카드 사이의 간격을 천천히 벌리도록 부탁한다. 가능한 한 원이 선명하게 융합된 상태를 유지하면서 카드를 계속 벌리도록 한다. 한계에 도달했을 때 카드를 다시 원래 위치로 이동시켰다가 다시 벌리도록 한다. 원이 선명하게 융합된 상태를 유지할 수 있는 카드 사이의 최대 간격을 기록하면서, 훈련을 ____회 반복한다.

단계 3 : 앞에서와 마찬가지로 원을 융합시킨 다음, 손에 있는 물체를 바라보고 선명하게 보이면, 다시 뒤쪽의 원을 보면서 융합시킨다. 손으로 잡고 있는 물체와 카드를 번갈아 보면서 융합시킨다. 단, 원이 융합되어 선명하게 보일 때에만 손으로 잡고 있는 물체를 바라본다. 이와 같은 방법으로 연습을 계속한다. 이 훈련이 쉬어지면 카드의 간격을 점점 벌리도록 한다. 카드를 잡고 있을 때 눈으로부터 카드까지의 거리와 카드 사이의 간격을 기록하면서, 훈련을 ____회 반복한다. 물체와 카드를 10회 번갈아보는데 걸린 가장 짧은 시간을 기록한다. 훈련을 _____세트 반복한다.

단계 4 : 플리퍼의 마이너스 렌즈를 통해 원을 보면서 융합시킨다. 플리퍼 렌즈가 없는 상태에서 볼 수 있도록 플리퍼를 신속하게 눈에서 떼고 원이 선명하고 거리감을 느끼도록 다시 융합시킨다. 가능한 한 신속하고 매끄럽게 다시 원이 선명하게 융합될 수 있도록 훈련을 반복한다. 매일 20회(40회 반전) 반전훈련을 _____회씩 시행하고, 가장 짧았던 시간을 기록한다.

시간과 기록 : 훈련 소요시간과 훈련하는 동안 가장 잘한 점이나 문제점 또는 의문사항을 기록한다.

Tranaglyph Slides

이 훈련은 사물을 바라볼 때 시선을 매끄럽게 정렬시킬 수 있는 능력을 개선하는 것이며, 시각적인 업무를 수행하는데 크게 도움을 줄 것이다. 억제가 발생하지 않고 훈련을 신속하고 쉽게 시행할 수 있을 때, 훈련이 제대로 실시되고 있음을 알게 될 것이다.

훈련을 매일 ___분 동안 시행하고 능력이 향상되면 각 단계마다 훈련 횟수를 증가시킨다. 처음 훈련을 시작할 때에는 두통이나 안통 등과 같은 불편을 겪거나 몇 분 이상 계속할 수 없을 것이지만, 능력이 향상될수록 불편감이 사라지고 훈련시간이 늘어날 것이다. 일주일에 한 번 2시간 동안 실시하는 것보다 매일 15분씩 실시하는 것이 더 좋다. 매일 ___시에 훈련을 실시할 수 있도록 계획을 세우는 것이 좋다.

준비 도구 : Tranaglyph 슬라이드(Bernell 세트 BC 500 또는 BC 600), 적녹안경, Tranaglyph 홀더, 단일 또는 이중 Polachrome Orthoptic Trainer.

단계 1 : 적녹안경을 착용한다. Tranaglyph 홀더나 단일 또는 이중 Polachrome Orthoptic Trainer에 선택된 Tranaglyph 슬라이드를 올려 놓는다. 조명이 양호한지 확인하고 Tranaglyph 뒤쪽에 특별히 눈에 띄는 물체가 없도록 한다.

Tranaglyph로부터 __________cm 거리를 유지하고 훈련을 시작한다. 교대로 한쪽 눈을 감았다가 뜬다. 우안과 좌안으로 각각 슬라이드의 물체가 어떻게 보이는지 확인한다. 이러한 물체가 억제를 확인할 수 있는 단서이다. 정확한 반응은 슬라이드의 모든 물체가 하나로 선명하게 보이는 것이며 억제단서는 동시에 보이는 것이다. 이러한 융합반응이 정확하게 나타나면 두 눈을 함께 사용하는 상태이다. 이 상태를 얻기 위해서 필요하다면 하나의 슬라이드를 옆으로 이동시킬 수도 있다.

위쪽의 Tranaglyph를 우측이나 좌측으로 움직이면서 억제단서와 함께 슬라이드의 그림이 하나로 선명하게 보이는 상태를 유지한다. 상이 두 개로 보일 때까지 Tranaglyph를 한쪽 방향으로 계속 움직인다. 상이 두 개로 보이면 억제단서와 함께 슬라이드의 그림이 하나로 선명하게 보일 때까지 슬라이드를 반대쪽으로 움직인다. 상이 두 개로 보일 때까지 위쪽 슬라이드를 우측이나 좌측으로 벌렸다가 좁히면서 훈련을 반복한다. 슬라이드를 우측이나 좌측으로 최대로 벌렸던 간격을 기록한다.

목표 : 상이 흐리거나 두 개로 보이기 전까지 슬라이드를 ___까지 움직일 수 있어야 한다.

단계 2 : 앞의 과정을 반복하지만, 이번에는 위쪽의 Tranaglyph를 우측이나 좌측으로 움직이는 방향을 반대로 한다. 슬라이드를 우측이나 좌측으로 최대로 벌렸던 간격을 기록한다.

단계 3 : 목표를 달성하면 Tranaglyph의 간격이 최대로 벌어진 상태로 놓는다. Tranaglyph가 하나로 선명하게 보이는 상태를 유지한다. 반대쪽 벽에 있는 조그만 물체를 바라본다. 그런 다음 다시 Tranaglyph를 바라본다. Tranaglyph가 두 개로 보이거나 억제단서가 보이지 않으면 슬라이드의 간격을 약간 좁히고 다시 시도한다. Tranaglyph와 벽의 물체를 번갈아 보면서 선명하고 하나로 보일 때까지 훈련을 계속하면서, 슬라이드가 최대로 분리된 상태에서도 슬라이드와 벽의 물체가 교대로 선명하고 하나로 보일 수 있을 때까지 훈련을 반복한다.

단계 4 : 모든 내용이 단계 3과 똑같지만, 이번에는 Tranaglyph를 반대방향으로 움직인다. 슬라이드를 우측이나 좌측으로 최대로 벌렸던 간격을 기록한다.

단계 5 : 단계 3과 4의 훈련을 쉽게 할 수 있으면 슬라이드를 ____상태로 세팅한다. 상이 하나로 선명하게 보이면서 모든 억제단서가 보이는지 확인한다. 슬라이드를 뒤집어서 다시 하나로 보이도록 노력한다. Tranaglyph를 하나로 볼 수 없으면 슬라이드의 간격을 약간 좁히고 다시 하나로 보이도록 노력한다.

목표 : Tranaglyph를 지정된 상태로 세팅하고 각 위치에서 슬라이드를 뒤집었을 때 신속하게 하나로 융합해야 한다.

부가적인 훈련

1. 두 세트의 Tranaglyph를 하나는 이중 Polachrome Orthoptic Trainer의 위쪽에 다른 하나는 아래쪽에 올려놓고 분리도를 서로 다르게 배치한다. 위쪽과 아래쪽을 교대로 보면서 억제없이 상을 신속하게 융합시킨다.
2. Tranaglyph를 바라보는 동안 loose prism jump 훈련을 병행한다.
3. Tranaglyph를 바라보는 동안 플러스/마이너스 플리퍼 훈련을 병행한다.
4. Tranaglyph를 바라보는 동안 기저외방-플러스(BOP ; base-out plus) 훈련과 기저내방-마이너스(BIM ; base-in minus) 훈련을 병행한다.
5. Tranaglyph의 관찰거리를 변화시킨다.
6. 주시방향을 변화시키면서 반복한다.

Beads and String

이 훈련은 각기 다른 거리에 있는 사물을 바라볼 때 양안의 협력운동을 개선시키는 것이다. 작은 물체를 하나로 바라보면서 앞과 뒤에 있는 작은 물체는 두 개로 보일 때 양안이 정확하게 사용되고 있음을 알게 될 것이다. 바라보는 물체는 하나로 보이며 바라보지 않는 물체는 두 개로 보이도록 해야 한다.

훈련을 매일 ____분 동안 시행하고 능력이 향상되면 각 단계마다 훈련 횟수를 증가시킨다. 처음 훈련을 시작할 때에는 두통이나 안통 등과 같은 불편을 겪거나 몇 분 이상 계속할 수 없을 것이지만, 능력이 향상될수록 불편감이 사라지고 훈련시간이 늘어날 것이다. 일주일에 한 번 2시간 동안 실시하는 것보다 매일 15분씩 실시하는 것이 더 좋다. 매일 ____시에 훈련을 실시할 수 있도록 계획을 세우는 것이 좋다.

단계 1 : 줄의 한족 끝을 문의 손잡이에 묶고 반대쪽 끝은 손으로 잡아서 양안의 중간인 코앞에 놓는다. 줄에 꿰여진 구슬이 눈으로부터 10 cm 정도 거리에 놓이도록 한다. 구슬을 바라보면서 양안이 안쪽으로 몰리도록 한다. 구슬이 하나로 보이고 줄이 두 개로 보일 것이다. 눈을 감았다가 뜨고 구슬을 바라보는 훈련을 5회 실시한다.

구슬과 줄이 모두 하나로 보인다면, (a) 구슬을 정중선으로부터 약간 우측이나 좌측으로 움직이거나, (b) 정확한 반응이 나타날 때까지 구슬을 눈에 가깝거나 멀어지도록 움직인다.

정확한 반응 : 구슬을 바라보면 하나의 구슬과 두 개의 줄이 보일 것이다. 우안을 감으면 하나의 구슬과 우측의 줄만 보일 것이다. 좌안을 감으면 하나의 구슬과 좌측의 줄만 보일 것이다. 이 훈련을 하는 동안 두 눈을 뜬 상태에서도 구슬과 줄이 모두 하나만 보인다면 한쪽 눈으로부터 시각정보가 지각되지 못하는 억제상태일 것이다. 마치 한쪽 눈을 감은 상태와 비슷하다. 한 가지 훈련 목표는 두 눈으로부터 시각정보를 모두 인식하는 것이다. 덧붙여 구슬과 줄이 두 개로 보인다면 두 눈으로부터 시각정보를 받지만 시선을 제대로 정렬시키지 못하는 상태이다. 두 번째 목표는 눈을 안쪽으로 모으는 연습을 반복적으로 실시하여 눈이 정확하게 움직이도록 하는 것이다.

한쪽 눈만 사용하는 억제상태라면 두 눈을 모두 사용할 수 있도록 다음과 같은 훈련을 실시한다 :

1. 눈을 신속하게 깜박거린다.
2. 줄을 수평방향이나 수직방향으로 흔든다.
3. 한쪽 눈을 가렸다가 재빠르게 가림판을 제거시킨다.
4. 이상의 방법을 조합시킨다.

훈련을 실시할 때마다 스스로 다음과 같은 질문을 하였다가 훈련과정을 평가할 때 옵토메트리스트나 시기능훈련사에게 대답한다.

1. 구슬을 바라볼 때 양쪽 눈이 움직인다고 느꼈는가?
2. 항상 구슬과 줄을 정확하게 볼 수 있는가?
3. 줄과 구슬이 하나만 보이거나 두 개 모두 보인 적이 있는가? 그렇다면 언제 어떻게?

4. 두 개의 줄과 두 개의 구슬이 보인 적이 있는가? 그렇다면 언제 어떻게?
5. 시기능훈련을 실시할수록 더 쉬워졌는가?

단계 2 : 줄에 또 다른 구슬을 눈과 25 cm 거리에 위치시킨다. 앞의 구슬과 뒤쪽 구슬을 ____회 교대로 바라보면서 한 구슬은 하나로 보이고 다른 구슬은 두 개로 보이도록 노력한다.

정확한 반응 : 구슬을 바라볼 때 바라보는 구슬은 하나로 보이고 다른 구슬은 두 개로 보여야 한다. 바라보고 있는 구슬에서 줄이 X자로 교차되는 것으로 보여야 한다.

단계 3 : 줄에 또 다른 구슬을 눈과 40 cm 거리에 위치시킨다. 구슬을 교대로 보면서 신속하게 정확한 반응을 얻는다.

정확한 반응 : 구슬을 바라볼 때 바라보는 구슬은 하나로 보이고 나머지 다른 구슬은 두 개로 보여야 한다. 바라보고 있는 구슬에서 줄이 X자로 교차되는 것으로 보여야 한다.

단계 4 : 벽에 있는 조그만 물체(예를 들어 전원 스위치)를 선택하여 줄을 묶는다. 멀리 있는 물체와 구슬을 교대로 바라보면서 정확한 반응을 얻는다. 실내의 다른 거리에 있는 조그만 물체를 선택하여 이 훈련을 반복한다. 훈련이 신속하고 쉽게 이루어질 수 있도록 노력한다.

단계 5 : 줄에서 모든 구슬을 뺀다. 줄을 따라서 먼 곳으로부터 가까운 곳으로 서서히 시선을 옮기면서 정확한 반응을 얻도록 노력한다. 줄의 한쪽 끝에서 다른쪽 끝으로 줄을 따라 기어가는 곤충을 바라본다고 상상하면서 훈련하면 도움이 될 수 있다. 이러한 이유로 이 훈련을 가끔 줄의 곤충을 보는 훈련(bug-on-a-string)이라고도 한다.

정확한 반응 : 줄을 바라볼 때 바라보고 있는 지점에서 줄이 X자로 교차되는 것처럼 보여야 한다.

폭주훈련을 위한 칼라 원 카드

이 훈련은 근거리 물체를 바라보거나 원거리 물체를 보다가 근거리 물체를 볼 때 양안의 협력운동과 초점을 맞추는 능력을 개선시키는 것이다. 두 개의 적색과 녹색 원을 하나의 갈색 원으로 융합할 수 있을 때 양안이 정확하게 사용되고 있음을 알게 될 것이다.

훈련을 매일 ____분 동안 시행하고 능력이 향상되면 각 단계마다 훈련 횟수를 증가시킨다. 처음 훈련을 시작할 때에는 두통이나 안통 등과 같은 불편을 겪거나 몇 분 이상 계속할 수 없을 것이지만, 능력이 향상될수록 불편감이 사라지고 훈련시간이 늘어날 것이다. 일주일에 한 번 2시간 동안 실시하는 것보다 매일 15분씩 실시하는 것이 더 좋다. 매일 ____시에 훈련을 실시할 수 있도록 계획을 세우는 것이 좋다.

단계 1 : 적색과 녹색 원이 있는 카드를 40 cm 거리로 유지한다. 연필을 잡고 바닥에 있는 원 사이의 중앙을 가리킨다. 연필끝을 바라보며 양쪽의 원을 직접 바라보지 않으면서 관찰한다. 연필끝을 바라보면서 4개의 원이 보일 때까지 연필을 코쪽으로 서서히 접근시킨다. 안쪽 원을 관찰하면서 서로 중첩될 때까지 연필을 계속 움직인다. 이 때 적색과 녹색 및 연필 아래의 원 3개가 보일 것이다. 이 때 연필의 움직임을 멈춘다. 가운데 원이 두 가지 색으로 보일 수 있다. 녹색으로 바뀌면 좌안이 정확하게 보지 못하는 상태이며, 적색으로 바뀌면 우안이 정확하게 보지 못하는 상태이다. 주의를 집중하여 두 가지 색이 동시에 보이면서 녹갈색이나 적갈색으로 보이도록 한다.

한쪽 눈만 사용하는 억제상태라면 두 눈을 모두 사용할 수 있도록 다음과 같은 훈련을 실시한다 :

1. 양쪽 눈을 신속하게 깜박거린다.
2. 한쪽 눈을 가렸다가 재빠르게 가림판을 제거시킨다.

다음에는 문자가 선명하게 보이도록 노력한다. 가운데 원의 색이 녹색과 적색의 혼합된 상태로 보이는 상태를 유지하면서 문자가 선명하게 보이도록 주의를 집중시킨다. 단계 1이 정확하게 실시되었을 때 연필 밑에서 적색과 녹색 및 가운데의 3개의 원을 볼 수 있다.

단계 2 : 단계 1을 반복하며 원이 더 넓게 분리된 카드를 사용한다. 4세트의 원 모두를 이용하여 훈련을 할 수 있을 때까지 계속한다. 원에 있는 문자가 항상 보여야 한다. 어떤 문자가 보이지 않으면 억제가 발생한 상태이므로 양쪽 눈을 신속하게 깜박이면서 놓쳤던 문자를 바라본다.

단계 3 : 연필을 사용하지 않고 단계 1과 2를 반복한다. 4세트의 원을 모두 융합할 수 있을 때 머리를 옆으로 천천히 움직이면서 가운데 원이 하나로 선명하며 두 가지 색이 섞인 상태로 보이도록 노력한다. 머리를 천천히 시계방향으로 회전시키거나 상하로 움직이면서 반복한다.

비고 : 개선된 징후는 다음과 같다 :

1. 가운데 융합된 원을 볼 수 있을 때
2. 연필을 사용하지 않고 훈련을 실시할 수 있을 때
3. 가운데 융합된 원이 적색과 녹색의 혼합된 색을 띄고 밝은 갈색으로 빛나는 것처럼 보일 때

4. “글씨가 선명하게 보이세요?” 라는 문장에서 모든 글씨가 선명하게 보일 때
5. 훈련을 쉽게 실시할 수 있을 때

단계 4 : 3미터 이상 떨어진 세밀한 물체를 바라보면서 선명하게 보이도록 한다. 그런 다음 카드를 바라보고 밑의 원이 하나로 선명하게 보이도록 한다. 원거리 물체를 보다가 근거리에 있는 카드를 쉽게 볼 수 있고, 가장 간격이 넓은 원을 하나로 쉽게 융합하고 선명하게 볼 수 있을 때까지 훈련을 반복한다. 이 과정에서는 연필을 사용하지 않는다. 원거리 물체를 선명하게 보다가 카드를 바라보고 원을 융합해야 한다. 이 훈련을 쉽게 실시할 수 있으면 카드를 가까이 눈에 접근시킨다. 원을 10~15 cm 거리에서 융합하며 원거리를 보다가 근거리를 볼 때 정확한 반응을 유지할 수 매번 가운데 원이 융합되고 갈색 원이 선명하게 보여야 한다. 원거리를 볼 때에도 선명하게 보여야 한다. 처음 본 곳이 선명하게 보일 때 다른 곳을 보아야 한다.

10-15피트 거리에서 제1도 및 제2도 융합훈련

이 훈련은 양안이 함께 초점을 맞추고 시선을 정렬시킬 수 있는 능력을 개선시키므로 장시간 시기능을 효율적으로 유지할 수 있을 것이다. 양안이 함께 사용될 수 있도록 도와주므로 후에 양안시로 인한 이점을 얻게 될 것이다. 억제가 나타나지 않고 훈련을 신속하고 쉽게 실시할 수 있을 때 양안이 정확하게 사용되고 있음을 알게 될 것이다.

훈련을 매일 ___분 동안 시행하고 능력이 향상되면 각 단계마다 훈련 횟수를 증가시킨다. 처음 훈련을 시작할 때에는 두통이나 안통 등과 같은 불편을 겪거나 몇 분 이상 계속할 수 없을 것이지만, 능력이 향상될수록 불편감이 사라지고 훈련시간이 늘어날 것이다. 일주일에 한 번 2시간 동안 실시하는 것보다 매일 15분씩 실시하는 것이 더 좋다. 매일 ___시에 훈련을 실시할 수 있도록 계획을 세우는 것이 좋다.

준비 도구 : 확대된 제 1도 시표(융합 불가 시표) 또는 제 2도 시표(억제단서가 있는 융합가능 시표), 야드 자, 초침이 있는 시계, 플러스/마이너스 플리퍼 렌즈

방법 : 벽에 제2도 시표를 나란히 걸어 놓는다. 수직으로 어긋나지 않도록 조정한다. 야드 자를 잡고 두 타게트 사이를 가리킨다. 야드 자의 끝이 선명하게 보이는 상태를 유지하면서 서서히 눈을 향해 접근시킨다. 야드 자 뒤의 배경에 있는 타게트를 의식한다. 특정 시점에서 타게트가 이중으로 보이기 시작한다.

야드 자를 더 눈에 접근시키면 타게트가 서로 접근하면서 가운데에서 하나로 융합되어 3개로 보일 것이다. 이 상태를 인식하려면 배경에 있는 타게트를 의식하면서 야드 자가 선명하게 보이도록 주의를 집중해야 한다. 가운데 타게트가 융합되었을 때 야드 자를 서서히 눈으

로부터 멀어지도록 이동시키면서 억제단서가 보이면서 가운데 상이 융합된 상태를 유지한다. 이 훈련을 하기 어려우면 야드 자를 다시 눈에 접근시켜서 타게트가 쉽게 융합된 상태를 유지할 수 있도록 한다. 이것은 쉬운 훈련이 아니다. 어렵더라도 실망하지 말고 몇 번 더 실시하면 훈련이 가능해질 것이다. 처음에는 타게트가 흐리게 보이거나 억제가 발생할 수 있다.

타게트가 흐리게 보이면 선명하게 보이도록 주의를 집중한다. 그러면 원이 선명해지고 글씨를 읽을 수 있게 될 것이다. 원이 항상 선명하게 융합된 상태를 유지해야 한다.

단계 1 : 타게트가 선명하게 보이는 상태를 유지할 수 있으면 타게트에 다가가서 다시 선명하게 보이는 상태를 유지한다. 융합을 유지하면서 최대로 카드에 접근한다. 융합과 선명한 상태를 유지하면서 카드에 최대로 접근하면서 카드에 접근할 수 있는 범위를 증가시킨다. 훈련을 ____회 반복하고 카드에 접근할 수 있었던 가장 가까운 거리를 기록한다.

단계 2 : 보조자가 카드의 간격을 서서히 넓힌다. 타게트를 선명하게 융합할 수 있는 범위에서 카드의 간격을 최대로 넓힌다. 한계에 도달하면 다시 카드의 간격을 좁힌다. 그런 다음 카드의 간격을 넓히면서 훈련을 ____회 반복하고 카드의 최대 간격을 기록한다.

단계 3 : 앞의 방법처럼 카드를 융합하고 손에 있는 물체를 바라보면서 선명하게 보이도록 하고 뒤쪽의 타게트를 보면서 다시 융합시킨다. 손에 있는 물체와 카드를 교대로 바라보면서 타게트가 선명하게 융합되었을 때에만 주시를 바꾼다. 이 훈련이 쉬워지면 카드의 간격을 점점 더 넓힌다. 교대주시 훈련을 ____회 실시하고 카드로부터 눈 사이의 거리와 카드 사이의 간격을 기록한다. 10회 교대 주시하는데 소요된 시간을 기록한다.

단계 4 : 플리퍼의 마이너스 렌즈를 통하여 타게트가 융합된 상태를 얻는다. 플리퍼를 신속하게 제거하여 렌즈가 없는 상태에서 타게트를 바라보며 융합반응을 얻고 타게트가 선명하며 입체적으로 보이도록 노력한다. 플리퍼를 가입시켰다가 떼면서 타게트가 선명하며 신속하고 매끄럽게 다시 융합되도록 한다. 매일 ____회씩 훈련을 실시하고 플리퍼를 20회 가입시키고 제거하는데 소요되었던 시간을 확인하고 매일 가장 짧았던 시간을 기록한다.

단계 5 : 융합되지 않는 타게트를 사용하여 단계 1에서 4를 반복한다.

시간과 기록 : 훈련 소요시간과 훈련하는 동안 가장 잘한 점이나 문제점 또는 의문사항을 기록한다.

Hart Chart – 핵보기 훈련

이 훈련은 각 눈을 사용하여 여러 가지 거리에 있는 물체를 선명하게 볼 수 있도록 양안의 초점을 변화시킬 수 있는 능력을 개선시키는데 도움을 준다. 양안이 함께 사용될 수 있도록 도와주므로 후에 양안시로 인한 이점을 얻게 될 것이다. 훈련을 신속하고 쉽게 실시할 수 있을 때 훈련이 정확하게 실시되고 있음을 알게 될 것이다.

훈련을 매일 ___분 동안 시행하고 능력이 향상되면 각 단계마다 훈련 횟수를 증가시킨다. 처음 훈련을 시작할 때에는 두통이나 안통 등과 같은 불편을 겪거나 몇 분 이상 계속할 수 없을 것이지만, 능력이 향상될수록 불편감이 사라지고 훈련시간이 늘어날 것이다. 일주일에 한 번 2시간 동안 실시하는 것보다 매일 15분씩 실시하는 것이 더 좋다. 매일 ___시에 훈련을 실시할 수 있도록 계획을 세우는 것이 좋다.

준비 도구 : 원거리용 커다란 Hart Chart, 근거리용 작은 Hart Chart, 안대

단계 1 : Hart chart를 1.5~3미터 거리에 놓는다. 안대로 ___안을 가린다. 첫 번째 세로줄의 처음 글자를 큰 소리로 읽은 다음 10번째 세로줄의 처음 글자를 읽는다. 첫 번째 세로줄의 두 번째 글자를 큰 소리로 읽은 다음 10번째 세로줄의 두 번째 글자를 읽는다. 첫 번째 세로줄의 세 번째 글자를 큰 소리로 읽은 다음 10번째 세로줄의 세 번째 글자를 읽는다. 첫 번째와 10번째 세로줄의 모든 글자를 큰소리로 읽는다. 글자를 읽을 때 보조자가 반응을 기록하고, 마쳤을 때 정확도를 평가한다. 기록표에서 실수를 확인하는 것 자체가 또 다른 홱보기 훈련이다. 왜냐면 실수를 확인하기 위해서는 먼 곳과 가까운 곳을 보기 위해 홱보기를 사용해야 하기 때문이다. 반대쪽 눈을 가리고 똑같은 훈련을 반복한다.

단계 2 : 15초 동안 실수없이 단계 1을 실시할 수 있으면 몇 가지 방법으로 훈련의 난이도를 증가시킬 수 있다. 다른 줄의 글자를 큰 소리로 읽는다. 첫 번째와 10번째 줄의 글자를 모두 읽었으면 두 번째와 9번째, 세 번째와 8번째 줄, 4번째와 7번째 줄, 5번째와 6번째의 글자를 읽는다. 안쪽의 세로줄에 있는 글자는 다른 글자로 둘러싸여 있기 때문에 읽기가 더욱 어렵다.

단계 3 : 한 줄의 윗 글자와 다른 줄의 아래 글자를 읽도록 하여 난이도를 증가시킬 수 있다. 좌측에서 우측이나 우측에서 좌측으로 홱보기를 하는 것이 아니라 사방향으로 홱보기를 해야 할 것이다. 예를 들어 줄 1의 위쪽 글자와 줄 10의 아래쪽 글자, 줄 1의 위에서 두 번째 글자와 줄 10의 아래에서 두 번째 글자를 읽는다. 이러한 방법으로 모든 글자를 읽는다.

단계 4 : 난이도를 증가시킬 수 있는 여러 가지 방법이 있다. 박절기를 사용하거나 균형판에 서서 균형을 유지하면서 훈련을 실시할 수 있다.

단계 5 : 원거리와 근거리 차트를 교대로 보면서 앞의 방법과 동일하게 훈련한다.

Ann Arbor Letter Tracking

이 훈련은 양안을 사용하여 물체를 정확하게 바라볼 수 있도록 눈을 정확하게 움직일 수 있는 능력을 개선시키는데 도움을 준다. 눈이 정확하게 움직이면서 물체를 주시하도록 도와

주므로 정확한 시력으로 인한 이점을 얻게 될 것이다. 훈련을 신속하고 쉽게 실시할 수 있을 때 훈련이 정확하게 실시되고 있음을 알게 될 것이다.

훈련을 매일 ___분 동안 시행하고 능력이 향상되면 각 단계마다 훈련 횟수를 증가시킨다. 처음 훈련을 시작할 때에는 두통이나 안통 등과 같은 불편을 겪거나 몇 분 이상 계속할 수 없을 것이지만, 능력이 향상될수록 불편감이 사라지고 훈련시간이 늘어날 것이다. 일주일에 한 번 2시간 동안 실시하는 것보다 매일 15분씩 실시하는 것이 더 좋다. 매일 ___시에 훈련을 실시할 수 있도록 계획을 세우는 것이 좋다.

준비 도구 : Ann Arbor Letter Tracking 연습장, 8.5×11인치 플라스틱 판, 종이클립, 오버헤드 투명지에 사용할 수 있는 수성펜, 안대, 초시계

단계 1 : 연습장을 여러 번 사용할 수 있도록 투명 플라스틱 용지를 페이지에 올려놓고 클립으로 고정시킨다. 각 페이지에 글자가 두 줄 이상으로 무작위로 배열되어 있다. ___안을 가린다. 문장에서 처음 나타난 a에 줄을 긋는다. 다음 가장 먼저 나타난 b에 × 표시를 하고 알파벳 순서대로 z까지 찾는다. 이 훈련을 최대한 빨리 마치도록 한다. 소요시간과 정확도를 평가한다. 예를 들어 처음 나타난 d를 놓치고 다음 나타난 d를 찾았다면 z까지 찾을 수 없다.

투명지에 표시하면서 글자를 찾을 수 있으면 투명지를 제거하고 눈만 움직이면서 글자를 찾는다. 다른쪽 눈을 가리고 동일한 과정을 반복한다.

단계 2 : 연습장은 다섯 가지 크기의 글자를 사용하므로 적절한 크기의 글자를 사용하여 난이도를 조정한다.

완료 : 각 눈의 수행능력이 거의 비슷하고 1분 이내에 모든 글자를 찾을 수 있으면 훈련을 마친다.

Visual Tracing

이 훈련은 양안을 사용하여 물체를 정확하게 바라볼 수 있도록 눈을 정확하게 움직일 수 있는 능력을 개선시키는데 도움을 준다. 눈이 정확하게 움직이면서 물체를 주시하도록 도와주므로 정확한 시력으로 인한 이점을 얻게 될 것이다. 훈련을 신속하고 쉽게 실시할 수 있을 때 훈련이 정확하게 실시되고 있음을 알게 될 것이다.

훈련을 매일 ___분 동안 시행하고 능력이 향상되면 각 단계마다 훈련 횟수를 증가시킨다. 처음 훈련을 시작할 때에는 두통이나 안통 등과 같은 불편을 겪거나 몇 분 이상 계속할 수 없을 것이지만, 능력이 향상될수록 불편감이 사라지고 훈련시간이 늘어날 것이다. 일주일에 한 번 2시간 동안 실시하는 것보다 매일 15분씩 실시하는 것이 더 좋다. 매일 ___시에 훈련을 실시할 수 있도록 계획을 세우는 것이 좋다.

준비 도구 : Percon visual tracing 연습장, 8.5×11인치 플라스틱 판, 종이클립, 오버헤드 투명지에 사용할 수 있는 수성펜, 안대

단계 1 : 연습장은 처음 페이지에서 마지막 페이지로 갈수록 난이도가 증가한다. 두 가지 훈련법을 사용할 수 있다. 가장 쉬운 방법은 ___안을 가리고 글자 A에 펜을 놓고 선을 끝까지 따라간 다음 선의 끝에 있는 숫자를 맞춘다. 각 선의 끝에 있는 숫자를 모두 찾는다.

단계 2 : 정확도와 속도가 개선될수록 난이도를 증가시킨다. 눈만 사용하여 똑같은 훈련을 실시한다. 연필을 사용하지 않고 눈만 움직여서 선의 끝에 있는 숫자를 찾는다.

Loose Lens Rock(단안)

이 훈련은 양안을 사용하여 물체를 선명하게 바라볼 수 있도록 눈의 초점을 변화시키는 능력을 개선시키는데 도움을 준다. 양안을 함께 사용하도록 하여 양안시로 인한 이점을 얻게 될 것이다. 훈련을 신속하고 쉽게 실시할 수 있을 때 훈련이 정확하게 실시되고 있음을 알게 될 것이다.

훈련을 매일 ___분 동안 시행하고 능력이 향상되면 각 단계마다 훈련 횟수를 증가시킨다. 처음 훈련을 시작할 때에는 두통이나 안통 등과 같은 불편을 겪거나 몇 분 이상 계속할 수 없을 것이지만, 능력이 향상될수록 불편감이 사라지고 훈련시간이 늘어날 것이다. 일주일에 한 번 2시간 동안 실시하는 것보다 매일 15분씩 실시하는 것이 더 좋다. 매일 ___시에 훈련을 실시할 수 있도록 계획을 세우는 것이 좋다.

준비 도구 : 나이에 맞게 크기가 다른 문자(0.3에서 0.7 시표 크기)로 구성된 독서물, 자르지 않은 플라스틱 렌즈(−6.00D에서 +2.50D까지 0.25D 단계), 안대

단계 1 : ___안을 가리고 가리지 않은 눈에 플러스 렌즈와 마이너스 렌즈를 교대로 가입시키면서 40 cm 거리에 놓인 글자가 선명하게 보이면 읽는다. 진단 검사결과에 따라 굴절력이 다른 렌즈를 제시할 수 있다. 처음에는 글자를 선명하게 보고 읽는데 시간이 많이 걸릴 것이다. 목표는 시간에 구애받지 않고 글자를 선명하게 볼 수 있도록 한다. 다른쪽 눈을 가리고 훈련을 반복한다. 양쪽 눈 모두 글자를 선명하게 볼 수 있으면 다음 목표는 속도를 증가시키는 것이다.

단계 2 : 이제 가능한 빨리 선명하게 보는 것이다. 낮은 도수의 렌즈부터 시작하며 +0.50D와 −0.50D 렌즈를 가입시켰을 때 1분에 20회 선명하게 보도록 한다. 가능해지면 렌즈의 도수를 증가시켜서 마지막으로 +2.00D와 −4.00D 렌즈를 교대로 가입시키면서 1분에 20회 선명하게 볼 수 있으면 훈련을 마친다.

찾아보기

저자 약력

마기중 PhD, FIACLE

성균관대학교 대학원 물리학과 졸업
을지대학교 보건대학원 안경광학과 교수

장만호 Doctor of Optometry

미국 Michigan College of Optometry 졸업
(주) SOMO Optical 대표이사

김재도 PhD

호주 뉴사우스웨일즈대학교 대학원 검안학과 졸업
경북과학대학교 안경광학과 교수

Clinical Management of Binocular Vision

양안시 처치 및 관리

발 행	2009년 4월 15일 초판 발행 2010년 11월 25일 초판 2쇄 발행
저 자	Mitchell Scheiman · Bruce Wick
역 자	마기중 · 장만호 · 김재도
발행인	윤 진 영
발행소	도서출판 대학서림
주 소	110 - 530 서울특별시 종로구 혜화동 78 - 2
전 화	(02) 763 - 1220, 745 - 1220
F A X	(02) 744 - 1210
등 록	1965. 1. 20
번 호	1 - 88

값 40,000원

ISBN 978-89-8016-764-7 93510

www.daihaks.com